AF873907

LILY NICHOLS

Das richtige Essen in der SCHWANGERSCHAFT

LILY NICHOLS

Das richtige Essen in der SCHWANGERSCHAFT

Neueste wissenschaftliche
Erkenntnisse und zeitloses
Wissen für eine optimale
Ernährung vor der Geburt

Unimedica

Impressum

Lily Nichols
Das richtige Essen in der Schwangerschaft
Neueste wissenschaftliche Erkenntnisse und zeitloses Wissen für eine optimale Ernährung vor der Geburt
1. Auflage 2021
ISBN: 978-3-96257-237-2

Titel der Originalausgabe:
Real Food for Pregnancy
The science and wisdom of optimal prenatal nutrition

Übersetzt aus dem Englischen: Sabine Rickert
Layout und Satz: Narayana Verlag
Coverlayout: Linda Brummack
Coverabbildung: Shutterstock: © Maria Jose Silva Jimenez (1906288384), © Tartila (1333723586, 1463386010)

Illustartionen aus dem Innenteil:
© Tartila (1333723586, 1463386010)
Autorenfoto Cover, Seite 410: © Lily Nichols
Seite 31: © Lily Nichols
Seite 180: © Lily Nichols

Heruasgeber:
Unimedica im Narayana Verlag GmbH,
Blumenplatz 2, D-79400 Kandern
Tel.: +49 7626 974 970-0
E-Mail: info@unimedica.de
www.unimedica.de

Inhalt

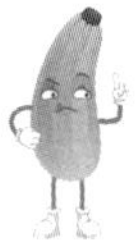

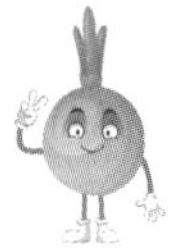

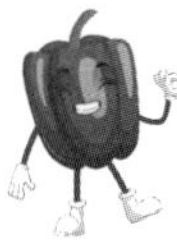

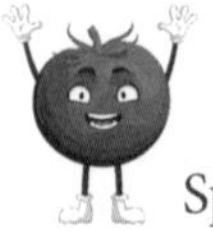

Vorwort

Sie halten ein sehr mächtiges Buch in Ihren Händen. Alles, was Sie während der Schwangerschaft essen, formt gewissenmaßen die Gesundheit Ihres Babys, nicht nur in den ersten Lebensjahren, sondern für den Rest seines Lebens. Die Lebensmittel, die Sie essen, die Nahrungsergänzungsmittel, die Sie einnehmen, die Art und Weise, wie Sie sich bewegen, die Giftstoffe, denen Sie in dieser Zeit ausgesetzt sind (oder nicht) und nicht zuletzt Ihr persönlicher Umgang mit Stress können eine direkte und *dauerhafte* Spur in den Genen Ihres Babys hinterlassen und somit die Gesundheitsrisiken Ihres Kindes beeinflussen.

Lily und ich leben in sehr unterschiedlichen Gegenden der Vereinigten Staaten. Als eine Freundin von mir hier in meine Gegend zog, wurde sie von ihrem Kinderarzt darüber aufgeklärt, dass das Risiko einer Adipositaserkrankung in den Südstaaten besonders hoch sei. Während Ihnen das vielleicht übertrieben vorkommen mag, deutet der Anstieg chronischer Krankheiten bei Kindern darauf hin, dass in dieser Warnung mehr als nur ein Funken Wahrheit steckt.

Als Professorin der Ernährungswissenschaften halte ich regelmäßig Vorlesungen über das Thema Ernährung bei Schwangeren und Kindern. Mit diesen Vorlesungen möchte ich meine Studenten über die Komplexität dieses Themengebietes aufklären und ihnen eine Fülle an wissenschaftlicher Literatur und aktuelle Richtlinien an die Hand geben. Ich nehme meine Verantwortung in der Ausbildung zukünftiger Ernährungsberater sehr ernst, denn letztendlich werden sie im Laufe ihrer beruflichen Laufbahn großen Einfluss auf die Ess- und Ernährungsgewohnheiten zahlreicher Menschen haben, darunter viele schwangere Frauen. Nur allzu oft klafft zwischen dem aktuellen Forschungsstand und den Empfehlungen der öffentlichen Einrichtungen eine – unter Umständen sehr große – Lücke. Diese Lücke möchte ich mit und für meine Studenten schließen. Als ich Lily und ihre ausgezeichnete Arbeit auf dem Gebiet der Ernährung bei Schwangerschaftsdiabetes kennenlernte, führte ich ihr Buch *Real Food for Gestational Diabetes* als Pflichtlektüre in meinen Kursen ein. Meine Studenten lernten nicht nur viel über eine weit verbreitete Schwangerschaftskomplikation, sondern – und das ist fast noch wichtiger – sie lernten viele andere Aspekte und Annahmen bezüglich der pränatalen Ernährung kritisch zu hinterfragen, die seit vielen Jahrzehnten gelehrt und nie in Frage gestellt wurden.

Ich habe großes Vertrauen in Lily, weil ihre praxisnahen Empfehlungen aus ihrer akademischen Arbeit, ihren Forschungen und ihrer klinischen Erfahrung heraus entstanden sind. Zudem nimmt sie nicht alles, was als Ernährungspolitik verbreitet wird, als bare Münze, sondern forscht gründlich und beleuchtet jede Empfehlung von allen Seiten. In *Das richtige Essen in der Schwangerschaft* nimmt sie den aktuellen Forschungsstand genau unter die Lupe und stellt viele Grundsätze in Frage, auf denen die herkömmlichen Ernährungsrichtlinien basieren.

Warum ist das alles so wichtig? Wenn Sie nun selbst schon viel über Ernährung in der Schwangerschaft gelesen haben, dann werden Ihnen viele widersprüchliche Ratschläge begegnet sein darüber, welche Nahrungsmittel Sie am besten meiden, wie viel Protein, Fette oder Kohlenhydrate Sie brauchen und welche Nahrungsergänzungsmittel Sie einnehmen sollten. In den folgenden Kapiteln wird Lily diese oft gut gemeinten Ratschläge nicht nur als ungültig entlarven, sondern auch belegen, dass es sich um überholte oder wissenschaftlich nicht haltbare Empfehlungen handelt. Dieses Buch gibt Ihnen klare Antworten auf die Frage, was Sie denn nun essen sollten und warum. Jede einzelne ihrer Empfehlungen kann Lily dabei mit wissenschaftlichen Fakten untermauern. Sie werden auch viel Historisches lernen und sehen, wie sich Frauen aus unterschiedlichen Kulturen und Traditionen während der Schwangerschaft ernährt haben und dies heute noch tun.

In diesem Buch geht es nicht nur um Nahrung und Ernährung, sondern auch um andere, breit gefächerte Themen, die damit zusammenhängen: Bewegung und Sport in der Schwangerschaft, häufige Beschwerden (wie man Übelkeit, Verstopfung, Bluthochdruck usw. natürlich behandeln kann), spezifische Labordiagnostik für die richtige Ernährung und Lebensführung und warum die Vermeidung bestimmter Toxine für Schwangere so wichtig ist. Zusätzlich gibt es ein ganzes Kapitel über die Zeit nach der Entbindung. Gleich mehrere kontroverse Themen werden unter die Lupe genommen, darunter Screening für Schwangerschaftsdiabetes (einschließlich Alternativen zum oralen Glukosetoleranztest), Ketose in der Schwangerschaft und kohlenhydratarme Ernährung. Außerdem geht es darum, wie die Ernährung die Nährstoffdichte der Muttermilch beeinflussen kann, was die moderne Forschung zu Alkoholkonsum während der Schwangerschaft sagt und vieles mehr.

Ich bin mir sicher, dass dieses gründlich recherchierte Buch eines der wichtigsten Fachbücher für Ernährungsberater, Studenten und alle Mitarbeiter im Gesundheitswesen sein wird. Wichtiger noch, es ist sehr gut lesbar und anwenderfreundlich, was es zu einem besonders wertvollen Nachschlagewerk für schwangere Frauen macht. Echte Nahrung und eine gesunde Lebensführung unterstützen Ihren Körper inmitten eines der schönsten Mysterien des Lebens – Zellen wachsen heran und bilden ganze Organsysteme, die sich zu einem menschlichen Körper entwickeln und uns mit der nächsten Generation verbinden. Es gibt viele Glaubensrichtungen – und meine eigene gehört dazu – in der diese Zeit als besonders heilig gilt.

Je nachdem, wie sehr Sie mit echter Nahrung und wirklicher Ernährung schon vertraut sind, kann es eine Weile dauern, bis Sie die Informationen in diesem Buch verinnerlichen können. Wenn Ihnen die Vorstellung, Vollmilchprodukte (zum Beispiel Weidebutter), Eier *inklusive Eigelb* oder selbstgemachte Knochenbrühe zu konsumieren, zu sehr widerspricht, möchte ich Sie dazu ermutigen, einen Schritt nach dem anderen zu gehen. Die Rezepte und Planer für Mahlzeiten werden Ihnen helfen, den richtigen Zeitpunkt dafür zu finden. Diese Form der Ernährung kann köstlich und nachhaltig zugleich sein.

Das richtige Essen in der Schwangerschaft bringt Ihnen Freude an und Lust auf gesunde Ernährung in der Schwangerschaft, Sie werden es auf den nächsten Seiten aus erster Hand erfahren. Lesen Sie selbst und lernen Sie, die üblichen Warnungen bezüglich Lebensmittelsicherheit in den richtigen Kontext zu setzen, damit Sie *sicher* durch die Lebensmittelkunde navigieren können. Lernen Sie, wie man Lebensmittel richtig zubereitet, so dass auch Sie gesunde Lebensmittel wie Fisch und weichgekochte Eier *genießen* können – was schon fast einem Tabubruch gleichkommt. Lily klärt über die Mythen auf, die sich um Salz und Fett ranken, damit Sie Ihre Mahlzeiten wieder mit Genuss, Lust und Freude essen und gleichzeitig viele Schwangerschaftskomplikationen vermeiden können (auch wenn Ihnen das vielleicht schwer fällt zu glauben). Sie werden lernen, sich beim Essen wieder zu entspannen und *keine* Kalorien zählen oder auf Portionen achten zu müssen. Stattdessen steht achtsamer Genuss auf dem Menü. Um es schlicht zu sagen: Sie haben wieder die Erlaubnis, Köstliches zu essen und nach Lust und Laune zu schlemmen. Sie dürfen wieder satt und zufrieden sein. Unter Lilys kompetenter Anleitung können Sie gesund essen und gesund bleiben. Es wird das größte Geschenk sein, das Sie Ihrem Baby, Ihrer Familie und sich selbst für viele Jahre machen können.

Melissa Powell, zertifizierte Ernährungsberaterin
University of Tennessee in Chattanooga
Im Dezember 2017

Einleitung

„Die Ernährung der Mutter spielt eine wichtige Rolle für die Entwicklung und das Wachstum des Fötus."

— Dr. Guoyao Wu, Texas A&M University

Die Erkenntnis, dass die Nährstoffaufnahme der Mutter während der Schwangerschaft die Entwicklung ihres Kindes beeinflusst, gilt in vielen Disziplinen der Ernährungswissenschaften und in traditionellen Kulturen als etabliert. Auch wenn dieses Buch das erste sein sollte, dass Sie zu diesem Thema in den Händen halten, werden Sie mir wahrscheinlich zustimmen. Sie werden sich vielleicht fragen, warum ich mir die Mühe gemacht habe, über Ernährung in der Schwangerschaft zu schreiben, wenn sich alle zu diesem Thema einig sind. Nun ist es in der Tat so, dass es bezüglich einiger weniger Nährstoffe einen allgemeinen Konsens gibt, aber ansonsten weitverbreitete Uneinigkeit herrscht. Sobald man sich näher mit den konventionellen Richtlinien über pränatale Ernährung beschäftigt und diese mit modernen Forschungsergebnissen und den überlieferten Bräuchen traditioneller Kulturen vergleicht, stellt man sehr schnell fest, dass es viele Diskrepanzen gibt. Aus diesem Grund habe ich mich entschieden, dieses Buch zu schreiben.

Bevor ich mich in diese Thematik vertiefe, möchte ich einige Begriffe definieren, auf die ich mich im Text häufig beziehen werde. Im Allgemeinen orientieren sich in den USA die Empfehlungen bezüglich einer gesunden Ernährung an der Ernährungspolitik der Regierung. Auf diesen Ernährungsrichtlinien ruht die sogenannte Lebensmittelpyramide, die inzwischen von dem Symbol eines Tellers abgelöst wurde. Die Botschaft dahinter ist jedoch gleichgeblieben: Essen Sie weniger Fleisch, so wenig gesättigte Fette wie möglich und dafür mehr Getreide. Steinzeit- oder Ur-Diäten und die Ernährung der wenigen noch existierenden traditionellen Kulturen stützen sich auf die Ernährungsgewohnheiten von Menschen, die vor vielen hundert Jahren oder noch länger lebten. Heute gibt es nur noch vereinzelt isolierte Stammeskulturen, die so leben und sich so ernähren. Zu der damaligen Zeit gab es weder Industrialisierung noch massenproduzierte Nahrungsmittel. Die Menschen aßen echte, naturbelassene

Nahrungsmittel, die sie vor Ort (regional) ernten konnten und zum großen Teil auch in ihrer natürlichen, nicht verarbeiteten Form zu sich nahmen. Ich werde die Begriffe Steinzeitdiät, anzestrale Ernährung, Nahrungsmittel aus traditionellen Kulturen und echte Nahrung oft verwenden. Sie alle sind austauschbar.

Obwohl sich die klassischen Ernährungsrichtlinien zum Teil mit den Ernährungsgewohnheiten traditioneller Kulturen überschneiden – in beiden nimmt der Verzehr überwiegend frischer Produkte einen hohen Stellenwert ein – gibt es dennoch gravierende Unterschiede. Laut aktueller Empfehlungen sollen schwangere Frauen kein Fleisch oder Innereien verzehren und Meeresfrüchte und Fisch nur eingeschränkt (nicht mehr als 340 g pro Woche). Zusätzlich sind sie angehalten, ausschließlich fettarme Milchprodukte zu essen und möglichst viele Kohlenhydrate (45–65 % der Kalorienzufuhr) zu konsumieren, um ein gesundes Baby auszutragen.

Die Gewohnheiten in traditionellen Kulturen sahen dagegen ganz anders aus: Dort wurden alle Teile eines Tieres gegessen, fettes Fleisch galt als besonders wertvoll und selbst in küstenfernen Gegenden wurden alle Hebel in Bewegung gesetzt, um Fisch zu fangen und Meeresfrüchte zu ernten. Wenn überhaupt, wurde nur unbehandelte Milch mit Rahm verzehrt und Kohlenhydrate nur gelegentlich. Raffinierte Kohlenhydrate – wie zum Beispiel Weißmehl und Zucker – kannte man bis vor ein- oder zweihundert Jahren überhaupt nicht. Konventionelle Ernährungsregeln stipulieren dagegen, dass „ungefähr die Hälfte der Kohlenhydrate Vollkorn sein sollte". Im Umkehrschluss bedeutet diese Empfehlung also, dass es völlig in Ordnung ist, die Hälfte der Kohlenhydrate in der Form von industriell verarbeiteten Cerealien und Weißbrot zu sich zu nehmen.

Wer liegt nun richtig? Unsere Ernährungsrichtlinien oder die traditionellen Kulturen? Auf der Suche nach einer Antwort begann ich, die wissenschaftliche Fachliteratur gewissenhaft zu überprüfen und kam zu überraschenden – und sehr enttäuschenden – Schlussfolgerungen. Als zertifizierte Ernährungsberaterin hätte ich Besseres von unseren politischen Entscheidungsträgern erwartet.

Um es kurz zu fassen: Aktuelle Forschungsergebnisse haben gezeigt, dass bestimmte Nährstoffe bei schwangeren Frauen besonders häufig fehlen, nämlich Vitamin A, Vitamin B6 und B12, Zink, Eisen, die Omega-3-Fettsäure DHA, Jod und Cholin. Diese Nährstoffe kommen ausgerechnet in den Nahrungsmitteln vor, die Sie konventionellen Empfehlungen zufolge während der Schwangerschaft nicht konsumieren sollten. Außerdem gilt, dass je mehr Kohlenhydrate Sie verzehren – und vor allem raffinierte Kohlenhydrate –, desto weniger Mikronährstoffe nehmen Sie über die Nahrung auf (d. h. Vitamine und Mineralien). Damit ist auch ein erhöhtes Risiko für Schwangerschaftskomplikationen verbunden.

Auch wenn einige von Ihnen vielleicht mit den Achseln zucken und argumentieren, dafür seien ja schließlich Nahrungsergänzungsmittel und Multivitamine da, muss ich

Sie enttäuschen. Die meisten Multivitaminpräparate für Schwangere enthalten nicht annähernd genügend Nährstoffe, die für eine gesunde Schwangerschaft entscheidend sind, und in vielen sind die wichtigsten davon gar nicht erst enthalten (zum Beispiel Jod und Cholin). Darüber hinaus bieten viele Nahrungsergänzungsmittel die Nährstoffe nur in schlecht verwertbarer Form an (zum Beispiel Folsäure anstelle von L-Methylfolat). Natürlich gibt es hochwertige Nahrungsergänzungsmittel, die einen zusätzlichen Schutz bieten, aber selbst diese können eine gesunde Ernährung mit echten Lebensmitteln nicht ersetzen.

Ich habe mich schon immer für das Thema Ernährung in der Schwangerschaft interessiert, bin mir deren Bedeutung aber erst so richtig bewusst, seit ich die Auswirkungen einer mangelhaften Ernährung aus erster Hand beobachten konnte. Meine Arbeit sowohl in der klinischen Praxis als auch im öffentlichen Bildungswesen zu dem Thema Gestations- oder Schwangerschaftsdiabetes machte mich auf die Problematik aufmerksam. Diese Form des Diabetes tritt erstmals während der Schwangerschaft auf oder wird in dieser Zeit erstmalig diagnostiziert. Bis zu 18 % der Schwangeren werden mit dieser Diagnose konfrontiert. Ein unzureichend behandelter Diabetes in der Schwangerschaft kann für die Gesundheit des Kindes schwerwiegende Folgen haben. Tatsächlich haben Babys, deren Mütter an einem Schwangerschaftsdiabetes litten, ein sechsfach erhöhtes Risiko in den ersten dreizehn Lebensjahren an einem Typ-2-Diabetes zu erkranken.[1]

Zwischen 2001 und 2009 stieg die Zahl der an Diabetes-Typ-2 erkrankten Kinder um ein Dreißigfaches an und wird voraussichtlich weiter steigen.[2] Diese Statistiken sind beängstigend und heben noch einmal hervor, wie wichtig die Ernährung und ein gesunder Blutzuckerspiegel der Mutter auch für das Baby sind. Diabetes und Fettleibigkeit im Kindesalter haben sich zu einer wahren Epidemie entwickelt, die nicht nur auf schlechte Ernährung und mangelnde Bewegung in der Kindheit zurückzuführen sind, sondern auch viel mit unzureichender Ernährung und Stoffwechselproblemen *während der Schwangerschaft der Mütter* zu tun haben.

Der markante Unterschied zwischen herkömmlichen Ernährungsempfehlungen für werdende Mütter und der echten oder ursprünglichen Ernährung unserer Vorfahren wurde mir besonders in meiner klinischen Arbeit mit Gestationsdiabetes vor Augen geführt. In meiner Rolle als Ernährungsberaterin konnte ich die Auswirkungen der konventionellen Empfehlungen mit meinem Ansatz einer „echten Ernährung" vergleichen und aus erster Hand beobachten, welche Auswirkungen die beiden Konzepte auf Schwangerschaft und Blutzuckerwerte hatten.

Die Ergebnisse waren wirklich erstaunlich. Mithilfe meiner Empfehlungen für echte Nahrung konnten wir die Anzahl der insulinpflichtigen oder auf Medikamente angewiesenen Frauen *halbieren*. Auch allgemein waren die Auswirkungen sehr erfreulich: Die Mütter waren gesünder, hatten kaum mit Heißhunger oder zu großer Gewichtszunahme zu kämpfen, die Zahl der Frauen mit Präeklampsie nahm ab und die Anzahl der Frauen, die gesunde Kinder mit Normalgewicht und gesundem Blutzuckerspiegel entbanden, nahm zu. Es war bemerkenswert zu beobachten, welche Auswirkungen die echte, naturbelassene Nahrung auf Schwangerschaft und Geburt hatte. Der Ansatz war nicht nur deshalb erfolgreich, weil wir die Menge der Kohlenhydrate reduzierten, sondern weil die Frauen deutlich mehr Nährstoffe zu sich nahmen als die Ernährungsrichtlinien für Schwangerschaftsdiabetes vorschreiben.

Die Ergebnisse machten mir Mut, mein erstes Buch zu schreiben – *Real Food for Gestational Diabetes* –, damit die Botschaft bei möglichst vielen Müttern, Ernährungsberatern und medizinischen Fachleuten ankommen würde. Innerhalb weniger Monate wurde das Buch zum Bestseller und ist es bis heute. Ich erhalte viele positive Rückmeldungen von Müttern, die mir berichten, dass sie trotz Diabetes in früheren Schwangerschaften und dank meiner Ratschläge eine komplikationslose Schwangerschaft hatten und ein gesundes Baby entbinden konnten. Das machte und macht mir Mut.

Nach der Veröffentlichung meines ersten Buches kamen Anfragen, ob ich denn nicht auch ein Buch allgemein über Ernährung in der Schwangerschaft schreiben könnte. Viele Hebammen und Ärzte hatten Frauen mit Gestationsdiabetes mit diesem Ansatz erfolgreich behandeln können und wünschten sich einen Ratgeber für alle schwangeren Frauen, auch solche ohne Diabetes. Sie wollten meine Expertise (oder eher gesagt meine Zusammenfassung der Forschungsergebnisse) zu anderen schwangerschaftsrelevanten Themen wie Nahrungsergänzungsmittel, Toxine, Lebensmittel, die man meiden sollte und vieles mehr.

Anfangs wehrte ich mich dagegen, weil ich dachte, es gäbe schon genügend Literatur auf dem Markt. Dann musste ich aber feststellen, dass es wirklich *keine* guten Bücher zu diesem Thema gibt – zumindest keine, in denen evidenzbasierte Informationen zusammengetragen und überholte Ratschläge gründlich überarbeitet werden. Die meisten Bücher, die ich finden konnte, geben die konventionellen Ernährungsrichtlinien wieder oder bringen die persönliche Meinung des Autors zu Papier, ohne diese mit wissenschaftlichen Fakten und Quellenangaben zu untermauern.

Das Fass kam schließlich zum Überlaufen, als eine meiner Kolleginnen mich um Rat fragte bezüglich einiger Informationen, die sie im Leitfaden der *Academy of Nutrition and Dietetics* zu Ernährung während der Schwangerschaft gelesen hatte. Das Papier wurde unter dem Titel „Gesund in der Schwangerschaft – Tipps zu Ernährung und Lebensstil" veröffentlicht. Falls Sie die *Academy of Nutrition and Dietetics* nicht kennen: Früher bekannt als *American Dietetics Association*, handelt es sich hier um den Berufsverband der zertifizierten Ernährungsberater und -wissenschaftler in den USA. Der Verband nimmt maßgeblich Einfluss auf die Empfehlungen und Ernährungsrichtlinien aller Ernährungsberater und gilt als federführend für die Ernährungspolitik der Vereinigten Staaten. Bei der Lektüre dieses Leitfadens war ich schockiert. Während es durchaus auch Empfehlungen gab, die *ich vertreten kann*, gab es in diesem Papier so viele eklatante Fehlinformationen, dass ich *umgehend* beschloss, mein Buch doch zu schreiben.

Am meisten enttäuscht war ich von den konkreten Vorschlägen und Menüplanungen für werdende Mütter – für mich Inbegriff falscher Aufklärung über Ernährung in der Schwangerschaft. Das Frühstück enthielt weder Protein noch Fett und bestand lediglich aus Polenta, Erdbeeren und *fettarmer* Milch. Die empfohlene Menge an Kohlenhydrate war unglaublich hoch (mehr als 300 g) und der Nachmittagssnack bestand aus Crackern mit Möhren und sonst nichts. Kein rotes Fleisch, keine Eier (es sei denn man zählt den Klecks *fettreduzierter* Mayonnaise dazu, die erlaubt war) und unter keinen Umständen Innereien. Ich war geradezu erleichtert zu sehen, dass zum Abendessen Lachs serviert werden durfte, natürlich mit gedünsteten Brokkoli-Röschen, weißem Reis und noch *mehr* fettarmer Milch (und kein Hinweis, dass der Lachs aus Wildfang stammen sollte).

Es war das genaue Gegenteil von dem, was ich als idealen Ernährungsplan für eine Klientin verfassen würde. Schon beim bloßen Lesen kam bei mir ein starkes Verlangen nach Nährstoffen auf. Nach allem, was ich über Ernährung und darüber weiß, wie schwer es sein kann, zum Beispiel Cholin und Vitamin A in die Ernährung einzubauen, konnte ich mir nicht vorstellen, dass die Bedürfnisse einer schwangeren Frau mit diesen Empfehlungen gedeckt werden könnten. Ich beschloss, den Nährstoffgehalt dieses Menüplans mit einem meiner eigenen Pläne zu vergleichen. Die Ergebnisse bestätigten meinen Verdacht. Mit jeder Mahlzeit wurde zwar die gleiche Menge an Kalorien aufgenommen, aber bei den Nährstoffen sah das ganz anders aus. Bei den Mikronährstoffen deckte mein Menüplan den Bedarf für 19 Nährstoffe vollständig ab. Der Bedarf an Vitamin B12 war um das Dreifache abgedeckt, die Vitamine A und E um das Doppelte, Zink zu 55 % mehr als die empfohlene Tagesdosis, Eisen zu 37 % mehr und Cholin zu fast 70 %. Außerdem enthielt mein Plan mehr Omega-3-Fettsäuren, in einem vorteilhaften Verhältnis zu Omega-6. Das ist wichtig für ein gesundes Gehirn. Besonders beunruhigend war die Tatsache, dass die *Academy of Nutrition and Dietetics* wenig Wert auf Vitamin A – oder Retinol – zu legen schien, weil in der Menüplanung kaum Fleisch zu finden war. Es versteht sich von selbst, dass ich, bei allem Respekt, mit diesen Empfehlungen nicht einverstanden bin und diese Menüplanung schwangeren Frauen nicht guten Gewissens empfehlen kann. Wenn man einem im Mutterleib heranwachsenden Kind die essentiellen Nährstoffe vorenthält, die es für eine gesunde Entwicklung und vor allem für eine gesunde Hirnfunktion braucht, dann verstößt das gegen das weltweit zentrale ethische, medizinische Prinzip, keinem Menschen Schaden zuzufügen. Oft dauert es Jahrzehnte, bevor Forschung in die Praxis umgesetzt wird und veraltete Richtlinien überarbeitet werden. Es überrascht also nicht, dass wir uns in einer solch desolaten Situation befinden. Aber wir können dafür sorgen, dass es besser wird.

Mit *Das richtige Essen in der Schwangerschaft* möchte ich nicht nur die Richtlinien zur Ernährung während der Schwangerschaft von mittelalterlichen Vorstellungen befreien, sondern Ihnen einen praktischen und leicht verständlichen Ratgeber in die Hände legen, damit Ihnen während Ihrer Schwangerschaft die beste Ernährung und der beste Lebensstil für Sie und Ihr Baby zur Verfügung stehen. Als ich begann, dieses Buch zu schreiben, war mein Sohn noch kein Jahr alt, so dass es mir leichtfiel, all die Fragen in Erinnerung zu rufen, die mich selbst während meiner Schwangerschaft beschäftigt hatten und diese jetzt direkt anzusprechen.

Würden Sie sich nicht anders ernähren, wenn Sie wüssten, dass die richtigen Nahrungsmittel dafür sorgen, dass Ihr Kind später einmal kein Diabetes bekommen wird oder Übergewicht oder chronische Hautausschläge? Die meisten Frauen bejahen diese Frage *mit Nachdruck*, weil sie für ihre Kinder nur das Beste wollen. In meiner Klinik gehören die schwangeren Frauen zu den am meisten motivierten Klienten.

Leider ist es so, dass Sie einen Nährstoffmangel haben werden und keinen Nährstoffüberschuss, wenn Sie den aktuellen, konventionellen Richtlinien zur Ernährung in der Schwangerschaft folgen.

Das muss aber nicht so sein. Ich habe den Status Quo in Frage gestellt, damit es für Sie keine Zweifel gibt, wenn es darum geht, in Ihrer Schwangerschaft die richtigen Entscheidungen bezüglich der Ernährung und der Lebensführung zu treffen. Dieses Buch füllt eine wichtige Lücke und ist die Informationsquelle, nach der proaktive schwangere Frauen und alle, die sie im Gesundheitsbereich betreuen, schon lange vergeblich gesucht haben. Ich habe die komplizierten wissenschaftlichen Zusammenhänge für Sie auseinandergenommen, damit Ihnen ein kompetenter, evidenzbasierter Ratgeber über Ernährung in der Schwangerschaft beiseite steht. Zu jedem Kapitel gibt es detaillierte Quellenangaben. Zugegeben bin ich eine ziemliche Streberin, was das Thema Ernährung betrifft, und ich möchte, dass sie sich auf das, was ich geschrieben habe, verlassen können. Auch wenn mein Mann mir zu Hause schon spaßeshalber vorwirft, ich hätte ja ein ganzes Schulbuch geschrieben. So weit würde ich jetzt nicht gehen, mir ist aber wichtig, dass jede Frau Zugang zu den bestmöglichen und akkuratesten Informationen hat, auch wenn sie nicht wissenschaftlich versiert ist oder als Ernährungsberaterin arbeitet. Bei manchen Kapiteln habe ich mehr als 100 Quellenangaben hinzugefügt, damit Sie bei Bedarf in den entsprechenden Fachveröffentlichungen nachlesen können.

Richtig Essen in der Schwangerschaft Beispiel für einen Essensplan	**Herkömmliche Ernährung** Beispiel für einen Essensplan
Frühstück: Spinat-Quiche ohne Teigboden Frühstücks-würstchen aus Schweinefleisch Banane	**Frühstück:** Haferflocken Fettarme Milch Erdbeeren
Vormittags-Snack: Apfel mit Mandelbutter	**Vormittags-Snack:** Nusskern-Mischung mit Trockenfrüchten
Mittagsessen: Selbstgemachter Hühner- und Gemüseein-topf mit Linsen Ruccola-Salat mit Zitronendressing und Parmesan	**Mittagsessen:** Putenbrust-Sandwich (Vollkornwei-zen-Brot, Putenbrust, leichte Mayonnaise) Salat (grüner Salat, Tomaten, Kidney-Boh-nen, French-Dressing) Banane Fettarme Milch
Nachmittags-Snack: Sardinen in Olivenöl Vollkornreis-Kräcker	**Nachmittags-Snack:** Karotten-Spalten Vollkornweizen-Kräcker
Abendessen: Rinderhackbraten aus Weidehaltung Gebratener Rosenkohl Gebratene Rote Kartoffeln Snack zum späteren Abend: Griechischer Joghurt (normaler Fettgehalt) mit Vanille Chiasamen	**Abendessen:** Krautsalat (Kohl, Ananas, leichte May-onnaise) Gegrillter Lachs (mit Öl) Gedünsteter Brokkoli Reis Snack zum späteren Abend:Selbstgemachtes Popcorn
Dessert: Himbeeren mit selbstgemachter Schlagsahne	**Dessert:** Fettarmer Frozen-Vanilla-Joghurt

Bei einer Schwangerschaft gibt es keine Garantien, aber Sie können vieles tun, um die Zeit so angenehm wie möglich zu machen und Ihrem Baby alles zu geben, was er oder sie für eine optimale Entwicklung braucht. Dieses Buch ist hauptsächlich dem Thema Ernährung gewidmet, aber auch andere, verwandte Themen werden angesprochen: Sport in der Schwangerschaft, Chemikalien und Toxine, Stressbewältigung, die Zeit nach der Geburt und das Stillen. Mit anderen Worten, es geht um viel mehr als nur „Essen".

Ich habe mein Buch vor allem für schwangere Frauen geschrieben, möchte aber gleichzeitig alle Frauen ansprechen, die schwanger werden möchten. Ihr Gesundheitszustand *vor* der Schwangerschaft beeinflusst auch Ihre Gesundheit als *werdende* Mutter

Manchmal wird diese Gedankenkette – die Vorstellung, dass der Körper sich um alles kümmern wird und die Bedürfnisse des heranwachsenden Fötus auch ohne Ihr Dazutun befriedigen wird – dahingehend interpretiert, dass man den Verlauf einer Schwangerschaft bzw. die Gesundheit eines Babys nicht steuern oder beeinflussen kann. Man geht davon aus, dass der Körper das tun wird, was er tun muss, und man kann nur hoffen, dass das Schicksal es gut meint und man die richtigen Gene vererbt. Das ist aber nur die halbe Wahrheit.

Erlauben Sie mir, hier eine kurze Metapher zu bemühen. Jeder, der schon einmal einen Garten hatte, weiß, dass man Tomaten ernten wird, wenn man eine Tomatenpflanze sät. Der Sämling wird weder zu einer Erbse noch zu einer Brokkoli-Pflanze heranwachsen. Im Samen der Tomate sind genetische Informationen gespeichert, die dafür sorgen, dass hier eine Tomatenpflanze heranwächst, solange die Grundvoraussetzungen erfüllt sind: etwas Erde, Wasser und Licht. Das passiert von selbst, auch wenn man keinen grünen Daumen hat. Was aber den blutigen Anfänger vom Gärtnermeister unterscheidet, ist das Auge fürs Detail und das Bereitstellen optimaler Wachstumsbedingungen. Ein Meistergärtner weiß, dass die Pflanze nährstoffreichen Boden und viele nützliche Mikroben benötigt, um *optimal wachsen* zu können. Er wird seine Pflanze mit allem versorgen, was sie braucht. Er weiß genau, wie viel Licht und Wasser die Tomatenpflanze benötigt, um die besten Tomaten zu produzieren und nicht einfach nur zu vegetieren. Letztendlich geht es auch um die liebevolle Pflege und Zuwendung, die der Gärtner seinen Pflanzen zukommen lässt, damit sie leuchtend grüne Blätter und pralle, saftig rote Tomaten wachsen lassen.

Genauso ist es in der Schwangerschaft. Um es einfach auszudrücken: Wir Menschen sind programmiert, uns erfolgreich fortzupflanzen. Unser Körper wird alles in seiner Macht Stehende tun, um die genetische Information weiterzugeben und die Schwangerschaft bis zum Ende auszutragen. Wäre das nicht so, hätten wir Menschen uns nicht aller Schwierigkeiten wie Mangelernährung und toxischer Belastung zum Trotz so erfolgreich vermehren können. Nun stehen wir aber vor dem Problem, dass die chronischen Krankheiten auf dem Vormarsch sind und vor allem Kinder zunehmend davon betroffen sind. Es gibt bereits einige Forscher, die unter anderem Herz-Kreislauf-Erkrankungen, Hormonstörungen, Diabetes und Adipositas mit vorgeburtlichen Einflüssen in Verbindung bringen.

Leider dauert es Jahrzehnte, bis diese Art von Forschung es in die klinische Praxis schafft und in die öffentlichen Richtlinien eingearbeitet wird. Deshalb muss man *selbst* aktiv werden, in die Tiefe gehen und auch die versteckten Zusammenhänge ausfindig machen – genau das habe ich beim Verfassen dieses Buches getan.

Um Missverständnissen vorzubeugen: Es gibt viele Aspekte einer Schwangerschaft, die Sie nicht beeinflussen können (Ihre Gene, Ihr Alter, Ihre persönliche Familien- und

Richtig Essen in der Schwangerschaft Beispiel für einen Essensplan	**Herkömmliche Ernährung** Beispiel für einen Essensplan
Frühstück: Spinat-Quiche ohne Teigboden Frühstückswürstchen aus Schweinefleisch Banane	**Frühstück:** Haferflocken Fettarme Milch Erdbeeren
Vormittags-Snack: Apfel mit Mandelbutter	**Vormittags-Snack:** Nusskern-Mischung mit Trockenfrüchten
Mittagsessen: Selbstgemachter Hühner- und Gemüseeintopf mit Linsen Ruccola-Salat mit Zitronendressing und Parmesan	**Mittagsessen:** Putenbrust-Sandwich (Vollkornweizen-Brot, Putenbrust, leichte Mayonnaise) Salat (grüner Salat, Tomaten, Kidney-Bohnen, French-Dressing) Banane Fettarme Milch
Nachmittags-Snack: Sardinen in Olivenöl Vollkornreis-Kräcker	**Nachmittags-Snack:** Karotten-Spalten Vollkornweizen-Kräcker
Abendessen: Rinderhackbraten aus Weidehaltung Gebratener Rosenkohl Gebratene Rote Kartoffeln Snack zum späteren Abend: Griechischer Joghurt (normaler Fettgehalt) mit Vanille Chiasamen	**Abendessen:** Krautsalat (Kohl, Ananas, leichte Mayonnaise) Gegrillter Lachs (mit Öl) Gedünsteter Brokkoli Reis Snack zum späteren Abend:Selbstgemachtes Popcorn
Dessert: Himbeeren mit selbstgemachter Schlagsahne	**Dessert:** Fettarmer Frozen-Vanilla-Joghurt

Bei einer Schwangerschaft gibt es keine Garantien, aber Sie können vieles tun, um die Zeit so angenehm wie möglich zu machen und Ihrem Baby alles zu geben, was er oder sie für eine optimale Entwicklung braucht. Dieses Buch ist hauptsächlich dem Thema Ernährung gewidmet, aber auch andere, verwandte Themen werden angesprochen: Sport in der Schwangerschaft, Chemikalien und Toxine, Stressbewältigung, die Zeit nach der Geburt und das Stillen. Mit anderen Worten, es geht um viel mehr als nur „Essen".

Ich habe mein Buch vor allem für schwangere Frauen geschrieben, möchte aber gleichzeitig alle Frauen ansprechen, die schwanger werden möchten. Ihr Gesundheitszustand *vor* der Schwangerschaft beeinflusst auch Ihre Gesundheit als *werdende* Mutter

Das richtige Essen in der Schwangerschaft	Herkömmliche Ernährung	Vergleich der Nährstoffe
Gesamtkalorienanzahl 2.329	**Gesamtkalorienanzahl** 2.302	**Höherer Nährwert durch** *Das richtige Essen in der Schwangerschaft*
Makronährstoffe Kohlenhydrate: 156 g 26 % davon Ballaststoffe: 41 g Protein: 140 g 24 % Fett: 134 g 51 %	**Makronährstoffe** Kohlenhydrate: 319 g 54 % davon Ballaststoffe: 43 g Protein: 109 g 19 % Fett: 134 g 28 %	
Essentielle Fettsäuren Omega-3: 3,3 g Omega-3 zu -6 im Verhältnis: 3,2:1	**Essentielle Fettsäuren** Omega-3: 2,9 g Omega-3 zu -6 im Verhältnis: 4,3:1	**Essentielle Fettsäuren** Omega-3: 114 %
Vitamine Vitamin A: 13.935 mcg davon Retinol: 2.492 mcg Vitamin C: 194 mcg Vitamin D: 18 mcg Vitamin E: 18 mg Vitamin B1: 1,5 mg Vitamin B2: 3,1 mg Vitamin B3: 32 mg Vitamin B6: 3 mg Vitamin B12: 23 mcg Folat: 609 mcg Cholin: 633 mg	**Vitamine** Vitamin A: 6.753 mcg davon Retinol: 83 mcg Vitamin C: 171 mcg Vitamin D: 16 mcg Vitamin E: 9,3 mg Vitamin B1: 1,5 mg Vitamin B2: 2 mg Vitamin B3: 25 mg Vitamin B6: 2,6 mg Vitamin B12: 8,1 mcg Folat: 518 mcg Cholin: 374 mg	**Vitamine** Vitamin A: 206 % davon Retinol: 3002 % Vitamin C: 113 % Vitamin D: 112 % Vitamin E: 193 % Vitamin B2: 155 % Vitamin B3: 128 % Vitamin B6: 115 % Vitamin B12: 284 % Folat: 118 % Cholin: 169 %
Mineralien Calcium: 1.462 mg Kupfer: 4.700 mcg Eisen: 20,5 mg Magnesium: 482 mg Kalium: 4.522 mg Selen: 131 mcg Zink: 17 mg	**Mineralien** Calcium: 1.394 mg Kupfer: 1.200 mcg Eisen: 15 mg Magnesium: 433 mg Kalium: 4.027 mg Selen: 126 mcg Zink: 11 mg	**Mineralien** Calcium: 105 % Kupfer: 392 % Eisen: 137 % Magnesium: 111 % Kalium: 112 % Selen: 104 % Zink: 155 %

und es lohnt sich, diese Informationen schon in die Familienplanung miteinfließen zu lassen. Es gibt keinen falschen Zeitpunkt, um die eigene Gesundheit zu optimieren und sich richtig, natürlich und gesund zu ernähren. Es wird einfach exponentiell wichtiger, wenn es darum geht, ein neues Leben zu schaffen und heranwachsen zu lassen.

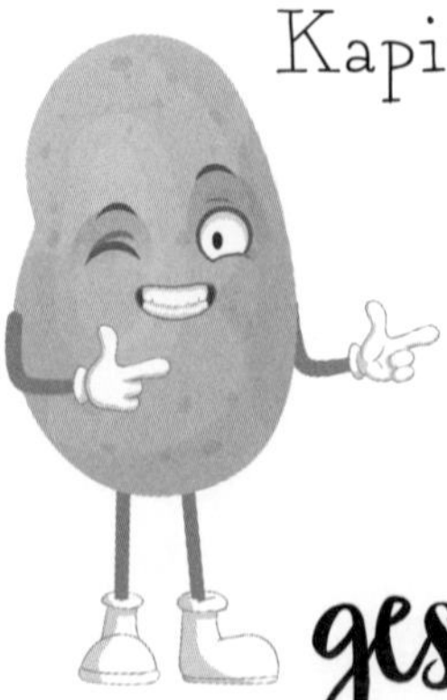

Kapitel 1

Warum Sie sich während der Schwangerschaft gesund ernähren sollten

„Obwohl gute Ernährung in allen Lebensphasen wichtig ist, erkennt man zunehmend, dass das Ernährungsniveau und die individuellen Erfahrungen vor der Geburt und in der frühen Kindheit für die spätere metabolische Gesundheit von besonderer Bedeutung sind. Wird ein Mensch in kritischen Entwicklungsphasen einer unangemessenen Nährstoffversorgung ausgesetzt, kann das im späteren Leben zu einer Disposition für Fettleibigkeit und Typ-2-Diabetes führen. Im weiteren Sinne fällt also der Ernährung schwangerer Frauen und stillender Mütter eine Schlüsselrolle zu für den gesunden Stoffwechsel eines jeden Menschen."

— Dr. Beverly Muhlhausler, University of Adelaide

Jede Schwangerschaft kommt einem Wunder gleich. Nach wie vor fühle ich mich von dem Gedanken, dass wir *neues Leben in uns wachsen lassen* können, geradezu überwältigt. Ich kann mich noch sehr genau daran erinnern, dass mir während meiner eigenen Schwangerschaft deutlich bewusst war, dass sich in dieser Zeit in meinem Körper an jedem Tag und in jeder Sekunde sehr komplexe Vorgänge abspielten (dazu gehören Dinge, die bereits in der wissenschaftlichen Literatur beschrieben wurden, als auch Dinge, die wir noch nicht kennen). Ich musste noch nicht einmal über diese Vorgänge nachdenken, denn mein Körper *wusste* ganz von selbst, was zu tun war. Er wusste, dass an jede Hand fünf Finger gehören, wusste, wo genau die Fingernägel wachsen müssen und wo die Haare hingehören. Das neue kleine Herz wuchs einfach und auch jedes neue Blutgefäß bekam seinen richtigen Platz usw.

Manchmal wird diese Gedankenkette – die Vorstellung, dass der Körper sich um alles kümmern wird und die Bedürfnisse des heranwachsenden Fötus auch ohne Ihr Dazutun befriedigen wird – dahingehend interpretiert, dass man den Verlauf einer Schwangerschaft bzw. die Gesundheit eines Babys nicht steuern oder beeinflussen kann. Man geht davon aus, dass der Körper das tun wird, was er tun muss, und man kann nur hoffen, dass das Schicksal es gut meint und man die richtigen Gene vererbt. Das ist aber nur die halbe Wahrheit.

Erlauben Sie mir, hier eine kurze Metapher zu bemühen. Jeder, der schon einmal einen Garten hatte, weiß, dass man Tomaten ernten wird, wenn man eine Tomatenpflanze sät. Der Sämling wird weder zu einer Erbse noch zu einer Brokkoli-Pflanze heranwachsen. Im Samen der Tomate sind genetische Informationen gespeichert, die dafür sorgen, dass hier eine Tomatenpflanze heranwächst, solange die Grundvoraussetzungen erfüllt sind: etwas Erde, Wasser und Licht. Das passiert von selbst, auch wenn man keinen grünen Daumen hat. Was aber den blutigen Anfänger vom Gärtnermeister unterscheidet, ist das Auge fürs Detail und das Bereitstellen optimaler Wachstumsbedingungen. Ein Meistergärtner weiß, dass die Pflanze nährstoffreichen Boden und viele nützliche Mikroben benötigt, um *optimal wachsen* zu können. Er wird seine Pflanze mit allem versorgen, was sie braucht. Er weiß genau, wie viel Licht und Wasser die Tomatenpflanze benötigt, um die besten Tomaten zu produzieren und nicht einfach nur zu vegetieren. Letztendlich geht es auch um die liebevolle Pflege und Zuwendung, die der Gärtner seinen Pflanzen zukommen lässt, damit sie leuchtend grüne Blätter und pralle, saftig rote Tomaten wachsen lassen.

Genauso ist es in der Schwangerschaft. Um es einfach auszudrücken: Wir Menschen sind programmiert, uns erfolgreich fortzupflanzen. Unser Körper wird alles in seiner Macht Stehende tun, um die genetische Information weiterzugeben und die Schwangerschaft bis zum Ende auszutragen. Wäre das nicht so, hätten wir Menschen uns nicht aller Schwierigkeiten wie Mangelernährung und toxischer Belastung zum Trotz so erfolgreich vermehren können. Nun stehen wir aber vor dem Problem, dass die chronischen Krankheiten auf dem Vormarsch sind und vor allem Kinder zunehmend davon betroffen sind. Es gibt bereits einige Forscher, die unter anderem Herz-Kreislauf-Erkrankungen, Hormonstörungen, Diabetes und Adipositas mit vorgeburtlichen Einflüssen in Verbindung bringen.

Leider dauert es Jahrzehnte, bis diese Art von Forschung es in die klinische Praxis schafft und in die öffentlichen Richtlinien eingearbeitet wird. Deshalb muss man *selbst* aktiv werden, in die Tiefe gehen und auch die versteckten Zusammenhänge ausfindig machen – genau das habe ich beim Verfassen dieses Buches getan.

Um Missverständnissen vorzubeugen: Es gibt viele Aspekte einer Schwangerschaft, die Sie nicht beeinflussen können (Ihre Gene, Ihr Alter, Ihre persönliche Familien- und

Krankengeschichte, um nur einige Beispiele zu nennen). Aber es gibt auch vieles, auf das Sie Einfluss nehmen *können* und dazu gehören Ihre Ernährung, ob Sie Sport treiben oder nicht, wie Sie mit Stress umgehen, wie vielen Toxinen Sie ausgesetzt sind und anderes. All das kann Ihre Schwangerschaft nachhaltig beeinflussen und die Gesundheit Ihres Babys langfristig prägen. Man nennt dies auch fetale Programmierung. Das Konzept der fetalen Programmierung existiert schon seit Jahrzehnten und schreibt fest, dass eine Mangelernährung während der Schwangerschaft die Entwicklung des Kindes beeinträchtigt und zu dauerhaften Stoffwechselstörungen führen kann, die das Risiko bestimmter Erkrankungen wie Diabetes, Bluthochdruck und Adipositas erhöhen. Dieses Konzept wurde ausführlich wissenschaftlich untersucht und belegt.[1]

Die meisten von uns sind überzeugt, dass es für unsere Gene einen festgelegten, unveränderlichen Bauplan gibt. Nun haben Forscher aber herausgefunden, dass unsere Gene durch bestimmte Expositionen im Uterus an- und ausgeschaltet werden können, wie zum Beispiel Nährstoffgehalt, Blutzucker- und Insulinspiegel der Mutter, ihre Bewegungsgewohnheiten, Stresshormone, Toxine usw. Das bedeutet, dass Sie immer noch die Auswirkungen dieser „schlechten" Gene durch gesunde Ernährung und gute Lebensführung minimieren können, selbst wenn Sie denken, nicht das beste genetische Material zu haben. Es wird sich positiv auf die Entwicklung Ihres Kindes auswirken. Natürlich bedeutet das im Umkehrschluss auch, dass sich „gute" Gene vielleicht nicht durchsetzen können, wenn Sie sich ungesund ernähren oder allgemein nicht gesund leben.

Was *Ihre* eigene Schwangerschaft betrifft, so haben Sie die Möglichkeit, eventuelle Risiken wie Gestationsdiabetes, Präeklampsie, Frühgeburt, Eisenmangel und ungesunde Gewichtszunahme bzw. Gewichtsverlust durch persönliche Entscheidungen bezüglich Ihrer Lebensführung zu minimieren. Was könnte ermächtigender sein als das?

Wenn Sie eine schwangere Frau fragen, was für sie am wichtigsten ist, dann wird Ihnen jede Frau antworten, dass sie eine gute Schwangerschaft haben und ein gesundes Kind zur Welt bringen möchte. JETZT ist also die ideale Zeit, das „Schicksal" zu Ihren Gunsten zu beeinflussen.

Warum echte Nahrung?

Als ich zum ersten Mal einen Fuß in die Welt der pränatalen Ernährung setzte, war ich schockiert darüber, wie wenig wir eigentlich über die Entwicklung des Fötus wissen. Die Wissenschaft ist immer noch dabei, Stück für Stück herauszufinden, was genau und wann etwas geschieht. Sie mögen es nicht glauben, aber wir finden gerade erst heraus, welche Nährstoffe in welchem Schwangerschaftsstadium in welchen Mengen überhaupt benötigt werden. Selbst die empfohlene Tagesmenge (RDA), die Auskunft darüber gibt, wie viel Sie von einem bestimmten Nährstoff täglich einnehmen sollten, bleibt nach wie vor eine eher vage Vermutung. Bis uns bessere Informationen zur Verfügung stehen (die wir vielleicht nie haben werden), müssen wir uns andere Orientierungshilfen schaffen.

Eine Möglichkeit besteht darin, die Ernährungsgewohnheiten traditioneller Kulturen zu untersuchen, in denen schon seit Urzeiten überwiegend gesunde Babys geboren werden. Von ihnen können wir viel lernen. Die Arbeit von Dr. Weston Price, einem Zahnarzt und Ernährungswissenschaftler aus dem frühen 20. Jahrhundert, könnte hier wertvolle Hinweise liefern. Während seiner Forschungen fand er heraus, dass in traditionellen Kulturen bestimmte sehr nährstoffreiche Lebensmittel für werdende Mütter und Frauen im fortpflanzungsfähigen Alter besonders geschätzt werden.[3] Dr. Price reiste für seine Forschungen um die ganze Welt und erfasste die Ernährungsgewohnheiten zahlreicher Kulturen, die Nährstoffdichte ihrer Nahrungsmittel und den allgemeinen Gesundheitszustand der Menschen. Zu den untersuchten Bevölkerungsgruppen gehörten die Schweizer, Gälen, Inuit, verschiedene malaiische Stämme, die Maori aus Neuseeland, die indigene Bevölkerung der USA und Kanada, Stämme in Ost- und Zentralafrika, Pazifik-Insulaner (Polynesier und Melanesier), die Aborigines aus Australien, die Südamerikaner des Amazonasbeckens sowie die alten Zivilisationen aus Peru und deren Nachkommen. Er entdeckte bemerkenswerte Unterschiede im Nährstoffgehalt der traditionellen, ursprünglichen Ernährung und der importierten, modernen Lebensmittel.

Außerdem fand Dr. Price heraus, dass sich die Ernährungsgewohnheiten dieser Bevölkerungsgruppen auch in deren Gesundheitszustand widerspiegelten. Die Menschen, die sich nach den Gewohnheiten ihrer Vorfahren ernährten, hatten keine Krankheiten und brachten kerngesunde Kinder zur Welt. Im Gegensatz dazu litten Familienmitglieder, die moderne Lebensmittel in ihre Ernährung integriert hatten, deutlich häufiger an gesundheitlichen Problemen. Das gleiche galt für ihre Nachkommen. Kinder, deren Eltern sich von „modernen Lebensmitteln", wie zum Beispiel Zucker und verarbeiteten Getreideprodukten, ernährten und weniger traditionelle Nahrungsmittel aßen, litten häufiger unter folgenden gesundheitlichen Beschwerden: Zahnkaries, Kieferengstand und -fehlstellungen, Missbildungen (zum Beispiel Klumpfuß und Neuralrohrdefekt), Immunschwäche (erhöhte Infektanfälligkeit, zum Beispiel für Tuberkulose), psychischen Krankheiten und vielen anderen gesundheitlichen Problemen.

Mir fiel an seiner Arbeit am meisten auf, dass sich die negativen Folgen einer schlechten Ernährung nicht nur auf die Kinder der Betroffenen auswirkten, sondern auch auf deren *Enkelkinder*.

Dr. Prices Beobachtungen konnten in Tierstudien repliziert werden und mittlerweile gilt es in weiten Kreisen als akzeptiert, dass Faktoren wie gesunde, nährstoffhaltige Ernährung und Bewegung den Verlauf einer Schwangerschaft maßgeblich und positiv beeinflussen können, während Toxine, Stress und verarbeitete Lebensmittel genau das Gegenteil bewirken.[4,5,6,7,8] Gegenwärtig gibt es einen ganzen Forschungszweig, der sich mit dem Thema „Epigenetik“ beschäftigt und untersucht, wie unsere Gene und die unserer Kinder durch unseren Lebensstil und andere Faktoren beeinflusst werden.[9]

Nach allem, was ich bei Dr. Price gelesen hatte (und lernte, welche Nahrungsmittel in den traditionellen Kulturen besonders geschätzt wurden), musste ich das, was ich in meiner Ausbildung als Ernährungsberaterin gelernt hatte, sehr in Frage stellen. Wie kann eine fettarme Ernährung als gesund gelten, wenn dabei die wichtigsten Quellen für Vitamin A, Cholin, Eisen und Zink ausgeklammert werden? In den traditionellen Kulturen wird genau das Gegenteil praktiziert. Konventionelle Ernährungsrichtlinien empfehlen während der Schwangerschaft künstlich angereicherte Lebensmittel – zum Beispiel Getreideprodukte, die zusätzlich Folsäure und Eisen enthalten – während sie die Nahrungsmittel ignorieren, die von Natur aus viel von diesen Nährstoffen enthalten. Ganz im Gegenteil – von nährstoffreichen Nahrungsmitteln wie Leber und Vollmilch wird nachdrücklich abgeraten. Wie kann es sein, dass Frauen aus traditionellen Kulturen gesunde Schwangerschaften hatten, wenn sie künstlich angereicherte Lebensmittel überhaupt nicht kannten?

Die modernen Ernährungswissenschaften konzentrieren sich fast ausschließlich auf einzelne Nährstoffe, anstatt diese im Kontext der Nahrungsmittel zu betrachten, in denen sie enthalten sind. Das führt dazu, dass der Fokus auf individuelle Nahrungsergänzungsmittel gelenkt wird und sich fast nur auf die Zufuhr bestimmter Vitamine beschränkt. Diesen Ansatz – vielen bekannt unter dem Begriff „Nutritionismus“ – habe ich nie so richtig nachvollziehen können. Warum übertragen wir die Erkenntnisse der modernen Wissenschaften nicht einfach auf echte Nahrungsmittel?

Mit anderen Worten: Wir müssen herausfinden, welche natürlichen Nahrungsmittel alle wichtigen Nährstoffe enthalten, die für die gesunde Entwicklung eines Fötus wichtig sind, anstatt jeden Tag eine Handvoll Pillen zu schlucken. **Schließlich wirken die Nährstoffe synergistisch. Die Natur weiß, was sie tut und es gibt kein Nahrungsergänzungsmittel, das besser wäre als echte, naturbelassene Nahrung.**

Deshalb bilden in meinen Ernährungsempfehlungen echte, lebendige Nahrungsmittel den Mittelpunkt für eine perfekte Ernährung in der Schwangerschaft. Wir können das, was wir über einzelne Nährstoffe gelernt haben, mit dem kombinieren, was wir über traditionelle Kulturen wissen.

Und das Ergebnis? Wir vereinen das Beste aus der modernen Forschung und überlieferten Traditionen, damit Sie ein gesundes Baby austragen können. In den folgenden Kapiteln werde ich Ihnen zeigen, welche Nahrungsmittel und Nährstoffe eine gesunde Schwangerschaft fördern und wie Sie Ihr Leben gestalten können, damit sich Ihr Baby gut entwickeln kann. Gleichzeitig möchte ich Ihnen vermitteln, was Sie unbedingt vermeiden sollten und *warum*. Ich habe es bereits erwähnt – das Schicksal liegt in Ihrer Hand, nutzen Sie Ihre Chance.

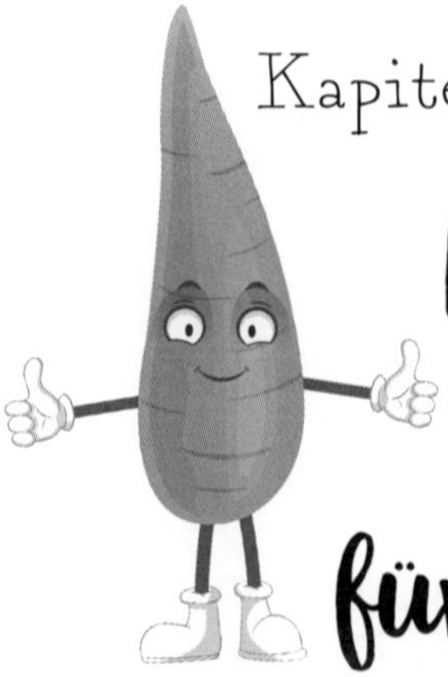

Kapitel 2

Echte Nahrung und gesunde Ernährung für die Schwangerschaft

„Wir wissen, dass die Ernährung der Mutter während der Schwangerschaft aus biologischer Sicht sehr wichtig ist. Es ist nicht nur die einzige Möglichkeit für den Fötus, alle wichtigen Nährstoffe zu bekommen, sondern wirkt sich auch auf die Anpassungsfähigkeit des mütterlichen Stoffwechsels aus, der sich auf die Hormone einstellen muss, die von der Plazenta ausgeschüttet werden. Das wiederum beeinflusst den Stoffwechsel aller Nährstoffe. Besonders die Ernährung während der frühen Entwicklung hat einen starken Einfluss auf das Wachstum des Kindes, die Entwicklung der Organe und die körperliche Konstitution und Funktionsfähigkeit. Sie wirkt sich langfristig auf die Gesundheit aus und spielt eine wichtige Rolle für das Krankheits- und Sterberisiko im Erwachsenenalter. Außerdem beeinflusst sie die Entwicklung der neuralen Funktionen und das Verhalten, ein Phänomen, das wir als ‚metabolische Programmierung' bezeichnen."

— Dr. Irene P. Tzanetakou, Europäische Universität Zypern

Denken Sie bitte einen Moment über die Ernährungsratschläge für schwangere Frauen nach, die Ihnen bekannt sind. Die meisten Frauen wenden sich an ihren Arzt, wenn sie zu diesem Thema Rat suchen, nicht wissend, dass die Mehrheit der Ärzte nur sehr wenig darüber weiß (in nur 25 % der akkreditierten medizinischen Fakultäten der USA gehört Ernährung zum Pflichtprogramm).[1] Wenn Sie auch schon einmal die Empfehlung gehört haben „Nehmen Sie ein Multivitaminprodukt für Schwangere ein und trinken Sie keinen Alkohol" und sich insgeheim dachten, das kann doch nicht alles sein, gebe ich Ihnen Recht: Sie können mehr tun – *sehr viel mehr* – um während der Schwangerschaft gesund zu bleiben.

In diesem Kapitel werde ich Ihnen einige grundlegende Konzepte für eine *echte, gesunde und lebendige Ernährung* in der Schwangerschaft vorstellen. Für diejenigen unter Ihnen, die meine Bücher bereits kennen wissen, dass ich mit den Grundlagen beginne und mich allmählich zu den komplexeren Themengebieten hinarbeiten werde. Das trifft nicht nur auf dieses Kapitel zu, sondern auch für alle anderen. Ich werde mit einigen wichtigen Definitionen beginnen und Kategorien zusammenfassen, damit wir auch später noch den Überblick behalten können.

Inzwischen wissen Sie ja, dass es viele Vorteile bringt, sich in der Schwangerschaft „richtig gesund" zu ernähren. Aber vielleicht fragen Sie sich, was das heißt und wie das aussehen soll. Bevor wir uns mit den Details beschäftigen, wollen wir uns einmal anschauen, was echte Nahrung eigentlich ist.

Was sind echte Nahrungsmittel überhaupt?

Jeder hat sein eigenes Verständnis von echten Nahrungsmitteln, aber für den Zweck dieses Buches definiere ich diesen Begriff wie folgt:

- Echte Nahrungsmittel sind so naturbelassen wie möglich und werden unter Bedingungen angebaut oder gehalten, die eine maximale Nährstoffdichte garantieren. Ein Beispiel ist regional angebautes frisches Gemüse der Saison, das kurz nach der Ernte verzehrt und ohne Pestizide angebaut wird. Dieses Gemüse hat einen höheren Nährwert als Dosenware.
- Echte Nahrungsmittel werden nur minimal verarbeitet und sehen so aus, wie sie in der Natur oder auf dem Feld vorzufinden wären. Nehmen wir einmal nicht Gemüse, sondern Milchprodukte als Beispiel. Kühe sind von Natur aus dazu bestimmt, auf der Weide zu grasen und Vollmilch zu geben. Aus der Perspektive einer natürlichen, echten Ernährung betrachtet hat Vollmilch von Kühen aus Weidehaltung einen höheren Nährwert als fettreduzierte Milch von Kühen, die Getreide fressen müssen und im Stall gehalten werden.
- An echten Nahrungsmitteln klebt meist kein Etikett (zum Beispiel an frischem Gemüse oder Fleisch), wenn aber doch, sollten nur einfache Zutaten und keine Zusatzstoffe darauf stehen. Wahre Puristen würden jetzt argumentieren, dass echte Nahrung überhaupt nicht beschildert sein dürfte. Aber wir leben in einer modernen Welt und Sie werden wahrscheinlich eine ganze Menge an Nahrungsmitteln mit Etiketten darauf kaufen müssen. Das ist auch in Ordnung so.

Wenn Sie abgepackte Lebensmittel kaufen, sollten Sie aber immer genau hinschauen, welche Zutaten diese enthalten. Sobald eine ganze Liste an chemischen Stoffen deklariert ist, handelt es sich nicht mehr um ein naturbelassenes Nahrungsmittel.

Kurz gesagt, echte Nahrung besteht aus einfachen Zutaten, die so naturbelassen wie möglich sind und schonend verarbeitet werden, damit keine Nährstoffe verlorengehen.

Zu einer ausgewogenen Ernährung während der Schwangerschaft sollten aber immer Gemüse, Obst, Fleisch, Geflügel, Fisch, Meeresfrüchte, Nüsse, Saaten, Hülsenfrüchte und reichlich gesunde Fette gehören. Für die meisten Frauen sind auch Milchprodukte von Vorteil, es muss aber nicht sein. Wenn Ihr Körper Getreide gut verträgt, dürfen Sie auch Vollkornprodukte essen.

Ich werde noch näher darauf eingehen, *warum* diese Nahrungsmittel für die Schwangerschaft so wichtig sind und im nächsten Kapitel die Rolle der spezifischen Nährstoffe erörtern, aber zuerst möchte ich einige Missverständnisse aus dem Weg räumen und Ihnen einen Überblick über Ernährung in der Schwangerschaft geben.

Muss ich für zwei essen?

Das Konzept der Ernährung für zwei ist nicht unbedingt schlecht, wird aber fast immer falsch interpretiert. „Essen für zwei" suggeriert, dass Sie während der Schwangerschaft doppelt so viel essen müssen als sonst. In Wirklichkeit benötigt Ihr Körper nicht *so* viele Kalorien extra, um ein gesundes Baby auszutragen. Herkömmliche Empfehlungen legen nahe, dass der Kalorienbedarf gegen Ende des ersten Trimesters zunimmt und Ihr Körper danach etwa 300 Kalorien pro Tag zusätzlich für das Baby benötigt. Untersuchungen mit schwangeren Frauen weltweit zeigen aber, dass es sich hier lediglich um eine Schätzung handelt. In der Tat gibt es Frauen, die nur 70 Kalorien am Tag zusätzlich brauchen.[2] Auch wenn der zusätzliche Bedarf von 300 Kalorien pro Tag stimmen sollte, entspricht das einer zusätzlichen Zwischenmahlzeit und nicht doppelten Portionen bei jeder Mahlzeit. Um es in den Worten eines Wissenschaftlers auszudrücken: „Der alte Spruch, dass eine schwangere Frau für zwei essen muss, ist eine Übertreibung" und sollte umformuliert werden zu „eine schwangere Frau muss für 1.1. essen".[3] Was natürlich *deutlich* zunimmt ist der Bedarf an bestimmten Nährstoffen wie Vitamin A, Folat, Vitamin B12, Cholin, Eisen, Jod und viele mehr.[4]

Anstatt die Redewendung „essen für zwei" als Ausrede für doppelte Portionen oder noch mehr Junkfood zu nehmen, betrachten Sie es eher als Hinweis, dass sich

Ihr Baby in punkto Ernährung ganz auf Sie verlassen muss. Lassen Sie sich davon inspirieren, so viele Nährstoffe wie nur möglich in Ihren Speisenplan einzubauen, d. h. jeder Happen, den Sie zu sich nehmen, sollte im Idealfall eine wahre Nährstoffbombe sein. Denken Sie an *Qualität*, nicht *Quantität*. Je besser Sie sich selbst ernähren, desto besser können Sie Ihr heranwachsendes Baby versorgen. Dafür müssen Sie wissen, was zu einer ausgewogenen Ernährung überhaupt gehört.

Makronährstoffe

Ein *Makro*nährstoff ist etwas, das Ihnen Energie gibt, während man unter *Mikro*nährstoffen alle Vitamine und Minerale versteht, die der Körper für andere Funktionen braucht. Zu einer optimalen pränatalen Ernährung gehört, dass sich Ihr Körper auf eine gute Versorgung mit den drei wichtigsten Makronährstoffen verlassen kann: Kohlenhydrate, Fett und Protein.

Alle echten Nahrungsmittel enthalten eine Kombination dieser drei Makronährstoffe, mit einigen Ausnahmen, die nur ein oder zwei davon enthalten. Süßkartoffeln zum Beispiel bestehen überwiegend aus Kohlenhydraten, enthalten nur wenig Protein und fast gar kein Fett. Viele Milchprodukte wie Vollmilch und Joghurt enthalten eine Kombination aus allen drei Makronährstoffen. Es lohnt sich, zu wissen, wie sich Makronährstoffe auf den Körper auswirken und in welchen Nahrungsmitteln man sie findet, damit Sie Ihre Ernährung optimal auf Ihre individuellen Bedürfnisse einstellen können.

Nach und nach findet die moderne Ernährungswissenschaft heraus, dass es Makronährstoffe gibt, die bei schwangeren Frauen Beschwerden verursachen, wenn zu viele oder zu wenige davon konsumiert werden. Ihnen ist sicher schon aufgefallen, dass hier nicht alle über einen Kamm geschert werden können. Vielleicht benötigen Sie weniger Kohlenhydrate als die schwangere Frau von nebenan, die mehr körperliche Arbeit verrichten muss. Ich werde später noch darauf eingehen, wie Sie Ihre Ernährung in der Schwangerschaft optimal gestalten können. Ich habe schon viele hundert Frauen zum Thema Ernährung beraten und festgestellt, dass die meisten Frauen zu viele Kohlenhydrate essen (was überhaupt nicht schwerfällt). Nur wenige Frauen essen zu viel Protein oder Fett.

Ich bin der Meinung, dass dies in erster Linie auf veraltete Ernährungsempfehlungen zurückzuführen ist. Diese neigen dazu, Fette buchstäblich zu verteufeln und haben einen ganzen Industriezweig geschaffen, der fettreduzierte Lebensmittel (sprich mit *vielen* Kohlenhydraten) als Massenware herstellt. Diese raffinierten Kohlenhydrate (zum Beispiel in Brot, Cerealien, Pasta und Snacks) gehören häufig zu den Grundnahrungsmitteln, haben aber in Hinblick auf die Nährstoffdichte wenig zu bieten.

Aus diesem Grund möchte ich zuerst über Kohlenhydrate schreiben, um zu erklären, worauf man bei einer gesunden Ernährung in der Schwangerschaft achten muss.

Bevor ich anfange, möchte ich gern Folgendes sagen: Ich erinnere mich noch allzu gut an meine Zeit als Studentin der Ernährungswissenschaften. Ich hatte mein Studium gerade erst begonnen und war überzeugt, dass es überhaupt keinen Sinn ergäbe, Nahrungsmittel nach Makronährstoffen zu kategorisieren („*Nahrung ist doch so viel mehr als nur das Zählen von Kohlenhydraten, Fett oder Protein!*“, war meine Devise). Mittlerweile arbeite ich seit vielen Jahren als Ernährungsberaterin und habe aus erster Hand beobachten können, wie viele Menschen sich ungesund ernähren und wie schnell das passieren kann. Mir ist bewusst geworden, dass es durchaus angebracht ist, auch über Makronährstoffe nachzudenken. Es kann Ihnen helfen, eine ausgewogene Mahlzeit zu planen, ohne einen strengen Speiseplan einhalten zu müssen. So können Sie sich auch bildlich besser vorstellen, was auf Ihrem Teller sein sollte. Ich verspreche Ihnen aber, dass ich nur deshalb so sehr ins Detail gehe, damit Ihr Leben so einfach und angenehm wie möglich wird.

Kohlenhydrate

Viele Nahrungsmittel enthalten Kohlenhydrate, gesunde wie ungesunde. Von Natur aus kommen sie in fast allen pflanzlichen Nahrungsmitteln vor, in besonders hoher Konzentration sind sie jedoch in Getreide, Wurzelgemüse, Obst, Hülsenfrüchten und bestimmten Milchprodukten enthalten (und natürlich in allen verarbeiteten Lebensmitteln, die aus diesen Zutaten hergestellt werden). Kohlenhydrate bestehen aus Zuckermolekülen, die aneinandergereiht lange Ketten bilden. Während der Verdauung zerlegt der Körper diese Ketten wieder in ihre Einzelteile, damit die Moleküle absorbiert werden können. Sobald die Moleküle vom Körper aufgenommen wurden, steigt der Blutzuckerspiegel.

Tatsächlich sind die Kohlenhydrate die einzigen Makronährstoffe, die den Blutzuckerspiegel deutlich ansteigen lassen können.

Die meisten Frauen gehen davon aus, dass dies nur wichtig ist, wenn man gesundheitliche Beschwerden hat, bei denen man auf den Blutzuckerspiegel achten muss, wie es zum Beispiel beim Gestationsdiabetes der Fall ist. Allerdings hat sich in Untersuchungen gezeigt, dass selbst ein leicht erhöhter Blutzuckerspiegel auch Folgen für das Baby haben kann. Zum Beispiel haben Forscher an der Stanford University herausgefunden, dass ein erhöhter Blutzuckerspiegel (der aber weit unter der Schwelle zum Schwangerschaftsdiabetes liegt) zu einem signifikant erhöhten Risiko für angeborene Herzfehler führen kann.[5] Eine weitere Studie konnte belegen, dass hohe Insulinwerte –

mit denen der Körper auf einen hohen Blutzuckerspiegel reagiert – das Risiko für Neuralrohrdefekte deutlich steigert.[6] Diese Ergebnisse machen Angst, vor allem in Hinblick auf die Tatsache, dass die meisten von uns nicht wissen, wie hoch unser Blutzuckerspiegel ist oder wie viel Insulin wir ausschütten. Eine 2015 im *Journal of the American Medical Association* veröffentlichte Analyse fand heraus, dass zwischen 49 und 52 % der Erwachsenen in den USA entweder einen Diabetes oder einen Prädiabetes haben. Meist handelt es sich um nicht diagnostizierte Fälle und die Zahlen nehmen dramatisch zu.[7] Aus diesem Grund empfehle ich *allen* Frauen, während einer Schwangerschaft vorausschauend zu handeln und den eigenen Blutzuckerspiegel proaktiv auszugleichen. Dafür müssen Sie wissen, welche Rolle die Ernährung dabei spielt. Abgesehen von der Wirkung, die sie auf den Blutzucker haben, können zu viele Kohlenhydrate in der Ernährung (und ganz besonders raffinierte Kohlenhydrate in Saft, Limonaden und Weißmehlprodukten) noch andere Risiken bergen. Die Wahrscheinlichkeit steigt, dass Sie während der Schwangerschaft zu viel an Gewicht zulegen und auch Ihr Baby ungesund groß wird (die sogenannte Makrosomie).[8,9] Tatsächlich nehmen Frauen, die während der Schwangerschaft mehr raffinierte Kohlenhydrate essen, im Durchschnitt gut 18 Kilogramm mehr zu als Frauen, die Vollkornprodukte und nicht raffinierte Kohlenhydrate essen. Auch deren Babys sind deutlich größer und haben mehr Körperfett.[10] Eine andere Studie legt den Verdacht nahe, dass die Auswirkungen bis in das Kleinkindalter hinein persistieren. Die Kinder von Müttern, die während ihrer Schwangerschaft viele Kohlenhydrate aßen, waren auch im Alter von zwei, drei und vier Jahren noch übergewichtig.[11] Das ist aber noch nicht das Ende. Forscher vermuten, dass der Stoffwechsel des Kindes *nachhaltig* durch die Ernährung der Mutter und durch übermäßige Gewichtszunahme während der Schwangerschaft beeinflusst wird.[12]

Mit einer kohlenhydratreichen Ernährung während der Schwangerschaft steigt auch das Risiko eines Gestationsdiabetes, einer Präeklampsie (Bluthochdruck während der Schwangerschaft) und einer Gallenblasenerkrankung in der Schwangerschaft (Gallensteine). Außerdem werden die Weichen gestellt für Stoffwechselstörungen, die bei dem Kind später im Leben auftreten (wie Diabetes oder Herz-Kreislauf-Erkrankungen).[13,14,15] Isst die Mutter während der Schwangerschaft zu viele Kohlenhydrate, steigt ebenso das Risiko einer unausgereiften Lungenfunktion beim Neugeborenen. Auch die Wahrscheinlichkeit, dass das Kind im Laufe der Kindheit an lebensbedrohlichen Vireninfektionen der Atemwege erkrankt, nimmt zu.[16]

Das soll nicht heißen, dass Sie *alle* Kohlenhydrate aus Ihrer Ernährung verbannen müssen. Es heißt nur, dass Sie sich ausgewogen ernähren sollten und darauf achten, dass Ihr Blutzuckerspiegel nicht in die Höhe schießt. Außerdem ist es sinnvoll,

Kohlenhydrate zu essen, die viele Nährstoffe enthalten (d. h. Vollkornprodukte) und raffinierte, industriell verarbeitete Lebensmittel zu meiden.

Sie möchten jetzt sicherlich wissen, welche Nahrungsmittel die meisten Kohlenhydrate enthalten, um besser einschätzen zu können, welche Nahrungsmittelkombinationen für Ihren Körper am besten funktionieren – keine Sorge, ich werde später noch näher darauf eingehen, wie Sie diese Nahrungsmittel in Ihre Ernährung integrieren können.

Die wichtigsten Quellen für Kohlenhydrate

- Getreide: Vollkornprodukte, raffinierte Getreideprodukte und alles, was aus Mehl hergestellt wird (zum Beispiel Pasta, Brot, Tortillas, Pfannkuchen, Knäckebrot, Cerealien, Müsli usw.)
- Stärkehaltiges Gemüse: Kartoffeln, Süßkartoffeln/Yamswurzel, Kürbis, grüne Erbsen, Mais
- Hülsenfrüchte: Bohnen, Linsen, Erbsen
- Obst
- Milch und Joghurt (enthalten Laktose oder „Milchzucker")

Wenn Sie sich mit Ernährung auskennen, dann wundern Sie sich sicher, dass ich einige dieser Nahrungsmittel im gleichen Atemzug erwähne wie Brot und Nudeln. Schließlich sind diese Nahrungsmittel auch gute Eiweißlieferanten. Das stimmt natürlich. Hülsenfrüchte, Milch und Joghurt enthalten zwar Protein, aber gleichzeitig auch einen nicht unerheblichen Anteil an Kohlenhydraten und heben so den Blutzuckerspiegel an. Im Vergleich zu Brot, Knäckebrot, Pasta und Cerealien sind sie aber *gerade wegen* ihres Proteingehaltes die bessere Wahl. Hülsenfrüchte enthalten außerdem viele Ballaststoffe, die dafür sorgen, dass die Kohlenhydrate langsamer verdaut werden. Ballaststoff- und eiweißreiche Nahrungsmittel lassen den Blutzucker langsamer ansteigen, aus diesem Grund sagt man auch, sie haben einen „niedrigen glykämischen Index".

Was die Milchprodukte betrifft, ist Ihnen sicher aufgefallen, dass in der obigen Liste nur Milch und Joghurt aufgeführt sind. Das liegt daran, dass sie sehr viel Laktose („Milchzucker") enthalten und somit als Quelle für Kohlenhydrate gelten. Abgesehen von gesüßten Milchprodukten wie Kakao oder Eiscreme enthalten andere Milchprodukte nur wenige Kohlenhydrate. Dazu gehören Käse, Butter, Schlagsahne und griechischer Naturjoghurt (bei dem die kohlenhydrathaltige Molke abgeschöpft wird).

Natürlich ist die obige Auflistung nicht *vollständig*, sondern umfasst nur Nahrungsmittel, die im Vergleich zu anderen Vollkornprodukten viele Kohlenhydrate enthalten. Eine Ernährung mit wenig Kohlenhydraten ist nicht gleichzusetzen mit einer Ernährung *ohne* Kohlenhydrate. Viele naturbelassene Nahrungsmittel enthalten Kohlenhydrate, aber meist in einem geringeren Verhältnis zu den anderen Nährstoffen (wie zum Beispiel in Nüssen, Saaten und nicht stärkehaltigem Gemüse). Diese Nahrungsmittel haben auch einen niedrigeren glykämischen Index, weil die Kohlenhydrate dort in der Form von Ballaststoffen vorhanden sind und – bei Nüssen und Samen – außerdem Fettsäuren und Eiweiß liefern. Diese Nahrungsmittel können meist uneingeschränkt gegessen werden, ohne dass man sich um den Blutzuckerspiegel sorgen müsste.

Nicht wenige verarbeitete Lebensmittel enthalten sehr viele Kohlenhydrate und sollten nur eingeschränkt oder überhaupt nicht gegessen werden (mehr dazu in Kapitel 4). Nach meiner Erfahrung gelingt es Frauen am besten, ihren Blutzuckerspiegel auf ein gesundes Niveau einzustellen, indem sie ihre Kohlenhydrate hauptsächlich über Nahrungsmittel beziehen, die keine Stärke enthalten. Auf diese Weise können sie auch ihre Nährstoffzufuhr optimieren. Forscher konnten bestätigen, dass Frauen automatisch mehr Nährstoffe zuführen, wenn sie ihre Kohlenhydrate hauptsächlich über naturbelassene Nahrungsmittel mit einem niedrigen glykämischen Index aufnehmen. Im Gegensatz dazu nehmen Frauen, die viel Stärke essen, weniger Vitamine und Mineralien auf, auch wenn es sich bei den Kohlenhydraten um „komplexe Kohlenhydrate“ aus Vollkornprodukten handelt. Wahrscheinlich werden die nährstoffdichten Nahrungsmittel von den stärkehaltigen verdrängt.[17]

Wie viele Kohlenhydrate sollte ich essen?

Herzlich willkommen zu einem der am meisten kontrovers diskutierten Themen auf dem Gebiet der pränatalen Ernährung. Konventionellen Ernährungsempfehlungen zufolge sollten Kohlenhydrate einen Großteil Ihrer Ernährung ausmachen und 45-65 % Ihrer Kalorien liefern. Das entspricht etwa 250-420 g Kohlenhydraten pro Tag für die durchschnittliche schwangere Frau, die zwischen 2.200 und 2.600 Kalorien täglich zu sich nimmt. Interessanterweise hat man herausgefunden, dass Säuglinge und Kinder, deren Mütter diese Menge an Kohlenhydraten (52 % der Kalorienzufuhr) während der Schwangerschaft zu sich genommen hatten, häufiger an krankhaftem Übergewicht litten. Das traf auch auf gesunde und nicht übergewichtige Frauen zu, deren Essgewohnheiten im Rahmen des geschätzten Kalorienbedarfs lagen.[18] Herkömmliche Richtlinien warnen sogar davor, die empfohlene Mindestaufnahme von 175 g Kohlenhydraten pro Tag zu unterschreiten.

Wenn Sie mein Buch *Real Food for Gestational Diabetes* kennen, wissen Sie, dass ich zu den ersten gehöre, die sich offen für eine kohlenhydratreduzierte Ernährung mit niedrigem glykämischen Index in der Schwangerschaft einsetzt und auch die wissenschaftlichen Beweise dafür liefern kann. Wenn man Ihnen gesagt hat, Sie bräuchten jetzt „besonders viele Kohlenhydrate, weil Sie schließlich schwanger seien", dass „Ihre Plazenta und Ihr Baby Kohlenhydrate zum Wachsen brauchen" oder dass „Ketone gefährlich sind", dann hat man Ihnen nicht die ganze Wahrheit gesagt. Tatsächlich verhält es sich so, dass es keinen Beweis für die Behauptung gibt, man müsse mindestens 175 g Kohlenhydrate täglich essen. (Mehr über Ketone können Sie in Kapitel 9 lesen. Eine vollständige Analyse der Forschung und Kontroverse um die konventionellen Empfehlungen bezüglich Kohlenhydrate und Ketose in der Schwangerschaft finden Sie in Kapitel 11 meines Buches *Real Food for Gestational Diabetes*).

Trotz der ungeheuer großen Mengen an Kohlenhydraten, die man schwangeren Frauen aufdrücken will, konsumieren die traditionellen Kulturen deutlich weniger davon. Eine Studie aus dem Jahr 2011 untersuchte die Ernährungsgewohnheiten in 229 modernen Jäger- und Sammlerethnien auf der ganzen Welt und kam zu dem Schluss, dass der durchschnittliche Anteil an Kohlenhydraten in der Ernährung bei ca. 16-22 % liegt.[19] Mit anderen Worten: Das ist weniger als die Hälfte dessen, was herkömmliche Ernährungsrichtlinien für werdende Mütter empfehlen. Außerdem lohnt es sich, an dieser Stelle zu erwähnen, dass der Anteil an Kohlenhydraten in der Nahrung abhängig ist von der Nähe der Bevölkerungsgruppe zum Äquator. Menschen, die in wärmeren Klimazonen leben, essen mehr (29-34 %) Kohlenhydrate als Menschen in kälteren Regionen (3-15 %).[20] Selbst wenn man die geografischen Unterschiede berücksichtigt, liegen die konventionellen Empfehlungen bezüglich der Zufuhr von Kohlenhydraten deutlich über dem, was Jäger und Sammler essen. Das gilt selbst für traditionelle Kulturen, die in tropischen Klimazonen leben und sehr viel Obst essen.

Darüber hinaus enthalten ursprüngliche Nahrungsmittel von Natur aus weniger Kohlenhydrate und dafür mehr Vitamine, Minerale, Ballaststoffe, Fette und Proteine als moderne Lebensmittel.[21] Wenn wir uns die für eine gesunde Entwicklung des Fötus benötigten Nährstoffe einmal näher anschauen, müssen wir feststellen, dass diese in Nahrungsmitteln mit viel Kohlenhydraten nur in sehr, sehr kleinen Mengen enthalten sind. Das trifft selbst auf „gesunde" Vollkornprodukte zu. Wenn Sie nun einen ausgewogenen Ernährungsplan für eine gesunde Schwangerschaft erstellen wollen, werden Sie sehen, dass nur wenig Raum bleibt für Nahrungsmittel, die viele Kohlenhydrate, aber wenige essenzielle Nährstoffe bieten, ohne dass die empfohlene Kalorienzufuhr überschritten wird. Die herkömmliche Empfehlung, täglich mindestens 9-11 Portionen Brot, Reis, Cerealien oder Pasta zu essen, hat ganz klare Mängel.

In meiner jahrelangen praktischen Erfahrung habe ich beobachtet, dass es den meisten Frauen guttut, *deutlich weniger* als die empfohlenen 45-65 % Kohlenhydrate (250-420 g) aufzunehmen. Im Durchschnitt sind Frauen, die zwischen 90-150 g Kohlenhydrate konsumieren, am gesündesten (an diesen Werten orientieren sich auch meine Vorschläge zur Menüplanung in diesem Buch). Wenn Sie nachrechnen, entspricht das der Menge an Kohlenhydraten, die auch die traditionellen Jäger und Sammler der oben erwähnten Studie zu sich nehmen.

Es wird immer Frauen geben, die mehr Kohlenhydrate tolerieren können, und andere, die deutlich weniger brauchen (das trifft im Übrigen auf alle Nährstoffe zu). Um ehrlich zu sein, bin ich alles andere als ein Erbsenzähler, aber es ist wichtig, die Zusammenhänge zu verstehen. Mit Ausnahme der Frauen, die an einem Schwangerschaftsdiabetes leiden oder andere Komplikationen haben, sollten Sie wirklich darauf achten, dass Ihre Kohlenhydrate auch möglichst viele Nährstoffe enthalten und einen niedrigen glykämischen Index haben. Dazu gehören Gemüsesorten ohne Stärke, griechischer Joghurt, Nüsse, Samen, Hülsenfrüchte und Beeren. Natürlich ist auch dann noch genügend Platz für Nahrungsmittel, die viele Kohlenhydrate enthalten, wie zum Beispiel Süßkartoffeln, Obst und Vollkornprodukte. Essen Sie aber möglichst wenig davon, als Beilage oder kleines Dessert. Es sollte nicht den Hauptanteil Ihrer Mahlzeiten ausmachen. In Kapitel 5 werde ich Ihnen anhand einiger Beispielmenüs zeigen, wie das in „echt" aussehen kann.

Anstatt bei der Planung Ihrer Mahlzeiten hauptsächlich auf Pasta oder Reis zu setzen, sollten Proteine und Gemüse im Mittelpunkt stehen. Wenn es Ihr Hungergefühl, Aktivitätsniveau und Blutzuckerspiegel erlauben, können Sie auch zusätzlich gesunde Kohlenhydrate in Ihre Ernährung einbauen. Wenn Sie sich nicht sicher sind, wie viele Kohlenhydrate Sie zu sich nehmen oder wie Sie den Anteil an Kohlenhydraten in Ihrer Ernährung einschätzen können, empfehle ich Ihnen ein kurzes Experiment. Geben Sie alles, was Sie essen, in eine Ernährungs-App ein und Sie werden überrascht sein, wie schnell man versehentlich zu viele Kohlenhydrate zu sich nimmt, auch wenn Sie denken, dies sei nicht der Fall. Ein Blutzuckertest nach den Mahlzeiten ist eine der besten Möglichkeiten, eventuelle „Schwachstellen" in puncto Kohlenhydrate aufzuspüren, wenn Sie gezielt vorgehen möchten. (siehe auch Kapitel 9 *Blutzuckertests für zu Hause*).

HINWEIS: Für alle werdenden Mütter im ersten Trimester mit Übelkeit und Abneigungen gegen bestimmte Nahrungsmittel gilt, dass es völlig in Ordnung ist, in dieser Zeit mehr Kohlenhydrate zu essen. Das ist normal. Wenn Sie sich hier wiedererkennen, können Sie in Kapitel 7 nachlesen, warum das so ist und wie Sie diese Zeit gut überstehen.

Fazit: Sowohl die moderne Ernährungswissenschaft als auch die Essgewohnheiten unserer Vorfahren legen nahe, dass eine eingeschränkte Zufuhr an Kohlenhydraten die Aufnahme von Mikronährstoffen begünstigt und zu einer gesünderen Schwangerschaft führt. Um es anders auszudrücken: Ihr Bedarf an Kohlenhydraten ist niedriger als die konventionellen Ernährungsrichtlinien angeben. Essen Sie vor allem naturbelassene, nicht künstlich verarbeitete Kohlenhydrate mit niedrigem glykämischen Index.

Proteine

Proteine (Eiweiße) sind im wahrsten Sinne des Wortes die Bausteine des menschlichen Lebens. Jede Zelle in Ihrem Körper enthält Proteine und Sie brauchen die im Protein enthaltenen Aminosäuren, um neue Zellen bilden zu können. Wie Sie sich sicher vorstellen können, werden in einer Schwangerschaft sehr viele Zellen neu gebildet. Deshalb ist es absolut unerlässlich, Ihr wachsendes Baby (zusammen mit Gebärmutter und anderen Geweben) mit den Rohstoffen zu versorgen, die es dafür braucht.

Auch Proteine sind – so wie die Kohlenhydrate (Zucker) – aus kleineren Bausteinen zusammengesetzt, den Aminosäuren. Es gibt 20 Aminosäuren, alle mit unterschiedlichen Funktionen im Körper. Manche Nahrungsmittel enthalten alle Aminosäuren in Kombination (diese nennen wir vollständige Proteine), andere wiederum eine Auswahl bestimmter Eiweiße (unvollständige Proteine). Tierische Nahrungsmittel wie Fleisch, Fisch, Eier und Milchprodukte enthalten alle Aminosäuren. Pflanzliche Nahrungsmittel wie Bohnen, Hülsenfrüchte, Nüsse und Samen enthalten unvollständige Proteine.

Es lohnt sich immer, so viele unterschiedliche Proteine wie nur möglich in die Ernährung einzubauen, aber es geht nicht allein darum, „genügend vollständige Proteine" zu essen. Bestimmte Aminosäuren werden während der Schwangerschaft besonders wichtig, weil sich der Nährstoffbedarf ändert. Um ein Beispiel zu nennen: Der Bedarf an der Aminosäure Glycin steigt während der Schwangerschaft so stark an, dass die meisten Frauen nicht genug davon aufnehmen. Normalerweise gehört Glycin nicht zu den essenziellen Aminosäuren und kann vom Körper mithilfe anderer Aminosäuren gebildet werden. In der Schwangerschaft hingegen wird Glycin zu einer „bedingt essenziellen" Aminosäure, was bedeutet, dass man sie auch über die Nahrung aufnehmen muss, wenn man während der Schwangerschaft die eigene Gesundheit optimal fördern möchte.[22] Diese Aminosäure ist nicht nur an der Bildung der fetalen DNS beteiligt, sondern spielt auch eine wichtige Rolle beim Aufbau der inneren Organe, des Bindegewebes, der Blutgefäße, der Haut und der Knochen. Außerdem ist sie wichtig für Ihre fortwährend wachsende Gebärmutter, die Plazenta und die Dehnbarkeit der Haut. Im nächsten Kapitel werde ich näher auf die wichtigsten

Quellen dieser Aminosäure eingehen – alle sind tierischen Ursprungs. In pflanzlichen Nahrungsmitteln ist Glycin nur in sehr geringen Mengen enthalten. Das ist einer der Gründe, warum eine rein pflanzliche Ernährung während der Schwangerschaft nicht unproblematisch ist. In Kapitel 3 werde ich das ausführlicher erörtern.

Wie viel Protein brauche ich?

Was die Menge an Proteinen betrifft, die Sie während der Schwangerschaft benötigen, gibt es zwei wichtige Faktoren. Auf der einen Seite kann eine zu niedrige Proteinzufuhr bei Ihrem Kind später im Leben zu einem erhöhten Risiko für Herz-Kreislauf-Erkrankungen, Bluthochdruck und Diabetes führen.[23,24] Zu wenig Protein wird auch mit einem niedrigen Geburtsgewicht in Verbindung gebracht.[25,26] Das trifft besonders zu, wenn gegen Ende der Schwangerschaft nicht genügend Fleisch und Milchprodukte verzehrt werden.[27]

Andererseits haben Tierversuche gezeigt, dass auch ein übermäßiger Verzehr von Eiweiß während der Schwangerschaft gewisse Probleme birgt, die vergleichbar sind mit denen eines niedrigen Proteinverzehrs.[28] Ich muss an dieser Stelle jedoch erwähnen, dass die Studien an Ratten durchgeführt wurden, deren Proteinzufuhr bei einer (menschlichen) Frau etwa 240 g Protein pro Tag entsprechen würde. Das ist das Doppelte oder Dreifache der Proteinzufuhr, die ich in meinem Praxisalltag beobachte.[29] Es genügt zu sagen, dass Sie sich schon sehr anstrengen müssen, wenn Sie wirklich zu viel Protein essen wollen.

Konventionelle Ernährungsrichtlinien empfehlen eine durchschnittliche Proteinzufuhr von 0,88 g pro Kilogramm Körpergewicht oder ca. 60 g täglich für eine 68 Kilogramm schwere Frau. Diese Empfehlung ist aber nicht so evidenzbasiert, wie man sich das allgemein wünscht und stützt sich in erster Linie auf Daten, die von nicht schwangeren, erwachsenen Frauen erhoben wurden. Tatsächlich gab es zu dem Zeitpunkt, als diese Empfehlungen verfasst wurden, nur eine einzige Studie, die sich mit dem Proteinbedarf schwangerer Frauen beschäftigte.[30]

Jüngste Arbeiten bezüglich der Art und Weise, wie wir den Proteinbedarf errechnen, ermöglichen es den Forschern, sich kritischer mit dem Proteinbedarf in der Schwangerschaft auseinanderzusetzen. Es kommt mit Sicherheit nicht überraschend, dass bisherige Annahmen gründlich überarbeitet werden müssen. Es existiert eine sehr gut angelegte Studie, die zum ersten Mal gezielt untersucht hat, welchen Proteinbedarf es in den verschiedenen Schwangerschaftsstadien überhaupt gibt. Laut dieser Studie wird der Bedarf an Protein deutlich *unterschätzt*. Im Vergleich zu den aktuell geschätzten Zahlen liegt der Proteinbedarf in der frühen Schwangerschaft (definiert als die ersten 20 Wochen der Schwangerschaft) um 39 % höher und in den späten Stadien der Schwangerschaft (ab 31. Woche) um 73 % höher.[31] Damit liegt die optimale Proteinzufuhr für eine durchschnittlich schwere Frau im dritten Trimester bei 100 g täglich (1,22 g/kg in der frühen Schwangerschaft und 1,52 g/kg in der späten Schwangerschaft). Unterm Strich bedeutet das, dass der Proteinbedarf „im Laufe der Schwangerschaft stetig zunimmt".

Vielleicht beruhigt es Sie zu lesen, dass die durchschnittliche Proteinzufuhr gesunder Schwangeren genau den Ergebnissen dieser Studie entspricht.[32] Es ist also sehr wahrscheinlich, dass Sie genügend Protein zu sich nehmen, solange Sie auf Ihren Körper hören und auf Ihre Ernährung achten – vorausgesetzt natürlich, dass Ihnen ausreichend Nahrung zur Verfügung steht. Ich werde später in diesem Kapitel näher auf bewusstes Essen eingehen.

Angesichts der Tatsache, dass der Proteinbedarf je nach Schwangerschaftsstadium variiert, kann es unter Umständen hilfreich sein, den persönlichen Bedarf grob zu umreißen. Für die erste Schwangerschaftshälfte lässt sich ein Minimum von 80 g Protein täglich festlegen, für die zweite Hälfte ein Minimum von 100 g pro Tag. Wenn Sie von Natur aus größer sind als der Durchschnitt oder körperlich sehr aktiv, darf es ruhig etwas mehr sein.

Eiweißhaltige Nahrungsmittel sind von Natur aus sehr sättigend und helfen bei der Regulierung des Blutzuckerspiegels, damit dieser nicht zu hoch oder zu niedrig wird. Daran können Sie denken, wenn Sie zu wenig Energie haben, Ihr Blutzucker schwankt, Sie unter Kopfschmerzen leiden oder Heißhungerattacken haben (vor allem auf Zucker). Das sind häufige Anzeichen dafür, dass Sie möglicherweise nicht genügend Protein zu sich nehmen. Wenn Sie unter Übelkeit leiden oder Abneigungen gegen bestimmte Nahrungsmittel haben, wird es Ihnen vielleicht helfen, mit jeder Mahlzeit (ganz gleich ob Snack oder Hauptmahlzeit) eine kleine Menge Eiweiß zu essen. Tun Sie das, was Sie können und lesen Sie bei Bedarf in Kapitel 7 nach. Dort beschreibe ich ausführlich, was Sie bei Übelkeit und Abneigung gegen bestimmte Nahrungsmittel tun können. Zur Orientierung sollten Sie wissen, dass in 30 Gramm Fleisch oder einem Ei ungefähr sieben Gramm Protein stecken.

Die wichtigsten Proteinquellen

- Rind-, Schweine- und Büffelfleisch, Wild usw. (idealerweise aus Weidehaltung)
- Hühnchen, Pute, Ente oder anderes Geflügel (idealerweise aus Weidehaltung)
- Fisch und Meeresfrüchte (idealerweise aus Wildfang)
- Wurst und Speck (aus Weidehaltung)

- Innereien (Leber, Herz, Nieren, Zunge usw.)
- Selbstgemachte Knochenbrühe oder -fonds (oder wahlweise pulverisierte Gelatine oder Kollagen)
- Eier (idealerweise von Hühnern aus Weidehaltung)
- Käse (von Tieren aus artgerechter Weidehaltung)
- Joghurt (griechischer Joghurt enthält besonders viel Protein und dafür wenig Kohlenhydrate)
- Nüsse: Mandeln, Pekannüsse, Erdnüsse, Walnüsse, Haselnüsse, Kürbiskerne, Sonnenblumenkerne, Cashewnüsse usw.
- Nussbutter, wie zum Beispiel Erdnussbutter oder Mandelmus
- Bohnen, Erbsen, Linsen und andere Hülsenfrüchte (enthalten auch Kohlenhydrate)

Bitte achten Sie darauf, die Proteine in Ihrer Ernährung möglichst zu variieren. Damit können Sie sicherstellen, dass Sie eine ausgewogene Kombination an Aminosäuren und anderen wichtigen Vitaminen und Mineralen zu sich nehmen. Fisch und Meeresfrüchte enthalten zum Beispiel besonders viele Omega-3-Fettsäuren, mehr als alle anderen Nahrungsmittel. Rotes Fleisch enthält sehr viel Eisen (und Innereien ganz besonders), Milchprodukte dagegen fast ausschließlich Proteine. Knochenbrühe und lange geschmortes Fleisch enthalten große Mengen an Glycin, Muskelfleisch dagegen weniger (pflanzliches Protein enthält nur minimale Mengen). Innereien wie Leber und Nieren enthalten bis zu 200 Mal mehr Vitamin B12 als Muskelfleisch (zum Beispiel Steak oder Hühnerbrust). Pflanzliche Proteine enthalten *überhaupt kein* Vitamin B12. Neben Vielfalt spielt auch die Qualität der Proteine für den Verlauf der Schwangerschaft eine große Rolle. Das Fleisch von Kühen aus Weidehaltung liefert beispielsweise zwei- bis viermal mehr Omega-3-Fettsäuren, siebenmal mehr Betacarotin und doppelt so viel Vitamin E als Fleisch von Kühen, die mit Getreide gefüttert werden.[33] Tiere aus Weidehaltung sind tendenziell auch weniger mit Antibiotika und anderen Toxinen belastet, wodurch sich automatisch die Gefahr dieser Stoffe für Sie und Ihr Baby verringert.[34]

Fazit: Der Bedarf an Protein steigt während der Schwangerschaft und liegt bedeutend höher als die Empfehlungen der gängigen Richtlinien. Qualität und Abwechslung spielen hier eine besonders große Rolle.

Fette

Sie haben sicherlich auch schön gehört, dass man während der Schwangerschaft nur wenig Fett essen sollte. Dieser Rat hält jedoch keiner wissenschaftlichen Überprüfung stand und entzieht sich meiner Meinung nach jeglichem gesunden Menschenverstand. Vielleicht ist Ihnen beim Lesen des Abschnitts oben aufgefallen, dass die meisten der dort aufgeführten eiweißhaltigen Nahrungsmittel auch Fettlieferanten sind. Das ist natürlich beabsichtigt. Echte und natürliche proteinhaltige Nahrungsmittel enthalten in der Regel immer auch Fette, es sei denn, diese werden künstlich entfernt (zum Beispiel in Proteinpulvern, Hühnerfleisch ohne Haut oder fettarmer Milch).

Während der Schwangerschaft hat Ihr Körper aber einen höheren Bedarf an fettreichen Nahrungsmitteln. Der Bedarf an Cholin und Vitamin A steigt in der Schwangerschaft sogar signifikant an. Große Mengen dieser Nährstoffe sind in Leber und Eigelb enthalten. Wenn Sie diese Nahrungsmittel aufgrund ihres Fettgehalts (oder Cholesterins) meiden, werden Sie weniger davon konsumieren und vielleicht sogar einen Nährstoffmangel haben. Schon regulär nehmen 94 % aller Frauen zu wenig Cholin zu sich und ein Drittel aller Schwangeren nicht genug Vitamin A.[35,36] 70 % der Frauen, die keine Leber essen, konsumieren nicht die empfohlene Tagesmenge (RDA) an Vitamin A.[37] Die Zufuhr von Cholin wirkt sich direkt auf die Gehirnentwicklung Ihres Kindes aus und somit auch auf die Gedächtnisleistung und Lernfähigkeit mit langfristigen Folgen, die bis ins Erwachsenenalter reichen können.[38] Eine niedrige Cholinzufuhr gehört zu den Risikofaktoren für Neuralrohrdefekte.[39] Ein Mangel an Vitamin A erhöht das Risiko für angeborene Missbildungen, unzureichende Ausbildung von Lunge und Leber, niedriges Geburtsgewicht und andere Komplikationen.[40] Mit anderen Worten: Wenn Sie nicht *genügend* fetthaltige Nahrungsmittel essen, kann das ernsthafte Konsequenzen haben.

Wenn Ihnen gesagt wurde, dass Sie in der Schwangerschaft nur wenig Fett und Cholesterin essen sollten, überrascht es Sie vielleicht zu hören, dass die wissenschaftlichen Belege dafür fehlen. Eine Studie mit menschlichen Probanden wurde nie durchgeführt und die These wird hauptsächlich von Studien an Ratten abgeleitet. Das Futter der Ratten wird mit Fett – meist raffiniertes Sojaöl – angereichert und anschließend der Verlauf der Trächtigkeit beurteilt. Die *Qualität* des verzehrten Fettes ist jedoch genauso wichtig wie die *Quantität*.[41] Was die Studien an Ratten zum Thema Fett wirklich aussagen ist, dass große Mengen an Omega-6-Fettsäuren eine Schwangerschaft ungünstig beeinflussen (wir werden uns später noch ausführlich mit diesen Fetten beschäftigen). Mir ist nur eine einzige Studie bekannt, in der auch die *Qualität* der Fette berücksichtigt wurde. In der Regel stellt man in den

Studien an Ratten, deren Futter mit Sojaöl angereichert wird, fest, dass diese Ratten mehr an Gewicht zunehmen, einen höheren Blutzuckerspiegel haben und auch die Entzündungsmarker höher sind. In dieser einen Studie untersuchten die Forscher zwei Gruppen: Beide Rattengruppen wurden mit fetthaltigem Futter gefüttert, bei der einen Gruppe wurde das übliche Sojaöl jedoch durch Kokos-, Walnuss- und Fischöl ersetzt. Die Nager, die mit gesunden Fetten gefüttert wurden, nahmen in der Trächtigkeit deutlich weniger zu und hatten weniger Körperfett als die Sojaöl-Gruppe, obwohl die Kalorienaufnahme in beiden Gruppen gleich war.[42] In der Gruppe mit gesunden Fetten wurden auch bessere Blutzucker- und Insulinwerte und eine bessere Leberfunktion verzeichnet. Kurz gesagt – *auf die Qualität kommt es an*. Eine Ernährung, die viel Sojaöl enthält (also vor entzündungsfördernden Omega-6-Fettsäuren nur so strotzt), ist eine ganz andere Nummer als eine, in der gesunde Fette kombiniert und eine ausgewogene Menge an mehrfach und einfach gesättigten Fetten, Omega-3-Fettsäuren und nur kleine Anteile an Omega-6-Fettsäuren konsumiert werden. Wenn Sie das nächste Mal den Satz hören „Fette sind für werdende Mütter schädlich", wissen Sie, dass das nur die halbe Wahrheit ist.

Bedenken Sie bitte, dass das Gehirn Ihres Babys – ein Gehirn besteht zu etwa 60 % aus Fett – während der Schwangerschaft *von Grund auf neu* gebildet wird.[43] Der Bedarf an Cholesterin, Cholin, Omega-3-Fettsäuren und vielen anderen fettlöslichen Nährstoffen ist hier besonders hoch. Um es in den Worten eines Forschers auszudrücken: „Das Gehirn besteht überwiegend aus Fett, deswegen spielen essenzielle Fettsäuren eine entscheidende Rolle für die Ausbildung der Gehirnstrukturen und -funktionen. Diese Fettsäuren nehmen wir über die Nahrung auf."[44] Cholesterin hat bei der Entwicklung Ihres Babys eine Hauptfunktion inne, wird für die Synthese von Hormonen benötigt (bei Ihnen und Ihrem Kind) und ist in jeder einzelnen Ihrer Körperzellen und denen Ihres Babys enthalten.[45] Wir wissen, dass die Babys genauso viele essenzielle Fettsäuren in sich tragen wie ihre Mütter. Betrachten Sie dies als Ansporn, besonders gut auf Ihre Ernährung zu achten.[46]

Die Omega-3-Fettsäure DHA ist in dieser Zeit besonders wichtig, weil sie eine entscheidende Rolle in der Entwicklung des Gehirns und des Sehvermögens spielt. Ich werde später noch näher darauf eingehen, dass DHA hauptsächlich in fettem Fisch und Meeresfrüchten und in Eiern und Fleisch aus Weidehaltung enthalten ist. Auf der anderen Seite werden Omega-6-Fettsäuren mit Entwicklungsstörungen im fetalen Gehirn und mit Angststörungen im Erwachsenenalter in Zusammenhang gebracht, wenn Mütter während der Schwangerschaft zu viel davon essen.[47] Studien haben gezeigt, dass der Verzehr von zu viel Omega-6 (zum Beispiel Öl aus Mais, Soja, Färberdistel und Baumwollsamen) die Synthese von DHA hemmt.[48] Dies könnte erklären, warum es bei Kindern von Müttern, die mehr Omega-6-Fettsäuren als Omega-3-Fettsäuren in der Schwangerschaft verzehrt haben, zweimal so häufig zu Entwicklungsverzögerungen kommt.[49] In Kapitel 4 werde ich ausführlicher berichten, welche schädlichen Auswirkungen bestimmte Pflanzenöle und industriell hergestellte Transfette haben.

Leider verzehren die meisten von uns viel zu viel an Omega-6-Fetten, nachdem die pflanzlichen Öle (oder besser gesagt die „industriell verarbeiteten Öle aus Saatgut") die traditionellen Fette aus unserer Ernährung verdrängt haben. Traditionell sind in der menschlichen Nahrung die Omega-6-Fette in einem Verhältnis von ungefähr 1:1 zu den Omega-3-Fetten enthalten, heutzutage entspricht dieses Verhältnis eher 30:1.[50]

Eine der besten Möglichkeiten, dieses Verhältnis wieder gerade zu rücken, besteht darin, nicht mehr mit pflanzlichen Ölen zu kochen oder sie überhaupt zu konsumieren (zum Beispiel in kommerziell erhältlichen Salatdressings oder gebratenen Lebensmitteln). Wenn Sie in alten Kochbüchern blättern, werden Sie feststellen, dass dort sehr oft Butter, Rahm, Schmalz (vom Schwein) oder Talg (Rinderfett) verwendet wird. Schmalz und Fett, das vom Kochen übrigblieb, wurde für den späteren Gebrauch aufgehoben oder zu einer reichhaltigen Soße verarbeitet. Heute wird Ihnen in modernen Kochbüchern ausdrücklich nahegelegt, beim Kochen auf diese Fette zu verzichten und durch sogenannte „gesunde" Pflanzenfette zu ersetzen. Aus ernährungswissenschaftlicher Sicht – und auch kulinarisch betrachtet – ist das eine einzige Katastrophe.

Auch wenn es allem widerspricht, was Sie über „gesundes Fett" gehört haben – Schmalz und Butter sind eine bessere Wahl als pflanzliche Öle. Ich habe eine klassische Ausbildung als Ernährungsberaterin gemacht und es hat sehr lange gedauert, bevor ich mich an den Gedanken gewöhnen konnte, dass tierische Fette gesund sein können. Aber nachdem ich zahlreiche Forschungsarbeiten (die ich Ihnen hier und in Kapitel 3 vorstelle) genau unter die Lupe genommen habe, wurde mir bewusst, dass fetthaltige tierische Nahrungsmittel unbedingt zu einer gesunden Schwangerschaft dazugehören, weil diese so viele wertvolle Nährstoffe enthalten, die man nirgendwo sonst findet. Plötzlich machte es bei mir „klick". Diese Nahrungsmittel enthalten aus gutem Grund so viel Fett. Dieses Fett einfach zu entsorgen steht im Widerspruch zu allem, was in praktisch allen traditionellen Kulturen üblich ist.[51] Anstatt blind der Empfehlung zu folgen „nur mageres Fleisch und fettarme Milchprodukte zu verzehren", sollten wir genau das Gegenteil tun: dafür sorgen, dass in unserer Nahrung die natürlichen, ursprünglichen Fette unbedingt erhalten bleiben. Im Klartext heißt das: Hühnchen mit Haut, Vollmilch, ganze Eier mit Eigelb und von dem saftigen Steak nicht das Fett abschneiden.

Der Schlüssel liegt darin, dass Sie, wann immer möglich und es Ihr Budget erlaubt, qualitativ hochwertige tierische Nahrungsmittel kaufen. Die in Fleisch, Eiern und Milchprodukten enthaltenen Fette spiegeln nämlich auch das Futter dieser Tiere wider. Fleisch von Tieren, die mit Gras anstatt Getreide gefüttert wurden, enthält mehr Omega-3-Fettsäuren und weniger Omega-6-Fette.[52] Eier von Hühnern aus Weidehaltung haben einen deutlich höheren Nährwert als die von konventionell gehaltenem Geflügel, wie ich im nächsten Kapitel erläutern werde. Glücklicherweise schmecken Produkte von Tieren aus Weidehaltung auch sehr viel besser und die Umstellung dürfte Ihnen überhaupt nicht schwerfallen.

Es gibt noch einen Grund, warum man mehr Fett essen sollte, denn die Forschung hat einen Zusammenhang zwischen Milchprodukten und Fruchtbarkeit entdeckt. Ich finde es höchst interessant, konventionelle Ratgeber über pränatale Ernährung zu lesen und tue dies auch oft. Sehr häufig finde ich Empfehlungen zu einer *fettreduzierten* Ernährung. Es gibt aber sehr starke Belege dafür, dass der Verzehr von Vollmilchprodukten die Fruchtbarkeit fördert – fettreduzierte Milchprodukte dagegen die Unfruchtbarkeit – und ich kann partout nicht verstehen, warum sich das plötzlich während der Schwangerschaft ändern sollte.[53] Die Nährstoffe, die Ihnen helfen schwanger *zu werden*, helfen Ihnen auch schwanger *zu bleiben*. Tatsächlich hat man herausgefunden, dass bei künstlich befruchteten Frauen die Wahrscheinlichkeit, das Baby auszutragen, deutlich steigt, wenn die Frauen in der Schwangerschaft Milchprodukte – und vor allem Vollmilchprodukte – verzehren.[54]

Viele Frauen haben vor allem im dritten Trimester ein starkes Verlangen nach fetthaltigen Nahrungsmitteln. Das ergibt Sinn, weil Fette von Natur aus viel Energie liefern und satt machen. Wenn das Baby auf den Magen drückt und Sie nicht mehr so viel Platz für eine ausgiebige Mahlzeit haben, ist es nur verständlich, dass Sie „wenig, aber dafür richtig" essen wollen. Außerdem ist Fett kaum zu übertreffen, wenn es um einen gesunden Energiehaushalt und Blutzuckerwerte geht. Fett lässt weder Ihren Blutzuckerspiegel noch Ihre Insulinwerte in die Höhe schnellen, sondern liefert Ihnen gleichmäßig, langsam und nachhaltig Energie. Darüber hinaus haben Fette einen wunderbaren Geschmack. Wenn Sie also instinktiv ein großes Verlangen nach Fett haben, gibt es sicherlich einen triftigen Grund dafür.

Wenn man bedenkt, dass Fett und Protein in den meisten natürlichen Nahrungsmitteln im Tandem auftreten, mache ich mir nur selten die Mühe, die beiden zu trennen. Der Klarheit halber möchte ich Ihnen aber ein paar gesunde, fettreiche Nahrungsmittel vorstellen.

Die wichtigsten Quellen für gesunde Fette

- Tierische Fette: Schmalz (vom Schwein), Talg (vom Rind), Gänseschmalz, Hühnerhaut usw. (natürlich von Tieren aus Weidehaltung/Grasfütterung)

- Milchprodukte: Butter, Ghee (geklärte Butter), Rahm, saure Sahne, Frischkäse usw. (von Tieren aus Weidehaltung/Grasfütterung)
- Pflanzliche Öle: Öle aus Oliven, Kokosnüssen, Avocados, Nüssen, Ölsaaten und alle nicht raffinierten Öle, die aus diesen Nahrungsmitteln hergestellt werden. Kaufen Sie ausschließlich „nativ extra". Pflanzliche Öle sind sehr hitzeempfindlich und sollten nicht erhitzt werden. Die Ausnahme bilden Kokos- oder Palmöl, die von Natur aus gesättigten Fettsäuren enthalten, die hitzebeständig sind. Bitte achten Sie beim Kauf darauf, dass das Öl in dunklen Glasflaschen verpackt ist und *nicht in durchsichtigen Plastikflaschen*. Die Öle sind äußerst lichtempfindlich.
- Meiden Sie raffinierte Pflanzenöle, die große Mengen an Omega-6-Fettsäuren enthalten: Maiskeimöl, Sojaöl, Erdnussöl, Rapsöl, Färberdistelöl und Öl aus Baumwollsamen
- Auch „teilweise hydrierte" Öle sollten Sie unbedingt meiden, weil sie künstliche Transfette enthalten. (Siehe auch Kapitel 4 für weitere Informationen.)

Nicht wenigen unter Ihnen wird es schwerfallen, wieder Fette zu genießen, wenn man jahrelang und immer wieder zu hören bekommt, dass diese ungesund seien. Ich habe *ganze drei Jahre* gebraucht und in dieser Zeit zahlreiche Fachbücher gewälzt, bevor ich wieder mit vollem Vertrauen Butter essen und großzügig mit Fett kochen konnte. Auch Sie werden sich wahrscheinlich erst an den Gedanken gewöhnen müssen, ganz gleich wie viele gute Studien es gibt, die den schlechten Ruf der Fette als Arterienkiller eindeutig widerlegen.[55,56,57,58]

Idealerweise sollten Sie versuchen, mit jeder Mahlzeit und jedem Snack auch etwas Fett zu essen. Wichtig ist das vor allem bei dem Verzehr von Gemüse, weil die im Gemüse enthaltenen Nährstoffe und Antioxidantien dann besser vom Körper aufgenommen werden können.[59] Sie müssen also keine Bedenken haben, Ihre grünen Bohnen mit einem großzügigen Klecks Butter zu genießen oder ein Dressing mit viel Öl auf Ihren Salat zu geben.

Ihnen ist sicherlich aufgefallen, dass ich bei den Fetten keine empfohlene Tagesmenge angegeben habe. Das ist beabsichtigt. Schließlich haben wir genügend Zeit damit verbracht, jedes einzelne Gramm Fett fast obsessiv zu berechnen. Der Anteil an Fett (und letztendlich die genaue Grammzahl) in Ihrem Ernährungsplan ist abhängig davon, wie viele Kohlenhydrate und Proteine Sie zu sich nehmen. Im Wesentlichen gilt: Solange Sie genügend Protein essen und es mit den Kohlenhydraten nicht übertreiben, können Sie Ihrem Körper vertrauen. Er wird Ihnen sagen, wie viel Fett er braucht. Später in diesem Kapitel werde ich noch etwas über achtsames Essen schreiben, bitte orientieren Sie sich an diesen Ratschlägen.

Fazit: Fette aus naturbelassenen echten Nahrungsmitteln – einschließlich Fleisch und Milchprodukte – bilden während der Schwangerschaft eine wichtige Nährstoffquelle. Die einzigen Fette, die man mit Vorsicht genießen sollte, sind die pflanzlichen Omega-6-Fettsäuren und Transfette.

Gemüse

Zu guter Letzt sollten wir auch dem Gemüse gebührend Beifall zollen. Diese aus ernährungsphysiologischer Sicht betrachtet unglaublichen Kraftpakete enthalten nicht besonders viel Fett oder Protein, aber auch nicht genügend Stärke, um sie mit den Kohlenhydraten in einen Topf zu werfen. Sie haben ihre eigene Kategorie verdient.

Abgesehen von einigen wenigen Gemüsesorten, die viel Kohlenhydrate enthalten (wie zum Beispiel Kartoffeln), wirkt sich Gemüse dank der vielen Ballaststoffe nicht nachteilig auf den Blutzuckerspiegel aus (Ballaststoffe werden nicht zu großen Mengen Zucker abgebaut). Wenn ich von Gemüse spreche, meine ich damit in der Regel Gemüsesorten, die nicht viel Stärke enthalten. Sie sollten den Hauptbestandteil Ihrer Nahrung ausmachen.

Die Ballaststoffe von Gemüse sind in der Schwangerschaft besonders wertvoll. Ballaststoffe sorgen dafür, dass Kohlenhydrate langsamer abgebaut und somit auch langsamer in Zucker umgewandelt werden. Sie fördern eine gesunde Darmflora (wirken präbiotisch) und beugen Verstopfung vor. Jede Mahlzeit sollte zur Hälfte aus Gemüse bestehen.

Meine Empfehlung ist, so viel Gemüse zu essen, dass Sie satt, aber nicht vollgestopft sind. Denken Sie nicht so viel über Portionsgrößen nach. Im Folgenden finden Sie eine Auswahl an bunten Gemüsesorten.

Wie schon erwähnt, werden viele pflanzliche Nährstoffe und Antioxidantien besser absorbiert, wenn sie zusammen mit Fett gegessen werden. Wichtig ist, dass es Ihnen dabei gut geht und es Ihnen schmeckt, ein schlechtes Gewissen sollten Sie *nicht* haben.

Essen Sie so abwechslungsreich wie möglich. Es geht dabei nicht nur darum, so viele Nährstoffe wie möglich aufzunehmen, sondern auch die Vorliebe Ihres Kindes für gesundes Essen zu fördern. Diese wird bereits im Mutterleib geprägt.[60] Ihr Baby „isst" alles, was Sie zu sich nehmen, über das Fruchtwasser mit. Der frühe Kontakt mit gesunden Nahrungsmitteln verhindert auch, dass das Baby allzu wählerisch wird, sobald es lernt, feste Nahrung zu essen.

Gemüse mit wenig Stärke

- Artischocke
- Spargel
- Paprikaschote
- Brokkoli

- Rosenkohl
- Weißkohl
- Kaktusfeige
- Blumenkohl
- Sellerie
- Chayote
- Gurke
- Aubergine
- Knoblauch
- Grünes Blattgemüse: Blattkohl, Löwenzahn, Senf, Spinat, Grünkohl, Mangold, Rettichblätter, Spinat, Brunnenkresse, Pak Choi, Rucola usw.
- Tomatillo
- Grüne Bohnen
- Kohlrabi
- Lauch
- Blattsalat: Endivie, Eisberg, Roma, Eskariol, junger Pflücksalat usw.
- Pilze
- Okra
- Zwiebel (alle Sorten)
- Rettiche und Radieschen
- Steckrübe
- Sommerkürbis
- Zucchini
- Kohlrübe
- Rote Bete*
- Möhre*
- Jamsbohne
- Pastinaken
- Kaiserschoten
- Spaghetti Kürbis

*Gemüse mit moderatem Stärkegehalt: Diese Gemüsesorten enthalten bis zu 10 g Kohlenhydrate netto pro 100 g. Sie müssen den Verzehr dieser Gemüsesorten nur dann einschränken, wenn Ihre Blutzuckerwerte auch dann noch erhöht sind, *nachdem* Sie zusätzlichen Zucker und raffinierte Kohlenhydrate bereits aus Ihrer Ernährung gestrichen haben.

Fazit: Gemüse sind wichtige Quellen für Vitamine, Minerale, Ballaststoffe und Antioxidantien. Seien Sie großzügig und essen Sie reichlich davon.

Flüssigkeit

Während der Schwangerschaft müssen Sie viel trinken. Ihr Baby schwimmt im wahrsten Sinne des Wortes im Fruchtwasser der Gebärmutter und auch Ihr Blutvolumen steigt im ersten Trimester stark an. Ohne Wasser kann keine Durchblutung stattfinden, die dazu dient, Ihr Baby mit Nährstoffen zu versorgen und Abfallprodukte zu entfernen.

Auf Zellebene bringt Wasser Form und Struktur in jede einzelne Körperzelle, reguliert die Körpertemperatur, unterstützt die Verdauung und Absorption von Nährstoffen und transportiert Sauerstoff in die Zellen. Außerdem ist es ein wichtiger Bestandteil von Schleim und anderen Körperflüssigkeiten, die den Körper geschmeidig halten.[61] Ein gesunder Flüssigkeitshaushalt beugt vielen gesundheitlichen Beschwerden vor, darunter Verstopfung, Hämorrhoiden, Muskelkrämpfe, Kopfschmerzen, Blaseninfekte und viele andere.[62]

Das Institute of Medicine empfiehlt schwangeren Frauen knapp drei Liter am Tag zu trinken. Dazu gehören auch heiße Getränke wie Tee und flüssige Nahrungsmittel wie Suppe. Ein guter Indikator für den Flüssigkeitshaushalt ist die Farbe des Urins. Ein klarer oder hellgelber Urin bedeutet, dass Sie genügend trinken. In Kapitel 5 finden Sie eine Liste der empfohlenen Getränke.

Fazit: Während der Schwangerschaft benötigt Ihr Körper sehr viel Flüssigkeit. Trinken Sie ca. drei Liter pro Tag.

Salz

Je mehr Flüssigkeit Ihr Körper speichert, desto mehr Elektrolyte benötigt er. Elektrolyte sind notwendig, um das Energieniveau zu halten (Energie, die zum Beispiel Ihr Herz braucht, um rund um die Uhr schlagen zu können) und helfen dabei, häufigen Problemen wie Kopfschmerzen und Wadenkrämpfen vorzubeugen. Das heißt aber auch, dass Sie genügend Mineralien, *einschließlich* Salz, über die Nahrung aufnehmen müssen. Am besten geeignet ist unraffiniertes Meersalz, weil es nicht nur Natrium, sondern auch wichtige Spurenelemente enthält. Normales Speisesalz, wie z. B. koscheres Salz oder Kochsalz, wird wärmebehandelt und gereinigt. Dadurch gehen viele wertvolle Spurenelemente verloren. Salz ist häufig verpönt, ist aber für einen gesunden Körper unentbehrlich. Das trifft vor allem auf die Schwangerschaft zu. Eine Forscherin drückt es so aus: „Während der Schwangerschaft scheint die Aufnahme von Salz über die Nahrung zahlreiche physiologische Veränderungen zu unterstützen, die für das Wachstum und eine gesunde Entwicklung der Plazenta und des Fötus wichtig sind.“[63] Die beiden Bestandteile des Salzes, Natrium und Chlorid, sind entscheidend für den Elektrolythaushalt (d. h. für die Kommunikation zwischen den Zellen) und sorgen dafür, dass das Plasmavolumen im Blutkreislauf immer richtig eingestellt ist (reguliert das Flüssigkeitsniveau). Außerdem unterstützen sie die Übertragung der Nervensignale, damit Sie klar denken können und Ihre Muskeln das tun, was sie sollen. Salz leistet einen wichtigen Beitrag für ein gesundes Milieu im Magen, indem es dafür sorgt, dass der Chlorid-Anteil der Magensäure stimmt (Magensäure wird auch *Salz*säure genannt). Die wird sowohl für die Absorption von Mineralien und Vitamin B12 benötigt als auch für die Verdauung von Protein und tötet schädliche Bakterien ab, bevor diese den Magen verlassen. Zusätzlich ist Salz ein wichtiges Konservierungsmittel, weil es auf unseren Nahrungsmitteln das Wachstum von Organismen hemmen kann, die uns krank machen können.[64]

Es ist kein Zufall, dass viele Schwangere ein starkes Verlangen nach salzigen Essiggurken oder Oliven haben. Wahrscheinlich haben Sie gehört, dass Sie während der Schwangerschaft Salz meiden sollten, damit Ihr Blutdruck nicht steigt. Dafür gibt es aber keine Belege. Die meisten Menschen vertragen Salz sehr gut. Tatsächlich hat eine Studie der medizinischen Fakultät an der University of Virginia herausgefunden, dass nur etwa 25 % der Bevölkerung empfindlich auf Salz reagiert (d. h. nur ein Viertel von uns allen reagiert auf Salz mit Bluthochdruck). Zudem hat man festgestellt, dass 15 % der Bevölkerung auch dann noch unter Blut*hoch*druck leiden, wenn sie Ihren Salzkonsum *drosseln*.[65] Es gibt auch keine Beweise dafür, dass eine salzarme Ernährung eine Präeklampsie (Bluthochdruck während der Schwangerschaft) verhindern oder unter Kontrolle halten kann, obwohl weiterhin das Gegenteil behauptet wird.[66] Lesen Sie in Kapitel 7, was Sie gegen Bluthochdruck und Präeklampsie tun können.

Wenn Sie Salz aus Ihrer Ernährung verbannen, kann das schwerwiegende Konsequenzen für Sie haben. Abgesehen davon, dass Salz wichtige Körperfunktionen unterstützt, spielt es auch für die Entwicklung Ihres Kindes eine wichtige Rolle. In einer Studie wird dies wie folgt formuliert: „Salz ist für das normale Wachstum des Fötus unabdingbar. Ein reduzierter Salzkonsum während der Schwangerschaft kann mit intrauteriner Wachstumshemmung oder Tod, niedrigem Geburtsgewicht, unreifer Organentwicklung und verschiedenen Fehlfunktionen im Erwachsenenalter in Verbindung gebracht werden. Wahrscheinlich ist dies auf genvermittelte Mechanismen zurückzuführen.“[67] Außerdem ist „es gut dokumentiert, dass ein eingeschränkter Salzkonsum in kritischen Entwicklungsphasen das Hormonsystem und die Gefäß- und Nierenfunktion des Fötus so negativ beeinflussen könnte, dass der Flüssigkeitshaushalt des heranwachsenden Kindes gestört wird“.[68] Weitere Forschungen haben ergeben, dass eine salzarme Ernährung sich nachteilig auf die Blutzuckerwerte auswirken und eine Insulinresistenz verschlimmern kann. Beides möchte man in einer Schwangerschaft vermeiden.[69]

Um es einfach auszudrücken: Auch während der Schwangerschaft ist das Salz keineswegs Ihr Feind, sondern ein Verbündeter. Das soll natürlich nicht heißen, dass Sie x-beliebig viel Salz essen sollen und vor allem keine künstlich verarbeiteten, salzhaltigen Lebensmittel. Dabei geht es nicht nur um das *eigentliche* Salz, sondern auch um die vielen anderen Zusatzstoffe, die in diesen Lebensmitteln enthalten sind. Was ich hier sagen will, ist, dass Sie im Rahmen einer gesunden, *echten* Ernährung darauf achten sollten, genügend Salz zu verzehren. Sie dürfen gern mit Salz nachwürzen, beim Kochen ausgiebig abschmecken und viel Eingemachtes und Fermentiertes genießen. Ihre Geschmacksnerven werden Ihnen sagen, wie viel Salz Ihnen guttut. Salz ist ein natürlicher Geschmacksverstärker, besonders, wenn Sie Gemüse damit würzen. Wenn Sie kein großer Fan von bitteren Gemüsesorten wie Grünkohl oder Rucola sind, versuchen Sie es ruhig einmal mit etwas mehr Salz. Sollten Sie auf Salz mit Bluthochdruck reagieren, dürfen Sie Ihren Salzkonsum *etwas* zurückfahren. Aber auch hier sollten Sie bedenken, dass der Zucker Fruktose einer der Hauptverursacher der Salz-Empfindlichkeit ist.[70] Bevor Sie damit anfangen, Ihren Salzkonsum drastisch zu reduzieren, sollten Sie zuerst auf alle gesüßten Getränke verzichten und Fruktose weitgehend aus Ihrer Ernährung verbannen (Maissirup gehört zu den größten Übeltätern, weil er sehr viel Fruktose enthält). Oft treten Bluthochdruck und hohe Blutzuckerspiegel *gemeinsam* auf, eine kohlenhydratreduzierte Ernährung ist hier ratsam und kann den Bluthochdruck senken.[71] Wenn Sie also auf raffinierte Kohlenhydrate und Zucker verzichten, dürfen Sie dafür mehr Salz essen.

Fazit: Salz ist ein essenzieller Nährstoff und sollte während der Schwangerschaft nicht unnötig reduziert werden. Nehmen Sie am besten Meersalz zum Würzen.

Wie man Nahrungsmittel richtig kombiniert

Viele Schwangere haben mit Heißhungerattacken und bestimmten Nahrungsmittelgelüsten zu kämpfen (die auch *sofort* befriedigt werden müssen). Bei beidem kann es sich um die unerwünschte Nebenwirkung einer Fehlernährung handeln, wenn die Aufnahme von Makronährstoffen bei den Haupt- und Zwischenmahlzeiten nicht ausgewogen ist. Da wir uns aber bereits ausführlich mit den Grundlagen einer gesunden Ernährung befasst haben, dürfte Ihnen auch die Planung gesunder Mahlzeiten nicht schwerfallen.

Lassen Sie uns mit einem einfachen Beispiel beginnen, nämlich dem Apfel. Wenn Sie diesen Apfel pur verzehren, wird ihr Blutzuckerspiegel sehr schnell steigen, weil ein Apfel sehr viele Kohlenhydrate enthält und dafür kaum Fett oder Protein.

Wenn Sie diesen Apfel aber zusammen mit einer Handvoll Mandeln essen, wird Ihr Blutzucker zwar *immer noch* steigen, aber *nicht mehr so schnell.* Die Mandeln werden dafür sorgen, dass die Kohlenhydrate viel langsamer zu Zucker umgewandelt und anschließend absorbiert werden.

Ich stelle mir die Kohlenhydrate im Apfel gern als „nackte“ Kohlenhydrate vor, die man erst noch richtig schick machen muss. Fett und Protein stehen einem Apfel sehr gut und Ihr Körper reagiert auf diese Kombination ganz hervorragend. Wenn Ihr Blutzucker nicht in die Höhe schnellen kann, wird er auch nicht so schnell abstürzen. Für Sie heißt das: mehr Sättigungsgefühl und weniger Heißhunger auf Süßes.

Dieser Ansatz lässt sich auf die gesamte Menüplanung übertragen.

Die Teller-Methode

Die Teller-Methode bietet eine hervorragende Möglichkeit, Mahlzeiten visuell zu planen, ohne dass Sie sich streng an Mengenvorgaben halten müssen. Von dieser Methode gibt es viele unterschiedliche Varianten und auch ich habe meinen eigenen Weg einer sinnvollen Aufteilung gefunden. Stärkearmes Gemüse sollte die Hälfte Ihres Tellers füllen. Ein Viertel des Tellers sollte aus Proteinen und Fetten bestehen und das restliche Viertel aus Kohlenhydraten. Bitte sehen Sie sich die Kohlenhydrate auf Ihrem Teller genau an, denn Getreide, Bohnen/Hülsenfrüchte, stärkehaltiges Gemüse, Milch/Joghurt und Obst gehören in diese Kategorie.

So könnte eine gesunde Mahlzeit aussehen (dient der allgemeinen Orientierung):

- 2 Tassen oder mehr Gemüse (mit etwas Fett, wie zum Beispiel Butter oder Olivenöl)
- 80–120 Gramm Protein (mit natürlichem Fettanteil, wie zum Beispiel die Haut bei Hühnerfleisch)
- 0,5–1 Tasse stärkehaltige Nahrungsmittel oder Nahrungsmittel mit einem hohen Anteil an Kohlenhydraten*

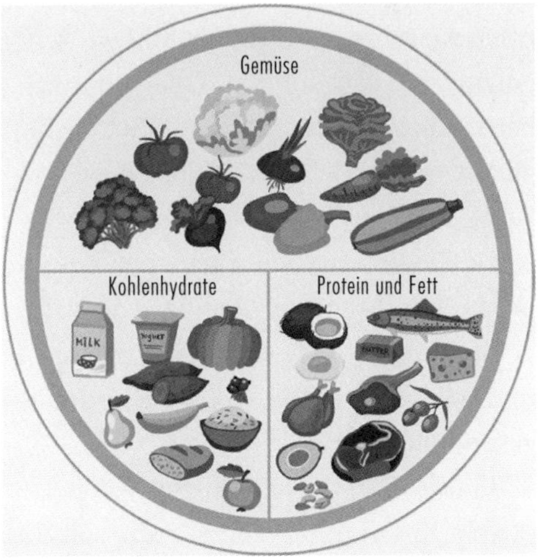

*Frauen sind unterschiedlich. Es gibt Frauen, denen es mit einer Low Carb-Ernährung besser geht und die davon profitieren, wenn ihre Mahlzeiten wenige oder gar keine Kohlenhydrate enthalten. Andere Frauen wiederum vertragen eine größere

Menge an Kohlenhydraten. In Kapitel 5 finden Sie weiterführende Informationen zu diesem Thema.

Im Gegensatz zu den meisten Ernährungswissenschaftlern scheue ich mich davor, strenge Mengenangaben zu empfehlen, außer es liegen triftige Gründe vor. Wenn Sie zum Beispiel schneller als erwartet an Gewicht zunehmen, Ihr Blutzucker zu hoch ist oder wenn Sie glauben, nicht genug zu essen, sollten Sie sich fachlichen Rat einholen. Führen Sie ein oder zwei Wochen lang ein Ernährungstagebuch und lassen Sie es von einem Diätassistenten oder Ernährungsberater auswerten. So können Sie genau sehen, wie und wo Sie eventuell Änderungen vornehmen müssen.

Achtsam essen

Manche Frauen fühlen sich durch diese Methode verunsichert, weil sie sich nicht an Portionsgrößen oder Kalorien orientieren können. Einer der effektivsten und natürlichsten Wege, die für Sie richtige Menge an Nahrung zu sich zu nehmen, ist das achtsame Essen. Achtsam essen heißt nichts anderes, als auf die Signale Ihres Körpers zu hören, denn er sagt Ihnen, was gut für ihn ist und was nicht. Achtsam essen bedeutet, nur dann zu essen, wenn Sie wirklich hungrig sind, und aufzuhören, wenn Sie satt sind.

Wir schalten beim Thema Essen häufig auf Autopilot um, weil wir verlernt haben, auf unsere Intuition zu hören und uns nur an externen Impulsen orientieren. Oft essen wir einfach weiter, obwohl wir schon längst satt sind (wir haben ja gelernt, alles aufzuessen, was auf den Teller kommt). Oder wir essen, weil alle anderen um uns herum das ja auch tun, obwohl wir eigentlich gar keinen Hunger haben. Andererseits gibt es Frauen, die zu wenig essen, weil sie Angst haben, während der Schwangerschaft zu dick zu werden. Diese Frauen essen oft auch dann nicht, wenn sie hungrig sind. Keine dieser Angewohnheiten ist gesund. **Wenn Sie die Hungersignale Ihres Körpers missachten, werden Sie sehr wahrscheinlich auch nicht auf ihn hören, wenn er Ihnen sagt, dass er satt ist**. Solange Sie dem Essen keine Achtsamkeit schenken und weiterhin entweder zu viel oder zu wenig essen, werden Sie auf Dauer nicht gesund bleiben.

Glücklicherweise ist unser Körper unglaublich weise und ein ausgezeichneter Lehrer. Er kommuniziert ständig mit uns, es braucht nur etwas Übung, die Sprache des Körpers zu entziffern. Wenn Sie achtsam essen wollen, können Sie mit der folgenden Übung beginnen.

Übung zum achtsamen Essen

Hören Sie vor jeder Mahlzeit und vor jeder Nahrungsaufnahme in Ihren Körper hinein. Lassen Sie sich dabei Zeit. Haben Sie Hunger? Verspüren Sie ein nagendes Hungergefühl im Magen? Wenn ja, wie stark ist das Gefühl? Haben Sie Appetit auf einen Happen oder möchten Sie am liebsten eine ganze Mahlzeit essen? Wie steht es um Ihre Energie? Wonach ist Ihnen gerade: süß, salzig oder etwas ganz anderes? (Dieses In-sich-hinein-Spüren dauert nicht mehr als eine halbe Minute).

Spüren Sie während der Mahlzeit noch einmal nach. Fühlen Sie sich schon leicht gesättigt? Welche Empfindungen schickt Ihr Körper Ihnen? Geben Ihnen Geschmack und Beschaffenheit Ihrer Mahlzeit ein Gefühl der Zufriedenheit oder würden Sie lieber etwas anderes essen? Wie schnell essen Sie – langsam, mäßig schnell oder schnell? Stellen Sie sich diese Fragen, ohne zu urteilen. Es gibt keine falsche oder richtige Antwort.

Gegen Ende Ihrer Mahlzeit oder Zwischenmahlzeit können Sie noch einmal überprüfen. Was würde Ihnen Ihr Körper sagen, wenn er sprechen könnte? Würde er nach mehr verlangen? Würde er Ihnen sagen, dass er genug hätte? Würde er Sie spüren lassen, dass absolut nichts mehr in den Magen passt? Wie hat Ihr Körper auf die Geschwindigkeit reagiert, mit der Sie gegessen haben? Stellen Sie sich diese Fragen, ohne zu urteilen. Auch hier gibt es keine falschen oder richtigen Antworten.

Vielleicht erkennen Sie ein Muster in Ihren Essensgewohnheiten. Vielleicht essen Sie sehr hastig und schnell oder Sie essen Ihren Teller leer, auch wenn Sie eigentlich schon satt sind. Vielleicht sind Sie beim Essen nervös, weil Sie sich Sorgen machen, dass Sie nach der Mahlzeit Verdauungsprobleme haben werden. Es gibt eine ganze Reihe an Gefühlen, die sich zeigen können.

Lernen Sie, auf Ihren Körper zu hören, ohne zu urteilen. Bleiben Sie neugierig und hören Sie auch auf die kleinen Regungen, die Sie beim Essen im Körper spüren. Tun Sie so, als wäre das alles ein großes und fortlaufendes Experiment.

Achtsamkeit kann Ihnen helfen, ausgeglichen zu essen, bis Sie keine unnötigen Hungergefühle mehr haben oder nach dem Essen unter Völlegefühl leiden. Das ist das Ziel einer achtsamen Ernährung. Es wird Ihnen vielleicht nicht immer gelingen, aber je öfter Sie es praktizieren, desto leichter wird es Ihnen fallen.

Manche behaupten, achtsam zu essen allein biete nicht genügend Struktur oder „feste Regeln". Achtsames Essen bedeutet nicht, jeglichen gesunden Menschenverstand in Sachen Ernährung über Bord zu werfen. Wenn Sie aufmerksam sind und auf Ihren Körper hören, werden Sie merken, wann es Ihnen nicht gut dabei geht, und sich bei der nächsten Mahlzeit *bewusst* für etwas Gesünderes entscheiden. Ihr Körper hat eine gesunde Ernährung verdient *und* Sie sollten Ihre Mahlzeiten genießen dürfen. Das eine schließt das andere auf keinen Fall aus. Tatsächlich haben Studien gezeigt, dass Frauen, die während der Schwangerschaft bewusst auf ihre Ernährung achten, sich im Großen und Ganzen gesünder ernähren und weniger Junkfood konsumieren.[72] Unterschätzen Sie die Macht Ihres Körpers nicht und hören Sie genau hin. Achtsamkeit und Zuhören kann einen großen Einfluss auf die *Qualität* und die *Quantität* Ihrer Mahlzeiten haben.

Mahlzeiten planen

Sie werden im Laufe Ihrer Schwangerschaft sehr wahrscheinlich feststellen, dass sich Ihr Appetit von den frühen Tagen der Schwangerschaft bis hin zum Geburtstermin ständig verändern wird. Vielleicht leiden Sie in den ersten drei Monaten unter Schwangerschaftsübelkeit, haben Heißhunger auf oder Abneigungen gegen bestimmte Dinge. Später dann kommen Sodbrennen und Völlegefühl, weil nicht mehr so viel in den Magen passt. Selbst wenn Sie vor der Schwangerschaft ein „guter Esser“ waren, können Sie jetzt nicht mehr als einen Happen zu sich nehmen.

In der Schwangerschaft gibt es keine festen Regeln. Wenn Sie also lieber drei feste Mahlzeiten essen und nicht so gerne zwischendurch, dann sollten Sie das auch weiterhin tun. Für die meisten Frauen haben kleinere Mahlzeiten und mehrere Zwischenmahlzeiten aber klare Vorteile:

1. Der Hunger wird nicht allzu groß (das hält den Blutzucker und das Energieniveau stabil).
2. Die einzelnen Mahlzeiten sind kleiner.
3. Das Baby wird kontinuierlich den ganzen Tag über mit Nährstoffen versorgt. Kleinere Mahlzeiten helfen auch bei den üblichen Schwangerschaftsbeschwerden wie Übelkeit und Erbrechen, Sodbrennen, Reflux oder Völlegefühl.

Tipps für den Anfang

Bitte machen Sie sich keine Sorgen, wenn das alles für Sie neu ist und Sie sich überfordert fühlen. Was heute noch als große Herausforderung erscheint, wird Ihnen in zwei Wochen schon in Fleisch und Blut übergegangen sein.

Am besten beginnen Sie damit, sich Ihre Mahlzeiten genau anzuschauen und sich an der Teller-Methode zu orientieren:

Enthalten Ihre Mahlzeiten alle wichtigen Makronährstoffe im richtigen Verhältnis?
Essen Sie genug Gemüse?
Es sollte zusammen mit etwas Fett den Hauptteil Ihrer Mahlzeit ausmachen.
Kombinieren Sie Ihre Kohlenhydrate mit genügend Protein?
Essen Sie ausreichend gesunde Fette, einschließlich tierischer Fette?

Achten Sie darauf, möglichst viele echte und naturbelassene Nahrungsmittel in Ihre Ernährung einzubauen und schränken Sie Ihren Konsum von verarbeiteten und zuckerhaltigen Lebensmitteln ein. Als nächstes sollten Sie lernen, auf Ihren Körper zu hören. Achten Sie darauf, wie sich Ihr Körper vor, während und nach einer Mahlzeit anfühlt. Das ist die beste Gelegenheit, den eigenen Körper zu erkunden und herauszufinden, was *Ihnen* guttut und was nicht. Sie werden sich selbst dabei besser kennenlernen. Sie müssen hier kein Staatsexamen absolvieren, sondern dürfen nach Herzenslust experimentieren. Sie werden lernen, indem Sie experimentieren, alles notieren und jeden Tag kleine Änderungen vornehmen. Sobald Sie wissen, was Ihnen *schadet*, werden Sie auch wissen, was *gut* für Sie ist. Während einer Schwangerschaft befindet sich der Körper ständig im Wandel, bleiben Sie also offen und neugierig, auf das, was kommt. Alles, was heute gilt, kann nächste Woche schon ganz anders sein: Hunger, Portionsgröße und Zeiten – alles ist im Fluss. Im nächsten Kapitel werden wir uns einmal genauer anschauen, welche Nahrungsmittel besonders gesund für Ihr Baby sind.

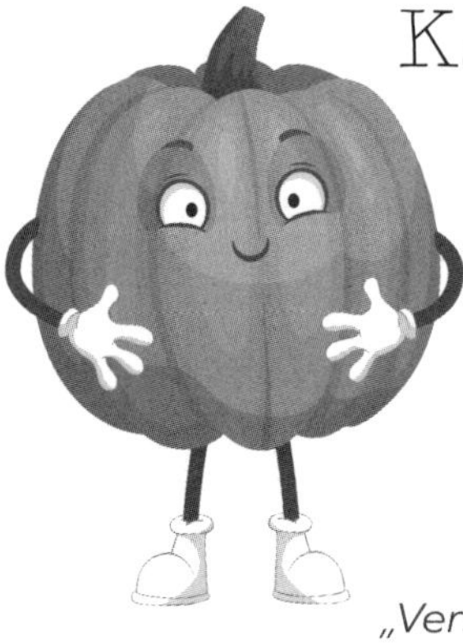

Kapitel 3

Echte Nahrung für ein gesundes Baby

„Versäumnisse und Lücken in der Ernährung werden während der Schwangerschaft besonders deutlich. Der Nährstoffmangel in der Ernährung von Frauen im fortpflanzungsfähigen Alter kann nicht einfach behoben werden, indem man die Energiezufuhr steigert, wie es in manchen Ländern empfohlen wird … die Qualität der Ernährung muss nachhaltig verändert werden."

— Dr. Celia Bianchi, Université Paris-Saclay

Viele Frauen wissen intuitiv, dass sie bestimmte Nahrungsmittel essen sollten, damit ihr heranwachsendes Baby mit allen Nährstoffen versorgt wird, die es braucht. In der Tat gab es in allen traditionellen Bevölkerungsgruppen bestimmte Nahrungsmittel, die vor, während und nach einer Schwangerschaft besonders hochgeschätzt wurden. Das haben alle ursprünglichen Kulturen weltweit gemein. Durch unsere moderne Lebensweise haben wir uns sehr weit von diesen traditionellen Überlieferungen entfernt und fokussieren uns fast ausschließlich auf individuelle Nährstoffe. Aber wenn wir uns nur auf einen winzig kleinen Ausschnitt beschränken und nicht das ganze Bild betrachten, zu dem dieser kleine Ausschnitt gehört, übersehen wir viele andere wertvolle Nährstoffe. Manche davon kennen wir, andere wiederum müssen vielleicht erst noch entdeckt werden. Diese reduzierte Sichtweise nennt man „Nutritionismus".

In diesem Kapitel werden wir uns hauptsächlich auf Nahrungsmittel im *eigentlichen Sinne* konzentrieren. Die Nahrungsmittel, die ich hier vorstellen werde, gehören schon seit Urzeiten zu der natürlichen Lebensweise vieler Bevölkerungsgruppen. Die modernen Ernährungswissenschaften sind gerade erst dabei herauszufinden, *warum* diese Nahrungsmittel für unsere Gesundheit so wichtig sind. Ich möchte Sie darüber aufklären, welche Nährstoffe sie enthalten, welche Rolle sie für unsere Gesundheit allgemein und die Ihres Kindes spielen. Außerdem möchte ich Ihnen zeigen, was passiert, wenn es zu Mangelerscheinungen kommt. Ich werde auch näher beleuchten, welchen Herausforderungen Sie sich in Bezug auf Ihre Nährstoffbedürfnisse stellen müssen, wenn diese Nahrungsmittel nicht Teil Ihrer Ernährung sind (wie zum Beispiel in einer streng vegetarischen Ernährung).

Idealerweise werden Sie diese Informationen bewusst und klug einsetzen können, um Ihre Ernährung so zu gestalten, dass sie Ihre persönlichen Ernährungsbedürfnisse erfüllt *und* Ihre Geschmacksknospen entzückt. Freude am Essen gehört für Sie und Ihr Baby schließlich genauso zur Selbstfürsorge wie die Nahrung selbst.

Eier

Eier entwickeln sich vor allem während der Schwangerschaft zu wahren „Superfoods". Sie enthalten nicht nur hochwertiges Protein, sondern auch viele Vitamine und Mineralien, die in einer Schwangerschaft häufig fehlen.

Zum einen enthält das Eigelb große Mengen an Cholin. Cholin ist eng verwandt mit den B-Vitaminen und ist erst in den letzten zwei Jahrzehnten so richtig bekannt geworden. Tatsächlich wurden erst 1998 die ersten Empfehlungen bezüglich des Tagesbedarfs für Cholin ausgesprochen. Es hat sich herausgestellt, dass Cholin ähnlich wirkt wie Folat und für die gesunde Hirnentwicklung des Fötus wichtig ist. Es kann Neuralrohrdefekten vorbeugen.[1] Außerdem kann Cholin den Genausdruck Ihres heranwachsenden Kindes nachhaltig und *positiv* beeinflussen.[2]

Ein Forscher formuliert es so: „Wenn man das Futter von Babyratten mit Cholin supplementiert (entweder *im Uterus* oder in den ersten zwei Lebenswochen), verändert sich deren Hirnfunktion. Die Ratten haben für den Rest ihres Lebens ein ausgezeichnetes Gedächtnis. Die Anpassung in der Gedächtnisfunktion scheint auf Veränderungen im Hippocampus (der Schaltzentrale des limbischen Systems) zurückzuführen zu sein. Diese Veränderungen sind so eindeutig und signifikant, dass die Wissenschaftler genau sehen konnten, welche Tiere von Müttern stammen, die eine Supplementierung mit Cholin bekommen hatten. Bei diesen Ratten war es selbst im fortgeschrittenen Alter noch deutlich zu erkennen. Man kann daraus schlussfolgern, dass die Gedächtnisfähigkeit im Alter von der Ernährung der Mutter während der Schwangerschaft beeinflusst wird."[3]

Leider verzehren die meisten Frauen nur einen Bruchteil dessen, was für eine gesunde Schwangerschaft nötig ist. Zum Teil haben sie keinen Zugang zu den entsprechenden Nahrungsmitteln oder man hat ihnen gesagt, dass sie keinen Eidotter essen sollen. Tatsächlich geht man davon aus, dass ganze 94 % der Frauen nicht die empfohlene Tagesmenge von 450 mg Cholin zu sich nehmen.[4] Eier und Leber enthalten im Vergleich zu anderen Nahrungsmitteln bei weitem die höchsten Konzentrationen an Cholin. Nur zwei Eier (inklusive Eigelb!) decken ungefähr die Hälfte des Tagesbedarfs einer schwangeren Frau ab. Aus diesem Grund werden Sie in den Menüplänen des Buches sehr oft dem einen oder anderen Ei begegnen.

Außerdem gehören Eier zu den wenigen DHA-Nahrungsmitteln, die nicht zu den Meeresfrüchten gehören. DHA ist eine wichtige Omega-3-Fettsäure, die mit einem höheren IQ bei Säuglingen in Verbindung gebracht wird.[5] Cholin und DHA wirken synergistisch, d. h. das Cholin bestimmt, wie viel DHA von den Zellen aufgenommen wird.[6] Tierversuche an Ratten haben gezeigt, dass eine kombinierte Supplementation mit Cholin und DHA die Entwicklung des Gehirns deutlich positiver beeinflusst als eine Supplementierung mit nur einer der beiden Substanzen.[7] Es ist also kein Zufall, dass Eier sehr viel von beiden Nährstoffen enthalten. Das Eigelb liefert zudem große Mengen an Folat, B-Vitaminen, Antioxidantien (einschließlich Lutein und Zeaxanthin, die für gesunde Augen und gesundes Sehvermögen wichtig sind) und Spurenelemente (insbesondere Jod und Selen).

Was Eier betrifft, zählt vor allem Qualität. Eier von Hühnern aus Weidehaltung (d. h. im Freien, auf der Wiese, auf der es viele Insekten und Sonnenlicht gibt) sind besonders gesund und enthalten viel mehr Nährstoffe als Eier von Tieren aus Legebatterien.

Die Nährstoffdichte der Eier von freilaufenden Hühnern im Vergleich zu Eiern aus Legebatterien:[8]

- Der Vitamin-A-Gehalt ist um 30 % höher, was man unschwer an der satten, goldgelben Farbe des Eigelbs erkennen kann. Je mehr Gras, frische Kräuter und Insekten ein Huhn frisst, desto höher ist auch der Vitamin-A-Gehalt der Eier, die es legt.
- Der Vitamin-E-Gehalt ist *doppelt* so hoch wie bei Eiern aus Legebatterien.
- Der Gehalt an Omega-3-Fettsäuren beträgt das Zweieinhalbfache als bei Eiern aus Käfighaltung.
- Sie enthalten weniger Omega-6-Fettsäuren. Das ist von Vorteil, weil es sich bei Omega-6-Fettsäuren um entzündungsfördernde Fette handelt. Bei Eiern von Hühnern aus Weidehaltung ist das Verhältnis von Omega-6-Fettsäuren zu Omega-3-Fettsäuren um mehr als die Hälfte reduziert.
- Der Vitamin-D-Gehalt ist drei- bis sechsmal höher, weil sich die Hühner mehr in der Sonne aufhalten.

An dieser Stelle sollte ich erwähnen, dass die Nährstoffe überwiegend im Eigelb enthalten sind. Sie müssen also das *ganze* Ei essen, wenn Sie wirklich von dieser absoluten Nährstoffbombe profitieren wollen. Die Natur hat das Ei nicht ohne Grund mit einem Eigelb ausgestattet, lassen Sie sich das nicht entgehen.

Wenn man sich nun die Makronährstoffe näher anschaut, stellt man fest, dass Eier ausschließlich Fett und Protein enthalten (keine Kohlenhydrate) und folglich auch den Blutzucker nicht erhöhen. Das macht Eier zu einem perfekten Frühstück, vor allem dann, wenn Sie oft unter Heißhungerattacken leiden, morgens sehr hungrig, abgespannt und müde sind und schneller an Gewicht zulegen als Ihnen lieb ist.

Forscher, die verschiedene Ernährungsgewohnheiten untersucht haben, konnten feststellen, dass Menschen, die Eier anstelle von zum Beispiel Bagel frühstücken, den restlichen Tag über weniger essen, einen ausgeglicheneren Blutzucker haben und auch in Sachen Insulin besser aufgestellt sind.[9] Eier sind nicht nur vollgepackt mit Nährstoffen, sondern machen ausgeglichen und zufrieden. Sie haben also nichts zu verlieren.

Wenn Sie sich Sorgen um Ihren Cholesterinspiegel machen, sollten Sie wissen, dass der aktuelle Stand der Ernährungswissenschaften die Bedenken bezüglich des Cholesterins und Herz-Kreislauf-Erkrankungen widerlegen konnte.[10,11,12,13] Oft ist das Gegenteil der Fall. Es hat sich gezeigt, dass nicht das über die Nahrung aufgenommene Cholesterin (oder gesättigtes Fett) die Blutfettwerte erhöht, sondern zu viele Kohlenhydrate.[14] Außerdem benötigt unser Gehirn das Cholesterin *ganz dringend*. 25 % des in unserem Körper eingelagerten Cholesterins befindet sich im Gehirn, wo es für die gesunde neuronale Funktion unerlässlich ist. Wenn Sie Ihr Baby also mit den nötigen Rohstoffen für eine gesunde Hirnfunktion versorgen möchten, kommen Sie um Cholesterin nicht umhin.

Manche Frauen haben gehört, dass sie Eier (und vor allem weich gekochtes Eigelb) meiden sollen, weil sie sich sonst eine Lebensmittelvergiftung zuziehen könnten. Die Bedenken bezüglich Eier und Lebensmittelvergiftungen für schwangere Frauen werden immer gerne und besonders betont. Allerdings zeigen Daten der Centers for Disease Control and Prevention aus dem Jahr 2012, dass Vergiftungen durch Eier nur 2 % aller Lebensmittelvergiftungen in den USA ausmachen.[15] Tatsächlich liegt die Wahrscheinlichkeit, sich eine Lebensmittelvergiftung durch frische Produkte zuzuziehen, um das 8-fache höher als bei Eiern.[16] Amtliche Warnungen zum Verzehr von Äpfeln und Spinat in der Schwangerschaft sind mir aber nicht bekannt. Lebensmittelvergiftungen vermeidet man am besten, indem man nur Eier von Hühnern aus biologischer Weidehaltung kauft. Bei Bio-Betrieben ist das Risiko eines *Salmonellen*befalls sieben Mal niedriger als in der Käfighaltung.[17] Wahrscheinlich sind die niedrigen Werte auf die Haltung der Tiere an der frischen Luft, mit viel Auslauf und gesundem Futter zurückzuführen. Das hält die Hühner gesund und schützt vor Krankheiten. Aber selbst

Eier aus konventioneller Tierhaltung werden relativ selten von *Salmonellen* befallen, die Schätzungen liegen bei 1 zu 12.000 bis 1 zu 30.000.[18] Sie können also Ihre Bedenken bezüglich infizierter Eier beiseitelegen und sich auf ein frisches Ei – *inklusive Eigelb* – freuen. Ernährungsphysiologisch betrachtet lohnt es sich, regelmäßig Eier zu essen. Aus Sicht der Lebensmittelsicherheit *und* der Nährstoffdichte sollten Sie idealerweise Eier von Hühnern aus Weidehaltung verzehren. Vielleicht gibt es einen Bio-Bauern oder Bioladen in Ihrer Nähe, der diese Eier verkauft. Aber auch wenn Sie keine Eier aus Weidehaltung finden können oder ihr Budget durch die zusätzlichen Kosten zu sehr belastet wird, sollten Sie wissen, dass *alle* Eier hochwertige Nahrungsmittel sind, egal woher sie kommen. Auf diese wertvolle Nährstoffquelle sollten Sie nicht verzichten.

Von Menschen, die gegen Eier allergisch sind, werde ich oft gefragt, was sie denn anstelle der Eier essen könnten. Wenn Sie aus bestimmten Gründen keine Eier essen können, gibt es noch eine ganze Reihe von Nahrungsmitteln, über die Sie die in Eiern enthaltenen Nährstoffe beziehen können. Das setzt aber voraus, dass Sie sich als Omnivore ernähren – also als jemand, der sich von pflanzlichen und tierischen Produkten ernährt. Die eine wichtige Ausnahme ist das Cholin. Menschen, die Eier verzehren, nehmen ungefähr doppelt so viel Cholin auf als Menschen, die das nicht tun.[19] Wenn Eier nicht auf Ihrem Speiseplan stehen, empfehle ich Ihnen mit Cholin zu supplementieren und/oder regelmäßig Leber zu essen. Auf das Thema Cholin werde ich im Abschnitt über vegetarische Ernährung noch näher eingehen.

Leber

Viele Menschen bezeichnen die Leber humorvoll als das Multivitamin der Natur. Wenn Sie mich fragen, haben sie damit völlig recht. Neben den Eiern ist die Leber die zweite wichtige Nahrungsquelle für Cholin. Außerdem enthält dieses Organ so gut wie jedes Vitamin und Mineral, das die moderne Ernährungswissenschaft bislang identifizieren konnte.

Kein anderes Nahrungsmittel enthält zum Beispiel so viel Eisen wie die Leber. Eisen schützt werdende Mütter nicht nur vor Eisenmangel, sondern auch vor vielen anderen gesundheitlichen Problemen. Das in Leber enthaltene Eisen (und in der Regel in allen tierischen Nahrungsmitteln) ist das sogenannte Häm-Eisen, das im Gegensatz zu Eisensupplementen keine lästige Verstopfung verursacht. Niedrige Eisenwerte in der Schwangerschaft erhöhen das Risiko für Präeklampsie, Hypothyreose und Frühgeburt. Außerdem wirkt sich der Eisenspiegel der Mutter direkt auf den des ungeborenen Kindes aus, niedrige Werte werden dabei mit verringerter Hirnfunktion und Wachstumsstörungen in Verbindung gebracht.[20] In einer Studie konnten bei Säuglingen, deren Mütter während der Schwangerschaft an Eisenmangel litten, im Rahmen der Vorsorgeuntersuchungen im Alter von zehn Wochen und später im Alter von neun Monaten kognitive Entwicklungsverzögerungen festgestellt werden.[21]

Außerdem enthält Leber sehr viel Folat und Vitamin B12, was die roten Blutkörperchen gesund hält und dafür sorgt, dass sich das Gehirn Ihres Babys gut entwickeln kann. Folat ist wichtig, um angeborenen Missbildungen vorzubeugen. Die meisten Frauen nehmen dafür extra Nahrungsergänzungsmittel ein (in der Regel synthetisch hergestellte Folsäure) und nur wenige wissen, dass Folat aus der Leber der synthetischen Variante weitaus überlegen ist. Bis zu 60 % der Bevölkerung ist nicht in der Lage, die synthetische Folsäure, wie sie in Nahrungsergänzungsmitteln enthalten ist oder Lebensmitteln zugesetzt wird, überhaupt oder nur eingeschränkt zu verarbeiten. Grund dafür ist eine häufig auftretende genetische Variation in einem Enzym, der so genannten MTHFR.[22] Wenn Sie Leber essen, können Sie ganz sicher sein, dass Sie eine Form des Folats zu sich nehmen, die ihr Körper auf jeden Fall verwerten kann, unabhängig von Ihrer genetischen Veranlagung. (Sie können Ihren MTHFR-Status über einen Gentest bestimmen lassen. Ihr Arzt kann Sie hierzu beraten. Siehe auch Kapitel 9. Wenn bei Ihnen eine MTHFR-Mutation festgestellt wurde, lesen Sie bitte Kapitel 6 für weiterführende Informationen zur Supplementierung).

Auf das Gewicht der Fleischware umgerechnet enthält Leber bis zu 200-mal mehr Vitamin B12 als Muskelfleisch (zum Beispiel Hühnchenbrust oder Steak). Die Bedeutung des Vitamin B12 für die Schwangerschaft wird häufig übersehen. Allerdings wird ein Vitamin B12-Mangel in der Schwangerschaft mit einem erhöhten Risiko für Neuralrohrdefekte und Fehlgeburten in Verbindung gebracht.[23] So konnte eine umfangreiche Studie mit 11.000 Frauen aus 11 Ländern nachweisen, dass bei einem Vitamin-B12-Mangel das Risiko einer Frühgeburt deutlich steigt.[24] Obwohl der Tagesbedarf an Vitamin B12 theoretisch auch über andere Nahrungsmittel außer Leber abgedeckt werden kann, haben Wissenschaftler herausgefunden, dass die aktuell empfohlene Tagesmenge für dieses Vitamin nicht ausreicht, um einen optimalen Vitamin-B12-Status im Körper zu erreichen. In der Tat geht man mittlerweile davon aus, dass der tatsächliche Bedarf an B12 dreimal so hoch ist wie die aktuellen Richtlinien empfehlen.[25] Es versteht sich von selbst, dass man besser beraten ist, sich an den höheren Werten zu orientieren.

Leber enthält auch sehr viele fettlösliche Vitamine, einschließlich Vitamin A, D, E und K. Alle diese Nährstoffe sind über die Nahrung schwer zu bekommen. Ihnen wurde vielleicht gesagt, dass Sie während der Schwangerschaft *keinesfalls* Leber essen sollten, gerade weil sie sehr viel Vitamin A enthält. Das hat über die Jahre hinweg zu zahlreichen kontroversen Diskursen geführt, hauptsächlich, weil veraltete Studien hoch dosiertes *synthetisches* Vitamin A mit angeborenen Fehbildungen in Verbindung brachten. Heute wissen wir jedoch, dass natürliches Vitamin A *keinerlei* Toxizität hat, vor allem nicht, wenn es zusammen mit Vitamin D und Vitamin K2 eingenommen wird. Leber enthält beide Vitamine in großen Mengen.[26] An diesem Beispiel lässt sich besonders schön sehen, dass Nährstoffe aus natürlichen Nahrungsmitteln eine größere Sicherheit geben als Nahrungsergänzungsmittel. Ein Wissenschaftler formulierte es so: „Das teratogene (fruchtschädigende) Potenzial der Leber ist *nicht* gleichzusetzen mit dem von Nahrungsergänzungsmitteln. Die Empfehlungen für schwangere Frauen bezüglich des Verzehrs von Leber während der Schwangerschaft sollte revidiert werden."[27]

Die hartnäckigen Bedenken bezüglich der toxischen Wirkung von Vitamin A durch den Konsum von Leber sind irreführend, besonders wenn man bedenkt, dass schwangere Frauen häufig einen Vitamin-A-Mangel haben.

In einer Studie konnte festgestellt werden, dass die Vitamin-A-Werte bei einem Drittel der Schwangeren grenzwertig waren, obwohl diese freien Zugang zu Lebensmitteln mit Vitamin A hatten.[28] Dabei weiß man, wie wichtig dieser Nährstoff für das gesunde Wachstum und die normale Entwicklung des ungeborenen Kindes ist, einschließlich der Entwicklung von Lungen, Nieren, Herz, Augen und anderen Organen. Selbst die National Institutes of Health stipulieren „schwangere Frauen haben einen höheren Bedarf an Vitamin A, um eine gesunde Entwicklung des Fötus gewährleisten und den eigenen Stoffwechsel aufrechthalten zu können."[29] Natürlich ist jeder Nährstoff in hohen Dosierungen problematisch. Vitamin A gehört zu den fettlöslichen Vitaminen und das Risiko einer Überdosierung sollte man ernst nehmen. Aber angesichts dessen, was wir über Mangelerscheinungen und die Unbedenklichkeit der natürlichen Variante dieses Vitamins wissen, kann man die weit verbreiteten Warnungen bezüglich dieses wertvollen Nahrungsmittels nicht mittragen. Die Leber gehört zu unseren wichtigsten Quellen für Vitamin A überhaupt. Tatsächlich stellt der Verzicht auf den Verzehr von Leber ein echtes Problem dar. In einer holländischen Studie mit 1.700 Frauen konnte nachgewiesen werden, dass alle Frauen, die Leber aßen, einen gesunden Vitamin A-Spiegel hatten. Von den Frauen, die keine Leber aßen, erreichten 70 % die empfohlene Tagesmenge nicht.[30] Diese Studie ist wichtig, weil sie das Augenmerk auf eine große Lücke in den regulären und offiziellen Empfehlungen zur Ernährung während der Schwangerschaft lenkt. Allgemein geht man davon aus, dass ein Vitamin A-Mangel nur in armen Ländern vorkommt, in denen die Frauen begrenzt Zugang zu Nahrungsmitteln haben. Diese Studie wurde aber in einem der reichsten Länder der Erde durchgeführt. In diesem Fall geht es nicht darum, dass der Zugang (oder die finanziellen Mittel) zu den Nahrungsmitteln fehlt, sondern darum, dass die Frauen bewusst davon abgehalten werden, diese Nahrungsmittel zu konsumieren.

Folgendes Zitat beschreibt sehr treffend die Diskrepanz zwischen Wissenschaft und Ernährungspolitik (und erklärt zum Teil den Irrsinn, dem sich schwangere Frauen ausgesetzt sehen, wenn es um die Ernährung geht): „Schwangeren Frauen und denen, die schwanger werden wollen, wird allgemein davon abgeraten, Leber und Lebererzeugnisse zu essen, dabei sind sie wichtige Quellen für natürliches Vitamin A. Dafür gibt es keine wissenschaftlichen Belege.“[31]

Nichtsdestotrotz empfehlen die offiziellen Richtlinien, auf so genannte „sichere“, also *pflanzliche*, Quellen für Vitamin A zurückzugreifen. Leider geht dieser Rat nach hinten los, denn pflanzliches Vitamin A ist nicht das Gleiche wie tierisches Vitamin A. Pflanzliche Nahrungsmittel wie Süßkartoffeln, Möhren und Grünkohl enthalten zwar Carotinoide (Provitamin A), aber kein echtes, vorgeformtes Vitamin A (Retinol). *Theoretisch* kann unser Körper das Provitamin A zwar in echtes Vitamin A (Retinol) umwandeln, aber die Umwandlungsrate variiert von Mensch zu Mensch und wird zum Teil durch genetische Faktoren beeinflusst.[32] Das am häufigsten diskutierte Carotinoid, Betacarotin, ist bis zu 28 mal weniger wirksam als Retinol.[33] Paradoxerweise gilt: Je mehr Betacarotin Sie essen, desto *weniger* wandeln Sie in Vitamin A um.[34] Das bedeutet, dass Sie unbedingt vorgeformtes Vitamin A zu sich nehmen sollten – zum Beispiel über Leber oder andere tierische Produkte – damit Sie und Ihr Baby ausreichend versorgt sind. Einfach nur mehr Möhren essen wird nicht genügen.

Nur wenige Gramm Leber ein- oder zweimal pro Woche reichen aus, um Ihren Bedarf an Vitamin A zu decken. Kombinieren Sie die Leber mit pflanzlichem Carotin und anderen Nahrungsmitteln, die Vitamin A enthalten (Weidebutter, tierische Fette aus artgerechter Haltung, Eigelb usw.). In Südafrika gibt es eine Gemeinschaft von Schafzüchtern, die im Durchschnitt 2 bis 3 Mal im Monat Schafsleber verzehrt und in der Vitamin A-Mangel äußerst selten ist – bei nur 6 % der Kinder und *keinem* der Erwachsenen dort wurde ein entsprechender Mangel festgestellt. Im Gegensatz hierzu stehen die Daten aus dem restlichen Südafrika, in dem Leber nur selten auf dem Speiseplan steht. Dort haben 64 % der Bevölkerung einen Vitamin A-Mangel.[35] Im Großen und Ganzen ist es von Vorteil, ab und zu Leber zu essen, die Vorteile überwiegen bei weitem die Nachteile. (Die eine Ausnahme bildet die Eisbärenleber, die so viel Vitamin A enthält, dass der Konsum für jeden Menschen schädlich wäre.[36] Daran müssen Sie aber nur denken, wenn Sie eine Expedition in die Arktis planen sollten.)

Wenn die Vorstellung Leber zu essen für Sie neu und unbekannt ist oder Sie den Gedanken daran einfach widerlich finden, sind Sie nicht allein. Früher war Leber ein fester Bestandteil eines jeden Speiseplans, aber die wenigsten von uns haben als Kind Leber gegessen. Wenn Sie sich erst langsam an den Geschmack gewöhnen wollen, können Sie Leber ganz einfach in Ihren Gerichten „verstecken“. Am besten gelingt das mit Hackfleisch. Im Anhang finden Sie meine Ideen, wie man Leber sehr effektiv in Rezepten wie Chili mit Rind, aber ohne Bohnen, Hackbraten aus Weidefleisch, Low-Carb Shepherd's Pie, zweimal gebackener Spaghetti Kürbis mit Hackbällchen und selbstgemachter Leberpastete verstecken kann. Außerdem können Sie auch mit Hühnerleber experimentieren, die einen milderen Geschmack hat als Rinderleber.

Bitte achten Sie beim Kauf unbedingt auf Qualität. Die Leber ist ein Entgiftungsorgan, die Giftstoffe entfernt und Nährstoffe einlagert. Daher sollten Sie ausschließlich Leber von gesunden, artgerecht aufgezogenen Tieren aus Weidehaltung kaufen. Der Vorteil ist, dass Leber – anders als Steak – sehr preisgünstig ist, gönnen Sie sich also die beste Qualität, die Sie finden können. Wenn Sie sich wirklich nicht überwinden können, Leber zu essen, gibt es noch die Möglichkeit, diese in getrockneter Form als Nahrungsergänzungsmittel einzunehmen.

Fleisch mit Knochen, langsam geschmortes Fleisch und Knochenbrühe

Ganz gleich, ob wir es nun mit Wild, Rind- und Schweinefleisch oder Geflügel zu tun haben, Fleisch ist besonders in der Schwangerschaft eine ungeheuer wichtige Nahrungsquelle. Es enthält vollständige Proteine, Mineralien, B-Vitamine, fettlösliche Vitamine und zahlreiche andere Nährstoffe, die man in anderen Nahrungsmitteln nicht so leicht findet.

Tierische Produkte enthalten die am besten verwertbaren Formen von Eisen und Zink.[37] Das erklärt, warum Vegetarier besonders häufig an Eisen- und Zinkmangel leiden.[38,39] Zu den Folgen eines Eisenmangels während der Schwangerschaft gehören Anämie der Mutter, Fehl- und Frühgeburten, Schilddrüsenbeschwerden und Entwicklungsstörungen im fetalen Gehirn. Zinkmangel wird mit einem erhöhten Risiko für Fehlgeburten, Frühgeburten, Wachstumshemmungen des ungeborenen Kindes, Totgeburten und Neuralrohrdefekten in Verbindung gebracht.[40]

Fleisch enthält außerdem viel Vitamin B6. 40 % der Frauen im gebärfähigen Alter in den USA haben einen Vitamin-B6-Mangel, obwohl dadurch das Risiko für Fehlgeburten, Frühgeburten, niedriges Geburtsgewicht und schlechte APGAR-Werte zum Zeitpunkt der Geburt steigt.[41,42] Zusätzlich müssen Sie wissen, dass nur tierische Nahrungsmittel Vitamin B12 enthalten, über dessen Bedeutung ich schon im Abschnitt über die Leber geschrieben habe. Es gibt noch viele andere Mikronährstoffe, die in großen Mengen in Fleisch enthalten sind und über andere Quellen nicht oder nicht ausreichend aufgenommen werden können. Für eine optimale pränatale Ernährung gehört Fleisch also zwingend dazu. Wenn man berücksichtigt, wie viele Nährstoffe in Fleisch enthalten sind, überrascht es nicht, dass das Geburtsgewicht von Babys, deren

Mütter in der späten Schwangerschaft nur wenig tierisches Protein konsumieren, deutlich zu niedrig ist.[43]

Aber die Vorteile des Fleischkonsums gehen weit über bloße Proteine, Vitamine und Mineralien hinaus. Bestimmte Arten von Fleisch und gezielte Zubereitung können den Nährwert dieses Lebensmittels noch steigern. Die Überschrift zu diesem Abschnitt habe ich bewusst gewählt. Ihre Großmutter weiß bestimmt noch, wie man eine Suppe selbst kocht, aber die meisten von uns gehen in den Supermarkt und holen sich „Brühe" vom Regal. Selbstgemachte Knochenbrühe entlastet nicht nur Ihre Geldbörse, sondern bringt viele wertvolle Nährstoffe für Sie auf den Speiseplan, die woanders nur schwer zu finden sind. Traditionelle Kulturen haben nicht nur Hühnerbrust ohne Haut und Knochen gegessen und den Rest des Tieres entsorgt. Sie haben auch Innereien und Schwarte verzehrt und Knochen und Haut zu Brühe verarbeitet.

Die moderne Forschung hat uns gezeigt, dass wir diese tradierte Praxis wieder in unser Leben integrieren sollten. Knochen, Haut und Bindegewebe eines Tieres enthalten sehr viel Protein, Gelatine, Kollagen, Glycin und Mineralien. Knochen enthalten mehr Mineralien pro 30 g Gewicht als alle anderen Körpergewebe. Wenn Sie einen großen Topf Knochenbrühe zubereiten, wird ein Teil dieser Mineralien an die Flüssigkeit abgegeben und reichert diese mit Kalzium, Magnesium, Eisen, Zink, Kalium und vielen Spurenelementen an. Stellen Sie sich die Knochenbrühe als eine Art Sportlergetränk vor, mit dem Sie Ihren Elektrolyten-Haushalt im Gleichgewicht halten können.

Knochenbrühe und langsam geschmortes Fleisch liefern auch Gelatine und Kollagen, die uns mit der Aminosäure Glycin versorgen. In herkömmlichen Ernährungsratgebern wird dieser Aminosäure kein großer Stellenwert eingeräumt, weil sie zu den „bedingt essenziellen" Aminosäuren gehört, die der Körper aus anderen Aminosäuren selbst herstellen kann. Die Zeit der Schwangerschaft ist jedoch ein Sonderfall, d. h. hier wird besonders viel Glycin benötigt. Forscher haben festgestellt, dass „der Bedarf an Glycin in der Schwangerschaft sehr wahrscheinlich über das hinausgeht, was der Körper produzieren kann. Die Aussage, dass sie nicht essenziell ist, trifft deswegen nur *bedingt* zu."[44]

Glycin wird unter anderem für die Synthese der fetalen DNA und Kollagen benötigt. Besonders in der späten Schwangerschaft sollten Sie viel davon konsumieren, weil das Baby jetzt sehr schnell wächst. Knochen, Bindegewebe, Organe und Haut entwickeln sich rasant und benötigen sehr viel Glycin dafür. In einer Studie wird es so formuliert: „In den späten Stadien der Schwangerschaft ist die endogene [d. h. die Menge, die Ihr Körper aus anderen Aminosäuren herstellen kann] Produktion von Glycin u. U. nicht ausreichend, um den wachsenden Bedarf zu decken."[45]

Darüber hinaus ist *Ihr* Körper genauso von Glycin abhängig wie Ihr Baby auch. Ihre Gebärmutter und Ihre Brüste werden größer und Ihre Haut muss dehnbar werden. Dafür brauchen Sie Glycin. Tatsächlich enthält Ihre Gebärmutter gegen Ende der Schwangerschaft 800 % mehr Kollagen als davor.[46] Es ist durchaus denkbar, wenn auch nicht garantiert, dass der Verzehr von adäquaten Mengen Glycin Schwangerschaftsstreifen verhindern kann, wenn man bedenkt, dass Kollagen zu einem Drittel seines Gewichts aus Glycin besteht.[47]

Fettarmes Fleisch, Geflügel ohne Haut, Milchprodukte und pflanzliche Proteine enthalten nur wenig Glycin. Wenn Sie Ihr Protein ausschließlich über diese Nahrungsmittel aufnehmen, laufen Sie Gefahr, zu viel Methionin aufzunehmen. Methionin ist eine Aminosäure, die gespeichertes Glycin abbaut und in großen Mengen toxisch ist. Zu viel Methionin wurde mit hohen Homocystein-Werten (einem Entzündungsmarker), Neuralrohrdefekten, Präeklampsie, spontanen Fehlgeburten und Frühgeburten in Verbindung gebracht.[48] Ein Wissenschaftler erklärt: „Wenn die Aufnahme von Methionin über die Ernährung nicht angemessen ist, kann sowohl die kurzfristige Fortpflanzungsfähigkeit beeinträchtigt sein, als auch langfristig die physiologische Funktionsfähigkeit der Nachkommen. Zum Abbau von überschüssigem Methionin wird Glycin benötigt, was zu Mangelerscheinungen führen kann."[49]

Knochenbrühe, langsam geschmortes Fleisch (zum Beispiel Schmorbraten oder Pulled Pork), Geflügel mit Haut und Knochen (Hühnerflügel, Schenkel oder ein ganzes Hähnchen), Schweinschwarte, Speck, Wurst und Hackfleisch (wird oft aus zäherem Fleisch hergestellt) sind ausgezeichnete Quellen für Glycin. Eine weitere Möglichkeit bietet die Einnahme von Gelatine in Pulverform oder Kollagenpulver, die von Natur aus sehr viel Glycin enthalten (hier ist natürlich nicht die gesüßte Gelatine gemeint!).

Die Folgen einer unzureichenden Glycinzufuhr in der Schwangerschaft konnten anhand von Tierversuchen nachgewiesen werden. Es gibt nur wenige Untersuchungen an Menschen zu diesem Thema, weil es ethisch nicht vertretbar wäre, schwangeren Frauen gezielt essenzielle Nährstoffe vorzuenthalten. Dafür hat man Versuche mit Laborratten durchgeführt.

Dabei hat sich gezeigt, dass die Nachkommen von Ratten mit einer eiweißarmen Ernährung Herz-Kreislauf-Erkrankungen und Bluthochdruck haben. Wird das Futter dieser Ratten jedoch mit Glycin angereichert, bleibt diese Entwicklung aus. Die Forscher bemerken, dass „die Verfügbarkeit von Glycin für die normale kardiovaskuläre Entwicklung von entscheidender Bedeutung zu sein scheint".[50] Das könnte auf die Beteiligung des Glycins am Folat-Stoffwechsel zurückzuführen sein.[51] Oder auf die Tatsache, dass Glycin für die Herstellung von Elastin benötigt wird. Dabei handelt es sich um ein strukturelles Protein, das die Blutgefäße dehnbar und geschmeidig macht.

Außerdem schützt Glycin vor oxidativem Stress, einem Markenzeichen der Präeklampsie, wirkt blutdrucksenkend und ist an der Blutzuckerregulierung beteiligt. Das konnte anhand von Studien belegt werden.[52] Bei Frauen mit Präeklampsie wird weniger Glycin über den Urin ausgeschieden, was darauf hindeutet, dass der Bedarf an Glycin erhöht ist oder die mütterlichen Speicherkapazitäten erschöpft sind.[53] Zusätzlich konnte „bei frühgeborenen Kindern ein niedriger Glycin-Status beobachtet werden".[54]

Wir wissen auch, dass Cholin und Glycin an denselben körperlichen Funktionen beteiligt sind, nämlich an der Methylierung. Durch eine optimale Methylierung wird sichergestellt, dass sich die Gene Ihres Kindes so entwickeln, wie sie sollen.[55] Mit anderen Worten: Die gesunde Entwicklung Ihres Babys hängt davon ab, ob Sie diese beiden Nährstoffe zu sich nehmen oder nicht. Wird der Bedarf nicht über die Nahrung gedeckt, kann Cholin im Körper zu Glycin umgewandelt werden. Voraussetzung dafür ist aber, dass auch die Mutter genügend Cholin zur Verfügung hat, einen Nährstoff, von dem die meisten Frauen noch nicht einmal wissen, dass er existiert.

Glycin wird außerdem zur Herstellung von Glutathion benötigt, eines der wichtigsten Enzyme zur Entgiftung des Körpers. Dieses Enzym sorgt dafür, dass schädliche Substanzen, denen wir tagtäglich begegnen, auf natürliche Art und Weise aus dem Körper entfernt werden. Es gibt eine Reihe von toxischen Substanzen, die das Risiko von Geburtsfehlern und Komplikationen in der Schwangerschaft erhöhen. Es lohnt sich also, das Augenmerk auf Nährstoffe zu lenken, die den Körper bei der Entgiftung unterstützen.[56] In Kapitel 10 werde ich näher auf die negativen Auswirkungen verschiedener Toxine eingehen.

Natürlich ist die Menge des Glycins, das Sie während der Schwangerschaft einnehmen, der entscheidende Faktor. Ich kann nicht genug betonen, welch wichtige Rolle Glycin für Sie und Ihr heranwachsendes Baby spielt. Es trägt nicht nur zu einer gesunden Entwicklung der Gebärmutter bei, sondern auch zu einer gesunden DNS und einem starken Herz-Kreislauf-System bei Ihrem Baby. Sie können guten Gewissens nahrhafte Suppen, Pulled Pork und Schmorbraten essen, denn Sie geben Ihrem Baby alles, was es für eine gesunde Entwicklung benötigt.

Für alle tierischen Produkte gilt natürlich: Kaufen Sie ausschließlich Fleisch und Knochen von Tieren aus artgerechter Weidehaltung. Diese sind oft etwas teurer, aber Sie können die Kosten abfedern, indem Sie nicht die erlesenen, zarten Fleischstücke (zum Beispiel Filetsteak) kaufen, sondern auf die sogenannten minderwertigen Teile (die übrigens nicht nur billiger sind, sondern auch *mehr* Glycin enthalten) zurückgreifen. *Ich ziehe diese Fleischstücke sogar vor*, weil sie schmackhafter sind und auch einfacher zubereitet werden können (ein Pulled Pork kann man nicht ruinieren, bei zarten Schweinekoteletts sieht das schon anders aus). Der Bedarf an Weidefleisch steigt und heutzutage gehört es oft schon zum Standardsortiment vieler Supermärkte. Kaufen Sie klug ein und stocken Sie Ihren Tiefkühlvorrat auf, sobald es frisches Weidefleisch im Angebot gibt. Fragen Sie Ihren Fleischer vor Ort, ob er Ihnen Fleisch- und Suppenknochen zu einem günstigen Preis verkaufen kann. Eine weitere Option ist der Einkauf direkt beim Bauern. Vielleicht können Sie mit anderen Interessenten eine Großbestellung aufgeben, das spart meistens enorm an Kosten. Sollte für Sie überhaupt nicht in Frage kommen, müssen Sie wissen, dass Fleisch aus konventioneller Haltung *ebenfalls* ein wertvolles Nahrungsmittel ist. Sie werden auch mit konventionellem Fleisch alle ernährungsbedingten Bedürfnisse Ihres Babys erfüllen können, die Sie mit einer fleischlosen Ernährung nicht abdecken könnten.

Gemüse und grünes Blattgemüse

Für schwangere Frauen ist grünes Blattgemüse das Nahrungsmittel par excellence, denn es enthält Vitamine, Mineralien und Antioxidantien in hochkonzentrierter Form. Grüne Blattgemüse sind – ernährungsphysiologisch betrachtet – echte kleine Kraftpakete. Forscher haben allein im Grünkohl 45 verschiedene Flavonoide entdeckt. Flavonoide haben eine antioxidative Wirkung.

Grüne Blattgemüse enthält große Mengen an Folat, was besonders viel Sinn ergibt, wenn man weiß, dass der Begriff „Folat" von dem englischen Wort „foliage" (Blatt) abgeleitet wird. Die beiden anderen Hauptquellen sind Leber und Hülsenfrüchte. Blattgemüse enthält außerdem Vitamin C, Betacarotin, Ballaststoffe, viele B-Vitamine und andere Nährstoffe, die für einen gesunden Kollagenstoffwechsel wichtig sind. Beides trägt zu einer gesunden Entwicklung Ihres Babys bei und hält auch das Gewebe in *Ihrem* ständig wachsenden Uterus und in der dehnbaren Bauchdecke fit.

Außerdem enthält grünes Blattgemüse viel Vitamin K1, das in der Blutgerinnung eine wichtige Rolle spielt und starken Blutungen nach der Entbindung vorbeugen kann. Zusätzlich sind darin auch zwei wichtige Nährstoffe vorhanden, die bei manchen Frauen die typische Schwangerschaftsübelkeit verhindern oder auch lindern können: Vitamin B6 und Magnesium. Zu guter Letzt versorgt grünes Blattgemüse sie mit dem Elektrolyt Kalium, das den Blutdruck reguliert und Wassereinlagerungen (Schwellungen) verhindert.

Bitte denken Sie daran, dass die in Gemüse enthaltenen Nährstoffe – allen voran die Antioxidantien und die fettlöslichen Vitamine – am besten zusammen mit etwas Fett gegessen werden. Seien Sie großzügig und verwenden Sie beim Kochen Weidebutter, Kokosöl, Olivenöl, Avocado, Nüsse und andere gesunde Fette.[57]

Manche Nährstoffe wirken am effektivsten, wenn sie in rohem Gemüse verzehrt werden (zum Beispiel Vitamin C), während andere sich am besten in gekochtem Gemüse entfalten können (zum Beispiel Betacarotin).[58] Aus diesem Grund empfehle ich, gekochtes und rohes Gemüse zu kombinieren. Kaufen Sie, wann immer möglich, Gemüse aus kontrolliert biologischem Anbau, um Rückstände aus Pestiziden zu vermeiden.[59] Vielleicht finden Sie einen Hofladen in Ihrer Nähe oder einen Bauern, von dem Sie Gemüse direkt kaufen können. So können Sie sicher sein, dass alles frisch ist und noch viele Nährstoffe enthält. Außerdem haben Sie so die Möglichkeit, direkt nachzufragen, ob und welche Pestizide auf dem Hof eingesetzt werden. Oft sind die regional und saisonal angebotenen Produkte auch deutlich billiger. Wenn Sie keinen Zugang zu biologisch angebauten Produkten haben, oder diese für Sie zu teuer sind, sollten Sie trotzdem viel Gemüse essen. Konventionell angebautes Gemüse ist besser als gar keins.

Lachs, öliger Fisch und Meeresfrüchte

Seit wir wissen, dass Fisch häufig mit Quecksilber und anderen Giftstoffen belastet ist, wird schwangeren Frauen oft gesagt, dass sie in der Schwangerschaft keinen Fisch essen sollen oder zumindest nicht mehr als 350 g pro Woche. Quecksilber hat eine toxische Wirkung auf das Nervensystem und kann sich nachteilig auf die Gehirnentwicklung des Fötus auswirken. Deshalb folgen viele der Logik, dass man die Quecksilberbelastung des Babys auf ein Minimum reduzieren kann, indem man den Konsum von Fisch und Meeresfrüchten drastisch senkt.

Leider handelt es sich hier um eine Fehlinformation. Richtig ist, dass es *bestimmte* Fischarten gibt, die oft mit hohen Quecksilbermengen kontaminiert sind und deshalb gemieden werden sollten. Dazu gehören Schwertfisch, Königsmakrele, Torpedobarsch und Haifisch; der Konsum von Thunfisch sollte auf weniger als 150 g pro Woche begrenzt werden. Viele andere Fischsorten sind auch für Schwangere völlig ungefährlich, selbst wenn sie kleine Mengen an Quecksilber enthalten. Dafür gibt es einen besonderen Grund: Fisch ist reich an dem Spurenelement Selen, das sich an Quecksilber bindet und es für den menschlichen Körper ungefährlich macht.[60]

In einer der am besten konzipierten Studien über Fischkonsum während der Schwangerschaft und dessen Wirkung auf die neuronale Entwicklung des Kindes mit fast 12.000 Mutter-Kind-Paaren konnte nachgewiesen werden, dass der Verzehr von *mehr als* 350 g Fisch pro Woche mit einem deutlich höheren IQ und besseren kommunikativen Fähigkeiten des Kindes in Verbindung gebracht werden kann. Am *schlechtesten* schnitten die Kinder ab, deren Mütter während der Schwangerschaft überhaupt keinen Fisch oder Meeresfrüchte gegessen hatten. Diese Kinder neigten eher zu Störungen in der Feinmotorik, der sozialen Entwicklung und den kommunikativen Fähigkeiten.[61] Obwohl die Mütter zusammen mit dem Fisch auch mehr Quecksilber zu sich nahmen, schienen die Vorteile einer solchen Ernährung (und die Quecksilber-bindende Funktion des Selens) die gesundheitlichen Risiken auszugleichen.

Dennoch schadet es nicht zu wissen, welche Fischarten und Meeresfrüchte stark oder wenig mit Quecksilber belastet sind. Es hört sich zu einfach an, um sichere Richtwerte zu liefern, aber in der Tat lässt sich die Belastung am besten an der Größe des Fischs erkennen.[62] Größere Fischarten, die länger leben und kleinere Fische und andere Meeresfrüchte fressen, sind in der Regel stärker mit Quecksilber belastet. Der Rotlachs zum Beispiel wiegt weniger als sieben Kilogramm, wird ungefähr sieben Jahre alt und ist eine gesunde Wahl. Der Weiße Thunfisch dagegen bringt bis zu 60 Kilogramm auf die Waage, lebt bis zu 13 Jahre und ist dementsprechend mehr belastet. Ich hoffe sehr, dass diese wenig bekannten Fakten über die Zusammenhänge zwischen Fischgröße, Selen und Quecksilberbelastung viele der Vorurteile zu diesem Thema abbauen können.

Kaltwasserfische sind aufgrund ihres hohen Gehalts an der Omega-3-Fettsäure DHA für Schwangere und das heranwachsende Gehirn des Babys besonders gesund. Ölige Fische wie Lachs, Hering und Sardinen (plus Fischeier, der sogenannte „Rogen“) enthalten besonders viel DHA und sind kaum mit Quecksilber belastet. Ich werde in Kapitel 6 näher darauf eingehen und erklären, warum es so wichtig ist, diesen wertvollen Nährstoff über die Nahrung oder Nahrungsergänzungsmittel aufzunehmen.

Abgesehen von ihrem DHA-Gehalt gehören fetter Fisch und Meeresfrüchte zu den wenigen Nahrungsmitteln, die reich an Vitamin D sind. Viele schwangere Frauen haben einen Vitamin D-Mangel.[63] Fisch und Meeresfrüchte enthalten außerdem viele Spurenelemente wie Jod, Zink und Selen. In der Schwangerschaft steigt der Bedarf an Jod um 50 % an und viele Schwangere haben einen Mangel.[64] Jod ist wichtig für die gesunde Schilddrüsenfunktion von Mutter und Kind und unterstützt die gesunde Entwicklung des Gehirns. Nach Angaben des *Journal oft the American Medical Association* „ist Jod-Mangel nach wie vor weltweit die Ursache Nummer eins für vermeidbare intellektuelle Entwicklungsstörungen“.[65] Der Verzehr von Meeresfrüchten und insbesondere von Algen, Muscheln, Kabeljau, Garnelen, Sardinen und Lachs bietet eine gute Möglichkeit, den persönlichen Bedarf an Jod zu decken.

Was die Qualität betrifft, sollten Sie möglichst Fische aus Wildfang kaufen, denn Zuchtfische sind häufig mit PCB, Dioxinen und anderen unerwünschten Stoffen kontaminiert.[66] Der Einsatz von Antibiotika ist in der Aquakultur noch weit verbreitet und deshalb können Zuchtfische zusätzlich mit antibiotikaresistenten Bakterien belastet sein.[67,68] Damit steigt das Risiko für schwer zu therapierende Infektionen, die vor allem in der Schwangerschaft eine ernste Gefahr darstellen können. Mit wenigen Ausnahmen enthält Fisch aus Wildfang in der Regel mehr DHA als Fisch aus Aquakultur.[69]

Vollmilchprodukte und fermentierte Milchprodukte

Zunächst möchte ich klarstellen, dass meiner Meinung nach nicht jeder Mensch Milchprodukte essen muss. Sie sind nicht die einzige Kalziumquelle in der Nahrung, aber wenn Sie Milchprodukte gut vertragen, spricht nichts dagegen, sie in die Ernährung miteinzuplanen. Milchprodukte liefern nicht nur Kalzium, sondern auch Protein, fettlösliche Vitamine (A, D, E und K), bestimmte B-Vitamine, Probiotika und Jod.

Ich möchte hier besonders auf Vitamin K2 eingehen, das in Milchprodukten zwar reichlich vorhanden ist, aber ansonsten leider nicht. Dieses Vitamin ist nicht zu verwechseln mit Vitamin K1, das vor allem in Pflanzen in großen Mengen vorkommt. Vitamin K2 wirkt in Kombination mit Vitamin A und D und unterstützt im Körper den Mineralstoffwechsel. Hier hat es die Aufgabe, die Minerale dorthin zu schleusen, wo sie gebraucht werden – sprich in die Knochen und Zähne – und nicht in die Weichteile. Wie Sie sich vorstellen können, formt sich das Skelett Ihres Babys bereits in der Gebärmutter und diese Vitamine bieten zusammen mit Kalzium und anderen Mineralen die beste Nährstoffgrundlage für starke Knochen. Auch für *Ihre eigene* Knochengesundheit spielt Vitamin K2 eine wichtige Rolle. Wenn Sie in der Schwangerschaft nicht genügend Nährstoffe zu sich nehmen, „borgt" sich der Körper diese einfach von Ihnen, um das Kind damit zu versorgen. Das wiederum heißt, dass Sie im Laufe der Schwangerschaft einen Nährstoffmangel entwickeln können, der zu gesundheitlichen Problemen führen kann. Auch die schwangerschaftsassoziierte Osteoporose (Erweichung der Knochen) zählt hier dazu, was fälschlicherweise häufig auf einen Kalziummangel zurückgeführt wird. Das Beschwerdebild konnte allerdings mit einer Vitamin K2-Supplementierung rückgängig gemacht werden.[70]

Die positiven Auswirkungen von Vitamin K2 sind nicht nur auf die Knochengesundheit beschränkt. Zu den Nebeneffekten eines gesunden Vitamin-K2-Haushalts gehört auch eine gesteigerte Insulinsensitivität. Das bedeutet, dass eine ausreichende Zufuhr an Vitamin K2 Ihnen auch bei der Regulierung des Blutzuckers helfen kann.[71] Wie Sie aus dem letzten Kapitel wissen, ist ein gesunder Blutzuckerspiegel für alle Schwangeren wichtig, ganz egal, ob ein Schwangerschaftsdiabetes vorliegt oder nicht.

Milchprodukte sind auch wichtige Jodquellen, weil Milchkühen in der Regel Jod gegeben wird, damit sie fruchtbar bleiben. Außerdem wird Jod zur Desinfektion der

Euter vor dem Melken verwendet. Für Frauen, die keinen Fisch oder Meeresfrüchte essen, sind Milchprodukte und Eier die wichtigsten Jodquellen.[72]

Auch hier zählt die Qualität. Wenn Sie Milch und Milchprodukte von Kühen aus Weidehaltung kaufen, können Sie sicher sein, dass diese mehr fettlösliche Vitamine und weniger Pestizide enthalten (weil die Kühe Gras anstelle von Mais oder Soja fressen). Milchprodukte aus biologischer Haltung sind die nächstbeste Option, weil diese Tiere nicht zwingend mit Gras, sondern lediglich mit Futter aus biologischem Anbau gefüttert werden (fragen Sie nach, wenn Sie nicht wissen, woher Ihre Milch stammt). Die beste Variante bieten Milchprodukte von Kühen, die auf naturbelassenen, biologischen Wiesen grasen dürfen. Natürlich müssen Sie Vollmilchprodukte kaufen, wenn Sie die fettlöslichen Vitamine haben wollen.

Zusätzlich empfehle ich Ihnen den Verzehr von fermentierten Milchprodukten wie Joghurt, Kefir und gereifter Käse. Fermentierte Milchprodukte enthalten besonders viel Vitamin K2, weil dieses während der bakteriellen Fermentation gebildet wird. Allein diese Bakterien, die wir auch unter dem Begriff Probiotika kennen, haben viele gesundheitliche Vorteile. Tatsächlich hat man festgestellt, dass die Kinder von Müttern, die während der Schwangerschaft fermentierte Milchprodukte aßen, weniger häufig an Ekzemen und allergischer Rhinitis (Heuschnupfen) leiden.[73] Der regelmäßige Verzehr fermentierter Milchprodukte kann außerdem das Risiko einer Frühgeburt senken.[74]

Auch wenn Sie eine Laktoseintoleranz haben, vertragen Sie vielleicht ohne Probleme Butter, Sahne, griechischen Joghurt aus Vollmilch und gereiften Käse. Diese Milchprodukte enthalten von Natur aus wenig Laktose. Man weiß noch nicht warum, aber manche Frauen berichten, dass sie während der Schwangerschaft ohne Probleme Milchprodukte essen konnten, obwohl sie eigentlich eine Unverträglichkeit haben. Sollte das auf Sie nicht zutreffen, werde ich in Kapitel 6 näher auf alternative Quellen für Probiotika, Calcium, Vitamin D und andere Nährstoffe eingehen.

Die Herausforderungen einer vegetarischen Ernährung während der Schwangerschaft

Ihnen ist sicher schon aufgefallen, dass es sich bei allen Nahrungsmitteln, die hier besprochen wurden, um tierische Lebensmittel handelt, mit der Ausnahme von Gemüse. In traditionellen Kulturen wurden diese „Nahrungsmittel für die Fruchtbarkeit“ sehr hochgeschätzt und das aus gutem Grund. Sie enthalten alle wichtigen Nährstoffe, die das Baby für eine gesunde Entwicklung braucht, die Gesundheit der Mutter während der Schwangerschaft fördern und nach der Entbindung für eine rasche Genesung der Mutter und gesunde Muttermilch sorgen. Untersuchungen in modernen Jäger- und

Sammlerkulturen weltweit schlussfolgern, dass tierische Nahrungsmittel zwischen 55 und 65 % der Kalorien in deren Nahrung ausmachen.[75] Das stimmt mit den Erkenntnissen von Dr. Weston Price überein, der im Rahmen seiner Untersuchungen im frühen 20. Jahrhundert auf dem ganzen Erdball keinen einzigen traditionell lebenden Stamm finden konnte, dessen Mitglieder sich rein pflanzlich ernährten.[76] Die Nährstoffe einer ausgewogenen, omnivoren Ernährung durch rein pflanzliche Nahrung zu ersetzen hat sich als großes Dilemma erwiesen. Nahrungsergänzungsmittel können den eigentlichen Bedarf nur teilweise abdecken und nicht jeder tierische Nährstoff ist als Nahrungsergänzungsmittel erhältlich. Außerdem werden diese Nahrungsergänzungsmittel häufig nicht so effizient vom Körper aufgenommen oder dem Körper in Synergie mit anderen Nährstoffen zur Verfügung gestellt, wie es bei natürlichen Nahrungsmitteln der Fall ist. Ich werde oft zu dem Thema vegetarische Ernährung in der Schwangerschaft gefragt und werde deshalb ausführlich darauf eingehen. In Kürze zusammengefasst kann man sagen, dass folgende Nährstoffe nur sehr schwer über eine vegetarische Ernährung aufgenommen werden können: Vitamin B12, Cholin, Glycin, vorgeformtes Vitamin A (Retinol), Vitamin K2, DHA, Eisen und Zink. Wenn Sie sich ausschließlich vegan ernähren und gar keine tierischen Produkte verzehren – kein Fleisch, Geflügel, Fisch, Milchprodukte oder Eier – ist es praktisch unmöglich, bestimmte Nährstoffe allein über die Ernährung zuzuführen. Aus Gründen der Praktikabilität definiere ich eine vegetarische Ernährung in diesem Buch als eine, in der keine tierischen Produkte mit der Ausnahme von Milchprodukten und Eiern (Ovolacto-Vegetarier) verzehrt werden. Im folgenden Abschnitt möchte ich erörtern, warum eine vegetarische Ernährung vielleicht nicht die optimale Ernährung für Sie und Ihr Baby ist.

Vitamin B12

Vitamin B12 spielt für die Entwicklung des Fötus eine entscheidende Rolle und kommt nur in tierischen Nahrungsmitteln vor. Vitamin B12 wird für die Methylierung benötigt, einem Prozess, der an der Genexpression, der Zelldifferenzierung und der Organbildung beteiligt ist.[77] Unschwer lässt sich erkennen, dass die Methylierung für die gesunde fetale Entwicklung unabdingbar ist. Ohne Vitamin B12 steigt das Risiko von Fehlgeburten, Neuralrohrdefekten und Frühgeburten.[78,79] Im Durchschnitt haben 62 % aller Schwangeren einen Vitamin-B12-Mangel, während dieser bei omnivoren Schwangeren eher selten zu beobachten ist.[80]

In einer Studie wurden der Vitamin-B12-Spiegel im Blut und die Marker des Vitamin-B12-Status einschließlich Homocystein im ersten, zweiten und dritten

Trimester von vegetarischen Frauen (Ernährung ohne Fleisch, aber mit Eiern und Milchprodukten), Frauen, die nur wenig Fleisch (< 300 g pro Woche) und omnivoren Frauen verglichen.[81] Die Kombination von niedrigem Vitamin-B12-Serumspiegel und hohen Homocystein-Werten stellte sich als besonders schädlich heraus, weil es die Verfügbarkeit von Folat negativ beeinflusst und die Myelin-Synthese beeinträchtigt. Beide spielen für die Entwicklung eines gesunden Nervensystems eine wichtige Rolle.[82] Dieses Muster konnte bei 22 % der Vegetarierinnen, 10 % der Frauen mit wenig Fleischkonsum und 3 % bei den Omnivoren beobachtet werden. Anders gesagt: Obwohl vegetarische Frauen ihren Bedarf an Vitamin B12 über die Ernährung abdecken könnten (durch Eier und Milchprodukte), ist bei Frauen, die nicht genug Fleisch essen, das Risiko eines Vitamin-B12-Mangels erhöht. Das Interessante an dieser Studie ist, dass die empfohlene Tagesmenge für Vitamin B12 allein über die Ernährung bei 60 % der Vegetarierinnen, 94 % der Frauen mit wenig Fleischkonsum und zu 100 % der omnivoren Frauen erreicht werden konnte, ein Mangel aber trotzdem relativ weit verbreitet war. Diese und andere Studien haben gezeigt, dass die empfohlene Tagesmenge für Vitamin B12 zu niedrig angesetzt wird. Wie bereits erwähnt, legen aktuelle Forschungsergebnisse nahe, dass die empfohlene Tagesmenge in der Schwangerschaft für dieses Vitamin nicht ausreichend ist und um ein Dreifaches höher sein müsste.[83] Im Klartext heißt das, dass der gelegentliche Verzehr von Eiern oder Milchprodukten in Kombination mit einem handelsüblichen Vitaminpräparat (das „100 %“ der empfohlenen Tagesmenge an Vitamin B12 liefern soll) oder mit Vitamin B12 angereicherten Nahrungsmitteln nicht ausreicht. Das Defizit muss entweder mit genügend tierischen Nahrungsmitteln und/oder einem zusätzlichen Vitamin-B12-Supplement ausgeglichen werden.

Ein Vitamin-B12-Mangel ist bereits *während* der Schwangerschaft problematisch, wird aber auch in der Stillzeit für viele Frauen zu einer großen Herausforderung. Das liegt daran, dass Frauen mit einem Vitamin-B12-Mangel diesen über die Muttermilch weitergeben. In der medizinischen Literatur gibt es zahlreiche Fallstudien zu schweren Mangelerscheinungen und den daraus resultierenden Entwicklungsverzögerungen, wie zum Beispiel Wachstumsstörungen und motorische Beschwerden – die zum Teil *irreversibel* sind – bei ausschließlich gestillten Säuglingen von Frauen, die sich vegetarisch oder vegan ernährten.[84] Wenn wir darüber nachdenken, was eine optimale pränatale Ernährung ausmacht, müssen wir alle Nährstoffe berücksichtigen, die Ihr Baby für eine gesunde Entwicklung im Mutterleib *und* nach der Geburt braucht. Eine Ernährung, die Ihnen während der Schwangerschaft alle nötigen Nährstoffe liefert, sollte diese auch für eine gesunde und nahrhafte Muttermilch zur Verfügung stellen. Bis vor ca. 150 Jahren gab es keine künstliche Babynahrung (die erste wurde 1865 entwickelt) und das Stillen war keine Frage der persönlichen Einstellung, sondern notwendig für das Überleben des Säuglings. Das kann vielleicht auch erklären, warum traditionelle Kulturen vor, während und nach der Schwangerschaft so viel Wert auf tierische Nahrungsmittel legen. Eine ausführliche Diskussion zum Thema Stillen finden Sie in Kapitel 12.

Es gibt vegetarische und vegane Frauen, die Ihren Lebensstil aus ethischen Gründen so gewählt haben und in der Schwangerschaft ausnahmsweise Austern essen, die viel Vitamin B12 enthalten. Austern haben kein zentrales Nervensystem und können somit keine Schmerzen empfinden.[85] Austern enthalten sehr, sehr viel Vitamin B12, selbst eine kleine Portion von 30 g entspricht mehr als der empfohlenen Tagesmenge. Weitere gute Lieferanten für Vitamin B12 habe ich bereits in diesem Kapitel besprochen.

Cholin

Cholin ist nicht nur für die Entwicklung des fetalen Gehirns erforderlich, sondern auch für die normale Plazentafunktion. Er beugt Neuralrohrdefekten vor und wirkt sich ähnlich günstig aus wie Folat.[86] Wie wir bereits gesehen haben, sind die zwei wichtigsten Quellen für Cholin Eigelb und Leber. Wenn Sie sich vegetarisch ernähren und auch Eier essen, kann es sein, dass Sie genügend Cholin zu sich nehmen, bei einer veganen Ernährung ist das aber wahrscheinlich nicht der Fall. Menschen, die Eier essen, nehmen im Durchschnitt doppelt so viel Cholin auf wie Menschen, die keine Eier essen.[87] In der Schwangerschaft sollten Sie mindestens 450 mg Cholin pro Tag einnehmen. Ein Ei mit Eigelb enthält 115 mg und 30 g Rinderleber 119 mg. Zu den wichtigsten pflanzlichen Quellen gehören einige Gemüsesorten aus der Familie der Kreuzblütler, Hülsenfrüchte und bestimmte Nüsse. Trotzdem liegen die Konzentrationen hier deutlich unter denen von tierischen Nahrungsmitteln. Man muss sich schon sehr anstrengen, wenn man 450 mg täglich allein über eine vegane Ernährung einnehmen will. Für ein besseres Verständnis: Eine halbe Tasse gekochte Pintobohnen, Rosenkohl oder Brokkoli enthält ca. 30 mg Cholin, eine halbe Tasse Quinoa oder Joghurt 20 mg, 2 Esslöffel Erdnussbutter 20 mg, und eine Viertel Tasse Mandeln 18 mg. Soja enthält ebenfalls Cholin (eine halbe Tasse Tofu liefert 35 mg), ich rate aber besonders Schwangeren davon ab, zu viel Tofu zu verzehren. Die Gründe dafür werde ich in Kapitel 4 erörtern. Eine echte Alternative bieten Nahrungsergänzungsmittel wie Cholin-Bitartrat und Sonnenblumenlecithin.

Wir müssen auch berücksichtigen, dass wir für Cholin aktuell eine Tagesmenge von 450 mg empfehlen, neuere Forschungen aber darauf hinweisen, dass „eine Zufuhr an Cholin während der Schwangerschaft, die über die empfohlene Tagesmenge hinausgeht, Vorteile für Mutter und Kind bringen kann".[88]

Studien, in denen schwangere Frauen mit 930 mg Cholin täglich supplementiert wurden, haben eine positive Wirkung auf die fetale Entwicklung und die Funktion der Plazenta nachweisen können.[89,90] Die hohe Tagesmenge wirkt sich auf die Entwicklung des Gehirns besonders positiv aus. Eine neue, gut angelegte Studie untersuchte die Auswirkung einer pränatalen Ernährung mit 480 mg Cholin täglich im Vergleich zu einer pränatalen Ernährung mit 930 mg Cholin täglich auf die Entwicklung des Gehirns beim Säugling. Die Säuglinge wurden im Alter von vier, sieben, zehn und dreizehn Monaten untersucht. In allen Zeiträumen war die Reaktionszeit bei den Säuglingen, deren Mütter 930 mg Cholin täglich eingenommen hatten, signifikant schneller als bei der Kontrollgruppe.[91] Es zahlt sich also aus, viel Cholin einzunehmen. Frauen, die eine MTHFR-Mutation haben – immerhin tritt diese genetische Variation bei 60 % der Bevölkerung auf – haben unter Umständen einen deutlich höheren Bedarf an Cholin als die aktuell empfohlene Tagesmenge.[92] Das macht eine vegetarische Ernährung oder eine ohne Eier für Frauen mit MTHFR-Mutation besonders riskant.

Glycin

Glycin ist in besonders großen Mengen in Kollagen enthalten und Kollagen wiederum gehört zu den wichtigsten Proteinen im menschlichen Körper. Bei Glycin handelt es sich um eine in der Schwangerschaft „bedingt essenzielle" Aminosäure, das heißt, Sie müssen diese *über die Nahrung* aufnehmen, damit sich Skelett, Zähne, innere Organe, Haut und Nägel Ihres heranwachsenden Babys gut entwickeln können. Außerdem ist sie wichtig, um die hohen Anforderungen einer Schwangerschaft an Ihren Körper zu meistern: Glycin unterstützt das Herz-Kreislauf-System, die Elastizität der Haut, die größer werdende Gebärmutter und die Plazenta. Auch bei der Methylierung spielt Glycin eine Schlüsselrolle, vergleichbar mit der von Folat, Cholin und Vitamin B12. In der Regel enthalten pflanzliche Nahrungsmittel nicht viel Glycin. Ich habe die 1.000 beliebtesten Nahrungsmittel auf ihren Glycin-Gehalt untersucht und mit der Ausnahme einiger weniger pflanzlichen Nahrungsmittel enthalten fast nur tierische Produkte signifikante Mengen. Ich weiß nicht, ob es überhaupt möglich ist, den Bedarf an Glycin während der Schwangerschaft ausschließlich über eine vegetarische Ernährung abzudecken, weil dieser Bedarf eben sehr hoch ist. Man hat noch nicht herausgefunden, wie hoch der tatsächliche Bedarf wirklich ist. Studien haben gezeigt, dass die Urin-Marker nicht schwangerer Vegetarier oft auf ein Glycin-Defizit hinweisen.[93] Vergleichbar ist die Situation bei schwangeren Frauen: „Ein großer Anteil der

Schwangeren zeigt Marker, die auf ein Defizit an Glycin hindeuten."[94] Die Vermutung liegt nahe, dass eine glycinarme Ernährung (vegetarisch) in Kombination mit einem Stoffwechsel, in dem der Bedarf an Glycin exponentiell steigt (Schwangerschaft), keine gute Idee ist. Wir wissen, dass „der Fötus für die strukturelle Entwicklung und als metabolischen Vorläufer unverhältnismäßig viel Glycin benötigt".[95] Selbst außerhalb einer Schwangerschaft „gehört Glycin zu den semi-essenziellen Aminosäuren". Eine mangelhafte Zufuhr über die Ernährung kann die Kollagenbildung nachteilig beeinflussen und somit eine gesunde Entwicklung von Knochen, Haut und Zähnen behindern.[96]

Obwohl es keine offiziellen Empfehlungen für die Einnahme von Glycin gibt, schätzen Forscher, dass nicht schwangere, erwachsene Frauen mindestens 10 g täglich einnehmen sollten. Das entspricht 10.000 mg/Tag.[97] Dieser Bedarf steigt sehr wahrscheinlich während der Schwangerschaft noch an. Von 1.000 Nahrungsmitteln, die viel Glycin enthalten, sind die folgenden pflanzlich (in absteigender Reihenfolge, was den Glycin-Gehalt betrifft): Mehl aus Sesamsamen, die Alge Spirulina, Mehl aus Sonnenblumenkernen, Kürbiskerne, Nori (eine Seetang-Art), Brunnenkresse, Bohnen und Spinat. Auch hier sollten Sie wissen, dass Glycin in diesen Nahrungsmitteln in deutlich geringerer Konzentration enthalten ist als in tierischen Produkten. Zum Vergleich: Schweineschwarte enthält 6.760 mg pro 60 g, Mehl aus Sesamsamen dagegen nur 1.940 mg pro 60 g. 30 g (etwa eine halbe Tasse) getrocknete Spirulina enthalten 1.760 mg, eine halbe Tasse schwarze Bohnen 280 mg und eine halbe Tasse gekochter Spinat 60 mg. Man muss also enorme Anstrengungen unternehmen, wenn man Glycin ausschließlich aus pflanzlicher Nahrung beziehen möchte. Im Vergleich zu anderen tierischen Produkten enthalten auch Milchprodukte und Eier nur wenig Glycin. Glycin ist eine strukturgebende Aminosäure, die überwiegend in Bindegewebe, Haut und Knochen zu finden ist. Das bedeutet, dass Veganer und Vegetarier sehr wahrscheinlich nicht genügend davon über die Ernährung aufnehmen.

Vitamin A

Vitamin A hilft bei der Regulierung der Genexpression und des fetalen Wachstums mit spezifischem Augenmerk auf die Entwicklung von Herz, Augen, Gliedmaßen und Immunsystem.[98] Ein Mangel an Vitamin A kann zu ernsthaften Missbildungen führen, einschließlich Fehlbildungen in den craniosacralen Strukturen, Gliedmaßen und inneren Organen.[99] Viele von uns haben gelernt, dass pflanzliche Nahrungsmittel viel Vitamin A enthalten. Es ist aber auch wichtig zu wissen, dass Pflanzen kein echtes *vorgeformtes* Vitamin A (Retinol) enthalten, sondern das Provitamin A (Carotinoide). Carotinoide müssen vom Körper erst in Retinol umgewandelt werden und bei vielen

Menschen findet diese Umwandlung nur sehr langsam statt. Vielleicht denken Sie jetzt, dass Sie einfach nur genügend Süßkartoffeln und Möhren essen müssen, um Ihren Körper buchstäblich mit Provitamin A zu überfluten, aber das wird Ihnen nicht wirklich weiterhelfen. Denn je *mehr* Betacarotin Sie essen, desto *weniger* wandelt der Körper in Vitamin A um.[100] Um es noch einmal zu vereinfachen: Sie müssen entweder tierisches Vitamin A einnehmen, wie zum Beispiel Milchprodukte oder Eier, oder mit Nahrungsergänzungsmitteln supplementieren. Veganerinnen nehmen ohne Supplementierung *keinerlei* vorgeformtes Vitamin A ein. Gleichzeitig ist eine Supplementierung mit vorgeformtem Vitamin A nicht ungefährlich, weil das Risiko bestimmter Geburtsdefekte mit der eingenommenen Tagesmenge steigt. Das ist bei Vitamin A aus tierischen Nahrungsmitteln noch nicht beobachtet worden. Für ausführliche Informationen siehe auch den Abschnitt über „Leber" in diesem Kapitel.

Vitamin K2

Ohne Vitamin K2 kann keine Mineralisierung der Knochen stattfinden. Im Klartext heißt das, dass sich das Skelett Ihres Babys nur mit diesem Vitamin gesund entwickeln kann. Vitamin K2 sorgt dafür, dass sich Kalzium in Knochengewebe ansammelt und nicht in den Weichteilen. In den Ernährungswissenschaften ist dieses Vitamin noch nicht gut erforscht. In der Tat wurde die erste offizielle Datenbank zu Vitamin K2 erstmalig im Jahr 2006 publiziert.[101] Vitamin K2 ist vor allem in tierischen Fetten (Vollmilchprodukten, Eier und Leber) und manchen fermentierten Nahrungsmitteln enthalten. Eine der besten Quellen für Vitamin K2 ist ein fermentiertes Sojaprodukt namens Natto, das aber außerhalb Asiens nur sehr selten verzehrt wird (glauben Sie mir, der Geschmack und die Konsistenz von Natto sind sehr gewöhnungsbedürftig!). Das Vitamin K2 in Natto wird nicht von der Sojabohne selbst gebildet, sondern von Bakterien, die zur Fermentation von Sojabohnen eingesetzt werden. Zusätzlich müssen Sie wissen, dass Vitamin K1 – also das Vitamin K, das in grünem Blattgemüse und pflanzlichen Nahrungsmitteln enthalten ist – zwar aus vielen Gründen für uns wichtig ist (u. a. für die Blutgerinnung), aber nichts mit der Knochenmineralisierung zu tun hat. Vitamin K1 kann vom Körper nicht in ausreichenden Mengen in Vitamin K2 umgewandelt werden.[102] Im Rahmen einer vegetarischen Ernährung ist es nur möglich, genügend Vitamin K2 einzunehmen, wenn Sie regelmäßig Natto, Eigelb, Käse und fermentierte Vollmilchprodukte essen. Hartkäse wie Parmesan, Cheddar und Gouda enthalten in der Regel mehr Vitamin K2 als Weichkäse, weil sie eine längere Fermentationszeit haben. Streng vegan lebende Menschen, die kein Natto essen, müssen supplementieren. Leider enthalten die meisten Nahrungsergänzungsmittel für Schwangere kein Vitamin K2.

DHA

Es gibt mehrere unterschiedliche Omega-3-Fettsäuren, aber für schwangere Frauen ist die DHA besonders wichtig. DHA wird in das sich sehr schnell entwickelnde Gehirn und in die Augen des Fötus eingebaut, wo es den Aufbau der Neuronen (Gehirnzellen) unterstützt und das Gehirn gleichzeitig vor Entzündungen und anderen Schäden schützt.[103] DHA bleibt auch in den ersten zwei Lebensjahren von entscheidender Bedeutung. Wenn Sie Ihr Kind stillen möchten, müssen Sie also genügend DHA über Ihre Nahrung aufnehmen, weil Ihr eigener DHA-Wert auch den Ihrer Muttermilch bestimmt.[104]

Viele Frauen kennen die Bedeutung von DHA, wissen aber oft nicht, wie sie es über die Ernährung beziehen können. Vielleicht haben Sie gehört, dass Sie Omega-3-Fette über pflanzliche Nahrungsmittel wie Leinsamen oder Chiasamen aufnehmen können. Diese haben viele gesundheitliche Vorteile, werden aber die Entwicklung des Gehirns Ihres Babys *nicht* beeinflussen. Pflanzliche Omega-3-Fette bilden die sogenannte „ALA", für die Entwicklung des Gehirns und der Augen ist jedoch die „DHA" entscheidend. Ihr Körper kann nicht genügend ALA in DHA umwandeln, um den hohen Bedarf Ihres Kindes zu decken. Die Umwandlungsrate beträgt im besten Fall gerade einmal 3,8 %. Wenn Sie über Ihre Nahrung auch noch viele Omega-6-Fettsäuren aufnehmen (die im Rahmen einer vegetarischen Ernährung in Saaten, Nüssen und pflanzlichen Ölen in besonders großen Mengen enthalten sind), sinkt diese Umwandlungsrate auf bis zu 1,9 %.[105]

In einer vegetarischen Ernährung ist das Verhältnis von Omega-6 zu Omega-3 besonders hoch im Vergleich zu einer omnivoren Ernährung. Als ich eine detaillierte Analyse eines veganen Ernährungsplans für Schwangere von der *Academy of Nutrition and Dietetics* durchführte und diesen mit den Ernährungsplänen dieses Buches verglich, betrug das Verhältnis von Omega-6 zu Omega-3 in der veganen Ernährung 10:1, verglichen mit 3:1 in meinem Plan.[106] Der vegane Ernährungsplan enthielt insgesamt das 2,5-fache an Omega-6-Fetten und auch die Verteilung der Fettsäuren war nicht vorteilhaft. Studien haben gezeigt, dass Kinder von Frauen, deren Ernährung ein ungünstiges Verhältnis von Omega-6 zu Omega-3 aufweist, in den ersten sechs Lebensmonaten zweimal so häufig unter Entwicklungsverzögerungen leiden.[107]

Untersuchungen an Mäusen bestätigen diese Ergebnisse und haben gezeigt, dass ein unausgewogenes Verhältnis dieser Fette in deren Nachkommen „die Bildung der neokortikalen neuronalen Schicht beeinträchtigt" und beim Nachwuchs zu einem ängstlicheren Verhalten führt.[108] Das bestätigt die Annahme, dass es in der Entwicklung –

und besonders in der Entwicklung des Gehirns – ein kritisches Zeitfenster gibt, in dem eine unzureichende Ernährung zu lebenslangen Konsequenzen führen kann.

Eine Studie, die ich hervorheben möchte, hat das Thema essenzielle Fettsäuren in der veganen Ernährung (Anmerkung: Im Durchschnitt ernährten sich die Probanden sieben Jahre lang vegan) im Vergleich zu Omnivoren untersucht. Zu den untersuchten Personen gehörte auch eine Gruppe von Müttern, deren Kinder ausschließlich gestillt wurden.[109] Die Studie wurde durchgeführt, bevor es vegane DHA gab und die Einnahme von Fischöl populär wurde, d. h. alle Mütter nahmen keinerlei Nahrungsergänzungsmittel ein. Die Ergebnisse der Studie waren frappierend. Im Durchschnitt waren die DHA-Werte der veganen Probandinnen deutlich niedriger als die der omnivoren Teilnehmerinnen: zu 65 % weniger im Plasma, 67 % weniger in den roten Blutkörperchen und 61 % weniger in der Muttermilch. Auch die Werte in den roten Blutkörperchen der Säuglinge waren in der veganen Gruppe um 69 % niedriger im Vergleich mit der omnivoren Gruppe. Alle Säuglinge wurden ausschließlich gestillt. Dieses Ergebnis ist kein Einzelfall. Eine 2009 durchgeführte Beurteilung der Forschung zur Bedeutung der DHA in der vegetarischen Ernährung fand heraus, dass die „Anteile von DHA in Plasma, Blutzellen, Muttermilch und Gewebe bei Veganern und Vegetariern erheblich niedriger sind als bei Omnivoren".[110] Das wirft große Bedenken auf, was die Gehirnentwicklung dieser Säuglinge betrifft. Außerdem wirkt es sich auch auf die mentale Gesundheit der Mutter aus. Eine Schwangerschaft, in der kein Fleisch konsumiert wird, erhöht das Risiko der Mutter, an einer Angststörung zu erkranken.[111] Das trifft auch auf eine Ernährung mit nur wenig Fisch und anderen Meeresfrüchten zu. Zusätzlich leiden Frauen, deren Ernährung ein ungünstiges Verhältnis von Omega-6 zu Omega-3 haben (9:1 oder höher) zweieinhalb Mal so oft unter Wochenbettdepressionen.[112] Erinnern Sie sich, dass in dem „empfohlenen" pränatalen Ernährungsplan für vegane Frauen der *Academy of Nutrition and Dietetics* das Verhältnis von Omega-6 zu Omega-3 bei 10:1 lag?

Die wissenschaftlichen Fakten sind hier eindeutig. Sie können so viele Walnüsse, Leinsamen und Chia essen, wie Sie wollen, Sie werden den Bedarf Ihres Babys an DHA nicht annähernd erfüllen können. Außerdem laufen Sie Gefahr, selbst einen Mangel zu entwickeln. Sie müssen DHA *direkt* konsumieren, um genug aufnehmen zu können. Alle, die keinen Fisch oder Meeresfrüchte essen, sollten dringend Eier von Hühnern aus Weidehaltung in ihre Ernährung einbauen und/oder diese mit einem DHA-Supplement auf Algenbasis (die einzige pflanzliche Quelle für DHA) ergänzen. Zusätzlich muss beachtet werden, dass man ein günstiges Verhältnis von Omega-6 zu Omega-3 nur dann erreichen kann, wenn man Fette nicht ausschließlich über pflanzliche Quellen bezieht.

Eisen und Zink

Zu guter Letzt kann es in einer vegetarischen Ernährung schwierig sein, bestimmte Minerale in ausreichenden Mengen aufzunehmen. Verantwortlich dafür sind die unterschiedlichen Absorptionsmechanismen. Zink und Eisen gehören zu den wichtigsten Beispielen. Was das Eisen betrifft, kommt dieses in unserer Nahrung in unterschiedlichen Formen vor. Häm-Eisen ist in tierischen Nahrungsmitteln enthalten und wird mit einer Effizienz von ca. 25 % absorbiert, obwohl es Studien gibt, die von einer Effizienz von 40 % ausgehen. Das Eisen aus pflanzlichen Nahrungsmitteln ist kein Häm-Eisen und wird nicht sehr gut absorbiert, die Effizienz liegt hier bei 2-13 %.[113] Beispielsweise ist die Absorptionsrate von Eisen aus Vollkorngetreide mit 0,3 bis 1,8 % extrem niedrig.[114] Ballaststoffe, Phytinsäure und andere Gegenspieler hemmen die Aufnahme aus Vollkorngetreide und Hülsenfrüchten.[115] Aus diesem Grund ist die empfohlene Tagesmenge für Eisen bei Vegetariern 1,8-mal höher als bei Nicht-Vegetariern. Vegetarierinnen haben in der Regel weniger Speichereisen und leiden häufiger unter Eisenmangel.[116] Selbst bei Nicht-Vegetariern geht man davon aus, dass nur 20 % der Frauen adäquate Eisenvorräte für eine Schwangerschaft haben.[117] Eisenmangel während der Schwangerschaft gehört zu den Risikofaktoren für eine Reihe von Komplikationen, darunter Präeklampsie, Hypothyreose und Frühgeburten. Außerdem kann er sich nachteilig auf die Gehirnentwicklung des Fötus auswirken, dessen Wachstum hemmen und Ihr Kind für den Rest seines Lebens anfälliger machen für Übergewicht, Diabetes und Bluthochdruck.[118]

Vegetarier haben auch oft einen Zinkmangel. In der amerikanischen Standarddiät stammt über die Hälfte des Zinks aus tierischen Nahrungsmitteln (25 % davon allein aus Rindfleisch). Tierisches Protein enthält in der Regel nicht nur viel Zink, sondern erhöht die Aufnahme von Zink signifikant. Was die pflanzliche Ernährung betrifft, verhält es sich hier ähnlich wie bei Eisen. Pflanzen, die reich an Zink sind, wie zum Beispiel Hülsenfrüchte, Vollkorngetreide, Nüsse und Samen, enthalten gleichzeitig Stoffe, die die Aufnahme von Zink *hemmen*. Ein Beispiel hierfür ist die Phytinsäure. Um die Differenz ausgleichen zu können, müssen Vegetarier 50 % mehr Zink zu sich nehmen als Nicht-Vegetarier. Auch hier gibt es Studien, die nahelegen, dass selbst das unter Umständen nicht ausreicht, um einen adäquaten Zinkstatus zu erreichen.[119] In einer Studie wurde bei 49 % der Vegetarier ein Zinkmangel beobachtet, verglichen mit 11 % bei den Omnivoren, obwohl beide Gruppen Zink in vergleichbaren Konzentrationen über die Ernährung aufnahmen.[120] Die Autoren führten die Differenz auf die Phytinsäure und andere die Zinkabsorption hemmende Stoffe zurück. Ein Zinkmangel während der Schwangerschaft ist besonders gefährlich, weil es das

Risiko von Fehlgeburten, Frühgeburten, Totgeburten, Entzündungen der Plazenta, Neuralrohrdefekten und niedrigem Geburtsgewicht erhöht.[121] Es gibt Forschungen, die darauf hindeuten, dass sich ein Zinkmangel in der Schwangerschaft über Generationen hinweg auswirken könnte. In einer Studie wurde das wie folgt formuliert: „Es ist deutlich zu erkennen, dass sich eine suboptimale Versorgung mit Zink während der Schwangerschaft und in der ersten Zeit nach der Geburt (zum Beispiel während kritischer Entwicklungsphasen) langfristig und nachteilig auf die Gesundheit der Nachkommen auswirken kann und diese anfälliger für chronische Krankheiten macht. Die Nachteile können auch in nachfolgenden Generationen zum Ausdruck kommen."[122] Die Tatsache, dass ein Zinkmangel nun nicht nur Ihrem Baby schaden kann, sondern auch Ihren Enkelkindern, sollte Sie aufhorchen lassen.

Zusammenfassend kann man sagen, dass es Mineralstoffe gibt, die – rein technisch betrachtet – in einer vegetarischen oder veganen Ernährung in ausreichender Menge enthalten sind, aber dennoch nur unzureichend absorbiert werden. Bei Vegetariern ist das Risiko eines Defizits deshalb höher. Eine Studie des *American Journal of Clinical Nutrition* fasst es sehr treffend zusammen: „Die Bioverfügbarkeit von Eisen und Zink ist bei einer vegetarischen Ernährung in der Regel schlechter als bei einer nicht-vegetarischen Ernährung. Die Kombination von fleischloser Ernährung und einem vermehrten Konsum von Phytinsäure und anderen pflanzlichen Stoffen, die die Aufnahme von Zink und Eisen hemmen, zeichnet sich dafür verantwortlich."[123] Abgesehen davon gibt es viele pflanzliche Nahrungsmittel, die besonders reich an Eisen sind. Dazu zählen Hülsenfrüchte, Kürbiskerne, gekochtes Blattgemüse und Spirulina-Algen. Besonders viel Zink enthalten Vollkorngetreide, Nüsse, Samen und Hülsenfrüchte. Für eine optimale Absorption sollten Sie Getreide, Hülsenfrüchte, Nüsse und Samen vor dem Verzehr einweichen, keimen lassen oder fermentieren. So wird der Phytinsäure-Gehalt reduziert (und die Aufnahme der Mineralien in den Körper verbessert).[124] Außerdem wird die Aufnahme von Eisen und Zink begünstigt, wenn Sie diese Nahrungsmittel zusammen mit sauren oder Vitamin C-haltigen Lebensmittel kombinieren (zum Beispiel Essig oder Zitronensaft), sie nicht gleichzeitig mit Kalzium zu sich nehmen (zum Beispiel Milchprodukte) und bei Nahrungsmitteln, die viel Gerbsäure enthalten (zum Beispiel Kaffee und Tee) auf Abstand gehen.

Weiterführende Betrachtungen

Während mein Hauptaugenmerk bezüglich einer vegetarischen Ernährung in der Schwangerschaft der unzureichenden Aufnahme von Mikronährstoffen gilt, gibt es potenziell noch andere Probleme. Ein wichtiges Thema ist zum einen die Qualität der Proteine, weil über eine vegetarische Ernährung ausschließlich „unvollständige" Proteine aufgenommen werden, d.h. ihnen fehlen alle essenziellen Aminosäuren. Erfahrene Vegetarier wissen, dass man das ausgleichen kann, indem komplementäre Proteine miteinander kombiniert werden, wie zum Beispiel Bohnen mit Reis oder tierisches Protein mit pflanzlichem Protein (zum Beispiel Eier oder Käse gepaart mit Linsen). Dank der vielen Antinährstoffe wie Phytate, Gerbsäure, Lektine und Trypsin-Inhibitoren sind pflanzliche Proteine zudem schwerer verdaulich.[125] Selbst wenn Sie sich bemühen, viel pflanzliches Protein in Ihre Ernährung einzubauen, bleibt da noch die Frage des Glycins, das in den meisten vegetarischen Speiseplänen nirgends zu finden ist. In dem Versuch, besonders viel Protein zu essen, endet es für die meisten Vegetarier damit, dass sie zu viele Kohlenhydrate verzehren, weil pflanzliches Protein von Natur aus auch Kohlenhydrate enthält. Es überrascht deshalb nicht, dass Vegetarierinnen im Durchschnitt mehr Kohlenhydrate essen als Nicht-Vegetarierinnen.[126] In einer Studie, in der die Ernährungsgewohnheiten von mehr als 13.000 Menschen in den USA untersucht wurden, konnte man feststellen, dass Vegetarier ihre Kalorien zu 60 % über Kohlenhydrate aufnahmen, der Proteinanteil der Ernährung aber bei unter 12 % lag.[127] Bei Ovolacto-Vegetariern, die anstatt Getreide mehr Eier, Milchprodukte mit wenig Kohlenhydraten (zum Beispiel griechischen Joghurt und Käse) und mehr Nüsse, Samen und Hülsenfrüchte verzehren, kann dieses Verhältnis positiv beeinflusst werden. Oft werden auch Fleischersatzprodukte verzehrt. Diese Lebensmittel enthalten in der Regel sehr viel industriell verarbeitete Soja, was für eine Schwangerschaft alles andere als wünschenswert ist. Die Gründe dafür werde ich in Kapitel 4 näher erörtern. Pflanzliche Proteine bringen zwar eine Reihe von Vorteilen mit sich (wie Folat und Ballaststoffe), die Forschungsergebnisse zeigen uns allerdings, dass man in der Schwangerschaft nicht ausschließlich auf diese Proteine bauen sollte.

Tipps zur Optimierung einer vegetarischen Ernährung

Manche Frauen lehnen Fleischkonsum und tierische Produkte grundsätzlich ab. In diesem Fall ist es sehr wichtig, die richtigen Nährstoffe zu finden und das Beste aus einer fleischlosen Ernährung herauszuholen. Ich möchte es an dieser Stelle sehr deutlich formulieren: Aus ethischen Gründen halte ich eine ausschließlich *vegane* Ernährung während der Schwangerschaft für nicht vertretbar. Mit einer umsichtigen Planung und Nahrungsmittelergänzung kann man eine *vegetarische* Ernährung, zu der auch Eier und Milchprodukte gehören (Ovolacto-Vegetarier), so gestalten, dass der hohe Bedarf an Nährstoffen in der Schwangerschaft abgedeckt werden kann. Wenn Sie sich in der Schwangerschaft vegetarisch oder halb vegetarisch ernähren, berücksichtigen Sie bitte folgende Aspekte:

- Essen Sie mindestens drei Eier pro Tag (von Hühnern aus Weidehaltung). Das sollte Ihren Nährstoffbedarf vieler Stoffe fast vollständig abdecken, denn so nehmen Sie 70 % an Vitamin B12 (der aktuell empfohlenen Tagesmenge), 35 % an Vitamin A, 75 % an Cholin und 40 % an DHA zu sich. Wenn Sie nicht regelmäßig Eier essen wollen, sollten Sie mit Cholin supplementieren, weil dieser Nährstoff nur selten in den Nahrungsergänzungsmitteln für Schwangere enthalten ist.
- Nehmen Sie eine DHA-Nahrungsergänzung auf Algenbasis ein. Eier sind die einzige hochwertige vegetarische Quelle für DHA und wenn Sie keine Eier essen, müssen Sie supplementieren. Manche Frauen entscheiden sich auch dafür, während der Schwangerschaft und in der Stillzeit regelmäßig Meeresfrüchte und Fisch (zum Beispiel Sardinen, Austern und Lachs) zu verzehren.
- Kochen Sie regelmäßig mit Algen oder Seetang, denn sie enthalten Eisen und viele Spurenelemente, einschließlich Jod. Spirulina enthält Glycin, Eisen und Spurenelemente und eignet sich ganz besonders als Nahrungsergänzung.
- Überlegen Sie, ob Sie nicht mehrmals pro Woche Austern essen können. Diese gehören zwar nicht traditionell zu einer vegetarischen Ernährung, aber wenn Sie sich aus ethischen Gründen entschieden haben, auf Fleisch zu verzichten, bieten sie während der Schwangerschaft vielleicht doch eine gute Alternative. Austern haben kein zentrales Nervensystem und man geht davon aus, dass sie aus diesem Grund keine Schmerzen empfinden können.[128] Austern sind eine der reichhaltigsten Quellen für Vitamin B12 und enthalten außerdem Eisen, Zink, Selen, Jod und DHA.
- Weichen Sie Vollkorngetreide und Bohnen oder Hülsenfrüchte mindestens sieben Stunden (oder über Nacht) in Wasser ein. Alternativ können sie diese vor dem Kochen auch keimen lassen. Das reduziert den natürlichen Gehalt an Phytinsäure und Gerbstoffen, die normalerweise die Aufnahme von Mineralen wie Eisen, Zink, Kalzium, Magnesium und Kupfer behindern. Auch gekeimtes Brot oder Sauerteigprodukte verbessern die Absorption dieser Mineralien. So enthält Sauerteigbrot aus Weizen beispielsweise nur halb so viel Phytinsäure wie herkömmliches Weizenbrot. Untersuchungen an Ratten haben gezeigt, dass mit dem Verzehr von Vollkornsauerteigbrot aus Weizen signifikant größere Mengen an Eisen, Zink und Magnesium absorbiert werden können.[129] Getreide und Hülsenfrüchte sollten Sie zudem mit Vitamin C oder sauren Nahrungsmitteln kombinieren, um die Aufnahme von Mineralien zu verbessern.

Das trifft besonders auf Eisen zu.[130] Essen Sie regelmäßig Vollmilchprodukte von Tieren aus Weidehaltung, auch hier empfehlen sich vor allem fermentierte Lebensmittel (Joghurt, Käse, Kefir). Sie sind gute Lieferanten für vorgeformtes Vitamin A, Vitamin K2, Kalzium, Jod, Protein, Probiotika und viele andere Nährstoffe. Versuchen Sie, Milchprodukte getrennt von Nahrungsmitteln zu essen, die viel Eisen enthalten (zum Beispiel schwarze Bohnen und Spinat), weil Kalzium und Eisen sich gegenseitig behindern.

- Sorgen Sie dafür, dass Sie täglich ein hochwertiges Nahrungsergänzungsmittel für Schwangere einnehmen. Es sollte unbedingt Vitamin B12, Eisen (mit guter Bioverfügbarkeit) und Zink enthalten. Siehe auch Kapitel 6 für weiterführende Informationen zur Nahrungsergänzung in der Schwangerschaft.
- Suchen Sie sich eine verlässliche Quelle für Glycin. Ich habe bereits geschrieben, dass eine rein pflanzliche Quelle unter Umständen nicht ausreichend sein wird. Ich habe vegetarische Klientinnen, die zum Wohle Ihres Kindes während der Schwangerschaft eine Ausnahme machen und tierische Produkte essen, die viel Glycin enthalten. Knochenbrühe, Kollagen, Gelatinepulver und Fisch (besonders gut ist Fisch mit Haut) sind oft akzeptable Alternativen für Frauen, die normalerweise kein Fleisch essen. Zu den besten vegetarischen Quellen gehören Sesamsamen und die Alge Spirulina. Allerdings muss man schon sehr viel davon verzehren und meist ist das nicht praktikabel.

Wie Sie sehen, ist das alles nicht so einfach. Ich empfehle Vegetarierinnen generell, in bestimmten Fällen eine Ausnahme zu machen und/oder Nahrungsergänzungsmittel einzunehmen, um die Nährstoffzufuhr so optimal wie möglich zu gestalten. Bei manchen Frauen funktioniert das sehr gut, aber es gibt Frauen, bei denen es überhaupt nicht klappt, ganz gleich, wie viele Supplemente sie auch einnehmen. Wenn Sie zum Beispiel zu den 60 % aller Frauen gehören, die eine MTHFR-Mutation haben, möchte ich Ihnen nahelegen, Ihre vegetarische Ernährung zu überdenken. Diese häufige genetische Variation erhöht den Bedarf für bestimmte Nährstoffe, die an der Methylierung beteiligt sind. Dazu gehören Cholin, Folat, Vitamin B12 und Glycin, beschränkt sich aber keineswegs auf diese Nährstoffe. Abgesehen von Folat kann eine rein pflanzliche Ernährung diese Nährstoffe nicht in ausreichenden Mengen zur Verfügung stellen.

Zusammenfassung

Naturbelassene, echte Nahrung bringt also nicht nur eine sehr hohe Nährstoffdichte mit sich, sondern auch viele gesundheitliche Vorteile, die man in keinem Nahrungsergänzungsmittel für Schwangere findet. Die synergistische Wirkung der in natürlichen Nahrungsmitteln vorkommenden Nährstoffe sollte nicht unterschätzt werden. Von den fettlöslichen Vitaminen bis hin zu dem Zusammenspiel von Cholin und DHA – Mutter Natur ist immer auf Ihrer Seite. Ich habe in diesem Kapitel bereits ausführlich erklärt, dass recht viele der Nahrungsmittel, die eine gesunde Schwangerschaft unterstützen, aus nicht haltbaren Gründen der gängigen Meinung nach genau in dieser Zeit vermieden werden sollen. Sie dürfen sich nicht wundern, wenn Ihr Arzt oder Ernährungsberater diese Informationen nicht kennt. Ich kann Sie nur ermutigen, mit ihm/ihr darüber zu sprechen. Wenn Sie sich nicht sicher sind, wie Sie mit den widersprüchlichen Meinungen umgehen sollen, lesen Sie das Kapitel bitte noch einmal in Ruhe durch. Sie können sich auch über die weiterführenden Forschungen zu diesem Thema informieren. Wenn Sie aktuell auf bestimmte Nahrungsmittel verzichten oder sich vegetarisch ernähren, hoffe ich sehr, dass Sie mit meinen Erklärungen besser verstehen, welche Kompromisse Sie damit eingehen und welche Komplikationen sich daraus ergeben können. Es versteht sich auch von selbst, dass es viele Nahrungsmittel gibt, die hier nicht aufgeführt werden, die sie aber unbedingt in Ihren Ernährungsplan aufnehmen sollten. Die Menüvorschläge in Kapitel 5 zeigen Ihnen, wie sie nährstoffreiche Nahrungsmittel und andere ergänzende Lebensmittel in Ihre Ernährung einbauen können. Eventuell gibt es auch das eine oder andere Nahrungsergänzungsmittel, das für Sie hilfreich sein kann. In Kapitel 6 gehe ich näher darauf ein. Aber zuerst möchte ich Sie darüber aufklären, was Sie in der Schwangerschaft nicht essen sollten oder nur in kleinen Mengen. Bitte beachten Sie, dass meine Definitionen und Empfehlungen sich sehr wahrscheinlich deutlich von dem unterscheiden, was Sie an anderer Stelle gelernt oder gehört haben.

Kapitel 4

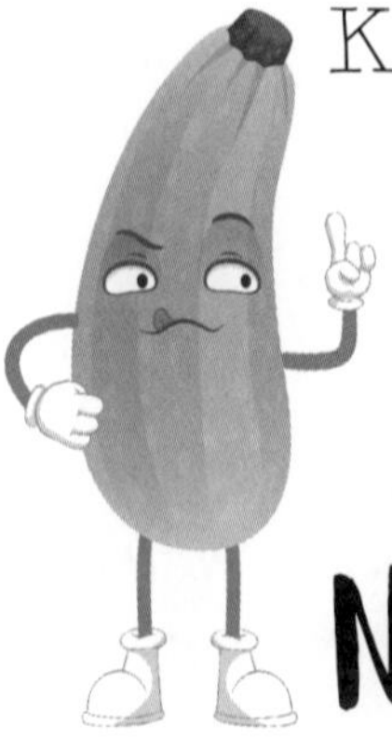

Nahrungsmittel, mit denen Ihr Baby NICHT gesund wird

„Es gibt sehr viele Hinweise dafür, dass eine gesunde Schwangerschaft beim Menschen signifikant vom Ernährungsstatus der Mutter abhängt. Eine ‚schlechte Ernährung' wurde mit einer Reihe von Schwangerschaftskomplikationen in Verbindung gebracht, einschließlich angeborenen Missbildungen, Frühgeburten, niedrigem Geburtsgewicht und einem erhöhten Risiko für verhaltensneurologische und immunologische Störungen nach der Geburt."

— Dr. Janet Uriu-Adams, University of California, Davis

Es gibt Nahrungsmittel, die durch ihre Nährstoffdichte die optimale Entwicklung Ihres Babys fördern. Im Gegenzug gibt es aber auch Nahrungsmittel, die das Gegenteil bewirken. Lebensmittel, die mit Bakterien und Viren kontaminiert sind, können Krankheiten verursachen oder bekannte Toxine enthalten und werden am häufigsten diskutiert. Wenn Sie nachlesen, welche Nahrungsmittel Sie während der Schwangerschaft meiden sollten, werden Sie feststellen, dass viele davon aufgelistet sind, weil Sie schwere Lebensmittelvergiftungen hervorrufen können. Nun enthalten viele dieser Nahrungsmittel aber wichtige Nähr- und Vitalstoffe, die Ihr Kind für ein optimales Wachstum braucht. In manchen Fällen wird es mehr Schaden als Nutzen bringen, wenn Sie diese aus Ihrem Speiseplan streichen.

Auf der anderen Seite gibt es Nahrungsmittel, die rein lebensmitteltechnisch betrachtet unbedenklich sind, Ihnen und Ihrem Baby aber nicht die optimierte Ernährung bieten, die Sie beide benötigen. Unter Umständen können diese Nahrungsmittel sogar Komplikationen in der Schwangerschaft mit sich bringen. Diese zweite Kategorie wird in den Ratgebern zur pränatalen Ernährung häufig überhaupt nicht erwähnt oder nicht sonderlich hervorgehoben. Trotzdem sollte man darüber informiert sein. Diesen kontrovers diskutierten Themen werde ich das folgende Kapitel widmen.

„Nahrungsmittel, die Sie MEIDEN SOLLTEN" und der gesunde Menschenverstand

Wenn Sie sich über Ernährung in der Schwangerschaft informiert haben, kennen Sie wahrscheinlich die *lange Liste* von Dingen, die Sie nicht essen sollen. Weichkäse, Rohmilch, bestimmte Sorten Fisch (vor allem roh), rohes Fleisch, weichgekochtes Eigelb und Kaltes aus der Feinkosttheke stehen auf der Liste in der Regel ganz oben.

In mancher Hinsicht sind dies kluge und umsichtige Überlegungen. Während einer Schwangerschaft muss Ihr Immunsystem eine ungeheure Anpassungsleistung erbringen, damit das Baby wachsen kann. Das macht Ihren Körper etwas anfälliger für Infektionen als gewöhnlich. Eine Lebensmittelvergiftung in der Schwangerschaft kann ernsthafte Konsequenzen mit sich bringen. Ein Beispiel: Eine Schwangerschaftsinfektion mit dem Bakterium *Listeria* kann potenziell zu Fehl- oder gar Totgeburten führen.[1] Deswegen sind recht strenge Richtlinien zur pränatalen Ernährung entstanden, die das verhindern sollen. Die Frage stellt sich aber, ob es für diese Richtlinien ausreichend fundierte Belege gibt oder ob wir mit unseren Vorsichtsmaßnahmen nicht doch etwas zu weit gehen?

Beim Essen „auf Nummer sicher gehen" und das Risiko einer Mangelernährung

Wenn Sie alle Nahrungsmittel meiden, die eine Lebensmittelvergiftung auslösen *könnten*, werden Sie den Bedarf Ihres Babys an Nähr- und Vitalstoffen nicht decken können. In der Tat konnte eine Studie aus Australien mit fast 7.500 Frauen zeigen, dass Frauen, die „ihren Konsum potenziell *Listerien*-haltiger Nahrungsmittel bewusst einschränken, sehr wahrscheinlich Ihren Nährstoffbedarf nicht über die Ernährung allein abdecken können". Insbesondere wurden hier Folat, Eisen, Vitamin E und Kalzium hervorgehoben.[2] Die Autoren der Studie kamen zu dem Schluss, „dass man die gegensätzlichen Risiken am besten ausgleichen könnte, indem die Frauen auch solche Nahrungsmittel in Maßen verzehren, bei denen ein Restrisiko für *Listerien* besteht. Dieser Ansatz scheint besser zu funktionieren als die Nahrungsmittel sehr eingeschränkt oder überhaupt nicht zu konsumieren. Denn in diesem Fall ist das Risiko eines Nährstoffmangels während der Schwangerschaft deutlich höher".

Während es stimmt, dass das Risiko einer *Listerien*-Infektion bei Schwangeren höher ist, treten diese Infektionen nur äußerst selten auf. In einer Analyse des *Listerien*-Risikos bei schwangeren Frauen unter Hinzuziehung der Datenbank der *Food and Drug Administration* (FDA) der Vereinigten Staaten schätzen die Forscher, dass es pro 83.000 Portionen des von schwangeren Frauen verzehrten Fleisches aus der Feinkosttheke oder 5 Millionen Portionen Weichkäse zu einer *Listerien*-Infektion kommt.[3] Das Risiko ist hier definitiv minimal.

Ein kanadisches Forscherteam erstellte eine separate Analyse und kam zu folgendem Schluss: „Solange die Nahrungsmittel richtig gelagert und verarbeitet werden, scheint das Risiko einer Infektion mit *Listeria* gering zu sein. Schwangere Frauen müssen also nicht auf Weichkäse oder kalten Braten verzichten, solange sie diese in Maßen verzehren und auf gute Qualität achten."[4] Weiterhin erklären sie, „obwohl das relative Risiko, an *Listerien* zu erkranken, bei schwangeren Frauen erhöht ist, bleibt das absolute Risiko extrem niedrig. Der Verzicht auf kalten Braten oder Feinkostgerichte scheint daher unverhältnismäßig zu sein und nicht zielführend". Dem schließe ich mich an. All die vielen Essregeln wirken eher wie eine Strafe. Abgesehen davon, dass man Ihnen die Freude an einem Stück Weichkäse oder einer verbotenen Salami nimmt, kann es sein, dass Sie nährstoffreiche Nahrungsmittel gegen einen weniger gesunden Ersatz eintauschen. Ich gebe Ihnen gern ein Beispiel: Nicht selten sitze ich einer Klientin gegenüber, die mir berichtet, dass sie zum Frühstück keine Eier mehr und dafür lieber Müsli isst. Diese Frauen erzählen mir meist, dass man sie vor Eiern gewarnt habe, denn von weichgekochten Eiern *könnten* sie krank werden. Obwohl dieser Verzicht nur eine Kleinigkeit zu sein scheint, könnte es doch dazu führen, dass die Schwangere nicht mehr genügend Protein, Cholin, DHA, Jod und viele andere Nährstoffe aufnimmt. In diesem besonderen Fall tauscht die Frau das wertvolle Ei gegen raffinierte Kohlenhydrate (und zusätzlichem Zucker) ein, was ihr keinerlei gesundheitliche Vorteile bringt, dafür aber potenzielle Risiken birgt. Sie weiß wahrscheinlich nicht, dass die Wahrscheinlichkeit, sich über ein Ei mit Salmonellen zu infizieren, bei 1 zu 12.000 bis 1 in 30.000 beträgt.[5] Anders ausgedrückt: Es kommt nur sehr selten vor. Die Wahrscheinlichkeit wird noch um den Faktor 7 gesenkt, wenn sie Bio-Eier von Hühnern aus Weidehaltung kauft.[6]

Ein weiteres gutes Beispiel für einseitige Informationspolitik sind die pränatalen Empfehlungen zum Thema Fisch. Im vorherigen Kapitel habe ich über die Risiken und Vorteile von Fisch geschrieben und über die Rolle des Quecksilbers aufgeklärt. Die meisten Frauen erhalten jedoch nicht alle Informationen, die man haben sollte, um eine bewusste Entscheidung treffen zu können. In einer Gesprächsgruppe für schwangere Frauen in den USA stellte sich heraus, dass „viele Frauen wussten, dass Fisch das Neurotoxin Quecksilber enthalten kann und dass sie ihren Konsum einschränken sollten. Weit weniger Frauen wussten, dass Fisch DHA enthält und was DHA überhaupt macht. Keiner der Frauen wurde geraten, Fisch zu essen. Die meisten wussten auch nicht, welche Fischarten mehr DHA enthalten und dafür weniger Quecksilber".[7] Ich wette, dass sie auch noch nie von Selen gehört hatten und wie es das toxische Quecksilber binden kann.

Leider scheint die potenzielle Toxizität von Quecksilber häufiger Schlagzeilen zu machen als die gesundheitlichen Vorteile von Fisch und Meeresfrüchten. Im Ergebnis haben wir sehr viele schwangere Frauen, die nicht genügend DHA, Jod, Zink, Eisen, Vitamin B6, Vitamin B12, Glycin und andere wertvolle Nährstoffe aufnehmen, obwohl diese in großen Mengen in Fischarten vorkommen, die absolut *unbedenklich* sind.

Im Wesentlichen bedeutet dieser Mangel an Informationen – oder eklatante Fehlinformationen – dass viele Frauen „lieber auf Fisch verzichten, als dass sie sich selbst und ihrem Baby möglicherweise Schaden zufügen".[8] Es überrascht nicht, dass die Nutzen-Schadens-Abwägung in Japan eine ganz andere ist. Eine japanische Ärztin, die ihre erste Schwangerschaft in Japan erlebte und ihre zweite dann in den USA, beschreibt ihre Erfahrung so: „In Japan weiß man, dass die gesundheitlichen Vorteile von Fischöl die Risiken von Quecksilber überwiegen."[9]

Abgesehen vom Quecksilberdilemma wird Frauen oft davon abgeraten, rohen Fisch oder Sushi zu essen, um Lebensmittelvergiftungen zu vermeiden. Diese Empfehlung wird nach wie vor kontrovers diskutiert. In Japan gehört der Verzehr von rohem Fisch in der Schwangerschaft zur Norm und wird wegen der Vorteile für das ungeborene Kind *aktiv* gefördert. Auch der britische *National Health Service* schreibt auf seiner Webseite: „Der Verzehr von Sushi oder anderen Gerichten mit rohem Fisch während der Schwangerschaft ist in der Regel unbedenklich."[10] In einer medizinischen Fachzeitschrift aus Kanada findet man die Erklärung: „Meeresprodukte, die für den menschlichen Verzehr bestimmt sind, werden auf eine mögliche Kontamination durch Mikroben untersucht. Die im Handel erhältlichen Produkte sind sicher. Kochen ist die effektivste Methode, um Parasiten abzutöten, auch Schockfrosten bringt gute Ergebnisse. Diese Methode wird oft bei Fisch eingesetzt, der zu Sushi verarbeitet wird. Schwangere Frauen müssen nicht auf rohen Fisch verzichten, solange dieser aus einer zuverlässigen Quelle stammt, ordnungsgemäß gelagert und möglichst frisch verzehrt wird."[11]

Noch interessanter finde ich eine persönliche Beobachtung, die ich bei vielen meiner Klientinnen machen konnte. Ich habe festgestellt, dass viele Schwangere ein verstärktes Verlangen nach rohem Fisch oder Sushi haben und das auch dann, wenn sie eine Abneigung gegen gekochten Fisch hegen. Das kann als Zeichen gedeutet werden, dass der Körper schlauer ist, als wir vermuten. Nun konnte nachgewiesen worden, dass die Bioverfügbarkeit von Selen bei einigen Fischsorten höher ist, wenn sie roh verzehrt werden.[12] Wenn wir berücksichtigen, wie wichtig Selen ist, um Quecksilbervergiftungen vorzubeugen, kann man davon ausgehen, dass auch hier der Körper weiß, wie er sich schützen kann. Außerdem weiß man, dass Omega-3-Fettsäuren aus rohem Fisch besser aufgenommen werden als aus gekochtem Fisch. Auch der Jodgehalt ist hier höher (der Jodgehalt sinkt um bis zu 58 %, wenn der Fisch gekocht wird).[13,14] Vielleicht hat Ihr Körper die Gehirnentwicklung Ihres Babys im Sinn. Sollten Sie sich für rohen Fisch entscheiden, müssen Sie darauf achten, dass dieser aus Wildfang stammt und nicht in Aquakultur gezüchtet wurde. So können Sie eine Exposition mit antibiotikaresistenten Bakterien vermeiden.[15]

Ich möchte an dieser Stelle aber über eine Ausnahme schreiben, die ich als sehr wichtig betrachte, nämlich rohe Schalentiere wie Austern und Muscheln. Sie sind für ca. 75 % aller durch Meeresfrüchte verursachten Lebensmittelvergiftungen verantwortlich.[16] In diesem Fall bin ich der Meinung, dass es das Risiko nicht wert ist. Schalentiere müssen immer gekocht werden, außer Sie sind sich zu 100 % sicher, dass diese aus einer verlässlichen Quelle stammen und absolut frisch sind. Schalentiere haben eine sehr hohe Nährstoffdichte und ich kann Sie nur ermutigen, diese in Ihren Ernährungsplan einzubauen. Aber bitte nur in *gekochter* Form.

Da ich selbst in der öffentlichen Bildung gearbeitet habe, kann ich das Bedürfnis nach einheitlichen Richtlinien und Empfehlungen nachvollziehen. Seien Sie klug und nehmen Sie diese nicht eins zu eins beim Wort. Es gibt keine Nahrungsmittel, die zu 100 % schädlich oder unschädlich sind. Bestimmte Nahrungsmittel können möglicherweise häufiger kontaminiert sein, aber paradoxerweise sind das nicht die Lebensmittel, die man mit dem Großteil der Lebensmittelvergiftungen in Verbindung bringt. In einer Analyse der amerikanischen *Centers for Disease Control an Prevention* (CDC) aller zwischen 2009 und 2011 aufgetretenen *Listeria*-Ausbrüche wurden alle Vergiftungen auf Käse zurückgeführt, der aus pasteurisierter Milch hergestellt worden war (nicht aus Rohmilch).[17] Der einzige Ausbruch, bei dem roher Käse der Übeltäter war, wurde bei einem Hochzeitsbüffet verzeichnet. Nun sind Büffets und Catering-Veranstaltungen nahezu berüchtigt für den unsachgemäßen Umgang mit Lebensmitteln. Von den in diesem Zeitraum mit Listeria infizierten 224 Menschen erkrankten 147 nach dem Verzehr frischer Cantaloupe-Melone. Ein anderer Ausbruch konnte rohem, vorgeschnittenem Stangensellerie zugeordnet werden. Im Jahr 2016 untersuchte das CDC fünf Ausbrüche von Salmonellen. Einer war von Eiern verursacht worden, die anderen vier jedoch von pflanzlichen Nahrungsmitteln, darunter Alfalfasprossen (zwei), Pistazien und einem veganen Proteinpulver.[18]

Mit diesen Beispielen möchte ich betonen, dass es kein einziges Nahrungsmittel gibt, das zu 100 % unbedenklich ist. Gleichermaßen gibt es keine Lebensmittel, die zu 100 % gefährlich sind. Auch pasteurisierte Milch kann bei der Verarbeitung oder während der Lagerung kontaminiert werden. Heutzutage unterliegen die Rohmilchproduzenten in den USA solch strengen Kontrollen, dass die von ihnen produzierte Milch weit weniger Bakterien enthält als die von herkömmlichen Produzenten, die ihre Milch zur Keimabtötung pasteurisieren lassen. Eine Analyse der Rohmilch von 21 Käseherstellern in Vermont konnte in keiner einzigen Probe Hinweise auf *Listerien, Salmonellen* oder den gefährlichen *E. coli Stamm O157:H7* finden[19]. Das Fazit der Studie: „Unsere Ergebnisse zeigen, dass die überwiegende Mehrheit der Rohmilch, die zur handwerklichen Herstellung von Käse in kleinen Betrieben verwendet wird, aus mikrobiologischer Sicht einwandfrei ist. Trotz wiederholter Kontrollen der verarbeitenden Betriebe wurden keine pathogenen Keime gefunden." Vielleicht ist der leckere Cheddar-Käse aus Rohmilch doch nicht so gefährlich wie man Ihnen gesagt hat.

Verstehen Sie mich hier nicht falsch: Obwohl die meisten der umstrittenen Nahrungsmittel tierischen Ursprungs sind, können Obst und Gemüse genauso gefährlich sein. Sie sind bei weitem keine absolut sichere Wahl. Wenn Sie beim Picknick im Freien stundenlang in der Sonne sitzen, dann müssen Sie nicht nur beim Eiersalat Vorsicht walten lassen, sondern auch beim Obstsalat und der Rohkostschale mit grünem Salat. 46 % aller Lebensmittelvergiftungen werden durch pflanzliche Nahrungsmittel verursacht, meistens Obst und grünes Blattgemüse.[20] In der Tat ergab eine Untersuchung aller Lebensmittelvergiftungen im Jahr 2013, dass grünes Blattgemüse für mehr Lebensmittelvergiftungen verantwortlich ist als alle anderen Nahrungsmittel zusammengenommen. Sie sind die zweithäufigste Ursache für die stationäre Aufnahme im Krankenhaus aufgrund einer Lebensmittelvergiftung.[21] Trotzdem ist mir kein offizieller Ratgeber bekannt, der werdenden Müttern verbietet, Salat zu essen. Mit den Worten eines Forschers: „Obst und Gemüse gehören zu einer gesunden Ernährung dazu, aber der Verzehr von rohen, ungekochten Produkten ist nicht ganz risikofrei."[22] Da stellt sich die Frage, warum man Gemüse ohne Probleme durchwinkt, während man weichgekochten Eiern, Wurstprodukten und Weichkäse die rote Karte zeigt.

Mit diesen Überlegungen können Sie sicher nachvollziehen, dass ich die offiziellen Empfehlungen zur Vermeidung bedenklicher Lebensmittel in der pränatalen Ernährung nicht unterstütze. Meine Haltung mag rebellisch erscheinen, aber es gibt immer mehr Gesundheitsexperten, die zugeben, dass diese stringenten Richtlinien nicht mehr zeitgemäß sind. Dazu gehören die folgenden Expertenmeinungen:

> *Verbesserte Standards und Kontrollen haben in den Lebensmittelgeschäften zu einem Rückgang an kontaminierten Produkten geführt. Aus diesem Grund müssen schwangere Frauen nicht mehr auf den Gang an die Feinkosttheke verzichten. Auch Weichkäse (Listerien), weichgekochte Eier (Salmonellen), Sushi und Sashimi dürfen wieder auf dem Speiseplan stehen … Als allgemeine*

Leitlinie zur Lebensmittelsicherheit gilt, dass schwangere Frauen darauf achten sollten, dass sie nur Produkte aus zuverlässigen Quellen und in bester Qualität kaufen. Diese sollten sachgemäß gelagert, verarbeitet und zubereitet werden. Außerdem empfehlen wir, nur frische Nahrungsmittel zu verzehren.[23]

Wenn Sie vor dem Verzehr bestimmter Lebensmittel Nutzen und Risiken abwägen, sollten Sie nicht nur an die Nährstoffe denken, sondern auch, ob es Ihnen schaden könnte. *Jedes* noch so „sichere" Lebensmittel kann bei schlechter Qualität und durch falsche Verarbeitung eine riskante Wahl sein. Wenn Sie sich aus persönlichen Gründen entscheiden, keinen Weichkäse, keine weichgekochten Eier oder kalten Braten zu essen, dann ist das völlig in Ordnung. Sie können auch hartgekochte Eier essen oder kochend heiß zubereitetes Fleisch, auf denen pathogene Keime nur wenig Nährboden finden. Sie werden trotzdem vom Nährwert dieser Lebensmittel profitieren. Allen anderen kann ich versichern, dass der Verzehr dieser Lebensmittel kein großes Risiko birgt. Wie auch immer Sie sich entscheiden, auf die folgenden Sicherheitsvorkehrungen sollten Sie großen Wert legen.

Der hygienische Umgang mit Lebensmitteln

Selbst wenn Sie der Meinung sind, eine absolut robuste Verdauung zu haben, sind Sie nicht immun gegen Lebensmittelvergiftungen. Hier sind meine Tipps für den hygienischen Umgang mit Lebensmitteln:

- Vertrauen Sie Ihrem Geruchssinn. Vermeiden Sie alles, was komisch riecht.
- Seien Sie beim Kauf verderblicher Lebensmittel wählerisch. Der Eiersalat, den Sie in der Tankstelle kaufen können, kann qualitätsmäßig sehr wahrscheinlich nicht mit dem aus dem netten Delikatessengeschäft von nebenan mithalten.
- Kaufen Sie kein fertig geschnittenes Obst und Gemüse, es sein denn, sie wollen es kochen. Fertigprodukte sind häufiger mit Krankheitserregern kontaminiert.[24]
- Kochen Sie öfter zu Hause. Die meisten Lebensmittelvergiftungen sind auf Restaurants oder Fertigprodukte zurückzuführen.[25]
- Tauen Sie tiefgefrorenes Fleisch über Nacht im Kühlschrank auf und lassen Sie es nicht auf der Arbeitsplatte stehen. Lagern Sie rohes Fleisch nicht länger als 2-3 Tage im Kühlschrank.
- Räumen Sie vor dem Kochen und Essen auf. Waschen Sie Ihre Hände und reinigen Sie Arbeitsplatte, Schneidebretter und alles, was mit Nahrungsmitteln in

Kontakt kommt. Überlegen Sie, in ein Schneidebrett nur für Fleisch zu investieren. Ihre Küche bringen Sie am besten mit Essigessenz auf Hochglanz.

- Waschen Sie sich immer die Hände, wenn Sie rohes Fleisch angefasst haben (und ja – das gilt auch, wenn Sie nur kurz den Salzstreuer oder die Pfeffermühle holen möchten oder die Arbeitsplatte anfassen!).
- Trennen Sie rohe und gekochte Lebensmittel, um eine Kontamination zu vermeiden. Legen Sie zum Beispiel frisch gekochtes Fleisch nicht in den Behälter, in dem sich noch die restliche Marinade befindet. Auch die Marinade sollten Sie nicht essen, außer, Sie kochen diese bei hohen Temperaturen.
- Meiden Sie rohe Schalentiere.
- Stellen Sie Reste innerhalb von zwei Stunden nach dem Kochen zum Abkühlen in den Kühlschrank (schon früher, falls es bei Ihnen zu Hause sehr warm ist).
- Reste sollten innerhalb von 3 bis 4 Tagen verzehrt werden (oder zur längeren Lagerung in den Gefrierschrank).
- Essen Sie nichts, was nicht frisch und in guter Qualität auf den Tisch kommt. Hören Sie auf Ihre innere Stimme.

Unterstützen Sie Ihr Immunsystem

Neben den oben genannten Hygieneregeln können Sie zusätzliche Maßnahmen ergreifen, um Ihr Immunsystem in der Schwangerschaft zu stärken und Lebensmittelvergiftungen vorzubeugen. Schätzungsweise 80 % Ihres Immunsystems befinden sich im Darm und alles, was Sie essen, wirkt sich direkt auf die Darmgesundheit aus. Hier sind ein paar Vorschläge, wie Sie Ihre Verdauung und Ihr Immunsystem auf Vordermann bringen können:

- Essen Sie regelmäßig fermentierte Nahrungsmittel, damit Ihre Ernährung möglichst viele Probiotika enthält. Dazu gehören Joghurt, Kefir, Sauerkraut, Kimchi, Kombucha und natürlich fermentiertes Gemüse. Achten Sie darauf, dass das Gemüse roh oder nicht pasteurisiert ist (und aus zuverlässiger Quelle stammt). Gekochte oder pasteurisierte Produkte enthalten keine lebenden Kulturen mehr.
- Essen Sie viele präbiotische Ballaststoffe, von denen sich die probiotischen Bakterien in Ihrem Darm ernähren, zum Beispiel Gemüse (vor allem Kreuzblütler wie Kohl, Grünkohl und Rosenkohl aus regionalem Anbau), Obst (insbesondere Beeren und noch nicht ganz reife Bananen), Nüsse, Saaten (vor allem Chiasamen) und Hülsenfrüchte.[26]

- Bauen Sie regelmäßig Knochenbrühe und langsam gegartes Fleisch in Ihren Speiseplan ein. Die in diesen Nahrungsmitteln enthaltene Gelatine hält die Darmschleimhaut gesund und stärkt Ihre Widerstandsfähigkeit gegenüber pathogenen Lebensmittelkeimen.
- Schränken Sie Ihren Verzehr von Zucker und raffinierten Kohlenhydraten ein, da beide die Immunfunktion unterdrücken und die Darmflora aus dem Gleichgewicht bringen.[27]
- Lernen Sie die bäuerlichen Betriebe in Ihrer Region kennen. Kaufen Sie Fleisch, Geflügel, Milchprodukte und Eier aus biologischer Weidehaltung. So reduzieren Sie das Risiko, antibiotikaresistenten Keimen zu begegnen, auf ein Minimum. Wie bereits erwähnt, sind konventionell arbeitende Betriebe sieben Mal so häufig mit *Salmonellen* verseucht als biologisch arbeitende Geflügelbetriebe.[28] Kühe aus biologischer Haltung haben weniger antibiotikaresistente Bakterien (die beim Menschen schwerste Lebensmittelvergiftungen hervorrufen) als die aus konventioneller Haltung.[29] Besonders für kleine, handwerkliche Betriebe gelten strenge Hygienevorschriften. Die Keimzahl liegt dort in der Regel weit unter den zulässigen Grenzen, die für pasteurisierte Milchprodukte angesetzt werden.[30] Auch hier macht die Qualität den Unterschied.

Nahrungsmittel, die Sie meiden oder nur eingeschränkt verzehren sollten

Dann gibt es eine Gruppe von Lebensmitteln, die Sie meiden sollten, weil sie keine optimale Versorgung für Sie und Ihr Kind bieten und außerdem das Risiko von Schwangerschaftskomplikationen erhöhen. Einige dieser Lebensmittel wie Alkohol und Koffein werden offen diskutiert, während man bei anderen versucht, sie schönzureden. Letztendlich ist keines dieser Lebensmittel oder Zutaten Ihrer Gesundheit zuträglich, versorgt Ihr Baby nicht mit den nötigen Nährstoffen, die es für seine Entwicklung braucht und kann Ihnen und Ihrem Kind sogar schaden, wenn bestimmte Grenzwerte überschritten werden. Die Entscheidung, ob Sie diese Nahrungsmittel nur eingeschränkt verzehren möchten oder ganz darauf verzichten, liegt bei Ihnen. Meine Aufgabe ist es, Ihnen die wissenschaftlichen Fakten an die Hand zu geben, damit Sie eine angemessene Entscheidung treffen können.

Alkohol

Sie wissen sicherlich, dass Sie in der Schwangerschaft am besten ganz auf Alkohol verzichten sollten. Alkohol ist plazentagängig und kann der Entwicklung Ihres Kindes schaden. Die Bedenken gelten in erster Linie den Fetalen Alkohol-Spektrum-Störungen (FASDs). Unter diesem Begriff wird eine Reihe von Störungen zusammengefasst, die auf einen Alkoholkonsum der Mutter während der Schwangerschaft zurückgeführt werden und in unterschiedlichen Beschwerdebildern zum Ausdruck kommen. Zum Symptombild gehören unter anderem geistige Behinderungen und Verhaltensstörungen. Die schwerste Form des Spektrums ist das Fetale Alkoholsyndrom (FAS), über das auch am meisten geschrieben wurde. Bei den betroffenen Kindern wurde eine Vielzahl an Entwicklungsstörungen beobachtet, zu denen geistige Beeinträchtigungen, Hörschäden, abnorme Entwicklung der Gesichtszüge und Wachstumsretardierungen gehören.[31]

Es sind Dutzende von Studien durchgeführt worden, um besser einschätzen zu können, wie sich ein Alkoholkonsum in der Schwangerschaft auf das Kind auswirkt. In vielen Ländern der Welt gilt Alkoholkonsum während der Schwangerschaft immer noch als gesellschaftlich akzeptabel. Die große Herausforderung bei diesen Untersuchungen liegt darin, dass randomisierte Studien hier nicht in Frage kommen, weil man von schwangeren Frauen nicht verlangen kann, Alkohol zu trinken. Die entsprechenden Studien stützen sich ausschließlich auf Beobachtungen. Weil aber die meisten schwangeren Frauen sowieso bewusst auf Alkohol verzichten, kann man nicht ausschließen, dass Frauen, die während ihrer Schwangerschaft Alkohol trinken, nicht auch anderweitig risikofreudiges Verhalten zeigen (zum Beispiel Rauchen, Drogenkonsum, fragwürdige Ernährung usw.). Ein Beispiel: In einer viel zitierten Studie kamen die Forscher zu dem Schluss, dass selbst ein Glas Alkohol in der Woche während der Schwangerschaft bei den Kindern der Frauen Verhaltensstörungen auslösen kann.[32] Wenn man sich die Daten aber einmal genau ansieht, stellt man fest, dass der Kokainkonsum – *Sie lesen richtig: Kokain* – in der untersuchten Gruppe alarmierend hoch war.

Fast die Hälfte der Alkohol trinkenden Frauen (45 %) konsumierte während der Schwangerschaft auch Kokain, der Anteil in der alkoholabstinenten Gruppe lag bei 18 %. Wenn Sie mich fragen, ist auch diese Zahl absolut schockierend. Ich bin der Meinung, dass der Titel der Studie – *Pränatale Alkoholexposition und die Auswirkung auf das Kind im Alter von 6 bis7 Jahren: Dosis-Reaktion-Effekt* – nicht wirklich zutreffend ist. Ein anderer Titel wäre angemessener gewesen, wie zum Beispiel *Illegaler Drogenkonsum während der Schwangerschaft und dessen Bedeutung für die kindliche Entwicklung.* Eine weitere große Herausforderung besteht darin, zu definieren, ab welchen Mengen Alkoholkonsum in der Schwangerschaft schädlich ist. Ab hier verschwimmen die Dinge. In einer kritischen Betrachtung von 34 Studien zur pränatalen Alkoholexposition konnte eindeutig bestätigt werden, dass bewusstes Rauschtrinken – mehr als vier Gläser Alkohol auf einmal – sich auf die kognitiven Fähigkeiten des Kindes negativ auswirkte. Das überrascht sehr wahrscheinlich niemanden. Diese Forschungsgruppe fand aber auch heraus, dass selbst ein milder bis mäßiger Alkoholkonsum (bis sechs alkoholische Getränke pro Woche) das kindliche Verhalten bzw. kognitive Fähigkeiten nachteilig beeinflussen kann.[33] Das Fazit der Studie lautet: „In der Schwangerschaft gibt es bezüglich des Alkoholkonsums keine Grenzwerte."

Es gibt mehrere Studien, die diese Ergebnisse widerlegen und zu dem Schluss kommen, dass ein sehr mäßiger Alkoholkonsum in der Schwangerschaft *nicht* schädlich ist. In einer australischen Studie wurden 3.500 Frauen zu ihrem Trinkverhalten während der Schwangerschaft befragt und untersucht, welche Auswirkungen dieses Verhalten auf die Kinder dieser Frauen hatte (Altersspanne 2 bis 14). Die Frauen wurden in fünf Gruppen aufgeteilt, je nachdem, wie viel Alkohol sie während der Schwangerschaft getrunken hatten: kein Alkohol, gelegentlicher Konsum (1 Getränk/Woche), leichter Konsum (2 bis 6 Getränke/Woche), mäßiger Konsum (7 bis 10 Getränke/Woche) und schwerer Konsum (11 Getränke/Woche). Im Rahmen dieser Studie konnten bei den Kindern der leichten bis moderaten Trinkerinnen keine Verhaltensprobleme festgestellt werden. Wenn man sich die Originaldaten anschaut, kann man in der Tat erkennen, dass die Kinder der leichten Trinkerinnen weniger Verhaltensprobleme zeigten als die Kinder der alkoholabstinenten Frauen.[34]

In einer anderen, gut konzipierten Studie mit ca. 5.000 Müttern und deren Kindern untersuchten die Forscher das Trinkverhalten der Frauen in der Schwangerschaft und den IQ der Kinder im Alter von 14 Jahren. Zu Studienzwecken wurden die Frauen in vier Gruppen unterteilt: abstinent, weniger als ein halbes Glas Alkohol am Tag, ein halbes bis ein Glas am Tag, und mehr als ein Glas am Tag. Diese Studie fand keine Hinweise darauf, dass ein durchschnittlicher Alkoholkonsum von weniger als einem Glas am Tag IQ-Wert, Konzentrationsfähigkeit oder kognitive Fähigkeiten der Kinder signifikant negativ beeinflusste.[35] In einer Analyse von über 10.000 Frauen (und deren Kinder) fanden die Forscher heraus, dass es keine Unterschiede in der Sprach- und Sprechkompetenz derjenigen Kinder gab, deren Mütter in der Schwangerschaft entweder gar keinen Alkohol getrunken hatten oder nur kleine Mengen. Eine kleine Menge Alkohol wurde mit 10 g pro Tag festgelegt.[36] Als Richtwerte gelten: 350 ml Bier mit einem Volumenprozent zwischen 4 bis 6 % enthält ca. 11 bis 17 g Alkohol und ein reguläres Glas Wein mit 150 ml (12 % Vol. Alkohol) 14 g Alkohol. Nichtsdestotrotz warnen die Forscher, dass „die allgemeinen Empfehlungen, in der Schwangerschaft keinen Alkohol zu trinken, weiterhin gelten müssen, bis beweisführende Daten zu den Auswirkungen eines leichten bis mäßigen Alkoholkonsums in der Schwangerschaft vorliegen … In den internationalen Richtlinien herrscht kein Konsens, was den sicheren Alkoholkonsum bei schwangeren Frauen betrifft".[37]

Mein persönliches Fazit zum Thema Alkohol

Was Alkohol betrifft, gibt es also keine einheitliche Linie. Die aktuelle Forschungslage deutet darauf hin, dass kleine Mengen Alkohol weniger Probleme verursachen als große, aber es herrscht kein Konsens darüber, wie viel Alkohol garantiert unschädlich ist. Ich bin der Meinung, dass es keine ernährungstechnischen Vorteile gibt, die einen regelmäßigen Alkoholkonsum in der Schwangerschaft rechtfertigen würden. Sehr wahrscheinlich macht hier die Dosis das Gift, aber woran können wir die genaue Dosis festmachen und herausfinden, ob sie für alle Frauen gleich ist? Was für eine Frau wenig ist, kann für eine andere schon eine riesige Menge sein. Außerdem ist die Toleranzgrenze für alle Menschen unterschiedlich. Ab und zu ein Schluck Alkohol würde mir gewiss keine Schweißperlen auf die Stirn treiben, aber ich würde nicht so weit gehen, Ihnen ein regelmäßiges Glas am Abend zu empfehlen, vor allem, wenn Sie nicht viel vertragen und schnell „beschwipst" werden. Auch hier liegt die Entscheidung ganz bei Ihnen. Sie selbst wissen am besten, wie viel Alkohol Sie vertragen.

Die schädlichen Auswirkungen des Alkohols auf die fetale Entwicklung können sicherlich zum Teil mit der Tatsache erklärt werden, dass der Körper bei Frauen, die viel trinken, alle Nährstoffe zur Entgiftung einsetzen muss und für den Fötus deshalb nicht mehr ausreichend zur Verfügung stehen. Dazu gehören die B-Vitamine (inkl. Folat), Vitamin A, Glycin, Selen, Zink und Cholin. Diese Annahme wird gestützt durch Daten aus Tierversuchen, in denen ein alkoholinduzierter Zink-Mangel bei trächtigen Ratten beobachtet wurde.[38] Auch in der Humanforschung gibt es Daten, die darauf hindeuten, dass der Cholin-Spiegel und dessen Stoffwechselprodukte – die für die normale Funktion der Leber eine wichtige Rolle spielen – durch pränatalen Alkoholkonsum erschöpft wird.[39] Das ist wichtig, weil diese Nährstoffe bei der Gehirnentwicklung und Methylierung eine wichtige Rolle spielen. Außerdem steigt der Nährstoffbedarf bei Schwangeren, die Alkohol trinken, noch weiter an. Das trifft vor allem auf Frauen zu, deren Ernährung sowieso schon schlecht ist und die keinerlei Nährstoffreserven haben. Dazu müssen noch weitere Studien durchgeführt werden.

Ich persönlich bin der Ansicht, dass meine Nährstoffe meinem Baby zur Verfügung stehen sollen und nicht dafür „verschwendet" werden, meine Leber vom Alkohol zu entgiften.

Anmerkung: Die einzige Ausnahme, die ich zulasse, sind fermentierte Getränke, die von Natur aus einen kleinen Prozentsatz an Restalkohol enthalten, aber dafür viele nützliche Probiotika liefern. Kombucha ist ein besonders gutes Beispiel. Das fermentierte Teegetränk enthält im Schnitt < 0,5 % Vol. Alkohol, 236 ml Kombucha enthalten also weniger als 1 g Alkohol. Selbst überreifes Obst kann mehr Alkohol enthalten als Kombucha (zwischen 0,6 und 1 % Vol. Alkohol).[40]

Koffein

Darf man nun Kaffee trinken oder nicht? Das ist die spannende Frage. Zum Glück verhält sich die Sache ein wenig differenzierter. Das Thema Koffein in der Schwangerschaft und die möglichen Folgen für das Kind werden – nicht überraschend – kontrovers diskutiert. Man weiß, dass Koffein plazentagängig ist und das Baby einen ähnlich hohen Koffeinspiegel hat wie die Mutter. Wir wissen auch, dass die Geschwindigkeit, mit der Ihr Körper Koffein aus dem Blutkreislauf entfernen kann, im Laufe der Schwangerschaft abnimmt.[41] Außerdem ist bekannt, dass ein hoher Koffein-Spiegel bei der Mutter die Durchblutung der Plazenta hemmt und somit den Nährstofftransfer zum Baby gefährden kann.[42] Untersuchungen, die vor 20 bis 30 Jahren durchgeführt wurden, konnten einen Zusammenhang zwischen starkem Koffeinkonsum und einem erhöhten Risiko für Fehlgeburten und Wachstumshemmungen beim Fötus erkennen. Aus diesen Studien stammt die Empfehlung, in der Schwangerschaft nicht mehr als 200 mg Koffein am Tag zu konsumieren.[43]

Um das einmal in Relation zu setzen: 250 mg Kaffee enthalten etwa 100 mg Koffein, abhängig von der Art der Zubereitung. Je stärker Sie Ihren Kaffee trinken, desto höher ist der Koffeingehalt. Bitte bedenken Sie auch, dass für die meisten von uns eine „ordentliche Tasse" Kaffee erst bei 350 ml anfängt. Koffein ist außerdem auch in Tee und Schokolade enthalten: 250 ml schwarzer Tee enthält ungefähr 30 mg (grüner, weißer und Oolong-Tee enthalten auch Koffein, aber weniger davon); 28 g dunkle Schokolade enthält zwischen 20 und 30 mg. Kaffeekonsum ist so weit verbreitet, dass auch weiterhin viel zu dem Thema Koffein und Schwangerschaft geforscht wird. Wissenschaftler versuchen herauszufinden, ob der vorgegebene Grenzwert von 200 mg tragfähig ist oder nicht. Leider kommen unterschiedliche Studien auch zu ganz unterschiedlichen Ergebnissen. Mit einer groß angelegten Analyse der Daten aus 53 durchgeführten Studien wollte man herausfinden, ob es evidenzbasierte Hinweise gibt, wie viel Koffein in der Schwangerschaft wirklich sicher ist. Leider kam es zu keinen aussagekräftigen Erkenntnissen.[44] Die Forscher fanden zwar heraus, dass, je höher der Koffein-Spiegel, desto höher auch das Risiko für Fehl- und Totgeburten und niedriges Geburtsgewicht war, konnten aber keinen eindeutigen Grenzwert finden, ab dem Koffeinkonsum schädlich wird. Die Forscher schlussfolgerten, dass nicht genügend Beweise vorlägen, um die offiziellen Empfehlungen zu ändern: „Es gibt noch eine Reihe offener Fragen, die nicht hinreichend beantwortet werden konnten. Dazu gehört die Frage der Kausalität, denn es steht nicht fest, ob das Koffein selbst oder eines seiner Abbauprodukte für die Wirkung verantwortlich ist. Außerdem ist nicht abschließend geklärt, ob die Zusammenhänge nicht vollständig durch eine gewisse Voreingenommenheit in der Veröffentlichung hergestellt wurden oder Koffein als Marker für eine gesunde Schwangerschaft in Frage kommt." An dieser Stelle muss ich auch erwähnen, dass viele Frauen ein Gros ihres Koffeins nicht über Kaffee, sondern über Erfrischungsgetränke aufnehmen.[45] In diesen Fällen würden die hohen Mengen an Zucker und Zusatzstoffen, die in diesen Getränken enthalten sind, das Ergebnis komplett verzerren.

Wie so oft in der pränatalen Forschung werden wir vielleicht nie direkte Beweise zu diesem Thema haben, weil es schlicht und einfach ethisch nicht zu vertreten wäre, schwangere Frauen dazu zu nötigen, zu Forschungszwecken große Mengen an Koffein zu konsumieren. Aktuell empfiehlt es sich, auf der sicheren Seite zu bleiben und nicht mehr als 200 mg am Tag zu verzehren, d. h. bis zu 470 ml Kaffee am Tag sind wahrscheinlich in Ordnung. Wenn Sie keine Kaffeetrinkerin sind, müssen Sie sich wahrscheinlich überhaupt keine Gedanken machen, weil es fast unmöglich ist, allein mit Tee oder Schokolade übermäßig viel Koffein aufzunehmen.

Hinweis: Achten Sie auch in Sachen Kaffee auf Qualität. Im herkömmlichen Kaffeeanbau kommen zahlreiche Pestizide zum Einsatz, die Sie meiden sollten. Achten Sie beim Kauf auf Bio-Siegel oder Rainforest-Alliance-Zertifizierung. Zusätzliche Informationen über Pestizide finden Sie in Kapitel 10.

Raffinierte Kohlenhydrate

Als raffinierte Kohlenhydrate bezeichnet man kohlenhydrathaltige Nahrungsmittel, die stark verändert wurden, kaum noch Ballaststoffe enthalten und/oder zu Mehl oder Stärke verarbeitet wurden. Vollkornweizen kann zum Beispiel zu Weißmehl verarbeitet werden und ganze Maiskörner zu Maisstärke. Raffinierte Kohlenhydrate werden schnell verdaut und gelangen nach kurzer Zeit in den Blutkreislauf, wo sie einen starken Anstieg des Blutzuckerspiegels bewirken. Mit anderen Worten: Diese Lebensmittel haben einen hohen glykämischen Index. Tendenziell haben sie auch eine niedrige Nährstoffdichte, d. h. sie setzen sich hauptsächlich aus Kohlenhydraten zusammen und enthalten kaum Vitamine, Minerale oder Antioxidantien. In der Ernährung lassen diese „Füllstoffe" nur wenig Raum für echte Nährstoffe.

Folgende Lebensmittel enthalten große Mengen an Kohlenhydraten:

- Raffinierte Getreideprodukte, darunter alles, was aus Weißmehl hergestellt wird; Mehl mit zugesetzten „Vitalstoffen" (Brot, Bagel, Pizza, Nudeln, Knäckebrot, Bretzel, Snacks usw.)
- Frühstückscerealien (auch Vollkornmüsli ohne Zuckerzusatz)
- Gepufftes Getreide (Popcorn, Reiswaffeln, Maiswaffeln usw.)
- Schnellgerichte wie vorgekochter Reis (in Beuteln), Instantnudeln (zum Beispiel Ramen), Kartoffelflocken und Maismehl oder Brei zum Aufquellen
- Weißer Reis

Allgemein gilt, je mehr raffinierte Kohlenhydrate Sie essen, desto weniger Nährstoffe nehmen Sie über die Ernährung auf. Eine Studie zum Nährstoffgehalt der durchschnittlichen pränatalen Ernährung fand heraus, dass der Konsum raffinierter Kohlenhydrate der zuverlässigste Indikator für einen Nährstoffmangel war. Die Autoren der Studie stellten fest: „Veränderungen in der Aufnahme von Mikronährstoffen konnten weitestgehend durch Veränderungen in der Qualität der aufgenommenen Kohlenhydrate vorhergesagt werden. Spezifisch ließ sich beobachten, dass eine höhere Aufnahme von Stärke als Hinweis auf ein verschlechtertes Nährstoffprofil gedeutet werden kann."[46] Diese Erkenntnis ist wichtig, weil der durchschnittliche Amerikaner sehr viel mehr raffinierte Kohlenhydrate konsumiert als ihm/ihr bewusst ist. Tatsächlich bestehen 85 % aller Getreideprodukte, die in den USA verzehrt werden, aus raffiniertem Getreide.[47]

Wie sieht es mit Vollkorn aus?

Neben den oben erwähnten raffinierten Kohlenhydraten ist es wichtig zu wissen, dass sogar bestimmte Vollkornprodukte mehr Kohlenhydrate als Nährstoffe liefern, auch wenn man das nicht unbedingt vermuten würde. Viele Frauen denken beispielsweise, dass sie in der Schwangerschaft Vollkornprodukte essen sollten, damit sie genug Ballaststoffe bekommen. Aber selbst ein „gutes" Vollkornbrot enthält zwar 2 bis 5 g Ballaststoffe pro Scheibe, aber auch 15 bis 20 g Gesamtkohlenhydrate. Ein weiteres Beispiel ist Vollkornreis, der nur 3,5 g Ballaststoffe pro Tasse liefert, aber insgesamt sage und schreibe 45 g Kohlenhydrate enthält. Letztendlich bestehen diese Lebensmittel hauptsächlich aus Kohlenhydraten und enthalten nicht wirklich viele Ballaststoffe.

Im Vergleich dazu muss man wissen, dass in zwei Esslöffeln Kokosmehl 5 g Ballaststoffe enthalten sind, das Gleiche gilt für ein Drittel Avocado, 1 Esslöffel Chiasamen und eine dreiviertel Tasse Himbeeren. Wie bei nicht-stärkehaltigem Gemüse enthalten diese Nahrungsmittel viel weniger Kohlenhydrate als Vollkornprodukte, dafür aber deutlich mehr Mikronährstoffe. Anders ausgedrückt: Es gibt viele Nahrungsmittel, die genauso viele Ballaststoffe enthalten wie Getreide. In meine Menüpläne habe ich nur wenig Vollkorngetreide eingebaut, aber trotzdem liegt der Anteil an Ballaststoffen bei 35 bis 45 g pro Tag. Das ist viel mehr als die empfohlene Tagesmenge von 28 g für schwangere Frauen. Beispiele für ballaststoffreiche Nahrungsmittel ohne viele Kohlenhydrate finden Sie im Abschnitt über Obstipation in Kapitel 7.

Ein weiteres Totschlagargument, mit dem für Vollkorn geworben wird, ist dessen hoher Mineral- und Vitamin B-Gehalt. Wenn Sie aber die Nährwerte des Getreides mit dem von anderen naturbelassenen Nahrungsmitteln vergleichen, wie zum Beispiel Meeresfrüchte, Fleisch und Gemüse, stellen Sie sehr schnell fest, dass Getreide deutlich weniger Nährstoffe enthalten, als man uns glauben lassen möchte. Im Vergleich zu diesen Nahrungsmitteln ist die Nährstoffdichte von Vollkorngetreide vor allem in Hinblick auf die 13 Vitamine und Minerale sehr niedrig, die in der amerikanischen Standarddiät besonders oft fehlen.[48] **Wenn Sie Ihre typische Portion Getreide durch eine Portion Gemüse und/oder eine größere Portion Fleisch oder Fisch ersetzen, werden Sie fast automatisch mehr B-Vitamine, Eisen, Magnesium, Zink und Kalzium zu sich nehmen.**

Was Ihren Blutzucker betrifft, ist Vollkorngetreide geringfügig besser als raffinierte Kohlenhydrate, lässt Ihren Blutzucker-Spiegel aber *trotzdem* deutlich in die Höhe steigen. In einer Studie wurde Weißbrot mit Sauerteigbrot aus Vollkornweizenmehl verglichen. Das Getreide für das Sauerteigbrot wurde frisch gemahlen und in traditioneller Sauerteig-Manier angesetzt, es war also ein „gutes" Sauerteigbrot. Die Blutzuckerwerte entwickelten sich nicht wie erwartet. Überraschenderweise hatten die Probanden nach dem Verzehr des Sauerteigbrotes *höhere* Blutzuckerwerte.[49] Ich persönlich würde jederzeit den traditionellen Sauerteig oder Brot aus gekeimtem Getreide empfehlen, weil die dazugehörige Fermentierung die Verdauung und die Aufnahme der Nährstoffe unterstützt. Außerdem enthalten diese Brote mehr Nährstoffe (verglichen mit Weißbrot). Aber nur, weil sie „naturbelassen" sind oder „weniger verarbeitet", sollten Sie nicht beliebig viel davon verzehren.

Man darf nicht vergessen, dass immer mehr Menschen das in bestimmten Getreidesorten vorkommende Klebereiweiß Gluten nicht mehr gut verdauen können. Gluten ist vor allem in Weizen, Roggen und Gerste enthalten.[50] In der Schulmedizin hat sich der Gedanke einer Glutenunverträglichkeit außerhalb der klassischen Zöliakie noch nicht durchsetzen können, aber in meiner Beratungspraxis sehe ich oft eine

Nicht-Zöliakie-Gluten-Sensitivität. Wenn es Ihnen mit einer glutenfreien Ernährung besser geht, gibt es keinen Grund, in der Schwangerschaft wieder Getreide zu essen, nur weil Sie sich besonders „ausgewogen" ernähren wollen oder alles „rund" sein soll. Auch mit einer glutenfreien Ernährung können Sie Ihren Bedarf an Nährstoffen abdecken. Sie kann sogar noch abwechslungs- und nährstoffreicher werden, wenn Sie glutenhaltiges Getreide durch echte Nahrungsmittel ersetzen (anstatt einfach glutenfreies Mehl zu nehmen und Lebensmittel zu essen, die trotzdem raffinierte Kohlenhydrate enthalten).[51]

Die meisten von uns sind daran gewöhnt, Getreide zu essen – das ist auch in Ordnung, solange Sie nur kleine Mengen davon essen und sie nicht zum Ersatz für nährstoffreiches Gemüse, Fleisch, Fisch, Geflügel, Milchprodukte, Saaten und Hülsenfrüchte werden. Aus diesem Grund ist der Anteil an Getreide in meinen Menüplänen relativ gering. Das ist Absicht, weil ich Ihnen zeigen möchte, wie einfach es geht und wie schnell man zu viel Getreide essen kann (und Kohlenhydrate allgemein). Eine Scheibe gekeimtes Brot als Beilage zu einem weichgekochten Frühstücksei ist eine ganz andere Sache als eine große Schale Müsli zum Frühstück, ein belegtes Brot zum Mittagessen und Vollkornnudeln zum Abendbrot – alles an einem Tag! Wenn Sie sich an eine gluten- und getreidefreie Ernährung in Anlehnung an die Paleo-Diät halten, oder sich aus irgendeinem Grund ganz ohne Getreide ernähren, können Sie das Getreide in meinen Menüplänen auch durch andere Nahrungsmittel ersetzen. In Kapitel 5 werde ich näher darauf eingehen.

Zucker

Sie wissen bestimmt schon, dass es keine gute Idee ist, in der Schwangerschaft viel Zucker zu essen. Das gilt sowohl für natürlichen Zucker *als auch* für Haushalts- und Rohrzucker. Je mehr Zucker Sie essen, desto schneller werden Sie an Gewicht zunehmen und die Wahrscheinlichkeit steigt, dass Ihr Baby zu groß wird.[52] Auch das Risiko eines Gestationsdiabetes steigt.[53] Wenn Mütter während der Schwangerschaft viel Zucker essen, kann das ihre Kinder anfälliger für Asthma und Ekzeme machen.[54] Außerdem kann Zucker süchtig machen, gesündere Nahrungsmittel aus der Ernährung verdrängen und das Verlangen nach Süßem im Gehirn Ihres Babys quasi „einprogrammieren", damit es auch später im Leben gern Süßes isst.[55] Studien mit Mäusen haben gezeigt, dass ein hoher Zuckeranteil in der pränatalen Ernährung sich bei den Nachkommen nachteilig auf die Entwicklung des Gehirns auswirkte und in dieser Generation hyperaktives Verhalten wie Konzentrationsstörungen und Impulsivität begünstigte.[56] Im Grunde genommen gibt es keine einzige Studie, die herausgefunden hätte, dass Zuckerkonsum den Verlauf einer Schwangerschaft *positiv* beeinflusst.

Es ist Ihnen sicher bekannt, dass Zucker in vielen Lebensmittelprodukten versteckt ist. Lebensmittelhersteller wissen sehr genau, dass Sie die Zutaten in absteigender Reihenfolge angeben müssen (die Hauptzutaten stehen ganz oben) und deswegen verwenden sie bei der Herstellung ihrer Produkte oft verschiedene Formen von Zucker, damit der Eindruck entsteht, es würde gar nicht so viel Zucker enthalten. Lassen Sie sich hiervon nicht täuschen. Lesen Sie jede Zutatenliste auf der Verpackung, mit allen unterschiedlichen Bezeichnungen für Zucker, die es gibt (siehe untenstehende Liste). Sie können auch ablesen, wie viel Zucker ein Produkt insgesamt enthält, um ein Gefühl dafür zu bekommen, wie gesund das Lebensmittel ist – oder eben nicht. Als Richtwert gilt: Jeweils vier Gramm des auf der Verpackung angegebenen Zuckers entsprechen einem Teelöffel Zucker. Auf den Verpackungen wird nicht zwischen natürlichem und zugesetztem Zucker unterschieden, was manchmal sehr ärgerlich sein kann, aber unter Umständen auch sehr erhellend, was den Zuckeranteil betrifft. Trockenfrüchte enthalten zum Beispiel sehr viel hochkonzentrierten Zucker. Bereits eine Viertel Tasse Rosinen enthält 25 g Zucker, das sind mehr als sechs Teelöffel!

Lebensmittel, die viel Zucker enthalten:

- Zucker: weißer Kristallzucker, brauner Zucker, Rohrzucker, Rohrohrzucker, Melasse, Honig, Agavensirup, Sirup allgemein (Maissirup, Ahornsirup oder Reissirup), Dattelzucker, Kokosblütenzucker, Maltodextrin, Saccharose, Dextrose, Fruktose, Maltose usw. (immer, wenn eine Zutat auf „-ose" endet, handelt es sich um eine Form von Zucker).
- Süßigkeiten/Desserts: Bonbons, Eiscreme, gefrorener Joghurt, Sorbet, Kuchen, süßes Gebäck, Donuts, Kekse, Riegel, Eis am Stiel, Marmelade/Gelee usw.
- Süße Getränke: Erfrischungsgetränke, Punsch, Limonade, Fruchtsaft (auch 100 % frisch gepresster Fruchtsaft), gesüßter Tee, Milch mit Geschmackszusatz, Mineralwasser mit Geschmack usw.
- Nahrungsmittel, die viel natürlichen Zucker enthalten: Trockenfrüchte (getrocknete Cranberries, Rosinen, Datteln usw.)
- Soßen, die viel Zucker enthalten: Ketchup, Grillsoßen, Teriyaki-Sauce, Senf mit Honig usw.

Abgesehen davon bin ich noch keiner Frau begegnet, die in der Schwangerschaft *komplett* auf Zucker verzichtet hätte, mich eingeschlossen. Es gibt die perfekte Welt und es gibt die Realität. Wenn Sie sich also *ab und zu* etwas Süßes gönnen, achten Sie darauf, nur kleine Portionen und mit Bedacht zu essen. Lassen Sie sich jeden Bissen oder

Löffelvoll auf der Zunge zergehen. Vielleicht können Sie bei dieser Mahlzeit besonders darauf achten, keine zusätzlichen Kohlenhydrate zu essen, damit Ihr Körper nicht von einer riesigen Blutzuckerspitze überwältigt wird. Wenn Sie sich zum Beispiel nach dem Essen ein Eis gönnen, lohnt es sich, im Hauptgang nur wenige Kohlenhydrate zu essen und als Beilage anstelle von Kartoffeln Gemüse ohne Stärkeanteil zu wählen.

Bedenken Sie bitte auch, dass naturbelassene Süßungsmittel wie Honig, getrocknetes Obst oder Ahornsirup trotzdem sehr viel Zucker enthalten. Ich ziehe diese Süßungsmittel zwar anderen hochkonzentrierten Süßstoffen wie Kristallzucker oder Maissirup vor, weil sie geschmacklich komplexer sind und wenigstens noch Kleinstmengen an anderen Nährstoffen enthalten. *Dennoch* handelt es sich auch hier um Zucker und Sie sollten nur sehr wenig davon konsumieren. Im Rezeptteil des Anhangs werden Sie ein Gefühl dafür bekommen, wie ich kleine Mengen natürliche Süßungsmittel in meine Desserts mit einplane.

Künstliche Süßstoffe

Künstliche Süßstoffe sind und bleiben ein kontrovers diskutiertes Thema. Ich persönlich glaube, dass es für uns am sichersten ist, das zu essen, wovon sich schon unsere Vorfahren ernährt haben. Künstliche Süßstoffe verlassen sich auf chemische Substanzen, die dem Körper einen süßen Geschmack nur vorgaukeln, uns also austricksen. Forschungen haben gezeigt, dass je öfter und je mehr unsere Geschmacksknospen Süßes *schmecken* (von echten oder künstlichen Süßstoffen), desto größer wird unser *Verlangen* nach Süßem.

Einem Wissenschaftler zufolge „fördern künstliche Süßstoffe durch ihren süßen Geschmack das Verlangen nach Zucker und die Abhängigkeit von Zucker. Eine wiederholte Exposition trainiert die Geschmackspräferenz. Es besteht ein starker Zusammenhang zwischen der Geschmacksrichtung, die eine Person für gewöhnlich konsumiert und der Ausprägung der geschmacklichen Vorlieben dieser Person“.[57]

Um es in einfachen Worten auszudrücken: Je weniger wir unsere Geschmacksknospen an Süßes gewöhnen – sei es durch natürlichen Zucker oder künstliche Süßstoffe – desto weniger werden unsere Geschmacksnerven danach verlangen.

Auch die Auswirkung künstlicher Süßstoffe auf den Blutzucker ist problematisch. Jahrelang glaubte man, dass Zuckeraustauschstoffe den Blutzucker nicht anheben (*können*). Diese Annahme wurde auf den Kopf gestellt, als neuere Untersuchungen zeigten, dass mit dem Konsum von künstlichen Süßstoffen auch die Wahrscheinlichkeit von Blutzuckererkrankungen steigt. Es scheint, dass künstliche Süßstoffe die Darmflora (Probiotika) verändern und dadurch der Blutzucker ansteigt. In einer

Studie konnte ein zwei- bis vierfacher Anstieg des Blutzuckerspiegels bei Personen festgestellt werden, nachdem sie künstliche Süßstoffe verzehrt hatten (in dieser Studie wurden Aspartam, Sucralose und Saccharin untersucht).[58]

Künstliche Süßstoffe können die guten Bakterien in Ihrem Darm nicht nur verändern, sondern diese tatsächlich abtöten. Das trifft besonders auf Sucralose zu, das nachweislich nach nur 12 Wochen Anwendungszeit die Anzahl der guten Bakterien im Darm reduziert (insbesondere die Gesamtkeimzahl der anaeroben Bifidobakterien, Laktobazillen, Bacteroides, Clostridien und die Gesamtkeimzahl der aeroben Bakterien waren alle reduziert).[59] Dies geschah mit Tagesdosierungen, die nur *ein Fünftel* der als „sicher" geltenden Tagesmenge ausmachen (die sogenannte Erlaubte Tagesdosis), die von der FDA vorgegeben wird.

Wir wissen bislang nur sehr wenig darüber, wie sich unser Mikrobiom – also die Besiedelung unseres Darms mit guten Bakterien – auf unsere Gesundheit auswirkt. Es wird zu diesem Thema besonders in Hinblick auf die pränatale Gesundheit aber immer mehr geforscht. Sie geben Ihre Bakterien an Ihr Baby weiter. Deswegen sollten Sie alles tun, um Ihrem Körper eine natürliche und gesunde Besiedelung mit guten Bakterien zu gönnen. Die Wirkungen natürlicher Probiotika sind sehr weitreichend und beeinflussen Immunsystem, Blutzuckerspiegel, Hormonhaushalt, Entgiftung und Verdauung. Mehr zu diesem Thema können Sie unter dem Abschnitt über Probiotika in Kapitel 6 nachlesen.

Zuckeraustauschstoffe können nicht nur den Blutzucker und die Darmflora negativ beeinflussen, sondern auch in den Hormonhaushalt der Schilddrüse eingreifen. Vor allem von Sucralose weiß man, dass dieser Zucker die normale Funktion der Schilddrüse unterdrückt, was sich auch auf die Entwicklung des fetalen Gehirns auswirken könnte.[60] Siehe auch Kapitel 9 für mehr Informationen über Schilddrüsengesundheit und Kapitel 10 für Chemikalien und andere Substanzen, die sich nachteilig auf die Gesundheit der Schilddrüse auswirken.

Ein weiteres Problem der künstlichen Süßstoffe ist, dass sie Ihr Kind später im Leben anfälliger für Übergewicht machen. Eine im Jahr 2017 durchgeführte Studie stellte fest, dass Kinder von Frauen, die in der Schwangerschaft täglich Zuckeraustauschstoffe zu sich nahmen, 1,6-mal so häufig bei der Geburt sehr groß waren (Makrosomie) und 1,9-mal häufiger im Alter von sieben Jahren übergewichtig waren als Kinder von Frauen, die das nicht taten.[61] Außerdem fand man im Zuge dieser Studie heraus, dass der Konsum von künstlich gesüßten Erfrischungsgetränken anstelle von zuckerhaltigen Getränken (d. h. Diät-Cola anstatt reguläres Cola) das Risiko, bereits im Alter von sieben Jahren an Übergewicht zu leiden, erhöhte. Dieses Ergebnis hatten die Forscher nicht erwartet. Es spiegelt aber die Ergebnisse von Studien an Erwachsenen wider, in denen man feststellen musste, dass künstliche Süßstoffe zur Gewichtsreduktion nicht geeignet sind und sogar als Dickmacher bezeichnet werden könnten. Und das alles, obwohl sie keinen Zucker und keine Kalorien enthalten.

Die Autoren der oben genannten Studie fassen es treffend wie folgt zusammen: „Im Vergleich zu Glukose oder Sucrose können hochkonzentrierte, künstliche Süßstoffe eine Glukoseintoleranz deutlich verstärken, indem sie die Darmflora verändern, die Absorption von Glukose im Verdauungstrakt über den apikalen Glukosetransporter Typ 2 erhöhen. Somit werden die übermäßige Aufnahme von Zucker und die damit verbundene Gewichtszunahme über eine Fehlregulation des Geschmacksinns und des Caloric Rewards begünstigt.“[62] Meine Empfehlung ist, ganz auf künstliche Süßstoffe zu verzichten und sich daran zu gewöhnen, dass viele Dinge nun eben nicht ganz so süß schmecken. Wenn Sie ab und zu eine süße Belohnung brauchen, essen Sie einfach einen kleinen Snack, der von sich aus süß ist, oder entscheiden Sie sich für eine der gesunden Alternativen (siehe unten). So sind Sie auf der sicheren Seite.

Künstliche Süßstoffe, die man meiden sollte:

- Aspartam
- Sucralose
- Saccharin
- Acesulfam-K
- Neotam

Unbedenkliche Alternativen zu künstlichen Süßstoffen

Lassen Sie mich zunächst noch einmal betonen, dass man alles, was süß ist, am besten auf ein Minimum beschränkt. Wenn Sie einen süßen Zahn haben, ist das natürlich leichter gesagt als getan. Wenn Sie sich angesprochen fühlen und Sie auf der Suche nach einer Alternative zu Zucker sind, können Sie es mit Stevia oder Zuckeralkoholen versuchen.

Süßstoffe auf Stevia-Basis (auch Steviosid genannt) werden aus der südamerikanischen Pflanze Stevia gewonnen, deren Anwendung in der Schwangerschaft als sicher gilt. Im Gegensatz zu künstlichen Süßstoffen hat sie keinen Einfluss auf den Blutzuckerspiegel und kann sogar unterstützend zur Blutzuckerregulierung eingesetzt werden.[63] Abhängig von Hersteller und Produkt kann Stevia einen bitteren Nachgeschmack haben, es kann also eine Weile dauern, bis Sie ein Produkt finden, das zu Ihnen passt.

Eine weitere Option bieten Zuckeralkohole. Trotz der irreführenden Bezeichnung enthalten diese Verbindungen nicht die Sorte Alkohol, von dem man auch betrunken werden kann. Zuckeralkohole liefern nur einen kleinen Bruchteil an Kalorien, haben aber eine vergleichbare körnige Struktur und einen ähnlich angenehmen Geschmack wie Haushaltszucker (aber ohne den bitteren Nachgeschmack, den Stevia haben kann). Denken Sie bitte daran, dass manche Zuckeralkohole Verdauungsbeschwerden wie Blähungen und Durchfall verursachen können. Sie sollten es auch hier nicht übertreiben! Die beiden Zuckeralkohole, die Ihre Verdauung am wenigsten stören werden, sind Xylit und Erythrit. Erythrit ist das Produkt der Wahl bei vielen Low-Carb-Bäckern und wird von Menschen mit empfindlicher Verdauung in der Regel bevorzugt.

Pflanzliche Öle

Wie ich in früheren Kapiteln bereits erklärt habe, ist es sehr wichtig, in der Schwangerschaft genügend Fett zu essen. Es kommt aber auch darauf an, welches Fett Sie verzehren. Als pflanzlich bezeichnet man alle Öle, die aus ölhaltigen Kulturpflanzen wie Raps, Soja, Mais, Färberdistel und Baumwollsamen gewonnen werden. Eigentlich müsste man diese Öle „raffinierte Öle aus samentragenden Pflanzen" nennen, aber in der Lebensmittelindustrie werden sie als „pflanzliche Öle" vermarktet. Erst im letzten Jahrhundert hat der Mensch gelernt, große Mengen Öl aus samentragenden Pflanzen zu gewinnen, zuvor war dies nicht möglich gewesen. Das heißt natürlich auch, dass die Menschen damals keine großen Mengen davon verzehrten. Erst mit der intensiven Landwirtschaft und industriellen Extraktionsverfahren war es möglich, pflanzliche Öle zu extrahieren, raffinieren und desodorieren. Außerdem erfand man eine ganze Reihe an chemischen Lösungsmitteln und Säuren, die den Vorgang beschleunigen.

Viele Ernährungsberater und Gesundheitsdienstleister empfehlen pflanzliche Öle wegen ihres niedrigen Gehalts an gesättigten Fettsäuren, leiten mit dieser Empfehlung aber völlig fehl. Obwohl die meisten Menschen im Laufe der letzten 50 Jahre tierische Fette nach und nach durch Pflanzenöle ersetzt haben, nehmen Übergewicht, Herz-Kreislauf-Erkrankungen, Diabetes und viele andere chronisch-entzündliche Krankheiten zu.[64]

Ungesättigte Fettsäuren – wie sie in Pflanzenölen enthalten sind – sind hoch empfindlich und werden sehr schnell ranzig. Licht, Luft, hohe Temperaturen beim Kochen und die Lagerung in Plastikbehältern verderben sie. Es entstehen hoch giftige Verbindungen wie freie Radikale und reaktive Sauerstoffspezies, von denen man weiß, dass sie zu Komplikationen in der Schwangerschaft beitragen können, einschließlich Fehlgeburten, vorzeitige Wehentätigkeit, Präeklampsie und fetale Wachstumshemmungen.[65]

Die ungesättigte Fettsäure Omega-6 kommt in diesen pflanzlichen Ölen in besonders hohen Konzentrationen vor. Diese Fettsäure gilt als entzündungsfördernd, besonders dann, wenn sie in großen Mengen und in einem ungünstigen Verhältnis zu Omega-3-Fettsäuren verzehrt wird. Wenn Sie jeden Tag pflanzliche Öle verzehren, ist das bei Ihnen mit Sicherheit der Fall. Das ideale Verhältnis von Omega-6-Fettsäuren zu Omega-3-Fettsäuren liegt in der Ernährung irgendwo zwischen 1:1 und 4:1. Leider liegt das Verhältnis neuesten Schätzungen zufolge in der Schwangerschaft eher bei 10:1 (bei manchen Frauen sogar bei 30:1).[66,67] Das ist alles andere als beruhigend, wenn man davon ausgeht, dass „ein hohes Omega-6/Omega-3-Verhältnis, wie man es aus der modernen westlichen Ernährung kennt, an der Entstehung vieler Krankheiten beteiligt ist, darunter Herz-Kreislauf-Erkrankungen, Krebs, Osteoporose, entzündliche Beschwerden und Autoimmunkrankheiten".[68] Auch in der Schwangerschaft wirkt sich das Ungleichgewicht bei den essenziellen Fettsäuren ungünstig aus. Eine Studie fand heraus, dass der übermäßige Verzehr von Omega-6-Fettsäuren (und nicht genügend Omega-3-Fettsäuren) die Bildung entzündungsfördernder Verbindungen, den sogenannten Eicosanoiden, in die Höhe schnellen lässt. Eicosanoide werden mit vorzeitigen Wehen in Verbindung gebracht.[69]

Auch die Gehirnentwicklung Ihres Babys wird von den Fetten, die Sie zu sich nehmen, beeinflusst. In einer Untersuchung der psychomotorischen Entwicklung von Babys im Alter von neun Monaten konnte festgestellt werden, dass die Kinder von Müttern, die während der Schwangerschaft besonders viele Omega-6-Fette verzehrt hatten, in der Entwicklung der Fein- und Grobmotorik zurücklagen.[70] Das überrascht nicht, wenn man bedenkt, dass Omega-6-Fette im Körper mit Omega-3-Fetten konkurrieren und verhindern, dass das die Gehirnentwicklung fördernde DHA zum Baby gelangt. Letztendlich werden hierdurch Entwicklungsverzögerungen beim Säugling begünstigt.[71] Auch langfristig kann der Stoffwechsel Ihres Kindes beeinträchtigt sein. Eine Studie kam zu dem Ergebnis, dass Kinder von Müttern, die während der Schwangerschaft besonders viele Omega-6-Fettsäuren aßen, öfter an Übergewicht und überschüssigem Körperfett litten.[72] Wissenschaftler, die sich mit Adipositas beschäftigen, warnen davor, dass dieser Effekt über Generationen hinweg fortbestehen kann und merken an, dass „eine pränatale Exposition gegenüber großen Mengen an Omega-6 in der Ernährung zu einer progredienten Ansammlung an Körperfett auch in den nachfolgenden Generationen führen kann".[73] Im Klartext heißt das, dass der Verzehr von großen Mengen an pflanzlichen Ölen nicht nur Ihrem Baby schaden kann, sondern auch Ihren zukünftigen Enkelkindern.

Schränken Sie also Ihren Verzehr von Omega-6-Fettsäuren ein, indem Sie auf raffinierte Pflanzenöle ganz verzichten. Lesen Sie auf jeder Lebensmittelverpackung nach, ob das Produkt pflanzliche Öle enthält, vor allem bei Mayonnaise,

Salat-Dressings und Soßen. Kaufen Sie keine Produkte, die Soja-Öl, Rapsöl, Baumwollsamen-Öl, Färberdistel-Öl, Erdnussöl oder Mais-Öl enthalten. Gehen Sie nicht so oft auswärts essen, sondern kochen Sie lieber zu Hause. Buchstäblich alle Restaurants verwenden zum Kochen billiges Pflanzenöl.

Zu den schlimmsten Übeltätern gehören frittierte Gerichte wie Pommes frites, frittierte Zwiebelringe, Donuts und Gebratenes, weil sie mit sehr hohen Temperaturen zubereitet werden (höhere Temperaturen bedeuten auch mehr freie Radikale). Was das Kochen betrifft, können Sie auf gesättigte Fette (zum Beispiel tierische Fette oder Kokosöl) umsteigen, die einen höheren Rauchpunkt haben und auch bei hohen Temperaturen noch stabil bleiben. Als Salat-Dressing eignen sich extra natives Olivenöl, Avocado-Öl, Macadamianuss-Öl (oder alle anderen Öle aus Kapitel 2). Diese Öle enthalten von Natur aus wenig Omega-6-Fette, dafür aber viele gesunde einfach gesättigte Fettsäuren.

Transfette

Um Transfette herzustellen, wandelt die Lebensmittelindustrie flüssiges Pflanzenöl in festes Fett wie zum Beispiel Margarine oder Backfett um. Das geschieht mithilfe eines Verfahrens, das als „partielle Hydrierung“ bekannt ist. Transfette werden in verarbeiteten Lebensmitteln und zum Frittieren eingesetzt, weil sie die Haltbarkeit der Fette verbessern. Das spart den Restaurants Zeit und Geld, weil das Frittierfett nicht so oft ausgewechselt werden muss und die Produkte länger haltbar bleiben.

Für Ihre Gesundheit sind diese „partiell hydrogenierten Fette“ jedoch überhaupt nicht gut. Abgesehen davon, dass sie auch bei Nicht-Schwangeren mit Diabetes und Herz-Kreislauf-Erkrankungen in Verbindung gebracht werden, wirken sich Transfette nachteilig auf die Schwangerschaft aus. Künstlich hergestellte Transfette sind für den menschlichen Körper fremd und können viele normale Körperfunktionen stören. Am meisten beunruhigt dabei, dass Transfette den Nährstofftransport durch die Plazenta unterbrechen und Ihr Baby unter Umständen nicht genügend von den Omega-3-Fettsäuren bekommt, die es für eine gesunde Gehirnentwicklung und gesunde Augen benötigt.[74] Transfette verschlimmern auch eine Insulinresistenz. Dadurch fällt es Ihrem Körper zunehmend schwerer, den Blutzucker auf ein gesundes Maß einzustellen. Diese Insulinresistenz kann an Ihr Baby weitergegeben werden und das Risiko erhöhen, dass es später im Leben an Diabetes erkrankt.[75] Selbst in kleinen Mengen können Transfette zu niedrigem Geburtsgewicht, niedrigem Plazentagewicht und einem erhöhten Risiko für Präeklampsie beitragen.[76] Durch ihre Wirkung auf die normale Funktion der Plazenta werden sie mit Fehlgeburten in Verbindung gebracht.[77] Außerdem gehört der Verzehr großer Mengen an Transfetten zu den Risikofaktoren für Frühgeburten.[78] Bitte seien Sie beim Verzehr von Transfetten äußerst vorsichtig. Diese Fette haben keinerlei Vorteile, bergen aber große Risiken. Meiden Sie alle Lebensmittel, die „partiell hydrogenierte Fette" enthalten. Dazu gehören Backfett, Margarine, Frittiertes, Fast Food, Donuts, Kuchen, fertig gekaufte Glasuren, Kekse und Backwaren. Sie müssen die Zutatenliste sehr aufmerksam lesen, weil eine Gesetzeslücke den Herstellern erlaubt, nicht alle Transfette aufzulisten. Wenn ein Produkt weniger als ein halbes Gramm Transfette pro Portion enthält, darf in den Herstellerangaben stehen, dass das Produkt keine Transfette enthält. Er darf dies sogar aktiv bewerben.

Viele von uns haben in der Schwangerschaft das Bedürfnis, sich wirklich etwas zu gönnen und die Dinge zu genießen. Das Letzte, was wir uns aber gönnen sollten, sind Transfette!

Entscheiden Sie sich für gesättigte Fettsäuren, die wirklich gesund sind, wie zum Beispiel Schmalz, Butter, Talg und Kokosöl. Schließlich wurden die Transfette erfunden, um genau diese gesunden Fette zu ersetzen.

Hinweis: In diesem Abschnitt habe ich bewusst über *künstlich hergestellte* Transfette geschrieben. Es gibt auch einige wenige natürliche Transfette, die gut für die Gesundheit sind. Diese kommen in Wiederkäuern wie Kühen oder Schafen vor und sind die einzigen Transfette, die man als *gesund* bezeichnen kann. Ich möchte nicht, dass diese wertvollen Fette mit den synthetisch produzierten Ölen in einen Topf geworfen werden. Das bekannteste *gesunde* Transfett ist konjugierte Linolsäure (CLA), die sich positiv auf Stoffwechsel und Herzgesundheit auswirkt und Krebserkrankungen vorbeugen kann.[79] Anders ausgedrückt: Natürliche Transfette und synthetisch hergestellte Transfette bewegen sich an den entgegengesetzten Enden des Spektrums, was Ihre Gesundheit betrifft. Gesundes CLA finden Sie in Rindfleisch, Milchprodukten, Lamm und Wildfleisch (Wildtiere und Tiere aus Weidehaltung haben höhere CLA-Werte).[80]

Soja

Trotz allem, was Sie sicherlich über Soja gelesen haben, ist es nicht so gesund, wie Sie glauben. Besonders problematisch wird Soja vor und nach der Schwangerschaft, also in einer Zeit, in der die Ernährung eine entscheidende Rolle spielt. Inzwischen wissen Sie, wie wichtig bestimmte Nährstoffe für eine gesunde Schwangerschaft sind. Hier kann Soja Ihnen das Leben auf vielfache Art und Weise schwer machen.

Zum einen behindert Soja die Aufnahme von Mineralien. Sojabohnen enthalten viel Phytinsäure, die die Aufnahme bestimmter essenzieller Minerale wie Calcium,

Magnesium, Kupfer, Eisen und Zink hemmt.[81] Wie Sie wissen, sind Mineralien wichtig, um eine ganze Reihe an gesunden Körperfunktionen aufrechtzuerhalten. Sie unterstützen den gesunden Knochenbau und die Zähne Ihres Babys (zum Beispiel Calcium), regulieren den Blutzucker (Magnesium spielt eine besonders wichtige Rolle) und sorgen für eine gesunde Entwicklung des Gehirns (Eisen und Zink).

Soja muss vor dem Verzehr ausgiebig fermentiert werden, damit die Phytinsäure abgebaut werden kann.[82] Traditionell hergestellte – und lange fermentierte – Sojaprodukte wie Miso, Natto, Sojasauce und Tempeh gehören zu den wenigen Sojaprodukten, die lange genug fermentiert werden, um die Phytinsäure weitgehend abzubauen. Heutzutage wird Soja aber meist in modernen Herstellungsverfahren produziert, in denen die Phytinsäure nicht abgebaut wird. Hierzu zählen Sojamehl und Sojaproteine (zum Beispiel in Protein- Shakes, Proteinriegeln, vegetarischen Burgern, veganen Fleischersatzprodukten, Low Carb-Tortillas, Brot und vieles mehr).

Soja stört nicht nur die Aufnahme von Mineralstoffen, sondern auch die Proteinverdauung. Das liegt daran, dass Soja große Mengen an natürlichen Verbindungen enthält, die „Anti-Nährstoffe" genannt werden. Viele dieser Anti-Nährstoffe stören in unserem Körper die Arbeit der Verdauungsenzyme. Dadurch kann Nahrung nicht mehr so gut verdaut und Nährstoffe nicht mehr aufgenommen werden. Soja enthält einen Enzymhemmer, der Trypsin blockiert, eines der wichtigsten Enzyme für die Eiweißverdauung. Ähnlich wie bei der Phytinsäure sind die Trypsin-Hemmer in Soja besonders widerstandsfähig und halten auch intensivster Verarbeitung stand.[83]

Nun sind Proteine in der Schwangerschaft aber sehr wichtig und der Bedarf an Eiweiß hoch. Deshalb sollte man in der Schwangerschaft alles meiden, was die Verdauung und Absorption von Protein stört. Leider konzentrieren sich viele Ernährungswissenschaftler und Diätassistenten immer noch gerne auf den Proteinanteil eines Lebensmittels und empfehlen Soja als gute Eiweißquelle für Schwangere. Vielen Gesundheitsprofis ist nicht bekannt, dass es so etwas wie Trypsin-Hemmer überhaupt gibt. Sehr verbreitet sind diese Empfehlungen bei konventionell arbeitenden Gesundheitsberatern und solchen, die mit vegetarischer Ernährung arbeiten.

Goitrogene (Schilddrüsenvergrößerung verursachende Stoffe) sind weitere Anti-Nährstoffe, die in Soja in großen Mengen vorhanden sind. Als goitrogen bezeichnet man Substanzen, die die Aufnahme von Jod hemmen, ein Mineral, das bekanntlich für die Produktion der Schilddrüsenhormone benötigt wird.

Während der Schwangerschaft steht die Schilddrüse unter besonders starkem Stress. Im ersten Trimester steigt die Produktivität der Schilddrüse um etwa 50 % an und bleibt bis zur Entbindung erhöht. Bis zum zweiten Trimester kann Ihr Baby Schilddrüsenhormone nicht selbst bilden und ist also zu 100 % auf Ihre angewiesen.[84] Jod und Schilddrüsenhormone spielen für die Entwicklung des Gehirns Ihres Babys eine Schlüsselrolle. Deshalb kann eine Unterversorgung in der frühen Schwangerschaft den IQ Ihres Kindes drücken oder im schlimmsten Fall zu geistigen Behinderungen führen.[85] Es ist schwer zu glauben, aber „der Jodmangel ist nach wie vor die Hauptursache weltweit für vermeidbare geistige Behinderungen".[86] Ja, so wichtig ist es *wirklich*.

Der Bedarf an Jod steigt während der Schwangerschaft, aber nur wenige Frauen sind ausreichend versorgt. In den USA nehmen 57 % der Schwangeren nicht genügend Jod ein, aber dennoch gilt Jodmangel dort nicht als öffentliches Gesundheitsproblem.[87] Selbst ein leichter Jodmangel wurde mit Hyperaktivität und Aufmerksamkeitsstörungen bei Kindern in Verbindung gebracht.[88] Sie können viel für eine gesunde Schilddrüse und die gesunde Gehirnentwicklung Ihres Kindes tun, indem Sie auf goitrogene Nahrungsmittel wie Soja weitgehend verzichten und dafür sorgen, dass Ihr Körper genügend Jod aufnehmen kann.

Die Bedeutung einer gesunden Schilddrüsenfunktion während der Schwangerschaft für die Entwicklung des Gehirns Ihres Babys ist in Fachkreisen unumstritten. Eine 2016 in *The Lancet* veröffentlichte Studie erklärt, dass „Schilddrüsenhormone für die intrauterine Entwicklung der Neuronen absolut entscheidend sind, weil sie die Migration, Proliferation und Differenzierung der fetalen neuronalen Zellen regulieren, die später im Leben die graue Substanz bilden werden. Zusätzlich sind sie an der Synaptogenese und Myelinisierung beteiligt".[89]

Die Hormonwirkung der Sojabohne beschränkt sich nicht auf die Schilddrüse. Soja enthält viele Phytoöstrogene oder „natürliche Pflanzenöstrogene", die im Körper die Wirkung von Östrogen nachahmen und eine ganze Reihe von anderen Hormonen beeinflussen können. Es mehren sich Hinweise aus Studien mit Nagetieren, dass eine Exposition gegenüber den in Soja enthaltenen Phytoöstrogenen während der Schwangerschaft die normale Fruchtbarkeit und die Entwicklung der Geschlechtsorgane beim Fötus stören und Frühgeburten begünstigen kann.[90] Die fruchtbarkeitshemmenden Auswirkungen scheinen auch auf den Menschen zuzutreffen. Eine Studie mit fast 12.000 Frauen stellte fest, dass die Frauen, die am meisten Sojaprodukte verzehrten auch die größten Schwierigkeiten hatten, schwanger zu werden.[91] Auch die Kontamination mit Pestizidrückständen ist bei Soja ein großes Problem. Ein Großteil der Sojabohnen wird in großen Monokulturen angebaut, wo das Pestizid Glyphosat als Unkrautvernichter oder Trocknungsmittel (damit die Pflanzen schneller abgeerntet werden können) eingesetzt wird. Unter den Nahrungspflanzen, für die die Lebensmittelbehörde der USA Höchstwerte für Pestizidrückstände vorgibt, gehört Soja zu den Pflanzen, für die recht hohe Grenzwerte gelten.[92] Konservativen Schätzungen zufolge stammen bis zu 94 % der Sojakulturen in den USA aus gentechnisch modifiziertem Anbau. Dem Gros der genetisch modifizierten Sojapflanzen wurde eine Resistenz gegen Glyphosat eingeimpft, d.h. sie vertragen selbst große Mengen an Glyphosat, dem aktiven Wirkstoff des auf dem Markt erhältlichen Pestizids Roundup. Im Grunde genommen bedeutet das, dass Landwirte ihre genetisch veränderten Sojapflanzen mit hohen Dosen des Pestizids behandeln können, ohne dass die Pflanzen Schaden nehmen. Normale Pflanzen würden eine solche Behandlung nicht überleben. Es ist kein Zufall, dass in genau diesen genetisch modifizierten Sojabohnen sehr hohe Werte an Pestizidrückständen gefunden werden – Soja gehört zu unseren am schlimmsten kontaminierten Lebensmitteln überhaupt.[93] Wenn Sie sich unsicher sind, ob Sie genetisch modifizierte Nahrungsmittel essen sollten, müssen Sie wissen, dass man noch nicht weiß, was sie mit schwangeren Frauen und deren ungeborenen Kindern machen. Niemand hat das bislang getestet.

Der Grund, warum ich über das Pestizid so beunruhigt bin liegt darin, dass die Forschung bereits gezeigt hat, wie giftig Glyphosat für Babys ist, die sich erst noch entwickeln müssen. Außerdem stört es die Funktion wichtiger Enzyme, die am Hormonhaushalt beteiligt sind. Man weiß, dass Glyphosat die menschlichen Plazentazellen und Embryonen selbst bei niedrigen Dosierungen schädigt.[94] Auch mit angeborenen Missbildungen und anderen reproduktiven Störungen wird es in Verbindung gebracht, darunter Anomalien der Hormone und der Plazenta.[95] Studien an Ratten haben gezeigt, dass die mütterliche Exposition gegenüber Glyphosat bei den männlichen Nachkommen zu Hormonstörungen und Verhaltensveränderungen führen kann. Außerdem stört es die „Entwicklung der Maskulinität“ dieser Nachkommen.[96]

Dies würde auch erklären, warum Landarbeiterinnen im Durchschnitt häufiger unter Schwangerschaftskomplikationen leiden als andere Frauen. Eine Exposition gegenüber Glyphosat im ersten Trimester geht mit einem erhöhten Risiko für Schwangerschaftsdiabetes einher.[97] Aber nicht nur große Mengen können Schäden verursachen.

Wissenschaftler, die die Toxizität von Pestiziden untersuchen, merken an, dass „Glyphosat und die entsprechenden kommerziellen Produkte ernsthafte Schäden in den Zellen der Plazenta und des Embryos hinterlassen können, einschließlich Schäden in den Mitochondrien, Nekrose und programmierter Zelltod. Diese Schäden treten auch bei Mengen auf, die deutlich unter den Konzentrationen in der landwirtschaftlichen Anwendung liegen“.[98] In einer Studie an menschlichen Plazentazellen konnten die Forscher eine toxische Reaktion bereits 18 Stunden nach der Exposition gegenüber geringen Mengen an Glyphosat beobachten. Diese Mengen waren deutlich niedriger als das, was in der Landwirtschaft eingesetzt wird. Die Toxizität nahm mit der Zeit oder mit dem Einsatz von Wirkverstärkern in Roundup (d. h. Wirkstoffe, die *zusätzlich* zu Glyphosat in Roundup zu finden sind) noch zu.[99]

Soja ist nicht nur mit Pestizidrückständen belastet, sondern häufig auch mit toxischem Aluminium. Man geht davon aus, dass die Aluminiumrückstände in Sojaprodukten aus den Aluminiumtanks stammen, in denen die Bohnen gewaschen oder verarbeitet werden. Manchmal werden bei der Verarbeitung auch Mineralsalze eingesetzt, meistens handelt es sich hier um Aluminiumchlorid. Bei kommerziell hergestelltem Tofu wird die Masse zum Beispiel in der Regel nicht mehr in den traditionellen Holzgefäßen gepresst und fermentiert, sondern in Behältern aus Aluminium. Von hier gelangt das Aluminium in das Endprodukt.

Aluminium ist ein giftiges Metall und ein gesundheitlicher Nutzen für den menschlichen Körper ist bislang nicht bekannt. Es lagert sich vorzugsweise in das Gehirn ein und wurde mit neurologischen Beschwerden in Verbindung gebracht.[100] Vielleicht fühlte sich die *American Academy of Pediatrics* aus diesem Grund genötigt, eine Warnung gegen Säuglingsmilch auf Sojabasis auszusprechen, mit der Begründung, die toxische Belastung durch Aluminium sei zu hoch. Es ist allgemein bekannt, dass Säuglingsnahrung auf Sojabasis „hohe Konzentrationen an Phytaten, Aluminium und Phytoöstrogenen (Isoflavone) enthält, die unter Umständen schädlich sein können".[101]

Aluminium ist sehr leicht plazentagängig und – wenn man Rückschlüsse aus den Versuchen mit Mäusen zieht –für die Zellen der Plazenta und der Gebärmutter giftig.[102] In einer anderen Studie wurden Mäuse untersucht, deren Mütter während der Trächtigkeit und Säugezeit Aluminium mit der Nahrung aufgenommen hatten. Man fand „eine signifikante und dosierungsabhängige Störung in Bezug auf die Neurotransmitter" bei den Nachkommen, einschließlich bei Serotonin und Dopamin. Die Jungen hatten zudem Defizite in den sensomotorischen Reflexen und in ihren Bewegungen, außerdem wurden sie übergewichtig. Die Schlussfolgerungen der Forscher fassen es treffend zusammen: „Eine Aluminiumexposition während der Schwangerschaft birgt potenzielle toxische Gefahren für das sich im Uterus entwickelnde fetale Gehirn."[103]

In einer Analyse der Beweislage gegen eine Aluminiumexposition während der Schwangerschaft kamen die Forscher zu der Schlussfolgerung, dass „experimentelle Daten vermuten lassen, dass eine orale Einnahme in der Schwangerschaft deutliche Veränderungen in der Verteilung von multiplen essenziellen Spurenelementen im Gewebe mit möglichen Konsequenzen für den fetalen Stoffwechsel bewirkt".[104] Vielleicht noch beängstigender sind aktuelle Ergebnisse, die vermuten lassen, dass Aluminium und Glyphosat vor allem für das Gehirn noch viel giftiger sein können, wenn sie zusammen auftreten.[105] Dann wäre Soja in dieser Hinsicht ein doppelt so großes Problem.

Randomisierte, doppelblinde Studien am *Menschen* zu der Wirkung von Soja im Rahmen der pränatalen Ernährung werden wir aus offensichtlichen und ethischen Gründen sehr wahrscheinlich nie durchführen. Aber Sie können vorbeugend handeln und Ihre eigene Aufnahme an Anti-Nährstoffen, Phytoöstrogenen, Glyphosatrückständen und Aluminium aus Sojaprodukten auf ein Minimum beschränken.

Wenn Sie dennoch während der Schwangerschaft nicht völlig auf Soja verzichten möchten, essen Sie fermentierte Produkte wie Sojasauce, Miso, Natto und Tempeh. Achten Sie darauf, dass alle Produkte aus biologischem Anbau stammen und Sie diese nur gelegentlich essen. So können Sie wenigstens die Problematik der Mineralaufnahme umgehen und Pestizidrückstände weitestgehend vermeiden.

Zusammenfassung

Wie Sie sehen, gibt es eine Menge zu bedenken, was die gesunde Ernährung in der Schwangerschaft betrifft. Man ist gut damit beraten, vorsichtig abzuwägen, welche Nahrungsmittel man nur eingeschränkt verzehren oder ganz und gar meiden sollte. Bei bestimmten Nahrungsmitteln sollte man Nutzen und Risiken immer abwägen und sich fragen, ob sie dem Baby wirklich guttun. In manchen Fällen ist die Antwort offensichtlich: Produkte ohne Nährwert wie Limonade oder Kuchen haben keinerlei Vorteile. Gleichzeitig kann selbst das vollwertigste Nahrungsmittel wie frisches Gemüse oder Fisch gewisse Risiken mit sich bringen, wenn man es nicht richtig zubereitet. Meine Hoffnung ist, dass dieses Buch Ihnen ein besseres Verständnis davon gibt, *was genau* auf dem Spiel steht und wie Sie in Bezug auf Ihre Ernährung kluge Entscheidungen treffen können.

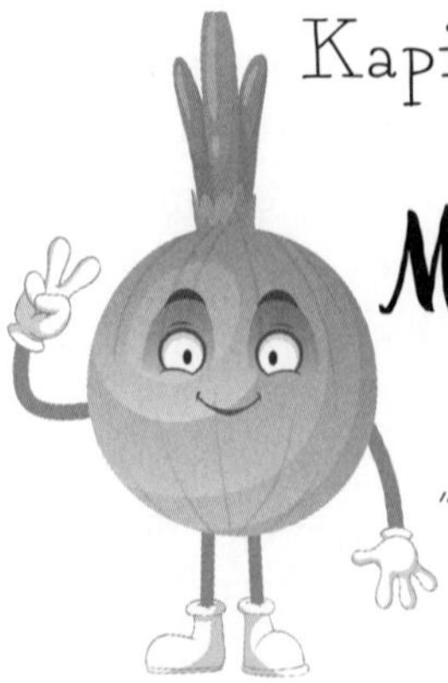

Kapitel 5

Menüplanung

„Ohne Wissen bleibt das Handeln sinnlos und ohne Handeln ist alles Wissen umsonst."

— Abu Bakr

Inzwischen sind Sie mit Sicherheit sehr wählerisch geworden und achten darauf, was Sie essen. Vielleicht haben Sie auch die eine oder andere Vorstellung davon, was Sie verändern wollen. Oder fühlen Sie sich eher überfordert von der wissenschaftlichen Informationsflut im Buch (das tut mir aufrichtig leid!) und wissen nicht so recht weiter? In diesem Kapitel möchte ich Ihnen zeigen, wie sich diese Informationen auf die Realität übertragen lassen. Schließlich müssen Sie das, was Sie gelernt haben, auch anwenden können. Sonst hätte das alles überhaupt keinen Sinn.

Lassen Sie mich gleich zu Anfang klarstellen, dass es sich bei den Menüplänen in diesem Buch nicht um rigide Verordnungen handelt. Sie müssen sich nicht *buchstäblich* genau daran halten. Die Menüpläne sollen ein Ausgangspunkt sein und als Anregung und Inspiration dienen. Es ist meine Art, Ihnen zu zeigen, wie man Nahrungsmittel mit einer hohen Nährstoffdichte in die Ernährung einbauen kann, wie man für eine ausgewogene Aufnahme der Makronährstoffe sorgt und wie Sie sicher sein können, dass Ihr Baby alle Nährstoffe bekommt, die es für eine optimale Entwicklung benötigt.

Jeder Mensch hat seinen eigenen Geschmack und seine eigenen Vorlieben. Bis zu einem gewissen Punkt ist auch der Nährstoffbedarf eines jeden Menschen individuell. Sie können und dürfen meine Vorschläge also an *Ihre* persönlichen Bedürfnisse anpassen. Nichtsdestotrotz haben Sie in den vorhergehenden Kapiteln gelernt, dass man auf bestimmte Richtwerte achten sollte: Zu jeder Mahlzeit müssen Sie Protein und Fett essen, auf verarbeitete, raffinierte Kohlenhydrate verzichten und auf Vollwertkost achten, die Ihren Blutzuckerspiegel auf einem gesunden Niveau halten kann.

Bei der Menüplanung orientiere ich mich an dem Konzept der in Kapitel 2 beschriebenen Teller-Methode. Ich habe mich bewusst für eine Variante mit mäßigem Gehalt an Kohlenhydraten entschieden, weil diese zu den meisten Frauen passt. Wenn Sie jedoch Probleme mit der Gewichtszunahme haben, unter Bluthochdruck oder einem zu hohen Blutzucker leiden, können Sie die Menüs anpassen und den Anteil an Kohlenhydraten nach unten korrigieren. Andererseits können Sie auch mehr Kohlenhydrate essen, wenn Sie zum Beispiel sehr aktiv sind, nicht genügend an Gewicht zunehmen oder sich einfach besser damit fühlen. Wichtig ist, dass Ihre eigenen Bedürfnisse im Vordergrund stehen. Außerdem möchte ich Ihnen sehr ans Herz legen, achtsam zu essen und zusammen mit Ihrem Arzt oder Ihrem Leistungserbringer die für *Sie* optimale Balance zu finden.

Ich habe auch bewusst auf Angaben zur Portionsgröße verzichtet. Im Allgemeinen gebe ich Richtwerte für den Mindestgehalt an Protein an, weil ich festgestellt habe, dass die meisten meiner schwangeren Klientinnen nicht genug Protein zu sich nehmen. Auch zu den Kohlenhydraten finden Sie genauere Empfehlungen, weil die meisten davon zu viel essen. Meine Vorschläge sollen aber zur allgemeinen Orientierung dienen und ich *gehe davon aus*, dass Sie diese anpassen werden. Wenn Sie von 115 g Protein nicht satt werden, dann sollten Sie unbedingt mehr essen!

Die Bedürfnisse in puncto Kalorien und Makronährstoffen variieren sehr stark. Einen Menüplan, der die Bedürfnisse aller Frauen erfüllt, gibt es nicht.

An dieser Stelle möchte ich noch ergänzen, dass Sie natürlich auf alles verzichten dürfen, was Ihnen nicht bekommt oder Sie nicht mögen. Wenn Sie lieber Schweinefleisch aus Weidehaltung als Rindfleisch essen, dann sollten Sie das auch unbedingt tun. Sie kochen lieber mit Kokosöl anstelle von Butter? Kein Problem! Wenn Sie Zwiebeln und Paprikaschote in einem Rezept gegen Spargel austauschen möchten, dann tun Sie das. Und wenn Sie gar keine Hülsenfrüchte oder Getreide essen möchten, gibt es noch andere Kohlenhydrate, die Sie in Ihren Speiseplan einbauen können. Wichtig ist, dass der Menüplan für Sie funktioniert und Ihnen alle Nährstoffe gibt, die Sie brauchen. Für alle, die weder Milchprodukte noch Getreide essen, habe ich für jeden Tag ein alternatives Rezept angegeben.

Zu jedem Menüplan gehören drei Mahlzeiten, drei Vorschläge für Snacks und ein optionales Dessert. Wie ich bereits geschrieben habe, sind Zwischenmahlzeiten nicht jedermanns Sache. Essen Sie einfach immer dann, wenn Sie Hunger haben. Sie können sich gerne für die Snacks auf der Liste entscheiden oder etwas aus der Liste auswählen, die ich im Anschluss an die Menüpläne zusammengestellt habe. Ich mache keine bestimmten Angaben darüber, was Sie zu Ihren Mahlzeiten trinken sollten, habe aber am Ende des Kapitels eine Auflistung gesunder Getränke ohne Zucker eingefügt.

Ich erwarte wirklich nicht von Ihnen, den Menüvorschlägen bis aufs kleinste i-Tüpfelchen zu folgen. Lesen Sie in Kapitel 2 nach, wenn Sie etwas gegen ein gesundes und gleichwertiges Nahrungsmittel austauschen möchten. Wichtig ist, dass Sie besonders die in Kapitel 3 erörterten Nahrungsmittel in die Planung miteinbeziehen und auf alles aus Kapitel 4 weitgehend verzichten. Diese zusätzlichen Schritte werden Ihnen helfen, genügend essenzielle Vitamine, Mineralien und andere Nährstoffe für Sie und Ihr heranwachsendes Baby aufzunehmen.

Viele der Nahrungsmittel, die ich hier aufliste, werden Sie am Ende des Buches im Anhang unter ‚Rezepte' wiederfinden. Dieses Buch ist eigentlich kein Kochbuch, aber ich habe bewusst Rezepte ausgewählt, die einige der nährstoffreichen Nahrungsmittel aus Kapitel 3 enthalten (zum Beispiel Leber und Knochenbrühe).

Nur Mut

Es kann unter Umständen schwer sein, die eigene Ernährung umzustellen. Ich weiß, dass Sie auch nur ein Mensch sind. Es wird Tage geben, an denen Sie mehr Nährstoffe essen als an anderen, und das ist in Ordnung so. Viele Menschen entwickeln in Bezug auf die Ernährung einen regelrechten ‚Optimierungswahn', in dem es nur noch gut oder schlecht gibt. Manchmal passiert es dann, dass man wegen eines einzigen ‚Fehltritts' es doch lieber ganz bleiben lässt und sich vornimmt, am nächsten Tag von vorn anzufangen. Sie müssen wissen, dass man eine Ernährungsumstellung nicht einfach wie einen Schalter anknipsen kann. Manchmal dauert es Monate oder sogar *Jahre* bis man eine neue Ernährung voll und ganz verinnerlicht hat. Nun sind Sie gerade dabei, ein Menschenkind heranwachsen zu lassen *und* sich gleichzeitig darum zu bemühen, gesund zu essen. Das ist nicht leicht, Sie dürfen einen Schritt und ein Rezept nach dem anderen nehmen. Die Fertigkeiten und Vorlieben, die Sie jetzt entwickeln, können Ihnen – und Ihrer Familie – helfen, für den Rest Ihres Lebens gesund zu bleiben. Nutzen Sie die verbleibende Zeit Ihrer Schwangerschaft, es sich in Ihrer Küche gemütlich einzurichten, Neues auszuprobieren und an guter, gesunder Ernährung Gefallen zu finden. Ihre ganze Familie wird davon profitieren.

Der 7-Tage-Menüplan für echte Ernährung

Tag 1

FRÜHSTÜCK

2-3 Eier (von Hühnern aus Weidehaltung), als Rührei mit Spinat

Garniert mit reifem Cheddar-Käse und gewürfelten Tomaten

1 Orange

MITTAGESSEN

90-115 g gegrillter Lachs (aus Wildfang) mit Zitrone und Pfeffer

Spargel, in Butter geschwenkt

Blumenkohlreis, garniert mit frischem Schnittlauch und Butter

1 Tasse Erdbeeren

ABENDESSEN

90-115 g Burger aus Rindfleisch aus Weidehaltung, in Salatblätter gewickelt (Romana-Salat)

Garniert mit jungem Gouda, gegrillten Zwiebeln, Avocado, Ketchup und Senf

½ Tasse im Ofen gebackene Süßkartoffel-Fritten

SNACKS (je nach Appetit)

1 Nektarine und eine kleine Handvoll Haselnüsse

Möhren und Salatgurke, in dünne Scheiben geschnitten + Chips aus Kochbananen + Guacamole

Sellerie + Bio-Erdnussbutter

DESSERT

30 g dunkle Schokolade (mind. 75 % Kakao) + Mandeln

Tag 2

FRÜHSTÜCK

1 Tasse griechischer Naturjoghurt (Vollmilch, ungesüßt)
Frische Blaubeeren + Macadamia-Nüsse
Stevia + Vanilleextrakt (optional, je nach Geschmack)

MITTAGESSEN

1 Tasse Rinder-Chili ohne Bohnen
½ Tasse schwarze Bohnen (optional)
Garniert mit geriebenem Gouda, saurer Sahne, Salsa, Frühlingszwiebeln und frischer Limette
½ Avocado

ABENDESSEN

2 Lachstörtchen (aus Lachs aus Wildfang)
Gemischter grüner Salat, garniert mit Radieschen-Scheiben, gehackten Mandeln und Zitrone-Knoblauch-Dressing
½ Tasse frische Ananas

SNACKS (je nach Appetit)

Oliven + Cherry-Tomaten + Mozzarella + Olivenöl + frisches Basilikum
30 g Leberpastete aus Rinderleber (Weidehaltung) + Gurkenscheiben oder Reiswaffeln
Hartgekochtes Ei + 1 Scheibe Keimlingsbrot + Butter

DESSERT (optional)

Selbstgemachtes Beerensorbet

Tag 3

FRÜHSTÜCK

Spinatquiche ohne Teig

1-2 Frühstückswürstchen aus Schweinefleisch (aus Weidehaltung)

½ Banane

MITTAGESSEN

2 Tassen selbstgemachte Hühner- und Gemüsebrühe

½ Tasse gekochte Linsen (in die Suppe gerührt)

Rucola-Salat + Zitronen-Kräuter-Dressing

Parmesan

ABENDESSEN

90-115 g Hackbraten aus Rindfleisch (aus Weidehaltung)

Im Ofen gerösteter Rosenkohl

½ Tasse im Ofen gebackene rotfleischige Kartoffeln

SNACKS (je nach Appetit)

Sardinen in Olivenöl + Reiswaffeln

1 Apfel + Mandelbutter + Zimt

½ Tasse griechischer Joghurt (Vollmilch) + 1 Esslöffel Chiasamen + Vanilleextrakt + Stevia (optional)

DESSERT (optional)

Frische Himbeeren + selbstgemachte Schlagsahne

Tag 4

FRÜHSTÜCK

Getreidefreies Knuspermüsli

1 Tasse Vollmilch, ungesüßter Kefir oder ungesüßte Mandelmilch

½ Tasse Himbeeren

MITTAGESSEN

90 g Kotelett vom Lamm

Griechischer Salat: Romana-Salat, ½ Tasse Kichererbsen, Fetakäse, Kalamata-Oliven, Salatgurke und Tomaten

Salatdressing mit Essig

ABENDESSEN

115 g Low-Carb Sheperd's Pie

Im Ofen gerösteter Brokkoli mit Zitrone

½ Tasse im Ofen gebackene Süßkartoffel-Fritten

SNACKS (je nach Appetit)

Cashewnüsse oder Kürbiskerne + frische Blaubeeren

1 gefülltes Ei (oder ein hartgekochtes Ei)

½ Tasse Süßkartoffel-Fritten (Reste) + 30 g Cheddar-Käse

DESSERT (optional)

2 Kokosmakronen

Tag 5

FRÜHSTÜCK

1 Tasse Hüttenkäse aus Vollmilch

½ Tasse frische Mango oder anderes Obst

1 kleine Handvoll Pekannüsse

Etwas Zimt und Honig darüber geben (oder Stevia, je nach Geschmack)

MITTAGESSEN

Zweifach im Ofen gebackener Spaghetti-Kürbis

3-4 Hackfleischbällchen aus Rindfleisch aus Weidehaltung

Gedünsteter Brokkoli

1 Scheibe Vollkorn-Knoblauchbrot mit Butter (optional)

ABENDESSEN

1 Tasse Hühnchen-Curry mit Kokos

Gerösteter Blumenkohl mit Curry-Gewürz

Spinat, in Butter geschwenkt

½ Tasse Kartoffeln oder Reis (optional)

SNACKS (je nach Appetit)

Paprikaschoten und Sellerie, gestiftelt + ¼ Tasse Spinat-Dip

Dörrfleisch aus Rind oder Pute

Nussiger „Müsli"-Riegel

DESSERT (optional)

Gummidrops aus Sauerkirschsaft

Tag 6

FRÜHSTÜCK

2-3 Eier, in Butter gebacken
Sautierter Grünkohl + frische Tomaten
½ Tasse gekochte Süßkartoffel

MITTAGESSEN

90-115 g im Ofen gebackener Heilbutt oder Kabeljau (aus Wildfang)
Romana-Salat + geraspelter Weißkohl
Topping für den Salat: Mandelscheiben, ½ Tasse Zuckererbsen
Asiatisches Dressing
1 frische Mandarine/Satsuma

ABENDESSEN

90 g Hühnerleber (aus Weidehaltung), in Butter geschwenkt
Sautierter Spinat mit Zwiebeln
1 Tasse im Ofen gebackener Butternut-Kürbis

SNACKS (je nach Appetit)

1 kleine Handvoll Mandeln + 1 Pfirsich oder Nektarine
30 g Cheddar-Käse + ½ Tasse schwarze Bohnen
Dörrfleisch aus Rind oder Pute

DESSERT (optional)

1 Pot de Crème (gebackener Pudding) mit Ahornsirup

Tag 7 (Milchfreies Beispiel)

FRÜHSTÜCK

Omelette mit 2-3 Eiern und Gemüse

Gemüse für die Füllung: je nach Geschmack gedünstete Zwiebeln, rote Paprikaschote, Mangold oder Spinat, Pilze

2 Scheiben dick geschnittener Speck

MITTAGESSEN

Romana-Salat gefüllt mit 90-115 g gebackener Putenbrust (mit Haut)

Garniert mit würzigem Krautsalat, geraspelter Roter Bete, Frühlingszwiebel in Scheiben

1 Tasse im Ofen gebackener Butternuss-Kürbis

ABENDESSEN

90-115 g langsam gekochte Carnitas

Serviert mit Blumenkohlreis, gebackenen Paprikaschoten und Zwiebeln

Garniert mit Salsa und frischem Limettensaft

½ Avocado

SNACKS (je nach Appetit)

Walnüsse + ½ Tasse Blaubeeren oder anderes Obst

Sellerie + Bio-Erdnussbutter oder Mandelbutter

1 Tasse Knochenbrühe + Nori-Snacks

DESSERT (optional)

Erdbeeren mit 30 g Schokolade überzogen (75-85 % Kakaoanteil)

Snacks

Jedes Mal, wenn ich mir Rezepte für Snacks ausdenke, lege ich viel Wert darauf, dass sie nicht nur satt machen und den Blutzucker niedrig halten, sondern auch richtig gut schmecken. Lebensmitteltechnisch betrachtet bedeutet das, dass eine ausgewogene Zwischenmahlzeit grundsätzlich *immer* eine Proteinquelle und Fett enthalten muss – für das Sättigungsgefühl – und *eventuell* noch zusätzlich etwas Kohlenhydrate. Der Verzehr von Snacks, die *ausschließlich* Kohlenhydrate enthalten, wie zum Beispiel Cracker oder ein Stück Obst („nackte Kohlenhydrate") lassen den Blutzucker zuerst steil ansteigen und dann schnell wieder fallen. Bis zur nächsten Mahlzeit sind Sie dann *noch* hungriger als zuvor. Sie können das vermeiden, indem Sie Ihren Cracker mit einem Stück Käse kombinieren. Auch der einfache Apfel schmeckt mit einem Klecks Erdnussbutter doppelt so gut.

Snacks mit vielen Kohlenhydraten sind nicht jedermanns Sache. Aus diesem Grund habe ich zwei Listen zusammengestellt – einmal mit wenig und einmal mit mäßig vielen Kohlenhydraten – aus denen Sie wählen können. Die Snacks mit einem mäßig hohen Kohlenhydrat-Anteil enthalten pro Snack ungefähr 15 g Kohlenhydrate. Sie sind eine gute Wahl, wenn Sie lieber etwas mehr Kohlenhydrate in der Ernährung möchten. Auch als Snack direkt vor oder nach dem Sport sind sie bestens geeignet, weil die Muskeln die Energie (Blutzucker) dann schneller verbrennen.

Zwischenmahlzeiten können Ihnen helfen, zu den Hauptmahlzeiten weniger zu essen (und einem Anstieg des Blutzuckers, Sodbrennen und Verdauungsstörungen vorzubeugen). Außerdem sorgen sie dafür, dass sich der Hunger zwischen den Mahlzeiten in Grenzen hält und Sie nicht so leicht in Versuchung kommen, ungesunde Dinge zu essen. Wie immer möchte ich Sie ermutigen, achtsam zu sein und bewusst zu überlegen, wann und wie viel Sie essen wollen.

Ideen für Low-Carb Snacks (die den Blutzucker kaum ansteigen lassen, wenn überhaupt)

- Nüsse oder Saaten jeglicher Art (Mandeln, Cashewnüsse, Walnüsse, Pekannüsse, Macadamianüsse, Pinienkerne, Sonnenblumenkerne usw.)
- ½ Tasse griechischer Naturjoghurt + ¼ Tasse Beeren (bei Bedarf mit Stevia gesüßt)
- Dörrfleisch aus Rind oder Pute (achten Sie darauf, dass es kein MNG enthält)

- Käse, wie zum Beispiel Cheddar-Käse, Monterey, Mozzarella, Gouda oder Cheestrings
- ¼ Tasse Blaubeeren oder Erdbeeren mit ungesüßter Schlagsahne
- Guacamole + frischer Stangensellerie und Paprikaschoten
- Kleiner Salat mit Pinienkernen, Balsamico Dressing und Ziegenkäse
- Hartgekochtes Ei + Salz und Pfeffer
- Gefülltes Ei
- Gebackener Nori (Seetang) + Avocado
- Cherry-Tomaten, Mozzarella, frisches Basilikum, Olivenöl + Balsamico Essig
- Eingelegte Oliven mit Dill
- Grünkohlchips + Nüsse
- ½ Avocado mit Salz, Pfeffer und Zitronensaft
- Gegrillte Hühnerbrust mit Pesto und Parmesan
- Sardinen + Salatgurke und Paprikaschoten, in Scheiben geschnitten
- Austern aus der Dose mit Zitronensaft
- Gebackener Blumenkohl mit Curry-Gewürz und Kokosmilch + Cashewnüssen
- Stangensellerie mit Erdnuss- oder Mandelbutter
- 30 g dunkle Schokolade + Nüsse (mind. 75 % Kakaoanteil; je dunkler, desto besser!)
- Kleiner Burger aus Rindfleisch (Weidehaltung), serviert mit Käse und einem kleinen Blattsalat
- Sautierter Grünkohl mit Speck
- ¼ Tasse Himbeeren + Ricotta oder Hüttenkäse (nach Bedarf mit Stevia gesüßt)
- Getrocknete Salami + Mozzarella + Cherry-Tomaten

Ideen für Snacks mit mäßig vielen Kohlenhydraten (erhöhen den Blutzucker leicht)

- ½ Tasse selbstgemachte Süßkartoffel-Fritten + gegrilltes Hühnchen
- Quesadilla – 1 kleine Tortilla aus Mais + Käse + Avocado + Salsa + Schmand
- Taco – 1 kleine Tortilla aus Mais + Hühnchen, Rind, Fisch oder Garnelen + Weißkohl + Salsa + Schmand
- ½ Tasse Bohnen oder Linsen + Käse
- Vollkorn-Cracker + Käse, Erdnussbutter, Salami oder Leberpastete
- Vollkorn-Cracker + Sardinen oder Austern aus der Dose

- 1 mittelgroßer Apfel + eine Handvoll Mandeln oder Mozzarella-Sticks
- ½ Banane + Erdnuss- oder Mandelbutter
- ½ Tasse frische Ananas + Hüttenkäse
- ½ Tasse griechischer Joghurt mit Geschmack
- 1 Tasse Milch + eine kleine Handvoll Mandeln
- ½ Tasse Hummus + Fetakäse + Stangensellerie/Möhren
- ½ Erdnussbutter-Sandwich mit Keimlingsbrot
- ½ Sandwich mit Putenfleisch oder Käse (+ Senf, Blattsalat, Tomate …)
- „Topless" Burger – Rindfleisch aus Weidehaltung auf einer Scheibe Keimlingsbrot
- Smoothie: ¼ Tasse Beeren, ½ Tasse griechischer Naturjoghurt, 1 Tasse ungesüßte Mandelmilch. Stevia oder Vanilleextrakt nach Geschmack (extra Punkte gibt es für 1 Esslöffel Chiasamen und Kollagenpulver!).

Getränke

Seien wir mal ehrlich: *Immer* nur Wasser trinken wird mit der Zeit langweilig. Der Bedarf an Flüssigkeit steigt während der Schwangerschaft an (3 Liter am Tag – Sie erinnern sich?) und es lohnt sich, rechtzeitig Optionen zu schaffen. Folgendes sollten Sie in Ihre Überlegungen miteinbeziehen.

Viele Getränke enthalten versteckten Zucker. Nehmen wir zum Beispiel Fruchtsäfte. Ein 250 ml-Glas Orangensaft enthält ca. 30 g Zucker. Das trifft auch auf selbstgepressten Bio-Saft zu, in dem noch das Fruchtfleisch enthalten ist. Der Zuckergehalt ist etwa so hoch wie bei 250 ml Limonade. Obwohl es sich um einen natürlichen Saft handelt, der mehr Nährstoffe enthält als Limonade, wird Ihr Blutzucker auch nach einem Glas Orangensaft drastisch steigen. Auch in Smoothies versteckt sich in der Regel viel Zucker – manche enthalten zwischen 70 und 80 g pro Portion! Machen Sie sich die Mühe und lesen Sie das Etikett, bevor Sie einen Smoothie kaufen.

Ich schlage vor, dass Sie alle Getränke meiden, die natürlichen oder künstlichen Zucker enthalten, damit in der Ernährung noch genügend Platz für *echte* Kohlenhydrate bleibt. *Essen anstatt Trinken* sollte Ihr Motto sein. Wenn Sie doch einmal Lust auf ein süßes Getränk verspüren, rechnen Sie es einfach als Dessert mit ein.

Im Folgenden liste ich eine Auswahl an gesunden Getränken auf. Alle enthalten nur wenige Kohlenhydrate/Zucker. Ausnahmen sind gekennzeichnet.

Gesunde Getränke

- Wasser, natürlich aromatisiert: für extra Geschmack ohne viel Zucker
    - Gurke + Limette
    - Grapefruit + Blaubeeren
    - Pfirsich + Basilikum
    - Erd- oder Blaubeeren
    - Orange, Zitrone, Limette
    - Erdbeere + Kiwi
    - Apfel + Stangenzimt
    - Minze + Limette
    - Birne + frische Ingwerscheiben
- Mineralwasser mit Kohlensäure (mit Aroma ist in Ordnung, aber bitte ohne Zucker)
- Ungesüßter Tee: schwarz, grün, Oolong oder weiß*
- Kaffee (bis zu 470 ml Kaffee mit Koffein pro Tag sind erlaubt)*
- Kräutertees: Minze, Ingwer, Rooibos (Rotbusch-Tee) oder Himbeerblätter**
- Heiße Schokolade (mit ungesüßter Mandel- oder Kokosmilch, ungesüßtem Kakaopulver und Stevia)
- Ungesüßte Mandel- oder Kokosmilch
- Kokoswasser (enthält natürliche Süße, gleichzeitig aber auch viele Elektrolyte)
- Vollmilch von Kühen aus Weidehaltung (250 ml enthalten ca. 12 g Kohlenhydrate)
- Naturbelassener Kefir (fermentiertes Milchgetränk)
- Kombucha (fermentiertes Teegetränk; achten Sie auf den Zuckergehalt, er variiert von Produkt zu Produkt)
- Andere fermentierte Getränke wie Wasserkefir und Kwass
- Grüner Gemüsesaft (zum Beispiel Sellerie, Gurke, Spinat, Grünkohl usw. Bitte beachten Sie, dass Möhren- oder Rote-Bete-Saft sehr viel Zucker enthält; ebenso Fruchtsäfte)
- Knochenbrühe (ist herzhaft, zählt aber trotzdem als Flüssigkeit und somit als Getränk!)

*Schränken Sie Ihren Koffeinkonsum ein. Schwangere Frauen sollten nicht mehr als 200 mg Koffein pro Tag zu sich nehmen. Das entspricht etwa 450 ml Kaffee. Siehe auch Kapitel 4 für weitere Informationen.

**Sprechen Sie mit Ihrem Arzt oder Ihrer Hebamme über Himbeerblättertee. Siehe auch Kapitel 6 für weitere Informationen.

Zusammenfassung

Nun da Sie einige Ideen für Mahlzeiten, Snacks und Getränke sammeln konnten, ist es an der Zeit, Ihren perfekten Speiseplan zu erstellen. Sie haben freie Hand und können die Gerichte nach Lust und Laune miteinander kombinieren. Lassen Sie sich von Ihrem Appetit und Hungergefühl leiten, es wird Ihnen sagen, wann und wie viel Sie essen sollen. Ihre Menüplanung können Sie dementsprechend anpassen. Sie dürfen in der Küche so kreativ sein, wie Sie wollen! Es überrascht manchmal, wie schmackhaft echte, gesunde Nahrung sein kann. Selbst wenn Sie ab und zu einen Fehler machen oder wegen Übelkeit und Abneigungen doch wieder in alte Muster verfallen: Sie können jederzeit wieder umschwenken und sich von den Menüplänen erneut inspirieren und motivieren lassen. Wie man so schön sagt: Die beste Diät ist die, bei der man gar nicht weiß, dass man sie einhält. Das heißt, eine Diät kann man nur konsequent umsetzen, wenn das, was man isst, auch wirklich schmeckt.

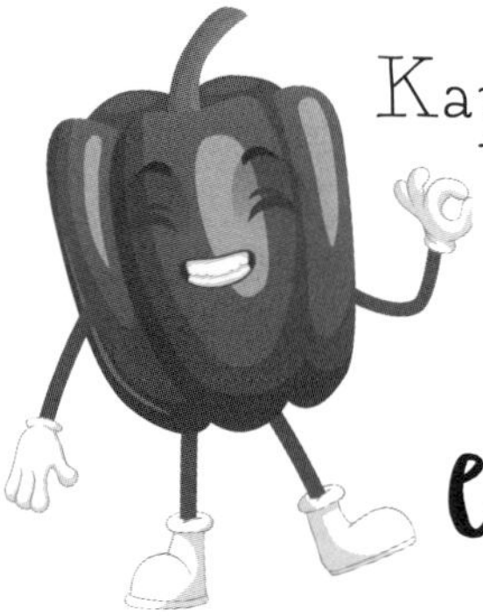

Kapitel 6

Nahrungsergänzungsmittel

„Die Ernährung besitzt die Macht, unsere Gesundheit von Generation zu Generation zu beeinflussen. Dieses fundamentale Konzept hat unser Verständnis von Gesundheit und Krankheit transformiert. Das gesundheitliche Erbe eines Individuums wird bestimmt durch eine Reihe von Faktoren, die sich lange vor unserer Geburt und während der ersten Tage unseres Lebens ereignen."

— Dr. Irma Silva-Zolezzi, Nestlé Forschungszentrum

Mittlerweile wissen Sie, dass ich mich dafür einsetzte, alle Nährstoffe so weit wie möglich über eine gesunde, natürliche Ernährung aufzunehmen, bevor man auf Nahrungsergänzungsmittel setzt. Es gibt allerdings Nährstoffe, die man kaum in ausreichenden Mengen über die Nahrung allein aufnehmen kann, besonders wenn man wählerisch ist oder bestimmte Dinge einfach nicht mag.

Ich habe in Kapitel 3 bereits ausführlich über den Stand der Forschung in Bezug auf Nährstoffe geschrieben, aber zu dem Thema gibt es definitiv noch viel mehr zu sagen. In diesem Kapitel werde ich näher auf die Nährstoffe eingehen, auf die Sie sich unbedingt konzentrieren sollten, wenn Sie sich mit dem Thema Supplementation in der Schwangerschaft beschäftigen. Für eine gesunde Schwangerschaft müssen Sie nicht jedes einzelne der hier besprochenen Nahrungsergänzungsmittel nehmen. Aber sollten Sie supplementieren wollen, möchte ich, dass Sie wissen, wonach Sie Ausschau halten sollten und warum gerade diese Nahrungsergänzungen am sinnvollsten sind. Für alle unter Ihnen, die keine Nahrungsergänzungsmittel einnehmen wollen, werden auch noch einmal die Nahrungsmittel gelistet, die als besonders wertvolle Quellen für die einzelnen Nährstoffe stehen.

Vitamine für die Schwangerschaft

Es scheint, dass die meisten Ärzte heutzutage zusätzliche Vitamine für die Schwangerschaft empfehlen und das aus gutem Grund. Während der Schwangerschaft steigt der Bedarf an vielen Vitaminen und manche Frauen können den erhöhten Bedarf nicht über die Ernährung allein abdecken. Wissenschaftler haben herausgefunden, dass bei schwangeren Frauen die Aufnahme an Vitamin D, Vitamin E, Eisen, Zink, Magnesium und Folat oftmals nicht der empfohlenen Tagesmenge entspricht.[1] Selbst Frauen, die sich sehr gut ernähren, können in der Schwangerschaft streckenweise zu wenig Vitamine aufnehmen. Aber nicht alle Vitamine sind gleich, es gibt Dinge, auf die man achten sollte.

Bei den meisten Nahrungsergänzungsmittel wird die empfohlene Tagesmenge angegeben. Es ist sicherlich beruhigend, wenn man dann liest, dass die Nährstoffe den Tagesbedarf zu „100 %" abdecken. In vielen Fällen trügt diese Sicherheit. Manche Produkte sind nicht ganz so komplex, wie sie auf den ersten Blick zu sein scheinen. Bei manchen fehlen bestimmte Vitamine ganz oder sie enthalten nicht genug davon. Es ist wichtig, sich noch einmal ins Gedächtnis zu rufen, dass ein Großteil der empfohlenen Tagesmengen (RDAs) für Nährstoffe anhand der Daten von erwachsenen Männern ermittelt wurden und mittels komplexer Schätzungen an die Bedürfnisse schwangerer Frauen angepasst wurden. Außerdem wurden sie konzipiert, um schweren Mangelerscheinungen vorzubeugen und nicht, um die Ernährung zu optimieren.

Eine Studie formuliert es wie folgt: „Die Nährstoffbedürfnisse schwangerer Frauen werden in der Regel kalkuliert, indem man die Werte für nicht schwangere und nicht stillende Frauen hochrechnet. Der Bedarf des heranwachsenden Fötus und die damit verbundenen Veränderungen im Stoffwechsel der Mutter werden berücksichtigt. Dieser faktorielle Ansatz ist unter Umständen aber nicht unbedingt korrekt, weil er die metabolischen Veränderungen in Bezug auf Absorption und Exkretion nicht berücksichtigt."[2]

Forscher haben untersucht, ob die aktuell empfohlenen Tagesmengen für schwangere Frauen ausreichend sind und zumindest für einige Vitamine kann der tatsächliche Bedarf höher liegen, als die allgemeinen Schätzungen implizieren. Eine Studie hat beispielsweise herausgefunden, dass die optimale Aufnahme von Vitamin B12 während der Schwangerschaft dreimal höher ist als die empfohlene Tagesmenge.[3] Eine andere Studie untersuchte den Vitamin-B6-Status bei Schwangeren. Selbst bei den Frauen, die die empfohlene Menge über die Ernährung aufnahmen oder sogar überschritten, hatten 58 % zum Zeitpunkt der Geburt suboptimale Blutwerte. Das deutet darauf hin, dass die empfohlene Tagesmenge zu niedrig angesetzt ist.[4] Auch bei Vitamin D liegt der eigentliche Bedarf deutlich höher als die empfohlene Tagesmenge.

Sehr wahrscheinlich ist er sogar 10-mal so hoch; ich werde später im Kapitel noch näher darauf eingehen.

In Hinblick auf die oben beschriebenen Beispiele und die dürftige Datenlage zu vielen anderen Nährstoffen, halte ich es für sinnvoll, pränatale Vitamine eher als eine Art Lebensversicherung zu betrachten, die eine gesunde, nährstoffreiche Ernährung *nicht ersetzen,* sondern ergänzen soll. Was man hinsichtlich der Supplementation in der Schwangerschaft auch berücksichtigen sollte, ist, dass manche Nährstoffe in Nahrungsergänzungsmitteln in anderer Form enthalten sind als in natürlichen Lebensmitteln. Diese synthetischen Nährstoffe können vom Körper oft nicht sehr gut verwertet werden. Viele Firmen haben bei der Produktion ihrer Nahrungsergänzungsmittel immer ein Auge auf die Kosten und entscheiden sich somit für die kostengünstigste Variante und nicht das Produkt mit der besten Bioverfügbarkeit. Achten Sie darauf, dass die Vitamine in Ihrem Nahrungsergänzungsmittel „aktiviert" sind, weil diese vom Körper besser verarbeitet werden können. Sie sind teurer, aber die Investition lohnt sich auf alle Fälle.

Beispiel für „aktivierte" B Vitamine:

- Folat (L-Methylfolat, auch 5-Methyltetrahydrofolat genannt)
- Vitamin B6 (Pyridoxal-5-Phosphat)
- Vitamin B12 (Methylcobalamin und/oder Adenosylcobalamin)

Vor allem bei Folat ist die richtige Form der Supplementation (im Gegensatz zur synthetischen „Folsäure") wichtig. Forscher gehen davon aus, dass bis zu 60 % aller Menschen aufgrund einer Genvariante im MTHFR-Enzym Folsäure nicht verwerten können und mit der aktiven Form, L-Methylfolat, supplementieren müssen.[5]

Eine unzureichende Aufnahme von Folat oder eine Supplementation mit Folsäure bei vorliegender Genvariation erhöht das Risiko eines Neuralrohrdefekts. Glücklicherweise ist in unserer Nahrung die bioverfügbare Variante Folat enthalten und nicht die synthetisch produzierte Folsäure. Neben einem hochwertigen Nahrungsergänzungsmittel können Sie Folat über grünes Blattgemüse, Hülsenfrüchte, Leber, Avocados, Eier, Nüsse und Saaten aufnehmen.

Achten Sie beim Kauf nicht nur auf die aktivierten B-Vitamine, sondern auch darauf, dass das Nahrungsergänzungsmittel eine ganze Bandbreite an Nährstoffen enthält. Mir ist aufgefallen, dass bei den meisten im Handel erhältlichen Produkten einige wichtige Nährstoffe fehlen, darunter Jod, Vitamin B12, Cholin, Magnesium, Selen, Vitamin D und Vitamin K2. Manche dieser Nährstoffe, wie Cholin und die Minerale, sind sehr „sperrig". Aus diesem Grund werden sie von den Herstellern nur in kleinen Mengen hinzugefügt oder gleich ganz weggelassen. So wird die Menge der einzunehmenden Pillen niedrig gehalten.

Manche Produkte enthalten auch kein vorgeformtes Vitamin A (Retinol), sondern ausschließlich das weniger wirksame Betacarotin. Hohe Dosierungen von Retinol (mehr als 10.000 I. E. pro Tag) sind in der Schwangerschaft kontraindiziert, aber mir ist noch kein Nahrungsergänzungsmittel für Schwangere begegnet, das auch nur annähernd so viel Retinol enthält. Ich hatte ja bereits in Kapitel 3 geschrieben, dass viele Frauen nicht genügend Vitamin A über die Ernährung aufnehmen, vor allem, wenn sie keine Leber essen, und dass Betacarotin kein adäquater Ersatz für Vitamin A ist. Mit anderen Worten: Ihr pränatales Nahrungsergänzungsmittel sollte zumindest einen *kleinen Anteil* an aktivem Vitamin A enthalten (auf dem Etikett wird es oft als Retinylpalmitat angegeben).

Zu guter Letzt sollten Sie auch darüber nachdenken, *wie* Sie Ihre Vitamine einnehmen. Es ist besser, sie zusammen mit einer Mahlzeit oder einem Snack einzunehmen als auf leeren Magen. So können die Nährstoffe besser aufgenommen und mögliche Nebenwirkungen wie Übelkeit auf ein Minimum reduziert werden. Von den meisten Nahrungsergänzungsmitteln muss man mehrere Kapseln einnehmen, um auf die gewünschte Tagesdosis zu kommen (alle Produkte, die mit einer Kapsel am Tag auskommen, enthalten nur die absolute Mindestmenge an Vitaminen und/oder lassen Nährstoffe einfach weg). Ihr Körper kann immer nur eine bestimmte Menge an Nährstoffen auf einmal aufnehmen, für optimale Ergebnisse lohnt es sich, die Kapseln über den Tag verteilt einzunehmen. Wenn zum Beispiel die Einnahme von drei Kapseln täglich empfohlen wird, können Sie zu jeder Mahlzeit eine einnehmen oder zwei zum Frühstück und eine zum Mittagessen. Viele schwangere Frauen haben festgestellt, dass sie nach einer abendlichen Einnahme nicht gut schlafen können (B-Vitamine sind Energiespender). Sollten Sie zu den Betroffenen gehören, achten Sie darauf, Ihre Nahrungsergänzungsmittel lieber über den Tag zu verteilen.

Um meine persönlichen Gedanken zu Nahrungsergänzungsmitteln in der Schwangerschaft in einem Satz zusammenzufassen, muss ich es so formulieren: **Pränatale Vitamine sind eine zusätzliche Lebensversicherung, Sie dürfen aber nicht davon ausgehen, dass Sie „alles“ mit einer einzigen Pille abdecken können.**

Es ist deutlich zu sehen, dass es bei der Wahl einer qualitativ hochwertigen Vitaminsupplementation in der Schwangerschaft viel zu beachten gilt. Es gibt Hunderte von Produkten auf dem Markt und die schiere Menge allein kann verwirren. Von Zeit zu Zeit verändern Hersteller auch ihre Rezepturen und deshalb gebe ich in diesem Buch keine Empfehlungen. Auf meiner Webseite www.realfoodforpregnancy.com/pnv/ habe ich eine Liste an guten Vitaminpräparaten eingestellt, die laufend aktualisiert wird.

Vitamin D

Während ein Vitaminpräparat und eine wirklich gesunde Ernährung einen Großteil Ihres Bedarfs an Vitaminen abdecken wird, trifft das auf Vitamin D nur bedingt zu. Vitamin D nimmt eine Sonderstellung ein, weil es das einzige Vitamin ist, das wir aus Sonnenlicht herstellen. Es hat sich herausgestellt, dass wir dieses Vitamin nicht *hauptsächlich* über die Nahrung aufnehmen. In der Tat nehmen Menschen, die keine Nahrungsergänzungsmittel einnehmen, bis zu 90 % des Vitamin D in ihrem Körper über die Sonne auf.[6]

Es gibt aber eine ganze Reihe von Faktoren, die unsere Fähigkeit zur Aufnahme von ausreichend Vitamin D über die Sonne beeinflussen. Das erklärt vielleicht auch, warum der Vitamin-D-Mangel weltweit sehr unterschiedlich in Erscheinung tritt. Nichtsdestotrotz sind Studien zufolge zwischen 20 und 80 % der schwangeren Frauen weltweit von einem Vitamin-D-Mangel betroffen. In manchen Gebieten steigt diese Zahl sogar auf 98 %.[7,8]

Wenn Sie von Natur aus dunkelhäutig sind, ist die Wahrscheinlichkeit einer Mangelerscheinung um das 6-fache höher, was zum Teil auf das Pigment Melanin zurückzuführen ist. Melanin hemmt die Aufnahme von Vitamin D durch Sonneneinwirkung über die Haut. Bitte denken Sie daran: Je dunkler Ihr Teint, desto mehr Zeit müssen Sie in der Sonne verbringen, um genügend Vitamin D produzieren zu können. Andere Faktoren, die einen Vitamin-D-Mangel begünstigen, sind die Vermeidung von Sonnenlicht während der Mittagszeit (in dieser Zeit produzieren Sie besonders viel Vitamin D), die geografische Lage (je weiter vom Äquator entfernt – ab 33 Grad nördlich oder südlich – desto weniger Vitamin D kann in den Wintermonaten aus Sonnenlicht gewonnen werden), die Verwendung von Sonnenschutzcreme und Kleidung, die gegen UV-Strahlung schützt.

Laut dem *Institute of Medicine* liegt die empfohlene Tagesmenge für Vitamin D bei 660 I. E. pro Tag. Es gibt jedoch mehrere Studien, die herausgefunden haben, dass diese Menge nicht ausreicht, um in der Schwangerschaft den normalen Wert aufrechtzuhalten.[9,10] Ein Vitamin-D-Mangel während der Schwangerschaft erhöht das Risiko für Präeklampsie und Schwangerschaftsdiabetes und wird mit niedrigem Geburtsgewicht beim Kind in Verbindung gebracht (dazu gibt es zwei große Metastudien).[11,12]

Ein gesunder Vitamin-D-Wert bei der Mutter schützt nicht nur vor Schwangerschaftskomplikationen, sondern ist auch für das Baby von entscheidender Bedeutung. Bei Säuglingen mit Rachitis (krankhaft weiche und schwache Knochen) hatte man bei 81 % der Mütter einen schweren Vitamin-D-Mangel (< 10 µg/ml) in der Schwangerschaft gefunden.[13] Noch beunruhigender sind die Langzeitfolgen für Kinder, deren

Mütter während der Schwangerschaft einen Vitamin-D-Mangel hatten. Eine in *The Lancet* veröffentlichte Studie aus dem Jahr 2006 fand heraus, dass bei Kindern auch im Alter von neun Jahren das Knochenwachstum noch gehemmt war, wenn die Mutter während der Schwangerschaft einen Vitamin-D-Mangel hatte.[14] Ein mütterlicher Vitamin-D-Mangel wird außerdem assoziiert mit einem erhöhten Risiko für Asthma bei Kindern, Sprachentwicklungsstörungen, Schizophrenie, Typ 1 Diabetes und Multiple Sklerose.[15,16,17,18,19,20]

Da stellt sich die Frage: Wie viel Vitamin D benötige ich und wie kann ich sicher sein, dass ich genug bekomme?

Eine gut angelegte Studie von 2011 kann diese Frage weitestgehend beantworten. Dabei handelte es sich um eine randomisierte, Placebo-kontrollierte Doppelblindstudie zur Vitamin-D-Supplementation bei 450 Frauen. Dabei wurden drei verschiedene Dosierungen gegeben: 400 I. E., 2.000 I. E. und 4.000 I. E. pro Tag. Der Vitamin-D-Spiegel wurde während der ganzen Schwangerschaft und während der Geburt überprüft.

Um es kurz zusammenzufassen: Die Studie zeigte, dass eine Supplementation mit Vitamin D in hohen Dosierungen nicht nur völlig unbedenklich ist, sondern auch den Vitamin-D-Spiegel im Blut von Mutter und Kind deutlich anhob.[21] Nur 50 % der Frauen, die 400 I.E eingenommen hatten, hatten während der Geburt adäquates Serum Vitamin D, im Vergleich zu 70,8 % und 82,0 % in den 2.000 I. E. und 4.000 I. E. Gruppen. Ein ähnliches Muster ließ sich bei den neugeborenen Kindern beobachten: Der Vitamin-D-Spiegel lag während der Geburt in den drei Gruppen (400 I. E., 2.000 I. E. und 4.000 I. E.) bei 39,7 %, 58,2 % und 78,6 %.

Obwohl die Dosierung der Supplementation deutlich über der empfohlenen Tagesmenge lag, wurden keine Nebenwirkungen beobachtet und keine einzige Probandin hatte erhöhte Vitamin-D-Werte im Blut. Zusätzlich wurden bei den hochdosierten Frauen weniger Schwangerschaftskomplikationen verzeichnet, einschließlich Gestationsdiabetes. In Hinblick auf den weit verbreiteten Vitamin-D-Mangel und die Unbedenklichkeit der Supplementation mit Vitamin D bin ich der Meinung, dass alle Schwangeren auf Vitamin D getestet werden sollten.

Leider stellt sich der *American Congress of Obstetricians and Gynecologists* – eine Organisation, die großen Einfluss hat auf die offiziellen Richtlinien zur Schwangerenvorsorge – gegen ein solches Vorgehen. Der Congress vertritt die Linie, dass Tests *nur* bei Frauen durchgeführt werden sollten, die aus ethnischen Minderheiten stammen, in einer kalten oder nördlichen Klimazone leben, Sonnenschutz verwenden oder sich vegetarisch ernähren.[22] Wenn man aber berücksichtigt, dass zwei Drittel der USA oberhalb 33 Grad nördlicher Breite liegen (das entspricht in etwa einer Linie zwischen Long Beach in Kalifornien und Atlanta, Georgia), müssen wir feststellen, dass die meisten Frauen in den USA in Breitengraden leben, in denen sie während der Wintermonate kaum genug (oder gar kein) Vitamin D allein aus Sonnenlicht produzieren können. Anders ausgedrückt, eine proaktive Antwort läge darin, *alle* Frauen zu testen.

Wenn Ihr Arzt noch keinen Vitamin-D-Test durchgeführt hat, sollten Sie ihn bei Ihrem nächsten Besuch darauf ansprechen. Es handelt sich schließlich um einen einfachen Labortest mit der Bezeichnung „25-Hydroxy-Vitamin-D". Die optimalen Werte erörtere ich in Kapitel 9. Bitte denken Sie daran, dass die meisten Vitaminpräparate für Schwangere nicht mehr als 400 bis 600 I. E. Vitamin D enthalten. Das ist nicht annähernd genug, um normale Werte zu erreichen, ohne dass man sich regelmäßig in der Mittagszeit in die Sonne setzt. Ich empfehle eine Supplementation mit 4.000 I. E. täglich, um einen gesunden Spiegel zu halten. Das muss nach Bedarf bei Vitamin-D-Mangel aufgestockt werden. Manche Forscher raten, die empfohlene Tagesmenge auf 7.000 bis 8.000 I. E. zu erhöhen (das ist mehr als 10-mal höher als die jetzige Empfehlung). Aber auch hier sollte man Feineinstellungen vornehmen, indem man den Vitamin-D-Spiegel vom Arzt bestimmen lässt.[23,24]

Wenn Sie mit Vitamin D supplementieren möchten, werden Sie feststellen, dass es auf dem Markt zwei verschiedene Varianten gibt: Vitamin D3 (Cholecalciferol) und Vitamin D2 (Ergocalciferol). Vitamin D3 kann Ihren Vitamin-D-Spiegel im Körper effektiver und nachhaltiger wiederherstellen. Es ist identisch mit der Form von Vitamin D, die unser Körper aus Sonnenlicht gewinnt.[25] Kurz gesagt: Kaufen Sie Vitamin D3. Da Vitamin D fettlöslich ist, sollten Sie es zur besseren Aufnahme immer mit einer Mahlzeit oder einem Snack einnehmen, der einen Fettanteil hat (wie jede Mahlzeit oder Snack aus Kapitel 5).

Es gibt noch andere Nährstoffe, die für den Vitamin-D-Stoffwechsel eine wichtige Rolle spielen, nämlich Vitamin A, Vitamin K2, Zink und Magnesium.[26] Diese Nährstoffe sollten in Ihrer Ernährung und in Ihrem pränatalen Nahrungsergänzungsmittel enthalten sein; lesen Sie hierzu auch den Abschnitt über Magnesium in diesem Kapitel. Weiterführende Informationen zu den anderen Nährstoffen finden Sie in Kapitel 3.

Omega-3-Fette und Fischöl

Wie in vorausgehenden Kapiteln erwähnt, muss man die spezifische und sehr wichtige Omega-3-Fettsäure DHA entweder über die Nahrung oder über Nahrungsergänzungsmittel aufnehmen. DHA wird bereits im Mutterleib in das sich sehr schnell entwickelnde Gehirn und die Augen Ihres Babys eingebaut, wo es die Bildung der Neuronen (Gehirnzellen) unterstützt und das Gehirn vor Entzündungen und Schaden schützt.[27] In den letzten drei Schwangerschaftsmonaten akkumuliert Ihr Baby durchschnittlich

67 mg DHA *pro Tag.*[28] In mindestens den ersten beiden Lebensjahren bleibt DHA ein sehr wichtiger Faktor für die Gehirnentwicklung Ihres Kindes.

Sie sollten mindestens 300 mg DHA täglich zu sich nehmen, um die Bedürfnisse Ihres Babys und Ihre eigenen erfüllen zu können. Es gibt Studien, die zeigen, dass eine noch höhere Dosierung weitere gesundheitliche Vorteile bringt. In einer Studie nahmen die teilnehmenden Frauen in den letzten 20 Schwangerschaftswochen täglich entweder 2.200 mg DHA täglich oder ein Placebo (Olivenöl) ein. Im Alter von zweieinhalb Jahren schnitten die Kinder der DHA-supplementierten Mütter in der Hand-Augen-Koordination deutlich besser ab.[29] Eine weitere Studie konnte nachweisen, dass Kinder im Alter von vier Jahren bessere Strategien zur Problemlösung entwickeln konnten, wenn ihre Mütter während der Schwangerschaft täglich mit ~1.200 mg DHA supplementiert hatten.[30]

Es ist durchaus möglich, den Bedarf an DHA durch die Ernährung allein abzudecken. Dazu müssen Sie pro Woche 2-3 Portionen fetten Kaltwasserfisch wie Lachs, Hering, Sardinen, Forelle, Fischeier (Rogen) oder Muscheln essen. Weitere Quellen für DHA sind Eier von Hühnern aus Weidehaltung (oder sogenannte „Omega-3-Eier", bei denen die Hühner mit Leinsamen gefüttert werden), Fleisch, Innereien und Milchprodukte von Tieren aus artgerechter Weidehaltung. Diese Nahrungsmittel enthalten DHA allerdings in weniger konzentrierter Form. Um Ihnen eine Vorstellung von den Mengenverhältnissen zu geben: 90 g Sardinen oder Alaska Sockeye Lachs enthalten bis zu 1.400 mg DHA, während 90 g Rindfleisch aus Weidehaltung gerade einmal auf 100 mg kommt. Ein Ei aus Weidehaltung enthält ca. 100 mg. Fischeier gehören zu den besten Quellen für DHA und können bis zu 1.900 mg pro 30 g enthalten. Die einzige pflanzliche Quelle für DHA sind Algen, aber der DHA-Gehalt variiert von Spezies zu Spezies sehr stark (mit anderen Worten: Sie sollten ein Nahrungsergänzungsmittel auf Algenbasis einnehmen, weil die Zufuhr über die Algen als *Nahrungsmittel* nicht zuverlässig ist).

Wenn Sie die oben genannten Nahrungsmittel nicht mögen oder diese nicht regelmäßig genug essen, sollten Sie definitiv mit DHA supplementieren. Ein hochwertiges Fischöl, wie zum Beispiel aus Dorschleber, Krill oder Algen wird Sie mit ausreichend DHA versorgen. Bitte achten Sie darauf, dass Ihr Nahrungsergänzungsmittel auch EPA enthält, eine weitere Omega-3-Fettsäure, die den Transport von DHA über die Plazenta verbessert.[31] In Fisch und Meeresfrüchten sind die beiden von Natur aus in Kombination enthalten, es gibt aber Nahrungsergänzungsmittel, in denen die zwei Fettsäuren getrennt werden (auch hier sind echte, vollwertige Nahrungsmittel deutlich im Vorteil). Wenn Sie sich für Dorschleber entscheiden, sollten Sie daran denken, dass diese auch Vitamin A und D enthält (die Mengen variieren von Produkt zu Produkt sehr stark) und sie müssen das miteinrechnen, wenn Sie Ihre Supplementation planen, um die beiden Vitamine nicht zu hoch zu dosieren. Das ist bei Vitamin A besonders wichtig. Achten Sie bitte auch auf hochwertiges Fischöl, das garantiert frei von Schwermetallen, PCBs und anderen Schadstoffen ist.

Während ich die Supplementation mit DHA uneingeschränkt befürworte, ist es dennoch wichtig zu bedenken, dass in Meeresfrüchten neben DHA noch andere wertvolle Nährstoffe enthalten sind. Ich habe in Kapitel 3 schon geschrieben, warum es von Vorteil ist, während der Schwangerschaft Fisch und Meeresfrüchte zu essen. Ganz nebenbei angemerkt, kann es durchaus sein, dass Sie ohne Fisch oder Algen in der Ernährung nicht genügend Jod aufnehmen. Wenn man bedenkt, wie wichtig Jod für die Gehirnentwicklung und Schilddrüsenfunktion ist, sollten alle, die keinen Fisch oder keine Algen essen, unbedingt darauf achten, ihre Ernährung mit der empfohlenen Mindestmenge Jod zu ergänzen.

Ein Hinweis zu Leinsamen-Öl

In manchen Ratgebern für Schwangere sind falsche Informationen zu Omega-3-Fetten enthalten. Oft wird nicht zwischen Omega-3-Fetten und DHA unterschieden, dabei sind die beiden keinesfalls austauschbar. Wie bereits in Kapitel 3 unter dem Stichpunkt „vegetarische Ernährung“ erörtert, enthalten nicht alle Omega-3-Fette auch DHA. Ihr Körper kann pflanzliches Omega-3 aber nicht in ausreichenden Mengen in DHA umwandeln. Um es anders auszudrücken: Leinsamen-Öl ist *keine Quelle für DHA.* Die einzige pflanzliche Quelle für DHA sind Nahrungsergänzungsmittel auf Algenbasis. Ich wiederhole das: Leinsamen-Öl ist *kein* Ersatz für Fischöl.

Probiotika

Als Probiotika bezeichnet man die „guten Bakterien“, die in und auf unserem Körper leben. Wir haben 10-mal mehr Bakterien als menschliche Zellen in uns und sie besiedeln alles – von unserem Verdauungssystem und unserer Haut bis hin zu unserer Vagina. Lassen Sie sich die Information bitte einmal kurz durch den Kopf gehen. Wir bestehen mehr aus Bakterien als aus menschlichen Zellen (zu 90 %) und sollten diesen unbedingt etwas mehr Aufmerksamkeit schenken.

Die Bakterien in Ihrem Körper (auch „Mikrobiom“ genannt) verändern sich ständig, abhängig von dem, was Sie essen, wie Sie schlafen oder wie viel Stress Sie gerade haben. Viele Faktoren beeinflussen das Mikrobiom. Die meisten dieser Bakterien leben zwar in Ihrem Darm, aber Probiotika können mehr als nur Ihre Darmgesundheit steuern. Man geht zum Beispiel davon aus, dass bis zu 80 % unseres Immunsystems im Darm angesiedelt sind.

Ein gesundes Mikrobiom ist für die allgemeine Gesundheit absolut unerlässlich und kann auch das Risiko von Schwangerschaftskomplikationen beeinflussen. Wenn das Verhältnis von gesunden zu ungesunden Bakterien im Darm gestört ist, steigt auch das Risiko für Frühgeburten, Präeklampsie, Schwangerschaftsdiabetes und ungesunde Gewichtszunahme in der Schwangerschaft.[32]

Der Verzehr von Probiotika während der Schwangerschaft wird mit einem reduzierten Risiko für Frühgeburten und Präeklampsie in Verbindung gebracht. Die Wissenschaftler führen das auf eine verminderte Entzündung in der Plazenta zurück.[33] Probiotische Nahrungsergänzungsmittel während der Schwangerschaft können auch den Blutzuckerspiegel positiv beeinflussen. In einer Studie konnte nachgewiesen werden, dass eine Supplementation mit Probiotika das Risiko eines Gestationsdiabetes um bis zu 23 % senkt.[34] Bei Frauen, die an Schwangerschaftsdiabetes leiden, konnten probiotische Nahrungsergänzungsmittel das Risiko, dass die Kinder zu groß geboren werden, senken.[35]

Jüngste Forschungen haben gezeigt, dass die Plazenta – von der man bislang dachte, sie sei steril – eine sehr vielfältige bakterielle Besiedelung hat, die auf das heranwachsende Baby übertragen wird.[36] Zuvor war man davon ausgegangen, dass Kinder im Geburtskanal zum ersten Mal mit Bakterien in Kontakt kommen. Mit diesen Informationen ist die Motivation doppelt so hoch, auch während der Schwangerschaft ein gesundes Mikrobiom zu pflegen.

Sie können Ihr Mikrobiom am besten schützen, indem sie auf alle unnötigen Antibiotikagaben verzichten. Antibiotika töten Bakterien ab – gute und schlechte – was lebenslange Konsequenzen für Ihr Baby haben kann. Eine Studie fand heraus, dass die Einnahme von Antibiotika im zweiten und dritten Trimester der Schwangerschaft das Risiko beim Kind, an Übergewicht zu leiden, um 84 % erhöht.[37] Die Antibiotika-Exposition während der Schwangerschaft wurde auch mit einer erhöhten Rate an Allergien, Asthma und Ekzemen bei Säuglingen in Verbindung gebracht.[38,39,40] Im Gegensatz hierzu kann die Einnahme eines Probiotikums in der späten Schwangerschaft (und während der Stillzeit) das Mikrobiom so weit unterstützen, dass es vor Allergien, Ekzemen, Kolik, Erbrechen und vielem mehr schützen kann.[41,42]

Am besten sorgen Sie für ein gesundes Mikrobiom, indem Sie regelmäßig fermentierte Lebensmittel essen, denn sie sind die „original" Probiotika von Mutter Natur. Dazu gehören Kefir, Joghurt, reifer Käse, rohes Sauerkraut, Kimchi, milchsauer vergorenes Gemüse (zum Beispiel Eingemachtes), roher Apfelessig, fermentierte Getränke (Wasserkefir oder Kombucha), Miso und Natto. Achten Sie bei fermentiertem

Gemüse darauf, dass es nicht pasteurisiert und roh ist, damit die wertvollen Bakterien nicht abgetötet werden.

Gehen Sie bitte nicht davon aus, dass Nahrungsergänzungsmittel automatisch besser sind als die natürlichen Lebensmittel selbst. Ein Beispiel: Ein Esslöffel Sauerkrautsaft enthält sage und schreibe 1,5 *Billionen* KBE („koloniebildende Einheiten", also die Anzahl der bakteriellen Zellen).[43] Kefir enthält vergleichbare Mengen an Probiotika, mehr als zum Beispiel Joghurt.[44] Das ist ziemlich viel, wenn man bedenkt, dass die Potenz (Wirkstärke) probiotischer Nahrungsergänzungsmittel in der Regel in Millionen oder Milliarden gemessen wird, keinesfalls aber in *Billionen.*

Außerdem ist es wichtig, viele verschiedene Lebensmittel zu essen, die *präbiotische* Ballaststoffe enthalten, von denen sich die Bakterien ernähren und die dafür sorgen, dass Ihr Mikrobiom im Darm gesund bleibt. Essen Sie viel Ballaststoffreiches wie Gemüse, Nüsse, Samen, Kokosnuss, Hülsenfrüchte und ballaststoffreiches Obst (zum Beispiel Beeren). Die Menüpläne in Kapitel 5 sind mit 35-45 g Ballaststoffen pro Tag optimal berechnet. Auch Nahrungsmittel, die eine besondere Sorte von Präbiotika enthalten, die resistente Stärke, sind gut für die Gesundheit.[45] Dazu gehören leicht unreife Bananen (deren Schale noch ein wenig grün ist), Hülsenfrüchte, Cashewnüsse und gekochte Kartoffeln, die wieder abgekühlt sind (wie im Kartoffelsalat). Der Verzicht auf zusätzlichen Zucker und Kohlenhydrate fördert ebenfalls die Ansiedelung gutartiger Bakterien und drängt schlechte zurück. Das ist nicht nur gut für die Verdauung, sondern beugt einer bakteriellen Vaginose und Hefepilzinfektionen vor.[46]

Wenn Sie Nahrungsergänzungsmittel einnehmen wollen, achten Sie darauf, dass jede Dosis mindestens 30 Milliarden KBE an Bakterien enthält. Das hört sich nach ziemlich viel an, aber wenn Sie bedenken, dass in Ihrem Körper mehr als 100 Billionen bakterielle Zellen leben, verlieren die Produkte, die mit „1 Milliarde KBE pro Kapsel" werben, schnell an Farbe. Ein gutes probiotisches Nahrungsergänzungsmittel listet immer jeden Bakterienstamm einzeln auf, zusammen mit den entsprechenden Mengenangaben. Am besten sind Produkte, die *Lactobacillus-* und *Bifidus*-Stämme enthalten.

Vielleicht profitieren Sie auch von Bakterienstämmen, die gezielt auf die Vagina wirken und die verhindern, dass sich dort unerwünschte Bakterien ansiedeln (einschließlich Gruppe-B-*Streptokokken* (GBS) und die Bakterien, die bei einer bakteriellen Vaginose auftreten).[47] Das Ziel dahinter ist, dass sich in Ihrer Vagina gesunde Bakterien ansiedeln, die dann während der Geburt auf das Baby übergehen. Ihr Kind wird sozusagen „besiedelt". Es gibt zwei Stämme, die hierfür besonders gut geeignet sind, *Lactobacillus rhamnosus,* GR-1®, und *Lactobacillus reuteri,* RC-14®. Zu diesen beiden Stämmen gibt es Daten aus einer über 25-jährigen klinischen Erfahrung, die deren Nutzen und Wirkung bestätigen.[48] Die beiden Stämme wurden in einer gut konzipierten Doppelblindstudie mit Frauen eingesetzt, die in den Schwangerschaftswochen 35-37 positiv auf GBS getestet wurden. Die Hälfte der Frauen nahm ein Probiotikum mit 10 Milliarden KBE pro Stamm ein und die andere Hälfte ein Placebo. Bei der Aufnahme ins Krankenhaus zur Entbindung wurde noch einmal auf GBS getestet, um zu sehen, ob der Befund immer noch positiv sein würde. 43 % der Frauen, die Probiotika eingenommen hatten, waren GBS-*negativ* im Vergleich zu nur 18 % in der Placebogruppe.[49] Mit anderen Worten: Probiotika besitzen das Potenzial, das bakterielle Scheidenmilieu positiv zu beeinflussen.

Calcium

Ich empfehle nur selten eine Supplementation mit Calcium, aber weil die Frage immer wieder auftaucht, möchte ich an dieser Stelle darüber schreiben. Im Gegensatz zu anderen Nährstoffen steigt der Calciumbedarf in der Schwangerschaft nicht an. Außerdem nehmen die meisten Frauen genügend Calcium über die Nahrung auf. Eine Auswertung der Calciumaufnahme bei Amerikanern (die sich nach der amerikanischen Standardernährung ernähren, also nicht gesund) zeigte, dass amerikanische Frauen im Alter zwischen 19 und 30 Jahren im Durchschnitt 838 mg Calcium pro Tag über die Ernährung aufnehmen. Die Menge steigt bei Frauen über 30 sogar noch an.[50] Die empfohlene Tagesmenge während der Schwangerschaft liegt bei 1.000 mg. Man muss also nicht noch zusätzlich mit einem hoch dosierten Supplement nachhelfen. Zusätzlich verdoppelt sich bei schwangeren Frauen die Aufnahme von Calcium im Darm und das über die Nahrung aufgenommene Calcium kann vom Körper besser verwertet werden.[51] Ich habe festgestellt, dass es den meisten Frauen nicht schwerfällt, ihren Bedarf an Calcium ausschließlich über die Ernährung abzudecken, vorausgesetzt natürlich, dass sie sich gesund und nährstoffreich ernähren (wie in diesem Buch beschrieben). In meinen Menüplänen sind im Durchschnitt 1.200-1.500 mg Calcium pro Tag eingerechnet. Lebensmittelzusätze und Nahrungsergänzungsmittel sind überflüssig.

Was ich aber häufiger beobachte, ist, dass die zu Calcium komplementären Nährstoffe wie Vitamin D, Vitamin K2 und Magnesium nicht in ausreichenden Mengen eingenommen werden. Diese Nährstoffe werden vom Körper benötigt, um Calcium optimal verwerten und starke Knochen bilden zu können.

Es gibt aber auch Frauen, die ihre Calciumaufnahme aufmerksam beobachten sollten und dazu gehören Frauen, die keine Milchprodukte essen. Außer Milchprodukten gibt es viele andere gute Calciumquellen, einschließlich grünem Blattgemüse, Pak Choi, Brokkoli, Mandeln, Sesamsamen, Chiasamen und Sardinen oder Lachs aus der Dose *mit Gräten.* Wenn Sie keine Milchprodukte essen, sollten Sie jeden Tag eines dieser Nahrungsmittel essen. Sie müssen dann kein zusätzliches Nahrungsergänzungsmittel einnehmen, es sein denn, Sie haben eine Abneigung gegen all diese Lebensmittel oder müssen aus medizinischen Gründen supplementieren. Sollten Sie unter Bluthochdruck leiden oder in die Risikogruppe für Präeklampsie gehören, könnte eine Calciumsupplementation (und Magnesium) helfen. Entsprechende Studien liegen vor. Siehe auch Kapitel 7 für weiterführende Informationen.

Wenn Sie sich für ein Calciumsupplement entscheiden, sollten Sie mit Ihrem Arzt darüber sprechen, denn Calcium und Eisen konkurrieren miteinander. Das kann besonders für Frauen ein Problem sein, die schon zu Beginn der Schwangerschaft niedrige Eisenwerte haben. Sie können Komplikationen vermeiden, indem Sie Eisen- und Calciumsupplemente getrennt voneinander einnehmen und Calciumtabletten nicht mit eisenhaltigen Nahrungsmitteln kombinieren.

Magnesium

Im Gegensatz zu Calcium kommt ein Magnesium-Mangel recht häufig vor. In der Tat gehen aktuelle Schätzungen davon aus, dass 48 % aller Amerikaner zu wenig Magnesium über die Ernährung aufnehmen.[52] Noch häufiger tritt ein Magnesium-Mangel in der Schwangerschaft auf und jüngste Forschungen haben gezeigt, dass ein Magnesium-Mangel – insbesondere, wenn er zusammen mit einem Überschuss an Calcium auftritt – das Risiko von Gefäßerkrankungen in der Schwangerschaft, wie zum Beispiel Präeklampsie, erhöhen kann. Frauen mit einem Schwangerschaftsdiabetes haben ebenfalls oft einen Magnesium-Mangel.[53]

Obwohl sich bei den meisten Frauen der Magnesium-Mangel nicht bemerkbar macht, sind Muskelkrämpfe ein gutes Zeichen, dass Sie nicht genug Magnesium bekommen. Die Forschung hat festgestellt, dass eine Magnesiumsupplementation schwangerschaftsbedingten Beinkrämpfen vorbeugen kann.[54] Außerdem können Magnesiumsupplemente das Bluthochdruckrisiko in der Schwangerschaft senken.[55] Eine der Nebenwirkung eines Magnesium-Mangels ist Übelkeit und es gibt Berichte, dass manche Frauen weniger an Schwangerschaftsübelkeit leiden, wenn Sie Nahrungsergänzungsmittel einnehmen oder Nahrungsmittel essen, die besonders viel Magnesium enthalten.

Zu den besten Magnesium-Quellen gehören Algen, grünes Blattgemüse, Kürbiskerne, Paranüsse, Sonnenblumenkerne, Sesamsamen, Mandeln, Cashewnüsse, Chiasamen, Avocados, ungesüßtes Kakaopulver (oder dunkle Schokolade), Knochenbrühe und grüne Kräuter wie Schnittlauch, Koriander, Petersilie, Minze, Dill, Salbei und

Basilikum. Leider haben aggressive landwirtschaftliche Methoden dazu geführt, dass viele Böden ausgelaugt sind und kaum noch Magnesium enthalten.[56] In der Folge enthalten viele landwirtschaftliche Produkte zu wenig Magnesium. Auf biologischen und biodynamischen Höfen ist der Boden noch gesünder und enthält mehr Magnesium, das von den Kulturpflanzen aufgenommen werden kann. Es lohnt sich, nach kleinen Bauernhöfen Ausschau zu halten, die noch viel Wert auf Bodenfruchtbarkeit legen.[57]

Wenn Sie ein Nahrungsergänzungsmittel einnehmen möchten (oral), müssen Sie wissen, dass Durchfall zu den häufigen Nebenwirkungen gehört. Auch die Form von Magnesium, die Sie einnehmen, ist wichtig. Magnesiumglycinat wird vom Körper am besten absorbiert und verursacht die wenigsten Nebenwirkungen. Wenn Sie zu Verstopfung neigen und eine Form von Magnesium brauchen, die schneller durch den Körper geht, ist Magnesiumcitrat eine gute Wahl. Um die Verdauungsstörungen auf ein Minimum zu reduzieren, empfehle ich Ihnen, mit einer niedrigen Dosierung zu beginnen, zum Beispiel 100 mg, und das langsam auf bis zu 300 mg pro Tag zu steigern. Noch höhere Dosierungen sollten Sie mit Ihrem Arzt besprechen.

Magnesium kann auch in großen Mengen über die Haut aufgenommen werden. Dazu können Sie Bittersalz ins Badewasser geben oder Fußbäder damit machen (Bittersalz ist Magnesiumsulfat).[58] Wenn Sie ein Vollbad nehmen möchten, achten Sie bitte darauf, dass die Temperatur nicht zu heiß ist und Sie nicht überhitzen. Überhitzung ist ein Risikofaktor für bestimmte Geburtsfehler.[59] Magnesiumsprays zum Auftragen auf die Haut sind eine weitere gute Option (sie werden auch Magnesium-Öl genannt). Bei diesen Produkten handelt es sich um eine einfache Mischung aus Wasser und Magnesiumchlorid.

Eisen

In der Schwangerschaft steigt der Eisenbedarf um das 1,5-fache an. Das ist sowohl auf einen massiven Anstieg an roten Blutkörperchen zurückzuführen als auch auf die erhöhten Bedürfnisse der wachsenden Plazenta und des Kindes.[60] Die empfohlene Tagesmenge in der Schwangerschaft liegt bei 27 mg im Vergleich zu 18 mg bei nicht schwangeren Frauen. Eisen spielt für die Entwicklung des Fötus eine zentrale Rolle und wird in der Schwangerschaft deswegen routinemäßig überprüft. Ein Eisenmangel erhöht das Risiko einer Frühgeburt und eines niedrigen Geburtsgewichts beim Kind.[61] Außerdem kann er die Schilddrüsenfunktion beeinträchtigen, was beim Baby zu neurologischen Entwicklungsverzögerungen führen kann.[62]

Diese Informationen führen häufig dazu, dass Frauen vorbeugend mit Eisen supplementieren, was aber nicht so einfach ist, wie es zu sein scheint. Viele Eisenpräparate werden vom Körper nur unzureichend absorbiert oder haben unerwünschte Nebenwirkung wie Obstipation, Übelkeit und Sodbrennen.[63] In einer Studie mit 550 schwangeren Frauen, die Eisenpräparate einnahmen, berichteten 45 % von Nebenwirkungen. Von den 80 %, die das Eisen wieder absetzten, gaben 89 % der Frauen an, sie hätten es wegen der „unerträglichen" Nebenwirkungen getan.[64]

Ich möchte Ihnen dazu raten, möglichst viel Eisen über die Ernährung aufzunehmen. Eine besonders wichtige Quelle sind hier die tierischen Lebensmittel, die gut absorbiert werden und keine Nebenwirkungen haben. Das Eisen aus tierischen Nahrungsmitteln wird als so genanntes Häm-Eisen 2-4-mal besser aufgenommen als das pflanzliche Nicht-Häm-Eisen.[65] Das ist zum einen der Form des Eisens geschuldet, hängt zum anderen aber auch damit zusammen, dass pflanzliche Nahrungsmittel Verbindungen enthalten, die die Aufnahme von Eisen hemmen, wie zum Beispiel Phytinsäure, Oxalate und bestimmte Polyphenole. Das erklärt auch, warum Vegetarier einen höheren Eisenbedarf haben und die empfohlene Tagesmenge 1,8-mal höher ist. Die besten Eisenquellen überhaupt sind Leber und andere Innereien. Auch rotes Fleisch, Wild, Austern, Sardinen, dunkles Geflügelfleisch (zum Beispiel Hühnerschenkel) sind ebenfalls sehr reich an Eisen.

Nahrungsmittel, die viel Häm-Eisen enthalten (Mengenangaben pro 30 g; in absteigender Reihenfolge):

- Hühnerleber - 9,9 mg
- Austern - 5,7 mg
- Rinderleber - 5,6 mg
- Rinderherz - 5,4 mg
- Reh und Hirsch - 3,8 mg
- Bisonhack - 2,7 mg
- Sardinen - 2,4 mg
- Rinderhack - 2,3 mg
- Muscheln - 2,3 mg
- Lamm - 1,7 mg
- Putenhack - 1,7 mg
- Hühnerschenkel - 1,2 mg
- Hühnerbrust - 0,9 mg
- Lachs aus Wildfang - 0,5 mg

Es gibt mehrere Wege, wie Sie die Aufnahme von Eisen aus der Nahrung verbessern können. Zuerst können Sie darauf achten, eisenhaltige Nahrungsmittel mit Vitamin-C-haltigen oder sauren Lebensmitteln zu kombinieren. Ein Beispiel wäre Fleisch in Essigmarinade, Hackfleisch mit Tomatensoße oder Zitronen als Beilage zu einer eisenhaltigen Mahlzeit.

Zweitens sollten Sie vermeiden, eisenhaltige Nahrungsmittel mit sehr Calcium-haltigen Lebensmitteln zu kombinieren oder gleichzeitig Calcium-Supplemente oder Mittel gegen Sodbrennen einzunehmen.

Als Drittes empfehle ich die Verwendung von gusseisernem Kochgeschirr, durch das Ihre Nahrung beim Kochen „angereichert" werden kann. In einer Studie hat man nachweisen können, dass nicht säurehaltige Nahrungsmittel wie Eier oder Kartoffeln durchschnittlich 5-mal mehr Eisen enthielten, wenn sie in einem gusseisernen Topf zubereitet wurden. Bei Tomatensoße (säurehaltig) stieg der Eisengehalt um das 29-fache an.[66] Aus diesem Grund gehören meine gusseisernen Töpfe zu meinen absoluten Küchenlieblingen.

Ihr Arzt wird Ihren Eisenstatus über die ganze Schwangerschaft hinweg überwachen und Sie wissen lassen, falls Ihre Werte zu niedrig sind. Nach meiner Erfahrung benötigt die Mehrzahl der Frauen, die meinen Ernährungsratschlägen folgen, in der Schwangerschaft kein zusätzliches Eisensupplement. Wenn doch, dann meist im letzten Trimester. Sollten Sie doch supplementieren wollen – oder Ihren Bedarf nicht über die Ernährung abdecken können – empfehle ich eine gut absorbierbare Form von Eisen wie Eisenbisglycinat zu wählen. Meiden Sie unter allen Umständen Eisenfumarat und Eisensulfat, die (leider) zu den am häufigsten verordneten Varianten gehören, aber auch zweimal so viele Nebenwirkungen haben und im Vergleich zu Eisenbisglycinat weniger gut absorbiert werden.[67]

Alternativ können Sie auch getrocknete Leber (wenn Sie diese nicht regelmäßig essen) oder die Alge Spirulina als Eisenquelle verwenden. Nahrungsergänzungsmittel aus getrockneter Leber haben eine lange Tradition. Die Effektivität konnte in modernen Studien nicht nachgewiesen werden, es gibt aber ältere Forschungsdaten, die zeigen, dass getrocknete Leber als Nahrungsergänzung bei Anämie in der Schwangerschaft effektiver wirkt als Eisensupplemente.[68] Auch die Alge Spirulina ist eine gute Wahl. In einer Studie, in der schwangere Frauen entweder mit Spirulina (1.500 mg täglich) oder Eisen (90 mg Eisensulfat) supplementierten, war der Anteil der Frauen mit Anämie in der Spirulina-Gruppe deutlich niedriger.[69] Neben der überlegenen Effektivität wurde Spirulina auch besser toleriert und verursachte keine Obstipation. Über die zusätzlichen Vorteile von Spirulina schreibe ich in Kapitel 10.

Gelatine und Kollagen

Wie bereits in Kapitel 3 erörtert, sind Gelatine und Kollagen die beiden Hauptquellen für die Aminosäure Glycin, die in der Schwangerschaft als „bedingt essenziell" gilt, das heißt, Sie müssen diese über die Nahrung aufnehmen.[70] Bindegewebe, Knochen und Haut tierischer Nahrungsmittel sind besonders reich an Gelatine und Kollagen. Wenn Sie regelmäßig Knochenbrühe, langsam geschmortes Fleisch, Hühnerfleisch mit Haut, Bratenkruste, Schmalz oder Fleisch am Knochen essen, erhalten Sie sehr wahrscheinlich genügend Gelatine und Kollagen über die Nahrung.

Wenn das nicht der Fall ist, können Sie auch Glycin direkt über Nahrungsergänzungsmittel mit reinem Kollagen oder Gelatinepulver beziehen. Beides kann direkt in das Essen zugegeben werden, zum Beispiel in Suppen, Heißgetränke oder Smoothies. Der einzige Unterschied zwischen den beiden ist, dass Gelatine nach dem Kaltwerden fest wird (wie Götterspeise), Kollagen dagegen nicht. Ernährungstechnisch betrachtet gibt es aber keinen Unterschied. Am einfachsten ist es oft, morgens einen Esslöffel Kollagenpulver in den Tee oder Kaffee zu geben, es in Joghurt unterzuheben oder in Suppe einzurühren. Wenn Sie Desserts mit Gelatine mögen, versuchen Sie es mit Gelatinepulver und 100 % Fruchtsaft. Mit diesen zwei Zutaten können Sie zum Beispiel Gummidrops (siehe Anhang unter „Rezepte") selbst herstellen. Wie bei allen tierischen Produkten spielt die Herkunft eine wichtige Rolle. Achten Sie darauf, dass auch Kollagen und Gelatine von Tieren aus artgerechter Weidehaltung stammen.

Chiasamen

Obwohl Chiasamen zu den echten Nahrungsmitteln gehören, habe ich sie mit in diesen Abschnitt genommen, weil sie oft wie ein Nahrungsergänzungsmittel eingenommen werden. Chiasamen haben viele gesundheitliche Vorteile. Sie sind reich an Mineralen wie Calcium, Magnesium, Eisen und Kalium und enthalten außerdem sehr viele Ballaststoffe (sie enthalten auch Omega-3-Fettsäuren, aber kein DHA, wie ich bereits erklärt habe).

Chiasamen nehmen eine Sonderstellung ein, weil sie lösliche und unlösliche Ballaststoffe in einem ausgewogenen Verhältnis enthalten. Das heißt, sie wirken regulierend auf die Verdauung, ganz gleich, ob Sie unter Verstopfung oder Durchfall leiden. Die Ballaststoffe dienen gleichzeitig als Präbiotika und unterstützen eine gesunde Darmflora. Ihnen ist sicherlich schon aufgefallen, dass Chiasamen eine gelartige Masse absondern, sobald sie mit Wasser in Kontakt kommen. Dieses Gel speichert auch im Verdauungstrakt Wasser und hilft so, die Verdauung zu normalisieren und den Stuhl wohlgeformt zu halten. Dieses Chia-„Gel“ verlangsamt auch die Verdauung und Aufnahme von Kohlenhydraten und reguliert so den Blutzucker. Manche Frauen nehmen vor den Mahlzeiten Chiasamen ein, um den postprandialen Blutzucker zu normalisieren.

Bei Chiasamen ist es wichtig, mit einer kleinen Menge zu beginnen – etwa 1 Teelöffel – und sich langsam auf 1-2 Esslöffel pro Tag zu steigern. Im Gegensatz zu Leinsamen müssen sie nicht gemahlen werden, sie sind auch als ganze Körner gut verdaulich. Aber selbstverständlich können Sie Chiasamen auch mahlen, wenn Sie das tun möchten. Bitte lagern Sie die Samen in einem luftdicht verschlossenen Behälter, am besten im Kühlschrank oder Gefrierfach, weil sie ungesättigte Fettsäuren enthalten, die schnell ranzig werden.

Ideen für die Verwendung von Chiasamen:

- Chia-Gel: 1 Esslöffel Chiasamen in 250 ml Wasser einrühren, vor dem Trinken mindestens 5 Minuten ruhen lassen
- Chia-Pudding: 1 Esslöffel Chiasamen in 100 ml ungesüßte Mandelmilch einrühren, je nach Bedarf mit anderen Zutaten abschmecken (zum Beispiel Ahornsirup, Stevia, Zimt, Kakaopulver oder Vanilleextrakt) und vor dem Verzehr mindestens 5 Minuten ruhen lassen.
- Als Zugabe in Protein-Shakes, Smoothies und anderen Getränken
- In Joghurt oder Apfelmus eingerührt

Kräuter

So gut wie jede meiner Klientinnen fragt mich nach Heilkräutern. Ursprünglich wollte ich in meinem Buch nichts darüber schreiben, weil ich als absoluter Wissenschaftsfan die Datenlage zu diesem Thema absolut dürftig finde. Ein Rezensent erklärt es so: „Ungefähr die Hälfte aller Schwangeren experimentiert mit unterschiedlichen Heilkräutern, obwohl wir nicht viel über die Wirkweise und Sicherheit dieser Mittel wissen.“[71]

Historisch betrachtet verwenden viele traditionelle Kulturen bestimmte Heilkräuter für die üblichen Schwangerschaftsbeschwerden, aber leider fehlen uns zu vielen davon qualitativ hochwertige Daten. Aufgrund dieser fehlenden Daten raten viele Ärzte allgemein von Heilkräutern während der Schwangerschaft ab. Es gibt allerdings mehrere Heilpflanzen, die traditionell in der Schwangerschaft eingesetzt werden und deren Sicherheit wissenschaftlich nachgewiesen werden konnte.

Himbeerblätter

Eine solche Heilpflanze ist die Himbeere (bitte nicht mit der eigentlichen Frucht oder mit aromatisiertem Tee verwechseln). Hier sind die Blätter der Himbeerpflanze gemeint, die zwar einen angenehmen Geschmack haben, aber ansonsten so überhaupt nicht nach Himbeere schmecken. Traditionell werden Himbeerblätter als Tee getrunken, sie sind aber auch als Pulver, Kapseln oder Tinktur erhältlich. Viele Phytotherapeuten und Hebammen empfehlen Himbeerblättertee im zweiten oder dritten Trimester, um „die Gebärmutter zu stärken, den Muskeltonus derselben zu verbessern und auf die Geburt vorzubereiten. Sie machen den Gebärmutterhals weicher und wirken regulierend auf die Wehentätigkeit".[72] Die wohltuende Wirkung des Himbeerblättertees wurde bereits im Jahr 1941 in der medizinischen Fachliteratur beschrieben mit der Anmerkung, dass er die Muskulatur der Gebärmutter entspannt.[73] Die Meinungen zu Himbeerblättern im ersten Trimester gehen auseinander, obgleich es in manchen Nahrungsergänzungsmitteln in geringen Mengen vorhanden ist.

In Bezug auf den Nährwert enthalten Himbeerblätter neben vielen Mineralen auch Vitamin C und bestimmte Antioxidantien, einschließlich Rutin, von dem bekannt ist, dass es entzündungshemmend wirkt.[74] In Studien an Labortieren „konnte wiederholt nachgewiesen werden, dass einige der Inhaltsstoffe – wie zum Beispiel die Flavonoide – eine entspannende Wirkung auf die glatte Muskulatur haben".[75]

Wissenschaftlich konnte noch nicht abschließend bestätigt werden, ob es eine Geburt verkürzen oder die Wehentätigkeit positiv beeinflussen kann. Andererseits sind keine unerwünschten Nebenwirkungen einer Supplementation mit Himbeerblättern in der Schwangerschaft bekannt.[76] Ich persönlich finde den Geschmack sehr angenehm und würde es angesichts der möglichen (wenn auch nur anekdotisch) gesundheitlichen Vorteile ausprobieren. So können Sie zumindest ein erfrischendes antioxidatives und mineralreiches Getränk genießen.

Ingwer

Ingwer ist die am besten untersuchte Heilpflanze für die Schwangerschaft, deren Wirkung bei Übelkeit und Erbrechen nachgewiesen werden konnte.[77] Ingwer wird seit Jahrhunderten gegen Übelkeit eingesetzt und ist die einzige Heilpflanze, die nach konventionellen Richtlinien in der Schwangerschaft so gut wie überall als völlig unbedenklich gilt.[78] Gegen Übelkeit können Sie Ingwer als Tee trinken, kristallisierten Ingwer (getrocknete und gesüßte Ingwerscheiben) kauen oder ein Nahrungsergänzungsmittel (bis zu 250 mg alle 6 Stunden) einnehmen.[79] Bitte beachten Sie, dass Ingwer-haltige Getränke wie Ginger Ale meist nicht genügend Ingwer enthalten, um Übelkeit effektiv damit zu behandeln. Siehe auch Kapitel 7 für weitere Tipps für den Umgang mit Übelkeit.

Kamille

Kamille wird wegen seiner entspannenden und beruhigenden Wirkung gern als Tee getrunken. Die Kamille gehört zu den Heilkräutern, die von Schwangeren am häufigsten verwendet werden, Daten zur Sicherheit fehlen uns aber. Es gibt wissenschaftliche Hinweise, dass die Pflanze die Wehentätigkeit der Gebärmutter anregt.[80] Eine aktuelle Studie fand heraus, dass die Supplementation mit Kamille (mit 3.000 mg/Tag hoch dosiert) bei schwangeren Frauen ab der 40. Schwangerschaftswoche die Wehentätigkeit effektiv anregen kann. „Die Wehentätigkeit begann bei 92,5 % der Kamillen-Gruppe und bei 62,5 % der Placebo-Gruppe innerhalb einer Woche nach dem Beginn der Supplementierung."[81] Man muss anmerken, dass die eine oder andere Tasse Kamillentee sehr wahrscheinlich nicht stark genug ist, um Wehen auszulösen, aber man sollte mit großen Mengen in der Schwangerschaft und speziell bei Anzeichen einer vorzeitigen Wehentätigkeit sehr vorsichtig sein. Ich würde Ihnen nicht empfehlen, literweise Kamillentee zu trinken, aber die Forscher der Studie schreiben, dass „es keine glaubwürdigen Berichte zu toxischen Wirkungen dieses weitverbreiteten Getränks gibt".[82] Nach der Geburt regt Kamille die Milchproduktion an, fördert den Schlaf und hilft, Wochenbettdepressionen zu lindern.[83,84]

Andere Heilpflanzen und allgemeine Überlegungen

Zu den Heilpflanzen, die in der Schwangerschaft unbedenklich sind, gehören Echinacea (zur kurzfristigen Unterstützung des Immunsystems, zum Beispiel bei Erkältungen oder Grippe), Cranberry (für Harnwegsinfekte), Johanniskraut (bei Depression) und Ashwagandha (allgemein bei Stress zur Unterstützung der Nebenniere).[85,86,87] Überall auf der Welt werden traditionell noch viele andere Heilpflanzen in der Schwangerschaft angewendet, wobei die Bräuche von Region zu Region variieren. Die Datenlage zur Sicherheit von Heilpflanzen ist allgemein spärlich und nicht einheitlich. Deswegen fällt es mir schwer, konkrete Empfehlungen oder Warnungen auszusprechen (außer die, über die ich hier geschrieben habe). Wenn wir bedenken, wie klinische Studien funktionieren, und dass es bei schwangeren Frauen ethische Überlegungen geben muss, werden wir in Bezug auf Heilpflanzen wahrscheinlich nie ein „Ja, das ist in jedem Fall sicher“ hören.

Gut praktizierte Pflanzenheilkunde ist eine sehr individuelle Therapie, in der Pflanzen vorsichtig miteinander kombiniert und die Dosierung genau angepasst wird. Was bei dem einen hilft, kann dem anderen schaden oder nicht wirken. Viele Menschen gehen davon aus, dass Kräuter und Heilpflanzen immer unbedenklich sind, aber das ist nicht der Fall. Bestimmte Heilpflanzen können angeborene Missbildungen oder Entwicklungsstörungen verursachen.[88]

Die Verwendung von Kräutern und Gewürzen in der Küche dürfte jedoch kein Problem sein, also verzichten Sie jetzt in Ihrem Lieblingsrezept bitte nicht auf Oregano oder Petersilie. Vorsicht ist geboten bei Kräutern in Nahrungsergänzungsmitteln, vor allem, wenn diese hoch dosiert und/oder über einen längeren Zeitraum eingenommen werden. Besonders bei konzentrierten Produkten wie Kräuterextrakten und ätherischen Ölen sollte man aufpassen. In der frühen Schwangerschaft (erstes Trimester) ist das hoch relevant, weil hier der Embryo noch sehr empfänglich für schädigende Einflüsse ist. Ein Beispiel: In einer Studie an Mausembryonen, die fünf verschiedenen ätherischen Ölen ausgesetzt wurden (Salbei, Oregano, Thymian, Zimt und Gewürznelke), hatte nur Thymian keinerlei negativen Auswirkungen auf die fetale Entwicklung.[89] Wie sich das auf eine Schwangerschaft beim Menschen übertragen lässt, ist nicht bekannt.

Bei der Supplementation mit Kräutern und Heilpflanzen sollten Sie unbedingt auf Qualität achten. Nahrungsergänzungsmittel sind weitgehend unreguliert und es besteht die Gefahr einer Kontamination mit anderen Substanzen wie pharmazeutischen Medikamenten (nicht deklariert) oder Schwermetallen.[90] Verunreinigte oder falsch deklarierte Kräuter werden mit Komplikationen in der Schwangerschaft in Verbindung gebracht.[91] Sie sollten also nicht nur darauf achten, welche Pflanze Sie einnehmen, sondern auch, woher diese stammt. Mein Motto ist: Wenn Sie Zweifel haben, lassen Sie es lieber. Ich empfehle Ihnen, mit Ihrem Arzt oder einem ausgebildeten Phytotherapeuten (erfahren in der Behandlung Schwangerer) zu sprechen, bevor Sie mit Kräutern oder Heilpflanzen supplementieren.

Andere Nahrungsergänzungsmittel

Wie bereits erwähnt, ist meine Liste der Nahrungsergänzungsmittel bei weitem nicht vollständig, sondern will Grundlegendes vermitteln. Je nach Ihrem persönlichen Gesundheitszustand können Sie zusätzliche Nahrungsergänzungsmittel in Betracht ziehen. Zum Beispiel kann sublingual eingenommenes Vitamin B12 hilfreich sein, wenn Sie gesundheitliche Beschwerden haben (zum Beispiel zu wenig Magensäure), die verhindern, dass Sie dieses Vitamin nicht in ausreichenden Mengen aufnehmen können, oder wenn Sie wissen, dass Sie einen Mangel haben. Eine Supplementation mit Cholin kann sinnvoll sein (in der Form von Cholin-Bitartrat oder Sonnenblumenlecithin), wenn Sie nicht genug über die Nahrung aufnehmen können (siehe Kapitel 3). Wenn Sie unter Übelkeit leiden, können Sie Vitamin B6 in Erwägung ziehen – entweder einzeln oder in Kombination mit Ingwer (siehe Kapitel 6). Chlorella oder Spirulina – beides Algen – wirken schützend und ausleitend bei toxischer Belastung (siehe Kapitel 9 und 10). Zusätzliches Selen kann bei Schilddrüsenproblemen und/oder Schwermetallbelastung helfen. Sollte es nicht in Ihrem Multivitamin enthalten sein, müssen Sie es separat einnehmen. Diese Liste könnte ich unendlich lange weiterführen. Viele dieser Fragen besprechen Sie deshalb am besten mit Ihrem Arzt oder einem Therapeuten Ihres Vertrauens, der auf dem Gebiet der pränatalen Ernährung geschult ist.

Zusammenfassung

Bei dem Thema Nahrungsergänzung bewegen wir uns ganz klar in einer Grauzone. Wenn man supplementieren möchte, sollte man vorsichtig abwägen und die persönlichen Umstände berücksichtigen. Die eigene Ernährung spielt dabei eine genauso große Rolle wie spezifische gesundheitliche Beschwerden (zum Beispiel die genetische Veranlagung oder Komplikationen in der Schwangerschaft). Ich hoffe, ich habe Ihnen mit diesem Kapitel einen Überblick über die wichtigsten Nahrungsergänzungsmittel geben können und Ihnen gezeigt, worauf Sie achten müssen. In der Regel lohnt es sich, mit einem Profi darüber zu sprechen, welche Nahrungsergänzung sinnvoll ist und wie man die Dosierung optimal gestalten kann.

Wenn Sie bei der Wahl eines geeigneten Nahrungsergänzungsmittels Hilfe brauchen, finden Sie meine Empfehlungen auf **www.realfoodforpregnancy.com/pnv/**.

Kapitel 7

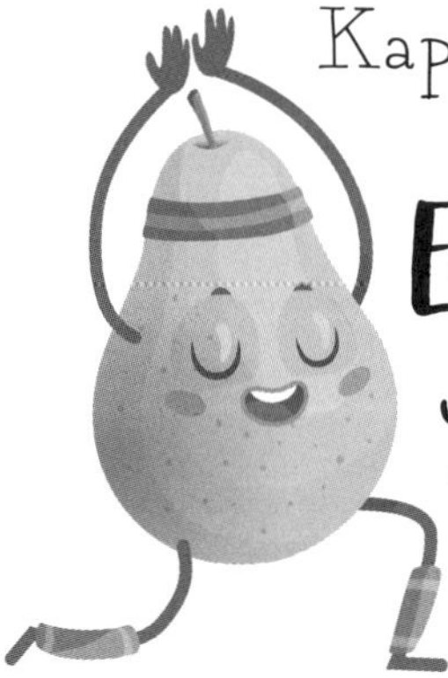

Erwartungen in der Schwangerschaft und häufige Beschwerden

„Eine Schwangerschaft führt zu tiefgreifenden anatomischen, physiologischen und biochemischen Veränderungen, die dazu dienen, das Wachstum und die Entwicklung des Fötus zu unterstützen. Diese Veränderungen beginnen sehr zeitig nach der Befruchtung und bleiben während der gesamten Schwangerschaft bestehen. Die meisten dieser bemerkenswerten Anpassungen passieren einmal in Reaktion auf physiologische Impulse, die der Fötus gibt, und auf die signifikanten hormonellen Umstellungen. Obwohl physiologische Veränderungen Teil der Entwicklungen in der Schwangerschaft sind, werden sie oft fälschlicherweise als Krankheit oder Gefährdung interpretiert."

— Col. Keiko Torgersen, Sanitätsdienst, U. S. Air Force

Eine Schwangerschaft hat viele Höhen und Tiefen. An manchen Tagen fühlen Sie sich voller Energie und könnten die Welt im Sturm erobern. An anderen Tagen geht es Ihnen vielleicht nicht so gut. Obwohl jede Frau ihre Schwangerschaft anders erlebt, haben Sie wahrscheinlich viele Fragen zu den neuen und sich immer verändernden Symptomen, die auftreten können.

Möglicherweise fragen Sie sich: Werde ich zu viel an Gewicht zunehmen? Ist Sodbrennen normal? Werden diese Übelkeit und Abneigungen jemals wieder enden? Kann ich etwas tun, damit mein Blutdruck und Blutzucker niedrig bleiben? Was ist mit meiner Verdauung los?

Ich möchte besonders auf die Symptome eingehen, die etwas mit der Ernährung zu tun haben (zumindest bis zu einem gewissen Grad). Sie sollen wissen, warum diese Symptome auftreten und wie Sie damit umgehen können. Mir ist aufgefallen, dass viele schwangere Frauen buchstäblich überhäuft werden mit Kommentaren wie „Du wirst schon noch sehen“, soll heißen: „Warte ab und du wirst merken, wie schlecht es dir in den kommenden Wochen gehen wird“. Zumindest war das meine Erfahrung. Es machte mich ungeheuer nervös, weil ich nie wusste, was passieren würde. Ich möchte Ihnen *nicht* dasselbe antun, deshalb habe ich dieses Kapitel nach Themen gegliedert und nicht nach dem Zeitpunkt der Schwangerschaft, in dem die Beschwerden üblicherweise auftreten. So können Sie Ihre persönliche Beschwerde nachlesen, ohne dass Sie sich über das Sodbrennen und die Verstopfung, die angeblich „jede“ Frau zu Ende der Schwangerschaft hat, Gedanken machen müssen. Vielleicht haben Sie ja Glück und können genau das vermeiden.

In Wahrheit gibt es eine Reihe von Symptomen, die Sie vielleicht oder *vielleicht auch nicht* haben werden und es gibt keine vorgeschriebene Zeit, zu der Sie sie haben müssen. Ich erinnere mich noch sehr genau daran, als ich eine Stelle als Beraterin für pränatale Ernährung in einer gynäkologischen Praxis für Hochrisikopatientinnen antrat. „Hochrisiko“ heißt, dass ein Großteil unserer Patientinnen unter Schwangerschaftskomplikationen litt. Zu meinen Aufgaben gehörte, einen Fragenkatalog zu allen möglichen Symptomen abzuarbeiten. Da ich selbst keine Ärztin war, musste ich oft Rücksprache halten bezüglich dessen, was normal war und was nicht. Schließlich musste ich wissen, ob ich den Patientinnen mit gutem Rat und Tipps zur Selbsthilfe zur Seite stehen konnte oder ob es einer medizinischen Intervention bedurfte. Nach mehreren Jahren an meinem Arbeitsplatz wurde mir klar, dass vieles von dem, was ich hörte, völlig normal war. Meist handelte es sich um vorübergehende Störungen, die mit einfachen Strategien bewältigt werden konnten und keinen Anlass zur Sorge boten.

Bitte verstehen Sie mich nicht falsch. Ich möchte Sie keinesfalls dazu ermutigen, Symptome zu ignorieren oder wichtige Informationen vor Ihrem Arzt oder Ihrer Hebamme zu verschweigen. Im Gegenteil, ich möchte Ihnen die Sicherheit geben zu wissen, dass es normal ist, wenn Sie Pfunde ansammeln und bestimmte Abneigungen haben. Vertrauen Sie Ihrem Instinkt und gehen Sie unbedingt zum Arzt, wenn Sie ungewöhnliche oder ernste Symptome haben.

Ich spule nun zurück zu meiner eigenen Schwangerschaft, in der ich buchstäblich an meinem eigenen Leib erfahren habe, was es heißt, ein neues Baby im Bauch wachsen zu lassen. Ich war mir aber über eins im Klaren: dass es kein „normal“ gibt. Ich hatte gehofft, dass mein Körper nach fast einem ganzen Jahrzehnt gesunder und nährstoffreicher Ernährung mit wehenden Fahnen durch die Schwangerschaft segeln würde. Für einen Großteil der Zeit traf das auch zu. Aber wenn dann doch einmal eine Übelkeitswelle kam oder mich das Sodbrennen plagte, wusste ich, dass das auch wieder vorbeigehen würde. Ich konnte mit dem Strom schwimmen und versuchen, nicht gegen ihn anzukämpfen.

In diesem Kapitel werde ich auf die häufigsten Erwartungen und Beschwerden während der Schwangerschaft eingehen und meine – evidenzbasierte – Sicht auf das Geschehen vermitteln. Denn es gibt viele einfache Lösungen, die Ihnen die Schwangerschaft so einfach und angenehm wie möglich machen können.

Übelkeit und Erbrechen

Übelkeit und Erbrechen werden meist unter dem Begriff „morgendliche" Schwangerschaftsübelkeit zusammengefasst, aber im Großen und Ganzen ist das nicht sehr treffend. Viele Frauen leiden *zu jeder Tages- und Nachtzeit* an Übelkeit. Das kann wenige Wochen oder Monate so gehen und im schlimmsten Fall – es tut mir sehr leid, das sagen zu müssen – auch über die ganze Schwangerschaft hinweg anhalten. Meist ist Übelkeit aber ein vorübergehendes Symptom, das nach den ersten Wochen von selbst wieder abklingt. Bei ungefähr 60 % der Schwangeren gehen Übelkeit und Erbrechen bis zum Ende des ersten Trimesters (13 Wochen) wieder zurück. Auch wenn es danach immer noch auftreten kann, sollten Sie wissen, dass nur 9 % aller Schwangeren auch nach der 20. Schwangerschaftswoche noch an Übelkeit leiden.[1]

Natürlich ist das besonders schwer, wenn Sie alles tun möchten, um Ihr Baby optimal zu versorgen, der eigene Körper aber so gar kein Essen annehmen will. Haben Sie Geduld.

Wenn Sie herausfinden wollen, wie Sie mit der Übelkeit umgehen können, müssen Sie zuallererst herausfinden, was die Übelkeit auslöst. Sind es starke Gerüche? Liegt es an der Tageszeit? An bestimmten Lebensmitteln? Oder an Bewegung? Wird Ihnen übel, wenn Sie zu schnell aus dem Bett steigen? Wenn Sie nicht genügend essen und großen Hunger haben? Oder vielleicht essen Sie zu viel? Oder zu wenig? Zu unausgewogen? Zu schnell? Trinken Sie bei den Mahlzeiten vielleicht zu viel?

Den meisten Frauen geht es besser, wenn Sie während der schlimmsten Übelkeitsphase öfter kleine Snacks zu sich nehmen und auf große Mahlzeiten verzichten. So kann man übermäßigen Hunger oder Übersättigung vermeiden und der Blutzucker fällt nicht so stark ab, beides ein wichtiger Auslöser für Übelkeit. Wenn Ihnen gerade übel ist und Sie meinen, sich übergeben zu müssen, ist Essen wahrscheinlich das Letzte, an das Sie denken. Kohlenhydrate sind aber sehr gut verdaulich und können vom Körper absorbiert werden, *bevor* Sie sich übergeben müssen. Mit Kohlenhydraten können Sie zumindest *ein paar Kalorien* aufnehmen. Ich weiß, dass ich in diesem Buch genau das Gegenteil schreibe, aber wenn Sie Schwierigkeiten haben, *überhaupt* etwas bei sich zu behalten, sind Obst, gekochte Süßkartoffeln, ein Smoothie oder Reis die beste Wahl. (Siehe auch den Abschnitt über Abneigungen gegen bestimmte

Nahrungsmittel und Gelüste weiter unten, in dem ich erkläre, dass es im ersten Trimester hierfür eine mögliche physiologische Erklärung gibt). Vergessen Sie aber nicht, dass starke Blutzuckerschwankungen ein wichtiger Trigger für Übelkeit sind. Sobald Sie eine kleine Menge Kohlenhydrate tolerieren können, versuchen Sie diese mit etwas Protein oder Fett zu ergänzen, damit der Blutzucker stabil bleibt. Das können Nüsse, Käse, Avocado, griechischer Joghurt, Rührei oder gedörrtes Rindfleisch sein. Und ja – Sie dürfen in dieser Zeit mehr Kohlenhydrate essen und das ist auch völlig in Ordnung. Versuchen so oft wie möglich, möglichst unraffinierte, vollwertige Kohlenhydrate zu essen. Lesen Sie die Zutatenliste, um unerwünschte Zusatzstoffe zu vermeiden. Man gewöhnt sich leider sehr schnell an süße Cerealien und Zuckerbonbons. Geben Sie Ihr Bestes, nur „echte" Kohlenhydrate zu konsumieren.

Protein-Shakes können in dieser Zeit eine tolle Alternative sein, aber auch hier müssen Sie auf die Zutaten achten. Ich bevorzuge alle ungesüßten Varianten mit Protein aus Molke (Weidehaltung) oder Reisprotein aus biologischem Anbau (oder Produkte, die Reisprotein mit anderen pflanzlichen Proteinquellen kombinieren – außer natürlich Soja), die man mit Joghurt, Kefir und Kokos- oder Mandelmilch vermischen kann. Je nach Belieben kann man auch eine halbe bis ganze Tasse Obst zugeben. Wenn es Ihr Körper toleriert und Sie etwas mehr „Ausdauer" möchten, dürfen Sie auch einen Esslöffel gesunder Fette wie Butter, Kokosöl oder sogar eine halbe Avocado hinzugeben. Vielleicht schaffen Sie es auch, grünes Blattgemüse und Kollagenpulver „hineinzuschmuggeln", damit noch ein paar Nährstoffe mehr drin sind. Ich habe Klientinnen, die einfach die Kapsel ihres Vitaminpräparats öffneten und in den Shake streuten, weil der Shake das Einzige war, was sie in den ersten Wochen bei sich behalten konnten. Nehmen Sie einfach Ihren Küchenmixer und probieren Sie aus, was geht.

Es gibt Frauen, die morgens schon mit Übelkeit aufwachen (vielleicht nennt man es deswegen „morgendliche" Schwangerschaftsübelkeit) und denen es hilft, eine Dose mit Crackern auf dem Nachttisch zu haben. Gesalzenes Gebäck ist ein Klassiker, den ich persönlich nicht gut vertragen habe, weil es meinen Blutzucker in die Höhe trieb und die Übelkeit nur noch schlimmer machte. Geröstete und gesalzene Cashewnüsse waren meine liebste Wahl. Noch im Liegen habe ich ein paar davon gegessen, bevor ich mich überhaupt aufgesetzt habe. Meistens hat es geholfen, nicht immer. Vielleicht hilft es Ihnen auch, langsamer aus dem Bett aufzustehen, vor allem, wenn Sie merken, dass sich die Übelkeit durch Bewegung verschlimmert.

Protein zum Frühstück kann den Blutzucker besonders effizient und nachhaltig regeln. Oft kann ein proteinreiches Frühstück die Übelkeit für den ganzen Tag auf ein Minimum reduzieren. Selbst wenn Sie nur an einem Protein-Shake nippen, ein, zwei Happen vom Ei abbeißen können oder nicht mehr als ein paar Mandeln vertragen, kann das langfristig doch die beste Variante sein.

Wenn Sie feststellen, dass Ihnen nach einer großen Mahlzeit besonders oft schlecht ist, können Sie versuchen, langsamer und bewusster zu essen. Idealerweise sollten Sie Ihre Mahlzeit beenden, sobald Sie angenehm satt sind, aber nicht zu voll. Weitere Informationen zum Thema achtsames Essen finden Sie in Kapitel 2. Vermeiden Sie auch, zu den Mahlzeiten zu viel zu trinken (dabei spielt es keine Rolle, ob Wasser oder Erfrischungsgetränke), sondern trinken Sie über den Tag verteilt immer wieder kleinere Mengen.

Manche Frauen stellen fest, dass saure oder salzige Speisen die Übelkeit reduzieren. Das erklärt eventuell, warum so viele schwangere Frauen ein großes Verlangen nach sauer oder salzig eingelegten Dingen haben. In Indien und Mexiko werden süß-saure Speisen (wie zum Beispiel Tamarinde) traditionell bei Übelkeit empfohlen. Sie können auch noch anderes ausprobieren: Zitronenwasser, saures Wassereis (die selbstgemachte Variante mit Zitronensaft funktioniert sehr gut), Avocado mit Zitronensaft und Salz oder ungesüßte Sauerkirschen (diese haben ein ausgewogenes Verhältnis von süß und sauer, sie sind quasi die sauren Drops von Mutter Natur). Oder versuchen Sie es mit meinem Rezept für saure Kirschdrops im Anhang, ein gesunder Ersatz für Gummibärchen und saure Bonbons.

Wenn Sie stark auf Gerüche reagieren, können Sie vielleicht andere für Sie kochen lassen oder vorübergehend Orte mit starken Gerüchen (Fischrestaurants oder die Parfumabteilung im Kaufhaus) meiden. Ich erinnere mich noch sehr gut daran, wie mir schlecht wurde, wenn ich bestimmte Speisen kochte. Aber wenn mein Mann das Kochen übernahm und ich nicht in die Küche musste, konnte ich ohne Probleme eine ganze Mahlzeit essen. Kalte Speisen werden oft besser vertragen als heiße, gekochte Mahlzeiten. Auch gekühlte Getränke, Wassereis, gefrorene Beeren und Joghurt sind oft wichtige Helfer. Wie Sie sehen, gibt es hier keine wissenschaftlich fundierten Empfehlungen, Sie können und dürfen nach Herzenslust experimentieren, um herauszufinden, was für Sie am besten ist. In dieser Zeit geht es nicht darum, sich Vorwürfe zu machen, nur weil man sich nicht perfekt und super ausgewogen ernähren kann. Am besten, Sie freuen sich einfach, wenn Sie etwas gut vertragen und im Magen behalten!

Obwohl unangenehme Gerüche oft Auslöser für die Übelkeit sind, gibt es aber auch Düfte, die Übelkeit lindern können. Aromatherapie mit reinem Lavendel- und Pfefferminzöl sind auch in der Schwangerschaft sicher und ihre Wirksamkeit bei Übelkeit ist belegt. In einer Studie wurde die Wirkung beider ätherischer Öle untersucht. Eine Kombination beider Öle (4 Tropfen Lavendel und 1 Tropfen Pfefferminz) wurde an ca. 100 Frauen getestet. Bei den meisten Frauen besserte sich die Übelkeit signifikant.[2]

Zusätzlich können auch bestimmte Nahrungsergänzungsmittel den Umgang mit Schwangerschaftsübelkeit erleichtern. Das Beste in diesen Fällen ist Vitamin B6, das in der Regel alle acht Stunden in einer Dosierung zwischen 10-25 mg eingenommen wird.[3] Ich habe feststellen können, dass die aktive Form Pyridoxal-5-Phosphat bei meinen Klientinnen besser wirkt (im Gegensatz zu den handelsüblichen Supplementen, die in der Regel Pyridoxin enthalten). Zusätzlich können Sie auch Nahrungsmittel essen, die viel Vitamin B6 enthalten: Avocados, Bananen, Pistazien und Sonnenblumenkerne. Auch Fleisch, Fisch und Geflügel enthalten viel Vitamin B6, sind aber während der akuten Übelkeitsphasen meist nicht sehr attraktiv (sollte das bei Ihnen nicht der Fall sein, dann dürfen Sie diese natürlich essen!). Ingwer wird schon seit vielen hundert Jahren bei Übelkeit eingesetzt und die Wirksamkeit und Sicherheit auch für schwangere Frauen wurde in klinischen Studien bestätigt.[4] Ingwer ist vielseitig und kann als Tee, kandiert (getrocknete und gesüßte Ingwerscheiben) und in Kapselform eingenommen werden. Wenn Sie sich für ein Nahrungsergänzungsmittel entscheiden, können Sie es bis zu 250 mg alle sechs Stunden einnehmen.[5] Ginger Ale oder Ingwerlimonade enthalten meist nicht genug Ingwer, um hier Abhilfe zu schaffen. Auch Magnesium kann Übelkeit lindern, es fehlen uns allerdings noch die klinischen Studien dazu. Sie können Magnesium als Supplement einnehmen (siehe Kapitel 6), das Öl in die Haut einreiben oder Voll- und Fußbäder mit Bittersalz machen. Manche Frauen schwören auf Akupressur oder Akupunktur. Der am meisten verwendete Akupressur-Punkt – P6 oder Nei Guan[6] genannt – befindet sich am Handgelenk, drei Finger breit vom Ansatz des Handgelenks entfernt an der Innenseite des Unterarms. Es gibt sogar eine Firma, die Armbänder herstellt, die genau an dieser Stelle leichten Druck ausüben sollen. In Hinblick auf die Tatsache, dass es keine Nebenwirkungen gibt, kann man es getrost einmal ausprobieren.

Falls Sie sich doch übergeben müssen, sollten Sie darauf achten, die verlorene Flüssigkeit und Elektrolyte wieder aufzufüllen. Dafür eignen sich Knochenbrühe, verdünnte Säfte, Kokoswasser und alles, was salzig schmeckt (siehe unten mein Rezept für ein selbstgemachtes Getränk zum Auffüllen von Elektrolyten). Sehr hilfreich können auch Nahrungsmittel sein, die viel Kalium enthalten, wie Avocado, Banane, Kartoffeln, Süßkartoffeln, Winterkürbis und Orangen. Auch die in Kapitel 6 besprochenen magnesiumhaltigen Lebensmittel sind wohltuend. Wenn Sie *überhaupt nichts* bei sich behalten können (also weder Festes noch Flüssiges) müssen Sie Ihren Arzt konsultieren, weil ein Flüssigkeitsmangel in der Schwangerschaft gefährlich sein kann. Ein Prozentsatz der Schwangeren leidet unter sehr schwerer Übelkeit, auch Hyperemesis gravidarum genannt. In diesen Fällen sind eine medizinische Behandlung und andere Interventionen notwendig. Wenn Sie unter sehr starkem Erbrechen leiden, zögern Sie bitte nicht, Ihren Arzt oder die Rettungsstelle aufzusuchen.

Lilys Getränk zum Auffüllen von Elektrolyten

- 950 ml Kokoswasser (ungesüßt)
- ¼ Teelöffel unraffiniertes Salz (zum Beispiel Himalaya-Steinsalz)
- ½ Tasse Fruchtsaft (zum Beispiel 100 % Ananas-, Orangen- oder Apfelsaft)
- Saft einer Zitrone
- 10 Tropfen Spurenelemente-Konzentrat (optional)

Trinken Sie das Erfrischungsgetränk über den Tag verteilt und vor allem nach dem Erbrechen. Reste können im Kühlschrank aufbewahrt werden.

Kurz zusammengefasst – obwohl kein „Wunderheilmittel" gegen Schwangerschaftsübelkeit existiert, gibt es viele kleine Dinge, die Sie ausprobieren können und die Ihnen das Leben vielleicht ein wenig leichter machen:

- Essen Sie öfter und dafür kleinere Mahlzeiten oder Snacks (Sie sollten nie zu viel Hunger haben oder übersättigt sein).
- Sorgen Sie für einen ausgewogenen Blutzuckerspiegel – versuchen Sie, immer auch ein wenig Protein oder Fett zu essen, auch wenn es nur ganz wenig ist (Proteine zum Frühstück sind besonders hilfreich).
- Versuchen Sie es mit einem Protein-Shake
- Essen Sie langsam und bewusst.
- Experimentieren Sie mit salzigen, sauren und kalten Speisen.
- Trinken Sie zu den Mahlzeiten nicht zu viel.
- Halten Sie auf Ihrem Nachttisch einen Snack bereit und beginnen Sie den Tag mit langsamen Bewegungen.
- Meiden Sie starke Gerüche und Düfte – bitten sie jemand anderen, für Sie zu kochen!
- Ätherische Öle in einer Duftlampe können helfen (4 Tropfen Lavendelöl + 1 Tropfen Pfefferminzöl).
- Ziehen Sie eine Supplementation mit Ingwer, Vitamin B6 und/oder Magnesium in Erwägung.
- Versuchen Sie es mit Akupressur oder Akupunktur.
- Wenn Sie erbrechen müssen, füllen Sie Ihren Flüssigkeitshaushalt mit Elektrolyten und Flüssigkeit wieder auf.

Zu guter Letzt: Denken Sie daran, dass Ihre Beschwerden vorübergehend sind und der menschliche Körper ein unglaublicher Apparat ist. Wir Menschen hätten keine einzige Hungersnot überstehen können, wenn wir nicht einen Organismus hätten, der Zeiten des Nährstoffmangels überbrücken kann. Ich kann mich gut erinnern, dass ich sehr besorgt war, als meine eigene Übelkeit ihren Höhepunkt erreichte und ich nicht so gesund essen konnte, wie mein Baby es gebraucht hätte. Ich musste meinem Körper vertrauen, dass er mit den gestiegenen Anforderungen umgehen konnte und kurzfristig auf meine eigenen Reserven zurückgreift. Das tat er natürlich, die Übelkeit verschwand wieder und ich hatte trotz meiner eher dürftigen Ernährung im ersten Trimester ein sehr gesundes Baby. (Ich bin ganz ehrlich: Kartoffelchips in der Geschmacksrichtung Salz & Essig retteten mir an schlechten Tagen das Leben. Ideal? Nein. Besser als Verhungern? Ja.) Wenn Sie mit Übelkeit zu kämpfen haben, nehmen Sie sich bitte zu Herzen, dass Sie es überstehen *werden* und dass sie nach dieser Zeit auch wieder ausgewogen und gesund essen *können.*

Wissenschaftler versuchen immer noch herauszufinden, warum so viele schwangere Frauen an Übelkeit und Erbrechen leiden. Zu den möglichen Theorien gehören hormonelle Auslöser (höchst wahrscheinlich Plazenta-Hormone), Vitamin-B-Mangel, der Körper versucht Sie davon abzuhalten, verdorbene oder bedenkliche Speisen zu essen (zum Beispiel verdorbenes Fleisch oder giftige Wildpflanzen) und sogar die Schilddrüse. Aktuell ist die Theorie, nach der Stoffwechselprodukte Ihrer Schilddrüse für das Ganze verantwortlich sind und die Schwangerschaftsübelkeit einfach anzeigt, dass Sie eine gesunde Schilddrüse haben, am überzeugendsten. Im Grunde genommen geht es darum, dass der Körper Ihr Baby mit ausreichend Jod und Schilddrüsenhormonen versorgt, um eine gesunde Entwicklung zu gewährleisten.[7] In der Tat sollten Sie eine *nicht vorhandene* Übelkeit als Anlass nehmen, Ihre Schilddrüse überprüfen zu lassen. Es kann trotz zusätzlichem Ärgernis auch sehr beruhigend sein zu wissen, dass die Übelkeit zu einer gesunden Schwangerschaft gehört.[8] (*Aber auch wenn Sie keine Übelkeit haben, müssen Sie nicht in Panik verfallen: Es gibt viele Frauen, die gesunde Kinder gebären und das ganz ohne Übelkeit. Genießen Sie es!)*

Abneigung und Heißhunger auf bestimmte Nahrungsmittel

Wenn Leute an Heißhungerattacken bei Schwangeren denken, meinen Sie meist sauer Eingelegtes und Eiscreme. Bis zu 90 % aller Schwangeren haben dieses Verlangen nach bestimmten Dingen, in den ersten beiden Trimestern ist der Heißhunger besonders ausgeprägt.[9] Abneigungen gegen bestimmte Dinge treten meist Hand in Hand mit

Übelkeit auf. Dabei geht es nicht um eine Laune nach dem Motto „Ich will das jetzt nicht essen“ oder „Ich esse doch lieber etwas anderes“, sondern um eine tiefgreifende Abneigung. Selbst wenn die Frauen diese Speise riechen, schmecken, sehen oder einfach nur daran *denken*, würden sie sich am liebsten übergeben. Niemand weiß, warum es diese Abneigungen und Vorlieben gibt. Es gibt zahlreiche Theorien dazu, die sich mit metabolischen und hormonellen Vorgängen beschäftigen, die Sache mit einem Nährstoffmangel erklären oder auf kulturelle und psychosoziale Faktoren verweisen.

Die meisten gesundheitsbewussten Mütter haben wegen ihres Essverhaltens ein schlechtes Gewissen und neigen dazu, sich selbst die Schuld zu geben. „Ich würde jetzt *wirklich* lieber ein Ei essen, nur mein Körper verlangt nach Crackern!“ Auch mir gingen diese Gedanken durch den Kopf, als meine Abneigungen so stark waren. Mir und meinen Klientinnen hat es sehr geholfen, diese Abneigungen und Vorlieben in einen Kontext zu stellen und zu wissen, *warum* das so sein könnte. Vielleicht hilft es auch Ihnen, positiv zu bleiben und die Dinge so anzunehmen, wie sie im Moment sind. Im folgenden Abschnitt werde ich über Abneigungen und Vorlieben schreiben, mögliche Ursachen dafür erörtern und Tipps geben, wie Sie damit umgehen können. Im Grunde genommen müssen Sie vor Ihrem eigenen Essverhalten keine Angst haben, weil es nicht heißt, dass etwas mit Ihnen nicht stimmt. Mit der Ausnahme des Verlangens nach unverdaulichen Dingen (Pica-Syndrom bei Schwangeren), können Gelüste und Abneigungen in dieser Zeit auch etwas Gutes haben. In einem bestimmten Rahmen plädiere ich dafür, auf den eigenen Körper zu vertrauen.

Zum einen finden Veränderungen im Körper statt, die Ihnen gar nicht bewusst sind und die hinter Abneigungen und Gelüsten stecken können. Im ersten Trimester haben viele Frauen ein starkes Verlangen nach Kohlenhydraten, auch wenn sie sich bis zur Zeugung kohlenhydratarm ernährten. Es kann gut sein, dass der Körper in dieser Zeit zusätzliche Fettspeicher anlegen muss, um später in der Schwangerschaft und nach der Entbindung (Stillen) genügend Energie zu haben. In den frühen Stadien der Schwangerschaft erfährt die Bauchspeicheldrüse radikale Veränderungen, um sich auf die Insulinresistenz vorzubereiten, die sich in der zweiten Schwangerschaftshälfte einstellt. Die Anzahl der Insulin produzierenden Betazellen und die Produktion von Insulin selbst steigen an.[10] In der Tat kann sich die Insulinproduktion in der Schwangerschaft verdreifachen.[11] Für kurze Zeit und typischerweise vor Woche 11 ist die Insulinproduktion auf dem niedrigsten Stand und der Blutzuckerspiegel sinkt. Der Gedanke, dass es sich bei den Heißhungerattacken in dieser Zeit um eine physiologische Reaktion auf den niedrigen Blutzucker handelt, bietet sich an. Mit anderen Worten: Der Körper passt sich dieser Phase der Schwangerschaft an. Solange Sie sich bewusst, vielseitig und ausgeglichen ernähren (oder sich nach der Übelkeit und der Anti-Protein-Phase in die richtige Richtung bewegen) und auf vollwertige

Kohlenhydrate achten, müssen Sie sich überhaupt keine Sorgen machen. Das bedeutet, dass Sie lieber eine echte Frucht essen sollten anstelle eines Fruchtbonbons und die süßen Cerealien durch Vollkorncracker ersetzen. Ich habe die Erfahrung gemacht, dass die meisten Frauen im zweiten Trimester die Kohlenhydrate allmählich wieder reduzieren können.

Es gibt aber auch Gelüste, die auf Nährstoffmängel hinweisen. Zu den extremen Beispielen gehören das Verlangen nach unverdaulichen Dingen (Pica-Syndrom) wie Wäschestärke und Schmutz. Das Pica-Syndrom tritt vor allem bei Frauen auf, denen bestimmte Mineralien fehlen, insbesondere Eisen, Zink und Calcium. Vor allem das Verlangen nach Eis kann auf einen Eisenmangel hindeuten.[12] Wenn Sie ungewöhnliche Gelüste haben, sprechen Sie Ihren Arzt darauf an und lassen Sie sich auf Eisenmangel testen oder ein Vitalstoff-Screening machen.

Abgesehen von dem Verlangen auf unverdauliche Dinge, ist es tatsächlich so, dass bestimmte Gelüste von den aktuellen Bedürfnissen des Körpers abhängen. Das Verlangen nach rohem Fisch oder Sushi beispielsweise kann ein Zeichen sein, dass Ihr Körper mehr Jod oder Omega-3-Fette braucht. Der Bedarf an Jod verdoppelt sich in der Schwangerschaft und zusammen mit Omega-3-Fettsäuren ist es für die gesunde Entwicklung des Gehirns Ihres Babys unerlässlich. Es gibt Daten, die darauf hinweisen, dass Omega-3-Fettsäuren aus rohem Fisch besser absorbiert werden als aus gekochtem Fisch.[13] Bei gekochtem Fisch gehen bis zu 58 % des Jodgehalts verloren.[14] Auch das Selen – das vor Quecksilber schützt – wird besser aufgenommen, wenn der Fisch roh ist.[15] Bei diesen „merkwürdigen“ Gelüsten kann es sich also durchaus um einen Sicherheitsmechanismus des Körpers handeln, um sicherzustellen, dass die Bausteine für eine gesunde Entwicklung des fetalen Gehirns in ausreichender Menge vorhanden sind und Sie und Ihr Kind gleichzeitig vor Quecksilber geschützt werden. (Siehe auch Kapitel 4 für den richtigen Umgang mit Lebensmitteln).

Auch das Verlangen nach Milchprodukten gehört zu den häufigsten Schwangerschaftsgelüsten. Sogar Frauen, die vor der Empfängnis keine Milchprodukte aßen, berichten von einem starken Verlangen danach. Viele Frauen mit Laktoseintoleranz stellen fest, dass diese während der Schwangerschaft „verschwindet“. Jetzt könnte man davon ausgehen, dass dahinter ein erhöhter Bedarf an Calcium steckt, aber ich vermute, dass Jod der wahre Übeltäter ist. In allen Regionen, wo relativ wenig Meeresprodukte und Algen verzehrt werden (die USA gehören dazu), stellen Milchprodukte eine der Hauptquellen für Jod dar.[16] Wenn es Ihnen normalerweise mit einer milchfreien Ernährung gut geht und sie plötzlich ein starkes Verlangen nach Joghurt oder Hüttenkäse zum Frühstück haben, könnte das der Grund dafür sein.

Ebenso dient der erhöhte Salzbedarf wahrscheinlich dazu, Schaden von Ihnen und dem Baby abzuwenden. Wie ich bereits in Kapitel 2 erklärt habe (und worauf ich im

Detail noch im Abschnitt über Bluthochdruck eingehen werde), braucht der Körper während der Schwangerschaft viel mehr Salz als sonst.[17] Dieses Verlangen sollten Sie nicht ignorieren.

Es gibt andere Beispiele für Abneigungen und Gelüste, die zwar nicht unmittelbar etwas mit dem Nährstoffbedarf zu tun haben, aber Ihren Körper trotzdem schützen. Die Abneigungen und Übelkeit im ersten Trimester sind ein gutes Beispiel. In dieser Zeit ist Ihr Baby besonders empfänglich für toxische Einflüsse von außen.[18] Viele Frauen berichten von Abneigungen insbesondere gegen bitteres Gemüse. So gut wie alle essbaren Pflanzen enthalten sogenannte „Sekundärstoffe", die sie vor Pilzen, Insekten und anderen Schädlingen schützen. Viele dieser Stoffe dienen gleichzeitig als Antioxidantien und sind in kleinen Mengen für die Gesundheit sehr förderlich. In größeren Mengen verzehrt können sie der Gesundheit schaden. Eine Studie weist darauf hin, dass „man davon ausgehen kann, dass die erhöhte Geruchs- und Geschmacksempfindlichkeit während der Schwangerschaft den Verzehr potenziell toxischer Nahrungsmittel verhindern soll. Dies könnte in Bezug auf die Veränderungen in Vorlieben und Essverhalten eine Rolle spielen".[19] Abgesehen davon ist unser modernes Gemüse nicht mehr identisch mit dem, was unsere Vorfahren verzehrten. Sie enthalten weniger Giftstoffe als Wildpflanzen. Sie dürfen und sollen weiterhin so viel Gemüse essen, wie Sie möchten, solange Sie *keine* Abneigung dagegen verspüren.[20]

Fleisch, Fisch und Eier gehören zu den Nahrungsmitteln, die sehr viele Frauen in der ersten Schwangerschaftshälfte nicht essen können. Es gibt einige wissenschaftliche Hinweise, dass das so sein könnte, weil diese Lebensmittel früher – als es noch keine Kühlmöglichkeiten gab und Hygienestandards nicht existierten – oft mit Krankheitserregern verseucht waren und ein Risiko für Mutter und Kind darstellten.[21,22] Um es anders auszudrücken: Die Abneigung gegen Fleisch hat sich über viele Tausend Jahre hinweg in unsere DNS eingeprägt. Heutzutage ist das vielleicht kein Vorteil mehr, weil wir ohne Fleisch eher dazu neigen, Nahrungsmittel zu essen, die uns weniger Nährstoffe liefern, dafür aber Zucker und extra Kalorien. Wenn Sie nicht aufpassen, kann es passieren, dass diese Gelüste, die uns eigentlich schützen sollen, Sie dazu verleiten, zu viele leere Kalorien und zu wenige Nährstoffe aufzunehmen. Das wiederum führt zu ganz anderen gesundheitlichen Problemen wie Übergewicht und Schwangerschaftsdiabetes. Aktuell ist ungefähr die Hälfte aller schwangeren Frauen in den USA übergewichtig. Viele geben als Grund für ihr Essverhalten „Schwangerschaftsgelüste" an.[23]

Manche dieser Abneigungen oder Gelüste können auch auf eine hormonell bedingte Veränderung im Geruchsempfinden zurückzuführen sein. In einer Studie gaben 65 % der Frauen an, dass sich ihr Geruchssinn in der Schwangerschaft verändert hätte.[24] Wenn man bedenkt, dass der Geruchssinn auch das Geschmacksempfinden beeinflusst, ergibt es durchaus Sinn, dass bestimmte Nahrungsmittel in der Schwangerschaft einfach nicht genießbar sind. Viele Schwangere trinken zum Beispiel keinen Kaffee, weil sie Geruch oder Geschmack nicht mögen. Wissenschaftler glauben, dass es etwas mit den Bitterstoffen im Kaffee zu tun hat, denn Bitterstoffe werden von schwangeren Frauen in der Regel nicht gut toleriert (was vielleicht auch vor zu viel Koffein schützt).[25] Veränderungen im Geschmackssinn gehen oft einher mit bestimmten Gelüsten im ersten Trimester, die Forschung weiß allerdings noch nicht, warum das so ist.[26] Viele meiner Klientinnen haben in den ersten Monaten ein sehr starkes Verlangen nach kalten Speisen, wie zum Beispiel Smoothies und Eis am Stiel. Vielleicht ist das so, weil diese Dinge nicht so stark riechen.

Es gibt auch bestimmte Nahrungsmittel, die aus sich selbst heraus starke Gelüste generieren können. Wissenschaftliche Studien haben wiederholt nachgewiesen, dass Nahrungsmittel mit einem hohen glykämischen Index (zum Beispiel Zucker) die Neurotransmitter im Gehirn sehr stark verändern und quasi ein Suchtverhalten auslösen. In einer Studie wurden Ratten mehrere Wochen lang regelmäßig mit Zucker gefüttert und danach eine Woche lang ohne. Im Ergebnis hielt die Studie fest, dass „die Auswirkungen in Zuckerabhängigkeit, Entzugserscheinungen und Rückfällen ähnlich waren wie bei Drogenmissbrauch“.[27] Eine andere Studie kam zu dem Schluss: „Zucker ist insofern eine bemerkenswerte Substanz, als dass er die Ausschüttung von Opioiden und Dopamin anregt und in dieser Hinsicht als potenziell süchtig machend eingestuft werden kann.“[28] Wenn Sie also ein starkes Verlangen nach zuckerhaltigen Lebensmitteln mit einem hohen glykämischen Index haben, wie zum Beispiel Süßigkeiten, Cerealien, Gebäck und Brot (und insbesondere, wenn diese Gelüste über das erste Trimester hinausgehen), ist das sehr wahrscheinlich nicht nur so, weil Sie schwanger sind, sondern weil sich Ihr Körper an das Hochgefühl nach dem Verzehr dieser Dinge gewöhnt hat.

Es ist nicht so einfach, aus diesem Teufelskreis auszubrechen, aber bei weitem nicht unmöglich. Es ist wissenschaftlich belegt, dass eine gesunde und nährstoffdichte Ernährung Gelüste reduziert und Heißhungerattacken besser regulieren kann.[29] Frauen, die sich nach einem niedrigen glykämischen Index ernähren, berichten von weniger Hungergefühlen und größerer Sättigung als Frauen, die sich von Nahrungsmitteln mit hohem glykämischen Index ernähren.[30] Selbst eine leichte Erhöhung des Kohlenhydratanteils einer Mahlzeit trägt zu „einem schnelleren Anstieg und Abfall im postprandialen Blutzuckerspiegel bei. Auch der Appetit kommt schneller wieder“.[31] Anders ausgedrückt: Der Low-Carb-Ansatz mit echten Nahrungsmitteln, den ich in diesem Buch empfehle, kann Ihnen helfen, Ihre Heißhungerattacken und Gelüste nach Süßem auf ein Minimum zu beschränken. Das Erfolgsrezept heißt genügend Protein, Fett und ballaststoffreiches Gemüse essen und gleichzeitig den Verzehr von raffinierten Kohlenhydraten senken, damit der Blutzuckerspiegel ausgeglichen bleibt. Es ist besonders wichtig, zum Frühstück viel Protein und Fett zu essen, weil hier die Weichen für den ganzen Tag gestellt werden. Das hält den Blutzucker gesund und trägt dazu bei, dass wir mittags und abends nicht zu viel essen (die Menüpläne in diesem Buch berücksichtigen diesen Rat).[32]

Ich habe im Abschnitt über Übelkeit geschrieben, dass es im ersten Trimester besonders häufig zu einem starken Verlangen nach Kohlenhydraten kommt. In meiner Erfahrung werden diese Gelüste nur zum Problem, wenn sie dazu führen, dass zu viele *raffinierte und verarbeitete* Kohlenhydrate verzehrt werden. Sie bereiten den Weg für Nährstoffmangel, hohen Blutzuckerspiegeln und Übergewicht. Sobald Übelkeit und Abneigungen nachlassen, sollten Sie sich in jedem Fall um eine ausgewogene Ernährung bemühen und weniger Kohlenhydrate essen (mehr dazu in Kapitel 2). Das wird Ihnen vielleicht nicht von heute auf morgen gelingen, haben Sie Geduld mit sich selbst und hören Sie auf Ihren Körper. Die Menschen sind unterschiedlich und die Bedürfnisse in Bezug auf Kohlenhydrate auch.

Die oben beschriebenen theoretischen Überlegungen berufen sich auf physiologische Gründe für ein verändertes Essverhalten in der Schwangerschaft. Es gibt aber auch Wissenschaftler, die den Schwerpunkt bei kulturellen oder psychischen Faktoren verankern. In vielen westlichen Ländern sieht man das Verlangen nach bestimmten Nahrungsmitteln während der Schwangerschaft als etwas Selbstverständliches an. Für mich war es schockierend und beruhigend zugleich, als ich herausfand, dass es für den Begriff „Gelüst" in vielen Sprachen keine direkte Entsprechung gibt und auch als Begleiterscheinung einer Schwangerschaft in manchen Bevölkerungsgruppen nicht bekannt ist.[33] Ich erinnere mich noch gut daran, dass ich immer und immer wieder gefragt wurde, was denn nun meine „Gelüste" in der Schwangerschaft gewesen seien. Das ging so weit, dass ich mir zum Schluss einfach etwas ausdachte, um den neugierigen Fragen ein Ende zu bereiten (ich selbst hatte eher Abneigungen als „Gelüste"). Meine Gedanken in der Schwangerschaft gingen eher in die Richtung, dass ich mich fragte, ob ich noch „normal" sei, wenn ich keine Gelüste hätte. Oder vielleicht ist unser Verständnis von „normal" einfach verdreht.

In unserer medienbesessenen Welt, in der Schlankheit und Diät idealisiert werden, gibt es wissenschaftlich fundierte Hinweise, dass es in der Schwangerschaft „als sozial akzeptabel gilt, sich als Frau auch etwas zu gönnen", vor allem, weil Frauen in dieser Zeit einen eher praktisch orientierten Blick auf ihren Körper haben und ermutigt werden, „für zwei zu essen".[34] Psychologisch betrachtet ist die Schwangerschaft eine Zeit, in der man sich ausnahmsweise einmal nicht um das eigene Gewicht kümmern muss und so gut wie alles mit „Schwangerschaftsgelüsten" erklären kann.

Eine weitere Studie fand heraus, dass „eine Schwangerschaft oft als eine Art Alibi herhalten muss, damit Frauen auf ganz legitimem Wege überessen und zuvor gehaltene Überzeugungen und Intentionen, weniger zu essen, über Bord werfen können".[35] Dieses Zitat eckt natürlich an und ist im Grunde genommen sexistisch, regt aber durchaus zum Nachdenken an. Ich bin der Ansicht, dass es sich lohnt, das eigene Essverhalten und persönliche Gelüste kritisch zu hinterfragen, damit Sie nicht aus Versehen in eine Falle laufen.

Wie Sie sehen, gibt es Dutzende von möglichen Gründen für Vorlieben, Abneigungen oder das Fehlen dieser beiden Phänomene. Ich hoffe sehr, dass ich sie in diesem Abschnitt zumindest ansatzweise in einen Kontext stellen konnte. Wenn Sie merken, dass Sie mit Gelüsten oder Abneigungen zu kämpfen haben, seien Sie beruhigt in dem Wissen, dass diese in aller Regel vorübergehend sind. Abgesehen von Gelüsten nach Nahrungsmitteln, die gefährlich sein können (d. h. giftige Lebensmittel oder Dinge), dürfen Sie sich der Sache getrost hingeben und all das essen, wonach es Sie „gelüstet" und dafür alles meiden, was Ihnen nicht behagt. Solange sich das Ganze in einem akzeptablen Rahmen bewegt, ist es völlig harmlos. Ich möchte Sie sehr dazu ermutigen, bewusst und achtsam zu essen und Ihrem Essverhalten mit einer gewissen Neugierde zu begegnen. Das rate ich vor allem dann, wenn Sie das Gefühl haben, dass es sich negativ auf Ihren Alltag oder Ihre Gesundheit auswirkt. Man weiß, dass achtsames Essen Heißhungerattacken und emotionales Essen reduzieren kann.[36] Mit Achtsamkeitstechniken können Sie lernen, ohne Schuldgefühle oder Wertung zu essen. Es wird immer Zeiten geben, in denen Sie sich nicht so gesund ernähren, wie Sie das normalerweise tun, und das ist völlig okay. Wenn Sie sich selbst kennen und akzeptieren, dass die Dinge so sind, wie sie nun mal sind, wird es Ihnen leichter fallen, den Fokus wieder auf eine gesunde Ernährung zu lenken.

Für viele meiner Klientinnen hat sich eine Kombination aus achtsamem Essen (wissen, wann Sie satt sind) und gesunder, echter Ernährung (die den Blutzuckerspiegel regulieren kann) bewährt, um sicher durch Abneigungen und Gelüste zu navigieren.

Zusammenfassend kann man sagen, dass folgende Gründe für Gelüste und Abneigungen in Frage kommen

- Sie helfen Ihnen, genügend Nährstoffe aufzunehmen (oder auf einen Nährstoffmangel hinweisen).
- Sie schützen vor toxischen Einflüssen und Lebensmittelvergiftungen.
- Sie helfen Ihnen über die Zeit der Schwangerschaftsübelkeit hinweg (Verlangen nach Kohlenhydraten).

- Sie halten Sie von starken Gerüchen fern.
- Sie können ein Hinweis auf eine unausgewogene Ernährung sein (zu viel Zucker, raffinierte Kohlenhydrate oder verarbeitete Lebensmittel).
- Sie halten den Blutzuckerspiegel stabil.
- Sie können aus einer kulturell bedingten Erwartungshaltung heraus entstehen.
- Sie können uns daran erinnern, achtsam zu essen und auf unsere Hunger- und Sättigungsgefühle zu achten.

Sodbrennen

Sodbrennen und Reflux sind ärgerlich, können aber in der Schwangerschaft jederzeit auftreten. Besonders lästig werden sie im zweiten und dritten Trimester. Viele Frauen beschreiben es als Brennen hinter dem Brustbein, im Oberkörper oder im Hals. Es gibt mehrere Gründe, warum Sodbrennen und Reflux in der Schwangerschaft außer Kontrolle geraten können: Das Baby drückt gegen den Magen (dabei steigt der Druck in der Bauchhöhle), es wird mehr Progesteron ausgeschüttet (und der Schließmuskel der Speiseröhre entspannt sich) und die Bewegungen im Verdauungstrakt werden langsamer.[37] Außerdem produziert die Plazenta mehr Gastrin, was den Magen saurer macht. Gastrin ist ein Hormon, das dem Magen signalisiert, mehr Magensäure zu produzieren. Da ist es nicht verwunderlich, dass 50-80 % aller Frauen im Laufe ihrer Schwangerschaft über Sodbrennen klagen.[38]

Auch wenn man am liebsten mit einem Antazidum Abhilfe schaffen würde, rate ich Ihnen davon ab. Es gibt wichtige Gründe, warum Ihr Magen so sauer ist: schädliche Bakterien, Viren und Pilze werden damit abgetötet, Mineralien (wie Eisen und Calcium) können besser absorbiert, Proteine besser verdaut und Vitamin B12 besser verwertet werden. Wenn Sie jetzt den Säuregehalt im Magen reduzieren, erhöhen Sie das Risiko für Lebensmittelvergiftungen, Verdauungsprobleme und Mangelerscheinungen. Unter Umständen kann Sodbrennen auch durch zu wenig Magensäure verursacht werden. Nicht ohne Grund ist verdünnter Apfelessig ein altes Hausmittel gegen Sodbrennen.

Außerdem enthalten die im Handel erhältlichen Antazida Aluminium, ein bekanntes Neurotoxin. Eine Forscherin beschreibt es wie folgt: „Rein mengenmäßig betrachtet sind die im Handel erhältlichen Antazida die wichtigste Quelle für die Aluminium-Exposition beim Menschen. Aluminium kann eine stark neurotoxische Wirkung haben und bei einer Exposition während der Schwangerschaft bei Tieren und bei Menschen toxische Auswirkungen auf Embryo und Fötus haben."[39] In Kapitel 10 erörtere ich weitere Risiken, die Aluminium für eine Schwangerschaft bergen kann.

Zum Glück kann man Sodbrennen oft mit ein paar einfachen Tricks wieder ausgleichen. Ein wichtiger Faktor für Sodbrennen ist überessen oder zu viel trinken, weil dann der Magen zu sehr überdehnt wird.[40] Am besten essen Sie kleinere Mahlzeiten und Snacks und verzichten auf große Portionen. Trinken Sie über den Tag verteilt lieber kleinere Mengen anstelle von großen Mengen zu den Hauptmahlzeiten. Auch die Zusammensetzung Ihrer Mahlzeiten ist wichtig. Der Schließmuskel der Speiseröhre entspannt sich, wenn der Blutzuckerspiegel hoch ist. Folglich kann Magensäure in die Speiseröhre zurückfließen.[41] Je mehr Kohlenhydrate Sie essen, desto schneller steigt Ihr Blutzuckerspiegel und desto wahrscheinlicher ist es, dass Sie Sodbrennen bekommen. Auch das ist ein guter Grund, nicht zu viele Kohlenhydrate zu essen. Besonders schädlich sind auch hier die raffinierten Kohlenhydrate und die einfachen Zucker. Es ist klinisch bewiesen, dass eine kohlenhydratarme Ernährung Sodbrennen und Reflux positiv beeinflusst.[42] Wenn sie vor allem nachts unter Sodbrennen leiden, versuchen Sie einmal, abends weniger und früher zu essen und mit erhöhtem Oberkörper zu schlafen.

Sodbrennen kann auch infolge einer Nahrungsmittelunverträglichkeit auftreten oder von bestimmten Speisen begünstigt werden.[43] Zu den größten Übeltätern, die ich in meiner Praxis ausmachen konnte, gehören süße Speisen, scharfe Gewürze, Koffein (in Kaffee oder Tee), Schokolade, saure Speisen (zum Beispiel Zitronen und Tomaten), Milchprodukte und Gluten. Dabei muss man sagen, dass die Reaktionen auf Nahrungsmittel sehr individuell sind. Wenn Sie einen bestimmten Verdacht haben, lohnt es sich ein Ernährungstagebuch zu führen, um die Liste der möglichen Übeltäter weiter einzukreisen.

Wenn alle Stricke reißen, können Sie es auch mit Akupressur oder Akupunktur versuchen. Der gleiche Akupressur-Punkt, den man bei Übelkeit aktiviert – Nei Guan oder P6 – kann auch Sodbrennen lindern.[44]

Zu guter Letzt sollten Sie auf Ihre Haltung achten. Je weiter die Schwangerschaft fortschreitet und je weniger Raum im Oberkörper zur Verfügung steht, desto mehr Probleme bereitet eine schlechte Haltung. Raten Sie mal, was passiert, wenn Sie mit nach vorne gebeugten Schultern sitzen und so Ihren Bauch zusammendrücken? Dann haben Ihre inneren Organe, die jetzt wegen des Babys sowieso schon dicht gedrängt liegen, *noch weniger* Platz und Ihr armer Magen weiß nicht so recht, wohin. Setzen Sie sich bewusst aufrecht hin und verlagern Sie Ihr Gewicht, sodass es auf dem Steißbein ruht (und nicht die Hüften nach hinten schiebt). Sie können sich auch vorstellen, dass an Ihrem Scheitel ein Faden befestigt ist, der Ihren Kopf ganz leicht nach oben zieht. Das hört sich vielleicht albern an, aber diese kleine Veränderung hat schon vielen Frauen geholfen.

Kurz zusammengefasst können Sie bei Sodbrennen Folgendes ausprobieren

- Versuchen Sie, Antazida weitgehend zu meiden (überlegen Sie auch, ob Sie eventuell zu *wenig* Magensäure haben).
- Essen Sie weniger und dafür öfter (praktizieren Sie achtsames Essen).
- Trinken Sie *zwischen* den Mahlzeiten mehr.
- Geben Sie einen Spritzer Apfelessig in eine kleine Menge Wasser und trinken Sie dieses vor den Mahlzeiten.
- Essen Sie weniger Kohlenhydrate und lassen Sie insbesondere den Zucker und raffinierte Kohlenhydrate weg.
- Wenn Sie nachts Sodbrennen haben, sollten Sie das Abendessen früher einplanen und kleinere Mengen essen. Schlafen Sie mit erhöhtem Oberkörper.
- Führen Sie ein Ernährungstagebuch, um zu sehen, welche Nahrungsmittel Sodbrennen auslösen.
- Versuchen Sie es mit Akupressur oder Akupunktur.
- Achten Sie auf eine gute Haltung.

Viele meiner Klientinnen profitieren sofort von sehr einfachen Veränderungen in der Lebensführung. Manchmal nimmt das Baby aber so viel Raum ein, dass man das Sodbrennen nicht ganz umgehen kann, auch wenn es ärgerlich ist. Wenn Ihr Sodbrennen erst in der Schwangerschaft begonnen hat, wissen Sie wenigstens genau, wann es wieder aufhören wird.

Verstopfung und Hämorrhoiden

Falls es Ihnen schwerfällt, regelmäßig zur Toilette zu gehen, sind Sie nicht allein. Man geht davon aus, dass zwischen 10 und 40 % aller Schwangeren unter Verstopfung leiden.[45] Zu den möglichen Ursachen gehören die veränderten Hormonwerte, der Druck der Gebärmutter auf den Darm, die geringere körperliche Beweglichkeit, niedrigere Motilin-Werte (ein Peptidhormon, das die Bewegungen des Darms steuert), die verbesserte Wasser- und Elektrolytaufnahme durch den Darm und die Einnahme von Eisen- oder Calciumsupplementen.[46]

Verstopfung führt oft zu Hämorrhoiden, die nichts weniger sind als geschwollene Venen im untersten Teil des Rektums und im Anus. Diese Venen können während des Stuhlgangs Schmerzen verursachen und bluten. Die Wissenschaft hat Folgendes über

Hämorrhoiden zu sagen: „Hämorrhoiden entstehen oder verschlimmern sich in der Schwangerschaft zweifelsohne durch den Druckanstieg in den Venen des Rektums, weil es durch die große Gebärmutter zu einer venösen Stauung kommt. Begünstigt wird dieses Geschehen durch eine schwangerschaftsbedingte Obstipation."[47] Wie Sie unschwer erkennen können, handelt es sich bei dem Thema Verstopfung und Hämorrhoiden nicht um etwas, was Sie aktiv steuern können. Das heißt aber nicht, dass es keine Handlungsoptionen gibt. Die folgenden Ratschläge können bei beiden Beschwerden angewandt werden.

Sie haben sicher schon gehört, dass es wichtig ist, ausreichend Ballaststoffe zu essen und genügend zu trinken. Wenn Sie mehr Ballaststoffe zu sich nehmen möchten, sollten Sie dies langsam tun und darauf achten, dass Sie gleichzeitig mehr trinken. Sonst kann sich die Verstopfung unbeabsichtigt verschlimmern. Es gibt zwei unterschiedliche Formen von Ballaststoffen, die löslichen und die unlöslichen. Im Idealfall verzehren Sie beide in einem ausgewogenen Verhältnis. Viele Nahrungsergänzungsmittel enthalten die lösliche Form (die sich in Wasser auflöst). Lösliche Ballaststoffe haben den Nachteil, dass sie eine Verstopfung nicht effektiv beheben können. Es ist sinnvoller, Ballaststoffe in natürlicher Form zu verzehren, weil Sie so automatisch lösliche und unlösliche Ballaststoffe im richtigen Verhältnis zu sich nehmen. Gute Quellen sind Linsen, Bohnen, Beeren, nicht stärkehaltiges Gemüse, geraspelte Kokosnuss oder Kokosmehl, Mandeln und Avocados. Gemüse hilft bei Verstopfung besonders gut und oft reicht es aus, wenn Sie pro Mahlzeit 1-2 Tassen Gemüse mehr essen.

Chia- und Leinsamen sind ebenfalls gute Alternativen, wobei sie oft zu den Nahrungsergänzungsmitteln gezählt werden. In meinen Einzelberatungen mit Hunderten von Frauen habe ich festgestellt, dass Chiasamen meist besser wirken. Meiner Erfahrung nach können Leinsamen bei manchen Frauen die Verstopfung verschlimmern. Im Gegensatz zu Leinsamen müssen Chiasamen vor dem Verzehr nicht geschrotet werden. Für jeden Esslöffel Chiasamen sollten Sie mindestens 250 ml Wasser zusätzlich trinken. In Kapitel 6 erfahren Sie mehr über Chiasamen.

Obwohl viele Menschen denken, Getreide sei das ballaststoffreichste Nahrungsmittel, ist es bei Verstopfung keine gute Option. Vollkorngetreide enthält im Verhältnis zu den Kohlenhydraten relativ wenige Ballaststoffe. Ich nenne es das Ballaststoffe-zu-Kohlenhydrate-Verhältnis. Ein Beispiel: 1 Tasse Vollkornreis enthält 45 g Kohlenhydrate, aber nur 3,5 g Ballaststoffe. Linsen enthalten ähnlich viele Kohlenhydrate, aber auch unglaubliche 16 g Ballaststoffe. In der Schwangerschaft sollten Sie mindestens 28 g Ballaststoffe täglich verzehren (die Menüpläne in diesem Buch enthalten 35-45 g). Wenn Sie versuchen, Ihre Ballaststoffe ausschließlich über Vollkornprodukte zu beziehen, würden Sie gleichzeitig sehr viele Kohlenhydrate essen und dafür weniger Nährstoffe zu sich nehmen. Versuchen Sie es stattdessen mit folgenden ballaststoffreichen Nahrungsmitteln.

Beispiele für ballaststoffreiche Nahrungsmittel (mit einem guten Ballaststoffe-zu-Kohlenhydrate-Verhältnis):

- ½ Avocado: 7 g Ballaststoffe (8 g Gesamtkohlenhydrate)
- ½ Tasse Linsen: 8 g Ballaststoffe (20 g Gesamtkohlenhydrate)
- 1 Tasse Blaubeeren: 8 g Ballaststoffe (14 g Gesamtkohlenhydrate)
- 1 Tasse Himbeeren: 7 g Ballaststoffe (12 g Gesamtkohlenhydrate)
- 2 EL Kokosmehl: 5 g Ballaststoffe (8 g Gesamtkohlenhydrate)
- 1 EL Chiasamen: 5 g Ballaststoffe (5,5 g Gesamtkohlenhydrate)
- 1 Tasse Blumenkohl: 5 g Ballaststoffe (6 g Gesamtkohlenhydrate)
- 1 Tasse Weißkohl (gekocht): 4 g Ballaststoffe (9 g Gesamtkohlenhydrate)
- 12 Spargelstangen: 3 g Ballaststoffe (3,5 g Gesamtkohlenhydrate)
- ¼ Tasse Mandeln: 4 g Ballaststoffe (3,5 g Gesamtkohlenhydrate)
- 2 EL Kakaopulver (ungesüßt): 4 g Ballaststoffe (8 g Gesamtkohlenhydrate)

Neben Ballaststoffen und Flüssigkeit sollten Sie den Fettanteil Ihrer Ernährung überdenken. Es gibt mehrere Gründe, warum ein ausreichender Fettanteil für eine regelmäßige und reibungslose Verdauung so wichtig ist. Zuerst einmal sind Fette und Öle wie „Schmierstoffe" – diesen Begriff finde ich am zutreffendsten – für den Darm. Sie verhindern, dass die Darmbewegungen austrocknen und zu hart werden. Zweitens regt Fett die Produktion von Gallensäure an, die von der Gallenblase freigesetzt wird, und dadurch auch die Peristaltik, also die natürlichen Darmbewegungen. Das wiederum bringt den Dickdarm dazu, den Nahrungsbrei weiterzubefördern.[48] Anders ausgedrückt: *Fett sorgt für Stuhlgang.* Solange Sie meinen Ernährungsempfehlungen folgen, nehmen Sie genug Fett über die Nahrung auf. Es gibt aber viele Frauen, denen jahrelang „Fett ist schlecht" eingetrichtert wurde und die unbewusst immer wieder in alte Muster zurückfallen, selbst wenn sie sich sehr bemühen, gesund und vollwertig zu essen.

Wenn Sie beim Kochen immer noch am Fett sparen, die Fettaugen von der Suppe abschöpfen oder im Dressing so wenig Öl wie nur möglich verwenden – *und an Verstopfung leiden* – ist es höchste Zeit, mehr Fett zu essen. Seien Sie großzügig und geben Sie Butter über das Gemüse und trinken Sie Ihren Kaffee oder Tee mit Sahne. Essen Sie mehr Avocado, grillen Sie die Hühnerbrust mit Haut, schütten Sie das Fett aus der Pfanne *nicht* weg und entscheiden Sie sich beim Speck *nicht* für die magere Variante. Sie können es auch mit 1 Esslöffel Kokosöl zum Frühstück probieren, schon das allein kann manchmal den morgendlichen Stuhlgang in Schwung bringen.

Neben einer Ernährungsumstellung können auch Bewegung und eine bessere Haltung hilfreich sein. Sport und Bewegung sind natürliche Abführmittel und regen die Verdauung an. Unter Umständen reicht schon ein täglicher Spaziergang, aber es gibt auch gezielte Übungen (wie beim Yoga oder Pilates), die Ihre Verdauungsorgane sanft massieren und den Stuhlgang dadurch anregen. Bitte beachten Sie, dass ich von *sanfter* Bewegung spreche, vor allem, was Dehn- und Streckübungen betrifft. Sanfte, achtsame Dehnübungen sind für die Schwangerschaft geeignet, ruckartige Dreh- und Dehnbewegungen dagegen nicht, weil das Risiko einer Gelenkverletzung zu hoch ist. In Kapitel 8 erfahren Sie mehr über Sport in der Schwangerschaft.

Auch die Körperhaltung ist beim Stuhlgang wichtig. Früher ging man zum Stuhlgang in die Hocke. In dieser Haltung werden Dickdarm und Beckenboden so ausgerichtet, dass der Stuhlgang ohne großes Pressen abgehen kann. In der Forschung wird das so ausgedrückt: „Um in der sitzenden Körperhaltung einen zufriedenstellenden Stuhlgang zu erreichen, bedarf es im Vergleich zur hockenden Körperhaltung einiger Anstrengungen."[49] Auch Hämorrhoiden können durch die hockende Körperhaltung gelindert werden.[50] Im Handel gibt es eine Reihe von Toilettenhockern, die man vor die Toilette stellen und beim Stuhlgang als eine Art Podest verwenden kann. So nutzt man die eigene Toilette und nimmt trotzdem eine ideale Körperhaltung ein. Es ist auch hilfreich, beim Stuhlgang nicht allzu stark zu drücken, um unnötige Belastungen zu vermeiden. Wenn Sie Stuhldrang verspüren, sollten Sie diesen nicht unterdrücken, sondern gleich auf die Toilette gehen. Warten Sie anschließend darauf, dass der Körper von selbst mit dem Stuhlgang beginnt, *bevor* Sie anfangen, aktiv zu drücken. Das ist übrigens eine sehr gute Geburtsvorbereitung, weil Sie lernen, die Beckenbodenmuskulatur zu entspannen. So kann der Beckenboden besser durchblutet werden, was das Risiko eines Dammrisses verringert.

Auch Ihren Supplementen sollten Sie etwas Aufmerksamkeit schenken. Es gibt Nahrungsergänzungsmittel, die eine Verstopfung schlimmer machen, und andere, die diesem Geschehen gegensteuern. Magnesium wird traditionell bei Verstopfung eingesetzt und obwohl ich wegen der guten Bioverfügbarkeit ein großer Fan von Magnesiumglycinat bin, wird es Ihnen bei Verstopfung nicht weiterhelfen. Wenn Sie unter Verstopfung leiden, nehmen Sie besser eine Form von Magnesium, die *nicht* so gut vom Körper aufgenommen wird, wie zum Beispiel Magnesiumcitrat. Der Gedanke dahinter ist, dass das Magnesium im Darm bleibt, Wasser in das Darmlumen zieht und so den Stuhl weicher macht (man nennt das osmotisch wirksame Abführmittel). Es gibt weitere Formen von Magnesium, die *noch weniger* absorbiert werden, dadurch die Verdauung aber sehr belasten können. Magenkrämpfe und Durchfall sind häufig die Folge (dazu gehören Magnesiumoxid und Magnesiumsulfat). Diese sollten Sie nur unter ärztlicher Aufsicht einnehmen.

Auch Probiotika können bei Verstopfung helfen. Eine ausgewogene Darmflora fördert eine gesunde Verdauung und sorgt dafür, dass sie in Bewegung bleibt. Ich habe bereits geschrieben, wie wichtig der regelmäßige Verzehr von fermentierten

Lebensmitteln ist, auch probiotische Supplemente können hilfreich sein. In einer Studie konnte nachgewiesen werden, dass die Obstipation in der Schwangerschaft durch eine tägliche Supplementation mit einer Kombination aus *Lactobacillus* und *Bifidus* erfolgreich behandelt werden konnte. Außerdem konnte auch der Reflux ganz unerwartet positiv beeinflusst werden.[51]

Es gibt aber auch Nahrungsergänzungsmittel, die eine Verstopfung schlimmer machen können. Eisensupplemente werden regelmäßig mit Schwangerschaftsobstipation in Verbindung gebracht. Das ist einer der Gründe, warum ich Ihnen dringend dazu rate, so viel Eisen wie möglich über die Ernährung aufzunehmen. Sollten Sie doch supplementieren müssen, können Sie das mit einem Eisenpräparat tun, bei dem diese Nebenwirkung nicht auftritt.[52] Lesen Sie auch Kapitel 6 für weitere Informationen zur Eisensupplementation. Auch Calciumsupplemente können – vor allem wenn sie ohne Magnesium eingenommen werden – ebenfalls Verstopfung verursachen.[53] Selbst wenn Sie nicht direkt mit Calcium supplementieren, nehmen Sie es vielleicht über Antazida auf.

Kurz zusammengefasst können Sie bei Verstopfung Folgendes probieren

- Trinken Sie ausreichend (mindestens 3 Liter am Tag).
- Essen Sie mehr Ballaststoffe (vor allem Nahrungsmittel mit einem hohen Ballaststoffe-zu-Kohlenhydrate-Verhältnis).
- Probieren Sie Chiasamen aus.
- Essen Sie mehr Fett.
- Bewegen Sie sich mehr.
- Gehen Sie beim Stuhlgang in die Hocke.
- Ziehen Sie eine Supplementation mit Magnesiumcitrat und Probiotika in Betracht.
- Meiden Sie Eisen- und Calciumsupplemente, außer sie werden aus medizinischen Gründen verordnet.

Gewichtszunahme

Was die Gewichtszunahme in der Schwangerschaft betrifft, ist die Reichweite zwischen „normal“ und „zuviel“ sehr groß. Ich versuche Zahlennennungen möglichst zu vermeiden, aber manchmal hilft es, die Dinge im Kontext zu betrachten. Untersuchungen haben ergeben, dass Frauen meist innerhalb dieses Rahmens bleiben, wenn sie eine Orientierung über maximale Gewichtsziele haben.[54] Bitte behalten Sie diese Information im Hinterkopf, während Sie den folgenden Abschnitt lesen. Ich möchte hier keinerlei Bodyshaming betreiben, sondern Ihnen Informationen an die Hand geben, damit Sie eine gesunde Schwangerschaft haben können, ganz gleich, wie viel Sie dabei wiegen. Sie sollten keinesfalls auf der Waage stehen und sich wegen einer Ziffer Gedanken machen.

Wenn Sie während der Schwangerschaft zu wenig oder zu viel zunehmen, kann das eine ganze Reihe von Problemen verursachen. Dazu gehört ein zu großes oder zu kleines Baby, ein erhöhtes Risiko für Schwangerschaftsdiabetes, Präeklampsie und Geburtskomplikationen.[55] Bis vor 50 Jahren lag der Fokus noch auf der mütterlichen Unterernährung und einem damit verbundenen niedrigen Geburtsgewicht, aber die aktuelle Forschung deutet darauf hin, dass mittlerweile das Gegenteil der Fall ist.

In den Vereinigten Staaten nimmt ungefähr die Hälfte aller Schwangeren mehr als das empfohlene Gewicht zu. Von 1990 bis 2003 erhöhte sich in den USA der Anteil an Frauen, die während der Schwangerschaft 20 Kilo oder mehr zunehmen, um 20-25 %.[56] Das wird zunehmend zum Problem, weil Studien gezeigt haben, dass „anhaltendes Übergewicht und Adipositas in der Schwangerschaft signifikante Risikofaktoren für höheres Geburtsgewicht und Adipositas bei Neugeborenen sind; außerdem steigt das Risiko, später in der Kindheit übergewichtig zu sein und langfristig an Stoffwechselstörungen zu leiden".[57] Auch wenn ich sage „Ihr Gewicht ist nur eine Ziffer", so zeigt uns doch die Forschung, dass man das Thema nicht prinzipiell ignorieren sollte.

Warum nehmen heutzutage schwangere Frauen mehr zu?

Untersuchungen legen die Vermutung nahe, dass exzessive Gewichtszunahme während der Schwangerschaft (und große Babys) in den westlichen Ländern sehr viel mit dem Verzehr von Kohlenhydraten zu tun hat, die einen hohen glykämischen Index haben. Wenn man Erhebungen zu den Ernährungsgewohnheiten in den Vereinigten Staaten von den 1970er-Jahren mit denen der letzten zehn Jahre vergleicht, stellt man fest, dass der Verzehr von Kohlenhydraten stetig zugenommen hat, der Konsum von Fett und Protein jedoch zurückgegangen ist.[58] Eine Studie fand heraus, dass Frauen, die sich während der Schwangerschaft mit wenig Kohlenhydraten ernährten, im Schnitt etwa 12 Kilo zunahmen, verglichen mit ca. 20 Kilo bei Frauen, die mehr Kohlenhydrate mit hohem glykämischem Index aßen.[59] Außerdem waren die Kinder der Frauen mit einer hoch-glykämischen Ernährung größer und hatten eine größere Fettmasse.

Bei vielen Frauen, die mehr als das empfohlene Maximalgewicht zunehmen, purzeln die Pfund auch nach der Schwangerschaft nicht. Ein Wissenschaftler drückt es so aus: „Die Schwangerschaft kann zum Auslöser für Übergewicht werden, das auch 15 bis 20 Jahre nach der Entbindung noch bestehen kann."[60] Das heißt, Ihre Gewichtszunahme in der Schwangerschaft hat Auswirkungen auf Ihr Gewicht und Ihr persönliches Risiko für Stoffwechselprobleme im späteren Leben.

Wie viel darf ich zunehmen?

Hier kann es keine pauschalen Empfehlungen geben. Ihr persönliches „Idealgewicht" hängt sehr stark davon ab, wie viel Sie vor der Schwangerschaft gewogen haben. Im Internet gibt es Rechner (wie zum Beispiel http://www.bmi-rechner.net/), mit denen Sie Ihren Body-Mass-Index (BMI) berechnen können, um zu sehen, ob Sie untergewichtig, normalgewichtig, übergewichtig oder gar adipös sind.

Obwohl der BMI keine perfekte Maßeinheit sein kann (auch vor allem deswegen, weil man damit den Körperfettanteil nicht messen kann), ist es doch ein sehr nützliches Instrument, die eigene Gewichtszunahme sicher einschätzen zu können. Wenn Sie einen eher kräftigen Knochenbau haben oder viel Muskelmasse besitzen, sollten Sie das definitiv bei der Interpretation Ihres BMI berücksichtigen. Es gibt sehr muskulöse Frauen, deren BMI in die Kategorie „adipös" fällt, obwohl ihr Körperfettanteil absolut gesund ist. Ich bin auch der Ansicht, dass die Körpergröße eine wichtige Rolle spielt. Eine 1,50 m kleine Frau sollte sich ihrem BMI entsprechend eher an die unteren Werte für die Gewichtszunahme halten, während eine 1,80 m große Frau ein wenig mehr Spielraum hat und sich im oberen Bereich bewegen kann.

Das *Institute of Medicine* gibt folgende Empfehlungen für schwangere Frauen aus (bitte nehmen Sie zur Berechnung des BMI Ihr Gewicht *vor der Schwangerschaft)*:

- Bei Untergewicht (BMI < 18,5) 28-40 Pfund (12,70-18,14 kg)
- Bei Normalgewicht (BMI 18,5-25) 25-35 Pfund (11,34-15,88 kg)
- Bei Übergewicht (BMI 25-30) 15-25 Pfund (6,8-11,34 kg)
- Bei Adipositas (BMI > 30) 11-20 Pfund (4,99-11,70 kg)

Interessant ist, dass die Vorgaben zur Gewichtszunahme in der Schwangerschaft nicht überall auf der Welt gleich sind. In Teilen Westeuropas, in Indien, Afrika, den Philippinen und in Chile sind die Vorgaben am unteren Ende des vom *Institute of Medicine* empfohlenen Spektrums angesiedelt und werden mit 18-33 Pfund (8,16-14,97 kg) beziffert.[61] Hier wird deutlich, dass es sich bei der Empfehlung zur „normalen Gewichtszunahme" um einen dehnbaren Begriff handelt.

Das Thema Gewichtszunahme löst bei vielen Frauen während der Schwangerschaft Ängste aus, die aber im Grunde genommen unnötig sind. Schließlich wächst in Ihrem Körper ein völlig neuer Mensch heran, Sie bekommen ein nagelneues Organ (die Plazenta), Ihre Brüste bereiten sich auf die Milchproduktion vor, sie lagern mehrere *Pfunde* an zusätzlicher Flüssigkeit ein und Ihr Körper muss (natürlich) auch eine gewisse Menge an Fett speichern. Dabei verläuft die Gewichtszunahme nicht immer linear. Wenn Sie unter Übelkeit leiden oder bestimmte Lebensmittelabneigungen haben, kann es durchaus sein, dass Sie streckenweise nicht zunehmen oder sogar Gewicht verlieren. Dann wiederum kann alles ganz schnell gehen und Sie werden innerhalb einer Woche um einige Pfunde schwerer (das passiert meist in der zweiten Schwangerschaftshälfte). Manchmal übernehmen auch Ihre Hormone die Führung und Sie nehmen zu, obwohl Sie nicht unbedingt mehr essen. Machen Sie sich deswegen keine Sorgen, meist gleicht sich alles gegen Ende der Schwangerschaft aus.

Wenn Sie jedoch sehr schnell zunehmen (mehr als 4 Pfund (1,8 kg) pro Woche) und/oder Wasser einlagern und anschwellen, sollten Sie zum Arzt gehen und die möglichen Ursachen abklären lassen. Es ist wichtig, eventuelle Komplikationen wie Präeklampsie oder Bluthochdruck auszuschließen.

Viele Frauen glauben, dass sie erst in der zweiten Schwangerschaftshälfte zunehmen werden, und sind unangenehm überrascht, wenn sie sich schon in den ersten Monaten aufgebläht fühlen. Ich möchte Ihnen versichern, dass das normal ist. In der ersten Schwangerschaftshälfte befindet sich Ihr Körper in einem anabolen Zustand, d. h. er versucht, Energie (sprich Fett) für später zu speichern. Außerdem macht Ihr Körper Überstunden, um die Plazenta wachsen zu lassen (die selbst schon mehrere Pfund wiegen kann). Obwohl Ihr Kind zu diesem Zeitpunkt noch sehr klein ist und noch nicht sehr viel mit der Gewichtszunahme und dem „Aufgeblähtsein" zu tun hat, muss Ihr Körper unglaublich viel arbeiten, um ein gemütliches „Nest" für Ihr Baby einzurichten. Und das ist wichtig. Im ersten Trimester nimmt eine durchschnittlich große Frau typischerweise zwischen drei und sieben Pfund (1,4 und 3,2 kg) zu.

In der zweiten Schwangerschaftshälfte wechselt der Körper dann in den katabolen Zustand und versucht, das jetzt sehr schnell wachsende Baby mit so vielen Nährstoffen wie möglich zu versorgen.[62] In dieser Zeit zapft der Körper öfter einmal die mütterlichen Fettspeicher an, um dem Baby Energie zu geben. Obwohl Sie wahrscheinlich einen sehr großen Bauch haben werden, kann es sein, dass Sie sich an anderen Stellen Ihres Körpers eher schmal fühlen. Auch das ist normal. (Sie müssen auch dann nicht verzweifeln, wenn Sie sich überall *riesig* fühlen. Auch das gehört dazu!)

Wenn Sie laut BMI übergewichtig oder adipös sind – das trifft immerhin auf 60 % aller Schwangeren in den USA zu (in Deutschland waren es laut www.awmf.org 2017 36 %) – wird es Ihnen eher helfen, nur wenig oder überhaupt nicht zuzunehmen.[63] Die Empfehlungen des *Institut of Medicine* bieten zwar eine gute Orientierungshilfe, es gibt aber Untersuchungen, die nahe legen, dass man diese individuell anpassen sollte. In einer sehr großen Studie mit mehr als 120.000 adipösen Frauen verliefen diejenigen Schwangerschaften am erfolgreichsten, die *weniger* zunahmen als vom *Institut of Medicine* empfohlen. Besonders hervorgehoben wurde das niedrigere Risiko für Präeklampsie, Kaiserschnittgeburten und hohes Geburtsgewicht der Kinder. Die Autoren der Studie sprechen sich dafür aus, dass Frauen mit einem BMI > 35 nur null bis neun Pfund (0-4 kg) zunehmen und Frauen mit einem BMI > 40 nicht zunehmen oder sogar bis zu 4 kg in der Schwangerschaft abnehmen sollten.[64] Das hört sich vielleicht extrem oder nahezu unmöglich an, aber ich habe Hunderte von übergewichtigen Frauen durch gesunde Schwangerschaften begleitet, die kaum zunahmen oder nach der Schwangerschaft sogar weniger wogen als vorher. Ich führe diese Erfolge auf die Ernährungsumstellungen zurück, die diese Frauen vornahmen. Sie aßen nährstoffreicher, praktizierten achtsames Essen und wurden dabei von einem in der Schwangerschaft besonders effizienten Stoffwechsel unterstützt. Ich habe mich noch nie für das Kalorienzählen oder Hungerdiäten stark gemacht und möchte betonen, dass diese Frauen nicht „hungern" mussten (glauben Sie mir: Wenn ich sehe, dass eine Frau abnimmt, gehe ich sicher, dass sie auf ihr natürliches Hungergefühl hört und nicht absichtlich zu wenig isst). Bei übergewichtigen Frauen geht es eher darum, dass die Energiespeicher zugunsten des Babys umverteilt werden.

Einige der wissenschaftlichen Daten, die ich in diesem Abschnitt vorstellen werde, machen Ihnen auf den ersten Blick vielleicht etwas Angst. Vielleicht hilft es Ihnen zu wissen, dass laut einiger Studien übergewichtige Babys oder zu viele Fettpolster in der Schwangerschaft auf schlechte Ernährung zurückzuführen sind und nicht auf die Gesamtkalorienzufuhr oder das Gewicht der Frau vor der Schwangerschaft.[65] Mit anderen Worten: Wir können unser Gewicht nicht für alles verantwortlich machen.

Letztendlich spielt es keine Rolle, wie schwer Sie vor der Schwangerschaft waren oder wie viel Sie jetzt wiegen. Versuchen Sie, sich darauf zu konzentrieren, qualitativ hochwertige, nährstoffreiche Nahrungsmittel zu essen, achtsam zu sein und Ihrem Körper die Bewegung zu gönnen, die sich für Sie gut anfühlt. Das ist besser als jedes Kalorienzählen und darüber nachzudenken, was Sie in der Vergangenheit besser hätten machen können. Die Empfehlungen zur Gewichtszunahme sind nicht in Stein gemeißelt. Eine gesunde, erfolgreiche Schwangerschaft hängt nicht allein von Ihrem Gewicht ab. Es ist nur einer der Faktoren, den Sie berücksichtigen müssen.

Unsere BESTSELLER

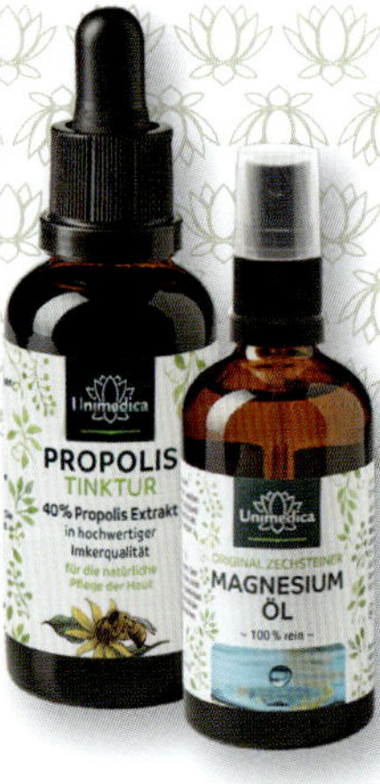

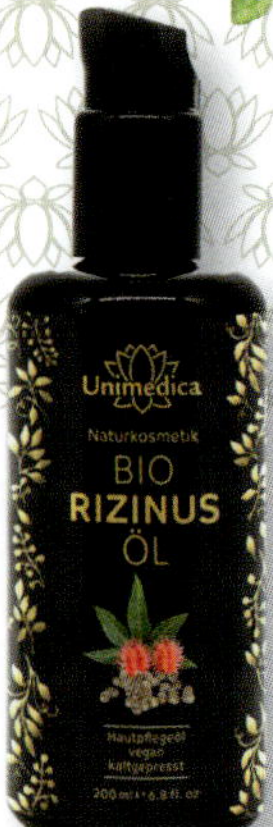

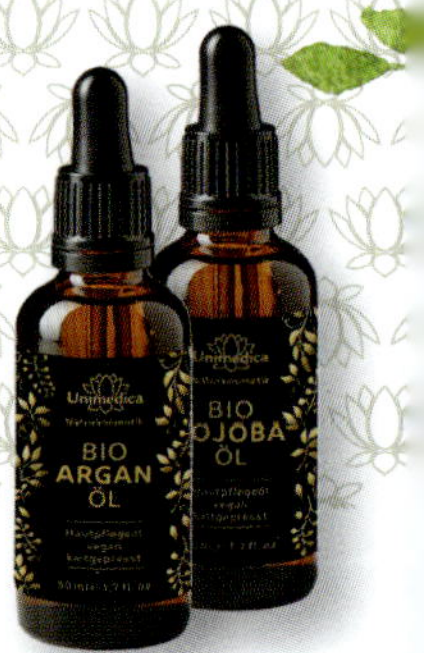

Bio Jojobaöl 50 ml

Best.-Nr. 25838 • € 1

Bio Arganöl 50 ml

Best.-Nr. 25839 • € 1

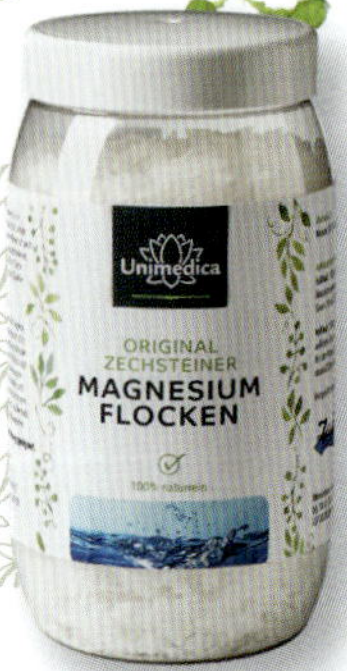

Propolis 30% Tinktur 50 ml

Best.-Nr. 25589 • € 19,90

Magnesium Öl 100 ml

Original Zechsteiner

Best.-Nr. 25552 • € 12,50

Bio Rizinusöl 200 ml

Best.-Nr. 26220 • € 19,50

Magnesiumflocken 750 g

Original Zechsteiner

Best.-Nr. 26094 • € 12,90

BIO SUPERFOODS

Matcha Pulver Bio

100 g, Best.-Nr. 25766 • € 16,–

Rote Beete Pulver Bio

500 g, Best.-Nr. 25759 • € 17,–

Hagebuttenpulver Bio

500 g, Best.-Nr. 25845 • € 11,90

Curcuma Pulver Bio

500 g, Best.-Nr. 25851 • € 9,90

Chiasamen Bio

500 g, Best.-Nr. 25756 • € 6,90

Hanfsamen Bio

500 g, Best.-Nr. 25841 • € 8,90

Kakao Nibs Bio

300 g, Best.-Nr. 25761 • € 9,50

* IN BIO-QUALITÄT

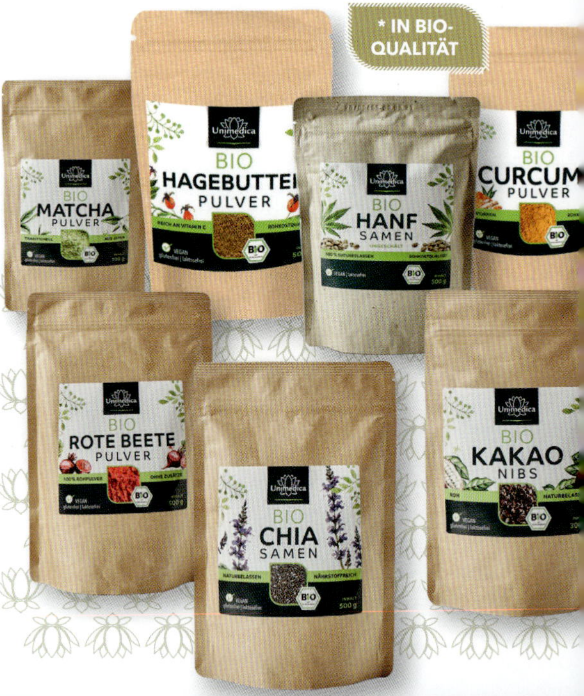

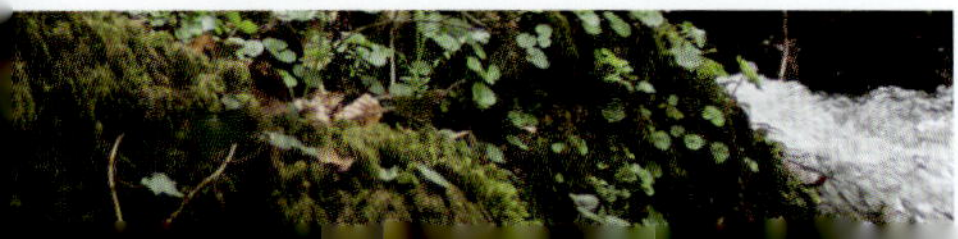

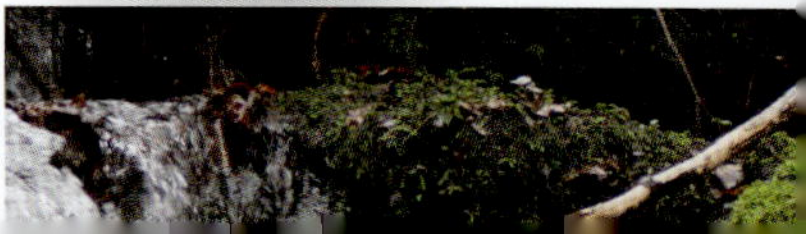

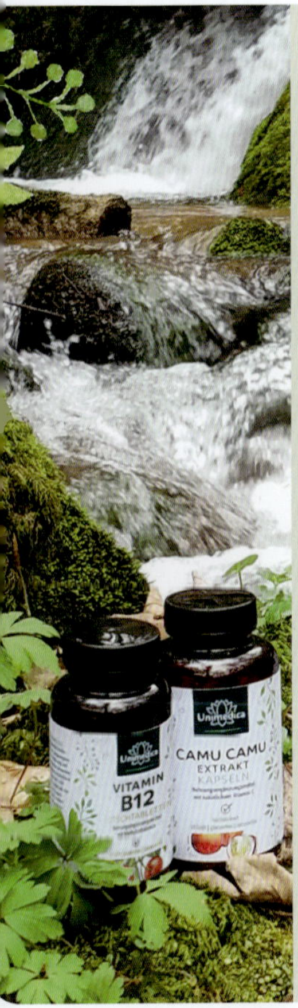

UNIMEDICA

BIO Ashwagandha 600 mg
Wird seit jeher in der ayurvedischen Naturheilkunde aufgrund seiner vielfältigen Eigenschaften sehr geschätzt.
180 Kapseln, Best.-Nr. 25637 • **€ 16,50**

Camu-Camu-Extrakt 500 mg
Hochdosiertes natürliches Vitamin C.
120 Kapseln, Best.-Nr. 24911 • **€ 13,50**

Acerola-Extrakt 494 mg
Hochdosiertes natürliches Vitamin C.
180 Kapseln, Best.-Nr. 24912 • **€ 19,50**

Vitamin B12-Lutschtabletten
Für ein funktionierendes Nerven- und Immunsystem.
100 Tabletten, Best.-Nr. 24913 • **€ 14,90**

L-Arginin 620 mg
Hochdosiertes rein pflanzliches L-Arginin.
365 Kapseln, Best.-Nr. 24944 • **€ 18,50**

Bio-Grapefruit-Extrakt
Hochkonzentriertes Bio-Grapefruit-Extrakt.
100 ml, Best.-Nr. 24945 • **€ 17,90**

Magnesium forte 667 mg
Nahrungsergänzungsmittel mit 400 mg elementares Magnesium
365 Kapseln, Best.-Nr. 25219 • **€ 17,50**

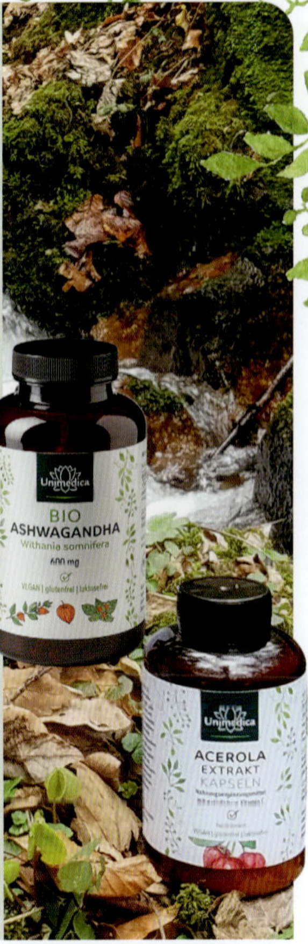

Veganes Vitamin D3
30 ml
Best.-Nr. 26320
€ 22,50

Vitamin-D3-Tropfen
50 ml,
Best.-Nr. 24904
€ 12,99

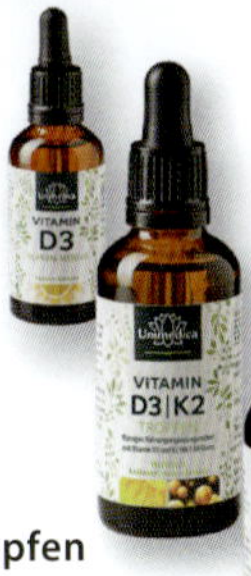

Vitamin-D3/K2 -Tropfen
50 ml, Best.-Nr. 24905
€ 18,90

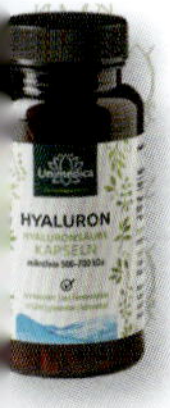

Hyaluronsäure Kapseln
90 Kapseln,
Best.-Nr. 24906 • **€ 14,50**

Schwarzkümmelöl-Kapseln 500 mg
400 Kapseln, Best.-Nr. 24951
€ 19,80

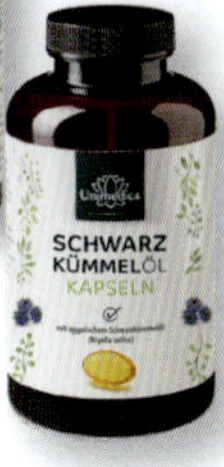

MCT-Öl C8+C10 gefiltert
500 ml, Best.-Nr. 25179 • **€ 15,99**

Bio Hanföl *
250 ml,
Best.-Nr. 24952
€ 8,50

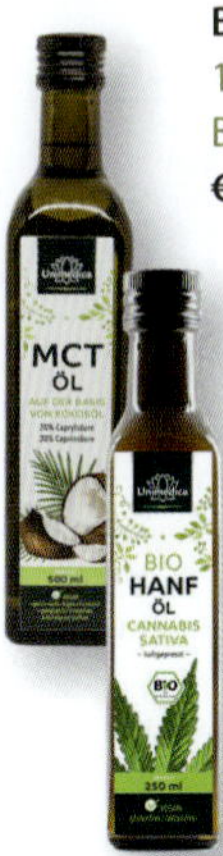

Bio Kokosöl nativ *
1000 ml,
Best.-Nr. 24954
€ 12,90

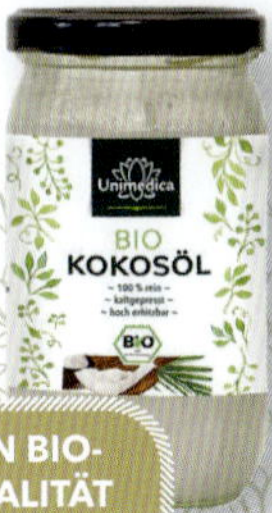

*** IN BIO-QUALITÄT**

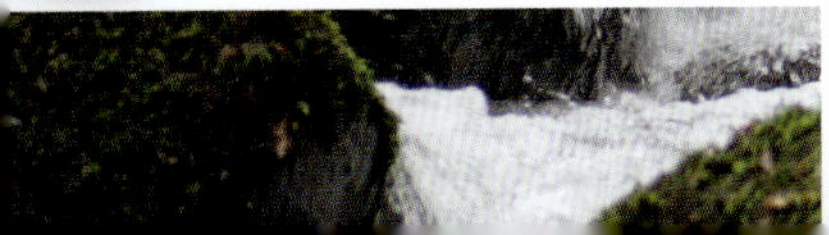

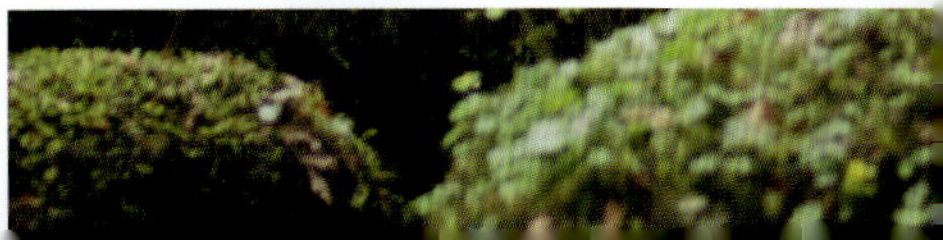

Bluthochdruck

Bis zu 10 % aller Schwangeren sind von Bluthochdruck betroffen.[66] Normalerweise fällt der Blutdruck am Anfang der Schwangerschaft leicht ab und steigt zur Entbindung hin wieder auf die Werte vor der Schwangerschaft.[67] Wenn Sie hohen Blutdruck haben (140/90 mmHg oder mehr), steigt auch das Risiko für bestimmte Komplikationen, allen voran ein niedriges Geburtsgewicht bei Ihrem Baby und vorzeitige Wehen. In manchen Fällen entwickelt sich der Bluthochdruck weiter zur Präeklampsie.

Zu einer Präeklampsie gehören neben Bluthochdruck auch hohe Eiweißwerte im Urin und Ödeme (Schwellungen). Diese Symptome zeigen, dass die Innenwände Ihrer Blutgefäße nicht gesund sind, was in manchen Fällen Organschäden verursachen kann.[68] Zu Bluthochdruck und Präeklampsie in der Schwangerschaft wurde ausgiebig geforscht, aber die Wissenschaft weiß immer noch nicht genau, wie man sie verhindern und effektiv behandeln kann. Ein hoher Blutdruck kann mehr als eine Ursache haben und es lohnt sich, mit einem erfahrenen Spezialisten zusammenzuarbeiten, der Ihren Fall individuell betrachten kann. In diesem Abschnitt möchte ich Ihnen einen Einblick geben, welche Rolle Ernährung und Lebensführung bei der Regulierung Ihres Blutdrucks spielen kann. Bitte bedenken Sie: Auch wenn manche Fälle von Bluthochdruck und Präeklampsie gut auf Veränderungen des Lebensstils ansprechen, so gilt das jedoch nicht für jeden. Unabhängig davon möchte ich kurz die wissenschaftlichen Daten für Sie zusammenfassen, wie man Bluthochdruck natürlich behandeln kann.

Vielen Frauen wird gesagt, dass sie weniger Salz essen sollen, damit der Blutdruck niedriger wird. Leider handelt es sich hier um eine völlig überholte Empfehlung, die jeder Grundlage entbehrt. Ich habe bereits in Kapitel 2 darüber geschrieben, dass Salz bei vielen Vorgängen im Körper eine essenzielle Rolle spielt, und das trifft in der Schwangerschaft ganz besonders zu. Trotz allem, was Sie gehört haben, hat Salz in den meisten Fällen keinen Einfluss auf den Blutdruck. Tatsächlich reagieren nur 25 % der Bevölkerung empfindlich auf Salz (d. h. nur 25 % aller Menschen können über die Menge ihrer Salzaufnahme den Blutdruck regulieren). Darüber hinaus ist es bei 15 % der Bevölkerung so, dass der Blutdruck steigt, *sobald sie sich salzarm ernähren.*[69]

Besonders ein Schwangerschaftsbluthochdruck scheint nicht auf eine salzreduzierte Ernährung anzusprechen. Studien mit schwangeren Frauen zeigen, dass eine salzarme Ernährung eine Präeklampsie weder verhindern noch kontrollieren kann.[70] Tatsächlich kann sich die Erkrankung dadurch verschlimmern. Zu wenig Salz kann unerwünschte Nebenwirkungen haben (zum Beispiel Dehydrierung), die den Stress, dem der Körper bei Präeklampsie unterliegt, noch verstärken. Eine Studie kommt zu dem Schluss, dass „eine salzarme Ernährung nicht nur wirkungslos ist, sondern den Verlust des Flüssigkeitsvolumens bei Präeklampsie noch verstärkt".[71] Eine salzreduzierte Ernährung bringt auch den Blutzuckerhaushalt aus dem Gleichgewicht.[72] Noch besorgniserregender ist die Tatsache, dass zu wenig Salz das Wachstums Ihres Babys nachteilig beeinflussen und die Weichen für Erkrankungen im späteren Leben stellen kann. Einer der Forscher erklärt: „Salz ist ein wichtiger Bestandteil für das normale Wachstums des Fötus. Eine salzarme Ernährung in der Schwangerschaft ist assoziiert mit Wachstumshemmungen oder gar Tod im Uterus, niedrigem Geburtsgewicht, unterentwickelten Organen und Funktionsstörungen im Erwachsenenalter, wahrscheinlich ausgelöst durch genvermittelte Mechanismen."[73] Außerdem ist gut dokumentiert, dass „eine reduzierte Salzaufnahme während kritischer Entwicklungsphasen die hormonellen, vaskulären und renalen Systeme des Fötus und somit auch die gesamte Homöostase des Flüssigkeitshaushaltes beeinträchtigen kann".[74] Selbst eine Begutachtung durch die *Cochrane Collaboration* – eine äußerst respektable Quelle für evidenzbasierte Analysen – kommt zu dem Schluss, dass eine salzreduzierte Ernährung in der Schwangerschaft nicht zu empfehlen ist.[75]

Um es einfach auszudrücken: Eine salzarme Ernährung ist während der Schwangerschaft keine gute Idee und könnte für Frauen mit Präeklampsie noch schlimmer sein. In Hinblick auf die Tatsache, dass eine Präeklampsie das Wachstum des Kindes im Mutterleib hemmen kann, muss man sich schon fragen, wie viele der Probleme auf die eigentliche Diagnose zurückzuführen sind und wie viele davon durch die salzarme Diät entstanden, die viele Frauen einhalten mussten.

Mehr Salz in der Ernährung und nicht *weniger* kann bei Bluthochdruck helfen. Bereits im Jahr 1958 wurde eine Studie mit über 2.000 Frauen durchgeführt, bei der den Wissenschaftlern auffiel, dass Frauen, die mehr Salz aßen, weniger oft an Präeklampsie erkrankten.[76] Zusätzlich stellten sie fest, dass der Blutdruck sank und Ödeme (Schwellungen) zurückgingen, wenn die Frauen mehr Salz konsumierten. In Hinblick auf diese Ergebnisse empfahlen die Autoren der Studie, dass Frauen mit Präeklampsie „jeden Morgen vier gehäufte Teelöffel Salz abmessen und bis zum Abend alles davon vollständig verzehrt haben sollten". Das führte bei den meisten Frauen zu einer „spontanen" Heilung der Präeklampsie (die früher noch als Toxämie bezeichnet wurde). Die Forscher stellten fest, dass „die zusätzliche Menge Salz bis zur Entbindung eingenommen werden muss, weil sonst die Symptome der Toxämie wieder auftreten". Das bedeutet, dass das Salz in der Behandlung dieser Erkrankung tatsächlich eine signifikante Rolle gespielt haben muss.

Auch in aktuelleren Studien konnten diese Ergebnisse bestätigt werden. Die Studien wiesen nach, dass ein höherer Salzkonsum in der Schwangerschaft eine blutdrucksenkende Wirkung hat und schweren Verläufen der Präeklampsie vorbeugen kann.[77,78]

Zusätzlich kam eine Studie aus dem Jahr 2014 zu dem Schluss, dass „extra Salz in der Ernährung essenziell zu sein scheint für die Gesundheit der Schwangeren, des Fötus, die Entwicklung der Plazenta und deren angemessener Funktion".[79]

Sollten Sie zu der kleinen Gruppe von Menschen gehören, die auf Salz sensibel reagieren (das heißt, Ihr Blutdruck steigt, sobald Sie zu viel Salz essen): Untersuchungen haben gezeigt, dass eine Salz-Sensitivität oft auch von anderen diätetischen Faktoren abhängt. Dem Zucker Fruktose kommt hier eine besondere Rolle zu.[80] Bevor Sie Ihren Salzkonsum drastisch zurückfahren, rate ich Ihnen, alle gesüßten Getränke und andere Quellen von Fruktose aus ihrer Ernährung zu verbannen. Dazu gehören insbesondere Maissirup und Fruchtsäfte. In einer Studie mit fast 33.000 Schwangeren war das Risiko einer Präeklampsie bei den Frauen am höchsten, die sehr viel zusätzlichen Zucker (wie zum Beispiel in süßen Getränken) konsumierten.[81] Ein weiterer Grund, auf Fruktose zu verzichten, ist die Tatsache, dass Fruktose die Triglyceride in die Höhe treibt. Triglyceride sind Fette im Blut, die als entzündungsanzeigende Marker gelten und bei Frauen mit Präeklampsie besonders hoch sind.[82]

Die Fruktose ist jedoch nicht der einzige Zucker, der Probleme verursachen kann. Bluthochdruck und ein erhöhter Blut*zucker*spiegel treten oft gemeinsam auf, man sollte also ganz bewusst weniger Zucker essen (oder auch Kohlenhydrate, die vom Körper in Zucker umgewandelt werden). Wir wissen, dass eine Insulinresistenz im ersten Trimester – ein Indikator für den Blutzuckerspiegel – ein Warnsignal für Präeklampsie später in der Schwangerschaft sein kann.[83] Auch bei Frauen mit Schwangerschaftsdiabetes ist das Risiko einer Präeklampsie 1,5-mal höher.[84] Zum Glück kann man den Blutzucker sehr gut über die Ernährung regulieren. Forschungen haben gezeigt, dass eine kohlenhydratreduzierte Ernährung in der Regel einen sehr hohen Blutdruck senken kann.[85] Am besten fangen Sie gleich mit der Ernährungsumstellung an und essen Sie weniger Kohlenhydrate und nur solche mir einem niedrigen glykämischen Index.

Abgesehen vom Verzicht auf Zucker und verarbeitete Kohlenhydrate gibt es bestimmte Nahrungsmittel und Nährstoffe, die zu einer Regulierung des Blutzuckerspiegels beitragen können. Zum einen sind Nahrungsmittel, die Entzündungen hemmen, oft auch hilfreich für Bluthochdruck. Frauen mir Präeklampsie haben tendenziell niedrigere Omega-3-Werte, aber dafür hohe Omega-6-Werte.[86] Wenn Sie es nicht schon längst getan haben, sollten Sie spätestens jetzt ganz auf raffinierte Pflanzenöle verzichten (die Hauptquellen für Omega-6-Fette) und dafür mehr Lachs, Sardinen, Eier von Hühnern aus Weidehaltung sowie Fleisch aus artgerechter Haltung essen, die alle reich an Omega-3-Fetten sind. Lesen Sie auch Kapitel 2 für weitere Informationen zu gesunden Fetten. Sie sollten zum anderenauch darauf achten, keine Transfette zu essen, die bei Gefäßerkrankungen in der Schwangerschaft eine Rolle spielen. Auch wenn Sie eine relativ kleine Menge Transfette verzehren, steigt doch das Risiko für Präeklampsie, Ihre Plazenta kann deswegen zu leicht sein und Ihr Baby ein niedriges Geburtsgewicht haben.[87] In Kapitel 4 habe ich ausführlich über Transfette geschrieben.

Proteine sind für einen gesunden Blutdruck besonders wichtig. Eine Schwangerschaft stellt für Ihr Herz-Kreislauf-System eine enorme Belastung dar. Es muss mehr Flüssigkeit transportieren, die Blutgefäße erweitern und die hormonellen Veränderungen abfedern. Proteinreiche Nahrungsmittel liefern die Bausteine, die Ihr Körper für diese Umstellungen benötigt, und es überrascht nicht, dass eine eiweißarme Ernährung zu den Risikofaktoren für Präeklampsie gehört.[88]

Es gibt eine Aminosäure, die bei der Regulierung des Blutdrucks eine ganz besondere Rolle spielt, das Glycin. Sie können sich sicher erinnern, dass der Bedarf an Glycin in der Schwangerschaft drastisch steigt. Neben vielen anderen Aufgaben produziert Glycin das strukturgebende Protein Elastin, das Ihre Blutgefäße dehnbar macht. Außerdem schützt Glycin vor oxidativem Stress, ein Kennzeichen der Präeklampsie, und kann nachweislich Blutdruck und Blutzuckerspiegel senken.[89] Frauen mit Präeklampsie scheiden weniger Glycin über den Urin aus, was darauf hindeuten kann, dass das vorhandene Glycin stärker von der Mutter verwertet wird und/oder die Speicher leer sind.[90] Zu den besten Nahrungsquellen für Glycin gehören tierisches Bindegewebe, Haut und Knochen. Beispiele hierfür sind Knochenbrühe, langsam geschmortes Fleisch (Braten, Eintöpfe), Hühnerfleisch mit Haut, Schweineschwarte (im Ofen gebackene Schweinehaut) und Kollagen oder Gelatine. In Kapitel 3 finden Sie weiterführende Informationen zu Glycin und dessen Nahrungsquellen.

Ein weiterer Nährstoff, der vor Präeklampsie schützen kann, ist Cholin. Cholin scheint eine wichtige Rolle für die Funktion der Plazenta zu spielen und den Transport von Nährstoffen zu Ihrem Baby zu verbessern. Dieser Vorgang ist bei Präeklampsie gestört.[91] In Studien an Nagern konnte nachgewiesen werden, dass eine Supplementation mit Cholin Präeklampsie verhindert und Entzündungen der Plazenta reduziert.[92,93] Untersuchungen an menschlichen Plazentazellen bestätigen diese Ergebnisse und stellen fest, dass „die unzureichende Versorgung mit Cholin eine gestörte Funktion der Plazenta begünstigen kann und damit auch die Beschwerden, die durch eine Plazentainsuffizienz entstehen".[94] Die Supplementation schwangerer Frauen mit hoch dosiertem Cholin im zweiten und dritten Trimester (930 mg, was ungefähr doppelt so viel wie der aktuell empfohlene Wert ist) konnte nachweislich die Plazentafunktion verbessern und „einige der frühen Krankheitsanzeichen einer Präeklampsie lindern".[95] Rein theoretisch ergibt das viel Sinn. Die Plazenta erfüllt viele Aufgaben, die mit denen der Leber vergleichbar sind, und Cholin ist wichtig für eine gesunde Leberfunktion. Der Verzehr von Nahrungsmitteln, die sehr viel Cholin enthalten – allen voran Eigelb und Leber – versorgt den Körper auch mit einer Reihe von entzündungshemmenden Mikronährstoffen. Wenn Sie es nicht schon getan haben, sollten sie diese Lebensmittel spätestens jetzt in Ihren Ernährungsplan einbauen. Lesen Sie in Kapitel 3 mehr über die gesundheitsfördernde Wirkung dieser nährstoffreichen Nahrungsmittel.

Frisches Gemüse und Obst, das viel Kalium und Antioxidantien enthält, ist ebenfalls gut gegen Bluthochdruck. Dazu gehören grünes Blattgemüse, Tomaten, Rosenkohl, Pilze, Winterkürbis, Avocados, Orangen und Brokkoli. Beerenobst enthält besonders viele Antioxidantien und es gibt Studien, die den Schluss zulassen, dass diese auch eine blutdrucksenkende Wirkung haben.[96] Wenn Sie nun in Versuchung geraten, es mit einem antioxidativen Nahrungsergänzungsmittel (zum Beispiel Vitamin C oder E) zu probieren, müssen Sie wissen, dass diese in Studien sehr unterschiedlich abgeschnitten haben.[97] Ich empfehle stattdessen eine gesunde Ernährung mit echten, vollwertigen Nahrungsmitteln, die alle Antioxidantien liefert, die Sie brauchen.

Manchmal gibt es für eine Supplementation jedoch gute Gründe. In Hinblick auf Bluthochdruck kann eine Supplementation mit Magnesium, Calcium und Vitamin D sinnvoll sein. Es gibt zahlreiche Studien, die einen Vitamin D-Mangel mit Präeklampsie in Verbindung bringen, Sie sollten also Ihren Vitamin D-Spiegel bestimmen lassen und dementsprechend supplementieren.[98] Besonders in der frühen Schwangerschaft scheint eine Supplementation mit Vitamin D vorteilhaft zu sein.[99] Frauen mit Präeklampsie neigen dazu, weniger Calcium und Magnesium aufzunehmen und es ist sicher keine schlechte Idee, mit beiden zu supplementieren.[100]

In schweren Fällen von Präeklampsie werden die Frauen in der Regel stationär aufgenommen und bekommen Infusionen mit Magnesiumsulfat. Interessant ist auch, dass eine Supplementation mit Magnesium, beginnend im zweiten Trimester, das Risiko für Bluthochdruck senkt.[101] Obwohl ich bei schwangeren Frauen keine Routinesupplementation mit Calcium befürworte, mache ich bei Präeklampsie eine Ausnahme. Es gibt Studien, in denen man festgestellt hat, dass selbst Dosierungen von nur 500 mg am Tag blutdrucksenkend wirken und assoziierten Komplikationen vorbeugen kann.[102] Eine Studie zeigte, dass eine Kombination von Calcium, Magnesium, Zink und Vitamin D bei Risikoschwangeren für Präeklampsie den Blutdruck signifikant senken konnte.[103] Wenn man bedenkt, dass bei der Aufnahme von Calcium auch andere Nährstoffe eine wichtige Rolle spielen, empfehle ich, diese in Kombination einzunehmen (wie eben beschrieben) und sich nicht auf Calcium allein zu fokussieren. Auch Jod kann das Risiko für Präeklampsie beeinflussen und es gibt Wissenschaftler, die es bei der Behandlung von Präeklampsie für sinnvoll halten.[104,105] In Kapitel 6 finden Sie weitere Informationen zu dem Thema Supplementation und in Kapitel 9 schreibe ich ausführlicher über Vitamin D.

Zu guter Letzt gibt es noch andere Faktoren außer Ernährung und Supplemente, die bei Bluthochdruck eine Rolle spielen. Auch Sport und Bewegung halten den Blutdruck gesund und gemäßigtes Training kann bei Präeklampsie helfen.[106] Eine Studie konnte zeigen, dass Schwangere, die keinen Sport trieben, 3-mal häufiger Bluthochdruck hatten als diejenigen, die 3-mal pro Woche ungefähr eine Stunde lang trainierten.[107]

Auch Stress und Ängste sind bekannte Faktoren, die zu Bluthochdruck und Präeklampsie beitragen.[108] Sie werden mir aber auch zustimmen, wenn ich sage, dass eine Schwangerschaft immer gewisse Bedenken mit sich bringt. Hier gibt es einfache Übungen, die helfen können, besser mit den alltäglichen Ängsten und Sorgen umzugehen. Studien haben gezeigt, dass Achtsamkeitstraining Angstsymptome um die Hälfte oder mehr reduzieren kann.[109] Achtsamkeit kann bedeuten, einfach nur auf den eigenen Atemrhythmus zu achten, die eigenen Körperwahrnehmungen bewusst zu spüren oder aktiv alle Muskeln im Körper – von Kopf bis Fuß – zu entspannen. Hier gibt es kein richtig oder falsch, tun Sie das, was für Sie am besten funktioniert. Lesen Sie auch in Kapitel 11, wie Sie besser mit Stress umgehen und sich selbst ein wenig verwöhnen können.

Kurz zusammengefasst können folgende Punkte bei Bluthochdruck helfen

- Schränken Sie Ihren Salzkonsum nicht zu sehr ein. Nehmen Sie zum Kochen nur hochwertiges Meer- oder Steinsalz.
- Trinken Sie ausreichend.
- Meiden Sie zusätzlichen Zucker, insbesondere Fruktose.
- Essen Sie weniger Kohlenhydrate und mehr Nahrungsmittel mit niedrigem glykämischen Index. Verzichten Sie ganz auf raffiniertes Getreide.
- Essen Sie genug Protein und achten Sie besonders auf Proteine, die viel Glycin enthalten.
- Gehen Sie sicher, dass Sie genügend Cholin zu sich nehmen.
- Essen Sie mehr frische Produkte, die viele Antioxidantien enthalten.
- Supplementieren Sie bei Bedarf mit Magnesium, Calcium und Vitamin D.
- Treiben Sie regelmäßig Sport.
- Lernen Sie, mit Stress und Ängsten umzugehen.

Wie Sie sehen, gibt es viele Gründe, warum der Blutdruck während der Schwangerschaft zu hoch werden kann. Ernährung, Lebensführung, Nahrungsergänzung, Sport und Stress spielen eine große Rolle. Während Sie selbst sehr viel für Ihre Gesundheit tun können, müssen Sie aber auch wissen, dass Bluthochdruck in manchen Fällen medikamentös behandelt werden muss und das ist auch in Ordnung so. Es hilft, einen erfahrenen Arzt zurate zu ziehen, der die Ursachen herausfinden und mit Ihnen gemeinsam einen ausgewogenen Behandlungsplan ausarbeiten kann, der natürliche Ansätze und Medikamente verbindet.

Hoher Blutzucker

Gestationsdiabetes oder hoher Blutzucker, der erst in der Schwangerschaft entsteht oder in dieser Zeit diagnostiziert wird, ist ein komplexes Thema, mit dem ich mich in meiner beruflichen Laufbahn als Diätassistentin ausgiebig beschäftigt habe. In den letzten Jahrzehnten konnte die Forschung eines deutlich hervorheben: Der Blutzucker sollte im natürlichen Verlauf während der Schwangerschaft *sinken*. Viele Schwangere hatten vor der Schwangerschaft einen erhöhten Blutzuckerspiegel (Prädiabetes), ohne es zu wissen, und selbst ein leicht erhöhter Blutzucker birgt Risiken für Mutter und Kind. Ich werde mich bemühen, hier über die wichtigsten Aspekte aufzuklären. Wenn Sie mehr zu diesem Thema wissen möchten, empfehle ich Ihnen mein Buch über Schwangerschaftsdiabetes *Real Food for Gestational Diabetes.* Wenn bei Ihnen diese Diagnose gestellt wurde, wissen Sie, wo Sie sich zusätzlichen Rat einholen können.

In Ihrem Körper finden zahlreiche Stoffwechselveränderungen statt, die sich alle auf den Blutzucker auswirken können. Das trifft besonders auf die zweite Schwangerschaftshälfte zu. Die Plazentahormone in Verbindung mit Gewichtszunahme erhöhen die Insulinresistenz, damit so viele Nährstoffe wie möglich zu dem sehr schnell wachsenden Baby geschleust werden können. Normalerweise steigt der Blutzucker deswegen nicht an, weil der Körper vorausdenkt und die Bauchspeicheldrüse anregt, die Insulinproduktion anzukurbeln (bis zu dreimal mehr).[110] Tatsächlich *sinkt* der Blutzuckerspiegel in der Schwangerschaft um bis zu *20 %* ab.[111] Bei Gestationsdiabetes kann der Körper jedoch mit der Insulinproduktion nicht mithalten und/oder Ihre Insulinresistenz ist so groß, dass der Körper ohne Ernährungsumstellung, Sport oder Supplementation nicht in der Lage ist, normale Blutzuckerwerte zu halten. In manchen Fällen sind auch Insulingaben und andere Medikamente nötig.

Mittlerweile hat die Wissenschaft erkannt, dass viele Frauen mit Gestationsdiabetes eigentlich einen nicht diagnostizierten Prädiabetes oder Typ-2-Diabetes haben. Das heißt, dass wir nicht ausschließlich den Plazentahormonen oder den extra Pfunden in der Schwangerschaft die Schuld in die Schuhe schieben können. Ein im ersten Trimester erhöhter Hämoglobin-A1c-Wert – der Aufschluss gibt über die durchschnittlichen Blutzuckerwerte mehrerer Monate – kann in 98,4 % aller Fälle einen Gestationsdiabetes akkurat voraussagen.[112] Anders formuliert heißt das, dass bei manchen Frauen der Blutzucker schon *vor* der Schwangerschaft zu hoch war. Das erklärt zum Teil, warum immer mehr Schwangere einen Gestationsdiabetes haben. Die Kurve verläuft fast parallel zu der Entwicklung des Typ-2-Diabetes in der Gesamtbevölkerung und betrifft heutzutage bis zu 18 % aller Schwangeren.[113] Es ist die bei weitem häufigste Schwangerschaftskomplikation.

Warum ist der Blutzucker so wichtig?

Um es einfach auszudrücken: Ihr Körper ist geradezu *besessen* davon, den Blutzucker in der Schwangerschaft so niedrig wie möglich zu halten. Es ist bekannt, dass ein zu hoher Blutzucker zu Geburtskomplikationen führen und das Wachstum, die Entwicklung und den Stoffwechsel Ihres Kindes nachteilig beeinflussen kann.[114] In der Schwangerschaft gehen Ihre Blutzuckerwerte direkt von Ihnen auf Ihr Baby über. Sind diese zu hoch, muss die Bauchspeicheldrüse Ihres Kindes das kompensieren, indem sie viel Insulin ausschüttet. Ein Nebeneffekt der hohen Blutzucker- und Insulinwerte ist, dass auch das Körperfett zunimmt. Das erklärt, warum die Kinder von Müttern mit nicht eingestelltem Schwangerschaftsdiabetes ein höheres Risiko haben, überdurchschnittlich groß geboren zu werden. Diese Babys sind nicht einfach über die Maßen gesund, sondern haben einfach mehr Körperfett. Außerdem laufen diese Babys Gefahr, nach der Geburt einen zu niedrigen Blutzuckerspiegel (Hypoglykämie) zu haben. Sobald die Nabelschnur durchtrennt wird, kommt auch die Versorgung mit Zucker zum Erliegen, der Körper des Babys produziert aber trotzdem noch viel Insulin. Als Resultat kann sich eine lebensbedrohliche Hypoglykämie einstellen.

Obwohl man davon ausgehen könnte, dass sich diese Probleme auf die Geburt und die unmittelbare Zeit danach beschränken, weiß man inzwischen, dass diese Kinder ein ganzes Leben lang Probleme mit dem Stoffwechsel haben können. Wenn die Kinder im Mutterleib hohen Blutzuckerwerten ausgesetzt sind, kann das jene Gene „anschalten", die das Risiko für Übergewicht, Diabetes und Herzerkrankungen im späteren Leben erhöhen. Ich habe bereits in Kapitel 1 geschrieben, dass man dies als „fetale Programmierung" bezeichnet. Kinder von Müttern mit Schwangerschaftsdiabetes haben ein sechsmal höheres Risiko, bis zur Pubertät an Übergewicht und Beschwerden des Blutzuckers zu erkranken.[115]

Für diese Statistiken gibt es eine physiologische Erklärung. Die fetale Insulinproduktion – in Reaktion auf den hohen Blutzucker der Mutter – kann man anhand der Insulinwerte im Fruchtwasser messen. Hohe Insulinwerte im Fruchtwasser werden mit Übergewicht des Kindes in der Pubertät in Verbindung gebracht.[116] Ich möchte Sie nicht unnötig verängstigen, aber ich denke, es ist wichtig für Sie zu verstehen, wie und warum sich ein hoher Blutzucker auf Ihre Schwangerschaft und Ihr Baby auswirken kann. Bevor ich dies weiter ausführe, müssen Sie wissen, dass selbst werdende Mütter, bei denen „offiziell" ein Schwangerschaftsdiabetes diagnostiziert wurde, nicht zwangsläufig Komplikationen haben müssen und eine sehr gesunde Schwangerschaft erleben können, *vorausgesetzt, sie schaffen es, einen gesunden Blutzuckerspiegel zu halten.* Blutzuckerwerte sind mehr als nur Laborwerte.

Abgesehen davon sollte sich jede Schwangere – ob mit oder ohne „offizielle" Diagnose – um einen gesunden Blutzuckerspiegel zu bemühen. Das sind Sie sich und Ihrem Baby schuldig. Forschungen haben gezeigt, dass selbst ein leicht erhöhter Blutzuckerspiegel in der Schwangerschaft ernsthafte Probleme auslösen kann. In der HAPO-Studie zum Beispiel (HAPO steht für Hyperglycemia and Adverse Pregnancy Outcomes), die 23.316 schwangere Frauen mit Gestationsdiabetes und deren Kinder untersucht hat, wurde nachgewiesen, dass ein leicht erhöhter Nüchternblutzucker (die Blutzuckerwerte, die früh morgens gemessen werden) bei Neugeborenen zu erhöhten Insulinwerten und Makrosomie führen kann, d.h. das Baby ist bei der Geburt größer als normal. In dieser Studie entbanden nur 10 % der Frauen mit einem durchschnittlichen Nüchternblutzucker von 90 mg/dl oder weniger ein zu großes Kind, während es bei Frauen mit einem durchschnittlichen Blutzucker von 100 mg/dl 25-35 % waren.[117] Das ist ein signifikanter Unterschied, wenn man bedenkt, dass die Differenz in den Blutzuckerwerten mit 10 mg relativ gering ausfiel. Eine aktuelle Studie der *Stanford University* stellte fest, dass Babys, die von Müttern mit einem leicht erhöhten Blutzucker entbunden wurden (selbst wenn dieser unter der diagnostischen Schwelle für Schwangerschaftsdiabetes lag), ein deutlich höheres Risiko für angeborene Herzfehler haben.[118]

Fazit: Ihre Blutzuckerwerte in der Schwangerschaft sind wichtig. Es kristallisiert sich deutlich heraus, dass die ungünstige „fetale Programmierung", die man üblicherweise mit Gestationsdiabetes in Verbindung bringt, auch schon bei Müttern stattfinden kann, deren Blutzuckerspiegel nur leicht erhöht ist. Deswegen bin ich dafür, dass *jede* Frau während der Schwangerschaft bewusst auf ihren Blutzuckerspiegel achten und sich so gesund ernähren sollte, dass der Blutzucker im gesunden Bereich bleibt. So wird die sowieso schon geforderte Bauchspeicheldrüse nicht unnötig und zusätzlich belastet.

Wie kann ich meinen Blutzuckerspiegel gesund halten?

Die gute Nachricht ist, dass der Blutzuckerspiegel sehr gut auf Ernährungsumstellungen und Veränderungen in der Lebensführung anspricht. Zuallererst müssen Sie wissen, dass die Kohlenhydrate die einzigen Nährstoffe sind, die Ihren Blutzucker direkt und deutlich in die Höhe treiben. Das ist der erste und wichtigste Schritt. Bei einem Schwangerschaftsdiabetes müssen Sie auf die Gesamtkohlenhydrate achten, die Sie zu sich nehmen und besonders aufmerksam sein, wie viele und vor allem welche Kohlenhydrate Sie essen. Das ergibt Sinn, besonders wenn man bedenkt, dass man den Schwangerschaftsdiabetes auch als „Kohlenhydratintoleranz in der Schwangerschaft" bezeichnen könnte.

Man könnte davon ausgehen, dass sich diese Sachverhalte von selbst erklären, aber die traurige Wahrheit ist, dass die offiziellen Richtlinien zum Schwangerschaftsdiabetes die Wahrheit außer Acht lassen und eine Ernährung mit vielen Kohlenhydraten (mindestens 175 g am Tag) empfehlen. Das ist einfach nur dumm. Wenn Sie die Diagnose „Kohlenhydratintoleranz" erhalten, warum sollten Sie dann viele Kohlenhydrate essen? Wenn man bedenkt, wie routinemäßig auf Schwangerschaftsdiabetes getestet wird – nämlich mit einem Glukosetoleranztest, bei dem man 50 g Glukose oder mehr aufnehmen muss –, sollte man darüber nachdenken, warum Sie einen normalen Blutzucker haben sollten, wenn Sie bei fast jeder Mahlzeit mindestens 50 g Kohlenhydrate (die vom Körper in Glukose umgewandelt werden) essen?

Kein Wunder, dass ca. 50 % aller Frauen mit Schwangerschaftsdiabetes Insulin und/oder Medikamente benötigen, um ihren Blutzucker zu regulieren, wenn sie ständig Kohlenhydrate in ihren kohlenhydratresistenten Körper hineinstopfen.[119] Die Schuld liegt nicht bei den Frauen, sie tun nur das, was ihnen es gut meinende, aber schlecht informierte Ärzte sagen. Das ist einer der wichtigsten Gründe, warum ich meinen Ernährungsplan zur „echten Ernährung" entwickelt habe. Nicht die Frauen haben versagt, sondern *die Ernährung*. Die Vorteile und Sicherheit einer kohlenhydratreduzierten, nährstoffreichen Ernährung während der Schwangerschaft liegen auf der Hand: Für eine optimale Entwicklung des Kindes kann so der Blutzucker besser reguliert werden.

Eine Studie fand heraus, dass eine Ernährung mit niedrigem glykämischen Index die Wahrscheinlichkeit einer Insulinsubstitution bei Schwangeren um volle 50 % senkt.[120] Eine weitere Studie stellt fest, dass ein Menüplan mit niedrigem glykämischen Index „den mütterlichen Blutzuckerspiegel im akuten Fall über den ganzen Tag hinweg halbieren kann und Schwankungen im Blutzuckerspiegel reduziert. Das ist ein weiterer Beweis dafür, dass eine Ernährung mit niedrigem glykämischen Index in der Schwangerschaft sinnvoll ist".[121] Anders ausgedrückt: Ihre Ernährung spielt bei der Regulierung des Blutzuckers eine sehr große Rolle. Der Verzicht auf raffinierte Kohlenhydrate kann in dieser Hinsicht einen sehr großen Unterschied machen.

Was den Schwangerschaftsdiabetes betrifft, müssen Sie sich sehr wahrscheinlich mehr anstrengen. Auf raffinierte Kohlenhydrate zu verzichten wird allein nicht helfen. Sie müssen bei allen Kohlenhydraten vorsichtig sein, egal wo diese auch herkommen mögen, außerdem sollten Sie jeden Morgen und 1-2 Stunden nach jeder Mahlzeit Ihren Blutzuckerspiegel (also den Nüchternblutzucker) mit einem Blutzuckermessgerät überprüfen. So können Sie herausfinden, wann Ihr Blutzucker steigt und dementsprechend handeln. (Siehe auch Kapitel 9 für Blutzuckerwerte in der Schwangerschaft im Vergleich zu den Werten bei Nicht-Schwangeren.)

Wenn Sie zum Beispiel nach den Mahlzeiten hohe Blutzuckerwerte haben, ist dies oft ein Zeichen dafür, dass Sie zu viele Kohlenhydrate essen. Selbst wenn diese Kohlenhydrate aus vollwertigen, gesunden Nahrungsmitteln wie Obst, Joghurt oder Süßkartoffeln stammen, sind und bleiben es Kohlenhydrate, die Ihren Blutzucker anheben. Was für eine andere Frau gut funktioniert, ist nicht unbedingt das, was auch Sie an Portionsgröße oder überhaupt tolerieren können. Außerdem hängt es auch von der Kombination der Nahrungsmittel ab, die Sie zu den Mahlzeiten und/oder als Snack verzehren. Oftmals kann man den Blutzucker am besten einstellen, wenn man eine kleine Portion Kohlenhydrate mit ausreichend viel Fett und Protein (und nicht-stärkehaltigem Gemüse) kombiniert. Obwohl es zu Beginn ratsam ist, sich an grundlegenden Prinzipien zu orientieren, sollten Sie wissen, dass die Einstellung des Blutzuckers eine sehr individuelle Angelegenheit ist und immer durch regelmäßige Kontrollen mit einem Blutzuckermessgerät überwacht werden sollte. Bitte lesen Sie auch Kapitel 2 über Kohlenhydrate, Nahrungsmittelkombinationen und achtsames Essen. All diese Dinge spielen für die Einstellung des Blutzuckers eine wichtige Rolle.

Während die Ernährung unbestritten das Wichtigste ist, was Sie für Ihren Blutzucker tun können, kommt Sport gleich an zweiter Stelle. Regelmäßige Bewegung kann helfen, den Gesamtzuckerspiegel (sowohl nüchtern als auch postprandial) zu senken. Außerdem wirkt sie einer Insulinresistenz entgegen und reduziert den Bedarf an medikamentöser Behandlung.[122]

Wie kann ich einem Schwangerschaftsdiabetes vorbeugen?

Das ist die Millionen-Dollar-Frage. Manchmal entzieht sich ein Schwangerschaftsdiabetes Ihrer Kontrolle und manchmal gibt es Dinge, die Sie selbst in die Hand nehmen können, um das Risiko zu minimieren. Wenn man bei Ihnen einen Diabetes diagnostiziert hat, rate ich Ihnen, nicht allzu lange darüber nachzudenken, *warum* das so ist.

Wenn es zum Beispiel Diabetiker in Ihrer Familie gibt, Sie relativ spät schwanger geworden sind, sie vor der Schwangerschaft vielleicht einen Prädiabetes hatten, der nicht diagnostiziert wurde oder Sie vor der Schwangerschaft übergewichtig waren, zeigen uns die Statistiken, dass es in diesen Fällen häufiger zu einem Schwangerschaftsdiabetes kommt (oder besser gesagt zu einer Insulinresistenz). Sie können die Uhr nicht zurückdrehen und nachträglich abnehmen oder die Krankheitsgeschichte Ihrer Familie neu schreiben. Wichtig ist, dass Sie sich ganz darauf konzentrieren, *was Sie jetzt* dagegen tun können: wie sie Ihre Ernährung und Ihre Lebensgewohnheiten *aktuell* verändern können.

Wenn Sie keine Diagnose haben und einem Schwangerschaftsdiabetes vorbeugen möchten, gibt es wissenschaftliche Belege dafür, dass Veränderungen in der Lebensführung bei *manchen Frauen* das Risiko für diese Krankheit senken kann. Vorausgesetzt, Sie essen genug Protein.

Das müssen Sie tun, weil die Bauchspeicheldrüse – die das Insulin ja produziert – in der frühen Schwangerschaft dramatische Umstellungen durchläuft und bis zu dreimal mehr Insulin ausschütten muss als sonst (sie muss schließlich der Insulinresistenz der zweiten Schwangerschaftshälfte vorbeugen *und* den Blutzucker in dem 20 %-weniger-als-üblich-Bereich halten). Um das zu erreichen, ist die Bauchspeicheldrüse auf bestimmte Aminosäuren angewiesen, woraus man schlussfolgern kann, dass eine gedrosselte Proteinzufuhr besonders im ersten Trimester als Risikofaktor für Gestationsdiabetes gelten darf.[123]

Zusätzlich müssen Sie Ihren Kohlenhydratkonsum im Auge behalten, vor allem, was raffinierte Kohlenhydrate betrifft. Frauen, die Fruchtsäfte trinken oder zu viele Cerealien, Kekse und anderes Gebäck essen, entwickeln häufiger einen Schwangerschaftsdiabetes (interessanterweise ist das weniger der Fall bei Frauen, die regelmäßig Nüsse verzehren).[124] Auch übermäßiger Obstkonsum geht mit einer größeren Wahrscheinlichkeit für Schwangerschaftsdiabetes einher, vor allem wenn viele Früchte mit hohem glykämischen Index auf dem Speiseplan stehen.[125] Das ist nur logisch, weil Kohlenhydrate mit einem hohen glykämischen Index den Blutzucker in die Höhe schnellen lassen, was bei manchen Frauen die Insulin-Kapazitäten der Bauchspeicheldrüse übersteigt. Kohlenhydrate mit hohem glykämischen Index sind doppelt schlimm, weil sie nicht nur für Spitzenwerte im Blutzucker sorgen, sondern auch dick machen. Übergewicht treibt wiederum die Insulinresistenz voran und der Teufelskreis schließt sich.

Eine Studienautorin schreibt „schon der Verzehr einer anderen Sorte Kohlenhydrate (von hohem zu niedrigem glykämischen Index) verändert bei schwangeren und nicht schwangeren Frauen die Glukose- und Insulinreaktion postprandial. Eine nachhaltige Ernährungsumstellung in der Schwangerschaft unter Berücksichtigung der Art der Kohlenhydrate, die verzehrt wird, beeinflusst das Wachstum der fetoplazentaren Einheit und die Gewichtszunahme der Mutter. Der Verzehr von Kohlenhydraten mit überwiegend hohem glykämischen Index resultiert in einem zu starken Wachstum der fetoplazentaren Einheit und in Übergewicht der Mutter. Der Verzehr von Kohlenhydraten mit niedrigem glykämischen Index führt zu einem Normalgewicht bei der Mutter und bei den Neugeborenen zu einer Gewichtsperzentile zwischen 25 und 50".[126]

Bitte vergessen Sie nicht, dass Sport bei der Regulierung des Blutzuckers auch eine wesentliche Rolle spielt. Frauen, die während der Schwangerschaft regelmäßig Sport treiben, können ihr Risiko für Schwangerschaftsdiabetes um bis zu 78 % senken.[127] Wenn das keine Motivation für Sie ist, dann weiß ich auch nicht.

Auch Nährstoffmangel kann zu einem entgleisten Blutzuckerstoffwechsel beitragen. Insbesondere bei Vitamin D gibt es Zusammenhänge mit Insulinresistenz und einem größeren Risiko für Gestationsdiabetes.[128] Ebenso spielt Magnesium bei der Insulinresistenz eine wichtige Rolle, denn bei Frauen mit niedrigen Magnesiumwerten ist das Risiko, an Schwangerschaftsdiabetes zu erkranken, höher.[129] Die Supplementation mit Magnesium (250 mg/Tag) bei Schwangeren, bei denen ein Gestationsdiabetes diagnostiziert wurde, konnte nachweislich den Blutzuckerspiegel signifikant senken und zu besseren Schwangerschaftsverläufen führen.[130]

Aber Forschungsergebnisse beiseite. Es genügt zu wissen, dass Sie das Risiko eines Schwangerschaftsdiabetes minimieren können, wenn Sie sich an die Ernährungsempfehlungen in diesem Buch halten. Ich möchte nicht zu sehr ins Detail gehen, aber es gibt eine ganze Reihe von Nährstoffen, die für einen gesunden Blutzuckerspiegel wichtig sind (zusätzlich zu denen, über die ich hier geschrieben habe). Eine nährstoffreiche Ernährung, die Sie mit all diesen Vitaminen, Mineralen und Antioxidantien versorgen kann ist, ist immens wichtig.

Wenn Sie glauben, Probleme mit Ihrem Blutzucker zu haben oder wenn bereits ein Diabetes bei Ihnen diagnostiziert wurde, können Sie in meinem Buch *Real Food for Gestational Diabetes* nachlesen, wie Sie Schritt für Schritt mit dieser Diagnose umgehen können. In diesem Buch schreibe ich ausführlich über geeignete Menüpläne für einen optimal eingestellten Blutzucker, gebe Ihnen Tipps zu Medikamenten, die den Blutzuckerspiegel senken und vieles mehr.

In diesem Abschnitt haben wir uns ausführlich damit beschäftigt, wie sich der Blutzucker auch in der Schwangerschaft optimal einstellen lässt. Sicherlich haben Sie auch Fragen zu den üblichen Untersuchungen und Screenings zu diesem Thema. Auf Ihre Fragen zu einem oft kontrovers diskutierten und verwirrenden Thema werde ich in Kapitel 9 eingehen.

Zusammenfassung

Ich hoffe, mit diesem Kapitel konnte ich die häufigsten Schwangerschaftsbeschwerden für Sie in einen Kontext rücken und Ihnen Stoff zum Nachdenken geben. Bei diesen Themen gibt es so viel Angst, Verwirrung und Fehlinformationen, dass man als Schwangere schnell das Gefühl haben kann, die Kontrolle zu verlieren über das, was gerade passiert. Oft hilft es, zu verstehen, *warum* Sie ein bestimmtes Symptom oder eine gewisse Schwangerschaftsbeschwerde haben, um konstruktive Lösungswege zu finden. Mit dieser Information können Sie das Ruder wieder selbst in die Hand nehmen, um auf dem holprigen Weg zum Ziel etwas langsamer zu fahren oder gleich einen ganz anderen Weg zu wählen.

Wie Sie wissen, gibt es bei den meisten Schwangerschaftsbeschwerden zumindest *etwas, was Sie dagegen* tun können. Meist liegt es an Ihnen, Ihren Lebensstil zu verändern. Auch wenn es mehrere Möglichkeiten zur Auswahl gibt, lohnt es sich eine Strategie zu haben oder eine Liste, an der man sich orientieren kann. Bevor Sie sich nun in das nächste Kapitel vertiefen, möchte ich Sie dazu ermutigen, das Wichtigste zu notieren und Ihnen und Ihrem Baby zu versprechen, dass Sie Ihr neu erworbenes Wissen auch tatsächlich umsetzen werden. Ihre Handlungswilligkeit reiht sich damit nahtlos an das folgende Kapitel, in dem sich alles um Bewegung und Sport in der Schwangerschaft dreht. Die wissenschaftlichen Daten zum Thema Sport für Schwangere heben sich vielleicht deutlich ab von allem, was Sie von Freundinnen gehört haben. In meiner Erfahrung habe ich festgestellt, dass schwangere Frauen sich in der Regel weniger (nicht mehr) bewegen, solange sie keine richtigen Informationen zu diesem Thema haben. Deswegen freut es mich besonders, Ihnen alles über Sport in der Schwangerschaft erzählen zu dürfen.

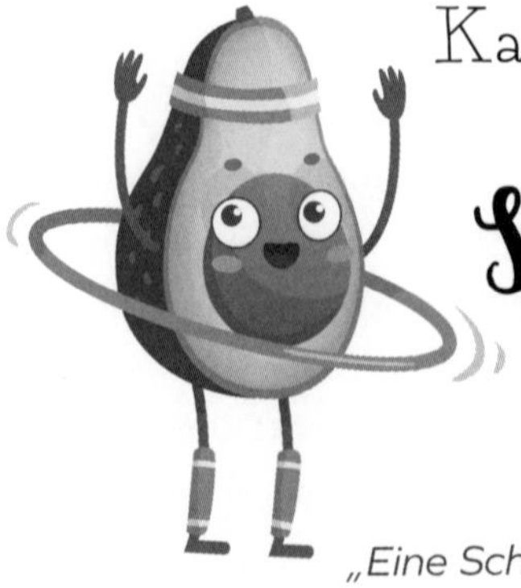

Kapitel 8

Sport und Bewegung

„Eine Schwangerschaft steht nicht mehr im Widerspruch zu sportlicher Aktivität, sondern bietet eher die Gelegenheit, das eigene Verhalten den Umständen entsprechend anzupassen. Die meisten Sportarten sind für Schwangere sicher …"

— Dr. Ylva Trolle Lagerros, Karolinska Institutet

Wir alle wissen, dass Sport gesund ist, aber aus irgendeinem Grund wird dieses Wissen sehr kontrovers diskutiert, sobald es um Schwangerschaft und schwangere Frauen geht. Noch vor wenigen Jahrhunderten waren Frauen während einer Schwangerschaft noch genauso aktiv wie vorher. Heutzutage ist das Thema Sport in der Schwangerschaft mit vielen Ängsten besetzt. Auch wenn man vorsichtig sein und vor allem in der zweiten Schwangerschaftshälfte bestimmte Anpassungen vornehmen sollte, ist Sport für Mutter und Baby eine tolle Sache.

Der *American Congress of Obstetricians and Gynecologists* (ACOG), der die professionellen Richtlinien für alle Frauenärzte und Geburtshelfer in den USA verfasst, empfiehlt, dass schwangere Frauen „möglichst jeden Tag mindestens 30 Minuten moderat trainieren sollten", außer wenn medizinische Gründen dagegensprächen. Trotz der offiziellen Empfehlung raten die meisten Frauenärzte ihren schwangeren Patientinnen nicht zu regelmäßiger Bewegung, obwohl es keine wissenschaftlichen Beweise dafür gibt, dass Sport in der Schwangerschaft für Mutter und Kind schädlich sein könnte.[1]

Das könnte zum Teil erklären, warum die meisten Frauen ihre sportliche Betätigung an Intensität und Dauer im Laufe der Schwangerschaft zurückfahren.[2] Eine Studie aus dem Jahr 2017 fand heraus, dass nur 15 % der Frauen den Empfehlungen des ACOG entsprechen.[3] Mit diesem Kapitel möchte ich Ihnen akkurate und evidenzbasierte Informationen zum Thema Schwangerschaft und Sport geben und Ihnen mit praktischen und leicht umzusetzenden Tipps zeigen, wie Sie den Sport an Ihre Bedürfnisse als Schwangere anpassen können.

Sie fragen sich vielleicht, was eine Ernährungsberaterin zum Thema Sport zu sagen hat, aber vielleicht hilft es Ihnen zu wissen, dass ich neben meinen Qualifikationen auf dem Gebiet der Ernährungswissenschaften auch zertifizierte Pilates-Trainerin bin. Mit Pilates habe ich schon viele Frauen vor und nach der Geburt begleiten dürfen, in enger Zusammenarbeit mit Therapeutinnen, die sich auf Frauengesundheit spezialisiert haben (d. h. die auf Beschwerden wie Organprolaps im Beckenbereich und Rektusdiastase spezialisiert sind). Ich habe zu dem Thema also durchaus eine Meinung.

Sport macht gesund

Zur positiven Wirkung der sportlichen Betätigung auf den Schwangerschaftsverlauf gibt es viele gute Studien. Eine Wissenschaftlerin bezeichnet die wissenschaftliche Beweislage als „unwiderlegbar".[4] Frauen, die auch in der Schwangerschaft aktiv sind, nehmen in der Regel weniger zu, haben ein geringeres Risiko für Gestationsdiabetes und Präeklampsie und erholen sich nach der Geburt schneller.[5,6]

In der Tat zeigte eine große Studie mit mehr als 21.000 Frauen, dass Schwangere, die viel sitzen und sich wenig bewegen, ein 2,3-mal höheres Risiko für Schwangerschaftsdiabetes haben.[7] Eine andere Studie fand heraus, dass inaktive Frauen dreimal häufiger an Bluthochdruck erkranken, 1,5-mal häufiger zu viel an Gewicht zunehmen und 2,5-mal so häufig zu große Kinder entbinden als Frauen, die dreimal pro Woche trainieren.[8] Sport und Bewegung stärken den Beckenboden und verbessern die Sauerstoffaufnahme, was während der Geburt von großem Vorteil ist.[9] Außerdem ist die Kaiserschnittrate bei Frauen, die Sport treiben, niedriger.[10] Wenn Sport eine Droge wäre, wäre jede schwangere Frau süchtig danach.

Sport bringt nicht nur körperliche Vorteile, sondern wirkt sich positiv auf Geist und Gemüt aus. Körperliche Betätigung lindert Stress, Ängste und Depression. Außerdem hilft Ihnen die Bewegung, mit Ihrem Körper auch in den Zeiten rapider Veränderungen in Einklang zu bleiben. Das verbesserte Bewusstsein zwischen Geist und Körper kann Sie dabei unterstützen, den richtigen Sport bei Rückenschmerzen, Haltungsproblemen und Verletzungsanfälligkeit zu finden. Vor allem vom Schwangerschaftsyoga weiß man, dass es Ängste abbauen kann, wohltuend bei Depression, Stress und Schlafstörungen ist und Rückenschmerzen lindern kann.[11]

In der Regel kann man sagen, dass Frauen, die während der Schwangerschaft Sport treiben, auch nach der Entbindung schneller wieder in Bewegung kommen und leichter wieder ihr Normalgewicht erreichen.

Sport tut Ihrem Baby gut

Einer der wichtigsten Gründe, warum Frauen vor körperlicher Betätigung in der Schwangerschaft zurückschrecken, ist, dass sie Angst haben, ihrem Baby zu schaden. Die Wissenschaft vertritt jedoch kollektiv die Meinung, dass die gesundheitlichen Vorteile die möglichen Risiken überwiegen. Ängste, dass Sport die Blutzufuhr zum Baby unterbindet, das Risiko einer Fehlgeburt erhöht oder den Puls zu sehr in die Höhe treibt, haben sich als Ammenmärchen erwiesen.

Interessanterweise hat man herausgefunden, dass, während die Blutzufuhr zur Gebärmutter bei sportlicher Betätigung *tatsächlich* gedrosselt wird, die Sauerstoffversorgung des Babys dank mehrerer komplexer Stoffwechselvorgänge gesichert bleibt.[12] Mit anderen Worten heißt das, Ihr Baby ist schlauer, als Sie denken. Außerdem haben Studien zeigen können, dass regelmäßige Bewegung in der Schwangerschaft die Herzfrequenzvariabilität des Fötus steigert, mit möglichen positiven Folgen für die Entwicklung des Gehirns und des Nervensystems.[13] Zahlreiche Untersuchungen haben bestätigt, dass sportliche Betätigung förderlich für die Gehirnentwicklung ist. Eine Studie hält fest: „Im Vergleich zu neugeborenen Kindern, deren Mütter während der Schwangerschaft inaktiv waren, ist das Gehirn von Kindern, deren Mütter aktiv waren, zum Zeitpunkt der Geburt ausgereifter."[14] Diese Vorteile scheinen über das erste Lebensjahr hinauszugehen, denn Kinder aktiv Sport treibender Mütter verfügen später in der Kindheit über bessere Sprachfertigkeiten und schneiden auch akademisch besser ab.[15]

Neben den Vorteilen für die Gehirnentwicklung konnte bei Kindern, deren Mütter in der Schwangerschaft Sport trieben, auch ein geringeres Risiko für Übergewicht, Typ-2-Diabetes und metabolischem Syndrom beobachtet werden.[16] Eine Studienautorin fasst es sehr treffend zusammen: „Wir haben zunehmend Beweise, dass sich sportliche Betätigung während der Schwangerschaft positiv auf die Gesundheit und das Wohlbefinden des Fötus auswirkt. Diese Vorteile wirken weit in die Kindheit hinein. Die Vorteile für den Nachwuchs zeigen sich in Hinblick auf Körpergewicht und -aufbau, kardiovaskuläre Gesundheit und die Entwicklung des Nervensystems. Die sportliche Betätigung in der Schwangerschaft wirkt sehr wahrscheinlich als eine Art fetale Programmierung, die im Uterus für eine gesunde Umgebung sorgt, und das während einer entscheidenden Phase in der Entwicklung der fetalen Organe."[17]

Wenn Ihnen diese Formulierung Schwierigkeiten bereitet, stellen Sie sich das Ganze einfach so vor: Während des Sports wird der Kreislauf angeregt, was auch die Sauerstoff- und Nährstoffversorgung Ihres Babys ankurbelt. Vergessen Sie bitte nicht, dass Ihr Baby *ausschließlich* über Ihren Kreislauf mit Nährstoffen und Sauerstoff versorgt werden kann. Sie dürfen und sollen Ihr Blut durchaus in Wallung bringen!

So kommen Sie in Bewegung

Das ideale Trainingsprogramm für Sie hängt ganz von Ihren persönlichen Fähigkeiten, Vorlieben und Ihrem körperlichen Zustand vor der Schwangerschaft ab. In der Regel sollten Sie 30 Minuten am Tag (oder mindestens 150 Minuten in der Woche) trainieren. Dazu gehören Ausdauersport und Krafttraining.[18]

Wenn Sie es nicht gewohnt sind zu trainieren, sollten Sie langsam beginnen und zum Beispiel nach dem Mittagessen zehn Minuten zügig spazieren gehen. Sobald Ihnen das leichtfällt, können Sie Ihr Pensum langsam steigern, bis Sie sich jeden Tag 30 Minuten sportlich betätigen können. Natürlich dürfen Sie diese Zeit auch ausdehnen, wenn Sie möchten. Manche Frauen entscheiden sich für mehrere kurze Trainingseinheiten pro Tag und profitieren von mehreren kurzen Spaziergängen mehr als von einem längeren Workout. Andere Frauen wiederum trainieren lieber 3-4-mal in der Woche und dafür länger am Stück. Sie wissen selbst am besten, was für Ihren Körper gut ist. Es lohnt sich auch, darüber nachzudenken, welche Art von Sport Sie am liebsten machen, weil Bewegung keine Strafe sein, sondern Ihnen zu einer gesunden und glücklichen Schwangerschaft verhelfen soll. Aus diesem Grund spreche ich lieber von „Bewegung“ als von „Sport“.

Wenn Sie bislang noch nicht regelmäßig trainiert haben, sollten Sie im Vorfeld mit Ihrem Arzt oder Ihrer Hebamme abklären, welche Bewegung für Sie in Frage kommt und ob es Kontraindikationen gibt. Sie können auch gemeinsam Zielvereinbarungen treffen, zum Beispiel wenn Sie einen Schwangerschaftsdiabetes haben und Ihren Blutzuckerspiegel senken möchten.

Ein Wort der Vorsicht

Es gibt Überlegungen, die jede schwangere Frau anstellen sollte, damit sie ein Trainingsprogramm zusammenstellen kann, das ihren Bedürfnissen entspricht und auch ihrem Kind nicht schadet. Wenn Ihr Arzt oder Ihre Hebamme Sie für den Sport „freigegeben“ hat, gibt es ein paar Punkte, die Sie beachten sollten.

Zuerst sollten Sie sich ins Bewusstsein rufen, dass Ihr Körper in dieser Zeit erstaunliche Veränderungen erlebt, die notwendig sind, um Ihre Gebärmutter für das heranwachsende Baby so angenehm wie nur möglich zu machen. Schwangerschaft bedeutet, dass nicht nur das Blutvolumen größer wird, sondern sich auch Herzleistung und Atemfrequenz steigern. Das kann dazu führen, dass sie manchmal das Gefühl haben, etwas kurzatmig zu sein. Im dritten Trimester wird dieses Gefühl noch verstärkt, weil das Baby immer größer wird, von unten gegen das Zwerchfell drückt und die Lungenkapazität einschränkt (und damit auch die Sauerstoffaufnahme). Hören Sie auf Ihren Körper und arbeiten Sie mit dem Sprech-Test (siehe unten), um Ihre persönliche Belastbarkeit zu eruieren.

Der Sprech-Test

Der Sprech-Test ist eine einfache Methode, mit der Sie herausfinden können, wie belastbar Sie körperlich sind. Wenn Sie während des Trainings außer Atem geraten, Atemnot bekommen oder keinen einfachen Satz mehr sagen können, wissen Sie, dass Sie es gerade ein wenig übertreiben. Treten Sie langsamer und atmen Sie tief durch. Es ist völlig normal, wenn Pulsfrequenz und Atmung schneller werden, es sollte aber nicht so weit gehen, dass Sie keine Luft mehr bekommen oder Ihnen schwindelig wird. Sie bewegen sich richtig, wenn Ihre Pulsfrequenz steigt, Sie sich aber immer noch mit jemandem unterhalten können. Ich weiß, dass diese Empfehlung etwas vage daherkommt, aber mit dem „Sprech-Test" kann man die eigene Belastbarkeit besser messen als mit allen anderen Methoden.[19] Die Physiotherapeutin Marika Hart drückt es treffend aus, wenn sie sagt: „Sie sollten sprechen können, aber nicht unbedingt singen."

Die Herzfrequenz

Viele Frauen haben das Bedürfnis, während des Trainings die Herzfrequenz zu überprüfen. Es wird Sie vielleicht überraschen zu hören, dass die Herzfrequenz in der Schwangerschaft keinen Aufschluss gibt über die körperliche Belastbarkeit. Auch gibt es keine Richtlinien dafür, welche Herzfrequenz in der Schwangerschaft nun ideal (oder zu hoch) sein soll.

Im Großen und Ganzen drehen sich die Bedenken darum, dass zu viel Sport dazu führt, dass die Blutzufuhr zur Plazenta gedrosselt und in die Muskeln umgeleitet wird. Das würde sich auch auf die Herzfrequenz des Fötus auswirken. Es gibt allerdings keine wissenschaftlichen Daten, die diese These untermauern. Studien haben gezeigt, dass mäßige bis leicht anstrengende Bewegung bei gesunden Schwangeren den Fötus nicht in eine Notsituation bringt oder die fetale Herzfrequenz senkt.[20] Wenn Sie aber für gewöhnlich Leistungssport treiben oder Hochintensivtraining machen, wäre eine professionelle Anleitung ideal. Für uns restliche 99 % gilt, dass moderater Ausdauersport in der Schwangerschaft nichts ist, vor dem man Angst haben müsste.

Überdehnen lohnt nicht

In der Schwangerschaft schüttet der Körper das Hormon Relaxin aus, das eine *Entspannung* der Bänder im Körper bewirkt. Ohne Relaxin könnte sich Ihr Becken nicht dehnen und das Baby nicht über den Geburtskanal geboren werden! Wenn man darüber nachdenkt, ist das Ganze ein super ausgeklügeltes System.

Der einzige Nachteil dabei ist, dass manche Frauen das Gefühl haben, ihre Bänder seien etwas *zu* locker. Nicht selten werden die Gelenke – allen voran die Schambeinfuge (Symphysis pubica) und das Kreuzdarmbeingelenk (Lendenwirbelsäule und Hüfte) – instabil und sorgen für Unwohlsein.[21] Aus diesem Grund können drehende, streckende oder hüpfende Bewegungen mit plötzlichem Anlauf oder Abbremsen zum Problem werden. Manche Frauen können die Hüften/das Steißbein nicht mehr belasten oder dehnen, ohne dass es dabei zu Schmerzen kommt. Dehnen und strecken Sie sich behutsam und achten Sie auch beim Yoga und vor allem im dritten Trimester darauf, dass Sie sich nicht überstrecken. In dieser Zeit tragen Sie viel zusätzliches Gewicht (Ihr Baby, die Plazenta und das Fruchtwasser) mit sich herum und sollten Ihre Grenzen sehr sanft ausloten. Übertreiben Sie es bitte nicht. Während der Schwangerschaft kann man sich leicht überdehnen und aus Versehen den ein oder anderen Muskel zerren.

Beachten Sie auch, dass Bewegungen, die den Körper belasten, wie zum Beispiel Joggen, in der Schwangerschaft unangenehm werden können. Die Gewichtszunahme in der Schwangerschaft bedeutet vor allem beim Laufen eine zusätzliche Belastung für Kniegelenke und Hüfte. Wenn Sie schon vor der Empfängnis viel gejoggt sind, spricht nichts dagegen, dass Sie das auch in der Schwangerschaft tun, Sie sollten aber *unbedingt* auf Ihren Körper *hören*. Sobald eine Bewegung oder eine Aktivität unangenehm wird, sollten Sie zu einer Sportart wechseln, die den Körper nicht so stark belastet. Hier bieten sich Gehen, Schwimmen, moderates Wandern oder ein Ellipsen-Crosstrainer an. Schonendes Ausdauertraining ist weniger belastend für die Gelenke und nimmt den Druck von der Beckenbodenmuskulatur (was Harninkontinenz und Organprolaps vorbeugen kann). Für jedes Unwohlsein beim Sport gilt das Motto: „Es lohnt sich *nicht*, durch den Schmerz hindurch zu trainieren."

Körperhaltung und Rückenschmerzen

Bewegung und Sport sind nur so lange gewinnbringend und sicher, wie Sie dabei die richtige Haltung bewahren. Gerade in der Schwangerschaft ist das besonders wichtig, weil sich der Körperschwerpunkt ändert und Sie in der Regel sehr viel extra Gewicht tragen müssen. Je größer der Bauch wird, desto mehr wird der Körper nach vorne gezogen. Viele Frauen neigen dann dazu, die Hüfte nach vorne zu schieben und sich nach hinten zu lehnen oder das Steißbein weiter unter den Körper zu schieben, um das Gewicht des Babys auszugleichen. Oft gerät dabei aber der ganze Körper aus dem Gleichgewicht und kann Hüft- oder Rückenschmerzen schlimmer machen.

Anstatt sich von dem Gewicht des Babys nach vorne ziehen zu lassen, sollten Sie bewusst versuchen, in die Höhe „zu wachsen". Stellen Sie sich vor, Sie würden am Scheitelpunkt Ihres Kopfes wie von einer unsichtbaren Schnur nach oben gezogen. In der richtigen Haltung ruht der Kopf direkt über Ihren Schultern (die Ohren in einer Linie mit den Schultern), die Schultern wiederum liegen mittig über dem Brustkorb, der Brustkorb mittig über Ihren Hüften, die Hüften ruhen in einer Linie über den Knien und die Knie über den Sprunggelenken. Das Gewicht verteilt sich gleichmäßig auf die Fußsohlen und Fersen beider Beine. Nehmen Sie sich Zeit und denken Sie darüber nach!

Auch wenn Ihre Brüste sehr groß geworden sind oder Sie kein gutes Gespür für Ihre Haltung haben, kann es zu Rückenschmerzen kommen, wenn sich die Schultern nach vorne krümmen und Sie einen Rundrücken entwickeln. Dem können Sie vorbeugen, indem Sie bewusst und regelmäßig Ihre Brustmuskulatur dehnen und die Muskeln der oberen Rückenpartie stärken (zwischen den Schulterblättern). Stellen Sie sich bildlich vor, wie sich Ihre Schlüsselbeine nach oben heben, weg vom Bauch, und sich sanft nach außen öffnen. Eine vorgebeugte Haltung wird in der Regel nach der Entbindung noch schlimmer, weil Sie dann viel Zeit mit Stillen verbringen und Ihr Baby oft herumtragen werden. Es lohnt sich also, rechtzeitig auf eine gute Körperhaltung zu achten.

Auch eine schwache Bauchmuskulatur kann Rückenschmerzen verschlimmern, weil die Bauchmuskeln die Wirbelsäule „aufrichten" und den Körperschwerpunkt beeinflussen. Bewährt haben sich hier Übungen, die den Körpermittelpunkt stärken und/oder die Arbeit mit einem Gymnastikball. Die Wirksamkeit dieser Methoden und Hilfsmittel bei Rückenschmerzen im Lendenwirbel- und Beckenbereich in der Schwangerschaft wurde wissenschaftlich belegt.[22] Im Folgenden stelle ich Ihnen eine Auswahl an Übungen vor, die Sie ausprobieren können.

Die richtige Haltung

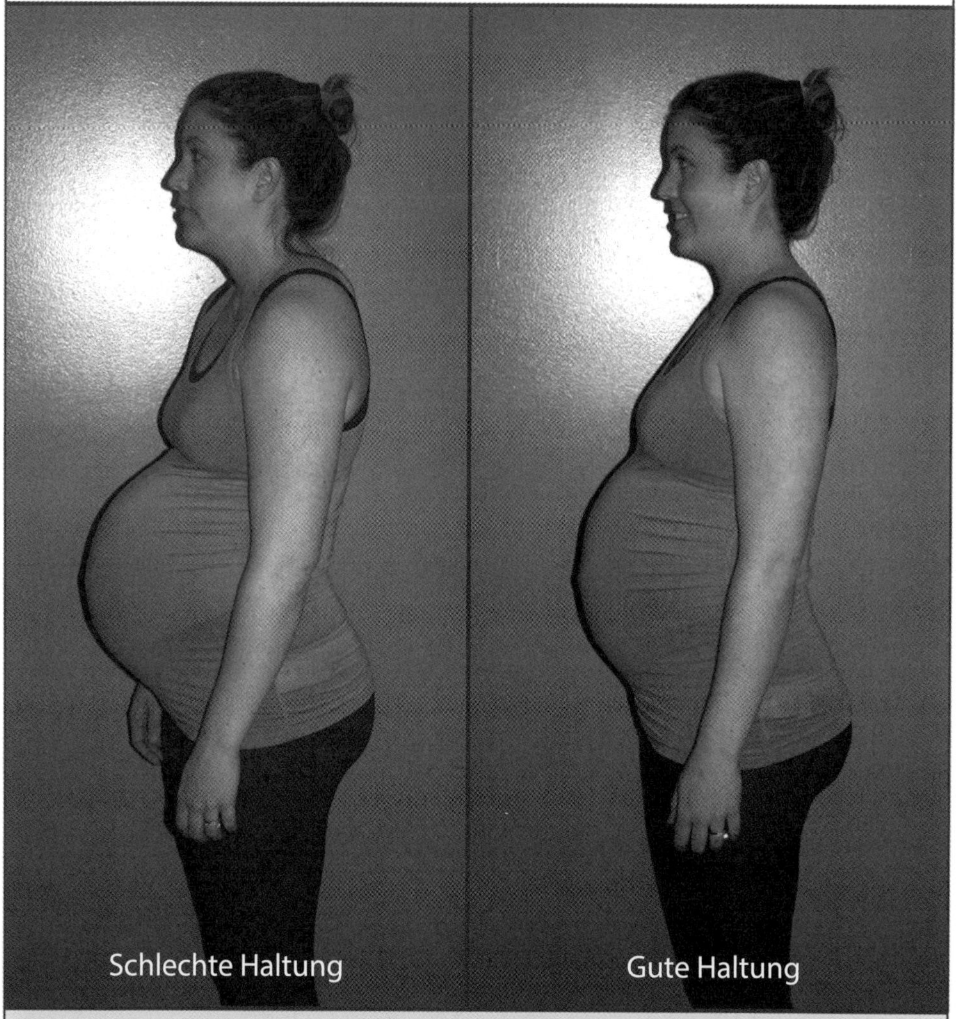

Beide Fotos der Schwangeren (40. Schwangerschaftswoche) sind innerhalb weniger Minuten entstanden. In dem Beispiel für „schlechte Haltung" steht die Schwangere mit Hohlkreuz und nach vorne gekippter Hüfte da. Sie lässt sich vom Gewicht des Babys nach vorne ziehen. Außerdem beugt sie ihre Schultern nach vorne, sodass auch ihr Kopf nach vorne gezogen und der Nacken belastet wird.

In dem Beispiel für „gute Haltung" nutzt die Schwangere ihre Bauch- und Rückenmuskeln aktiv, um das Baby nach oben zu holen und mehr in Richtung Wirbelsäule zu halten. Das rückt die Wirbelsäule gerade und nimmt den Druck und den Schmerz von Nacken und unterem Rücken. Sie steht aufrecht mit verlängerter Wirbelsäule, der Brustkorb ist gerade. Sie hat buchstäblich im Oberkörper Platz geschaffen für das Baby. Bitte beachten Sie auch den langen Nacken, den geöffneten Brustkorb und die Lage des Kopfes, der direkt über den Schultern ruht.

So können Sie Bauch, Rücken und Beckenboden stärken

Zur Muskulatur ihres Körperschwerpunkts gehören Bauch-, Rücken- und Beckenbodenmuskeln. Diese werden in einer Schwangerschaft besonders stark belastet. Als Trainerin für Pilates habe ich oft aus erster Hand beobachten können, wie gut regelmäßiges und richtig durchgeführtes Krafttraining in der Schwangerschaft sein kann. Der Körperschwerpunkt kann so gezielt stabilisiert und gestärkt werden und das ganz unter Beibehaltung der natürlichen Beweglichkeit. Pilates ist ein ausgezeichnetes Trainingsprogramm für werdende Mütter, weil es Ausdauer- und Krafttraining kombiniert. Außerdem machen sich die Übungen die natürliche Beweglichkeit der Gelenke zunutze, stärken auch kleine Muskelgruppen, die für unsere Stabilität wichtig sind und richten den Fokus auf den Körperschwerpunkt, ohne den Organismus zu sehr zu belasten. Auf diese Weise kann man überdehnte Bänder und Gelenkverletzungen vermeiden.

Bei Pilates liegt der Fokus auf Bauch-, Rücken- und Beckenbodenmuskulatur. Diese drei Gruppen werden in der Schwangerschaft besonders beansprucht und oft geschwächt. Aber es sind genau diese Muskeln, die entscheidend auf die Körperhaltung einwirken und dadurch zu einer gesunden Geburt beitragen. Vor allem die Beckenbodengymnastik kann bei einem Ärgernis helfen, das sehr weit verbreitet ist, über das aber niemand gerne spricht: die Harninkontinenz. Eine Studie konnte nachweisen, dass Frauen, die in der Schwangerschaft sechs Wochen lang ihren Beckenboden trainierten, signifikant seltener an Stressharninkontinenz litten.[23]

Umgangssprachlich formuliert heißt das, dass sich diese Frauen beim Lachen, Nießen oder Husten deutlich weniger oft „in die Hose machten". Neben den statischen Beckenbodenübungen, bei denen man den Beckenboden „nach innen hebt" (zum Beispiel die Kegel-Übungen), gibt es funktionelle Bewegungen, mit denen man den Beckenboden trainieren kann. In die Hocke gehen ist ein gutes Beispiel dafür. Der Biomechanikerin Katy Bowman zufolge ist „mehr" nicht immer gleichzusetzen mit „besser", was die Kegel-Übungen betrifft. Sie wollen ja nicht unbedingt einen zu straffen Beckenboden haben, sondern einen *gut funktionierenden.* Ein gut funktionierender Beckenboden hält bei Bedarf dicht und *entspannt sich,* wenn es nötig ist. Mit anderen Worten, er sollte *nicht die ganze Zeit über* straff sein.

Während der Schwangerschaft und unter der Geburt ist die Beckenbodenmuskulatur einer großen zusätzlichen Belastung ausgesetzt. Es ist normal und notwendig, dass diese Muskeln sich im Laufe der Schwangerschaft immer weiter dehnen, um Platz für das Baby zu machen (denn es ist recht eng da drin) und unter der

Geburt ganz nachzugeben. Nach der Entbindung kann es Monate dauern (bis zu einem Jahr), bis sie wieder so stark und funktionstüchtig sind wie vor der Schwangerschaft.[24] Wenn Sie erst einmal verstanden haben, wie Sie Ihren Beckenboden richtig an- und *entspannen* können, werden Sie sich auch schneller von der Geburt erholen. Ich empfehle Ihnen, mit einer Hebamme oder einem Physiotherapeuten zusammenzuarbeiten, die sich auf Beckenbodentraining spezialisiert haben und Frauen bei Unterleibsschmerzen, Uterusprolaps (wenn Sie das Gefühl haben, Ihre Organe rutschen nach unten weg), Inkontinenz und vielem mehr helfen können.

In einigen Ländern – wie Frankreich – gehört ein Termin bei einem Spezialisten für Beckenbodengesundheit zur Standardversorgung nach der Geburt. Das sollte in allen Ländern so sein, ist es aber leider nicht. Wenn Sie in der Schwangerschaft oder nach der Geburt den Verdacht haben, dass irgendetwas da unten „nicht stimmt", sollten Sie mit Ihrem Arzt darüber sprechen, der Sie an die richtige Stelle weiterleiten kann. Siehe auch Kapitel 12 für weitere Informationen über die Zeit nach der Geburt.

Ein Wort zu Bauchmuskelübungen

Viele Ärzte raten von Bauchmuskelübungen während der Schwangerschaft ab. Sie begründen das mit einer möglichen Rektusdiastase, bei der sich der Musculus rectus abdominis (der gerade „Waschbrett"-Bauchmuskel, der vertikal vom Brustkorb bis zum Schambein verläuft) in der Mitte öffnet und eine Lücke entsteht. Auch bei einer gesunden Schwangerschaft entsteht eine physiologische Rektusdiastase, weil die Linea alba (das Bindegewebe, das die beiden Teile des geraden Bauchmuskels zusammenhält) sich sehr stark dehnen muss, um Platz für das wachsende Baby zu schaffen. Untersuchungen haben gezeigt, dass 66-100 % aller Frauen im dritten Trimester eine mehr oder weniger ausgeprägte Rektusdiastase haben.[25]

Interessanterweise haben Studien gezeigt, dass Frauen, die sich regelmäßig bewegen oder Sport treiben, weniger oft eine Rektusdiastase hatten, und wenn doch, heilte diese nach der Geburt schneller ab. In einer anderen Studie war das Risiko einer Rektusdiastase bei Frauen, die in der Schwangerschaft keinen Sport trieben, 2,5-mal höher.[26] Wieder eine andere Studie zeigte, dass 90 % der inaktiven Frauen eine Rektusdiastase hatten im Vergleich zu nur 12,5 % der aktiven Frauen, die während der Schwangerschaft regelmäßig bestimmte Übungen durchführten.[27]

Das bedeutet, dass die Stärkung der entsprechenden Muskulatur durch Bauchmuskeltraining helfen kann, eine Rektusdiastase zu *verhindern.* Bevor Sie mit *beliebigen* Bauchmuskelübungen loslegen, sollten Sie einfach Ihren Nabel ganz sanft in Richtung Wirbelsäule und dann nach oben in Richtung Brustkorb ziehen. Tun Sie das, auch wenn Sie nicht schwanger sind (Sie können auch morgens beim Aufstehen aus dem Bett üben). Diese Übung stärkt den Musculus transversus abdominis (den quer verlaufenden Bauchmuskel), die tiefliegen Muskeln im unteren Rücken und die Beckenbodenmuskulatur. So verhindern Sie, dass der vertikale Bauchmuskel die ganze Last allein tragen muss. Man könnte sagen, dass Sie mit dieser Übung eine Art Spange um die Taille herum aufbauen.

In einer Studie wird treffend zusammengefasst, warum das funktioniert: „Die Stärkung des Musculus transversus abdominis kann die Linea alba schützen und dabei helfen, einer Rektusdiastase vorzubeugen oder zu minimieren. Außerdem hilft es Frauen, sich nach der Geburt schneller zu erholen und ihre normalen körperlichen und sozialen Tätigkeiten wieder aufzunehmen.“[28]

Frauen, die an Übungsprogrammen zur Stärkung der Beckenboden- und Bauchmuskulatur teilnehmen, berichten seltener über Rückenschmerzen und Schmerzen im Beckenbereich.[29] Der quer verlaufende Bauchmuskel hat eine wichtige stabilisierende Funktion für die Lendenwirbelsäule und den Beckenboden. Er arbeitet Hand in Hand mit den Beckenbodenmuskeln, um den Oberkörper gerade und aufrecht zu halten.[30]

Man sollte aber auch bedenken, dass nicht jedes Bauchmuskeltraining für Schwangere geeignet ist, vor allem nicht in der zweiten Schwangerschaftshälfte. Übungen wie Crunches, der „Roll up“ in Pilates oder normale Liegestütze können zu viel Druck auf die Bauch- und Beckenbodenmuskulatur ausüben.

Wenn Sie merken, dass sich bei bestimmten Übungen Ihre Mittellinie nach vorne wölbt, ist das ein Zeichen, dass Ihr Körper mit dieser Bewegung nicht gut umgehen kann. Sie können dann versuchen, Ihren quer verlaufenden Bauchmuskel mehr einzubeziehen (indem Sie ihn vor jeder Übung anspannen), die Übung an Ihr persönliches Level anzupassen oder diese Übung aus Ihrem Programm zu streichen. Ich erinnere mich noch daran, dass ich im dritten Trimester höllisch aufpassen musste, meine Bauchmuskeln nicht zu stark zu strapazieren. Sonst sah ich aus, als würde ich ein dickes Brett aus meinem Bauch herausdrücken. Es war ein deutliches Zeichen, dass ich meine Übungen anpassen musste, was ich dann auch tat. Unten stelle ich Ihnen ein paar Übungen vor, die Ihre Rumpfmuskulatur ganz sanft und behutsam kräftigen.

Sollte ich meine Rumpfmuskulatur immer anspannen?

Kurz gesagt, nein. Sie sollten Ihre Muskeln anspannen, wenn Sie sie brauchen und nicht die ganze Zeit. Auch Ihre Muskeln haben eine Pause verdient. Oder würden Sie den ganzen Tag mit einem angespannten Bizeps herumlaufen? Sicher nicht! Wenn Sie eine bestimmte Muskelgruppe die ganze Zeit über anspannen, funktioniert sie nicht mehr so gut, sobald Sie diese wirklich brauchen. Die Muskeln leiden dann unter Ermüdungserscheinungen, weil sie ja schon den ganzen Tag „angeschaltet" sind. Besser ist es, wenn Sie den Tag über auf eine gute Körperhaltung achten und Ihre Bauchmuskeln immer nur anspannen (indem Sie Ihren Nabel nach hinten in Richtung Wirbelsäule und oben ziehen und anspannen), wenn Sie diese auch tatsächlich betätigen. Das kann zum Beispiel das Hochheben einer Einkaufstasche sein, in die Hocke gehen, um etwas aufzuheben oder eine drehende Bewegung (wie beim Einräumen der Spülmaschine) oder auch beim Sport im Pilates-Kurs. Bitte achten Sie darauf, dass Sie Ihren Bauch nicht einfach „einziehen", sondern richtig anspannen und fest werden lassen. Wenn Sie Ihre Rumpfmuskulatur richtig anspannen, sollten Sie immer noch atmen können. Es geht hier um eine sanfte und subtile Anregung der Muskeln, die sich nicht anfühlen soll, als würden Sie ein viel zu enges Korsett tragen.

Beispielübungen

Stabilisierung der Hüfte

Legen Sie sich auf den Rücken. Wenn Sie schon hochschwanger sind und nicht auf dem Rücken liegen können, ohne dass Ihnen schwindelig wird oder Sie einen Schwächeanfall bekommen, können Sie diese Übung auch mit erhöhtem Oberkörper machen. Dafür können Sie einfach ein paar Frottiertücher oder dicke Decken unter Ihren Oberkörper legen.

Legen Sie Ihre Hände auf die spitzen Knochen Ihres Beckens. Stellen Sie sich bildlich vor, zwischen Ihren Hüftknochen sei ein Gummiband gespannt. Versuchen Sie nun, das Gummiband von innen heraus enger zu spannen und Ihre Hüftknochen sanft zueinander in die Körpermitte zu ziehen. Nehmen Sie dafür Ihre Muskeln zu Hilfe. 10 Sekunden halten. Lösen Sie die Anspannung, indem Sie ein paar Mal tief durchatmen. Wiederholen Sie die Übung fünf- bis zehnmal.

Übungen für die Bauchmuskulatur

Bauchmuskelübungen können Rückenschmerzen vorbeugen oder lindern. Bei allen hier beschriebenen Übungen sollten Sie auch die Bauchmuskulatur aktivieren, aber diese einfache Übung wirkt gezielt auf diesen Bereich und stärkt gleichzeitig die Lendenwirbelsäule. Wenn ich „einfach" sage, heißt es noch lange nicht, dass Ihnen die Übung leichtfallen wird! Wenn Sie dabei nicht zittern, machen Sie etwas falsch.

Setzen Sie sich mit angezogenen Knien auf eine bequeme Matte, die Fußsohlen ruhen auf dem Boden. Setzen Sie sich so aufrecht wie nur möglich hin und ziehen Sie Ihren Nabel nach hinten in Richtung Wirbelsäule. Ziehen Sie auch Ihre untersten Rippen leicht nach hinten (ohne die Haltung oder die natürliche Krümmung im unteren Rücken zu verändern). Strecken Sie Ihre Arme nach vorne aus. Lehnen Sie sich nun in einem 30°-Winkel nach hinten. Ihre Wirbelsäule sollte dabei aufrecht bleiben. Lassen Sie Ihre Lendenwirbelsäule nicht nach unten „sinken". Bleiben Sie 10-15 Sekunden in dieser Haltung und nehmen Sie dann wieder Ihre Ausgangsposition ein. Wiederholen Sie diese Übung drei- bis fünfmal.

Sie können diese Übung auch schwieriger gestalten, indem Sie die Arme ganz nach oben heben, die Arme weit nach außen öffnen oder sie kreisen lassen (geben Sie Ihrer äußeren schrägen Bauchmuskulatur eine besondere Herausforderung, indem Sie die Arme abwechselnd kreisen lassen). Seien Sie kreativ und experimentierfreudig. Die Hauptsache ist, Sie haben Spaß. Wenn Sie schon etwas Kraft aufgebaut haben, können Sie sich auch weiter zurücklehnen. Achten Sie aber immer auf eine aufrechte, gute Körperhaltung. Ihre Bauchdecke darf sich bei dieser Übung nicht vorwölben oder andere „Dellen" bekommen. Wenn das passiert, lehnen Sie sich zu weit nach hinten.

Kniebeugen

Stellen Sie sich gerade hin. Ihre Füße sollten parallel und etwas mehr als hüftbreit auseinander stehen. Die Füße dürfen auch leicht nach außen zeigen, wenn das für Sie angenehmer ist. Spannen Sie Ihre Rumpfmuskulatur an. Gehen Sie in die Hocke, strecken Sie dabei das Gesäß nach hinten. Halten Sie Ihre Wirbelsäule aufrecht und gerade (nicht gebogen oder gekrümmt). Stellen Sie sich wieder aufrecht hin. Wiederholen Sie die Übung zehn- bis zwanzigmal. Gehen Sie so weit in die Hocke, wie es für Ihre Knie angenehm ist. Zum besseren Balancieren können Sie in der Hocke auch die Arme ausstrecken. Für eine extra Herausforderung können Sie mit Gewichten arbeiten und die Stellung Ihrer Arme verändern.

Die Katze-Kuh-Übung

Stellen Sie sich auf Händen und Knien hin, Ihre Hände sollten schulterbreit und die Knie hüftbreit auseinander stehen. Achten Sie darauf, dass Ihre Hüften in einer Linie mit den Knien stehen und die Schultern in einer Linie mit den Handgelenken. Ihre Schultern sollten locker und nicht in Richtung Ohren hochgezogen sein. Der Rücken sollte zu Beginn der Übung flach sein. Atmen Sie ein und machen Sie beim Ausatmen einen runden Katzenbuckel, indem Sie Ihren Nabel in Richtung Wirbelsäule ziehen und den Brustkorb nach oben gegen die Decke wölben. Der Kopf kann ganz entspannt nach unten fallen. Lassen Sie Ihre Wirbelsäule beim nächsten Einatmen wieder nach unten sinken, die Bauchdecke entspannt und der Brustkorb öffnet sich. Wiederholen Sie diese Übung fünf- bis zehnmal.

Die Kind-Stellung

Knien Sie sich hin und setzen Sie sich auf Ihre Fersen. Öffnen Sie Ihre Knie weit nach außen. Legen Sie Ihre Hände vor sich auf den Boden und lehnen Sie sich langsam nach vorn, bis Ihr Bauch zwischen den Knien ruht. Sie können Ihre Hände auch vor den Bauch halten und sie sanft in den Boden drücken (gleichzeitig ziehen Sie Ihre Schultern nach unten und von den Ohren weg), um den Rücken besser zu strecken. Oder Sie können in der Stellung bleiben und alle Muskeln entspannen lassen.

Brustkorb in Seitenlage dehnen

Diese Dehnübung können Sie sehr gut schon morgens im Bett machen. Legen Sie sich auf die Seite und ziehen Sie Ihre Knie nach oben an die Brust. Ihre Hände sind hinter dem Kopf verschränkt. Führen Sie Ihre Ellbogen zusammen, bis sie sich berühren, die Hände bleiben dabei weiterhin hinter dem Kopf. Öffnen Sie beim Einatmen Ihren Brustkorb nach außen und lassen Sie den „oben“ liegenden Ellbogen Richtung Decke und hinter den Körper heben. Bleiben Sie kurz in dieser Stellung und spüren Sie in die Dehnung hinein. Kehren Sie beim nächsten Ausatmen wieder in die Ausgangsposition zurück. Wenn Sie eine stärkere Dehnung wünschen, können Sie beim Öffnen des Brustkorbs beide Knie zusammenhalten. Wiederholen Sie die Übung fünf- bis zehnmal.

Seitenlage und Beine: Kreisen, Heben, Point/Flex

Legen Sie sich auf die Seite und strecken Sie Ihre Beine in einem 45°-Winkel nach vorne aus (leicht vom Oberkörper abgewinkelt). Ihr Kopf ist auf Ihren unteren Arm gestützt. Den anderen Arm können Sie vor sich auf der Matte ablegen, so können Sie sich besser abstützen. Achten Sie darauf, dass Ihre Hüftknochen in einer Linie aufeinanderliegen. Spannen Sie Ihre Bauchmuskeln an, damit Ihr Körper stabil bleibt. Stellen Sie sich vor, Ihr oben liegendes Bein sei länger als das untere.

Die folgenden Übungen können Sie hintereinander auf beiden Seiten machen.

Beinkreisen

Heben Sie als erstes das obere Bein auf Hüftebene an und lassen Sie es zehnmal mit kleinen Bewegungen in jede Richtung kreisen. Achten Sie darauf, dass sich nur das obere Bein bewegt und der restliche Körper völlig still ist. Nur so werden auch wirklich alle Bauchmuskeln aktiviert.

Bein anheben

Heben Sie das obere Bein ungefähr um 60 cm gerade nach oben an. Zählen Sie bis drei, bevor Sie das Bein langsam wieder ablegen. Wiederholen Sie die Übung fünfmal.

Point/Flex

Diese Übung funktioniert genauso wie das oben beschriebene „Heben". Der Unterschied besteht darin, dass Sie vor dem Anheben des Beines Ihren Fuß nach vorne strecken und beim Absetzen des Beines nach hinten ziehen. Wiederholen Sie die Übung drei- bis fünfmal, bevor Sie wechseln und den Fuß beim Anheben des Beines nach hinten ziehen und beim Ablegen nach vorne ausstrecken.

Liegestütze an der Wand

Für diese Übung gibt es zwei Varianten: die regulären Liegestütze und die Trizeps-Liegestütze. Wenn Sie mit Liegestützen vertraut sind, können Sie diese auch auf dem Boden oder im Knien machen. Später in der Schwangerschaft ist es besser, wenn Sie sich auf Liegestützen auf den Knien oder an der Wand beschränken, damit die Belastung für die Bauchmuskulatur und den Beckenboden nicht zu groß wird.

Reguläre Liegestütze

Stellen Sie sich mit dem Gesicht zur Wand, der Abstand sollte ca. 30-60 cm betragen. Die Füße stehen parallel zueinander und hüftbreit auseinander. Heben Sie Ihre Fersen ungefähr 5 cm vom Boden ab. Stützen Sie sich mit Ihren Händen auf Schulterhöhe an der Wand ab. Ihre Hände sollten ca. 60 cm voneinander entfernt sein. Machen Sie 10 Liegestütze und achten Sie darauf, dass Ihr Körper dabei in einer geraden Linie bleibt.

Trizeps-Liegestütze

Stützen Sie sich mit beiden Händen in Schulterhöhe an der Wand ab, nur diesmal liegen Ihre Hände 30 cm voneinander entfernt. Lehnen Sie sich gegen die Wand, indem Sie die Ellbogen beugen. Die Ellbogen sollten dabei nah am Körper bleiben. Wiederholen Sie diese Übung zehnmal.

Die richtigen Übungen für jedes Trimester

Das erste Trimester

Im Großen und Ganzen müssen Sie an Ihrem Trainingsprogramm nicht viel ändern. Sie sollten jedoch bereits jetzt schon auf ruckartige Bewegungen, Hüpfen und alles verzichten, was zu Bauchverletzungen führen könnte. Achten Sie darauf, dass Sie sich beim Sport nicht überhitzen und Ihre Temperatur in die Höhe schießt. Das kann vor allem in heißen Klimazonen zum Problem werden. Wenn Sie vor Ihrer Schwangerschaft Hot-Yoga praktiziert haben, ist es jetzt an der Zeit, die Dinge etwas ruhiger anzugehen und eine andere Form des Yoga zu wählen. Eine regelmäßig überhöhte Körpertemperatur in den ersten Schwangerschaftsmonaten kann das Risiko für bestimmte Missbildungen und Neuralrohrdefekte erhöhen.[31]

Vielleicht sind Sie im ersten Trimester auch besonders müde oder leiden unter Übelkeit und Erbrechen und können überhaupt keinen Sport treiben. Auch das ist völlig in Ordnung. Viele Schwangere bewegen sich zu Beginn der Schwangerschaft weniger, haben dann aber im zweiten und dritten Trimester wieder mehr Energie.[32] Bleiben Sie flexibel und freunden Sie sich mit dem Gedanken an, dass auch ein kurzer Spaziergang Ihnen guttun kann. Auch das Krafttraining mit Hanteln oder Widerstandsbändern kann Schwangerschaftsmüdigkeit effektiv reduzieren und Energie schenken.[33] Sanftes Yoga oder eine kurze Abfolge von Pilates-Übungen wie die Beinübungen in Seitenlage sind ebenfalls ein wunderbar effektives Krafttraining.

Das zweite Trimester

Zu diesem Zeitpunkt können Übungen in Rückenlage schon unbequem werden. Es hängt ganz davon ab, wieviel Gewicht Sie schon zugenommen haben und wie das Baby liegt. Das Baby drückt mit seinem Gewicht jetzt schon auf die große Hohlvene, auch Vena cava genannt, die das Blut aus den unteren Extremitäten zurück zum Herz transportiert. Das kann dazu führen, dass Sie zeitweise unter Blut- und

Sauerstoffmangel leiden und sich schwindelig fühlen. Der vorübergehende Schwindel hat keine langfristigen Auswirkungen auf Ihre Gesundheit. Setzen Sie sich am besten aufrecht hin, atmen Sie tief durch und achten Sie von jetzt an darauf, dass Sie nicht allzu lange auf dem Rücken liegen.

Aus diesem Grund sollte man ab der 16. Schwangerschaftswoche keine Übungen mehr machen, bei denen die Hüften höher als das Herz positioniert werden. Dazu gehören zum Beispiel die Brücke im Yoga, der „Pelvic Tilt" im Pilates oder jede Form des Kopfstandes. Der genaue Zeitpunkt hängt auch hier unter anderem davon ab, wie schwer Sie sind und wie das Baby liegt. Achten Sie also genau auf Symptome und Ihren Körper und passen Sie die Übungen an Ihre Bedürfnisse an. Es gibt Frauen, die diese Übungen ohne Weiteres dauerhaft ausführen können, ohne dass sie dadurch Probleme bekommen. Hören Sie einfach auf Ihren Körper. Er sagt in der Regel sehr deutlich, was Ihnen guttut oder nicht.

Für die meisten Frauen sind kurze Übungen in Rückenlage in Ordnung – zum Beispiel zur Kräftigung der Bauchmuskulatur –, Sie sollten aber immer auf Ihre persönlichen Symptome achten. Manchmal hilft es auch, sich auf die Ellbogen zu stützen oder mit Decken und Handtüchern nachzuhelfen, damit der Oberkörper während der Übung leicht erhöht ist.

Das dritte Trimester

Im dritten Trimester merken Sie sicher schon deutlich, dass Sie mehr Gewicht mit sich herumtragen und die Gelenke etwas lockerer geworden sind. Baby und Gebärmutter wachsen jetzt sehr schnell. In dieser Zeit sollten Sie besonders vorsichtig sein, sich nicht zu überdehnen. Leichtes Krafttraining mit Widerstandsbändern oder Pilates können Hüfte und Rücken stabilisieren, denn diese werden zunehmend beansprucht und können schmerzen. Vielleicht stellen Sie fest, dass Ausfallschritte schmerzhaft sein und sich in der Hüfte irgendwie „schief" anfühlen können. Passen Sie Ihre Bewegungen kontinuierlich Ihren Bedürfnissen an, damit Sie sich wohlfühlen können.

Eine gute Körperhaltung ist jetzt oberste Priorität. Überprüfen Sie Ihre Sitzhaltung regelmäßig, ziehen Sie Ihre Schultern nach hinten und achten Sie auf einen offenen Brustkorb.

Das heranwachsende Baby drückt zunehmend von unten gegen das Zwerchfell und wird Ihnen manchmal das Atem erschweren. Passen Sie Ihr Übungsprogramm dementsprechend an und achten Sie darauf, dass Ihnen nicht die Puste ausgeht (denken Sie bitte an den „Sprech-Test"). Außerdem drückt das Baby gegen den Magen. Essen Sie vor dem Training keine großen Mahlzeiten.

In dieser Zeit überhitzen Sie auch schneller und Sie benötigen öfter kleine Pausen, in denen Sie sich regenerieren und abkühlen können. Bei heißem oder schwülem Wetter sollten Sie keinen Sport im Freien treiben.

Im dritten Trimester kommt es auch häufig zu den sogenannten Braxton-Hicks-Kontraktionen. Dabei handelt es sich um meist schmerzlose Vorwehen, dic in unregelmäßigen Abständen auftreten. Viele Hebammen und Ärzte gehen davon aus, dass es sich bei diesen Wehen um „Übungswehen" handelt, mit denen die Gebärmutter für die eigentliche Geburt trainiert. Die Gebärmutter wird 30-60 Sekunden lang hart und entspannt sich dann wieder. Die Vorwehen sind generell unregelmäßig und von wechselnder Intensität. Wenn Sie also während der Übungen merken, dass sich Ihre Gebärmutter anspannt (und es bis zur Geburt noch eine ganze Weile dauert), könnte es sich um Braxton-Hicks-Kontraktionen handeln.

Halten Sie dann einfach einen Moment inne, spüren Sie in die Wehen hinein und setzen Sie Ihre Übungen dann fort. Kontaktieren Sie Ihren Arzt oder Ihre Hebamme, wenn die Kontraktionen schmerzhaft werden oder nicht aufhören. Braxton-Hicks treten häufiger bei Schwangeren auf, die dehydriert sind und Sie sollten vor allem beim Sport immer etwas Wasser griffbereit haben (denken Sie bitte auch an Salz und Elektrolyte).

Zusammenfassung

Bewegung während der Schwangerschaft ist sicher, wirksam und bringt große gesundheitliche Vorteile. Wenn Sie auch nur annähernd so sind, wie ich es war, dann werden Sie in der Schwangerschaft ganz unterschiedliche Phasen durchlaufen, was Bewegung und Sport betrifft. In der ersten Zeit können Müdigkeit und Übelkeit Sie vor große Herausforderungen stellen. Später dann müssen Sie hinsichtlich Ihrer Übungspositionen einfach kreativ sein, wenn Sie Ihren immer größer werdenden Bauch und die immer lockerer werdenden Gelenke navigieren müssen. Es gibt immer eine Ausrede dafür, warum man nicht trainieren kann. Denken Sie daran, dass es nicht darum geht, irgendjemandem etwas zu beweisen. Es geht einzig und allein darum, den Kreislauf anzukurbeln, in die freie Natur zu gehen, sich stark zu fühlen und eine Beziehung zu Ihrem Körper aufzubauen, der gerade ein neues Menschenleben heranwachsen lässt.

Spickzettel für Schwangerschaftsübungen

Bewegen Sie sich jeden Tag mindestens 30 Minuten lang
Machen Sie zwei- bis dreimal pro Woche Krafttraining.

Ausdauer – Gehen, Joggen, Treppensteigen, Ellipsen-Trainer, Tanzen, Schwimmen, Fahrradtrainer, sanftes Aerobic, moderates Wandern
Kraft – Arme und Beine, leichtes Gewichttraining, Pilates, Schwangerschaftsyoga, Widerstandstraining
Beweglichkeit – Pilates, Schwangerschaftsyoga, Dehnen
Bauchmuskulatur, Beckenboden – Trainieren Sie diese Muskeln täglich, um Rückenschmerzen vorzubeugen und für die Geburt zu trainieren. Setzen Sie Ihre Muskeln ein, um das Baby so nahe am Körper zu „halten" wie möglich; in die Hocke gehen ist hierfür ideal

Vorteile
- Beugt Komplikationen vor – senkt den Blutdruck und den Blutzucker, verhindert übermäßige Gewichtszunahme und sorgt für ein gesundes Geburtsgewicht beim Baby. Kann bei Blähungen, Rückenschmerzen, Obstipation, Krampfadern und Wassereinlagerungen in Beinen und Füßen helfen
- Kraft – verbessert die Haltung, den Muskeltonus und die Ausdauer
- Mentale Gesundheit – wirkt stimmungsaufhellend, reduziert Stress, Ängste und Depressionen; fördert den Schlaf
- Nach der Entbindung – fördert die Gewichtsabnahme nach der Geburt; bringt die Bauchmuskulatur in Form und wirkt Komplikationen entgegen

Allgemeine Hinweise
- Legen Sie öfter eine Pause ein, um Überhitzung vorzubeugen; trainieren Sie nicht bei heißem Wetter
- Trinken Sie viel, um den Flüssigkeitsverlust auszugleichen
- Essen Sie vor dem Training etwas
- Tragen Sie bequeme (Stütz-)Kleidung (Sport-BH) und Schuhe
- Meiden Sie ab der 16. Schwangerschaftswoche Übungen, bei denen Sie auf dem Rücken liegen müssen (oder spätestens dann, wenn es für Sie unbequem wird)

Das sollten Sie nicht tun
Machen Sie keinen Kontaktsport. Vermeiden Sie ruckartige Bewegungen, Sprünge oder Übungen, die Ihre Bauchmuskeln zu sehr belasten: Fußball, Rugby, Baseball, Hockey, Basketball, Kickboxen, Abfahrtslauf beim Ski, Gymnastik usw.

Vorsicht
Fragen Sie Ihren Arzt oder Ihre Hebamme, welcher Sport für Sie geeignet ist. Trainieren Sie mit einem Partner, wenn Sie können. Sprechen Sie mit Ihrem Arzt, wenn Sie Insulin oder Blutzuckermedikamente einnehmen. Sie müssen eventuell Ihre Essensplanung oder Insulin-Dosis anpassen.

Warnsignale
Bei folgenden Anzeichen sollten Sie Ihren Arzt kontaktieren:
- Zusammenziehen der Gebärmutter
- Die Kindsbewegungen nehmen ab
- Schwindel, Schmerzen im Brustkorb, Kopfschmerzen oder Atemnot
- Blutungen aus der Scheide oder Abgang von Fruchtwasser

Kapitel 9

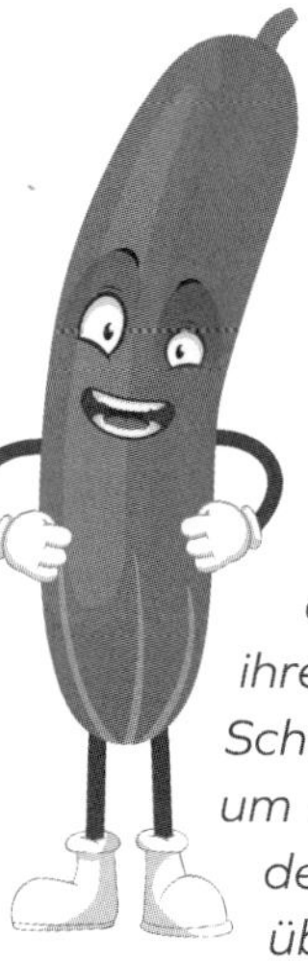

Laboruntersuchungen

„Die metabolischen Bedürfnisse des Fötus erreichen im dritten Trimester, in dem der Fötus sehr schnell wächst, ihren Höhepunkt. Der mütterliche Stoffwechsel ist in der frühen Schwangerschaft größtenteils anabol und lagert Nährstoffe ein, um den bevorstehenden Mehrbedarf abdecken zu können. In der späten Schwangerschaft wird der mütterliche Stoffwechsel überwiegend katabol und gibt so viele Nährstoffe wie möglich an den sich rapide entwickelnden Fötus ab."

— Dr. Zolt Arany, University of Pennsylvania

Manche Wissenschaftler bezeichnen die Schwangerschaft als „Belastungstest" für den Körper. Viele Organe und Körpersysteme werden bis an ihre Grenzen belastet, wie zum Beispiel die Schilddrüse, das Herz-Kreislauf-System und die Bauchspeicheldrüse. Ihr Ernährungsstatus vor und während der Schwangerschaft kann durchaus eine Rolle dabei spielen, wie gut sich Ihr Körper an diese neuen Gegebenheiten anpassen kann. Leider nimmt die herkömmliche Schwangerenvorsorge keine vorausschauende Rolle ein und wird erst dann aktiv, wenn sich Störungen zeigen. Das setzt Sie möglichen Schwangerschaftskomplikationen aus, die im Grunde genommen verhindert werden können.

Ich kann mich gut daran erinnern, dass ich während der ersten Vorsorgeuntersuchung meiner Schwangerschaft wissen wollte, welche Laboruntersuchungen und Blutwerte im ersten Trimester durchgeführt werden. Ich war schockiert, als ich hörte, dass Blutwerte *nicht* automatisch erhoben werden. Befunde wie der Vitamin-D-Spiegel, Blutzucker (Hämoglobin A1c) und Schilddrüsenwerte waren einfach nicht vorgesehen, obwohl sie die Entwicklung meines Kindes maßgeblich beeinflussen und Störungen in diesen Bereichen mein Risiko für Schwangerschaftskomplikationen erhöhen hätten können. Ich musste diese Tests extra anfordern, was ich auch tat, denn ich wollte wissen, ob sich irgendwo Probleme abzeichneten, die ich dann *gleich zu*

Anfang geraderücken könnte und nicht erst ein paar Monate später. Ich wollte einem möglichen Nährstoffmangel in der späteren Schwangerschaft und Problemen nach der Geburt vorbeugen.

Aus dieser Erfahrung wurde mir klar, dass ich wahrscheinlich zu den 0,05 % aller Schwangeren gehörte, die genug medizinisches Wissen besitzen, um die richtigen Fragen stellen und die entsprechenden Untersuchungen einfordern zu können. Diese frühen Tests zeigten mir, dass mein Vitamin-D-Spiegel grenzwertig niedrig war und ich mehr Vitamin D einnehmen musste (einfach nur Sonnenlicht tanken war in Hinblick auf Wohnort und Jahreszeit nicht möglich). Ich werde nie wissen, inwiefern mein Vitamin-D-Spiegel dazu beigetragen hat, eine gesunde und komplikationslose Schwangerschaft zu haben, aber ich wollte einfach keine Risiken eingehen. Ich möchte an dieser Stelle meine persönlichen Erfahrungen mit Ihnen teilen, damit Sie nachvollziehen können, wie die Realität in Bezug auf Labortests in einer Schwangerschaft wirklich aussieht. Sie werden nämlich nicht automatisch auf Beschwerden getestet werden, die eigentlich vermeidbar oder gut zu behandeln sind. Mit diesem Kapitel möchte ich die Wissenslücken füllen, die sich zwischen Schwangeren, ihren Ärzten und der wissenschaftlichen Forschung aufgetan haben.

Ich werde Sie auf einige Laboruntersuchungen hinweisen, die ich für sinnvoll halte, und Ihnen erklären, warum Sie auf diese bestehen sollten. Es gibt Ärzte, die wissenschaftlich auf dem neuesten Stand sind, andere wiederum nicht. Und schließlich richten diese Untersuchungen keinen Schaden an und können zusätzlich zu den Standardtests durchgeführt werden. Sollte sich Ihr Arzt Ihrem Wunsch widersetzen, können Sie sich den einen oder anderen Gedanken darüber machen, ob Ihr Arzt wirklich genau so an Schwangerenvorsorge interessiert ist wie Sie.

Alle Laboruntersuchungen, die ich in diesem Kapitel vorstelle, sollten Sie bei Ihrem ersten Vorsorgetermin anfordern. Sollten sich dann Auffälligkeiten zeigen, können Sie zu einem späteren Zeitpunkt erneut testen lassen – in Absprache mit Hebamme oder Arzt – um Feineinstellungen bei der Ernährung oder Supplementation vorzunehmen. Die wichtigsten Labortests, die ich hier vorstelle, haben alle etwas mit der Ernährung und Nährstoffen zu tun und können von jedem Arzt durchgeführt werden. Es gibt noch zusätzliche Untersuchungen, die von einem Arzt für funktionelle Medizin durchgeführt werden können, über diese werde ich am Ende des Kapitels schreiben. Bitte beachten Sie, dass ich in diesem Kapitel nicht über Tests schreiben werde, die ernährungstechnisch irrelevant sind.

Vitamin D

Vitamin-D-Mangel ist weit verbreitet und in der Schwangerschaft besonders häufig. In manchen Regionen der Erde haben bis zu 98 % aller Schwangeren einen Vitamin-D-Mangel.[1] Dabei kann man diesen Mangel mit der richtigen Supplementation sehr einfach und zudem kostengünstig beheben. Es erstaunt und betrübt mich immer wieder, dass der Vitamin-D-Spiegel nicht routinemäßig getestet wird, vor allem wenn man bedenkt, dass ein Mangel das Risiko für Präeklampsie, Gestationsdiabetes und niedriges Geburtsgewicht beim Baby erhöht (wie in zwei Metaanalysen festgestellt wurde).[2,3] Abgesehen davon ist Vitamin D ein essentieller Nährstoff für die Entwicklung Ihres Babys und kann Dinge wie Knochendichte und Immunfunktion nachhaltig beeinflussen.[4,5]

Es wäre natürlich wunderbar, wenn es eine bestimmte Menge an Vitamin D gäbe, die jede Schwangere einnehmen könnte und wüsste, ihr persönlicher Bedarf wäre damit gedeckt. Leider ist dem nicht so, aber 4.000 I. E. täglich sind schon mal ein guter Start.[6] Wie ich bereits in Kapitel 6 erklärt habe, hängt Ihr persönlicher Vitamin-D-Spiegel von vielen verschiedenen Faktoren ab: Ihrer Hautfarbe, wie viel Zeit Sie in der Sonne verbringen, welchen Sonnenschutz Sie verwenden, in welcher Klimazone Sie leben, Ihrer Ernährung, Nahrungsergänzung und vielem mehr. Sie können nur wissen, wie hoch Ihr Vitamin-D-Spiegel im Blut ist, indem Sie ihn testen lassen und dann dementsprechend supplementieren. Im Idealfall sollten Sie im Verlauf Ihrer Schwangerschaft mehrmals auf Vitamin D getestet werden, beginnend im ersten Trimester mit einer allgemeinen Bestandsaufnahme (eventuell sogar schon vor der Schwangerschaft).

Fragen Sie nach einem Test für 25-Hydroxy-Vitamin-D (oder 25-OH-Vitamin-D). Die Richtwerte liegen bei den meisten Laboren bei mindestens 30 ng/ml, es gibt jedoch zahlreiche Experten, die für einen optimalen Wert von mindestens 50 ng/ml plädieren.[7] Interessanterweise liegen die Normwerte moderner Jäger-Sammler-Völker bei ca. 46 ng/ml, was vermuten lässt, dass ein gesunder Vitamin-D-Spiegel eher im höheren Bereich angesiedelt sein sollte.[8]

In Hinblick auf Ihre Laborwerte müssen Sie wissen, dass es bei Vitamin D unterschiedliche Maßeinheiten gibt. Vitamin D wird entweder in ng/ml oder nmol/l angegeben. Achten Sie darauf, dass Sie Ihren Laborbericht richtig lesen (30 ng/ml entsprechen 75 nmol/l und 50 ng/ml entsprechen 125 nmol/l).

In einer persönlichen Anmerkung möchte ich hier festhalten, dass ich meinen Vitamin D-Spiegel in jedem Schwangerschaftstrimester messen ließ und sehr überrascht war, dass ich mit einer deutlich höheren Dosis supplementieren musste, um gesunde Werte einhalten zu können (mehr als 4.000 I. E. täglich). Ich lebte damals in einer kalten Klimazone in nördlichen Breitengraden und hätte nie genug Sonnenlicht bekommen können. Mit der Supplementierung konnte ich meine Vitamin-D-Werte an meinen Bedarf anpassen und wusste, dass ich das Beste für mein Baby tat. Bis zum dritten Trimester waren meine Werte gestiegen und ich hatte die Sicherheit, die richtige Dosierung für mich gefunden zu haben. Ich war beruhigt zu wissen, dass ich auch nach der Entbindung genügend Vitamin D in der Muttermilch haben würde. In Vorbereitung auf die Stillzeit müssen Sie wissen, dass stillende Mütter täglich mindestens 6.400 I. E. Vitamin D einnehmen müssen, um ihr Baby ausreichend versorgen zu können (vorausgesetzt, Sie füttern Ihr Baby nicht zu).[9]

Eisen

Wie bereits in Kapitel 6 erörtert, steigt der Eisenbedarf in der Schwangerschaft um das 1,5-fache an. Daher leiden viele Schwangere unter Eisenmangel und Anämie. Eine Anämie bedeutet, dass Sie zu wenige rote Blutkörperchen und/oder zu wenig von dem eisentransportierenden Protein Hämoglobin haben. Sie können dann nicht genügend Sauerstoff in die Zellen transportieren und leiden unter Umständen an Müdigkeit, Schwäche oder Konzentrationsstörungen.[10]

Es gibt aber auch viele Frauen mit Eisenmangel, die keine Symptome haben. Eisen spielt für die Entwicklung des Fötus eine zentrale Rolle und leistet einen wichtigen Beitrag in der Vorbeugung von Schwangerschaftskomplikationen. Deswegen wird bei Schwangeren routinemäßig auf Eisenmangel untersucht. Meistens wird zu Beginn und gegen Mitte der Schwangerschaft getestet. Ein Eisenmangel in den ersten beiden Schwangerschaftstrimestern ist mit einem zweifach erhöhten Risiko für Frühgeburten verbunden und einem dreifach erhöhten Risiko, dass Ihr Baby bei der Geburt untergewichtig ist.[11] Ein Eisenmangel kann auch die Schilddrüsenfunktion nachteilig beeinflussen und bei Ihrem Baby zu neurologischen Entwicklungsstörungen führen.[12]

Zur Orientierung: Sie sollten in der Schwangerschaft mindestens Ihren Hämoglobinwert, Ihr Hämatokrit und das Serum-Ferritin untersuchen lassen.[13] Nur so lässt sich der Eisenspiegel akkurat bestimmen. Manche Ärzte überprüfen zusätzlich noch andere Marker für Anämie, wie zum Beispiel den MCV-Wert (mittleres Zellvolumen), mit dem man zwischen Eisenmangel-Anämie und Folat- bzw. Vitamin B12-Mangel unterscheiden kann. Auch der lösliche Transferrin-Rezeptor (STFR) kann gemessen werden und gibt Auskunft, ob Ihre Eisenspeicher gut gefüllt sind.[14] Sie sollten wissen, dass es Laborbefunde gibt – und der Eisenwert gehört dazu – die durch die normale Wassereinlagerung in der Schwangerschaft beeinflusst werden (man nennt das Hämodilution). Sie müssen das bei der Interpretation Ihrer Befunde berücksichtigen.

Schilddrüse

Die Schilddrüse ist ein sehr kleines, an der Vorderseite des Halses sitzendes Organ und schüttet gleich mehrere Hormone aus. Man weiß, dass die Schilddrüsenhormone für den Stoffwechsel eine wichtige Rolle spielen. Weniger bekannt ist, dass diese sich noch auf viele andere Organsysteme im Körper auswirken. In der Schwangerschaft muss Ihre Schilddrüse ihre Leistung um 50 % steigern, um genügend Hormone für Sie und Ihr Baby produzieren zu können.[15] In der ersten Schwangerschaftshälfte muss sich Ihr Baby voll und ganz auf Ihre Schilddrüsenhormone verlassen, weil die fetale Schilddrüse erst ab der 16. bis 20. Schwangerschaftswoche reif genug ist, um selbst Hormone herstellen zu können.[16] Selbst danach werden noch mütterliche Hormone über die Plazenta an das Baby abgegeben und bleiben für die normale Entwicklung des Kindes von enormer Bedeutung.

Eine aktuelle wissenschaftliche Publikation fasst die typischen Veränderungen im Hormonhaushalt der Schilddrüse so einfach und verständlich wie möglich zusammen:

> *Verschiedene physiologische Vorgänge, die in einer normalen Schwangerschaft stattfinden, erhöhen die Anforderungen an die mütterliche Schilddrüse. In Reaktion auf den östrogengesteuerten Anstieg des Transportproteins TBG (Thyroxin-bindendes Globulin) kommt es in der ersten Schwangerschaftshälfte gleichzeitig zu einem Anstieg an Gesamt-T3 und -T4, bis ein neues Plateau erreicht ist. Im ersten Trimester sinkt das im Blut zirkulierende TSH vorübergehend ab, während das humane Choriongonadotropin (HCG) Spitzenwerte erreicht. HCG und TSH sind sich strukturell sehr ähnlich. Deswegen bindet sich HCG an die TSH-Rezeptoren und regt die Ausschüttung von FT4 an. Das wiederum führt über ein negatives Feedback-System zu niedrigeren TSH-Werten. Nach dem anfänglichen Anstieg an FT4 zwischen ca. der 6. und 10. Schwangerschaftswoche – bedingt durch die hohe HCG-Produktion der Plazenta – nehmen die FT4-Werte im weiteren Verlauf der Schwangerschaft wieder ab.*[17]

Habe ich eigentlich schon erwähnt, dass es sich bei der Schilddrüse um ein hochkomplexes Organ handelt? Das obige Zitat zeigt sehr deutlich, dass es äußerst wichtig ist, mit einem Arzt zusammenzuarbeiten, der weiß, welche Rolle die Schilddrüse in der Schwangerschaft spielt, und der mit Ihnen gemeinsam Laboruntersuchungen in Auftrag geben und die Resultate interpretieren kann. Ich kann nicht genug betonen, wie wichtig es ist, Schilddrüsenbeschwerden rechtzeitig zu erkennen und zu behandeln. Am häufigsten ist die sogenannte Hypothyreose, also eine Unterfunktion der Schilddrüse. Eine Studie weist darauf hin, dass „die Hypothyreose in der Schwangerschaft in Verbindung gebracht werden kann mit Fehlgeburten, niedrigem

Geburtsgewicht, Anämie, Bluthochdruck, Präeklampsie, vorzeitiger Plazentalösung, Blutungen nach der Entbindung, angeborenen Herz-Kreislauf-Störungen, fetalem Distress, Frühgeburten und möglichen Sehfehlern beim Kind. Außerdem wirkt sie sich sehr wahrscheinlich auch auf die neuropsychologische Entwicklung des Kindes aus".[18] In einer Studie erlitten 60 % der Frauen mit einer latenten, nicht behandelten Hypothyreose eine Fehlgeburt.[19] Wenn Sie schon mehrere Fehlgeburten hatten, sollten Sie unbedingt Ihre Schilddrüse überprüfen lassen.

Auch die Gehirnentwicklung Ihres Kindes hängt maßgeblich von Ihren Schilddrüsenwerten ab. Eine leichte bis mäßige Schilddrüsenunterfunktion kann zu neurologischen Entwicklungsstörungen führen, darunter niedriger IQ, Verzögerungen in der Sprachentwicklung, gestörte Motorik, Autismus und ADHS (Aufmerksamkeits-Defizit-Hyperaktivitäts-Störung).[20]

Sie sehen, dass es *unerlässlich* ist, diese winzige Drüse vor allem in der Schwangerschaft am Laufen zu halten. Da stellt sich natürlich die Frage, warum das Schilddrüsenscreening nicht zu den Routineuntersuchungen in der Schwangerenvorsorge gehört. Obwohl sich viele Endokrinologen für ein solches Screening einsetzen, bleibt der große Durchbruch noch aus. Wenigstens empfiehlt die *American Thyroid Association* eine Routineuntersuchung für alle Frauen ab 30, bei denen es in der Krankengeschichte Fehl-, Tod- und Frühgeburten, Sterilität, Autoimmunerkrankungen oder Adipositas gibt oder in deren Familien Schilddrüsenerkrankungen bekannt sind. Auch für Frauen, die in Jodmangelgebieten leben, wird die Untersuchung empfohlen.[21] Ich lehne mich jetzt einmal sehr weit aus dem Fenster und behaupte, dass ein Großteil der Frauen, die dieses Buch lesen, zu mindestens einer der oben genannten Risikogruppen gehört.

Die Herausforderungen eines Schilddrüsenscreenings können sehr komplex sein. Mehrere Hormone müssen untersucht werden und alle stehen in Wechselwirkung miteinander. Darüber hinaus kommt es abhängig vom Trimester zu natürlichen Schwankungen im Hormonspiegel und unterschiedliche Messmethoden können die Werte verzerren. Wenn Sie Ihre Schilddrüsenwerte überprüfen lassen, sollten Sie darauf achten, dass Ihr Arzt so früh in der Schwangerschaft wie nur möglich ein vollständiges Profil anfertigen lässt. Die meisten Ärzte untersuchen nur ein oder zwei Hormone (zum Beispiel TSH oder T4), es lohnt sich aber, etwas umfangreicher testen zu lassen:

- Thyroidea-stimulierendes Hormon (TSH)
- Freies T4
- Freies T3
- Reverses T3
- Thyreoidale Peroxidase-Antikörper (TPO-AK)
- Thyreoglobulin-Antikörper (Tg-AK)

Aktuell existiert eine Diskrepanz zwischen den „normalen“ Referenzwerten und dem, was optimal wäre. Wenn Sie wissen oder den Verdacht haben, dass Ihre Schilddrüse nicht richtig funktioniert, lohnt sich ein Besuch beim Endokrinologen oder einem Spezialisten für funktionelle Medizin, der sich mit den Thema Schilddrüsengesundheit in der Schwangerschaft auskennt. Die Referenzwerte der oben genannten Hormone verändern sich allgemein im Laufe der Schwangerschaft und in bestimmten Phasen ganz besonders. TSH zum Beispiel fällt im ersten Trimester ab, während T3 und T4 steigen. Laut einer Studie könnten bis zu 18 % aller Schilddrüsenbefunde missinterpretiert werden, weil das nötige Wissen zu den schwangerschaftsspezifischen Parametern fehlt.[22]

Ein besonderes Augenmerk sollte den Schilddrüsen-Antikörpern gelten, vor allem, wenn Ihr TSH-Wert erhöht ist. Antikörper gelten als Indikatoren für autoimmune Schilddrüsenerkrankungen, die manchen Experten zufolge „den größten Risikofaktor für ungünstige Schwangerschaftsverläufe stellen könnten“.[23] Bei einer autoimmunen Schilddrüsenerkrankung greift der Körper das Gewebe der Schilddrüse an. Wenn man bedenkt, wie groß die Anforderungen an die Schilddrüse während einer Schwangerschaft sowieso schon sind, sollte man hier besonders darauf achten, diese Störungen während *und nach* einer Schwangerschaft therapeutisch zu begleiten. In den Schwangerschaftsrichtlinien der *American Thyroid Association* steht: „Der häufigste Grund für eine nicht Jod-abhängige Schilddrüsenunterfunktion ist die Autoimmunerkrankung Morbus Hashimoto (Hashimoto-Hypothyreoiditis). Es überrascht deshalb nicht, dass man bei 30-60 % aller Schwangeren mit erhöhten TSH-Werten Schilddrüsen-Antikörper findet.“[24] Anders ausgedrückt leiden über 60 % aller Frauen mit Hypothyreose an einer Autoimmunerkrankung.

Wie bei vielen anderen Erkrankungen lohnt es sich auch hier rechtzeitig vorzubeugen. Wenn Sie einen Kinderwunsch haben, sollten Sie Ihre Schilddrüse schon vor der Zeugung untersuchen lassen. Ganze 70 % aller Frauen mit Schilddrüsenunterfunktion haben keine Symptome.[25] Es gibt Hinweise dafür, dass eine nicht vorhandene Schwangerschaftsübelkeit im ersten Trimester als Zeichen einer Schilddrüsenunterfunktion und/oder Jodmangel gedeutet werden kann.[26]

Ernährung für eine gesunde Schilddrüse

Die Funktion Ihrer Schilddrüse wird von dem beeinflusst, was Sie essen und wie Sie leben. Besonders wichtig ist eine jodreiche Ernährung, weil Ihr Körper ohne dieses Spurenelement buchstäblich keine Schilddrüsenhormone herstellen kann. Trotzdem haben 57 % aller Schwangeren in den USA einen Jodmangel.[27] Der Bedarf an Jod verdoppelt sich fast mit 250 mcg pro Tag während der Schwangerschaft (Empfehlung der Weltgesundheitsorganisation). Diese Schätzungen sind konservativ und bei einem Jodmangel können durchaus noch größere Mengen benötigt werden, um gesunde Werte zu erreichen.[28] In Japan essen die Menschen regelmäßig Algen und Seetang und folglich ist die aufgenommene Menge an Jod durchweg höher als in anderen Teilen der Welt. Man geht davon aus, dass jeder Japaner im Durchschnitt 1.000-3.000 mcg täglich zu sich nimmt (wobei manche Suppen auf Algenbasis allein pro Portion (225 g) bis zu 7.750 mcg Jod enthalten können). Selbst in Hinblick auf diese sehr großen Mengen sind aber keine Nachteile für den Verlauf einer Schwangerschaft bekannt.[29,30] Die meisten von uns müssen sich eher Sorgen machen, überhaupt genügend Jod über die Ernährung zuzuführen. Leider enthält ungefähr die Hälfte aller Nahrungsergänzungsmittel für Schwangere kein Jod (laut einer Analyse von 223 Vitaminpräparaten, die in den Vereinigten Staaten erhältlich sind).[31] Für einen stabilen Jod-Wert sollten Sie darauf achten, dass Ihr pränatales Supplement Jod enthält. Außerdem ist es sinnvoll, regelmäßig Nahrungsmittel zu essen, die viel Jod enthalten. Dazu zählen Fisch, Meeresfrüchte und Seetang (Algen) wie in Kapitel 3 beschrieben. Für Frauen, die keine Meeresfrüchte essen, sind Milchprodukte und Eier die wichtigste Jod-Quelle.[32] Jod ist auch in Spargel, Roter Bete und Cranberrys enthalten und natürlich in mit Jod angereichertem Speisesalz.[33] Sie müssen aber wissen, dass der Jodgehalt von Speisesalz vor allem bei schwülem Wetter und bei langer Lagerung abnimmt und Sie sich nicht unbedingt auf Salz als Jod-Quelle verlassen können.[34]

Eine Besonderheit über Jod sollten Sie noch kennen: Manche Lebensmittel enthalten sogenannte Goitrogene, also Stoffe, die die Aufnahme von Jod in die Schilddrüse blockieren. Aus diesem und anderen Gründen ist es sinnvoll, auf Sojaprodukte zu verzichten, wie ich bereits in Kapitel 4 geschrieben habe. Wenn Sie eine Schilddrüsenstörung haben, sollten Sie auch nur begrenzt *rohes* Gemüse aus der Familie der Kreuzblütler (wie zum Beispiel alle Kohlsorten und Brokkoli) essen, weil diese Goitrogene enthalten. Zum Glück kann man dieses Problem umgehen, indem man das Gemüse kocht.[35]

Weitere Nährstoffe für eine gesunde Schilddrüsenfunktion sind Eisen, Selen, Zink und Vitamin D. Eisen ist notwendig, weil es als Co-Faktor eine wichtige Rolle bei der Bildung von Schilddrüsenhormonen spielt. In Studien hat man festgestellt, dass niedrige Eisenwerte ein Indikator sind für eine Schilddrüsenunterfunktion bei schwangeren Frauen.[36] Selen und Zink unterstützen die Umwandlung von T4 in das aktive T3.[37] Außerdem kann Selen die Anzahl der Schilddrüsenantikörper reduzieren. Eine Supplementation mit diesem Spurenelement während der Schwangerschaft kann vor einer Schilddrüsenunterfunktion nach der Entbindung schützen.[38] Ein adäquater Vitamin D-Spiegel kann Autoimmunerkrankungen vorbeugen und deren Behandlung unterstützen.[39] Fleisch und Meeresfrüchte enthalten besonders viel Eisen und Zink. Selen ist vor allem in Paranüssen, Fisch, Meeresfrüchten, Leber und Innereien, Rindfleisch, Lamm, Geflügel, Pilzen und Eiern zu finden. Natürlich gibt es außer den von mir aufgeführten Nährstoffen noch andere, die für die Gesundheit der Schilddrüse eine wichtige Rolle spielen. Allein aus diesem Grund ist es wichtig, sich gesund und nährstoffreich zu ernähren. Die von mir empfohlene Ernährung unterstützt auch allgemein eine gesunde Schilddrüse. Frauen, bei denen Schilddrüsen-Antikörper nachgewiesen wurden (die, anders ausgedrückt, Anzeichen einer autoimmunen Schilddrüsenerkrankung haben), können auch von einer glutenfreien Ernährung profitieren.[40]

Außer der Ernährung gibt es noch andere Faktoren, die sich ungünstig auf die Schilddrüsenfunktion auswirken können. Die Schilddrüse reagiert empfindlich auf viele Umweltgifte, von Chemikalien in Plastik (in Flaschen, Lebensmittelbehältern und als BPA in Lebensmittelverpackungen) über Tabakrauch, feuerhemmende Mittel (in Kleidung, Möbeln und Haushaltsgütern), Brom (wird vielen Lebensmitteln wie abgepacktem Brot und Getränken zugesetzt), Chlor (in Trinkwasser, Haushaltsreinigern und als Triclosan in antibakteriellen Seifen/Gels), Fluorid (in Zahnpasta, Produkten für die Zahngesundheit und Leitungswasser) bis hin zu Antihaft-Mitteln, die über das Kochgeschirr ins Essen geraten (Lebensmittelverpackungen oder beschichtete Pfannen-Pfannen).[41] Diese Liste ist bei Weitem nicht vollständig. Jede Anstrengung, die Sie unternehmen, um unnötige Chemikalien zu vermeiden, verhilft Ihnen zu einer gesünderen Schwangerschaft. In Kapitel 10 werde ich ausführlicher auf dieses Thema eingehen.

Wenn Sie positiv auf eine Schilddrüsenerkrankung getestet wurden, müssen Sie vielleicht Schilddrüsenhormone und/oder Nahrungsergänzungsmittel einnehmen. Viele Frauen möchten so „natürlich“ wie möglich bleiben und das ist in den meisten Fällen auch mein persönlicher Ansatz. Wenn es aber um die Schilddrüse geht – und ganz besonders *in der Schwangerschaft* – ist eine medikamentöse Behandlung oft angezeigt. Es ist nichts, wofür Sie sich schämen müssten. Wenn Sie sich jetzt behandeln lassen, kann das Ihre Schilddrüsengesundheit langfristig sichern (siehe Kapitel 12) und dafür sorgen, dass sich das Gehirn Ihres Babys richtig entwickeln kann. Auch wenn Sie anderer Meinung sind – es ist wirklich wichtig.

Screening für Gestationsdiabetes

Das Screening für Gestations- bzw. Schwangerschaftsdiabetes wird derzeit sehr kontrovers diskutiert. Es gibt mehrere verschiedene Ansätze und keiner davon ist perfekt. Während meiner Arbeit als Beraterin für Gestationsdiabetes für die Gesundheitsbehörde in Kalifornien und in der klinischen Praxis konnte ich aus erster Hand erfahren, wie komplex dieses Thema wirklich ist. Wir wissen, dass ein anhaltend hoher Blutzuckerspiegel für Mutter und Kind ein Risiko darstellt. Viele Testmethoden für Gestationsdiabetes bergen aber auch ein Risiko für „falsch positive" oder „falsch negative" Ergebnisse. Viele Frauen wehren sich gegen den klassischen Glukosetoleranztest, bei dem man eine unglaublich süße Glukoselösung trinkt und anschließend der Blutzuckerspiegel gemessen wird. Wenn Sie zu diesen Frauen gehören, kann ich das sehr gut verstehen. Die Glukoselösung schmeckt widerlich, enthält wahnsinnig viel Zucker und meist noch viele Farb- und Konservierungsstoffe obendrauf. Abgesehen davon, entspricht dieser Test dem aktuellen Stand der Forschung zur Unterscheidung zwischen normalem und abnormalem Blutzucker in der Schwangerschaft und wird heutzutage flächendeckend eingesetzt. Der Test ist nicht ganz so schlecht wie sein Ruf, ist aber auch nicht für jede Frau die beste Variante.

Hämoglobin A1c

In der Regel wird gegen Ende des zweiten Trimesters (24.-28. Woche) auf Gestationsdiabetes getestet. Man geht davon aus, dass die Insulinresistenz zu diesem Zeitpunkt am höchsten ist und Probleme mit dem Blutzucker deswegen auch in dieser Phase auftreten. Mittlerweile wissen wir aber auch, dass es sich bei einem Großteil des sogenannten Schwangerschaftsdiabetes um einen *nicht diagnostizierten Prädiabetes* handelt. Das heißt, viele Frauen haben schon vor ihrer Schwangerschaft eine Insulinresistenz. Diese Unterscheidung ist wichtig, weil eine Insulinresistenz des Körpers bedeutet, dass er nicht richtig auf Insulin reagiert und den Blutzuckerspiegel nicht gut regulieren kann. Mit einem Hämoglobin A1c-Test in der frühen Schwangerschaft (auch bekannt als „A1c") kann man jedoch gut nachvollziehen, wie sich Ihr Blutzuckerspiegel in den drei Monaten zuvor entwickelt hat. Der Test zeigt, wie viel Hämoglobin (ein im Blut enthaltenes Protein) mit dem Zucker in Ihrem Blut in Kontakt gekommen ist. Anders ausgedrückt zeigt dieser Test, welche Prozentzahl Ihrer roten Blutkörperchen mit Zuckerglasur überzogen ist.

In den USA wird der A1c-Wert in Prozent angegeben. Man kann sagen, dass je höher Ihr A1c-Wert ist, desto höher ist auch Ihr Blutzucker im Durchschnitt gewesen. Liegt Ihr A1c-Wert im ersten Trimester bei 5,7 % oder höher, deutet das auf einen Prädiabetes hin, der genauso behandelt wird wie ein Gestationsdiabetes.[42] Studien haben gezeigt, dass ein erhöhter A1c-Wert im ersten Trimester in 98,4 % der Fälle als zuverlässiger Indikator für einen Schwangerschaftsdiabetes gewertet werden kann. Das heißt, dass bei 98,4 % dieser Frauen der Blutzuckertest später positiv war.[43] Wenn Sie in diese Kategorie fallen, können Sie sich den Glukosetoleranztest sparen und Ihren Blutzucker für die restliche Schwangerschaft zu Hause überwachen. Wenn Sie im ersten Trimester einen normalen A1c-Wert haben (5,6 % oder weniger), heißt das, Sie starten mit einer guten Insulinsensitivität in die Schwangerschaft. Da wir aber wissen, dass eine Insulinresistenz auch im Laufe der Schwangerschaft entstehen kann, sollten Sie sich trotzdem die Mühe machen und diesen Abschnitt lesen. So können Sie rechtzeitig entscheiden, welchen Test Sie machen möchten, wenn die Insulinresistenz in der Schwangerschaft am häufigsten auftritt (typischerweise zwischen der 24. und 28. Woche).

Der Vorteil eines A1c-Tests besteht darin, dass Sie mögliche Probleme mit dem Blutzucker bereits *zu Beginn* der Schwangerschaft erkennen und proaktiv handeln können. Sie müssen nicht zwei Drittel Ihrer Schwangerschaft abwarten, um zu wissen, dass Sie vielleicht ein Problem mit Ihrem Blutzuckerspiegel haben könnten. Meiner Meinung nach sollte dieser Test zu den Routinevorsorgeuntersuchungen im ersten Trimester gehören. Der Test ist billig, nicht invasiv und gibt Ihnen Informationen an die Hand, die Sie sofort in die Praxis umsetzen können.

Man muss aber wissen, dass der A1c-Test zu einem späteren Zeitpunkt in der Schwangerschaft nicht mehr angewendet werden kann. Aufgrund der natürlichen Verdünnung des Blutes und des schnelleren Abbaus der roten Blutkörperchen in der späten Schwangerschaft verliert der Test an Aussagekraft.[44] Wenn Ihr Blut dünner geworden ist und die roten Blutkörperchen nicht mehr so lange im Blut „herumhängen", kommen sie auch nicht mehr ausreichend lange in Kontakt mit der Glukose und ein zu niedriger A1c-Wert ist die Folge. (In der Tat ist es so, dass, wenn Sie sich zu einem späteren Zeitpunkt der Schwangerschaft testen lassen und Ihr A1c-Wert ist *nicht* gesunken, ist das kein gutes Zeichen.) Im zweiten oder dritten Trimester sollten Sie sich für eines der unten beschriebenen Testverfahren entscheiden.

Glukosetoleranztest (mit Glukoselösung)

Ist das nur bei mir so oder kann keiner den Glukosetoleranztest (auch GTT oder oGTT genannt) ausstehen? Von diesem Test gibt es verschiedene Ausführungen, aber bei allen muss man eine bestimmte Menge Glukosewasser trinken und anschießend auswerten, wie der Körper reagiert.

In den USA wenden viele Ärzte eine Screening-Methode an, die aus zwei Schritten besteht. Im ersten *Screening* wird weniger Glukose gegeben und im zweiten, *diagnostischen* Teil, mit deutlich höheren Glukosemengen getestet. Beim ersten Screening trinkt man 50 g Glukose und misst den Blutzucker eine Stunde später (es handelt sich dabei nicht um einen Nüchternblutzucker). Wenn eine Frau dieses

Screening nicht „besteht", kommt der zweite Test zum Zuge. Dieses Mal muss die Frau 100 g Glukose auf nüchternen Magen trinken und der Blutzuckerwert wird jeweils nach einer, zwei und drei Stunden gemessen. Das Problem mit dieser Methode ist, dass viele Frauen den ersten Test „nicht bestehen", obwohl sie gesund sind, es aber gleichzeitig Frauen gibt, die zu viel Insulin produzieren, den ersten Test aber trotzdem „bestehen" und keine Diagnose bekommen. Diejenigen, die den 3-Stunden-Test machen, müssen außerdem oftmals sehr lange auf ihre Ergebnisse warten.

Nicht zuletzt hängen die diagnostischen Kriterien sehr stark von dem behandelnden Arzt und dessen Interpretation der Werte ab (was ist ein „normaler" Blutwert und was gilt als positive Diagnose).

Aus diesem Grund empfehlen die *International Association of Diabetes and Pregnancy Study Group* (IADPSG), die *Weltgesundheitsorganisation* (WHO) und fast alle Staaten der ersten Welt mit Ausnahme der Vereinigten Staaten den zuverlässigeren und aussagekräftigeren einmaligen Test, bei dem auf nüchternen Magen 75 g Glukoselösung getrunken werden und der Blutzucker nach einer respektive zwei Stunden gemessen wird. Sobald einer der beiden Werte erhöht ist, gilt die Diagnose als gesichert. Weil dieser Test nüchtern durchgeführt wird (im Gegensatz zu dem 50 g-Screening), sind die Ergebnisse deutlich akkurater. Die diagnostischen Kriterien sind strenger (nüchtern < 92 mg/dl, nach einer Stunde < 180 mg/dl, nach zwei Stunden < 153 mg/dl), was dazu führt, dass mehr Frauen mit einem erhöhten Risiko für einen „negativen Schwangerschaftsverlauf" aufgrund eines Gestationsdiabetes identifiziert werden können.[45] Außerdem muss man nur einen Test durchführen. Der Widerstand gegen dieses Testverfahren gründet hauptsächlich in dem Argument, dass durch die strengen diagnostischen Kriterien bei deutlich mehr Frauen ein Gestationsdiabetes diagnostiziert werden würde und die Kosten im Gesundheitswesen deswegen explodierten. Ich bin anderer Meinung. Mit kostengünstigen Interventionen wie meine nährstoffreiche Ernährung und die daraus resultierenden gesundheitlichen Vorteile für Mutter und Kind könnte man die zusätzlichen Kosten niedrig halten bzw. sogar Kosten sparen. Wenn Sie sich für einen Glukosetoleranztest entscheiden, empfehle ich Ihnen unumwunden das einmalige Testverfahren mit 75 g und Messungen nach einer bzw. zwei Stunden. Der zweiphasige Test ist in meinen Augen veraltet.

Kann ich auch mit Gummibärchen, Fruchtsaft oder einer Mahlzeit testen?

Viele Frauen möchten keine Glukoselösung trinken, ganz gleich in welcher Form auch immer. Es gibt Therapeuten, die Gummibärchen als (weniger widerliche) Alternative empfehlen. Leider ist diese unspezifische Methode nicht standardisiert und somit nicht zuverlässig. In der einen Studie, die aufzeigen konnte, dass Gummibärchen vergleichbar zu einer Glukoselösung sind, wurde im Vorfeld eine bestimmte Marke Gummibärchen ernährungstechnisch analysiert und errechnet, wie viele Gummibärchen 50 g reine Glukose liefern und so 50 g reiner Glukoselösung entsprechen (falls es Sie interessiert: Es waren 28 Gummibärchen).[46]

Die meisten Leute gehen davon aus, dass man nur die Nährwerttabelle auf der Packung lesen muss, um zu wissen, wieviel davon 50 g Zucker oder 50 g Gesamtkohlenhydrate liefern würde. Im oben beschrieben Fall lieferten die Gummibärchen insgesamt *72 g* Kohlenhydrate, um auf 50 g einfachen Zucker zu kommen. Jede Gummibärchenmarke hat eine andere Rezeptur und die Bärchen enthalten unterschiedliche Nährwerte, man weiß also nie genau, ob man jetzt gerade 50 g einfache Glukose zu sich nimmt oder nicht. Die Autoren der Studie empfehlen diese Methode ausdrücklich nur für den 50-g-Glukosetoleranztest, weil: „Gummibärchen durch ihre feste Konsistenz und die zusätzlichen komplexen Kohlenhydrate über den gewünschten Zeitraum eine andere Reaktion im Serumblutzucker hervorrufen können. Wir können deswegen nicht empfehlen, die Glukoselösung bei dem 100-g-Glukosetoleranztest durch die ‚doppelte Menge' Gummibärchen zu ersetzen". Aktuell gibt es keine Studien, die die Genauigkeit der Gummibärchen-Methode in Hinblick auf den 75-g-Glukosetoleranztest untersucht hätten.

Auch Fruchtsäfte müssen oft als Ersatz für die Glukoselösung herhalten. Die Probleme sind dabei ähnlich wie bei der Gummibärchen-Methode. Fruchtsäfte bestehen nicht zu 100 % aus Glukose, sondern setzen sich aus vielen verschiedenen Zuckersorten zusammen, einschließlich Glukose, Fruktose, Saccharose und andere (die Proportionen variieren dabei von Obstsorte zu Obstsorte stark).[47] Jeder Zucker hat seinen eigenen glykämischen Index, soll heißen, wir können nicht davon ausgehen, dass der Blutzucker immer so reagiert, wie er es bei einer Glukoselösung tut.

Die dritte Alternative ist die Testmahlzeit, die mindestens 50-100 g Kohlenhydrate enthält. Auch hier entspricht die glykämische Last von 50-100 g unterschiedlicher Kohlenhydrate nicht unbedingt der von 50-100 g reiner Glukose. Nicht alle Kohlenhydrate werden zu Glukose abgebaut (zum Beispiel Ballaststoffe), manche werden gar nicht verdaut (resistente Stärke) und andere haben einen deutlich niedrigeren glykämischen

Index (zum Beispiel Fruktose). Wie schnell oder langsam Ihr Körper auf die in der Mahlzeit enthaltenen Kohlenhydrate reagiert hängt zusätzlich davon ab, wie viel Protein, Fett, Ballaststoffe, Flüssigkeit und andere Nährstoffe Sie mit Ihrer Mahlzeit aufnehmen.

Den Glukosetoleranztest durch Gummibärchen, Fruchtsäfte oder eine Mahlzeit ersetzen zu wollen liefert keine zuverlässigen Ergebnisse. Sinn und Zweck der Glukoselösung ist das standardisierte Testverfahren. Die Schwellenwerte für den Glukosetoleranztest orientieren sich an der durchschnittlichen Wirkung nach der Einnahme reiner Glukose und den Blutzuckerspitzen, die sich anschließend zeigen. Komplexe Kohlenhydrate, Gummibärchen jeglicher Größe und Form und unterschiedlich zusammengesetzte Fruchtsäfte liefern keinen gleichwertigen Ersatz.

Sollten Sie sich dennoch für eine dieser Methoden entscheiden, müssen Sie auch diesen Test richtig durchführen lassen. Bei einem offiziellen, laborgestützten Glukosetoleranztest wird Blut aus der Vene entnommen und nicht nur die Fingerbeere angestochen (hier wird der kapillare Glukosewert ermittelt). Studien haben gezeigt, dass die beiden unterschiedliche Ergebnisse liefern und Diskrepanzen von bis zu 25 mg/dl aufzeigen können.[48] In der Schwangerschaft ist das eine *riesige* Lücke und könnte zu einem falsch positiven oder falsch negativen Ergebnis führen.

Ich bin der Meinung, dass Sie sich unbedingt für die *echte* Variante entscheiden sollten, wenn Sie einen Glukosetoleranztest machen möchten. Lassen Sie sich richtig Blut abnehmen und einen zuverlässigen Wert geben. Wenn Sie Bedenken wegen der Farbstoffe haben, sollten Sie wissen, dass die Geschmacksrichtung Zitrone-Limette meist keine Farbstoffe enthält. Wenn selbst das nicht Ihren Vorstellungen entspricht, können Sie in Absprache mit Ihrem Arzt die Glukoselösung selbst herstellen. Ich kenne Frauen, die reine Glukose (im Handel als Traubenzucker erhältlich) mit 225 ml reinem Wasser mischen, um so eine Glukoselösung ohne jegliche Zusätze trinken zu können. Zum Abwiegen der Glukose benötigen Sie eine sehr feine Waage, die in Gramm messen und so zuverlässige Ergebnisse liefern kann.

Wann ist ein Glukosetoleranztest sinnvoll und wann nicht?

Wie bereits gesagt, halte ich den Glukosetoleranztest nicht für jede Frau geeignet. Ich begann, die Zuverlässigkeit dieses Testverfahrens infrage zu stellen, nachdem ich im Rahmen meiner klinischen Tätigkeit mehrere Male miterleben musste, dass gesunde Frauen den Test „nicht bestanden". Diese Frauen hatten bei der Kontrolle zu Hause aber völlig normale Werte (sie waren also falsch positiv getestet worden).

Was hatten diese Frauen gemein? Sie alle waren durchschnittlich schwer, ernährten sich moderat kohlenhydratreduziert und hatten unauffällige Schwangerschaften. Diese

Frauen waren also gesund! Wir müssen uns hier die Frage stellen, wer entscheidet, dass es normal (oder ideal) zu sein hat, in kürzester Zeit 50 bis 100 g Zucker aus dem Organismus zu entfernen?

Interessanterweise habe ich Untersuchungen an Tieren gefunden, die diesen Resultaten einen Kontext geben können. Wenn an trächtigen Stuten ein Glukosetoleranztest vorgenommen wird, reagieren die Tiere völlig unterschiedlich: Die Stuten, die natürliches, artgerechtes Futter (also „Ballaststoffe und Fett" durch Grasen auf der Weide) bekommen, „bestehen" den Test nicht, wogegen Stuten, die mit „Zucker und Stärke" (zweimal täglich Getreide) gefüttert werden, mit wehenden Fahnen bestehen (hatten also einen normalen Blutzucker).[49] Leider kamen die zuständigen Veterinäre auf die Idee, dass nicht die grasenden Pferde eine gesunde Reaktion zeigten, sondern schlussfolgerten, dass die mit Getreide zugefütterten Pferde einen gesünderen Stoffwechsel hatten: „Das Zufüttern zweimal täglich mit ‚zucker- und stärkehaltigem' Getreide beeinflusste den Glukosestoffwechsel der Pferde so maßgeblich, dass die natürliche Anpassung des Glukosestoffwechsels in der Trächtigkeit moderiert wurde. Die Fütterung mit ‚Ballaststoffen und Fett' entspricht eher dem natürlichen Grasen auf der Weide und muss an den Glukosestoffwechsel während der Trächtigkeit und der Laktationsperiode angepasst werden." Die Pferde, die mit Getreide gefüttert wurden, hatten sich also angepasst, indem sie bereits mehr Insulin produzierten in dem Versuch, den gefährlich hohen Blutzucker so schnell wie möglich zu senken. Die grasenden Pferde dagegen waren die großen Mengen an Kohlenhydraten nicht gewöhnt und konnten (noch) nicht so schnell auf die große Menge an Kohlenhydraten reagieren.

Bei uns Menschen verhält es sich nicht anders. Wie schnell Ihr Körper die Glukose aus dem Blut entfernt, hat viel damit zu tun, wie oft Sie Zucker und/oder Nahrungsmittel mit einem hohen glykämischen Index essen. Es ist allseits bekannt, dass der oGTT keine zuverlässigen Werte liefert bei Menschen, die sich kohlenhydratarm ernähren. Dieses Wissen ist in der wissenschaftlichen Literatur seit den 1960er Jahren gut dokumentiert.[50] Solange Sie nicht regelmäßig große Mengen Kohlenhydrate essen, produziert die Bauchspeicheldrüse in der Regel nur wenig Insulin, weil sie schlicht und ergreifend nicht so viel davon benötigt.

Eine Studie veranschaulicht diesen Sachverhalt sehr schön: Von 325 schwangeren Japanerinnen, die einen Glukosetoleranztest mit 50 g Glukose machten, schnitten die Frauen am besten ab, die viele Kohlenhydrate aßen.[51] Das Interessante an diesem Ergebnis ist, dass es einen sehr geringen Anteil an Gestationsdiabetes gab (bei allen Probandinnen), die Frauen schlank waren (der durchschnittliche BMI betrug 19,6 und ein Drittel der Probandinnen war untergewichtig) und alle einen normalen Nüchternblutzucker hatten (durchschnittlich 70 mg/dl). In dieser Studie war die „moderate abnorme Glukosetoleranz“ eine Anpassung an die kohlenhydratarme Ernährung und kein Anzeichen für ein unterschwelliges Blutzuckerproblem.

Vor einigen Jahrzehnten empfahl man Patienten noch, vor einem Glukosetoleranztest besonders viele Kohlenhydrate zu essen, weil dann das Testergebnis zuverlässiger sei. Mit der Zeit verzichtete man auf diese Empfehlung, weil die meisten Amerikaner eh sehr viele Kohlenhydrate verzehren. Wenn Sie nicht darauf achten, wie viele Kohlenhydrate Sie verzehren, regelmäßig Getreide, Süßigkeiten, Kartoffeln und andere Stärke essen und ab und zu Smoothies, Fruchtsaft oder süße Erfrischungsgetränke konsumieren, werden Sie von einem oGTT sehr gute Resultate bekommen. Wenn sich Ihr Körper gut an eine kohlenhydratreiche Ernährung angepasst hat, werden Sie mit Sicherheit im Normbereich liegen. Dies trifft sehr wahrscheinlich auf die Mehrheit aller Schwangeren in den USA zu. In diesen Fällen ist ein Glukosetoleranztest durchaus sinnvoll.

Wenn Sie sich aber nach einem niedrigen glykämischen Index oder kohlenhydratarm ernähren (wie ich es hier in diesem Buch empfehle), möchten Sie vielleicht eine andere Option in Erwägung ziehen.

Hier sind Ihre drei Optionen:

1. Machen Sie den oGTT in dem Wissen, dass eventuell ein „falsch positives" Ergebnis dabei herauskommt.
2. Essen Sie in der Woche vor dem Test mehr Kohlenhydrate (nicht weniger als 150 g am Tag). So hat Ihre Bauchspeicheldrüse genügend Zeit, sich an die Situation anzupassen.
3. Sie können den Test dankend ablehnen und Ihren Blutzucker mit einem Messgerät zu Hause kontrollieren. Manche Ärzte messen auch den Nüchternblutzucker mit venöser Blutabnahme, um die Blutzuckerwerte zu kontrollieren. Das kann aber dazu führen, dass bei bis zu 15 % aller Schwangeren ein Gestationsdiabetes nicht diagnostiziert wird.[52] Im Großen und Ganzen eignet sich der Nüchternblutzucker eher dazu, einen Schwangerschaftsdiabetes „auszuschließen" und nicht so sehr für eine gesicherte Diagnose.[53] Wenn Sie einen Nüchternblutzucker von weniger als 80 mg/dl haben, besteht eine geringe Chance, dass Sie einen Gestationsdiabetes haben.[54]

Manche Frauen lassen einen oGTT machen, weil sie eine gesicherte Diagnose haben wollen oder ungern eine Routineuntersuchung verweigern. Bitte vergessen Sie nicht, dass zur Einwilligung nach erfolgter Aufklärung immer eine gewisse Freiwilligkeit gehören muss und *kein* Test unter Zwang durchgeführt werden darf, egal ob man schwanger ist oder nicht. Welche Entscheidung Sie auch treffen – es lohnt sich zu wissen, was es mit den Stärken und Schwächen des geplanten Tests auf sich hat.

Als ich schwanger war, entschied ich mich ausdrücklich für den 50-g-Glukosetest, weil ich neugierig auf die Ergebnisse war (ich habe mich sozusagen *für die Wissenschaft geopfert*!). Ich hatte meine Schwangerschaft mit einem gesunden Gewicht begonnen und ganz regulär zugenommen. Mein A1c im ersten Trimester war normal und ich ernährte mich moderat Low-Carb (ähnlich wie in diesem Buch beschrieben). Leider gehörte der 75-g-Test nicht zum Leistungskatalog meiner gynäkologischen Praxis und ich musste den Zwei-Phasen-Test mit 50 und 100 g machen. In der Woche vor dem 50-g-Test aß ich keine zusätzlichen Kohlenhydrate und war nicht überrascht, dass ich den Test nicht „bestand" (zwar nur knapp, aber das ist ja bekanntlich auch daneben). Nachdem ich das Ergebnis mit meinem Arzt besprochen hatte, entschied ich mich, meinen Blutzucker zu Hause zu überwachen, um festzustellen, ob ich wirklich einen Gestationsdiabetes hatte. Auf den 100 g-Test verzichtete ich. Ich kontrollierte meinen Blutzucker viermal täglich und nach zwei Wochen war klar, dass mein Blutzuckerspiegel kontinuierlich im normalen Referenzbereich lag. Er blieb stabil, selbst als ich ab und zu mehr Kohlenhydrate aß als üblich. Anders ausgedrückt heißt das, dass meine Reaktion auf den 50-g-Test zu den „falsch positiven" Ergebnissen gehörte, wie es bei Menschen oft der Fall ist, die sich Low-Carb ernähren.

Blutzuckertests für Zuhause

Diese letzte Option zur Blutzuckerkontrolle ist zweifelsohne sehr umstritten. Sie müssen mithilfe eines Blutzuckermessgeräts und Teststreifen viermal täglich Ihren Blutzucker messen: direkt nach dem Aufstehen (für den Nüchternblutzucker) und jeweils eine und zwei Stunden nach jeder Mahlzeit. Die Ergebnisse werden zwei Wochen lang gesammelt und die Daten anschließend von Ihrem Arzt ausgewertet. Er vergleicht diese dann mit den durchschnittlichen Blutzuckerwerten für Schwangere und den Schwellenwerten für Gestationsdiabetes. Meistens wird dieser Test zwischen der 24. und 28. Schwangerschaftswoche durchgeführt (dem typischen Zeitfenster für das Diabetes-Screening, in dem auch die Insulinresistenz meist ihren Höhepunkt erreicht), kann aber zu jedem Zeitpunkt der Schwangerschaft durchgeführt werden. Die Blutzuckerkontrolle hat Vor- und Nachteile, ist aber in meinen Augen sehr gut geeignet für hoch motivierte Frauen, besonders, wenn sie sich auch noch kohlenhydratarm ernähren.

Was man bei der Blutzuckerkontrolle zu Hause beachten sollte

Zum einen hängt das Ergebnis von Ihrer Ernährung ab. Das ist nicht unbedingt schlecht, weil Sie dadurch lernen können, welche Nahrungsmittel Ihnen Energie geben, ohne Ihren Blutzucker in die Höhe zu treiben, und welche Nahrungsmittel genau das Gegenteil bewirken. Sie können aus erster Hand erfahren, wie Ihr Körper auf eine Mahlzeit mit 70 g Kohlenhydraten reagiert und wie auf eine mit 20 g. Sie können besser einschätzen, wie sich eine Mahlzeit auswirkt, die hauptsächlich aus Gemüse besteht, und wie sie sich nach einer Mahlzeit ohne Gemüse fühlen. Der Nachteil bei dieser Methode ist, dass man sehr leicht schummeln kann. Man kann die Ergebnisse absichtlich verfälschen, indem man die Ernährung für kurze Zeit umstellt. Ich kenne Frauen, die absichtlich fasten oder nur phasenweise Low-Carb essen, um den Test zu „bestehen" und hinterher wieder Cornflakes zum Frühstück zu essen, Smoothies mit Obst trinken und große Portionen Kohlenhydrate oder Süßigkeiten verdrücken.

Sie dürfen nicht vergessen, dass das Ziel der Blutzuckerkontrolle sein soll, Ihre Blutzuckerreaktion auf Ihre *übliche* Ernährung so genau wie möglich einzuschätzen, und Sie unbedingt wissen sollten, falls Ihr Blutzucker zu hoch ist. Wenn Sie sich nur phasenweise kohlenhydratarm ernähren und anschließend mit ungesunden Lebensmitteln Ihren Blutzucker wieder steigen lassen, fügen Sie sich und Ihrem Baby nur Schaden zu. Wenn Sie aber normalerweise nur wenige Kohlenhydrate essen oder hin- und herwechseln, empfehle ich Ihnen mehrere Mahlzeiten mit vielen Kohlenhydraten zu essen, um zu sehen, wie Sie darauf reagieren. Die meisten von uns ernähren sich nicht die ganze Zeit über „perfekt" und es kann sehr hilfreich sein, die Daten nach guten und weniger idealen Mahlzeiten miteinander zu vergleichen.

Zweitens müssen Sie eine gewisse Motivation mitbringen. Den Blutzucker viermal täglich über mehrere Wochen hinweg zu kontrollieren ist anstrengend und setzt viel Planung voraus. Es kann sehr nervig sein, jeden Tag den Wecker zu stellen, nicht ohne Messgerät das Haus zu verlassen, genau zu notieren, was sie gegessen haben und sich selbst immer in den Finger stechen zu müssen. Außerdem sind die Teststreifen nicht ganz billig. Manche Frauen sind der Meinung, dass sich der Aufwand lohnt, weil er nützliche Informationen liefert und zeigt, was im echten Leben passiert. Andere wiederum wollen sich nicht so lange mit diesem Thema beschäftigen und machen lieber einen Glukosetoleranztest.

Drittens sind die diagnostischen Kriterien nicht eindeutig festgelegt. Wie hoch darf der Blutzucker sein und wie viele Messungen braucht es für eine akkurate Diagnose? Um das beurteilen zu können, braucht man viel klinische Erfahrung, und es hängt im Großen und Ganzen davon ab, wie gut sich Ihr Arzt mit Schwangerschaftsdiabetes auskennt. In dieser Hinsicht kann man mit der Blutzuckerkontrolle zu Hause einen Gestationsdiabetes recht gut „ausschließen", bewegt sich aber in einer Grauzone, was die offizielle Diagnose betrifft. Was den Blutzuckerwert in der Schwangerschaft betrifft, ist das Spektrum der Dringlichkeit definitiv recht groß. Wenn man sich an der aktuellen Forschung orientiert, kann man sagen, dass diese Methode ideal ist, um den Blutzucker so zuverlässig wie möglich im normalen (optimalen) Referenzbereich zu halten.

Jahrzehntelange Forschung hat uns gezeigt, dass gesunde, nicht-diabetische Schwangere einen durchschnittlichen Blutzuckerspiegel von 60-120 mg/dl haben (mit anderen Worten ausgedrückt: In der Schwangerschaft sind das die *normalen* Werte).[55] Außer direkt nach einer Mahlzeit bleibt Ihr Blutzuckerspiegel für den Rest des Tages unter 100 mg/dl. Bei gesunden Schwangeren liegt der durchschnittliche 24-Stunden-Wert bei 88 mg/dl. Die folgende Tabelle soll Ihnen den Unterschied zwischen einem normalen Blutzucker und den angestrebten Werten für Frauen mit Gestationsdiabetes zeigen.

Blutzuckerwerte in der Schwangerschaft		
	Normal (nicht diabetisch)	**Zielwerte bei Gestationsdiabetes**
Nüchternblutzucker	70,9 +/- 7,8 mg/dl	unter 90 mg/dl
1 Stunde postprandial	108,9 +/- 12,9 mg/dl	unter 120-130 mg/dl
2 Stunden postprandial	99,3 +/- 10,2 mg/dl	unter 120 mg
	Wenn Sie außerhalb der Vereinigten Staaten leben, gelten oft andere Maßeinheiten für den Blutzuckerspiegel; mmol/l anstelle von mg/dl. Sie können die Werte von mg/dl in mmol/l umrechnen, indem Sie den Wert durch 18 teilen. Zum Beispiel: 90 mg/dl ÷ 18 = 5,0 mmol/l	

Sie werden feststellen, dass es bei diesen Werten Diskrepanzen gibt. Die Zielwerte für Frauen mit Gestationsdiabetes liegen um 10-30 Punkte höher als für Frauen ohne Diabetes. Aus diesem Grund ist der *normale* Blutzuckerwert keine feste Größe, wenn es um eine gesicherte Diagnose für Gestationsdiabetes geht.

Wenn sich Ihr Blutzucker innerhalb (oder unter) der *normalen* Werte bewegt, haben Sie mit großer Wahrscheinlichkeit keinen Gestationsdiabetes. Wenn Ihr Blutzuckerspiegel aber höher ist oder sich um den Schwellenwert herumbewegt, sollten Sie Ihren Blutzucker für den Rest Ihrer Schwangerschaft gut im Auge behalten. Leichte Formen des Schwangerschaftsdiabetes lassen sich meist sehr gut mit Umstellungen in der Ernährung und der Lebensführung einstellen.

Wenn bei Ihnen ein grenzwertiger Blutzuckerspiegel festgestellt wurde, sollten Sie Ihren Blutzucker auch weiterhin messen. Eine Insulinresistenz kann sich von Woche zu Woche ändern und es ist gut, Ihrem Blutzucker auf der Spur zu bleiben. Ein normaler Blutzuckerspiegel stellt absolut kein Risiko dar, aber hohe Werte bekanntermaßen schon. Und bedenken Sie: Wenn Sie eine andere Testmethode gewählt und ein positives Ergebnis erhalten hätten, müssten Sie jetzt auch jeden Tag messen.

Was Sie dabei lernen können

Ganz gleich, für welchen Test Sie sich entscheiden, in den meisten Fällen hilft es zu wissen, wie die einzelnen Untersuchungen funktionieren und was man bei den jeweiligen Methoden beachten sollte. Letztendlich geht es darum, dass ein gesunder Blutzucker das Beste für Sie und Ihr Baby ist. Sollten Sie doch einen auffälligen Befund haben (unabhängig von der gewählten Testmethode), lohnt es sich zu wissen, dass Sie nur mit einer regelmäßigen Kontrolle herausfinden können, wie sich Ihre Ernährung und Ihr Lebensstil auf Ihren Blutzucker auswirkt. Nur dann können Sie auch wirklich proaktiv handeln. Selbst wenn bei Ihnen offiziell ein Gestationsdiabetes diagnostiziert wurde, sollten Sie wissen, dass Ihre Schwangerschaft genauso gesund und komplikationslos verlaufen kann wie bei Nicht-Diabetikerinnen auch, vorausgesetzt, Sie halten Ihren Blutzuckerspiegel auf normalem Niveau. Bitte lesen Sie Kapitel 7 für weitere Informationen. Ein komplettes Ernährungsprogramm für Schwangerschaftsdiabetes finden Sie außerdem in meinem Buch *Real Food for Gestational Diabetes.*

Weitergehende Untersuchungen

Die oben beschriebenen Tests sind ein guter Anfang, um die richtige Ernährung für Ihre Schwangerschaft zu finden. Jeder Arzt kennt diese Untersuchungen und kann sie durchführen. Natürlich ist die Liste alles andere als vollständig, denn es gibt weitere Optionen, einschließlich umfassender Nährstoffanalysen, wie zum Beispiel für Mikronährstoffe oder essenzielle Fettsäuren (zum Beispiel DHA).

Es gibt auch bestimmte Gentests, die Auskunft darüber geben, wie Ihr Körper Nährstoffe verwertet. Man kann sich zum Beispiel auf die MTHFR-Mutation testen lassen und so herausfinden, ob der Körper synthetische Folsäure verstoffwechseln kann oder nicht. Wenn dieser Test positiv ausfällt müssen Sie darauf achten, keine synthetische Folsäure zu sich zu nehmen. Dazu gehören auch Lebensmittel, die mit Folsäure angereichert werden, wie zum Beispiel Cerealien oder Brot. Auch in Ihrem pränatalen

Nahrungsergänzungsmittel sollte L-Methylfolat enthalten sein und keine Folsäure.[56] Außerdem sollte Ihre Ernährung viele Nährstoffe enthalten, die die Methylierung unterstützen, wie zum Beispiel Cholin, Glycin und Vitamin B12. Abgesehen davon bin ich der Meinung, dass alle Frauen – auch wenn Sie diese Information nicht haben – so viel von diesen Nährstoffen wie nur möglich zu sich nehmen sollten.

Die Forschung darüber, wie Ihre Gene Ihren Nährstoffbedarf beeinflussen (Nutrigenomik genannt), steckt noch in den Kinderschuhen. Je mehr wir über diese Zusammenhänge lernen, desto besser können wir unsere Supplementation anpassen und/oder individuelle Ernährungsprotokolle zusammenstellen, die der individuellen genetischen Information eines Menschen optimal entspricht.

Neben den genetischen Testmethoden gibt es weitere Laboruntersuchungen auf dem Markt, die vor allem von Ärzten für funktionelle Medizin eingesetzt werden. Bevor Sie einen Test nach dem anderen bestellen und irgendwann den Überblick verlieren, sollten Sie sich selbst (und Ihrem Behandler) folgende Fragen stellen:

- Gibt es für Schwangere (und für die einzelnen Schwangerschaftsabschnitte) zu diesem Test klar definierte Referenzwerte?
- Was bedeutet es für mich, wenn ich einen Befund habe, der außerhalb der Norm liegt? Anders ausgedrückt: Muss ich handeln, wenn die Werte nicht in Ordnung sind?
- Wenn ja: Kann ich die Behandlung auch während der Schwangerschaft und Stillzeit durchführen?

Während einer Schwangerschaft ändert sich der Stoffwechsel so schnell und oft, dass es unter Umständen schwierig sein kann zu entscheiden, was man testen lassen soll und was nicht. Viele Referenzwerte treffen in der Schwangerschaft nicht 1:1 zu, die Lipid-Werte und das Cholesterin sind gute Beispiele hierfür. Bei so gut wie jeder Schwangeren verändern sich die Lipid-Werte von der frühen Schwangerschaft bis zum letzten Trimester und nach der Entbindung dramatisch. Das Gesamtcholesterin kann um 25-50 % steigen und die Triglyceride können sich verdoppeln, weil der Körper gegen Ende der Schwangerschaft mehr Fett für die Energiegewinnung verbrennt.[57] Was tun Sie also, wenn Sie „hohe" Lipid-Werte haben? Müssen Sie etwas ändern oder liegt alles im normalen Bereich? (Hier ein guter Hinweis für Sie: Meist liegt alles im grünen Bereich. Außer sich gesund zu ernähren und Sport zu treiben, können Sie nicht viel tun. Konventionelle Behandlungsansätze wie die Einnahme von Statinen sind in der Schwangerschaft kontraindiziert.)

Oder was passiert, wenn Sie merkwürdige Symptome haben und die Laboruntersuchung ergibt, dass bei Ihnen eine Schwermetallbelastung vorliegt? Viele der üblichen

Behandlungsmethoden sind in einer Schwangerschaft nicht sicher. Auch wenn Sie wissen, dass Sie eine Schwermetallbelastung haben, können Sie nicht handeln, sondern müssen warten, bis das Baby geboren ist (und wahrscheinlich bis Sie ganz abgestillt haben). Letztendlich kommt alles wieder zu den Basics zurück: Ernährung, Lebensstil und Bewegung. Man könnte auch sagen, alles, was jede Schwangere tun sollte, gilt auch hier, unabhängig welcher Laborbefund gerade im Raum steht.

Ich könnte an dieser Stelle noch mehrere Beispiele anführen, die Sie aber besser im Einzelfall mit einem Spezialisten für funktionelle Medizin/Ernährung besprechen. Wenn Sie krank sind oder gesundheitliche Beschwerden haben, die diagnostisch abgeklärt werden müssen, sollten Sie immer überlegen, was die Befunde für Sie bedeuten und ob diese Informationen Einfluss auf Ihre Ernährung und Ihren Lebensstil haben werden. Sollte das nicht so sein, wird der Informationsdruck vielleicht zu groß und Sie werden sich mangels Therapieoptionen eventuell unnötig Sorgen machen. Sie können nicht auf alles in der Schwangerschaft Einfluss nehmen. Manchmal ist es besser, mit einer optimalen Ernährung ein solides Fundament zu schaffen, anstatt irgendwelchen Zielen hinterherzurennen. Es besteht immer das Risiko, dass wir Dinge pathologisieren, die eigentlich normal sind, nur weil uns die entsprechenden Daten noch nicht vorliegen.

Ein Wort über Ketone im Urin

Die meisten Frauen müssen bei jeder Vorsorgeuntersuchung eine Urinprobe abgeben, die in der Regel auch auf Ketone untersucht wird. Ketone sind Abbauprodukte des Fettstoffwechsels, die in Ihrem Blut zirkulieren und über den Urin ausgeschieden werden. Viele Ärzte haben gelernt, dass Ketone im Urin schlecht sind. Hohe Keton-Werte im *Urin* sind aber nicht das Gleiche wie hohe Keton-Werte im *Blut.* Ich werde später noch ausführlicher auf dieses Thema eingehen. Hohe Keton-Werte im *Blut*, die einen gewissen Schwellenwert überschreiten, können ein Hinweis dafür sein, dass sich Ihr Körper in einem lebensbedrohlichen Zustand, der diabetischen Ketoazidose (DKA) befindet, oder Sie nicht genug essen und Ihr Körper die Fettreserven aufbrauchen muss. Bei beiden handelt es sich um medizinische Notfälle. Die diabetische Ketoazidose steht in Zusammenhang mit einer gehemmten Gehirnentwicklung beim Fötus.[58] Auch die durch Hungern induzierte Azidose ist problematisch, weil sie zeigt, dass die Schwangere ihr Baby nicht mit genügend Energie und Nährstoffen versorgt.

Aber: Wenn Sie *keine* insulinpflichtige Diabetikerin sind, einen gesunden Blutzuckerspiegel haben und *nicht* hungern, sollten Ihnen Ketone im Urin nicht allzu viele Sorgen bereiten. In der Schwangerschaft ist es normal, dass der Körper sich in einer *ernährungsbedingten Ketose* befindet, weil er zur Energiegewinnung vorzugsweise Fett verbrennt. Das trifft vor allem auf die späte Schwangerschaft zu, wenn Ihre Zellen „fast ihre gesamte Energie aus dem Fettstoffwechsel ziehen“.[59] Eine ernährungsbedingte Ketose tritt vor allem bei Frauen auf, die kaum oder wenig Kohlenhydrate essen. Besonders viele Ketone finden sich im Urin, wenn Sie fasten (nüchtern am Morgen) oder wenn Sie über längere Zeit nichts gegessen haben. Bei schwangeren Frauen sind die Keton-Werte im Vergleich zu nicht schwangeren Frauen morgens bis zu dreimal höher, wenn sie in der Nacht nichts gegessen haben. [60]

Auch das *Institute of Medicine* bestätigt, dass eine Ketose in der Schwangerschaft normal ist: „Im Rahmen der normalen Anpassungsvorgänge an eine Schwangerschaft kommt es zu einem Abfall der mütterlichen Glukosekonzentration, die Insulinresistenz steigt und somit auch die Entstehung einer Ketose.“[61]

Wie kann ein normaler physiologischer Zustand schädlich sein? Die kurze Antwort lautet: Er ist es nicht. Ketone im Urin bedeuten *nicht automatisch,* dass auch die Keton-Werte im Blut erhöht sind. In der Tat können die Werte im Urin um das 50-100-fache erhöht sein während die Keton-Werte im Blut lediglich um das Zweifache erhöht sind und somit noch unter dem Schwellenwert zur Ketonämie in der Schwangerschaft liegen (<1 mmol/l). Anders formuliert gibt ein „hoher“ Keton-Wert im Urin nicht immer zuverlässig Auskunft über die Keton-Werte im *Blut.* Im Falle einer DKA betragen die Ketone im Blut mehr als das 30-fache der anerkannten *Höchstwerte,* die bei schwangeren Frauen gemessen wurden, die eine kalorien- und kohlenhydratarme Ernährung haben. Dabei würde man bei dieser Form der Ernährung hohe Keton-Werte im Blut erwarten.[62] Die Keton-Werte im Blut, *nicht die Keton-Werte im Urin,* sind die einzig zuverlässigen Indikatoren für eine diabetische Ketoazidose.

Die niedrigen Keton-Werte, die man bei normalen und gesunden Schwangeren beobachten kann, sind für Mutter und Kind nicht gefährlich. Nur die Hunger-Ketose (die auf eine extreme Mangelernährung zurückzuführen ist) und die Ketoazidose (bei der es zu extrem hohen Keton-Werten, saurem pH-Wert des Blutes und hohem Blutzuckerspiegel kommt), gefährden das Wohl der Schwangeren und des Kindes. Die durch rein physiologische Vorgänge entstehenden Ketone, wie es bei der ernährungsbedingten Ketose der Fall ist, liefern 30 % der Energie, die das fetale Gehirn für eine gesunde Entwicklung benötigt und werden zur Herstellung wichtiger Lipide für die Gehirnfunktion verwendet.[63] Blutproben aus der Nabelschnur deuten darauf hin, dass die Keton-Konzentration dort signifikant *höher* ist als im Organismus gesunder Schwangeren im zweiten und dritten Trimester.[64] Das heißt, dass Ihr Körper *aktiv versucht,* Ihrem Baby so viele Ketone wie möglich zukommen zu lassen. Eine Studie aus dem Jahr 2016 mit gesunden, nicht diabetischen Schwangeren und ihren Kindern fand heraus, dass das Plazentagewebe konstant hohe Keton-Werte hält (im

Durchschnitt 2,2 mmol/l – deutlich höher als im mütterlichen Blut) und dass Neugeborene im ersten Lebens*monat* ebenso hohe Keton-Werte haben.[65] Mit andern Worten: Eine niedrig-gradige Ketose ist normal – und sehr wahrscheinlich notwendig – für die kindliche Entwicklung.

Wenn Sie den Ernährungsempfehlungen in diesem Buch folgen, kann es durchaus sein, dass Sie ab und zu Ketone im Urin haben werden. Mein Anliegen ist es, Sie darauf vorzubereiten, wenn Ihnen Ihr Arzt sagt, dass etwas nicht in Ordnung sei. Solange nicht gleichzeitig Ihre Keton-Werte im *Blut* erhöht sind *und* Ihr Blutzuckerspiegel (das wiederum könnte ein Hinweis auf DKA sein), ist das kein Anlass zur Sorge. Viele aufgeklärte Ärzte und Hebammen machen sich inzwischen oft gar nicht mehr die Mühe, auf Ketone im Urin zu testen, weil sie wissen, dass diese so gut wie keine klinische Relevanz haben.

All diejenigen von Ihnen, die mehr über dieses kontrovers diskutierte Thema erfahren möchten, können den aktuellen Stand der Forschung in Kapitel 11 meines Buches *Real Food for Gestational Diabetes* nachlesen.

Zusammenfassung

Hoffentlich fühlen Sie sich von der Informationsflut in diesem Kapitel nicht überfordert. Um das Ganze noch einmal zusammenzufassen: Lassen Sie sich so früh wie möglich (idealerweise im ersten Trimester) auf Vitamin D, Eisen, Schilddrüsenhormone und Hämoglobin A1c untersuchen. Ist einer dieser Werte auffällig, können Sie gleich handeln und/oder später in der Schwangerschaft noch einmal testen lassen. Wann immer möglich, empfehle ich weitere Vitamin-D-Tests im zweiten und/oder dritten Trimester, damit Sie rechtzeitig und ausreichend supplementieren können. Bitte denken Sie daran, dass auch wenn der A1c-Befund im ersten Trimester unauffällig sein sollte, sie zwischen der 24. und 28. Woche trotzdem auf Gestationsdiabetes testen müssen, weil die Insulinresistenz in dieser Zeit am höchsten ist. Sollten Sie noch zusätzliche Untersuchungen wünschen, wenden Sie sich am besten an einen erfahrenen Therapeuten, der zusammen mit Ihnen entscheiden kann, welche Tests für Sie am sinnvollsten sind.

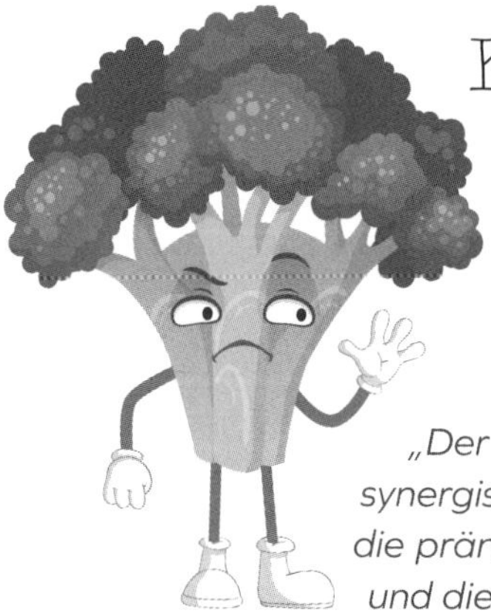

Kapitel 10

Giftstoffe

„Der Kontakt mit verschiedenen Umweltgiften hat eine synergistische und kumulative, nachteilige Auswirkung auf die pränatale Entwicklung, den Schwangerschaftsverlauf und die Gesundheit des Neugeborenen."

— Dr. Kaïs Al-Gubory, French National Institute for Agricultural Research

Es ist kein Geheimnis, dass der Kontakt mit bestimmten Chemikalien in der Schwangerschaft schädlich sein kann. Ihr Bauchgefühl sagt Ihnen bestimmt auch, dass das so ist, aber wahrscheinlich unterschätzen Sie, wie häufig Sie in Ihrem Alltag mit Giften in Kontakt kommen. Ich habe es schon immer als sehr ironisch empfunden, dass man Frauen dazu nötigt, bestimmte Nahrungsmittel wie rohes Eigelb oder Weichkäse zu meiden, weil diese angeblich für Schwangere schädlich seien, und gleichzeitig mit keinem Wort erwähnt, dass Trinkwasser aus Plastikflaschen oder die Inhaltsstoffe in Kosmetika eine weitaus größere Bedrohung darstellen können. Ich wünsche mir aufrichtig, dass diese gut gemeinten, aber oft fehlgeleiteten, Aufklärungskampagnen die Frauen wirklich darüber informierten, wo die eigentliche Bedrohung liegt.

Ob es uns nun gefällt oder nicht, die meisten von uns kommen ständig mit potenziell giftigen Substanzen in Berührung. Es gibt viele Ausgangspunkte, über die ungewollte Chemikalien in unseren Körper gelangen können: von den Töpfen und Pfannen, mit denen wir kochen, über die Behälter, in denen wir Lebensmittel und Speisereste aufbewahren, bis hin zu Flaschen und Dosen für Wasser und Getränke. Aber die Gefahr geht nicht nur von Substanzen aus, die wir essen und trinken.

Giftstoffe können auch von außen in den Körper eindringen, zum Beispiel von Produkten, die mit unserer Haut in Kontakt kommen, wie Seife, Shampoo, Make-up, Lotionen, Parfüm und Pflegeprodukte für das Haar. Viele Menschen glauben, dass man Giftstoffe nur dann aufnimmt, wenn man sie verschluckt oder einatmet. Das stimmt aber nicht. Nicht von ungefähr werden bestimmte Medikamente in Form von Pflastern verabreicht. Vieles von dem, was wir auf die Haut auftragen, gelangt von dort direkt in unseren Blutkreislauf.

Es stimmt, dass es Giftstoffe gibt, die man nicht vermeiden kann. Die Luftverschmutzung in Städten zum Beispiel gehört dazu. Es gibt aber genauso viele Gifte, die wir täglich zu uns nehmen, ohne es zu wissen und die wir aktiv meiden können. In diesem Kapitel beschäftige ich mich mit Giftstoffen, die nicht sein müssen: Gifte aus Küchenutensilien, Lebensmittelbehältern, Möbeln, Reinigungsprodukten und Kosmetika. Ich nehme die aktuelle Forschung auf diesem Gebiet unter die Lupe und gebe wertvolle Tipps, wie Sie Gifte im Alltag am besten vermeiden können.

Ein Wort der Warnung (und der Beruhigung): Viele Informationen in diesem Abschnitt sind vielleicht schwer zu verdauen. Möglicherweise macht Sie das, was ich schreibe, wütend und Sie ärgern sich darüber, *dass es diese Chemikalien überhaupt noch gibt.* Oder Sie reagieren mit Angst und fragen sich, *ob Sie und Ihr Baby bereits davon betroffen sind?!* Bevor Sie sich das Leben unnötig schwer machen, sollten Sie eines bedenken: Sie versuchen immer das Beste zu tun angesichts der Informationen, die Ihnen zur Verfügung stehen. Ihr Körper besitzt ein enormes Potenzial, ein vollkommen gesundes Baby entstehen zu lassen. Die toxische Belastung ist nur ein Bereich, den es zu beachten gilt, während die Wissenschaft immer neue Erkenntnisse gewinnt. Bleiben Sie mit Ihren Gedanken nicht in der Vergangenheit hängen. Fokussieren Sie auf das, was Sie *jetzt* tun können.

Chemikalien in Kunststoffen (BPA und Phthalate)

In der Schwangerschaft werden die Hormone sehr eng reguliert, damit Ihr Baby sich normal entwickeln kann. Es gibt Tausende von bestimmten Chemikalien, die die Wirkung von Östrogen nachahmen und die Entwicklung des Fötus aus der Bahn werfen können. Diese Chemikalien nennt man Xenoöstrogene. Hier ein kurzer Überblick der häufigsten Xenoöstrogene: Kunststoffe (in Plastik, einschließlich BPA und Phthalate), Pestizide und Herbizide (vor allem chlororganische Verbindungen), Parabene, Polystyrol (Styropor), PCBs, Parfüm und unzählige mehr.[1] Zuerst möchte ich die Kunststoffe näher betrachten. In Kunststoffen gibt es mehrere chemische Verbindungen, die den Hormonhaushalt stören können. Zu diesen sogenannten endokrinen Disruptoren gehört Bisphenol-A, umgangssprachlich auch als BPA bezeichnet. Endokrine Disruptoren können vor allem die Entwicklung der Fortpflanzungsorgane (wie zum Beispiel die Genitalien und Brüste) Ihres Kindes empfindlich stören. Wenn man zum

Beispiel trächtige Mäuse mit vergleichbaren Mengen an BPA in Kontakt bringt, wie wir Menschen es in unserem Alltag tun, verändern sich die Geschlechtsorgane ihrer Nachkommen.[2] Bei trächtigen Mäusen wurden außerdem verändertes Brustgewebe und verminderte Milchbildung beobachtet. Daraus lässt sich ableiten, dass BPA auch beim Menschen möglicherweise zu Stillproblemen führen kann.[3] BPA beeinflusst außerdem den Blutzuckerstoffwechsel, indem es die Zellkommunikation des Insulins stört und Fehlfunktionen in den Betazellen der Bauchspeicheldrüse auslöst (Betazellen sind die Zellen, in denen Insulin produziert wird).[4] Das erklärt unter Umständen, warum die Nachkommen der Mäuse, die mit BPA in Kontakt gekommen waren, erste Anzeichen eines Diabetes zeigten.[5]

Beim Menschen kann BPA ein Risikofaktor für Fehlgeburten, Frühgeburten und „andere ungünstige Schwangerschaftsverläufe" sein.[6] Es gibt Untersuchungen, die eine Verbindung herstellen konnten zwischen der Exposition von BPA in der Schwangerschaft und Hyperaktivität und anderen Verhaltensstörungen bei Kindern.[7,8] Und das sind nur eine Handvoll Studien, die zeigen, warum die pränatale Phase unter Wissenschaftlern als „sensibles Zeitfenster für BPA" gilt.[9]

BPA gehört zu den Chemikalien, von denen weltweit sehr große Mengen produziert werden und mit denen man überall und ständig in Kontakt kommt. BPA wird eingesetzt in der Herstellung von Polycarbonaten (zum Beispiel in Trinkflaschen und Lebensmittelbehältern) und Kunstharzen, wie man sie in den meisten Konservendosen, in Wasserrohren, Elektrogeräten und Kunststoffen für den täglichen Gebrauch, einschließlich Kinderspielzeug, findet. Über 92 % aller in den USA gewonnenen Urinproben testen positiv auf BPA. Außerdem hat man es im Fruchtwasser, im Plazentagewebe, im Nabelschnurblut und in der Muttermilch nachweisen können.[10] In einer Studie wurden die BPA-Werte in Urin und Fruchtwasser verglichen. Es stellte sich heraus, dass der Wert im Fruchtwasser fünfmal *höher* war. Daraus kann man schließen, dass Babys mit mehr BPA in Berührung kommen als man bisher annahm.[11] Dabei scheinen unsere Lebensmittel zu den wichtigsten Ursachen für eine BPA-Belastung zu gehören.[12] BPA geht besonders leicht auf Speisen und Getränke über, wenn man diese in BPA-haltigen Behältern erhitzt, zum Beispiel beim Aufwärmen in der Mikrowelle oder in einer Wasserflasche, die im heißen Auto liegt.[13]

Vielleicht wissen Sie das alles schon und verzichten bewusst auf Produkte, die BPA enthalten. In diesem Fall ist die Sicherheit eine sehr trügerische, weil BPA-freie Produkte nur rein theoretisch eine gute Idee sind. Denn der BPA-Ersatz ist in den meisten Fällen auch nicht unbedenklich. Nachdem die Bedenken zu BPA publik wurden, mussten sich die Kunststoffproduzenten um Alternativen bemühen und entwickelten den Stoff BPS. Obwohl man über diese Verbindung noch nicht so viel weiß wie über BPA, sind die ersten Erkenntnisse nicht sehr beruhigend. Es konnte nachgewiesen werden, dass selbst ein niedrigschwelliger Kontakt mit BPS bei Labortieren die Hormone und die neurologische und fetale Entwicklung auf ähnliche Weise stört wie BPA.[14,15]

BPA wird nicht nur in Kunststoffen eingesetzt, sondern auch als dünne Schutzschicht auf Thermopapier (wie in Kassenbons und Boarding-Karten am Flughafen). Von diesen Oberflächen gelangt BPA sehr leicht auf die Haut. Selbst wenn Sie einen Kassenbon nur wenige Sekunden lang in den Händen halten, steigt der BPA-Gehalt im Blut deutlich an. Im Allgemeinen kann man sagen, je länger man einen Bon in der Hand hält, desto mehr BPA wird in den Blutkreislauf aufgenommen. Wenn Sie vorher auch noch Ihre Hände desinfiziert haben, nehmen Sie besonders viel BPA auf, weil Desinfektionsmittel „dermale Penetrationsverstärker" enthalten.[16] Diese Information ist wichtig, weil viele Menschen beim Einkaufen oder auf Reisen Händedesinfektionsmittel verwenden.

Phthalate bilden eine weitere, potenziell schädliche, Gruppe von Chemikalien. Phthalate in Kunststoffen machen Produkte biegsam, durchsichtig oder haltbar. Dazu gehören Vinylböden, Duschvorhänge, Plastikverpackungen, Plastikflaschen und Plastiktüten. Man findet sie in Körperlotionen, Haarspray, Nagellack (Phthalate verhindern, dass der Nagellack Risse bekommt und abblättert), Dichtungsmaterialien, Insektensprays und Duftstoffen (wie zum Beispiel Parfüm, Duftkerzen und Raumsprays). Es gibt Kosmetika und Parfüms, die bis zu 50 % aus Phthalaten bestehen.[17]

Wir nehmen Phthalate hauptsächlich über Lebensmittel auf (sie gelangen aus der Verpackung in die Produkte). Phthalate können aber auch ausdünsten und eingeatmet werden oder direkt über die Haut in den Organismus gelangen. Diese Übertragungswege sollten nicht vernachlässigt werden.[18] In einer Studie wurde die Phthalat-Belastung bei schwangeren Frauen in New York und Polen untersucht. Bei allen Studienteilnehmerinnen konnten Phthalate nachgewiesen werden.[19] Lassen Sie sich das einmal durch den Kopf gehen.

Untersuchungen an Ratten haben gezeigt, dass der Kontakt mit Phthalaten zu Veränderungen im Hormonhaushalt und Geburtsdefekten führen kann.[20] Bei Labortieren und beim Menschen zeigen Phthalate eine antiandrogene Wirkung, das heißt, sie können bestimmte Hormone wie Testosteron hemmen. Das ist besonders in Hinblick auf die Entwicklung der Geschlechtsmerkmale bei Jungen sehr besorgniserregend. Eine Forscherin erklärt: „Studien mit Nagetieren deuten darauf hin, dass die pränatale Exposition gegenüber bestimmten Phthalaten die normale Entwicklung der männlichen Geschlechtsorgane stören kann. Eine zu kurze anogenitale Distanz (der Abstand zwischen Anus und Penis), Hodenhochstand und Veränderungen an den Hoden sind die Folge und beeinträchtigen die Funktion dieser Organe."[21] Einige dieser Abnormitäten sind bei menschlichen, männlichen Babys beobachtet worden, die während der Schwangerschaft der Mutter „relevanten Mengen an Phthalaten in der Umwelt“ ausgesetzt waren.[22] Besonders bei Jungen kann auch die Gehirnfunktion durch eine pränatale Exposition gegenüber Phthalaten beeinträchtigt werden.[23] Einer Studie zufolge können sich die schädlichen Einflüsse auf die geistige und intellektuelle Entwicklung bis in die spätere Kindheit (selbst noch im Alter von 7 Jahren) bemerkbar machen.[24] Die Exposition gegenüber Phthalaten wird auch mit einem erhöhten Risiko für Frühgeburten in Verbindung gebracht.[25]

Es ist deutlich zu sehen, dass wir sehr oft mit BPA und Phthalaten in Kontakt kommen und daraus gewisse gesundheitliche Risiken entstehen. Mit folgenden Tipps können Sie sich vor einem unnötigen Kontakt schützen:

Tipps zur Vermeidung von BPA und Phthalaten

- Lagern oder erhitzen Sie keine Lebensmittel in Plastikbehältern. Speisereste können auch gut in Behältern aus Glas, Keramik oder Edelstahl aufbewahrt werden.
- Geben Sie Speisen zum Aufwärmen in der Mikrowelle nicht in Plastikbehälter und bedecken Sie diese nicht mit Frischhalte- oder Plastikfolie. Die Bestandteile im Plastik gehen direkt in die Lebensmittel über oder verdunsten während der Erhitzung in der Luft.
- Wickeln Sie keine Lebensmittel in Plastikfolie ein. Nehmen Sie stattdessen Wachs- oder Pergamentpapier. (Alufolie ist keine gute Alternative; siehe auch unter dem Abschnitt über Aluminium später in diesem Kapitel.)
- Verwenden Sie Wasserflaschen aus Glas oder Edelstahl (ohne Beschichtung, denn diese enthalten oft BPA oder BPA-Ersatzstoffe).
- Wenn es Ihnen nicht zu viele Umstände macht, können Sie für unterwegs ein Glas oder eine Porzellantasse mitnehmen und Ihren Kaffee/Tee aus dem eigenen Trinkbehälter genießen (selbst Papierbecher enthalten Plastik und deren Deckel sowieso).
- Essen Sie weniger Lebensmittel aus Konserven. Essen Sie mehr frische oder tiefgefrorene Produkte oder Lebensmittel, die in Glasbehältern verkauft werden.
- Vermeiden Sie den Kontakt mit Kassenbons (im Supermarkt, am Boardingschalter des Flughafens, Quittungen am Geldautomaten usw.).
- Kaufen Sie keine Getränke in Dosen oder Plastikflaschen (Aluminiumdosen sind mit BPA beschichtet – noch ein Grund, keine süßen Getränke mehr zu konsumieren!).

- Lesen Sie grundsätzlich alle Zutatenlisten auf Kosmetika und Körperpflegeprodukten. Kaufen Sie keine Produkte, die Phthalate enthalten. Das betrifft auch Inhaltsstoffe, in denen das Wort „Phthalat" versteckt ist, wie zum Beispiel „Diethylhexylphthalat".
- Kaufen Sie keine Parfüms oder Duftstoffe (Raumsprays, Weichspüler, Tücher für den Trockner, Duftkerzen usw.). Meiden Sie Pflegeprodukte, die „Parfüm" oder „Duftstoffe" auf der Zutatenliste angeben. Wenn Sie sich nicht sicher sind, nehmen Sie am besten ein Produkt, das „keine synthetischen Duftstoffe" enthält oder den Zusatz „ohne Phthalate" trägt.
- Sparen Sie sich den Nagellack und die Zeit im Nagelsalon.

Parabene

Parabene werden wie Phthalate in Körperpflegeprodukten und Kosmetika eingesetzt. Bei den Parabenen handelt es sich um synthetische Verbindungen, die oft Lotionen, Make-up, Zahnpasta, Shampoo, Deodorants, Medikamenten und selbst Lebensmitteln zugesetzt werden, um diese keimfrei (Bakterien oder Pilze) zu halten. Auf dem Etikett sind sie als Methylparaben, Ethylparaben, Propylparaben, Butylparaben oder Isobutylparaben zu finden. Einzelne Produkte enthalten typischerweise nur sehr wenig Paraben, Probleme entstehen meist durch die kumulative Wirkung. Weil Frauen meist mehr Körperpflegeprodukte verwenden als Männer, kommen wir auch häufiger und in größeren Mengen in Kontakt mit Parabenen, was für den Schwangerschaftsverlauf ernsthafte Folgen haben kann: „Diese endokrinen Disruptoren sind in Kosmetika und Körperpflegeprodukten für Frauen nahezu allgegenwärtig und setzen das Neugeborene einem großen Risiko aus."[26]

Parabene stören den Hormonhaushalt des Körpers, indem sie die Wirkung von Östrogen nachahmen.[27] In einigen Studien wurden sie mit Fruchtbarkeitsstörungen in Verbindung gebracht, was die Europäische Union im Jahr 2014 dazu bewegte, bestimmte Parabene nicht mehr zuzulassen.[28] In den USA und vielen anderen Ländern der Welt sind sie aber nach wie vor in vielen Produkten enthalten.

Eine Belastung mit Parabenen lässt sich anhand von Urinproben sehr gut feststellen. Schwangere Frauen, die eine Körperlotion verwenden, haben eine um bis zu 216 % höhere Parabenbelastung als Frauen, die sich nicht mit Lotion eincremen.[29] Auch Shampoo, Haarspülungen und Kosmetikprodukte werden mit höheren Parabenwerten in Verbindung gebracht.[30] Sehr beunruhigend ist die Tatsache, dass bestimmte Parabene plazentagängig sind. In einer Studie wurde die Parabenbelastung in Urin und Fruchtwassert zu 3 unterschiedlichen Zeiten in der Schwangerschaft gemessen. 99 %

der Urinproben testeten positiv auf Parabene.[31] Obwohl die Fruchtwasserproben nicht annähernd so stark belastet waren wie der Urin, stellte man fest, dass es bestimmte Parabene gibt, die über die Plazenta in das Fruchtwasser gelangen. Zum Beispiel testeten 58 % der Fruchtwasserproben positiv für Propylparaben, was darauf hindeutet, dass der Fötus direkt damit in Kontakt kommt. Sehr bedenklich ist, dass bei einem anderen Paraben (Butylparaben) die Werte im Fruchtwasser *höher* waren als im Urin.

Die Exposition gegenüber Parabenen in der Gebärmutter wird mit einem erhöhten Risiko für Frühgeburten und Wachstumsstörungen (in Hinblick auf Geburtsgewicht und Körperlänge) bei menschlichen Säuglingen in Verbindung gebracht.[32] Außerdem hat man festgestellt, dass sie den Geschlechtshormonspiegel (wie zum Beispiel Östrogen) und die Schilddrüsenhormone bei schwangeren Frauen verändern.[33] Das wiederum erhöht die Bedenken bezüglich der gesunden Entwicklung des fetalen Gehirns, wenn man bedenkt, wie wichtig eine gesunde Schilddrüse für das heranwachsende Nervensystem ist. Zu den langfristigen Auswirkungen der Parabene auf die Kindesentwicklung wurde bislang nur wenig geforscht. Es gibt aber eine Studie, in der untersucht wurde, wie die pränatale Exposition gegenüber verschiedenen Chemikalien und die Wachstumsrate des Kindes vor (mittels Ultraschall) und nach der Geburt bis zum vollendeten dritten Lebensjahr zusammenhängen. Eine Exposition gegenüber Parabenen im Mutterleib und im frühen Säuglingsalter konnte mit höherem Körpergewicht in der frühen Kindheit in Zusammenhang gebracht werden, obwohl die Wissenschaftler die Kalorienaufnahme herausrechneten. Die Ergebnisse geben Hinweise darauf, dass die östrogene Wirkung der Parabene den Stoffwechsel und den Körperaufbau eines Kindes langfristig beeinflussen können.[34] Die hormonelle Wirkung der Parabene auf Mutter und Kind (während und nach der Schwangerschaft) setzen ein deutliches Zeichen, dass hier ein ernsthafter Handlungsbedarf besteht. Glücklicherweise hat sich herausgestellt, dass man die persönliche Belastung deutlich verringern kann, indem man auf parabenhaltige Produkte verzichtet. Im Rahmen einer Studie wurden 100 Mädchen gebeten, auf Produkte mit Paraben zu verzichten, um zu sehen, ob sich die entsprechenden Werte im Urin verändern würden. Nach nur drei Tagen waren die Parabenwerte im Urin um 44 % gefallen.[35] Im Folgenden noch ein paar zusätzliche Tipps, wie Sie Parabene meiden können.

Tipps zur Vermeidung von Parabenen

- Lesen Sie die Zutatenliste aller Kosmetika und Körperpflegeprodukte. Kaufen Sie keine Produkte, in denen Methylparaben, Ethylparaben, Propylparaben, Butylparaben, Isobutylparaben oder andere Parabene enthalten sind. Hilfreich können hier Apps zum Prüfen von Inhaltsstoffen sein, zum Beispiel

Codecheck oder ToxFox. Auf www.hautschutzengel.de sind auch Alternativen zu finden. (Anm. d. Verlags) .

- Werfen Sie Ihr Deodorant weg und kaufen Sie sich ein natürliches Deo (im Bio-Laden oder Reformhaus finden Sie gute Produkte).
- Verwenden Sie natürliche Öle anstelle von Körperlotionen. Gute Alternativen sind Kokosöl, Sheabutter oder (Hirsch-)Talgbalsam usw.
- Tragen Sie weniger Make-up oder wechseln Sie zu Produkten, die ohne Konservierungsstoffe auskommen, wie zum Beispiel eine Mineral Powder Foundation.
- Kaufen Sie allgemein nur Produkte, die keine Konservierungsstoffe enthalten.

Pestizide

Die meisten Menschen gehen davon aus, dass Pestizide ausschließlich als Unkrautvernichter in der Landwirtschaft eingesetzt werden. Tatsächlich aber gehört eine ganze Reihe von Chemikalien zu dieser Gruppe, einschließlich Insektizide (zur Bekämpfung von Insekten), Fungizide (töten Pilze ab), Herbizide (vernichten Unkraut) und Rodentizide (zur Bekämpfung von Nagern). Zu den wichtigsten Pestiziden gehören chlororganische Verbindungen, Organophosphate, Carbamate, Pyrethroide und Triazine. Obwohl die Pestizide eine praktische Lösung für die Schädlingsbekämpfung zu sein scheinen, können sie für Schwangere gefährlich werden. Im Großen und Ganzen „hat sich gezeigt, dass Pestizide die weibliche Fortpflanzungsfähigkeit beeinträchtigen, indem sie auf die Organe und Funktionen der Geschlechtsteile wirken“.[36] Eine Wissenschaftlerin drückt es wie folgt aus: „In jeder Pestizidklasse gibt es mindestens eine Substanz, die in der Lage ist, bei Labortieren oder beim Menschen einen reproduktiven oder entwicklungsgemäßen Endpunkt zu beeinträchtigen. Dazu gehören Organophosphate, Carbamate, Pyrethroide, Herbizide, Fungizide, Begasungsmittel und in erster Linie die chlororganischen Verbindungen.“[37]

Viele Pestizide wirken auf den Hormonhaushalt des Körpers und können – ähnlich wie die Weichmacher in Plastik – die geschlechtliche Entwicklung schon im Mutterleib stören. Eine Exposition gegenüber Pestiziden seitens der Mutter (beim Menschen) ist bei deren Kindern mit folgenden Problemen in Verbindung gebracht worden: Urogenitale Missbildungen, Unfruchtbarkeit, schlechte Qualität des männlichen Samens und Krebserkrankungen von Hoden, Prostata, Eierstöcken und Brust.[38] Seit einigen Jahrzehnten ist bekannt, dass „die Beschäftigung der Eltern in einem landwirtschaftlichen Betrieb und/oder die Exposition der Eltern gegenüber Pestiziden mit einem höheren Risiko für eine ganze Reihe von angeborenen Missbildungen assoziiert ist“.[39] Auch aktuelle Studien bestätigen, dass es zu Schäden kommt. In einer Studie konnte die pränatale Exposition gegenüber Xenoöstrogenen mit Missbildungen der Geschlechtsorgane bei männlichen Babys in Zusammenhang gebracht werden (zum Beispiel Hodenhochstand oder eine unterhalb des Penis anstatt an der Eichelspitze liegende Harnröhrenöffnung). Bei der Analyse der mütterlichen Plazenta konnten erhöhte Pestizidwerte festgestellt werden (insbesondere chlororganische Verbindungen).[40] Im Rahmen einer anderen Studie konnte festgehalten werden, dass bei den Söhnen von Müttern, die Pestiziden ausgesetzt waren, „ein statistisch signifikantes Risiko für ein geringeres Hodenvolumen und niedriges Serum-Testosteron besteht. Außerdem wurde eine deutliche Verkürzung des Penis beobachtet".[41]

Zusätzlich zu den negativen Auswirkungen für die reproduktive Gesundheit, kann eine pränatale Exposition gegenüber Pestiziden dem noch unreifen Gehirn schaden. Die Forscher merken an: „Kinder, die vor und nach der Geburt Organophosphaten ausgesetzt waren, können unter Umständen Schwierigkeiten haben, Aufgaben zu bewältigen, bei denen das Kurzzeitgedächtnis gefordert ist. Sie können unter tiefgreifenden allgemeinen Entwicklungsstörungen, intellektuellen Entwicklungsproblemen und verlängerten Reaktionszeiten leiden."[42] Das kann teilweise durch die negative Auswirkung der Pestizide auf die Schilddrüsenfunktion erklärt werden. Ein Übersichtsartikel konnte 63 Pestizide identifizieren, die den Organhaushalt der Schilddrüse stören. Das ist beunruhigend, wenn man bedenkt, dass die Schilddrüsenhormone einen direkten Einfluss auf die Gehirnentwicklung, den IQ und das Verhalten haben.[43] Trotzdem ist „die EPA der Vereinigten Staaten noch nie wegen eines Pestizids aktiv geworden, weil es die Funktion der Schilddrüse beeinträchtigt".[44]

Obwohl viele der sehr giftigen Pestizide inzwischen verboten sind, sind sie immer noch in unserer Umwelt vorhanden und arbeiten sich in der Nahrungskette nach oben. Ein sehr gutes Beispiel hierfür ist DDT, dessen fruchtschädigende Wirkung auf Vögel Rachel Carson 1962 in ihrem Klassiker *Der stumme Frühling* ans Tageslicht brachte. Leider sind diese Chemikalien so hartnäckig und toxisch, dass sie auch heute noch in unserer Umwelt und unserer Nahrung zu finden sind.[45] DDT und die mit ihm verwandten chlororganischen Verbindungen sind bereits in sehr niedriger Dosierung mit Fehlgeburten in Verbindung gebracht worden.[46]

Man könnte meinen, dass moderne Pestizide deutlich weniger giftig sind, aber das ist nicht immer der Fall. Manchmal dauert es mehrere Jahrzehnte, bis Wissenschaftler die Wirkung dieser Substanzen vollumfänglich begreifen können. Ein Beispiel dafür ist Glyphosat. Anfangs wurde es von der Chemieindustrie wegen der angeblich geringen Toxizität angepriesen. Nach jahrzehntelanger Forschung gehen Wissenschaftler davon aus, dass Glyphosat „für Menschen wahrscheinlich krebserregend ist".[47] Glyphosat ist der aktive Wirkstoff in dem breit angewendeten Pestizid Roundup, dessen Einsatz seit den 1970er Jahren um mehr als das 100-fache gestiegen ist.[48] Es kommt vor allem in der konventionellen Landwirtschaft zum Einsatz und dort umso mehr bei genetisch veränderten Kulturpflanzen, die speziell gezüchtet wurden, damit sie gegen große Mengen Glyphosat resistent sind. Diese Pflanzen werden auch „Roundup-Ready" genannt, weil sie anders als traditionell gezüchtete Pflanzen nicht verenden, wenn sie mit diesem Giftcocktail besprüht werden (es gibt Roundup-Ready-Mais, -Soja und -Raps).

Glyphosat wird auch als Trocknungsmittel für Kulturpflanzen eingesetzt, allen voran Weizen und andere Getreidesorten. So trocknen die Pflanzen schneller aus und können leichter geerntet werden. Leider führt dieses Vorgehen auch dazu, dass sich in dem abgeernteten Getreide vermehrt Glyphosatrückstände bilden.[49]

Forschungen zur Toxizität von Glyphosat deuten darauf hin, dass es die Funktion eines wichtigen Leberenzyms, des Glutathions, beeinträchtigen kann. Glutathion ist im Körper an der Entgiftung beteiligt.[50] Außerdem schädigt Glyphosat die gesunde Darmflora und fördert die Besiedelung des Verdauungstraktes durch krankheitserregende Bakterien.[51] In der Schwangerschaft müssen Leber und Darm aber besonders gut funktionieren, damit genügend Nährstoffe aus der Nahrung gewonnen und Abbauprodukte und Toxine effektiv beseitigt werden können. Glyphosat scheint beides zu stören. Die durch Glyphosat bewirkten Veränderungen in der Darmflora können auch die Aufnahmefähigkeit des Körpers beeinträchtigen, d. h. viele wertvolle Nährstoffe und ganz besonders Minerale wie Calcium, Eisen, Magnesium und Zink können nicht mehr aus der Nahrung absorbiert werden.[52]

Bei Ratten, die im Mutterleib dem Pestizid Glyphosat ausgesetzt wurden, konnte man Anzeichen einer anormalen Gebärmutterentwicklung feststellen. Außerdem neigten diese Tiere zu Tumoren.[53] Sogar noch besorgniserregender ist die Tatsache, dass Glyphosat – als Einzelsubstanz oder als kommerzielles Roundup getestet – für die menschlichen Plazentazellen bereits in Konzentrationen toxisch ist, die 100-mal unter den für den landwirtschaftlichen Einsatz empfohlenen Höchstmengen liegen. Tatsächlich ist Roundup exponentiell toxischer als Glyphosat allein. Die Forscher schreiben, dass „die in Roundup zugesetzten Adjuvantien die Bioverfügbarkeit und/oder Bioakkumulation des Glyphosat steigern".[54] Daraus ergeben sich eine ganze Reihe von Problemen für Menschen, die regelmäßig Lebensmittel konsumieren, die mit Glyphosat behandelt wurden (Soja, Mais, Raps, Getreide und Hülsenfrüchte aus *konventionellem, nicht biologischem Anbau*) oder Hobbygärtner, die Roundup in ihrem Garten einsetzen. Bei Soja sollte man besonders vorsichtig sein, weil die darin enthaltenen natürlichen Phytoöstrogene durch Roundup verstärkt und schädlich gemacht werden könnten. Ein Wissenschaftler erklärt: „der extensive Einsatz von [Roundup] bei genetisch veränderten Sojapflanzen lässt Vorbehalte aufkommen bezüglich möglicher synergistischer östrogener Effekte. Diese Bedenken beziehen sich auf die gleichzeitige Exposition gegenüber Glyphosat und dem Phytoöstrogen „Genistein", einem Isoflavon, das in Sojabohnen und Sojaprodukten anzutreffen ist".[55] Ich empfehle allen Schwangeren, weitgehend auf Sojaprodukte zu verzichten (siehe Kapitel 4), aber wenn Sie gelegentlich etwas Soja essen möchten, achten Sie bitte peinlichst genau darauf, dass das Soja aus *biologischem* Anbau stammt (Glyphosat ist für den biologischen Landbau nicht zugelassen).

Was können Sie tun?

Ob es Ihnen gefällt oder nicht – Pestizide sind überall im Einsatz, man kann sie nicht zu 100 % vermeiden. Sie können aber Schritte unternehmen, möglichst wenig mit ihnen in Kontakt zu kommen. Als erstes sollten Sie nur Nahrungsmittel kaufen, die aus biologischem Anbau stammen und/oder ohne schädliche Pestizide angebaut wurden. Eine extensive Metaanalyse zu über 343 Studien fand heraus, dass die Wahrscheinlichkeit einer Pestizidbelastung bei konventionell angebauten Kulturpflanzen viermal höher ist als bei Pflanzen aus biologischem Anbau.[56] Außerdem stellten die Forscher fest, dass Kulturpflanzen aus biologischem Anbau in der Regel mehr wertvolle Antioxidantien enthalten. Studien zur Pestizidbelastung beim Menschen zeigen, dass Menschen, die sich hauptsächlich von Produkten aus biologischem Anbau ernähren, weniger belastet sind.[57,58] Wenn Sie die Möglichkeit haben, suchen Sie sich einen kleinen Bauernhof im Umkreis, von dem Sie direkt kaufen können. Die meisten kleinen Betriebe sprühen entweder keine oder weniger Pestizide als die größeren Höfe. Pestizide sind teuer und kleine Bauern versuchen schon allein wegen der Kosten, deren Einsatz zu vermeiden, auch wenn sie nicht ausgesprochen biologisch wirtschaften. Fragen Sie Ihren Landwirt vor Ort, welche Chemikalien in seinem Betrieb eingesetzt werden.

Oft ist es auch hilfreich zu wissen, welche Nahrungsmittel besonders stark mit Pestiziden behandelt werden, damit Sie bewusst entscheiden können, welche Lebensmittel Sie besser aus biologischem Anbau kaufen. Jedes Jahr untersucht die *Environmental Working Group* (EWG) das beliebteste Obst und Gemüse auf Pestizidrückstände und veröffentlicht eine Liste der „Dirty Dozen", Nahrungsmittel, die am höchsten belastet sind, und eine Liste der „Clean 15" mit Nahrungsmitteln, die in Bezug auf Rückstände unbedenklich sind. Die Ergebnisse sind nicht 1:1 auf Deutschland übertragbar, dennoch kann man sich daran gut orientieren (Anm. d. Verlags). Obwohl der Glaube noch weit verbreitet ist, dass man Pestizide einfach abwaschen könnte, ist das bei Weitem nicht bei allen Chemikalien der Fall. Viele Pestizide sind systemisch, das heißt, sie werden von der Pflanze aufgenommen und lagern sich nicht nur auf der Schale oder der Oberfläche ab. Frisches Obst und Gemüse sollte grundsätzlich abgewaschen werden, in den meisten Fällen werden aber die Pestizidrückstände nicht entfernt.[59]

Zum Zeitpunkt der Veröffentlichung dieses Buches werden Glyphosatrückstände auf Lebensmitteln in den USA nicht routinemäßig erfasst. Sie können Pestizide also am besten vermeiden, indem Sie weniger von den Nahrungsmitteln essen, die damit behandelt werden und/oder diese nur aus biologischem Anbau kaufen. Dazu gehören Getreide (zum Beispiel Weizen, Hafer und Reis), Mais, Linsen/Bohnen und Samen (zum Beispiel Sonnenblumenkerne, Raps und Baumwollsamen).[60] Im Rahmen einer von der kanadischen Regierung finanzierten Studie wurden mehr als 3.000 Lebensmittel auf Glyphosatrückstände untersucht. Ein ganzes Drittel davon war positiv.[61] Getreide und Hülsenfrüchte gehörten zu den am meisten belasteten Nahrungsmitteln (36,6 % des Getreides und 47,7 % der Hülsenfrüchte enthielten Glyphosat). Eine weitere Studie fand heraus, dass Tiere, die mit genetisch veränderter oder konventionell angebauter Soja/Mais gefüttert werden, stärker mit Glyphosat belastet sind als Tiere, die nach biologischen Richtlinien oder auf der Weide gehalten werden. Seien Sie bei der Auswahl Ihres Fleisches also besonders wählerisch.[62]

Sie müssen hier die Dinge wirklich selbst in die Hand nehmen. Laut EWG sind die „Richtwerte der EPA zu lax, um den Verbraucher effektiv zu schützen. Sie dienen lediglich dazu, den richtigen Einsatz dieser Pestizide in der Landwirtschaft zu überwachen. Die Richtwerte wurden vor vielen Jahren festgelegt. Neue Forschungsergebnisse, die zeigen, dass diese Chemikalien schon in geringen Mengen und insbesondere in Kombination mit anderen Substanzen toxisch sein können, werden nicht berücksichtigt".

Ein Beispiel: Beim Anbau von Erdbeeren dürfen bis zu „74 verschiedene Pestizide in unterschiedlichen Kombinationen eingesetzt werden".[63] Das Problem mit der Forschung zum Einsatz von Pestiziden ist, dass man in Studien immer nur eine Chemikalie in Isolation untersucht. Die im Anschluss festgelegten „‚sicheren' Grenzwerte für diesen einen Wirkstoff spiegeln nicht immer dessen tatsächliche Auswirkung auf die Gesundheit wider".[64]

Tipps zur Vermeidung von Pestiziden

- Kaufen Sie Lebensmittel aus biologischem Anbau oder direkt von einem Bauern vor Ort, der keine Pestizide versprüht (in jedem Fall sollten Sie sich an den „Dirty Dozen" orientieren und zumindest diese Produkte aus biologischem Anbau/ohne Pestizide kaufen. Das gleiche trifft auf Nahrungsmittel zu, die Sie oft und/oder in großen Mengen verzehren). Wenn Sie keinen Zugang zu regionalen oder biologischen Produkten haben – aus welchem Grund auch immer – ist es rein ernährungstechnisch immer noch besser, Gemüse aus konventionellem Anbau zu essen als *gar kein* Gemüse.

- Kleine, lokale Bauernhöfe verwenden meist weniger Pestizide als große Betriebe, auch wenn sie nicht als Biohöfe zertifiziert sind. Wenn Sie sich nicht sicher sind, sprechen Sie einfach mit dem Landwirt.
- Meiden Sie genetisch veränderte Lebensmittel, weil diese in der Regel stärker mit Pestiziden belastet sind. Besonders Glyphosat ist hier ein Problem (vor allem bei Mais, Soja und Raps).
- Essen Sie Fleisch, Eier und Milchprodukte von Tieren aus Weidehaltung (Pestizidrückstände im Futter konventionell gehaltener Tiere lagert sich in deren Fettgewebe ein. Vor allem bei Tieren, die mit Mais und/oder Soja gefüttert werden).
- Wenn Sie Kaffee trinken, sollten Sie auf das Kennzeichen Rainforest Alliance und das deutsche Bio-Siegel achten. Es gibt viele schädliche Pestizide, die in den USA verboten sind, aber in den Kaffee anbauenden Ländern noch eingesetzt werden.
- Kaufen Sie nur Getreide und Bohnen/Hülsenfrüchte aus biologischem Anbau.
- Verzichten Sie auf Sojaprodukte, denn diese sind ganz besonders oft und stark mit Glyphosat belastet.
- Verwenden Sie zu Hause und im Garten keine Pestizide.
- Meiden Sie soweit es geht chemische Insektenmittel und Insektizide.

Beschichtetes Kochgeschirr und verwandte Chemikalien (PFC)

Pfannen und Töpfe mit Antihaftbeschichtung gehören zu den Annehmlichkeiten des modernen Lebens und sind in den meisten Haushalten zu finden. Beschichtete Pfannen wurden zur gleichen Zeit wie die fettarme Ernährung sehr beliebt, weil man darin so gut wie alles ohne Fett zubereiten kann und trotzdem nichts am Topf oder an der Pfanne anbrennt. Leider enthalten diese Antihaft-Beschichtungen hochgiftige Substanzen. Eine davon ist Polytetrafluorethylen (PTFE), das – sobald es durch Zerkratzen oder Erhitzen über 160 °C beschädigt wird – eine weitere Chemikalie namens Perfluoroctanoat (PFOA) freisetzt.[65] Wenn Sie ein Steak anbraten, erreicht Ihre Bratpfanne mühelos 260 °C. Das heißt, die Freisetzung dieser Chemikalien in den Bratdämpfen und in Ihrem Essen ist quasi schon vorprogrammiert, selbst wenn sich Ihre beschichtete Pfanne in einem einwandfreien Zustand befindet.

Sowohl PFOA als auch PTFE gehören zur Gruppe der Perfluorcarbone (PFC), die allesamt synthetisch, also künstlich, hergestellt werden. Tatsächlich finden Sie in der Natur nirgendwo Verbindungen, in denen Fluor und Kohlenstoff aneinander gebunden sind. Diese Chemikalien sind unglaublich widerstandsfähig und können nur sehr schwer abgebaut werden. Sind sie einmal in Ihren Körper gelangt, werden sie auch eine ganze Weile dort bleiben. Schätzungen zufolge kann es 4-5 Jahre dauern, bis PFC im Körper verstoffwechselt und anschließend ausgeschieden werden können.[66]

Wissenschaftler haben festgestellt, dass bei fast allen Schwangeren PFC im Blut nachgewiesen werden kann.[67] Wie bei vielen anderen Chemikalien steigt die Wahrscheinlichkeit für Schwangerschaftskomplikationen mit der Exposition gegenüber diesen Substanzen an. Schwangere Frauen mit hohen PFC-Werten im Blut haben ein höheres Risiko, ein Baby mit niedrigem Geburtsgewicht zu bekommen.[68,69] PFC können das Wachstum der Organe und der Knochen Ihres Babys beeinträchtigen. Die Folge ist ein geringer Kopf- und Bauchumfang bei der Geburt, außerdem sind die Kinder bei der Geburt oft kleiner.[70] Bei Schwangeren, die vermehrt mit PFC in Kontakt kommen, gibt es mehr Fälle von Präeklampsie.[71] Auch diese Chemikalien gehören zu den endokrinen Disruptoren und wirken auf die Geschlechts- und Schilddrüsenhormone.[72,73,74] Daten, die von Inuit und chinesischen Bevölkerungsgruppen erhoben wurden, zeigen, dass PFC die Schilddrüsenhormone während der Schwangerschaft unterdrücken können.[75,76] Noch viel besorgniserregender ist, dass eine pränatale Exposition gegenüber PFC die Schilddrüsenfunktion Neugeborener stören kann.[77] Ich habe es schon so oft erwähnt und ich werde es auch jetzt noch einmal schreiben: Eine gestörte Schilddrüsenfunktion kann die gesunde Gehirnentwicklung Ihres Babys empfindlich beeinträchtigen.

Wenn Sie bereits auf beschichtetes Kochgeschirr verzichten, wähnen Sie sich vielleicht in Sicherheit. Es stellt sich jedoch heraus, dass PFC in vielen Produkten zu finden ist, einschließlich flecken- und wasserabweisenden Beschichtungen (in Teppichen, Kleidung und Polstermöbeln), in Farben und Lebensmittelverpackungen (damit die Lebensmittel nicht an der Verpackung kleben bleiben). Ich muss nicht extra erwähnen, dass wir mit sehr vielen PFC in Kontakt kommen, meist über Lebensmittel, kontaminiertes Wasser oder Konsumartikel. Forscher schreiben: „Das Human-Biomonitoring der Allgemeinbevölkerung in verschiedenen Ländern hat gezeigt, dass PFOA nicht nur in Blutproben allgegenwärtig ist, sondern auch in der Muttermilch, in der Leber, dem männlichen Samen und im Nabelschnurblut enthalten sein kann.“[78] Popcorn aus der Mikrowelle ist besonders stark mit PFC belastet, weil diese während des Erhitzens von der Verpackung auf die Maiskörner übergehen. Weitere häufige Quellen sind Fleisch- und Wurstkonserven, Hot Dogs, Chicken Nuggets, Pommes frites und Chips.[79] Es zeigt sich ganz deutlich, dass man PFC in der Schwangerschaft weitgehend meiden sollte. Folgendes können Sie tun.

Tipps zur Vermeidung von PFC

- Verzichten Sie in Ihrer Küche auf beschichtetes Kochgeschirr (kochen Sie stattdessen mit Gusseisen, Edelstahl, Glas oder Keramik). Vergessen Sie Ihre Backutensilien nicht. Meiden Sie konsequent beschichtetes Kochgeschirr, zum Beispiel aus Teflon®.
- Essen Sie weniger Mikrowellen-Popcorn, verpackte Lebensmittel, Mahlzeiten aus der Mikrowelle und Fast Food, weil deren Verpackungen PFC enthalten, die auf die Lebensmittel übergehen.
- Benutzen Sie keine fleckresistenten oder wasserabweisenden Sprays (verzichten Sie auch bei neuen Teppichen und Polstermöbeln auf eine entsprechende Ausrüstung).
- Kaufen Sie nur Kleidung ohne Beschichtungen wie beispielsweise Teflon®, Scotchguard™ oder Gore-Tex®. (Wenn es bei Ihnen oft regnet, lässt sich dies vielleicht nicht ganz vermeiden. Wägen Sie ab, was für Sie persönlich das geringere Übel ist).
- Verwenden Sie keine Haushaltsreiniger oder Körperpflegeprodukte, auf denen die Wortbestandteile „Fluor", „Perfluor" oder „PTFE" deklariert sind. Zu den schlimmsten Übeltätern gehören Reinigungsmittel für Computer, die oft 1,1-Difluorethan enthalten.
- Fragen Sie bei Ihrem Wasserwerk nach, wie hoch die Belastung mit PFC in Ihrer Wohngegend ist. Einige Wasserfilter können auch PFC ausfiltern.

Fluorid

Fluorid gehört zu den nicht essenziellen Mineralen, das heißt, es hat für den Körper keinerlei Nährwert. Das überrascht Sie vielleicht, weil es schon seit Jahrzehnten zum Schutz vor Karies unserem Trinkwasser (nicht in Deutschland) und Zahnpflegeprodukten zugesetzt wird. Interessanterweise stellte ein von der *Cochrane-Foundation* 2015 erstellte Übersicht von 155 Studien fest, dass es nicht genügend Beweise für die zahnschützende Wirkung von Fluorid gibt.[80] In diesem Abschnitt möchte ich aber nicht über Karies schreiben, sondern darauf fokussieren, was Fluorid in der Schwangerschaft macht.

Es gibt mehrere Organsysteme im Körper, die auf Fluorid höchst empfindlich reagieren, nämlich Knochen, Schilddrüse, Nieren und Gehirn. In Hinblick auf die Schwangerschaft sollte das bedenklich stimmen, denn Fluorid ist plazentagängig, was heißt, dass Ihr Baby genauso viel Fluorid im Körper hat wie Sie.[81] Schon in mehreren Studien wurde untersucht, inwieweit sich eine pränatale Exposition gegenüber Fluorid im Trinkwasser auf die kindliche Gesundheit auswirkt. Kinder, die in Gegenden mit wenig Fluoridbelastung im Trinkwasser gezeugt und großgezogen wurden, haben einen signifikant höheren IQ im Vergleich zu Kindern, deren Trinkwasser viel Fluorid enthält.[82,83] Eine mexikanische Studie konnte diese Ergebnisse reproduzieren: Dort schnitten Kinder, deren Mütter in der Schwangerschaft eine hohe Exposition gegenüber Fluorid hatten, bis zum Alter von zwölf Jahren in kognitiven Tests schlechter ab. Was an dieser Studie besonders nachdenklich stimmt, ist die Tatsache, dass diese Testergebnisse selbst dann zu beobachten waren, wenn der Fluoridgehalt im Wasser „der allgemeinen Belastung entsprach, der auch andere, stichprobenartig getestete, Schwangere und Nicht-Schwangere ausgesetzt waren".[84] Eine getrennt durchgeführte Studie kam zu dem Schluss, dass „kognitive Veränderungen bei Kindern, deren Mütter Fluoriden ausgesetzt waren, bereits in den frühen pränatalen Lebenswochen eintreten könnten".[85]

Die Auswirkungen auf die frühe Kindheit sind das eine, aber es gibt auch sehr starke Hinweise dafür, dass auch die fetale Entwicklung durch Fluorid beeinträchtigt wird. In China gibt es aufgrund der seit Langem praktizierten Ein-Kind-Politik sehr ausführliche Daten über die Auswirkung von Fluorid auf das ungeborene Kind. Dort hat man die Daten von Müttern und Kindern verglichen, die in unterschiedlichen Gegenden mit unterschiedlich hoher Fluoridbelastung im Trinkwasser lebten. Das Fazit dieser Untersuchung war, dass sich in Gegenden mit fluoridiertem Wasser Fluorid in Knochen und Gehirn einlagerte und zu „schweren pathologischen Schäden" an einer Reihe von Zellen führten.[86,87,88,89,90] Eine der durchgeführten Studien kam zu dem Schluss, dass die „Ansammlung von Fluorid in der Gehirnmasse die Synthese bestimmter Neurotransmitter und Rezeptoren in den Nervenzellen stören und zu neuronaler Dysplasie oder anderen Schäden führen kann".[91]

Darüber hinaus ergab eine Studie mit ansonsten „gesunden" Neugeborenen, dass der Fluoridgehalt des Trinkwassers am Wohnort der Mutter während der Schwangerschaft durchgehend mit den Ergebnissen der neurologischen Untersuchung nach der Geburt in Beziehung stand. Die Säuglinge aus Wohngegenden, die stark mit Fluorid belastet waren, schnitten durchweg in den neurologischen Untersuchungen, den Verhaltenstests und bei der Überprüfung des Seh- und Hörsinns schlechter ab. Die Autoren der Studie kamen zu dem Schluss, dass „Fluorid für die neurologische Entwicklung toxisch ist und eine übermäßige Aufnahme von Fluorid in der Schwangerschaft die neurologische und verhaltensbedingte Entwicklung des Neugeborenen nachteilig beeinflussen kann".[92] Da Fluorid dem Jod sehr ähnlich ist, vermutet man, dass die gestörte Gehirnentwicklung im Grunde genommen auf eine Störung der

Schilddrüsenfunktion zurückzuführen sein könnte. Studien an Ratten haben gezeigt, dass bei Ratten, deren Mütter einen Jodmangel hatten *und* gleichzeitig Fluorid ausgesetzt waren, die Entwicklung des Gehirns, das Lernvermögen und das Gedächtnis besonders beeinträchtigt waren.[93]

Schließlich kann auch die Entwicklung des Skeletts durch die Wirkung von Fluorid nachteilig beeinflusst werden: „Die Einnahme von zu viel Fluorid in der Schwangerschaft kann bei den betroffenen Frauen zu Vergiftungen führen und die Enzym- und Hormonhaushalte des Fötus verändern. Das wiederum kann die Knochenbildung und -mineralisierung stören. X-Beine, O-Beine und Säbelschienbein bei Kleinkindern in der Zeit des Laufenlernens können die Folge sein."[94] Dieses Syndrom hat sogar einen Namen: Skelettfluorose.

Am häufigsten kommen wir über fluoridiertes Wasser und Zahnpflegeprodukte in Kontakt, wie zum Beispiel Zahnpasta, Mundspülungen und Fluoridbehandlungen beim Zahnarzt. Mehr als 95 % aller Zahnpasta enthält Fluorid und „ein einziger Klecks Zahnpasta in der Größe einer Kinderzahnbürste enthält zwischen 0,75 und 1,5 mg Fluorid", mehr als die Menge an Fluorid in vielen verschreibungspflichtigen, Fluorid enthaltenden Medikamenten.[95] Natürlich sollten Sie auch während der Schwangerschaft zur Zahnreinigung gehen, weil sich aufgrund der hormonellen Veränderungen mehr Zahnstein bilden kann. Bitten Sie aber Ihren Zahnarzt oder Ihre Prophylaxe-Assistentin unbedingt darum, kein Fluorid zu verwenden.

Es gibt noch zwei weitere Wege, über die wir häufig mit Fluorid in Kontakt kommen, beide erscheinen Ihnen vielleicht als ungewöhnlich. Das sind einmal Trauben aus nicht biologischem Anbau, die oft mit dem weitverbreiteten, fluoridhaltigen Pestizid Cryolite belastet sind, und zum anderen Tee. Schwarztee, Grüntee, weißer Tee und Oolong Tee werden aus der „Teepflanze" (Camellia sinensis) gewonnen. Die Pflanze Camellia reichert Fluorid aus dem Boden an und speichert es in konzentrierter Form in den Blättern. Anhand von Studien hat man festgestellt, dass Tee in minderwertiger Qualität, der aus den älteren Blättern des Teestrauchs hergestellt wird, tendenziell mehr Fluorid enthalten. Wenn Sie also viel Tee trinken, sollten Sie den besten Tee kaufen, den Ihre Geldbörse hergibt.[96] Hochwertige Tees werden in der Regel aus den jungen, frischen Trieben hergestellt, die deutlich weniger Fluorid enthalten. In der Literatur wird von Fällen berichtet, in denen Teetrinker unter einer Fluoridvergiftung litten. Dafür muss man aber über viele Jahre hinweg täglich sehr, sehr viel Tee trinken (mehr als 3,5 Liter am Tag). Es gibt keine Berichte, dass mäßiger Teekonsum schädlich sein könnte.[97] Weißer Tee ist die Sorte, die am wenigsten mit Fluorid belastet ist und enthält auch am wenigsten Koffein. Wenn wir gerade bei diesem Thema sind: Rotbusch (Rooibos)-Tee wird nicht aus Camellia sinensis gewonnen, enthält kaum Fluorid und kein Koffein.[98]

Tipps zur Vermeidung von Fluorid

- Verwenden Sie nur Zahnpasta, Mundspülungen und andere Zahnpflegeprodukte ohne Fluorid.
- Meiden Sie Zahnbehandlungen, bei denen Fluorid eingesetzt wird (Fluoridlack, Versiegelungen oder Spülungen). Gehen Sie auch in der Schwangerschaft regelmäßig zum Zahnarzt, bitten Sie ihn aber darum, kein Fluorid zu verwenden.
- Filtern Sie Ihr Trinkwasser. Es gibt Wasserfilter, die auch Fluorid entfernen können.
- Kaufen Sie nur Trauben aus biologischem Anbau, weil viele Weinbauern das Pestizid Kryolith einsetzen.
- Wenn Sie Tee trinken (schwarz, grün, weiß oder Oolong), achten Sie bitte darauf, nur hochwertige Sorten zu kaufen. Vielleicht kommt auch weißer Tee für Sie in Frage, denn dieser ist von allen Teesorten am wenigsten mit Fluorid belastet. Rotbusch- oder Rooibostee ist eine gute Alternative.

Aluminium

Sie fragen sich vielleicht, warum ausgerechnet Aluminium auf meiner Liste der für Schwangere bedenklichen Giftstoffe steht. Wir kommen oft und überall mit diesem Metall in Berührung und die Folgen dieser Exposition sind so weitreichend, dass ich Ihnen über den aktuellen Stand der Forschung berichten muss. Die Verwendung von Aluminium ist so fest in unserem Alltag verankert, dass wir schon gar nicht mehr darüber nachdenken. Es kommt in Alufolie, Kochgeschirr, Deodorants, Antazida und sogar in Backpulver vor. Es ist also durchaus möglich, dass Sie tagtäglich damit in Kontakt kommen.

Das ist nicht unbedingt eine gute Sache, wenn man bedenkt, dass es für Aluminium „im Körper physiologisch betrachtet keine Verwendung gibt".[99] Aluminium ist plazentagängig und hat sich in Versuchen an Mäusen als giftig für die Zellen der Plazenta und der Gebärmutter erwiesen.[100] Nach jahrzehntelanger Forschung weiß man, dass sich Aluminium im Gehirn anreichern und eine Reihe von neurologischen Beschwerden (zum Beispiel Alzheimer bei Erwachsenen) verursachen kann.[101] Das Gehirn Ihres Babys entwickelt sich bereits im Mutterleib und eine Exposition gegenüber Aluminium in dieser hochsensiblen Phase kann besonders problematisch sein. „Aluminium kann eine stark neurotoxische Wirkung haben. Bei einer Exposition während der Schwangerschaft (bei Tieren und beim Menschen) kann es auch auf Embryo und Fötus toxisch wirken."[102] In einfache Worte gefasst – Sie haben für Aluminium in Ihrem Körper *weder Verwendung* noch *wollen Sie es* dort in irgendeiner Form haben.

Aus ethischen Gründen werden keine Studien durchgeführt, in denen Schwangere bewusst einer Aluminiumexposition ausgesetzt werden. Aber wie ich oben schon erwähnte, gibt es Versuche mit Mäusen. Wenn Mäuse während der Trächtigkeit ihrer Mütter und der Laktationsphase aluminiumhaltigem Futter ausgesetzt werden, kommt es den Forschern zufolge „zu einer signifikanten und dosisabhängigen Störung der Neurotransmitter", einschließlich Serotonin und Dopamin. Bei den jungen Mäusen konnten außerdem Defizite in der Sensomotorik, den Bewegungsabläufen und der Gewichtszunahme beobachtet werden. Die Wissenschaftler schlussfolgerten: „Eine Exposition gegenüber Aluminium während der Schwangerschaft birgt potenzielle neurotoxische Gefahren für das sich in utero entwickelnde fetale Gehirn."[103]

Eine weitere Studie, in der alle erhältlichen Daten über Aluminiumexposition während der Schwangerschaft analysiert wurden, kam zu dem Schluss, dass „eine orale Exposition in der Schwangerschaft zu einer signifikanten Umverteilung multipler essentieller Spurenelemente im Gewebe führen kann, mit möglichen Folgen auch für den fetalen Stoffwechsel".[104] Von allen Altersgruppen reagieren ungeborene Kinder am sensibelsten auf die toxischen Auswirkungen von Schwermetallen, einschließlich Aluminium.[105] Die Forscher berichten, dass „das Risiko, Aluminium einzulagern, bei humanen Embryos und Föten höher ist. Davon sind vor allem die sich entwickelnden ossalen Strukturen [Knochen] und das neurologische Gewebe [Gehirn] betroffen".[106]

Wie kommt es zu einer hohen Belastung durch Aluminium?

Für manche Wissenschaftler sind aluminiumhaltige Deodorants die „wichtigste Quelle für eine Belastung durch Aluminium, weil man durch die Verwendung dieser Deodorants täglich ca. 2 g Aluminium auf die Haut aufträgt".[107] Andere wiederum stellen fest, dass „frei verkäufliche Antazida aus rein quantitativer Sicht die wichtigste Quelle für die Aluminiumexposition beim Menschen sind".[108] Ein andere Studie warnt, dass „man bei Medikamenten gegen Sodbrennen, wie zum Beispiel aluminiumhaltigen Antazida, und anderen aluminiumhaltigen Medikamenten in der Schwangerschaft besonders vorsichtig sein sollte, um das ungeborene Kind vor einer potenziell schädlichen Exposition gegenüber Aluminium in dieser Zeit zu schützen".[109] Welche Sicht nun auch immer die zutreffende sein mag – auf aluminiumhaltige Deodorants und Antazida sollte man unbedingt verzichten.

Auch bestimmte Impfstoffe enthalten Aluminium, bei denen „neben dem Antigen oder Allergen bis zu einem Milligramm Aluminium pro Impfdosis injiziert wird".[110] Je weniger Quecksilber die Pharmaindustrie in ihren Impfstoffen verwendet, desto mehr Aluminium wird diesen als Adjuvans zugesetzt."[111] Auch lokal aufgetragenes oder injiziertes Aluminium spielt für die Aluminiumbelastung des Körpers eine signifikante Rolle, weil es den Verdauungstrakt umgeht, der normalerweise dafür sorgt, dass ein nicht unwesentlicher Teil herausgefiltert wird und nicht direkt in den Blutkreislauf gelangt. In der Tat werden „nur 0,25 % des über die Nahrung aufgenommenen Aluminiums absorbiert. Aluminiumhydroxid (das üblicherweise in Impfstoffen verwendet wird) dagegen wird nach einer Injektion im Laufe der Zeit zu fast 100 % vom Körper absorbiert".[112]

Obwohl oft behauptet wird, dass das in Impfstoffen enthaltene Aluminium inert ist, werden zunehmend Bedenken diesbezüglich laut, nachdem man feststellte, dass „es bei manchen Menschen unerwartet lange in den Immunzellen persistieren kann".[113] Seitdem werden Versuche an Nagetieren durchgeführt, um ein besseres Verständnis dafür zu bekommen, warum es bei manchen Menschen zu Impfschäden kommt und welche Rolle das Aluminium als Adjuvans dabei spielt. Interessant ist dabei, dass sich nach der Verabreichung multipler Dosen Aluminium die niedrigste Dosierung als die toxischste entpuppte. Die Mäuse wurden träge und zeigten ein Verhalten, das an eine Angststörung erinnerte. Außerdem wurden 180 Tage nach der Injektion in bestimmten Arealen des Gehirns erhöhte Aluminiumwerte festgestellt.[114] Die Wissenschaftler dokumentierten, dass die Neurotoxizität der aluminiumhaltigen Adjuvantien nicht der typischen „Die Dosis macht das Gift"-Regel entsprach, die in der Chemie allgemein gilt. Eine andere Studie an Nagetieren bezüglich der Unbedenklichkeit aluminiumhaltiger Adjuvantien kam zu einer ähnlichen Schlussfolgerung. „Im Gegensatz zu der herkömmlichen Annahme, dass Aluminium in Impfstoffen sicher sei, gibt es nun überzeugende Daten aus Studien an Menschen und Nagetieren, die implizieren, dass dieses allgegenwärtig eingesetzte Adjuvans an der Pathogenese schwerer entzündlicher Vorgänge in Nerven- und Immunsystem beteiligt ist."[115] Bis heute werden die Auswirkungen der in Impfstoffen enthaltenen aluminiumhaltigen Adjuvantien bei Schwangeren (und der potenziell schädlichen Wirkung auf deren Babys) nicht untersucht.

Als ich begann, an diesem Kapitel zu arbeiten, hatte ich nicht geplant, über Impfstoffe zu schreiben. Während meiner Recherchen zu den Schwermetallen und den Ursachen möglicher Schwermetallvergiftungen musste ich aber feststellen, dass die Impfstoffe auch hier eine Rolle spielen. Ich hätte es als falsch empfunden, diese Informationen bewusst vorzuenthalten, nur um Kontroversen zu vermeiden. Es gibt viele Mediziner, die der Meinung sind, dass das Risiko, sich mit bestimmten Krankheiten zu infizieren, größer wiegt als die Risiken einer Schwermetallvergiftung. Während ich dieser Argumentationskette nicht abgeneigt bin, sollte man dennoch wissen, was in Impfstoffen enthalten ist. Das zu wissen gehört einfach zur Aufklärung des Patienten dazu.

Auch das Kochen, Aufbewahren oder Verarbeiten von Lebensmitteln mit Aluminium kann Sie gehäuft mit diesem Metall in Kontakt bringen. Die Verwendung von Kochgeschirr aus Aluminium und Alufolie darf hier nicht vernachlässigt werden, weil so ausreichend große Mengen an Aluminium ins Essen gelangen können. Wenn man zum Beispiel Fisch zum Kochen in Aluminiumfolie einwickelt, kann dessen Aluminiumgehalt nach der Zubereitung zwischen 2- bis 68-mal höher sein (ja, Sie lesen richtig – bis zu 68-mal mehr Aluminium).[116] In dieser Studie wurde auch nachgewiesen, dass säurehaltige Zutaten und lange Garzeiten die Aluminiumbelastung im Fisch signifikant erhöhten. Andere Studien konnten diese Ergebnisse weitgehend bestätigen und merken an: „Die Verwendung von Aluminiumfolie zum Kochen erhöht die Aufnahme von Aluminium über gekochte Speisen signifikant."[117] Der Aluminiumgehalt einiger in dieser Studie untersuchten Essensproben überstieg sogar die Höchstmarke der von der WHO gesetzten Grenzwerte.

Nicht zuletzt können Sojaprodukte sehr viel Aluminium enthalten. Man geht davon aus, dass das Aluminium aus den Tanks stammt, in denen die Bohnen mit Säure gewaschen oder verarbeitet werden. In manchen Fällen werden auch mineralische Salze zugesetzt (oftmals Aluminiumchlorid). Der im Handel erhältliche Tofu wird beispielsweise überwiegend in Aluminiumformen gepresst (die die traditionellen Holzbehälter ersetzt haben). So kann Aluminium in das Endprodukt gelangen. Es gibt viele Wege, wie Aluminium in den Körper gelangen kann. Glücklicherweise können Sie auf viele davon Einfluss nehmen.

Tipps zur Vermeidung von Aluminium

- Entsorgen Sie Ihre Alufolie und verwenden Sie diese weder zum Kochen noch zum Aufbewahren von Essensresten. Wenn Sie trotzdem einmal Alufolie für die Zubereitung einer Mahlzeit benutzen müssen, sollten Sie darauf achten, dass die Lebensmittel nicht direkt mit der Folie in Berührung kommen. Legen Sie zu diesem Zweck etwas Backpapier zwischen Alufolie und Nahrungsmittel. Seien Sie bei säurehaltigen Zutaten (zum Beispiel Tomaten, Zitrone, Essig, Joghurt usw.) besonders vorsichtig, weil diese die Aufnahme von Aluminium in das Essen begünstigen.
- Verwenden Sie keine Aluminiumtöpfe und -pfannen, auch nicht die kleinen, niedlichen Espressokocher für den Herd. Viele Back- und Kuchenformen

werden aus Aluminium hergestellt und sollten nicht verwendet werden. Auch Recycling-Kochgeschirr oder Secondhand Töpfe, bei denen Sie nicht wissen, wo sie herkommen, können viel Aluminium enthalten.
- Lesen Sie die Zutatenliste von Deodorants, gepuffertem Aspirin, Sonnenschutzmitteln, Make-up (vor allem bei Grundierungen) und Gesichtspeelings. Halten Sie Ausschau nach dem Wort „Alum" oder „Aluminiumsalz" bei den Inhaltsstoffen.
- Nehmen Sie keine Antazida ein, die Aluminium enthalten (siehe auch Kapitel 7 für Tipps zu Sodbrennen).
- Essen Sie weniger Sojaprodukte.
- Wenn Sie sich während der Schwangerschaft impfen lassen möchten, aber wegen der Aluminiumbelastung Bedenken hegen, sollten Sie sich über Impfstoffe und deren Inhaltsstoffe informieren.

Quecksilber

Quecksilber ist weithin als Nervengift bekannt und buchstäblich jede Schwangere, die ich getroffen habe, weiß, dass sie diesen Stoff meiden muss. Quecksilber ist stark plazentagängig. Folglich wird Ihr Kind von einer Quecksilberbelastung genauso betroffen sein wie Sie. In der Tat gibt es Belege dafür, dass Quecksilber „sich im fetalen Gewebe einlagert und zu Konzentrationen im fetalen Blut führt, die typischerweise höher sind als die Werte der Mutter".[118] Für das öffentliche Gesundheitswesen stellt das ein großes Problem dar, weil die pränatale Exposition gegenüber Quecksilber mit entwicklungsbedingten neurologischen Beschwerden und kognitiven Beeinträchtigungen bei Kindern in Verbindung gebracht wird.[119]

Der jahrzehntelange Einsatz von Quecksilber für industrielle Zwecke hat zu weltweiten Quecksilberkontaminationen geführt. Leider sind im Zuge dieses Geschehens auch unsere Meere und Wasserwege verseucht worden, wo sich das Schwermetall seinen Weg durch die Nahrungskette bahnt und sich in vielen Fischarten und Meeresfrüchten anreichert.

Bevor Sie vorschnell auf den Konsum jeglicher Meeresfrüchte verzichten, müssen Sie wissen, dass a) nur bestimmte Fische stark mit Quecksilber belastet sind und auf keinen Fall verzehrt werden dürfen (das sind: Schwertfisch, Haifisch, Königsmakrele und Torpedobarsch) und b) nur weil ein Fisch belastet ist, es nicht automatisch heißt, dass Sie das Quecksilber auch aufnehmen werden. Viele Fische enthalten nämlich auch sehr viel Selen, einem Gegenspieler des giftigen Quecksilbers, wie ich bereits in Kapitel 3 geschrieben habe. Es ist wahrscheinlich dieser Selengehalt – in Verbindung mit dem in

Fisch vorkommenden Omega-3, Eisen, Vitamin B12 und Jod – der dafür verantwortlich ist, dass Kinder von Frauen, die während der Schwangerschaft, trotz der zusätzlichen Exposition gegenüber Quecksilber, Fisch aßen, im Alter von drei Jahren bei kognitiven Tests besser abschnitten.[120] Der Vorteil reicht weit über die frühe Kindheit hinaus. In einer Studie mit über 12.000 Frauen und ihren Kindern stellte man fest, dass die Kinder, deren Mütter während der Schwangerschaft mindestens 340 g Fisch und Meeresfrüchte pro Woche gegessen hatten, bei kognitiven Tests ab der Geburt bis zum Alter von acht Jahren durchweg besser abschnitten.[121] Die Wissenschaftler kamen zu der Schlussfolgerung, dass „das Risiko durch den Verlust der Nährstoffe größer wog als die Risiken durch die kontaminierten Rückstände, die bei dem Verzehr von 340 g Meeresfrüchte und Fisch pro Woche zu erwarten sind". Einfach gesagt: Obwohl Sie persönlich nichts an der hohen Quecksilberkontamination unserer Meere ändern können, bringt der Verzehr von Fisch und Meeresfrüchten mehr Vor- als Nachteile.

Interessanterweise wird in der fast zwanghaften Diskussion über Fische übersehen, dass Amalgamfüllungen (auch Silberfüllungen genannt) ein größeres Risiko für Schwangere bedeuten als Fisch. Das wurde wissenschaftlich nachgewiesen.[122] Schließlich besteht eine Amalgamfüllung bis zu 50 % aus Quecksilber. Je mehr Amalgamfüllungen Sie im Mund haben, desto höher ist auch die Quecksilberbelastung im Blut und im Rückenmark.[123] In der Schwangerschaft sollten Sie besonders vorsichtig sein, was Zahnbehandlungen betrifft. In Österreich, Deutschland, Finnland, Norwegen, Schweden und Großbritannien dürfen Zahnärzte bei Schwangeren keine Amalgamfüllungen mehr setzen.[124] Nicht jedes Land und nicht jeder Zahnarzt orientiert sich aber an diesen Richtlinien. Wenn bei Ihnen während der Schwangerschaft eine Zahnbehandlung durchgeführt werden muss, bestehen Sie bitte darauf, dass dafür kein Amalgam verwendet wird. Sollten Sie bereits Amalgamfüllungen haben, rate ich Ihnen ab, diese während der Schwangerschaft oder Stillzeit entfernen zu lassen. Bei einer Amalgamsanierung werden zumindest kurzfristig große Mengen Amalgam freigesetzt, was auch Ihre persönliche Belastung exponentiell erhöht. Lassen Sie Ihre Füllungen erst nach dem Abstillen entfernen (und nur von einem sehr erfahrenen ganzheitlichen oder in biologischen Verfahren spezialisierten Zahnarzt).

Schließlich gibt es noch eine letzte, mögliche Quelle für eine erhöhte Quecksilberbelastung: das in einigen Impfstoffen enthaltene Thiomersal. Es gibt Forscher, die darauf drängen, nur Impfstoffe, die diesen Stoff nicht enthalten, zuzulassen. Ein Forscher erklärt: „Das Problem mit Thiomersal ist, dass es gewichtsmäßig zu 49,6 % aus Quecksilber besteht. Das kann für Menschen neurotoxisch sein, vor allem für Föten, Neugeborene und Säuglinge, deren Gehirn noch nicht vollständig ausgereift ist."[125] Es gibt eine Reihe von Wissenschaftlern, die wegen des „Risikos der Auswirkungen auf die neurologische Entwicklung bei ungeborenen Kindern"[126] besonders große

Bedenken haben. Wenn Sie sich während der Schwangerschaft impfen lassen möchten, bestehen Sie auf einem Impfstoff ohne Quecksilber und lesen Sie am Impftermin in der Arztpraxis den Beipackzettel des Impfstoffs.

Tipps zur Vermeidung von Quecksilber

- Essen Sie keinen Schwert- oder Haifisch, keine Königsmakrele und keinen Torpedobarsch (diese Fische sind stark mit Quecksilber belastet und enthalten nur wenig Selen). Andere Fische und Meeresfrüchte sollten Sie aber weiterhin verzehren. Bei Thunfisch bitte nicht mehr als 170 g in der Woche.
- Wenn Sie sich in der Schwangerschaft einer Zahnbehandlung unterziehen müssen, sollten Sie sich keine Amalgamfüllungen oder -kronen einsetzen lassen.
- Sollten Sie sich impfen lassen, rate ich zu Impfstoffen ohne Quecksilber (siehe auch weiter oben unter „Aluminium").
- Quecksilber lässt sich nicht ganz vermeiden. Am Ende dieses Kapitels habe ich einige Tipps zur Lebensführung für Sie zusammengestellt. Diese können Sie als Orientierungshilfe nehmen, um die toxische Belastung für Sie und Ihr Baby so gering wie möglich zu halten.

Andere Chemikalien, die es zu vermeiden gilt

Die oben beschriebenen Substanzen sind nicht die einzigen Chemikalien, die für Schwangere potenziell schädlich sind. Es handelt sich hier vielmehr um die Chemikalien, die Sie durch eine bewusste Lebensführung weitgehend meiden können. Anders gesagt: Sie können Ihre Exposition *bis zu einem gewissen Punkt* selbst beeinflussen.

Es gibt zahlreiche andere Chemikalien, die zu Fruchtbarkeitsstörungen führen können, denen man sich aber nur schwer entziehen kann, weil unsere Umweltbelastung zu hoch ist und andere multiple Faktoren eine Rolle spielen. Dazu gehören Schwermetalle, hartnäckige organische Schadstoffe (wie PCB und Dioxin), Brom, Formaldehyd, Brandschutzmittel, antibakterielle Mittel und viele andere.[127]

Eine Exposition gegenüber Brandschutzmitteln wird beispielsweise „bei Schwangeren und Neugeborenen mit einer toxischen Wirkung auf die Fortpflanzungsorgane und den Schilddrüsenhaushalt in Verbindung gebracht. Außerdem stören sie die mentale und psychomotorische Entwicklung der Kinder. Niedrige IQ-Werte und Aufmerksamkeitsstörungen sind die Folge"[128] Antibakterielle Mittel, insbesondere sei hier

Triclosan erwähnt, werden mit Hormonstörungen und einer entgleisten Darmflora bei Labortieren assoziiert. Beim Menschen wurden verlangsamtes fetales Wachstum und ein kleiner Kopfumfang bei Neugeborenen beobachtet.[129,130,131,132]

Vielleicht trifft das Folgende nicht auf Sie zu oder Ihre persönlichen Lösungsansätze erweisen sich nicht als ganz so einfach, aber ich möchte dennoch einige Möglichkeiten aufzeigen, wie Sie die chemische Belastung in Ihrer Schwangerschaft so niedrig wie möglich halten können.

Tipps zur Vermeidung verschiedener Chemikalien

- Meiden Sie soweit wie möglich Orte mit hoher Luftverschmutzung.
- Rauchen Sie nicht und vermeiden Sie Passivrauchen.
- Nutzen Sie einen hochwertigen Wasserfilter, um möglichst viele Chemikalien aus Ihrem Trinkwasser zu filtern.
- Achten Sie beim Möbelkauf auf Stoffe, die nicht mit flammenhemmenden Chemikalien ausgerüstet sind.
- Waschen Sie sich regelmäßig die Hände, vor allem vor den Mahlzeiten. Die Hand-zu-Mund Kontamination ist eine der wichtigsten Übertragungswege für Schwermetalle und Chemikalien, die im Staub oder im Boden vorkommen.
- Saugen Sie zuhause regelmäßig mit einem Staubsauger mit HEPA-Filter. Diese Filter können selbst kleinste Partikel und mehr Staub auffangen als herkömmliche Filter.
- Meiden Sie die Exposition gegenüber Farben, Lacken, Kunstharzen, Versiegelungen, industriellen Klebstoffen, Lösungsmitteln und anderen Materialien, die oft im Hausbau oder zur Behandlung von Holz eingesetzt werden. Aus diesen Produkten dünsten giftige Gase aus.
- Setzen Sie bei Reinigungsmitteln auf natürliche Alternativen. Zum Putzen können Sie beispielsweise Essig aus einer Sprühflasche benutzen. Es ersetzt Bleichmittel und antibakterielle Putzmittel.
- Lüften Sie viel und regelmäßig, insofern es Wetter und Schadstoffbelastung in der Außenluft erlauben. Es gibt zahlreiche Baustoffe und Produkte für die Inneneinrichtung, die auch Jahre nach dem Kauf noch giftige Gase abgeben. Es gibt Studien, die vermuten lassen, dass die Umweltbelastung in den Innenräumen aus diesem Grund höher sein kann als im Freien.
- Begrünen Sie Ihre Wohnräume. Im Rahmen der NASA-Studie zur Luftverschmutzung wurden zahlreiche Hauspflanzen identifiziert, die häufig

anzutreffende Chemikalien aus der Luft filtern können. Dazu gehören unter anderem Bostonfarm, Einblatt, Grünlilie und Aloe vera.
- Nehmen Sie keine Nahrungsergänzungsmittel auf Kräuterbasis ein, wenn Sie nicht wissen, woher die Inhaltsstoffe stammen. Achten Sie auf Qualität (und natürlich darauf, dass das, was Sie einnehmen, für Schwangere unbedenklich ist). Viele Nahrungsergänzungsmittel sind mit Schwermetallen belastet.[133]
- Meiden Sie Produkte, in denen antibakterielle Mittel (vor allem Triclosan) enthalten sind. Dazu gehören Seife, Gels, Feuchttücher und Zahnpasta. Auch Schneidebretter und Plastikprodukte können mit diesen Chemikalien behandelt worden sein. Schützen Sie Ihr Mikrobiom und benutzen Sie altmodische Seife und Wasser.
- Nehmen Sie hochwertiges Geschirr zum Kochen. Minderwertige Töpfe und Pfannen sind oft mit Schwermetallen (zum Beispiel Blei und Aluminium) belastet, das dann auf Ihr Essen übergeht. Das trifft besonders auf Kochgeschirr aus recyceltem Material zu.
- Achten Sie bei der Aufbewahrung von Lebensmitteln darauf, dass Keramik- oder Porzellanbehälter nicht mit bleihaltigen Glasuren gebrannt wurden. Die FDA empfiehlt, das Geschirr auf Lebensmitteltauglichkeit zu testen (entsprechende Tests können Sie online oder im Fachhandel kaufen).[134]
- Verbrennen Sie keinen Müll. Das brennende Plastik oder Metall setzt giftige Chemikalien frei, die durch das Verbrennen noch giftiger werden.
- Wenn Sie am Arbeitsplatz einer hohen chemischen Belastung ausgesetzt sind (zum Beispiel in der Industrie oder in der Landwirtschaft), sollten Sie gemeinsam mit Ihrem Arbeitgeber nach Wegen suchen, wie Sie diese Belastung so gering wie möglich halten können.

Tipps, wie Sie Ihren Körper sanft, aber effektiv entgiften können

Natürlich sollten Sie alle Giftstoffe weitgehend vermeiden. Sie können aber auch die natürlichen Entgiftungswege Ihres Körpers nutzen und Giftstoffe ausleiten. An dieser Stelle möchte ich etwas klarstellen: Eine ausgesprochene „Entgiftungskur“ ist während der Schwangerschaft absolut nicht zu empfehlen. Es versteht sich von selbst, dass bei einer solchen „Kur“ im Körper eingelagerte Gifte in den Blutkreislauf freigesetzt und über die Leber und Nieren ausgeschieden werden. Nun ist Ihr Blut während der Schwangerschaft aber für die Ernährung Ihres Babys zuständig. Wenn man bedenkt, dass viele Giftstoffe plazentagängig sind, würde eine „Entgiftungskur“ die Exposition Ihres Babys gegenüber Giftstoffen noch *erhöhen*. Außerdem sind viele der gängigen „Entgiftungsmittel“ in der Schwangerschaft nicht sicher. Ein Beispiel: Eine Fastenkur mit Säften, die Ihrem Körper viele essenzielle Nährstoffe entzieht, oder die Einnahme von pflanzlichen Abführmitteln sind während der Schwangerschaft absolut kontraindiziert (und, wenn ich ehrlich sein soll, auch für Nicht-Schwangere nicht die beste Option). Es gibt aber Wege, auf denen Sie die Entgiftung Ihres Körpers sanft und sicher anregen können. Eine optimale Ernährung und bestimmte Nahrungsmittel/Nährstoffe unterstützen beispielsweise die Leber in ihrer wichtigen Funktion als Entgiftungsorgan. Eine gesunde, gut funktionierende Leber kann Giftstoffe viel effizienter zu unbedenklichen Stoffen abbauen, die dann über das Verdauungssystem (Stuhl) oder die Nieren (Urin) ausgeschieden werden können. Im Folgenden möchte ich Ihnen einige Tipps vorstellen, wie Sie die Entgiftung Ihres Körpers auf sanfte Art und Weise anregen können.

1. **Trinken Sie viel gefiltertes Wasser.** Ihr Körper scheidet Giftstoffe auf natürlichem Weg über Urin, Schweiß und Stuhl aus. Trinken Sie mindestens drei Liter Wasser täglich, um diese Entgiftung zu unterstützen.
2. **Essen Sie mehr Gemüse und besonders viel grünes Blattgemüse.** Es scheint zu einfach, um wahr zu sein, aber Studien belegen, dass grünes Blattgemüse Ihrem Körper hilft, selbst hartnäckige organische Schadstoffe auszuscheiden.[135] Dafür ist wahrscheinlich eine Kombination von Ballaststoffen, Vitamin C, Magnesium und Antioxidantien verantwortlich, die in frischem grünem Blattgemüse in großen Mengen vorhanden sind. Zusätzlich sollten Sie viel Gemüse aus der Familie der Kreuzblütler essen, wie zum Beispiel Brokkoli, Blumenkohl, Grünkohl, Weißkohl und Rosenkohl. Kreuzblütler verbessern die Entgiftungskapazitäten der Leber nachweislich.[136] Auch Knoblauch und Koriander unterstützen den Entgiftungsvorgang.[137]
3. **Ziehen Sie eine Supplementation mit Chlorella oder Spirulina in Betracht.** In diesen beiden essbaren Algen sind neben Jod, Selen, Eisen und anderen Mikronährstoffen auch sehr große Mengen des grünen Pflanzenfarbstoffs Chlorophyll enthalten. In Studien an Ratten konnte man nachweisen, dass Chlorophyll die Aufnahme des weitverbreiteten Schadstoffs Dioxin über den Verdauungstrakt verhindert.[138] Diese Wirkung konnte auch beim Menschen beobachtet werden. Schwangere Frauen, die im zweiten und dritten Trimester mit Chlorella supplementierten (insgesamt 6 g täglich, in geteilten Dosen von 2 g nach jeder Mahlzeit eingenommen), hatten signifikant niedrigere Dioxinwerte in der Muttermilch (um bis zu 40 % weniger). Daraus lässt sich schließen, dass die Frauen während der Schwangerschaft mit der Unterstützung von Chlorella langsam entgiften konnten.[139] In der oben genannten Studie konnten weder bei den

Frauen noch deren Kindern negative Auswirkungen der Supplementation mit Chlorella beobachtet werden. Außerdem kann Chlorella den Körper bei der Ausleitung von Quecksilber unterstützen.[140] Es kann sich unter Umständen lohnen, Chlorella (oder anderes, chlorophyllhaltiges grünes Gemüse) zusammen mit Nahrungsmitteln zu verzehren, die mit Dioxin oder Quecksilber (zum Beispiel Fisch) belastet sein könnten, um nur das Beste aus diesen Nahrungsmitteln herauszuholen. So nehmen Sie die wertvollen Nährstoffe aus dem Fisch auf, setzen sich aber gleichzeitig einer geringeren Schadstoffbelastung aus. Auch die Alge Spirulina wirkt entgiftend und schützt insbesondere vor den schädlichen Auswirkungen von Fluorid. In einer Studie mit trächtigen Ratten, die Fluorid ausgesetzt waren und entweder zusätzlich mit Spirulina gefüttert wurden oder nicht, konnten bei den Nachkommen der Tiere, die kein Spirulina erhalten hatten, Gehirnschäden, Schilddrüsenstörungen und Verhaltensprobleme beobachtet werden. Die Nachkommen aus der Gruppe, die mit Spirulina zugefüttert wurde, waren geschützt und zeigten keinen „fluoridinduzierten Mangel an Schilddrüsenhormonen".[141] Die Autoren der Studie empfehlen den Einsatz von Spirulina als pränatales Nahrungsergänzungsmittel in Gegenden mit hoher Fluoridbelastung im Trinkwasser, um das Risiko neurologischer Entwicklungsstörungen zu minimieren. Spirulina kann auch vor Bleivergiftung schützen, indem es dessen Übertragung von der Mutter auf das Kind während der Schwangerschaft verhindert.[142] Wenn Ihr Interesse geweckt ist und Sie Spirulina gern selbst einnehmen möchten, sollten Sie wissen, dass eine Supplementation von bis zu 1.500 mg Spirulina täglich bei Schwangeren als unbedenklich gilt (und gleichzeitig einer Anämie vorbeugen kann).[143]

4. **Nehmen Sie viel Selen ein.** Leber und Schilddrüse benötigen dieses Spurenelement, um optimal funktionieren zu können. Außerdem bindet sich Selen an Schwermetalle – einschließlich Quecksilber, Cadmium und Thallium – damit diese sicher aus dem Körper ausgeleitet werden können.[144] Zu den Nahrungsmitteln reich an Selen gehören Paranüsse, Fisch und Meeresfrüchte (insbesondere Austern), Leber und Innereien, Schweinefleisch, Rindfleisch, Lamm, Geflügel, Pilze und Eier. Zu beachten ist auch, dass Lachs aus Wildfang mehr Selen enthält als Lachs aus Aquakultur.[145] Bitte achten Sie darauf, dass Ihr pränatales Vitaminpräparat auch Selen enthält (mindestens 60 µg und bis zu 200 µg). Falls nicht, sollten Sie ein anderes Nahrungsergänzungsmittel einnehmen.
5. **Achten Sie auf eine adäquate Glycin-Einnahme.** Wie in Kapitel 3 erörtert, benötigt Ihre Leber Glycin, um das für die Entgiftung wichtige Enzym

Glutathion herstellen zu können. Während der Schwangerschaft steigt der Bedarf an Glycin exponentiell an, was heißt, dass Sie unter Umständen bewusst darauf achten müssen, genügend davon aufzunehmen. Zu den Nahrungsmitteln, die viel Glycin enthalten, gehören Knochenbrühe, langsam gegartes Fleisch/Eintöpfe (allen voran zähes Fleisch, das noch viel Bindegewebe enthält), die Haut von Hühnerfleisch, Schweineschwarte (jede Tierhaut enthält viel Glycin) und Supplemente mit Kollagen oder Gelatine.

6. **Essen Sie mehr Ballaststoffe.** Ballaststoffe wirken Schadstoffen auf mehreren unterschiedlichen Wegen entgegen: Sie binden sich an Giftstoffe, damit diese über den Stuhl ausgeschieden werden können; sie regen die regelmäßige Darmentleerung an, damit die Abfallprodukte des Stoffwechsels nicht wieder über die Darmwand aufgenommen werden können; und sie „füttern" die gesunden Bakterien im Darm, die ihrerseits bei der Entgiftung eine wichtige Rolle spielen. Zu den besten Quellen gehören Chiasamen, Leinsamen, nicht stärkehaltiges Gemüse, Beeren, Kokosraspeln, Hülsenfrüchte und Nüsse/Saaten.
7. **Essen Sie mehr Vitamin C.** Dieses Vitamin ist ein sehr kraftvolles Antioxidans, das gleich vor mehreren Chemikalien schützt, darunter Fluorid, PCB und Quecksilber.[146,147,148] Vitamin C ist in Gemüsepaprika, Brokkoli, Rosenkohl, Erdbeeren, Ananas, Orangen und anderen Zitrusfrüchten, Kiwi und Grünkohl enthalten.
8. **Bleiben Sie in Bewegung.** Mit leichtem Sport und Dehnübungen bleiben nicht nur Ihre Blutgefäße in Schwung, sondern auch Ihr Lymphsystem – ein wesentlicher Teil des Immunsystems und der Herz-Kreislauf-Funktion. Das Lymphsystem spielt für den Abtransport von Giftstoffen und Stoffwechselprodukten aus dem Körper eine entscheidende Rolle. Um es einfach auszudrücken: Je mehr Sie sich bewegen, desto besser kann der Körper entgiften. Lassen Sie Bewegung zur Gewohnheit werden, selbst wenn es nur wenige Minuten am Tag sind. Siehe auch Kapitel 8 für weitere Informationen zum Thema Sport in der Schwangerschaft.

Zusammenfassung

Vielleicht fühlen Sie sich nach der Lektüre dieses Kapitels etwas entmutigt. Während meiner Recherchen und beim Schreiben ging es mir genauso. Es ist entmutigend und rundheraus beängstigend zu lesen, was Chemikalien mit Ihrem Baby machen können. Von vielen dieser Substanzen haben Sie vielleicht noch nie gehört oder können keinen Einfluss nehmen, inwieweit Sie mit ihnen in Kontakt kommen. Was mich besonders frustriert, ist die Tatsache, dass Sie niemand davor warnt.

Ich habe mich in dieses Thema vertieft, weil Ernährung und Bewegung zwar die wichtigsten Voraussetzungen für eine gesunde Schwangerschaft sind, aber noch lange keine Allheilmittel darstellen. Sie können so viel biologisch kochen, wie Sie wollen und nur die besten Vitaminpillen schlucken, die es gibt. Solange Sie zum Kochen beschichtetes Kochgeschirr verwenden und jeden Tag Parfüm auftragen, werden Sie vielleicht nicht sehr weit kommen. Ich weiß aber, dass wir uns in einem Punkt einig sind: Wir beide wollen das Beste für Ihr Baby.

Ich habe in diesem Kapitel über Giftstoffe geschrieben, bei denen Sie *definitiv* Einfluss nehmen können, inwieweit Sie mit ihnen in Berührung kommen, wenn auch nur bis zu einem gewissen Grad. Natürlich haben Sie keine Kontrolle darüber, welche Luft Sie draußen im Freien einatmen, aber *Sie* entscheiden, was Sie essen und welche Pflegeprodukte Sie verwenden. Jede noch so kleine Änderung wird sich am Ende auszahlen. Wenn Ihnen aufgefallen ist, dass Sie regelmäßig mit bestimmten Chemikalien in Kontakt kommen, können Sie sich auch in kleinen Schritten „entwöhnen" und jede Woche ein wenig mehr für Ihre Gesundheit tun. Fangen Sie zum Beispiel mit der Wäsche an und tauschen Sie Ihr Waschpulver gegen eines ohne Duftstoffe aus. Oder Sie verzichten zuerst auf Plastik und Alufolie und heben Ihre Speisereste in Glasbehältern auf.

Meist ist es der langfristige, chronische Kontakt zu schädlichen Substanzen, der die größten Probleme bereitet. Machen Sie einen Schritt nach dem anderen. Ersetzen Sie nach und nach Ihre Reinigungsmittel im Haushalt, ändern Sie Ihre Gewohnheiten beim wöchentlichen Einkauf und überlegen Sie sich in Ruhe, mit welchen Produkten Sie sich und Ihren Körper verwöhnen möchten. Mit jedem noch so kleinen Schritt schützen Sie Ihr Baby. Sie können Giftstoffe *nicht komplett* meiden, aber Sie können dafür sorgen, dass Sie so *wenig* Kontakt damit haben wie möglich. Das ist das Allerwichtigste. Was Sie jetzt ändern, wird nicht nur Ihnen und Ihrem ungeborenen Baby zugutekommen, sondern auch später nützlich sein, wenn aus Ihrem Baby ein Kindergartenkind geworden ist. Kinder reagieren allgemein sehr sensibel auf Chemikalien. Wenn Sie also jetzt zu Hause ausmisten und aufräumen, wird Ihre Familie noch auf lange Sicht davon profitieren.

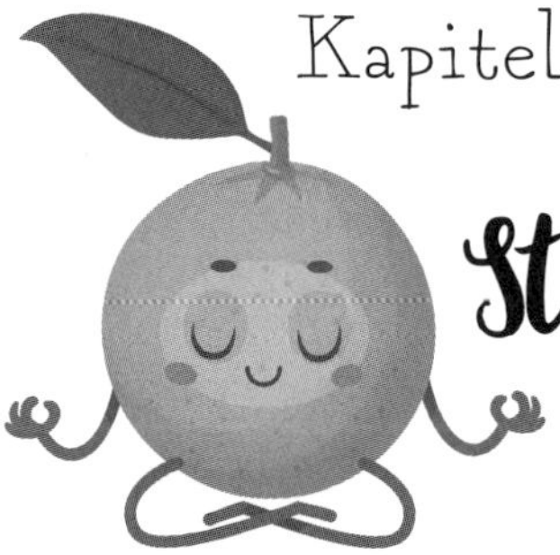

Kapitel 11

Stress und psychische Gesundheit

„Die neurologische Entwicklung des Menschen erfordert, dass einzelne, neuronale Bestandteile zu komplexen strukturellen und funktionalen Netzwerken geformt werden, die wir Konnektom nennen. Es stellt sich immer deutlicher heraus, dass die Exposition eines ungeborenen Kindes gegenüber einer Stressbelastung der Mutter maßgeblichen Einfluss auf die Verknüpfungen oder Fehl-Verknüpfungen des sich entwickelnden Konnektoms hat."

— Dr. Dustin Scheinost, Yale School of Medicine

Wir alle stehen ab und zu unter Stress, aber während der Schwangerschaft scheint die Stressbelastung besonders hoch zu sein. Plötzlich kann jede noch so kleine Entscheidung für die Gesundheit des heranwachsenden Babys entscheidend sein. Es gibt so viele Fragen, Ängste und unbekannte Faktoren, mit denen man sich konfrontiert sieht.

Bewegt sich mein Kind heute genug (oder vielleicht zu viel)?
Wie wird die Geburt sein?
Sind meine Laborwerte normal?
Was ist, wenn es Komplikationen gibt?
Können wir uns ein Baby *wirklich* leisten?
Was wird aus meinem Beruf/meiner Karriere?
Wird mein Körper je wieder normal sein?
Wird mich mein Partner immer noch lieben?
Wächst mein Baby normal?
Bin ich genügend auf die Zeit nach der Geburt vorbereitet?
Werde ich stillen können?
Wird etwas schiefgehen?
Werde ich eine gute Mutter sein?
Diese Liste ist bei *Weitem nicht* vollständig!

Dabei sollten Sie wissen, dass diese Sorgen und Ängste bis zu einem gewissen Grad normal sind und zu einer Schwangerschaft gehören. Eine Wissenschaftlerin formuliert es wie folgt: „Obwohl eine Schwangerschaft meist als eine Zeit großen Glücks gesehen wird, ist das bei Weitem nicht bei jeder Frau der Fall … Ängste, die während dieser Zeit auftreten, können die Schwangerschaft in eine für die Frau äußerst unangenehme und schmerzliche Lebensphase verwandeln.“[1]

Depressionen während der Schwangerschaft sind häufig und betreffen bis zu 25 % aller Frauen.[2] Während die Wochenbettdepression in den letzten Jahren zunehmend Aufmerksamkeit erfahren hat, wird über die *pränatale* Depression kaum gesprochen. Gegen Depressionen gibt es keine Zauberformel, die alle Sorgen auslöschen könnte, aber es gibt Wege und Möglichkeiten, wie Sie mit diesen Gefühlen umgehen und während dieser Zeit psychisch stabil bleiben können.

Eine Schwangerschaft *kann* schön sein, selbst wenn es zu Komplikationen kommen sollte. Es ist wichtig, für eventuell auftretende negative Gefühle und Ängste Wege zu finden, auf denen Sie diese verarbeiten können, damit Sie gesund bleiben, die Schwangerschaft gut verläuft und es Ihrem Baby langfristig gut geht. In diesem Buch dreht sich (fast) alles um Ernährung in der Schwangerschaft, aber natürlich wird die Entwicklung Ihres Kindes nicht ausschließlich von Nahrung und Essen beeinflusst.

Die Forschung hat gezeigt, dass es zwischen dem emotionalen und psychischen Gesundheitszustand der werdenden Mutter und dem Schwangerschaftsverlauf einen engen Zusammenhang gibt. Ich gebe diese Informationen nicht an Sie weiter, weil ich Ihnen mit diesen Statistiken Angst machen will, sondern weil ich Ihnen vermitteln möchte, dass es für eine gesunde Schwangerschaft mehr braucht als gute Ernährung und ausreichend Bewegung. *Jeder Teil* von Ihnen muss gehegt und gepflegt werden.

Die Nebenwirkungen von Stress

Eine der bekanntesten unerwünschten Nebenwirkungen von Stress in der Schwangerschaft ist die Frühgeburt. Tatsächlich ist das Risiko einer Frühgeburt bei Schwangeren, die unter Stress stehen, um 25-60 % höher, selbst dann noch, wenn man andere bekannte Risikofaktoren herausrechnet.[3] Stress, Ängste oder Depressionen können außerdem direkt oder indirekt den Blutdruck beeinflussen und in bestimmten Fällen eine Präeklampsie begünstigen.[4] Auch Wachstum und Entwicklung Ihres Babys kann im Mutterleib durch Stress beeinflusst werden.

Chronische Ängste können „die Blutzufuhr zum Baby verändern und den Transport von Sauerstoff und anderen Nährstoffen zu den sich entwickelnden Organen des Kindes erschweren“. Das erklärt unter Umständen, warum die Babys von Frauen mit chronischen Ängsten tendenziell kleiner sind.[5] Ein hoher Stresshormon-Spiegel hemmt auch das Wachstum der Plazenta und in der Forschung wird diskutiert, dass dies eventuell die Stressresistenz des Kindes im späteren Leben beeinflussen könnte.[6]

Pränataler Stress beeinflusst zudem die Gehirnentwicklung und das Risiko neurologisch bedingter Verhaltensstörungen.[7] Dies ist wahrscheinlich auf die Exposition gegenüber dem Hormon Kortisol zurückzuführen, das bei Stress vermehrt ausgeschüttet wird. Kortisol ist plazentagängig und Frauen, die unter Stress stehen, haben tendenziell mehr Kortisol im Fruchtwasser. In einer der wenigen Studien, in denen der Schwangerschaftsverlauf in Bezug auf die vorhandenen Kortisol-Werte untersucht wurde, musste man feststellen, dass hohe Kortisol-Werte im Fruchtwasser indikativ waren für mehrere Beschwerdebilder, einschließlich niedrigem Geburtsgewicht des Kindes, Ängste des Kindes und Anzeichen von Stress im Alter von drei Monaten.[8] Eine andere Studie brachte hohe Kortisol-Werte während der Schwangerschaft der Mutter in Verbindung mit einem reduzierten Gehirnwachstum beim Säugling in den ersten sechs Lebensmonaten.[9] Frauen, die in der Schwangerschaft an Depressionen leiden, haben tendenziell auch einen höheren Kortisol-Spiegel.[10] Da stellt sich die wichtige Frage, inwieweit pränataler Stress die psychische Gesundheit des Säuglings beeinflussen kann. Es ist klar zu erkennen, dass psychische Gesundheit und Stress-Management in der Schwangerschaft einen hohen Stellenwert haben sollten. Es ist außerdem nicht von der Hand zu weisen, dass werdende Mütter, die unter Stress stehen oder depressiv sind, keine Zeit oder Energie haben, um auf eine gesunde Ernährung zu achten, sich regelmäßig zu bewegen oder gut und regelmäßig zu schlafen. Es ist also nicht immer der Stress selbst, der für die Probleme verantwortlich ist, sondern die daraus resultierende Nachlässigkeit in Bezug auf die Selbstfürsorge. Wenn wir von unseren psychischen Problemen überwältigt werden, fällt es uns sehr schwer, auch körperlich gesund zu bleiben. Nehmen wir einmal das Beispiel des „Trostessens“. Denken Sie nur daran, was Sie gerne essen, wenn es Ihnen nicht gut geht. Meist sind es die raffinierten Kohlenhydrate und der Zucker, die uns den Dopamin-Kick geben und uns kurzfristig von dem ablenken, was uns traurig und niedergeschlagen macht. Und wenn man unter anhaltenden Ängsten leidet, ist es schier unmöglich, abends zur Ruhe zu kommen und in den Schlaf zu finden (oder die ganze Nacht durchzuschlafen). Dieser Schlafentzug wiederum lässt nicht nur den Kortisol-Spiegel ansteigen, sondern auch unsere Lust auf Süßes. Dann führt eins zum anderen.

Tipps zur Stressbewältigung in der Schwangerschaft

Wie können Sie mit all dem Stress umgehen? Wie ich schon sagte, sind ein gewisser Stresspegel und bestimmte Ängste in der Schwangerschaft normal, es gehört zu den Umständen dazu. Aber wenn der Stress chronisch wird und sie stark beeinträchtigt, wird dieser Zustand zum Problem.

Der erste, wichtige Schritt besteht darin zu erkennen, dass sie Stress haben. Nur so können Sie die für Sie beste(n) Lösung(en) finden. Fragen Sie sich, welcher Bereich in Ihrem Leben Ihnen den größten Stress bereitet. Ist es der hektische Alltag? Fehlende Unterstützung durch den Partner, die Familie oder den Freundeskreis? Machen Sie sich Sorgen um die Geburt? Oder Gedanken um Ihre Aufgaben als Elternteil? Gibt es körperliche Beschwerden wie Schwangerschaftskomplikationen, Schmerzen oder die körperlichen Veränderungen, die mit einer Schwangerschaft einhergehen?

Ehrlich gesagt gibt es viele Dinge, um die sich Gedanken und Sorgen drehen können. Auch wenn es Ihnen albern vorkommt, Ihre Ängste zu verbalisieren und offen auszusprechen – versuchen Sie es einfach. Wenn Sie Ihre Ängste erst einmal benannt haben, werden Sie diese in Angriff nehmen können. Als nächstes können Sie sich überlegen, was Ihnen in der Situation am besten helfen würde. Können Sie zum Beispiel Ihre Belastung im Beruf zurückfahren und weniger arbeiten? Gibt es Wege, mit denen Sie sich etwas mehr Zeit für sich freischaufeln können? Können Sie mit Ihrem Partner oder Ihrer Familie über Ihre Ängste sprechen und sie um Unterstützung bitten? Vielleicht bietet sich auch eine therapeutische Begleitung an? Der Vorteil einer professionellen Begleitung liegt darin, dass Sie Ihre Gedanken mit einem objektiven Beobachter verarbeiten können.

Bleiben Sie neugierig, das ist wichtig. Bleiben Sie offen, für das, was sich zeigt. Sie sollten wissen, dass es viele, viele Wege gibt, um mit Ängsten und Stress konstruktiv umzugehen. Manchmal wird der Stress auch dadurch verstärkt, dass man in zu viele Richtungen gezerrt wird und die Lösung nicht darin besteht, mehr zu tun, sondern einfach etwas *weniger.*

Jeder Mensch erfährt Ängste, Depressionen oder Stress anders. Die dafür in Frage kommenden Lösungen aber sind in vielen Fällen ähnlich. In einer Studie wurde den schwangeren Frauen ein einziger Rat mit auf den Weg gegeben: „*Tun Sie nichts, was Ihnen Stress bereitet und/oder konzentrieren Sie sich ausschließlich auf das, was Ihnen Freude und Entspannung bringt.*" Selbst dieser sehr vage formulierte Ratschlag konnte die Depressionen, den Stress und die Kortisol-Werte der betroffenen Frauen deutlich senken.[11] Anders ausgedrückt, Stressbewältigung und Selbstfürsorge müssen nicht kompliziert sein.

Achtsamkeit

Eine Übung, die ich hier besonders hervorheben möchte, ist die Achtsamkeit. Achtsamkeit bedeutet einfach, sich der eigenen, momentanen Gefühle, Gedanken und Körperwahrnehmungen bewusst zu sein und diese ohne Bewertung anzunehmen. Viele Menschen glauben, dass man Achtsamkeit nur in Verbindung mit Meditation oder Entspannungsübungen praktizieren kann. Die Wahrheit ist aber, dass Achtsamkeit in jeden Bereich des Lebens integriert werden kann, angefangen bei der Art und Weise, wie wir essen, gehen, den Abwasch machen und mit anderen Menschen Gespräche führen. Bei Achtsamkeit geht es nicht um Entspannung, mentale Klarheit oder positives Denken; es geht vielmehr darum, bestimmte Dinge wahrzunehmen und sie so zu akzeptieren, wie sie in diesem Moment sind. Oft höre ich, wie Frauen davon sprechen, wie sie sich fühlen *sollten* und nicht darüber, wie es ihnen tatsächlich geht. Wenn das geschieht, schwingt immer eine Bewertung mit, die existierende Sorgen oder Stressfaktoren noch verstärkt. Achtsamkeit und bedingungslose Annahme bieten ein effektives Gegenmittel zu diesem Zustand. „Negative" Gefühle haben weniger Macht über uns, wenn wir sie annehmen, so wie sie sind und wissen, dass auch diese Gefühle flüchtig sind wie die Wolken, die über den Himmel ziehen.

Untersuchungen haben gezeigt, dass Ängste, Sorgen und Depressionen während der Schwangerschaft deutlich abnehmen, wenn die Schwangere Achtsamkeit praktiziert.[12] Ist es nicht erstaunlich, wie die einfache Beobachtung des eigenen Herzschlags, des Atems oder der Bewegungen im Bauch Sie ruhiger werden und eine enge Bindung zu Ihrem Baby herstellen lässt? Diese Achtsamkeit wird Ihnen auch während der Entbindung zur Seite stehen. In der Austreibungsphase ist es besonders wichtig, dass die Mutter weiß, wann sie pressen muss. Dafür braucht es Achtsamkeit und höchste Konzentration. Eine selbstbestimmte Austreibungsphase führt zu weniger Dammrissen, weniger Erschöpfung bei der Mutter und einem höheren APGAR-Ergebnis beim Neugeborenen.[13,14]

Selbstfürsorge

Ob Sie nun achtsam sein oder etwas anderes ausprobieren möchten, die folgende Liste soll Sie bei der individuellen Stressbewältigung unterstützen. Vielen Frauen haben von diesen Ansätzen profitiert, entweder allein oder in Kombination:

- Veringen Sie viel Zeit draußen in der Natur. Gehen Sie im Park spazieren, machen Sie eine Wanderung oder setzen Sie sich einfach ans Ufer eines Flusses. Auch die Arbeit im Garten und andere Aktivitäten an der frischen Luft wirken beruhigend.
- Atmen Sie bewusst und tief. Es gibt viele unterschiedliche Methoden des bewussten Atmens, aber in der Hauptsache geht es darum, bewusst langsam und tief zu atmen. Denken Sie bei den Atemzügen einfach „einatmen, ausatmen", mehr braucht es in den meisten Fällen nicht.
- Bleiben Sie achtsam. Achten Sie bewusst darauf, wie Sie essen, gehen und kommunizieren. Jede Alltagssituation bietet eine Möglichkeit, achtsam zu sein. Üben Sie die Selbstwahrnehmung, die Ihnen sagt, wie Sie sich in bestimmten Situationen fühlen. Lassen Sie Ihre Gefühle zu, ohne diese zu bewerten.
- Nehmen Sie zu einer Freundin oder einem Familienmitglied ihres Vertrauens Kontakt auf. Das gibt Ihnen die Gelegenheit, ihren Gefühlen freien Lauf zu lassen oder sich einen anderen Blick auf die Dinge zu holen. Suchen Sie sich jemanden, der gut zuhören kann.
- Auch ein Therapeut, Psychologe oder zertifizierter Dienstleister kann helfen. Die psychische Gesundheit schwangerer Frauen ist ein hochspezialisiertes Gebiet. Es empfiehlt sich, mit jemandem zu arbeiten, der hier ausgebildet ist und Erfahrung in der Begleitung schwangerer Frauen hat. In Deutschland finden Sie Hilfe zum Beispiel unter www.marce-gesellschaft.de (Anm. d. Verlags).
- Meditieren Sie. Wenn Sie mit der Meditation nicht vertraut sind, versuchen Sie es zuerst mit einer angeleiteten Meditation. Hierfür gibt es zahlreiche kostenlose Apps, Videos und Audioaufnahmen. Auch wenn Sie nur ein paar Minuten meditieren können oder wollen, lohnt es sich. Auch ohne Meditationskissen oder viel Zeit lässt es sich gut meditieren.
- Visualisierung. Ich weiß, es hört sich sehr esoterisch an, aber versuchen Sie, sich vorzustellen, wie Ihre Schwangerschaft und Entbindung sein sollen. Stellen Sie es sich dabei möglichst lebendig vor, visualisieren Sie, wie sich Ihr Baby gesund entwickelt oder dass die Entbindung sehr ruhig und gelassen verläuft. Visualisierung kann erstaunliche Ergebnisse bringen. Auch wenn sich „alles nur im Kopf abspielt", ist der Placebo-Effekt ein wissenschaftlich nachgewiesenes Phänomen.
- Hypnotherapie. Für mich ist Hypnotherapie vergleichbar mit angeleiteter Meditation und Visualisierung. Es gibt mehrere Programme, die speziell für Schwangerschaft und Geburt konzipiert sind. Meist gibt es zu diesen Programmen eine (oder mehrere) Audioaufnahmen. Ein guter Zeitpunkt, in diese reinzuhören, ist abends vor dem Schlafengehen oder beim Entspannen auf dem Sofa.

- Yoga Nidra zur Tiefenentspannung. Dabei geht es nicht um gezielte Yogastellungen, sondern Sie liegen auf der Yogamatte und achten auf die Atmung. Schritt für Schritt lenken Sie Ihre Aufmerksamkeit auf die einzelnen Körperregionen.
- Schlaf. Angemessene Ruhezeiten sind für die allgemeine psychische Gesundheit sehr wichtig und beeinflusst, wie viele Neurotransmitter gebildet werden. Vor allem in der späten Schwangerschaft kann der Schlaf zu einer großen Herausforderung werden. Hormonelle Veränderungen, unbequeme Schlafpositionen und nächtlicher Harndrang können Ihnen das Leben schwer machen. Folgende Gewohnheiten können unter Umständen helfen: Gehen Sie jeden Abend ungefähr zur gleichen Zeit ins Bett, bedienen Sie in den 1-2 Stunden vor dem Schlafengehen keine elektronischen Geräte mehr, schlafen Sie in einem abgedunkelten Raum (selbst ein kleiner Lichteinfall kann die Ausschüttung des Schlafhormons Melatonin durcheinanderbringen) und experimentieren Sie mit verschiedenen Kissen. Vielleicht verhilft Ihnen ein Kissen speziell für Schwangere zu einem angenehmeren Schlaf. Das oben erwähnte Yoga Nidra ist eine wunderbare Ergänzung zur Schlafroutine.
- Tapping/EFT (Emotional Freedom Technique). Diese Methode hilft, emotionale Auswirkungen von Erinnerungen oder Ereignissen aus der Vergangenheit besser zu verarbeiten. Erinnerungen können Stressreaktionen triggern. Das Abklopfen bestimmter Akupressur-Punkte mit den Fingern kann emotionalen Stress lindern. In Studien hat man herausgefunden, dass diese Methode sowohl Stress als auch Kortisol-Werte reduzieren kann.[15] Im Internet gibt es unzählige Videos, die Sie Schritt für Schritt durch die Anwendung der EFT führen. Beim Abklopfen der Akupressur-Punkte kann es auch hilfreich sein, Ihren Gedankenfluss laut auszusprechen, also das, was Sie zurzeit beschäftigt oder Ihnen Stress bereitet.
- Massage. Achten Sie darauf, dass Ihre Massagetherapeutin weiß, dass Sie schwanger sind und Sie während der Massage richtig lagern kann. In den letzten Monaten der Schwangerschaft können Sie sich auf der Seite liegend massieren lassen oder ein spezielles Kissen für Schwangere nutzen (zum ersten Mal seit Monaten wieder mit dem Gesicht nach unten liegen zu können fühlt sich einfach wunderbar an). Massage kann nachweislich Schwangerschaftsdepressionen lindern, selbst wenn sie vom Partner der Frau (in der Regel kein ausgebildeter Massagetherapeut) angewendet wird.[16]
- Akupunktur. Die wohltuende Wirkung der Akupunktur bei Stress und Nervosität konnte anhand von Studien nachgewiesen werden.[17] Eine spezifische Wirkung bei pränataler Depression konnte ebenfalls bestätigt werden.[18]

- Nutzen Sie jede Gelegenheit zum Lachen. Schauen Sie sich eine Komödie oder einen lustigen Film an.
- Tagebuch schreiben. Manche Frauen sprechen nicht gern über ihre Probleme, sondern verarbeiten diese besser in Form eines Tagebuchs. Üben Sie „freies Schreiben" und bringen Sie Ihre Gedanken spontan zu Papier. Ohne Bewertung und ohne darüber nachzudenken, ob Ihre Gedanken grammatikalisch korrekt sind. Im Schreiben können Sie Ihren Gefühlen freien Lauf lassen.
- Schließen Sie sich einer religiösen oder spirituellen Gemeinschaft an. Spirituelle Übungen können Sie aber auch allein durchführen.
- Bewegen Sie sich. Mit jeder Bewegung schüttet Ihr Körper Endorphine, also Glückhormone, aus. Suchen Sie sich Bewegungen aus, die Ihnen Spaß machen.
- Hören Sie Musik oder musizieren Sie selbst. Tanzen und singen Sie. Geben Sie sich selbst die Erlaubnis, sich einfach gehen zu lassen.
- Dankbarkeit. Wofür können Sie in diesem Moment dankbar sein? Wenn Sie sich sehr überwältigt fühlen, können Sie ganz einfach beginnen: „Ich bin dankbar dafür, dass ich atmen kann … für die Sonne, die scheint oder den Regen, der mich erfrischt …, dass ich auf meinen Körper hören kann und ihm zuliebe langsamer mache …" Es ist schön, wenn daraus ein tägliches Ritual wird. Schreiben Sie jeden Morgen oder jeden Abend (oder beides) auf, wofür Sie dankbar sind. Sie werden staunen, wieviel in Ihrem Leben eigentlich rund läuft, selbst an den schlimmsten Tagen.

Gibt es noch andere Dinge, mit denen Sie sich entspannen können und die Ihnen dabei helfen, mit Ihrem Baby in Kontakt zu gehen und das Leben zu genießen? Wenn ja, dann *tun Sie es einfach.*

Meine Liste ist keineswegs vollständig und es ist viel Luft nach oben, um Dinge auszuprobieren, die Sie glücklich machen und Freude bereiten. Das wird auch Ihren Stresspegel nach unten regulieren. Erinnern Sie sich an den einen, sehr einfachen Rat an Schwangere: „*Meiden Sie alles, was Ihnen Stress bereitet und tun Sie das, was Sie glücklich macht.*" Diesen Rat dürfen Sie gern beherzigen. Sie müssen sich nur bewusst dafür entscheiden. Wenn Sie sich trotz großer Bemühungen immer noch durch Ihre Schwangerschaft kämpfen müssen, ist es wahrscheinlich an der Zeit, professionelle Hilfe in Anspruch zu nehmen.

Professionelle Unterstützung

Es ist absolut keine Schande, professionelle Hilfe in Anspruch zu nehmen, um sicher und psychisch gesund durch die hormonell bedingten Wogen einer Schwangerschaft zu steuern. Eine Schwangerschaft löst nicht selten sehr komplexe Reaktionen aus, die nur schwer zu verstehen sind. Das kann selbst dann zutreffen, wenn Sie vor der Schwangerschaft emotional und mental stabil waren und dachten, sie hätten alles unter Kontrolle. Bitte beachten Sie, dass Ihr Arzt oder Ihre Hebamme nicht automatisch davon ausgehen, dass Sie unter Depressionen, Ängsten oder anderen psychischen Problemen leiden. Zögern Sie also nicht, um eine Überweisung zu einem Spezialisten zu bitten, damit Sie die Hilfe in Anspruch nehmen können, die Ihnen zusteht. Das passiert in den meisten Fällen nicht automatisch und Sie müssen unter Umständen mehrmals mit Nachdruck darum bitten. Bleiben Sie hartnäckig und am Ball, es wird sich in jedem Fall lohnen. Auch wenn es nicht leicht ist, den entsprechenden Ansprechpartner zu finden (leider ist das so), wird sich Ihre Ausdauer bezahlt machen. Wie bereits erwähnt, sollte Ihr Therapeut idealerweise Erfahrung in der Begleitung Schwangerer haben. Eine Liste mit erfahrenen Therapeuten bekommen Sie in der Regel über Ihren Arzt oder Ihre Krankenkasse.

Ernährung

Nicht zuletzt können nährstoffreiche Nahrungsmittel Ihren Körper mit den nötigen Rohstoffen für ein gesundes und gut funktionierendes Gehirn versorgen. (Natürlich schlage ich hier wieder den Bogen zur Ernährung.) Ich will die Bedeutung von Selbstfürsorge und Stressbewältigung deswegen nicht schmälern, aber die Ernährung ist und bleibt ein wichtiger Faktor für die Gesundheit von Körper und Geist, der aber leider oft viel zu wenig Beachtung findet. Wissenschaftler konnten beobachten, dass „Frauen besonders anfällig sind für die negativen Auswirkungen einer schlechten Ernährung auf die Psyche, weil der Nährstoffbedarf in Schwangerschaft und Stillzeit stark erhöht ist“.[19] Studien haben gezeigt, dass die psychische Gesundheit und das Wohlbefinden schwangerer Frauen von bestimmten Mikronährstoffen beeinflusst wird, darunter Eisen, Zink, Folsäure, Vitamin B6, B12, Calcium, Selen, Cholin, Vitamin D und Omega-3-Fettsäuren (DHA).[20,21]

Dies mag erklären, warum manche Frauen nach dem Verzehr bestimmter Lebensmittel eine starke Veränderung in der Stimmungslage beobachten. Mütter mit Anämie, zum Beispiel, konnten nach der Einnahme von eisenhaltigen Nahrungsergänzungsmitteln eine Besserung der depressiven Symptome beobachten.[22] Auch Frauen, die unter pränatalen Depressionen (und Wochenbettdepressionen) leiden, haben tendenziell signifikant weniger Omega-3-Fettsäuren (DHA) und dafür mehr Omega-6-Fette in ihrem Blut.[23] Wenn Sie nicht regelmäßig Fisch (zum Beispiel Lachs aus Wildfang) essen oder mit Fischöl supplementieren, sollten Sie das unbedingt nachholen.

Auch ein aus dem Gleichgewicht geratenes Mikrobiom kann sich negativ auf die psychische Gesundheit auswirken (man spricht von der Darm-Hirn-Achse). Neue Forschungsergebnisse legen die Schlussfolgerung nahe, dass Probiotika Depressionen und Ängste lindern können.[24,25] Fermentierte Lebensmittel wie Joghurt, Kefir, Sauerkraut und/oder ein probiotisches Supplement sind eine gute Wahl zur Unterstützung Ihrer psychischen Gesundheit. Bitte lesen Sie Kapitel 2 und 3 für weitere Informationen zu Ernährung in der Schwangerschaft und zur Bedeutung nährstoffreicher Nahrungsmittel für die Gesundheit. In Zeiten von Stress und emotionaler Belastung kann es unter Umständen schwerfallen, eine gesunde Ernährung konsequent durchzuziehen, dabei ist es dann umso wichtiger. Achten Sie darauf, wie Sie sich nach dem Verzehr bestimmter Nahrungsmittel fühlen, die Übungen zur Achtsamkeit in Kapitel 2 können Ihnen dabei helfen. Manche Frauen verspüren auf der psychischen Ebene sofort entweder positive oder negative Reaktionen, was die Auswahl echter Nahrungsmittel deutlich erleichtern kann.

Zusammenfassung

Denken Sie daran, dass Stressbewältigung genauso wichtig ist wie alle anderen Entscheidungen, die Sie in Ihrem Alltag treffen, ob es nun um gesunde Ernährung oder sportliche Betätigung geht. Ihr psychisches und emotionales Wohlbefinden ist wichtig und sollte genährt werden. Es gibt viele Wege, die man hier gehen kann, aber mein persönlicher Favorit ist und bleibt die Achtsamkeit. Ich habe schon oft beobachten können, wie eine achtsame Lebensführung auf die eine oder andere Art und Weise viel bewirken kann. Achtsamkeit macht Sie stark und bereitet Sie auf die Höhen und Tiefen einer Schwangerschaft vor. Sie hilft Ihnen, mit den Herausforderungen und Glücksgefühlen einer Entbindung umzugehen und der Fürsorge eines neugeborenen Wesens mit Gelassenheit zu begegnen. Wenn Sie lernen, Ihre eigenen Gefühle zu spüren und zu akzeptieren, werden Sie die besonderen Momente und Meilensteine eher genießen und die schwierigen Phasen besser meistern können. Wenn Sie jedoch das Gefühl haben, Sie benötigen außer den in diesem Buch beschriebenen Tipps zur Selbsthilfe mehr Unterstützung, sollten Sie nicht zögern, mit Ihrem Arzt oder Ihrer Hebamme darüber zu sprechen. Diese werden mit Ihnen gemeinsam entscheiden können, wo Sie die für Sie beste Unterstützung finden.

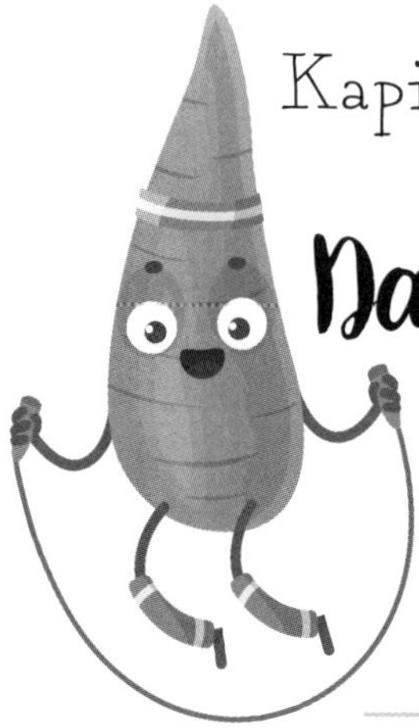

Kapitel 12

Das vierte Trimester

„Die Zeit nach der Entbindung ist eine Zeit des Übergangs für die Frau und ihre Familie, in der auf körperlicher, psychologischer und sozialer Ebene Anpassungen vorgenommen werden müssen."

— Dr. Elisabeth Shaw, McMaster University, Hamilton

Unsere geschäftige, moderne Welt will uns glauben machen, dass eine Frau nach der Entbindung innerhalb kürzester Zeit wieder fit ist. Jeder ist bereit, eine schwangere Frau zu verwöhnen, aber nach der Geburt? Es dauert nur wenige Wochen und die Welt scheint von uns zu verlangen, dass wir weitermachen wie zuvor.

Diese unrealistische Erwartungshaltung hat dazu geführt, dass viele Frauen die absolut notwendige Ruhe- und Erholungsphase im Anschluss an die Geburt ignorieren. Eigentlich dauert es mehrere Monate, bis man sich vollständig erholt hat. Diese Zeit ist nicht nur für die emotionale Gesundheit und die körperliche Regeneration der Mutter von zentraler Bedeutung, sie dient auch dazu, zwischen Mutter und neugeborenem Baby eine liebevolle, stabile Bindung aufzubauen. Ich habe zu viele Frauen kennengelernt, die zu früh zu viel gemacht haben, weil sie so schnell wie möglich wieder alles tun wollten wie vor der Schwangerschaft auch. Das Ergebnis sind Erschöpfung, Depressionen und körperliche Beschwerden. Das sollten Sie unbedingt vermeiden. In traditionell orientierten Kulturen gab es spezifische Anweisungen für frisch gebackene Mütter, die genau vorschrieben, was die Frau in den ersten Wochen tun oder nicht tun durfte. Diese „Regeln" sind auf der ganzen Welt erstaunlich ähnlich, wie ich später noch ausführlicher erklären werde. Die Hauptaufgabe der jungen Mutter bestand darin, sich zu erholen, auszuruhen, zu essen (Mahlzeiten, die *für sie* gekocht wurden) und ihr Baby zu stillen.

Heutzutage fühlen sich viele Frauen dazu genötigt, „alles zu schaffen“ und eine Supermama zu sein, die voll stillt, schnell wieder in den Beruf einsteigt und in kürzester Zeit wieder ihre alte Figur hat. Obwohl das theoretisch auch möglich ist, ist es nicht die Norm und zieht in jedem Fall Konsequenzen nach sich. In Wirklichkeit ist das Leben mit einem Neugeborenen unbekanntes Terrain und komplett unplanbar. Wenn das Baby erst einmal da ist, beginnt das „vierte Trimester“ – eine Übergangszeit von mehreren Monaten, in denen das Baby fast rund um die Uhr Aufmerksamkeit braucht. Tag und Nacht. Eine Theorie lautet, dass das Gehirn eines Neugeborenen noch nicht weit genug entwickelt ist, um zu verstehen, dass es jetzt von der Mutter getrennt ist. Es wird Tage geben, an denen es an ein Wunder grenzt, wenn Sie auch nur fünf Minuten für sich selbst haben, ganz ohne Unterbrechung. Die Journalistin Olivia Campbell beschreibt die Zeit nach der Entbindung sehr treffend: „Die Behauptung, dass ich sofort wieder ich selbst sein kann, sobald ich und das Baby getrennte Einheiten sind, ist ein Mythos. Ich fühle mich überrumpelt von einem Gefühl der Symbiose, auch nach der Geburt.“[1] Das wird nicht immer so bleiben, aber wenn man noch „mittendrin steckt“, ist es alles andere als lustig. Es ist besser, die Anforderungen an sich selbst in dieser Zeit nicht allzu hoch zu schrauben. Sie sollten sich ausruhen und erholen – *ihrem Körper und Ihrem Baby zuliebe.*

Aus diesem Grund werde ich an dieser Stelle *nicht* schreiben, dass Sie an einem Kurs für frischgebackene Mütter teilnehmen sollten oder ähnliche unrealistische (und potenziell schädliche) Dinge. Es geht hier nicht darum, so schnell wie möglich „wie vorher“ zu sein und gleich wieder enge Jeans tragen zu können. Ich möchte Ihnen vielmehr vermitteln, wie Sie die Dinge etwas langsamer angehen und dafür sorgen können, dass es Ihnen gut geht. Die Zeit nach der Schwangerschaft und Geburt ist eine Zeit des Heilens. Nun gilt es, Ihre Nährstoffspeicher wieder aufzufüllen (für Ihre eigene Gesundheit, aber auch für die Zeit, wenn Sie ein weiteres Kind haben möchten), sich mit dem Stillen vertraut zu machen und die körperliche Kondition durch sanfte und leichte Bewegungen zu stärken. Hier werde ich ganz besonders auf die traditionellen Praktiken für die Zeit nach der Geburt eingehen, die wir auf der ganzen Welt finden können. Vielleicht möchten Sie diese geballte Weisheit für sich nutzen, damit Sie sich optimal von der Entbindung erholen können. Meine Hoffnung ist, dass es Ihnen Kraft und Selbstsicherheit geben wird, damit Sie ohne Stress Ihre neue Rolle als Mutter annehmen können.

Die Zeit nach der Geburt - die traditionellen Ansätze

Was die Zeit nach der Entbindung betrifft, können wir von Naturvölkern und traditionellen Kulturen sehr viel lernen. Obwohl jeder Kulturkreis seine Eigenarten besitzt, sind die Gepflogenheiten postpartum in allen Ländern sehr ähnlich. Überall legt man Wert auf mehrere Wochen der Erholung, um in Ruhe das Stillen zu lernen, die Nährstoffreserven des Körpers durch bestimmte Speisen wieder aufzufüllen und auf anstrengende körperliche Tätigkeiten zu verzichten. In diesem Abschnitt habe ich Informationen zusammengetragen von Frauen, mit denen ich selbst gesprochen habe und aus der Fachliteratur, die zu den Bräuchen und deren Hintergründen veröffentlicht worden ist.

In vielen Kulturen gilt die Zeit direkt nach der Entbindung als hochsensible Phase und es ist Tradition, dass Frauen nach der Entbindung bis zu 40 Tage im „Wochenbett" verbringen, damit sie sich von den Strapazen der Geburt erholen können. Der englische Begriff für Wochenbett – „confinement", also eingesperrt sein – ist leicht negativ besetzt. Ich bevorzuge das Wort, das man im Amazonas für diese Zeit verwendet: *resguardo,* abgeleitet von dem portugiesischen Verb *resguardar*, was so viel bedeutet wie „zu schützen". Für mich ist es eine zutreffendere Beschreibung dessen, worum es in diesen ersten Wochen geht, nämlich Mutter und Kind zu schützen. Die exakte Dauer des Wochenbettes kann von Land zu Land leicht variieren, es ist aber faszinierend zu sehen, dass die Zeitspanne in so vielen Ländern nahezu gleich lang ist: in Jordanien, Ägypten, Palästina, Mexiko, China, Südostasien, im östlichen Amazonas und vielen anderen Regionen der Erde.[2,3] Selbst in der westlich geprägten Medizin scheint die 6-Wochen-Spanne ein bedeutsamer Marker zu sein, der das Ende der Erholungsphase nach der Geburt signalisiert.

In China nennt man diese Zeit *Zuo Yuezi,* was man ungefähr als „den Monat absitzen" oder „den Monat absolvieren" übersetzen könnte. In dieser Zeit wird alle Hausarbeit einschließlich Kochen von weiblichen Familienmitgliedern erledigt. Die Frauen bereiten wärmende *Yang*-Speisen zu, die das *Chi* (die Lebenskraft oder Lebensenergie) stärken. Die junge Mutter darf weder lesen noch Filme schauen (damit die Augen nicht überlastet werden und die Mutter auch wirklich zur Ruhe kommen kann), nicht duschen oder die Haare waschen (um Erkältungen zu vermeiden; warme Abwaschungen - traditionell mit einem Schwamm - sind jedoch erlaubt).[4] Ähnliche Praktiken gibt es in Korea und Thailand.

In Korea, zum Beispiel, besteht die Aufgabe einer frisch gebackenen Mutter ausschließlich darin, „zu essen und zu schlafen, um schnell wieder gesund zu sein", während ihre Mutter (die Großmutter des Neugeborenen) sich um alle anderen Bedürfnisse kümmert.[5] In manchen Regionen Japans ist es üblich, dass die Frauen „um die 32.-35. Schwangerschaftswoche herum in ihr Elternhaus zurückkehren, um dort bis ca. acht Wochen nach der Entbindung von ihren Müttern versorgt zu werden". Ähnlich ist es bei den Himba-Frauen aus Namibia, die im letzten Schwangerschaftstrimester wieder zu ihren Müttern zurückkehren und dort die ersten Monate nach der Geburt verbringen.[6] Auch in Jordanien, Nigeria, Guatemala, Indien und vielen anderen Ländern wird Unterstützung für die neuen Mütter organisiert.[7]

In Kambodscha praktizieren die Frauen für mindestens drei Tage nach der Entbindung *Ang Pleung* (auch Mutter-Wärmen oder Mutter-Rösten genannt). In dieser Zeit bleibt die neue Mutter in ihrem Bambusbett, unter dem ein kleines Feuer brennt. Die Wärme soll die Durchblutung der Gebärmutter anregen, Blutgerinnseln vorbeugen und gilt als wichtiger Beitrag zur Erholung nach der Geburt.[8] Nach dieser „Aufwärmperiode" soll die Frau noch vier Wochen lang das Bett hüten. Schweres Heben, langes Stehen und Kälte, Regen oder Tauwetter sollten möglichst gemieden werden.

In Mexiko gibt es „La Cuarentena", wobei die Frauen die ersten 40 Tage wieder bei ihrer Familie wohnen oder in der eigenen Wohnung von Mutter/Schwiegermutter versorgt werden. Der Vorteil von Mehrgenerationenhaushalten liegt darin, dass es immer jemanden gibt, der helfen kann, egal ob es um das Kochen, die Wochenbettpflege oder alltägliche Erledigungen geht. Regelmäßige Massagen und Umschläge um das Abdomen mit einer „Faja" sollen einen Gebärmuttervorfall verhindern, die Knochen „öffnen" oder „lockern", die Organe des Bauchraums wieder an den richtigen Platz rücken und vor Wind und Kälte schützen.[9]

In der althergebrachten indischen Heilkunst des Ayurveda werden die Frauen dazu ermutigt, sechs Wochen lang zu Hause zu ruhen, täglich eine Massage zu genießen und „wärmende" Speisen zu essen (die natürlich von anderen zubereitet werden) sowie viele warme Getränke zu sich zu nehmen, damit die Milchbildung angeregt wird. Zusätzlich wird die Zahl der Besucher auf ein Minimum begrenzt. Mutter und Kind sollen möglichst viel Zeit im Haus verbringen und helles Licht wie auch Zugluft meiden.[10]

In Tansania verbringen die Frauen der Massai angeblich die ersten drei Monate nach der Entbindung in ihren Hütten (Bomas genannt), um sich von der Geburt zu erholen und sich um das Neugeborene zu kümmern.[11] Im Amazonas erwartet man, dass sich die Frauen 40-41 Tage lang in ihrem oder in der Nähe ihres Hauses aufhalten. Für die erste Zeit direkt nach der Geburt gelten noch einmal gesonderte Regeln. Genauer gesagt galten „Frauen in der ersten Woche nach der Geburt als besonders fragil und verbrachten fast den ganzen Tag liegend in ihren Hängematten".[12]

Zugegeben, manche dieser Praktiken muten heutzutage etwas extrem an, aber es kann hilfreich sein, deren Ursprung und Anwendung zu verstehen. Ein Beispiel: Es gibt zahlreiche Kulturen, in denen die Frauen eine Zeit lang nicht baden oder ihre Haare waschen sollen. Man geht davon aus, dass die jungen Mütter ursprünglich vor möglicherweise verunreinigtem Wasser geschützt werden oder Erkältungen durch das kalte Wasser vermieden werden sollten. Möglichst wenig zu baden konnte Mutter und Kind vor Infektionen schützen. Die Themen Kälte, Erkältung und die Auswirkungen ungünstiger Wetterlagen (Wind, Regen und Schnee) ziehen sich wie ein roter Faden durch die traditionellen Narrative. In Entwicklungsländern ist die Mütter- und Säuglingssterblichkeit auch heute noch hoch, vor allem dort, wo die Menschen keinen Zugang zu der modernen Medizin haben. Der Ratschlag, sich warm zu halten und zu schützen, ist also durchaus sinnvoll und logisch. Diese Überlegungen sind vielleicht weniger von Bedeutung, wenn Sie in einem Land leben, in dem sauberes Wasser, ein Dach über dem Kopf, angemessene Kleidung und Wärme selbstverständlich sind.

Auch leben die wenigsten von uns in kleinen Dörfern oder in Großfamilien mit mehreren Generationen unter einem Dach, wo junge Mütter rund um die Uhr versorgt werden können. Manche dieser Bräuche müssen wir an unseren modernen Lebensstil anpassen. Für alle, die Hunderte oder sogar Tausende Kilometer von ihren Familien entfernt leben, ist es schlicht nicht machbar, diese Art der Fürsorge von Mutter oder Schwiegermutter zu organisieren (und vielleicht auch gar nicht wünschenswert, selbst *wenn* sie um die Ecke wohnen).

Eins jedoch ist klar: Traditionell wird von den Frauen nicht erwartet, alles allein machen zu müssen. Ihnen wird in den ersten Wochen nach der Entbindung sogar massiv davon abgeraten. Das steht im krassen Gegensatz zu den Erwartungen unserer modernen Gesellschaft. Eine Analyse der Wochenbett-Traditionen aus mehr als 20 Ländern zeigt, dass alle eines gemeinsam haben. Das traditionelle Wochenbett „erlaubt es der Mutter, nach der Entbindung eine Zeitlang selbst wieder ‚bemuttert' zu werden".[13]

Im Gegensatz hierzu wird von den Frauen in Ländern der westlichen Welt erwartet, so schnell wie möglich wieder Ihrem Alltag nachzugehen. Eine koreanische Frau, die in eine amerikanische Familie eingeheiratet hatte, brachte wie folgt ihre Verwirrung darüber zum Ausdruck:[14]

> *Ungefähr sieben Tage nach der Geburt unserer kleinen Tochter kam die Familie meines Mannes zu Besuch, um die Ankunft unseres Babys zu feiern. Ich hatte das Gefühl, dass sie sich ausschließlich um das Baby kümmerten und nicht um mich, die frischgebackene Mutter. In Korea nimmt man große Rücksicht auf eine neue Mutter und kümmert sich um sie. Als Koreanerin habe ich mich darauf gefreut,*

bis zu meiner vollständigen Genesung als Patientin versorgt zu werden, das dauert normalerweise einen ganzen Monat ... seine Familie aber behandelte mich wie eine gesunde Person, die sofort wieder alles machen kann. Mein Mann erwartete zum Beispiel von mir, dass ich sieben Tage nach der Geburt allein mit dem Auto zur ersten Vorsorgeuntersuchung unseres Babys fahre.

Aus meinen eigenen Erfahrungen und denen meiner amerikanischen Freundinnen kann ich nur sagen, dass wir alle wünschten, wir hätten es in den Wochen oder gar Monaten nach der Entbindung langsamer angehen lassen. In unserer Kultur werden junge Mütter viel zu schnell wieder in den Alltag gedrängt, damit alles so sein kann wie vorher. Man ist begeistert, wenn die frischgebackene Mutter in der ersten Woche nach der Geburt spazieren geht, sich bald wieder mit ihrem Partner abends zum Essen im Restaurant trifft und noch im Wochenbett im Sportstudio steht, um so schnell wie möglich wieder fit zu sein. Hochglanzmagazine, die auf ihren Titelseiten berühmte Frauen dafür feiern, dass sie trotz neugeborenem Baby im Schlepptau „alles schaffen", gießen auch noch Öl ins Feuer. Für viele von uns ist es nicht einfach, nach der Entbindung wirklich eine berufliche Auszeit zu nehmen. In Amerika gibt es keine Elternzeit (weder für Mütter noch für Väter), was die Situation verschärft.

Die Rolle der Supermama in den ersten Monaten nach der Geburt wird sich aber später rächen. In vielen Kulturen gilt eine zu kurze Erholungszeit nach der Entbindung (oder die Missachtung der traditionellen Praktiken) als Ursache für gesundheitliche Probleme später im Leben. Das mag sich vielleicht wie ein Ammenmärchen anhören, aber an dieser These ist etwas dran. In meiner eigenen Beratungspraxis habe ich festgestellt, dass Frauen, die sich selbst zu sehr unter Druck setzen, zu schnell wieder arbeiteten und sich nicht ausreichend erholten, öfter Probleme mit dem Stillen haben und unter Beschwerden der Nebennieren und der Schilddrüse leiden.

Was werden Sie tun – erholen, ausruhen und genesen?

Ich habe eine wichtige Aufgabe für Sie: Denken Sie bitte jetzt schon darüber nach, wer Sie nach der Geburt Ihres Kindes unterstützen wird. Wenn Sie mit Ihrem ersten Kind schwanger sind, können Sie sich wahrscheinlich kaum vorstellen, wie schwer es sein kann, in den ersten Tagen nach der Entbindung die wenigen Meter bis zum Badezimmer zu gehen, wie lange es dauert, ein Kind zu stillen und wie frustrierend es sein kann, keine einzige Mahlzeit mit beiden Händen essen zu können (ich habe bis heute nicht verstanden, warum Babys immer genau dann Hunger haben, wenn das Essen fertig auf dem Tisch steht).

Unterstützung für das Wochenbett planen

- Auf wen können Sie sich in diesen intensiven ersten Wochen/Monaten verlassen?
- Wenn Sie weder Familie noch Freunde in der Nähe haben, kommt eine Haushaltshilfe oder eine Wochenbettbetreuung für Sie in Frage? Oder beides?
- Gibt es jemanden, der einen Essenskalender für Sie organisieren kann? Ein Essenskalender bedeutet, dass Freunde und Familie zusagen, Sie an bestimmten Tagen mit Essen zu beliefern. Alle kommen mal an die Reihe und Sie haben in den ersten Wochen jeden Tag eine warme Mahlzeit, die Sie nicht selbst kochen müssen.
- Oder können Sie vorkochen und in den letzten Schwangerschaftsmonaten Ihre Tiefkühltruhe mit einfachen, aber nahrhaften Einzelportionen bestücken?
- Wenn Sie bereits Kinder haben: Können Sie eine zusätzliche Kinderbetreuung für die erste Zeit organisieren?

Ich weiß, dass es sehr schwer sein kann, um Hilfe zu bitten oder diese anzunehmen. Wir werden zu selbstständigen und unabhängigen Frauen erzogen, aber ich verspreche Ihnen, dass Sie nicht weniger kompetent oder stark sind, nur weil Sie andere Mitmenschen um Hilfe bitten. Es zeigt einfach nur, *dass Sie klug sind.* Und es bedeutet, dass Sie sich schneller von der Entbindung erholen können und Ihnen der Übergang in Ihr neues Leben als Mutter sehr viel leichter fallen wird. Wir bereiten uns sehr intensiv auf die Geburt vor, vergessen dabei aber leider zu oft das Wochenbett (falls es Sie interessiert: Ich habe den gleichen Fehler gemacht). Das muss sich unbedingt ändern. In den folgenden Abschnitten möchte ich Ihnen einen Einblick geben, wie die Zeit des Wochenbetts auf der ganzen Welt gestaltet wird und was die moderne Wissenschaft dazu zu sagen hat. Beginnen möchte ich natürlich – wie könnte es anders sein – mit der Ernährung.

Echte, gesunde Nahrung für das Wochenbett zum Auffüllen der Nährstoffspeicher

Viele Frauen gehen davon aus, dass die Ernährung in der Schwangerschaft das Wichtigste ist. Ist das Baby erst einmal da, hat man es geschafft und kann wieder essen, was man möchte. Es überrascht Sie vielleicht zu lesen, dass der Nährstoffbedarf stillender Mütter tatsächlich *höher* ist als während der Schwangerschaft. Rein technisch betrachtet ernähren Sie immer noch zu 100 % ein wachsendes Baby, nur dass es jetzt außerhalb der Gebärmutter geschieht. Das heißt natürlich auch, dass eine gesunde Ernährung für Sie immer noch ganz oben auf der Tagesordnung stehen sollte.

Abhängig von den Umständen Ihrer Entbindung, kann sich die Zeit direkt nach der Geburt anfühlen, als wären Sie einen Marathon (oder zwei) gelaufen. Sie müssen also unbedingt Ihre Kraftreserven wieder auffüllen und zusätzliche Nährstoffe aufnehmen, um den Blutverlust ausgleichen und die Wundheilung unterstützen zu können. Das ist besonders wichtig, wenn Sie einen Dammriss hatten oder per Kaiserschnitt entbunden haben. Selbst während einer komplikationslosen Entbindung finden in Ihrem Körper sehr große Veränderungen statt, an die Sie sich anpassen müssen: Die Gebärmutter zieht sich zusammen, bis sie wieder so groß ist wie vor der Schwangerschaft, das Bindegewebe muss sich verändern, Ihre Brüste beginnen mit der Milchbildung (unabhängig davon, ob Sie stillen möchten oder nicht) und Ihre Haut wird wieder elastischer.

In durchweg allen traditionellen Kulturen wird besonders im Wochenbett viel Wert auf eine gesunde Ernährung gelegt. Obwohl es deutliche regionale Unterschiede gibt, lässt sich eine große Gemeinsamkeit erkennen: tierische Produkte sind Standardkost. Von nährender Knochenbrühe und Innereien über Meeresfrüchte bis hin zu Eiern – unsere Vorfahren wussten, dass die in diesen Nahrungsmitteln enthaltenen Nährstoffe für die Erholung und Milchbildung frischgebackener Mütter extrem wichtig sind. Die zweite Gemeinsamkeit sind die „wärmenden" Speisen, die von neuen Müttern bevorzugt verzehrt werden sollten. Dazu gehören nicht nur dampfende, wärmende Brühen, Kräutertees und Haferbrei, sondern auch Rezepte mit wärmenden Gewürzen wie Ingwer und Zimt. In den verschiedenen Kulturkreisen wird die Bedeutung von „warm" und „kalt" unterschiedlich interpretiert und es nicht nur eine Frage der Temperatur oder Schärfe. Ich werde mich an dieser Stelle bemühen, besonders die Gemeinsamkeiten hervorzuheben.

In China gelten *Yang*-Speisen als wärmend und *Yin*-Speisen als kühlend. Zu Anfang der Wochenbettzeit befindet sich eine Frau nach der chinesischen Lehre in einem *Yin*-Zustand und sollte diesen mit *Yang*-Speisen ausgleichen. Aufgetischt wird reichhaltige Knochenbrühe aus Hühnerfleisch oder Schweinehachsen, die mit Seetang, Ingwer und Essig gekocht wird.[15] Neben viel Suppe und Brühe werden Speisen gereicht, die die Milchbildung anregen und die Wundheilung fördern. Dazu gehören Schweinefleisch, Huhn, Innereien, Reis, Eier, Sesamöl, Ingwer, Ginseng, Kräutertees und Reiswein.[16] Tierische Lebensmittel stehen im Mittelpunkt: „Fleisch wird jeden Tag serviert, meist werden abwechselnd Hühnerfleisch, Schwein, Schweineleber und Niere gereicht."[17] Es gibt Berichte aus dem Südwesten der chinesischen Republik, denen zufolge Frauen dazu ermutigt werden, täglich 8-10 Eier zu essen, um die Milchbildung anzukurbeln und die Gehirnentwicklung des Babys zu fördern.[18] Gleichzeitig wird davon abgeraten, kühlende *Yin*-Speisen zu verzehren, insbesondere rohes Obst und Gemüse, kalte Getränke und selbst kaltes Wasser sollten mit Vorsicht genossen werden (warmer Tee darf in großen Mengen getrunken werden). Ein wenig gekochtes Gemüse ist erlaubt, darunter chinesischer Grünkohl, Pilze, Möhren und grüne Bohnen (Variationen sind möglich).[19]

Auch in Indien legt man viel Wert auf wärmende Lebensmittel wie Vollmilch (die vor dem Verzehr erhitzt wird), Ghee (geklärte Butter), Nüsse, Ingwer und indischer Jaggery (unraffinierter Vollrohzucker).[20] Unter den Malay-Indern südindischer Abstammung werden bevorzugt Gerichte mit Haifisch, Stachelrochen, Huhn und gesalzenem Fisch verzehrt. Auch würzige Currys werden gereicht. Gleichzeitig werden kühlende Nahrungsmittel wie Tomaten und Gurke gemieden.[21]

In Mexiko stehen hauptsächlich Suppen und wärmende Getränke auf dem Speiseplan. Hühnerbrühe mit Zwiebeln, Knoblauch und Koriander gehört zu den klassischen Mahlzeiten im Wochenbett. Zusätzlich wird heiße Schokolade gekocht und *Atole* für die Milchbildung zubereitet, ein dickflüssiges, süßes Getränk aus Masa (Mais), Milch und Zimt.[22]

Im brasilianischen Bundesstaat Pará gilt gekochtes Huhn als ideales Lebensmittel für die ersten sieben Tage nach der Entbindung. Danach wird der Speiseplan etwas erweitert und es kommen Wildfleisch, bestimmte Fischarten, Açai-Beeren, Maniok (eine stärkehaltige Wurzelknolle), Reis und Bohnen hinzu.[23] In den ersten 40 Tagen nach der Geburt werden außer den Açai-Beeren alle Früchte streng gemieden.

In Korea wird für die neuen Mütter häufig eine besondere Brühe aus Seetang zubereitet, die unter dem Namen *Miyukkuk* bekannt ist.[24] In Kambodscha wird warmer Reispudding und ein sehr reichhaltiges Gericht namens *Khaw* gereicht, bestehend aus geschmortem Rindfleisch, Schwein oder Fisch mit Salz, Pfeffer und Palmenzucker. Dazu werden wärmende Getränke serviert (zum Beispiel Kräutertee oder selbstgemachter Wein), während kalte, saure und rohe Speisen gemieden werden.[25]

Im Norden Nigerias essen die Frauen einen Brei aus gemahlenen Nüssen (Erdnüssen) und Reis, der nur mit Salz aus der Region gewürzt wird. Auch würzige Speisen werden bevorzugt verzehrt.[26] In Südafrika isst man proteinreiche Nahrungsmittel, während kühlende Speisen gemieden werden, weil man davon ausgeht, dass sie die Milch versiegen lassen.[27]

Die Wissenschaft hinter den traditionellen Heilspeisen

Die Speisen, die in dieser Zeit in vielen traditionellen Kulturen der Welt verzehrt werden, ergeben in vielerlei Hinsicht Sinn. Während Sie sich von Schwangerschaft und Geburt erholen, finden in Ihrem Körper ungeheure Umwälzungen statt. Überdehntes Gewebe muss wieder heilen; Risse oder Schnitte (ich will hier nicht um den heißen Brei herumreden) benötigen für die Reparatur viel Protein, allen voran die Aminosäuren Glycin und Prolin, aus denen unser Körper Kollagen herstellt. Diese kommen in Bindegewebe, Knochen und Haut tierischer Nahrungsmittel in besonders großen Mengen vor. Elektrolyte und Getränke sind nötig, um den Flüssigkeitsverlust während der Geburt auszugleichen. Die Nährstoffe dazu lassen sich am besten über Knochenbrühe und langsam geschmorte Eintöpfe, Suppen und Currys mit Fleischeinlage zuführen.

Wenn Sie viel Blut verloren haben, können Sie mit rotem Fleisch und Innereien, insbesondere Leber und Herz, wieder zu Kräften kommen, weil sie besonders viel leicht verwertbares Eisen und Vitamin B12 liefern. Eier und Meeresfrüchte versorgen Sie zusätzlich mit einer extra Portion Protein und nebenher noch mit Jod, B-Vitaminen, Zink, Cholin, DHA und einer ganzen Reihe anderer Nährstoffe, die den Heilungsprozess begünstigen und die Milchbildung verbessern.

Außerdem müssen Sie nach der Entbindung wieder Energie tanken. Hier sind leicht verdauliche Speisen besonders hilfreich. Gekochtes Gemüse, langsam geschmortes Fleisch und stärkehaltiger Brei dürfen also bewusst verzehrt werden, alles andere wäre unlogisch. Ihr Körper kann aus gekochten Speisen viel schneller Energie (Kalorien) gewinnen als aus Rohkost. Letztendlich geht es bei der traditionellen Ernährung auch um regionale Produkte, die immer erhältlich und leicht zugänglich sind (deswegen gibt es ortsbedingte Unterschiede), die nötigen Kalorien zur Erholung liefern und oft zu den Nahrungsmitteln gehören, die wir als „Seelenwärmer“ bezeichnen. Auch emotional betrachtet sind diese Nahrungsmittel und Speisen genau das, was Ihr Körper – und Ihre Seele – in dieser sensiblen Zeit will *und braucht.*

Was genau sollten Sie essen?

Zum größten Teil können Sie im Wochenbett genau das Gleiche essen wie in der Schwangerschaft auch, mit einigen wenigen Anpassungen. Wie ich bereits erwähnte, ist Ihr Kalorienbedarf immer noch hoch, Sie dürfen und sollen also viel essen.

Vor allem in den ersten Wochen haben stillende Mütter prinzipiell immer Hunger. Man geht davon aus, dass Mütter, die ausschließlich stillen, in den ersten sechs Monaten nach der Entbindung täglich 500 Kalorien zusätzlich verbrennen. Wenn Sie auf Ihren Körper hören und essen, wenn Sie Hunger haben (und sich auf fleißige Helfer verlassen können, die in dieser Zeit für Sie kochen), wird es Ihnen gut gehen.

Ich erinnere mich noch gut an den Morgen nach meiner Entbindung. Mein Mann brachte mir Frühstück ans Bett, es war eine typische Frühstücksportion, wie ich sie auch während der Schwangerschaft gegessen hatte. Leider war sie alles andere als genug für mich. Wochenlang kam ich mir vor wie das buchstäbliche Fass ohne Boden. Ich erinnere mich daran, dass ich zu ihm sagte: „Bitte merke dir, dass ich von jetzt an jeden Morgen *dreimal* so viel essen muss.“ Es war unglaublich, wie viel Hunger ich hatte!

In der Tat passiert es relativ schnell, dass man in dieser Zeit zu wenig isst, vor allem, wenn niemand da ist, der Sie mit Essen versorgen kann (habe ich schon erwähnt, dass Neugeborene alle Zeit und Aufmerksamkeit der Welt brauchen?). Ich kann nicht genug betonen, wie wichtig es ist, dass Sie sich rechtzeitig Unterstützung organisieren, die Tiefkühltruhe füllen und überall dort kleine Snacks bereithalten, wo Sie später Ihr Baby stillen und sich ausruhen werden.

Stärkende Nahrungsmittel für das Wochenbett

- Suppen, herzhafte Eintöpfe und Currys mit Knochenbrühe. Diese wärmenden Speisen versorgen Sie mit Aminosäuren für die Kollagenbildung, mit Elektrolyten und vielen anderen Mikronährstoffen. Rezepte für Knochenbrühe, Hühnersuppe mit Gemüseeinlage, Hühnchen-Curry mit Kokos und Carnitas finden Sie im Anhang.
- Nahrungsmittel, die viel Eisen enthalten, zum Beispiel langsam geschmortes Fleisch (Eintöpfe oder Pulled Pork) und Innereien wie Leber, Nieren oder Herz. Bitte denken Sie daran, dass sich Leber gut in vielen Rezepten verstecken lässt, so wie ich es mit Chili, Hackbraten, Shepherd's Pie und Hackfleischbällchen mache. Für Rezepte einschließlich Leberpastete siehe Anhang.

- Fetthaltige Nahrungsmittel wie Schweinefleisch, Butter/Ghee, fetten Fisch, Nüsse/Saaten usw. Meine nussigen „Müsli"-Riegel, Spinat-Dip und Pots de Crème sind großartig für zwischendurch. Rezepte finden Sie im Anhang.
- Nahrungsmittel mit einem hohen Anteil an Omega-3-Fetten, wie zum Beispiel Meeresfrüchte, Eier und Rindfleisch aus Weidehaltung. Probieren Sie auch meinen gegrillten Lachs, die Lachstörtchen und die Spinatquiche. Rezepte finden Sie im Anhang.
- Jodhaltige Nahrungsmittel wie Meeresfrüchte oder Brühe mit Algen (das geht ganz einfach, indem Sie ein Stück Kombu-Seetang zum Kochen in Ihre Knochenbrühe geben). Auch geröstetes Nori ergibt einen schmackhaften Snack.
- Gedünstetes Gemüse (anstelle von rohem Gemüse oder Salat). Alle Gemüserezepte aus dem Anhang sind gut. Auch die Gemüseeinlagen der Suppen und Eintöpfe zählen.
- Gut gekochtes Getreide oder Stärke, wie zum Beispiel Hafermehl, Reis oder Süßkartoffeln (sollten mit viel Fett und Protein verzehrt werden, damit die Energiezufuhr stimmt und der Blutzucker stabil bleibt). Lesen Sie dazu auch meine Anmerkungen zu den Kohlenhydraten im nächsten Abschnitt.
- Viel warme Flüssigkeit, wie Brühe oder Tee (es gibt spezielle Milchbildungs-Tees). Als gute Faustregel gilt: Trinken Sie pro 200–450 g Körpergewicht mindestens 30 ml Flüssigkeit am Tag (bei 68 kg Körpergewicht sind das 3,25 bis 4,40 Liter Flüssigkeit). Beim Stillen sollten Sie grundsätzlich immer trinken, am besten Wasser oder Tee.

Ein Wort über Kohlenhydrate

Wie ich bereits geschrieben habe, können Sie im Wochenbett die gleiche nährstoffreiche Diät einhalten wie in der Schwangerschaft, solange Sie größere Portionen essen und auch wirklich immer dann Nahrung zu sich nehmen, wenn Sie Hunger haben. Die Menüpläne in diesem Buch (Kapitel 5) sind ausgewogen und enthalten alle Nährstoffe, die Sie zur schnellen Erholung von der Entbindung brauchen. Einige von Ihnen werden es vielleicht nicht abwarten können, die extra Pfunde aus der Schwangerschaft loszuwerden und bewusst auf mehr Kohlenhydrate verzichten wollen, als es in meinen Menüs vorgesehen ist. Das sollten Sie nicht vorschnell tun.

Ich mache kein Geheimnis daraus, dass ich kein großer Fan von Kohlenhydraten bin und eher dazu rate, weniger davon zu essen. *Wenn Sie aber stillen* möchten, ist die Stillzeit nicht der beste Zeitpunkt für eine kohlenhydratreduzierte Ernährung. In den ersten Wochen geht es darum, eine enge Bindung zu ihrem Baby aufzubauen und die

Milchbildung in Gang zu bringen. Bei manchen Frauen (nicht unbedingt allen) lässt ein plötzlicher Verzicht auf Kohlenhydrate den Milchfluss versiegen. Man weiß nicht genau, warum das so ist (es gibt nicht genügend Studien dazu), aber es gibt mehrere einleuchtende und mögliche Gründe:

1. Eine kohlenhydratreduzierte Ernährung fährt das natürliche Hungergefühl zurück und könnte dazu führen, dass die Mutter zu wenig isst. Man weiß, dass zu wenige Kalorien die Milchbildung beeinträchtigen.
2. Je weniger Kohlenhydrate Sie essen, desto mehr Wasser scheiden Sie aus. Das kann zur Dehydrierung führen. Natürlich ist das problematisch, weil die zusätzliche Flüssigkeit für die Muttermilch benötigt wird.
3. Eine Low-Carb-Ernährung schwemmt Elektrolyte aus, die sonst ebenfalls über die Muttermilch abgegeben werden.

Obwohl diese Theorien noch an *menschlichen* Müttern getestet werden müssen – und die entsprechenden Studien strengen Regularien unterliegen – geben Untersuchungen an Milchkühen erste Hinweise. In der Milchindustrie, die natürlich ein großes Interesse daran hat, dass Kühe so viel Milch wie möglich liefern, hat man herausgefunden, dass Kühe weniger Milch geben, wenn sie nicht genügend Energie bekommen und anfangen, zur Energiegewinnung Fett zu verbrennen. Diesen Zustand bezeichnet man als Ketose.[28] Schon allein aus wirtschaftlichen Gründen sind die Landwirte sehr bemüht, bei ihrem Milchvieh *eine Ketose möglichst zu vermeiden* und die Milchproduktion hoch zu halten. Eine Ernährung fast ohne Kohlenhydrate erhöht das Risiko einer Ketose, so wie es auch eine kalorienreduzierte Diät tut. Frauen entscheiden sich oft für eine Low-Carb-Diät, weil sie abnehmen wollen, was aber nicht selten eine Unterernährung zur Folge hat. Außerdem tritt eine Ketose häufiger ein, wenn der Anteil an Kohlenhydraten in der Ernährung minimal ist.

Es ist schwer zu sagen, ob nun der Mangel an Kalorien Schuld hat oder die Reduzierung der Kohlenhydrate – oder beides –, aber es ist wichtig zu wissen, dass man zum Stillen buchstäblich Treibstoff braucht und der Körper schnell unterzuckert, weil die ganze Energie in die Milchbildung fließt. In Hinblick auf den Stoffwechsel können es sich die meisten Frauen „erlauben", kurzfristig mehr Kohlenhydrate zu essen. Zumindest tut es ihnen gut, genauso viel zu essen wie während der Schwangerschaft. Selbst bei Frauen mit Diabetes Typ 1 (also Frauen, die selbst kein Insulin bilden können), nimmt der Bedarf an Insulin in der ersten Woche nach der Geburt ab und die Insulinsensitivität zu.[29] Wenn die Plazenta erst einmal abgestoßen wurde und Sie sich von den Plazentahormonen verabschieden können, geht die Insulinresistenz stark zurück. Es handelt sich dabei um einen uralten Überlebensmechanismus, bei dem es darum geht, schnellen Zugang zu Glukose zu bekommen, um rund um die Uhr und quasi auf Knopfdruck Milch bilden zu können. Das heißt aber auch, dass Sie in dieser Zeit nicht unbedingt weniger Kohlenhydrate zu sich nehmen müssen oder sollten.

Das bedeutet nun nicht, dass es *unter keinen Umständen* möglich ist, in der Stillzeit weniger Kohlenhydrate zu essen, aber ich persönlich rate Ihnen dazu, damit zu warten, bis Ihre Milchbildung gut angelaufen ist (in der Regel dauert dies mehrere Monate). Selbst dann sollten Sie die Umstellung nur langsam vornehmen und in dem Bewusstsein, dass Sie genügend Kalorien aufnehmen müssen, um genug Milch für Ihr Baby zu bilden. Zusätzlich müssen Sie die diuretische Wirkung einer kohlenhydratreduzierten Ernährung berücksichtigen. Trinken Sie ausreichend und nehmen Sie ausreichend Salz zu sich (bitte denken Sie daran, dass Salz zu den Elektrolyten gehört). In der einzigen Studie, die es zu der kohlenhydratreduzierten Ernährung bei stillenden Frauen gibt (sie wurde in den Wochen 8-12 nach der Entbindung durchgeführt), wurde die Milchbildung bei Frauen, die eine Low-Carb-Diät befolgten, mit der Milchbildung bei Frauen verglichen, die mehr Kohlenhydrate über ihre Ernährung aufnahmen. Die Kalorienzufuhr war in beiden Gruppen gleich. Bei der Low-Carb-Gruppe konnte kein Unterschied in der Milchbildung festgestellt werden. Dazu muss man aber auch anmerken, dass in dieser Gruppe die Menge an Kohlenhydrate lediglich auf 137 g pro Tag begrenzt war, bei der High-Carb-Gruppe waren es 265 g täglich.[30] Die Menge der zugeführten Kohlenhydrate war also *moderat* beschränkt, ähnlich wie ich es in diesem Buch empfehle. Es handelte sich in dieser Studie nicht um eine ausgesprochen ketogene Ernährung (LCHF-Diät – Low Carb High Fat). Weil Sie für das Stillen viel Energie brauchen, nehmen Sie vielleicht mengenmäßig mehr Kohlenhydrate zu sich (in Gramm gerechnet), während der Gesamtanteil an Kohlenhydraten gleich hoch bleibt (Anteil der Kalorien, die aus Kohlenhydraten gewonnen werden). Manchen Frauen hilft es, sich dem Thema aus dieser Sicht zu nähern.

In meiner Erfahrung als Ernährungsberaterin habe ich festgestellt, dass die meisten stillenden Mütter mit gut funktionierender Milchbildung mindestens 50 g Kohlenhydrate täglich essen müssen, um die Milchproduktion auf einem hohen Niveau zu halten. Natürlich gibt es Ausnahmen zu dieser Regel, Sie dürfen also selbst ausprobieren und herausfinden, wieviel Sie benötigen. Wir wissen, dass es Bevölkerungsgruppen gibt, deren Ernährung traditionell nur sehr wenige Kohlenhydrate beinhaltet, dazu gehören unter anderem die Inuit aus Alaska, Kanada und Grönland. Inuit-Frauen konnten trotzdem voll stillen, weil ihr Körper an die traditionelle Ernährung angepasst war. Hier liegt der Schlüssel zum Erfolg – ihr Körper hatte sich an diese Art zu essen gewöhnt. Wenn die Umstellung von High-Carb auf Low-Carb von Ihrem Körper eine große Anpassungsleistung fordert, sollten sie ihm viel Zeit dafür einräumen. Anders ausgedrückt: Sie können nicht erwarten, dass Ihr Körper noch genauso viel Milch produziert, wenn Sie Ihre Kohlenhydrate über Nacht von 200 g auf 20 g zurückfahren. Planen Sie im Voraus und führen Sie mindestens eine Woche lang ein Ernährungstagebuch, um genau zu wissen, wieviel Kohlenhydrate und Kalorien Sie jeden Tag zu sich nehmen. Erst dann sollten Sie Ihre Ernährung Schritt für Schritt umstellen.

Stillen

Wenn Sie mein Buch bis hierher gelesen haben, gehören Sie mit Sicherheit zu den Frauen, die sich ausführlich (wahrscheinlich bis zum Erbrechen) über die Vorteile des Stillens informieren. Es gibt unzählige Vorteile – für das Immunsystem, die Verdauung, die kognitiven Fähigkeiten und den Stoffwechsel. Aber darüber werde ich hier nicht schreiben. Es gibt bereits sehr viele Autoren und Wissenschaftler, die zu diesen Aspekten hervorragende Arbeit geleistet und diese auch veröffentlicht haben. Stattdessen möchte ich auf Themen eingehen, über die meist nicht gesprochen wird, zum Beispiel darüber, was Stillen wirklich heißt, welche Probleme es geben kann und wie Sie diese erfolgreich vermeiden. Außerdem müssen Sie wissen, was das Stillen auf Ernährungsebene Ihrem Körper abverlangt.

Wenn Sie den Empfehlungen der WHO folgen, in den ersten sechs Monaten voll stillen möchten und Ihr Kind anschließend „neben der Beikost bis zum vollendeten ersten Lebensjahr oder darüber hinaus stillen" wollen, sollten Sie sich auf dieses Abenteuer gut vorbereiten.

Das Stillen ist wie eine Fremdsprache, die es erst zu lernen gilt, was Sie manchmal auch vor Herausforderungen stellen wird. Zum Stillen gibt es ein eigenes Vokabular: *Einschießen, Rückenhaltung, Seitenlage, Breastsleeping, Galaktagogum, kurzes Zungenbändchen, kurzes Lippenbändchen, Vormilch, Nachmilch, andocken, Mundsoor, Block-Stillen, Power-Pumpen, Clusterfeeding, Stilleinlage, Still-BH, Stillkissen, Milchpumpe, Brustwarzencreme …*

Bitte achten Sie auf das Wort „lernen", ich habe es bewusst gewählt. Stillen ist die natürlichste Sache der Welt, will aber auch gelernt sein. Es braucht Zeit, bis Sie und das Baby aneinander gewöhnt sind, selbst Frauen, die schon mehrere Kinder gestillt haben, müssen ihren neuen Zuwachs erst einmal kennenlernen. Die ersten Wochen können eine ganz besondere Herausforderung sein, weil eine neue Routine etabliert, die beste Stillposition gefunden und effektives Ansaugen geübt werden muss. Ich sage es jetzt einmal ganz direkt: Finden Sie sich damit ab, dass Sie jeden Tag sehr viel Zeit auf dem Sofa verbringen werden, mit einem Baby an der Brust.

Unsere gesundheitlichen Aufklärungskampagnen machen ihre Sache sehr gut, indem sie die Menschen für die Vorteile des Stillens sensibilisieren, zeigen aber nicht, wie die Realität als stillende Mutter aussehen kann. Viele Frauen lernen das Stillen im Geburtsvorbereitungskurs und ich möchte das auf gar keinen Fall kleinreden. Mir persönlich hat aber der Kontakt zu stillenden Müttern am besten geholfen. Warum? Weil man dann sehen kann, wie oft ein kleines Baby gestillt werden will. Sehr oft. Es ist ein Vollzeitjob, zumindest in den ersten Monaten.

In dieser Zeit fühlt man sich schnell überwältigt, fragt sich, ob man auch genug Milch hat (*„Sie kann doch nicht schon wieder Hunger haben. Ich habe sie gerade erst gestillt“)* und ist frustriert, weil das Stillen einfach nicht aufhören will. Aus diesem Grund ist es besonders wichtig, die neue Mutter in dieser nicht einfachen Zeit zu unterstützen. Wenn es Probleme mit dem Stillen gibt, brauchen Sie eine vertraute Freundin (oder mehrere), an die Sie sich wenden können. Zumindest eine Stillberaterin sollte an Ihrer Seite sein, die alle Ihre Fragen beantworten kann. Idealerweise haben Sie beides – eine zertifizierte Stillberaterin (International Board Certified Lactation Consultant) und eine neue, stillende Mutter, mit der Sie Erfahrungen austauschen können.

Ich persönlich war schockiert zu lernen, wie viele Nuancen es beim Stillen geben kann. So gibt es mindestens ein Dutzend Gründe für Schmerzen in den Brustwarzen, und wenn es passiert, müssen Sie sofort etwas dagegen unternehmen. Eine Woche abwarten ist in diesen Fällen nicht angesagt. Ich hatte das große Glück, eine sehr gute Stillberaterin zu haben, die immer da war, wenn ich sie brauchte. Manchmal hilft es auch einfach nur zu wissen, dass die eigenen Erfahrungen normal sind oder Bestätigung zu bekommen, wenn man weiß, dass etwas nicht stimmt und behandelt werden sollte. Besonders zu Beginn der Stillzeit können kleine Dinge Mutter und Kind aus dem Konzept bringen, wenn das Baby zum Beispiel die Brust nicht richtig annehmen will oder anders saugt als sonst. Spätestens dann wird eine ausgebildete Stillberaterin unentbehrlich, um den Weg zum erfolgreichen Stillen wieder zu ebnen. Zusätzlich können Sie sich auf www.KellyMom.com informieren (in englischer Sprache), dort finden Sie ausgezeichnete Informationen zum Thema. Auch die *La Leche Liga* bildet Stillberaterinnen aus und kann wertvolle Tipps geben. Informieren Sie sich, welche Möglichkeiten es bei Ihnen vor Ort gibt.

Stillen und Ernährung

Stillen stellt hohe Anforderungen an die Ernährung. Zu meinen ersten Aufzeichnungen für dieses Buch zum Thema Stillzeit gehört die Notiz „*Viel essen, und zwar die ganze Zeit. Viel trinken, und zwar die ganze Zeit*". Wenn es um das Stillen geht, bekommt der Ausdruck „*eine schlechte Hungerlaune haben*" eine ganz neue Bedeutung. Wenn Sie sich einen einzigen Rat für diese Zeit zu Herzen nehmen sollten, dann meine Empfehlung: „*Versuchen Sie, genug zu essen*". Wenn Ihnen das gelingt, machen Sie einen fantastisch guten Job.

Für eine gesunde und adäquate Milchbildung ist es absolut unerlässlich, *genug* zu trinken und zu essen. Meist wird dieser Rat dahingehend interpretiert, dass man essen kann, „was man will". Das stimmt nur teilweise. Zu Anfang möchte ich klarstellen, dass es ein großes Tabu geworden ist, darüber zu sprechen, wie sich die Ernährung auf die Qualität der Muttermilch auswirkt, weil das Stillen sowieso schon anstrengend genug ist. Man will nicht noch mehr Probleme schaffen. Als stillende Mutter (zum Zeitpunkt das Schreibens) kann ich diese Zurückhaltung uneingeschränkt nachvollziehen.

Lassen Sie mich eines klarstellen: Auch Frauen, die sich nicht optimal ernähren können, stellen trotzdem noch die beste Nahrung für ihr Baby her. Muttermilch *ist und bleibt* ein absolutes Superfood, enthält unglaublich viele Antikörper (für eine gute Immunfunktion), leicht verdauliche Proteine, Fette und Kohlenhydrate. Das, was ich in diesem Abschnitt schreibe, soll Sie *nicht* davon abhalten, zu stillen, nur weil Sie glauben, Ihre Milch sei „nicht gut genug". Auch will ich nicht den Eindruck erwecken, dass Mütter sich „perfekt" ernähren müssen, um gesunde Milch zu bilden.

Viel eher möchte ich neue Mütter dazu ermutigen, so viele echte, mit Nährstoffen bepackte, Nahrungsmittel wie möglich zu essen, damit Sie Ihre Nährstoffspeicher nach der Schwangerschaft wieder auffüllen können *und* die beste Milch für Ihr unglaublich hungriges Baby, das immer und überall gestillt werden möchte und wahnsinnig schnell wächst, herstellen. In diesem Buch geht es um Selbstfürsorge und Ernährung *für Sie beide*. Es geht mir darum, Ihnen zu zeigen, dass Sie nach der Entbindung wieder zu Kräften kommen und das stressige Leben als Mutter auch ohne Burnout bewältigen können. Ganz nebenbei bekommt Ihr Baby alles, was es braucht, um sich optimal entwickeln zu können.

Warum eine nährstoffreiche Ernährung in der Stillzeit so wichtig ist

Nach dieser etwas längeren Einführung will ich Ihnen zeigen, was die Forschung zu diesem Thema zu sagen hat. Das Stillen ist nichts anderes als ein Wunder, das Babys auch dann mit allen wichtigen Nährstoffen versorgt, wenn die Mutter sich nicht optimal ernähren kann. Dieser Überlebensmechanismus bedeutet, dass bestimmte Nährstoffe immer vorhanden sind, unabhängig davon, wie gut die Mutter sich ernährt und wie viele Nährstoffe sie an ihr Kind weitergeben kann. Selbst bei unterernährten Müttern enthält die Muttermilch noch genügend Kalorien, Proteine, Folat und Spurenelemente, um das Kind damit zu versorgen.

Eine adäquate Aufnahme von Nährstoffen ist aber trotzdem wichtig, weil es auch darum geht, *Ihre eigenen* Nährstoffspeicher gut gefüllt zu halten. Nehmen wir Folat als Beispiel. Eine Wissenschaftlerin schreibt: „Weil der Körper bestrebt ist, den Folatspiegel in der Muttermilch auf einem ausreichenden Niveau zu halten, wird der Mangel bei Frauen, die wenig Folat aufnehmen, im Laufe der Stillzeit immer gravierender."[31]

Bei anderen Nährstoffen wiederum, wird der Gehalt der Muttermilch *direkt* beeinflusst von der mütterlichen Ernährung. Dazu gehören die Vitamine B1, B2, B3, B6 und B12, die Vitamine A, D und K, Cholin, Fettsäuren (wie zum Beispiel DHA) und bestimmte Spurenelemente (zum Beispiel Selen und Jod).[32,33,34,35] Viele dieser Nährstoffe sind essenziell wichtig für die gesunde Entwicklung des Gehirns. Zum Zeitpunkt der Geburt ist das Gehirn des Kindes nur zu 25 % entwickelt und verdoppelt sich im Laufe der ersten zwölf Monate.[36]

Die B-Vitamine

Was B-Vitamine in der Muttermilch betrifft, werden alle außer Folat von den Mengen beeinflusst, die die Mutter über die Nahrung aufnimmt. Untersuchungen zum Vitamin-B-Gehalt der Muttermilch und dem Bedarf von Säuglingen in den ersten sechs Lebensmonaten haben gezeigt, dass die Muttermilch unterernährter Mütter den Bedarf eines Säuglings an bestimmten Nährstoffen nur unzureichend decken kann: zu 60 % des benötigen Thiamins, zu 53 % des Riboflavins, zu 80 % des Vitamin B6, 16 % des Vitamin B12 und 56 % des Cholin. Die Schlussfolgerung der Autorin: „Das allgemeine Bild, das sich hier zeigt, trifft auf alle Nährstoffe zu und weist auf die dringende Notwendigkeit hin, den Informationsfluss zur Qualität der Muttermilch zu verbessern."[37] Auch diese Botschaft wird außerhalb akademischer

Kreise kaum diskutiert, aus Angst, dass Frauen sich deswegen gegen das Stillen entscheiden könnten.

Unter den B-Vitaminen ist das Vitamin B12 besonders problematisch. Frauen, die keine tierischen Produkte essen, haben ein erhöhtes Risiko für einen Vitamin-B12-Mangel, was sich auch in der Muttermilch bemerkbar macht.[38] Säuglinge, die einen Vitamin-B12-Mangel haben, sind oft „reizbar, untergewichtig und leiden unter Gedeihstörungen mit deutlichen Entwicklungsverzögerungen und gehemmtem Hirnwachstum".[39] Es gibt mehrere Fallberichte, die das Problem einer streng veganen Ernährung (also ohne jegliche tierische Produkte, weder Fleisch, Fisch, Eier oder Milchprodukte – also alles, was Vitamin B12 enthält) aufgreifen und beleuchten.[40,41,42] „Eine Zusammenfassung der Fallberichte deutet darauf hin, dass die Symptome zwischen dem 5. und 8. Lebensmonat auftreten. Zum Symptombild gehören Wachstumshemmungen (Körpergröße, Gewicht und Kopfumfang) und Gehirnatrophie [das Gehirn schrumpft], sowie eine ganze Reihe von Verhaltensstörungen und Beschwerden des Bewegungsapparates. In 40-50 % dieser Fälle sind die Schäden irreversibel."[43] Es ist in der Tat so: Wenn Sie nicht genügend Vitamin B12 zu sich nehmen, *kann das Gehirn Ihres Babys schrumpfen.* In allen oben genannten Fällen wurden die Säuglinge ausschließlich gestillt.

Bei dem neun Monate alten Baby einer veganen Mutter konnten „Dystrophie, Schwäche, Muskelschwund, verringerte Sehnenreflexe, psychomotorische Zurückbildung und hämatologische Abweichungen", begleitet von einem schweren Vitamin-B12-Mangel, beobachtet werden.[44] Die Mutter lebte seit zehn Jahren vegan und hatte extrem niedrige Vitamin-B12-Werte im Blut und in der Muttermilch. Nach zwei Tagen Supplementation mit Vitamin B12 konnte sich das Baby drehen und zeigte wieder Interesse an der Umgebung. Zehn Tage später waren beim Säugling normale Muskelbewegungen zu beobachten. Dieses Baby hatte Glück. Wie oben schon erwähnt bleiben in bis zu 50 % aller Fälle *irreversible* Schäden zurück.

Obwohl eine vegane Ernährung den größten Risikofaktor für einen Vitamin-B12-Mangel darstellt, muss man an dieser Stelle anmerken, dass auch Ovolakto-Vegetarier (die kein Fleisch und Fisch essen, aber dafür Eier und Milchprodukte), durchweg niedrigere Vitamin-B12-Werte im Blut haben.[45] Folglich ist das Risiko eines Vitamin-B12-Mangels bei veganen und vegetarischen Frauen erhöht. Wenn Sie sicher gehen wollen, dass Sie genug Vitamin B12 aufnehmen – und ausreichende Mengen über die Muttermilch abgeben können – sollten Sie tierische Produkte in Ihre Ernährung integrieren und/oder dauerhaft mit Vitamin B12 supplementieren.

Cholin

In der Stillzeit ist der Bedarf an Cholin besonders hoch, weil dieser Nährstoff für die Entwicklung des Gehirns unentbehrlich ist. Schätzungen zufolge liegt der Bedarf bei stillenden Müttern bei 550 mg täglich (im Vergleich zu 450 mg in der Schwangerschaft), also deutlich höher als zu jedem anderen Zeitpunkt im Leben. Obgleich es für die meisten Frauen schwer zu erreichen sein dürfte, hat man in Studien feststellen können, dass eine tägliche Aufnahme der doppelten Menge (930 mg/Tag) den Cholin-Spiegel und andere wichtige Stoffwechselprodukte, einschließlich Glycin, in der Muttermilch signifikant erhöht.[46] Eine adäquate Cholin-Zufuhr während der frühen Entwicklungsphase „verbessert im jungen Erwachsenen die Merkfähigkeit und Gedächtnisschärfe. Sie scheint dem altersbedingten Gedächtnisverlust und der Abnahme der Konzentrationsfähigkeit vorzubeugen".[47] Der erhöhte Bedarf an Cholin erklärt unter Umständen, warum in vielen traditionellen Kulturkreisen Nahrungsmitteln wie Eiern, Innereien und anderen cholinhaltigen Speisen im Wochenbett ein besonderer Stellenwert zugesprochen wird. Außerdem konnten viele Frauen feststellen, dass eine Supplementation mit Lecithin, das viel Cholin enthält, die Milchdrüsengänge freihält und Verstopfungen vorbeugt.[48] Es lässt sich nicht abschließend sagen, ob dafür der hohe Cholin-Gehalt des Lecithins verantwortlich ist.

Fettsäuren und DHA

Auch der Fettsäurengehalt schlägt sich direkt auf die Muttermilch nieder. Mit anderen Worten: Die Qualität der von Ihnen verzehrten Fette wirkt sich direkt auf die Zusammensetzung Ihrer Muttermilch aus. Das ist bei allen Fetten so, einschließlich Omega-3-Fettsäuren, Omega-6-Fettsäuren, Transfetten, gesättigten Fetten und einfach gesättigten Fetten.[49,50] Auch die Gesamtmenge an Fett in der Muttermilch nimmt zu, je mehr Fett die Frau isst. Das erklärt vielleicht auch die überlieferten Behauptungen, denen zufolge Säuglinge zufriedener sind und seltener unter Koliken leiden, wenn die Mutter mehr Fett verzehrt.[51] Fett wird langsamer verdaut und es kann durchaus möglich sein, dass auch die Säuglinge dadurch länger satt und zufrieden bleiben.

Die vielleicht wichtigste Fettsäure ist die Omega-3-Fettsäure DHA und absolut unentbehrlich für ein gesundes Gehirn und normales Sehvermögen. Anhand von Studien hat man herausgefunden, dass „die Konzentration von DHA in der Muttermilch um das 10-fache variieren kann und davon abhängt, wieviel DHA die Mutter über die Nahrung aufnimmt".[52] Darüber hinaus nehmen Säuglinge von Müttern mit hohen DHA-Konzentrationen in der Muttermilch eine bessere neuronale und visuelle Entwicklung.[53] Vegane Frauen haben im Durchschnitt nur 0,05 % DHA im Blut, während omnivore Frauen (die im Durchschnitt 125 g Meeresfrüchte, einschließlich Fisch, pro Tag essen) Konzentrationen im Bereich von 2,8 % haben.[54] Das bedeutet, dass es nach wie vor sehr wichtig ist, auch in der Stillzeit genügend Meeresfrüchte, Rindfleisch aus Weidehaltung und Eier zu essen und/oder ein DHA-Supplement zu nehmen. Wie bereits in früheren Kapiteln erörtert, sind pflanzliche Omega-3-Supplemente (außer die auf Algenbasis) für diese Zwecke nicht geeignet. Wissenschaftler haben beispielsweise herausgefunden, dass eine Supplementation mit Leinsamen-Öl *keinen* Einfluss auf den DHA-Gehalt der Muttermilch hat.[55] Tierische Fette lassen nicht nur den DHA-Spiegel ansteigen, sondern werten das allgemeine Fettsäureprofil der Muttermilch auf. Bei Frauen, die mehr tierische Fette verzehren, konnten höhere Werte an nützlichen mittelkettigen Fettsäuren festgestellt werden.[56] Mittelkettige Fettsäuren sind bekannt dafür, dass sie sich schnell in Energie umwandeln lassen (sie sind „ketogen“) und eine beruhigende Wirkung auf das Gehirn haben. Das scheint bei Säuglingen von besonderem Vorteil zu sein, die zumindest ihre ersten Lebensmonate in einer Ketose verbringen.[57,58] Zusätzlich besitzen manche Fettsäuren antibakterielle und immunstärkende Eigenschaften, die für das sich noch entwickelnde Verdauungssystem beim Säugling wichtig sein können.[59] Nicht zu vergessen, dass die Qualität Ihrer Nahrung auch die Qualität Ihrer Muttermilch bestimmt. Aus einer in den Niederlanden durchgeführte Studie wurde ersichtlich, dass Frauen, die sich biologisch-dynamisch ernährten (mehr als 90 % der Milchprodukte und Fleisch aus biologischem Anbau oder Haltung) deutlich mehr von der Fettsäure CLA in der Muttermilch hatten.[60] Dieses Fett wirkt sich besonders günstig auf den Stoffwechsel aus, verbessert unter Umständen die Immunfunktion und kann beim Säugling das Risiko für Allergien und Asthma senken.[61]

Im Gegensatz hierzu führt eine Ernährung, die viele Omega-6-Fettsäuren oder Transfette enthält, auch in der Muttermilch zu einem höheren Anteil dieser weniger wünschenswerten Fette.[62,63] Vor allem bei den Transfetten konnten die Forscher einen „höchst signifikanten, weil linearen, Bezug“ zwischen dem mütterlichen Verzehr und den Transfett-Werten im Blut ihrer gestillten Kinder feststellen. Man geht davon aus, dass Transfette die kindliche Entwicklung nachteilig beeinflussen, indem sie den natürlichen und essenziellen Fettsäurestoffwechsel (zum Beispiel von DHA) stören und an der Zellmembran dort andocken, wo normalerweise die gesunden Fette sitzen.[64] Versuche an Nagetieren haben Bedenken aufgeworfen, inwieweit sich der Verzehr von Transfetten in Schwangerschaft und Stillzeit auch bei den Nachkommen langfristig und negativ auf die Insulin-Transduktion und den Hormonhaushalt auswirken.[65,66] Einfach ausgedrückt: Es ist es möglich, dass Transfette Ihr Kind im späteren Leben anfälliger für Übergewicht und Diabetes machen. Daher ist es besonders wichtig, dass Sie keine raffinierten Öle verzehren oder Produkte kaufen, die aus „teilweise gehärteten Fetten" bestehen, einschließlich Margarine und Backfett. Bedenken Sie bitte, dass Backwaren wie Brot, Snacks und Fast Food bis zu 60 % des Transfettes in unserer Nahrung ausmachen.[67] Wenn Sie nicht auf diese Produkte verzichten wollen, sollten Sie darauf achten, dass diese keine „teilweise gehärteten Fette" enthalten.

Vitamin A

Auch bei den fettlöslichen Vitaminen in der Muttermilch kommt es darauf an, wie viel davon die Mutter über die Nahrung aufnimmt. In dieser Beziehung sind sie den Fetten sehr ähnlich. Vitamin A trägt entscheidend zur Entwicklung des Immunsystems bei und schützt vor Infektionen. Sehr wahrscheinlich ist es kein Zufall, dass die erste Milch, die ein neugeborenes Kind trinkt – das Kolostrum – besonders viel Vitamin A enthält. Man schätzt, dass ein Baby in den ersten sechs Lebensmonaten „60-mal so viel Vitamin A aufnimmt wie während der ganzen Schwangerschaft".[68] Leider haben Frauen, die nicht genügend Vitamin A über die Ernährung aufnehmen, auch weniger davon in der Muttermilch.[69] Bei vegetarischen und veganen Frauen ist das Risiko eines Vitamin-A-Mangels besonders hoch, weil das wichtige Retinol ausschließlich über tierische Produkte (oder Nahrungsergänzungsmittel) bezogen werden kann (wie bereits in Kapitel 3 erörtert). Sie müssen besonders wachsam sein, wenn Sie den Großteil Ihres Vitamin A über Supplemente beziehen, weil nicht alle Nahrungsergänzungsmittel das Vitamin in gut bioverfügbarer Form enthalten. In einer Studie wurde der Vitamin-A-Gehalt der Muttermilch untersucht. Dabei stellte sich heraus, dass 40 % der Frauen, die ausschließlich mit Betacarotin supplementierten (also kein vorgeformtes Vitamin A einnahmen), einen Vitamin-A-Mangel hatten im Vergleich zu nur 4 % der Frauen, die Retinol (vorgeformtes Vitamin A) einnahmen.[70] In den Präparaten war die gleiche Menge „Vitamin A" enthalten, nur eben in unterschiedlichen Formen. Wenn man bedenkt, wie wichtig Vitamin A für die kindliche Entwicklung ist, kann man gut nachvollziehen, warum in traditionellen Kulturkreisen so viel Wert auf fetthaltige, tierische Nahrungsmittel gelegt wurde, die sehr viel von diesem essenziellen Nährstoff enthalten. Mit Sicherheit lohnt es sich, im Wochenbett viel Butter, Ghee, Schmalz, Innereien und Fisch zu essen.

Vitamin D

Auch der Vitamin-D-Gehalt der Muttermilch variiert beträchtlich, mit niedrigeren Werten bei Frauen, die nicht genug Vitamin D über die Nahrung aufnehmen (entweder über Lebensmittel oder Nahrungsergänzungsmittel) oder sich nicht regelmäßig und lange genug in der Sonne aufhalten. Das trifft auf die meisten Frauen zu und man weiß schon lange, dass Muttermilch in der Regel nicht genug Vitamin D enthält. Voll gestillte Kinder sollten zusätzlich 400 I. E. Vitamin D täglich bekommen. Tatsächlich ist der „Vitamin-D-Mangel bei voll gestillten Säuglingen, die kein zusätzliches Vitamin D erhalten, sehr weit verbreitet".[71] In neueren Studien konnte allerdings nachgewiesen werden, dass Mütter, die mit ausreichenden Mengen an Vitamin D supplementieren, genug über die Muttermilch an ihr Baby abgeben, um dessen Bedarf vollständig zu decken. Eine sehr gut konzipierte Studie untersuchte die Auswirkungen einer Vitamin-D-Supplementation auf den Vitamin-D-Spiegel im Blut der Mutter, der Muttermilch und dem gestillten Säugling. Interessant ist hier, dass das Vitamin D in der Muttermilch an seiner „antirachitischen Wirkung" gemessen wird, weil Vitamin D bekannterweise vor Rachitis schützt. In dieser Studie konnte gezeigt werden, dass Frauen, die täglich 6.400 I. E. Vitamin D einnahmen, einen höheren Vitamin-D-Spiegel hatten und genügend Vitamin D über die Muttermilch an ihre Babys weitergaben, um deren Bedarf zu decken (ohne dass den Säuglingen zusätzliches Vitamin D gegeben werden musste).[72] Wenn Sie bereits in der Schwangerschaft Vitamin D eingenommen haben, sollten Sie das auch weiterhin tun und darauf achten, dass Sie mindestens 6.400 I. E. täglich einnehmen.

Jod

Auch für Jod gilt, dass die Menge an Jod in der Muttermilch abhängig ist von der Menge, die die Mutter über die Ernährung aufnimmt, so wie bei den oben diskutierten Nährstoffen auch. In Jodmangelgebieten und Gegenden, in denen es viele Kropferkrankungen (vergrößerte Schilddrüse) gibt, sind auch die Werte in der Muttermilch in der Regel sehr niedrig. Außerdem nimmt der Jodgehalt in der Muttermilch in den ersten sechs Lebensmonaten tendenziell kontinuierlich ab, weil auch der Jodmangel der Mutter immer größer wird (das passiert selbst bei Frauen, die mit 150 µg täglich supplementieren).[73] Studien haben gezeigt, dass Frauen in Frankreich, Deutschland, Belgien, Schweden, Italien, Dänemark, Thailand, Zaire und der Schweiz sehr häufig zu niedrige Jod-Werte in der Muttermilch haben.[74] Das ist wichtig, weil „die recht kleinen Jod-Vorräte in der Schilddrüse eines Neugeborenen sehr schnell aufgebraucht werden und sehr empfindlich auf ernährungsbedingte Schwankungen in der Jodaufnahme reagieren".[75] Einfach ausgedrückt heißt das, dass Sie Ihr Baby kontinuierlich und gleichbleibend mit Jod versorgen müssen, um dessen Bedarf adäquat decken zu können. Sie haben vielleicht in Erinnerung, dass Jod eine sehr wichtige Rolle für die Gesundheit von Schilddrüse, Gehirn und Stoffwechsel spielt. Wissenschaftler haben dokumentiert, dass „ein adäquater Jodgehalt in der Muttermilch für die normale neurologische Entwicklung gestillter Säuglinge außerordentlich wichtig ist".[76] Umso beunruhigender ist die Tatsache, dass es Umweltgifte gibt, die den Jodstoffwechsel stören und sich gleichzeitig sehr häufig in der Muttermilch anreichern. Dadurch könnte der Jodbedarf auch über die empfohlene Menge hinweg steigen.[77] Es ist also sehr wichtig, diese Umweltgifte so weit wie möglich zu meiden, um eine adäquate Jodversorgung zu gewährleisten. In Kapitel 10 habe ich darüber geschrieben.

Sie können Ihre Jodaufnahme unterstützen, indem Sie auch in der Stillzeit regelmäßig Meeresfrüchte, Algen, Eier und Milchprodukte verzehren oder mit einem Nahrungsergänzungsmittel für Schwangere supplementieren (oder Jod getrennt einnehmen). Vielleicht ist es deshalb in Korea üblich, frischgebackene Mütter mit jodhaltiger Brühe aus Seetang zu verwöhnen.

Warum aus nährstoffreicher Ernährung nährstoffreiche Muttermilch wird

Wie Sie sehen, wirkt sich Ihre Ernährung *doch* auf die Qualität Ihrer Muttermilch aus. Wir wissen, dass der Nährstoffgehalt der Muttermilch sehr unterschiedlich *sein kann und tatsächlich ist*, je nachdem, was die Mutter isst und wie gut ihre Speicher gefüllt sind. Leider wird viel zu selten offen darüber gesprochen. Natürlich ist nicht jeder Nährstoff davon betroffen und ihr Körper wird viele Opfer bringen, um die bestmögliche Muttermilch für Ihr Baby herzustellen. Es ist aber alles andere als wissenschaftlich erwiesen, dass in dieser Zeit „die Ernährung keine Rolle spielt".

Wir müssen auch berücksichtigen, dass auch *Ihr eigener* Körper in dieser Zeit wieder zu Kräften kommen und Rücklagen bilden muss. Nach einer Schwangerschaft sind die Nährstoffspeicher des Körpers sowieso schon sehr stark strapaziert und es ist an der Zeit, diese wieder aufzufüllen. Die gleichen Nahrungsmittel, die den Heilungsprozess nach der Entbindung unterstützen, sorgen auch für eine nährstoffreiche Muttermilch. Nehmen Sie sich etwas Zeit, um noch einmal unter diesen Stichpunkten nachzulesen. Ich möchte an dieser Stelle noch einmal betonen, dass es nicht darum geht, sich „perfekt" zu ernähren. Ich bin mir voll und ganz bewusst, dass es nicht immer möglich ist, rundum gesunde und nährstoffreiche Nahrungsmittel zu essen, besonders nicht, wenn

Sie sich den Herausforderungen einer neuen Elternschaft stellen müssen. Sie werden in den kommenden Wochen und Monaten körperlich und emotional oft an Ihre Grenzen stoßen, vor allem, wenn Sie als Mutter auch noch unter Schlafmangel leiden müssen. Es wird immer Zeiten geben, in denen Sie schnell etwas essen, weil es praktisch und unkompliziert ist. Es ist immer besser, *überhaupt* etwas zu essen als ganz auf das Essen zu verzichten oder sich einen Kopf darum zu machen, ob das Abendessen „gut genug" ist. Es geht nicht darum, wegen dieser Tage ein schlechtes Gewissen mit sich herumzutragen. Die wichtige Botschaft hier lautet *Inklusion* und nicht *Exklusion.* Integrieren Sie so oft es geht gesunde, nährstoffreiche Nahrungsmittel in Ihren Speiseplan. Wichtig ist, dass Sie sich insgesamt gesund ernähren, die täglichen kleinen Ausrutscher spielen eine untergeordnete Rolle.

Ich weiß auch, dass das Stillen eine große Herausforderung darstellt und in den ersten Monaten eine Vollzeitbeschäftigung ist. Ich selbst hatte mich in dieser Zeit mit mehr als einem Spitznamen bedacht, darunter „Mama Muh" und „Mobile Milchanlage". Schließlich gehören auch wir zu den Säugetieren und ich fand es irgendwie tröstlich zu wissen, dass auch andere Säugetiere rund um die Uhr und auf Abruf stillen – so wie ich es tat. Ich musste mich in dieser Zeit sehr auf Freunde und Familie verlassen, die mich buchstäblich mit allem versorgten. Sie wissen ja – frisch gebackene Mütter müssen auch „bemuttert" werden.

Die Erfahrung, die einzige Nahrungsquelle für ein neugeborenes Wesen zu sein (in den ersten sechs Monaten jedenfalls), lässt einen sehr bescheiden werden. Das Leben wird per definitionem langsamer. Sehr viel langsamer. Ich erinnere mich noch gut daran, dass ich meinen Sohn ein paar Monate nach der Geburt anschaute und staunte, dass dieser kleine Mann ausschließlich durch meine Milch wachsen konnte. Natürlich ist er auch während der Schwangerschaft in meinem Bauch gewachsen, aber solange ein Baby nicht zugefüttert werden kann, ist es voll und ganz von *Ihnen* abhängig. Wenn man darüber nachdenkt, grenzt das Ganze an ein Wunder und ist gleichzeitig sehr furchteinflößend. Was ich damit sagen möchte, ist, dass Sie nachsichtig mit sich selbst sein sollten. Ja, Ihre Ernährung wirkt sich auf die Qualität Ihrer Muttermilch aus, aber allein die Tatsache, dass Sie überhaupt stillen (egal wie lange – wenige Wochen oder mehrere Jahre) ist ein unermesslich schönes Geschenk an Ihr Baby.

Nahrungsergänzungsmittel

Wie Sie wissen, bin ich ein großer Fan gesunder und guter Ernährung und ermutige alle Frauen, Ihre Nährstoffe zum größten Teil auch tatsächlich über die Nahrung aufzunehmen. Gleichzeitig ist mir bewusst, dass wir alle nur Menschen sind und es immer Tage geben wird, an denen wir Kompromisse eingehen müssen. Das ist besonders nach der Entbindung so, wenn man bedenkt, wie sehr das Stillen und die eigenen körperlichen Bedürfnisse den Nährstoffbedarf in dieser Zeit in die Höhe treiben. Außerdem gibt es Nährstoffe, die man nur über eine Supplementation in zuverlässigen Mengen aufnehmen kann. Vitamin D ist ein gutes Beispiel dafür. Hier möchte ich Ihnen eine Auswahl an Nahrungsergänzungsmitteln vorstellen, die in der Stillzeit sinnvoll sein können.

Pränatale Vitamine

Wie bereits erwähnt, steigt der Nährstoffbedarf nach der Schwangerschaft weiter an, insbesondere bei stillenden Müttern. Das erklärt, warum die meisten Hebammen und Ärzte dazu raten, auch nach der Entbindung und bis zum Ende der Stillperiode weiterhin ein Nahrungsergänzungsmittel einzunehmen. Selbst Mütter, die nicht stillen möchten, sollten mindestens sechs Monate lang ihr pränatales Nahrungsergänzungsmittel einnehmen, um ihre Nährstoffe aufzustocken. Wenn Sie Ihr reguläres Vitaminpräparat fast aufgebraucht haben, überlegen Sie bitte, ob Sie sich für eins der Supplemente entscheiden möchten, die ich auf meiner Webseite unter www.realfoodforpregnancy.com/pnv/ empfehle (Informationen nur in englischer Sprache verfügbar. Anm. d. Verlags).

DHA

Auch die Omega-3-Fettsäure DHA bleibt nach der Entbindung ein entscheidender Nährstoff. Bei stillenden Müttern kann eine Supplementation mit DHA dafür sorgen, dass Ihre Milch genug von dieser wichtigen Fettsäure enthält. Aber auch Frauen, die nicht stillen, müssen Ihre DHA-Vorräte wieder aufstocken, weil ein Großteil der Fettsäure während der Schwangerschaft kontinuierlich an das Baby weitergegeben wurde. Vorliegende Daten aus Tierversuchen zeigen, dass der DHA-Gehalt im Gehirn nach einem einzigen „Reproduktionszyklus“ um 18 % sinkt und man geht davon aus, dass es beim Menschen genauso ist.[78] Eine Schwangerschaft raubt Ihrem Gehirn also DHA. Ein niedriger DHA-Spiegel wird mit kognitiven Funktionsstörungen, Depression und größerer Stressanfälligkeit in Verbindung gebracht. Wir wissen, dass während Schwangerschaft und Stillzeit der Bedarf an dieser Fettsäure erheblich steigt und es folglich nur logisch ist, dass man *auch nach* der Schwangerschaft noch ausreichende Mengen davon aufnehmen sollte. Wenn Sie die klassische Mütter-Vergesslichkeit vermeiden und sich vor Wochenbettdepressionen schützen wollen, sollten Sie unbedingt weiterhin DHA einnehmen.

Vitamin D

Stillende Mütter benötigen deutlich mehr Vitamin D als in der Schwangerschaft, damit Sie auch genügend von diesem Vitamin in der Muttermilch haben (siehe oben für weitere Informationen). Die wenigsten Frauen können sich in der Mittagszeit ohne Sonnenschutz im Freien aufhalten oder leben in einem Breitengrad, in dem das ganze Jahr über die Sonne scheint. In diesen Fällen empfiehlt sich eine Supplementation mit Vitamin D. Stillende Mütter sollten mindestens 6.400 I. E. täglich einnehmen. Auch Mütter, die nicht stillen, sollten ähnlich hohe Mengen nehmen. Wissenschaftler haben die Empfehlung ausgesprochen, dass die empfohlene Tagesmenge für Vitamin D im Bereich von 7.000 bis 8.000 I. E. pro Tag liegen sollte. Sie können die Tagesmenge an Ihren persönlichen Bedarf anpassen, indem Sie Ihren Vitamin-D-Spiegel (25-Hydroxy-Vitamin-D) vom Arzt bestimmen lassen.[79,80] Obwohl die meisten Nahrungsergänzungsmittel für Schwangere Vitamin D enthalten, sind die Mengen meist nicht ausreichend und sollten durch ein gesondertes Präparat ergänzt werden. Achten Sie beim Kauf eines Nahrungsergänzungsmittels darauf, dass das Vitamin als Vitamin D3 (auch Cholecalciferol genannt) enthalten ist und nicht Vitamin D2, dessen Wirkung schwächer ist.[81]

Jod

Im Vergleich zu allen anderen Lebensphasen ist der Bedarf an Jod im Wochenbett und bei stillenden Müttern am größten. Abgesehen von den Vorteilen einer Jod-Supplementation für den Jodgehalt in der Muttermilch (siehe oben), ist Jod auch für Ihre eigene Gesundheit wichtig. Eine adäquate Jodaufnahme in dieser wichtigen Zeit kann Schilddrüsenbeschwerden nach der Entbindung vorbeugen, die alarmierend weit verbreitet sind. Wenn bei Ihnen während der Schwangerschaft Schilddrüsen-Antikörper gefunden wurden, steigt Ihr Risiko für Schilddrüsenprobleme nach der Entbindung um 50 % und mehr.[82] Dies ist wichtig zu wissen, weil eine gut funktionierende Schilddrüse bestimmt, wieviel Energie Sie haben, ob Sie mit den unvermeidlichen Belastungen als neue Mutter umgehen können und wie schnell Sie Ihr altes Gewicht wiederhaben. Außerdem reguliert Jod die Fruchtbarkeit. Das ist wichtig, wenn Sie zu einem späteren Zeitpunkt noch ein weiteres Kind haben wollen. Jod wirkt sich insbesondere auf die Brustgesundheit aus und es gibt Hinweise, dass die Brust Jod besser aufnehmen und einlagern kann als die Schilddrüse.[83] Da die meisten pränatalen Vitaminpräparate entweder kein oder zu wenig Jod enthalten, ist eine zusätzliche Supplementation sehr wahrscheinlich sinnvoll. Bitte schauen Sie zuerst nach, wieviel Jod in Ihrem pränatalen Nahrungsergänzungsmittel enthalten ist. Wenn die Tagesmenge nicht mindestens 290 µg beträgt – oder Sie nicht regelmäßig Algen und Meeresfrüchte essen können – sollten Sie zusätzliches Jod einnehmen.

Probiotika

Die Einnahme von Probiotika – entweder über den regelmäßigen Verzehr fermentierter Lebensmittel oder als Nahrungsergänzung – ist nach der Entbindung genauso hilfreich und wohltuend wie in der Schwangerschaft. Besonders wichtig werden Probiotika, wenn Sie während/nach der Entbindung Antibiotika nehmen mussten oder per Kaiserschnitt entbunden haben. Es ist hinreichend bekannt, dass Antibiotika die Darmflora stören und eine Fehlbesiedelung begünstigen, die Ihnen oder Ihrem Kind Probleme bereiten kann. Das letzte, was Sie nach der anstrengenden Entbindung brauchen, ist eine vaginale Hefepilzinfektion, eine Diarrhö oder ein Mundsoor bei Ihrem Säugling. Inzwischen weiß man auch, dass das Mikrobiom Ihres Babys durch die Art der Geburt und der Ernährung in der ersten Zeit beeinflusst wird. Das Mikrobiom regelt fast alles, vom Immunsystem über Darmgesundheit bis hin zur persönlichen Veranlagung für Übergewicht. In der Muttermilch sind von Natur aus viele gute Bakterien enthalten (einschließlich Laktobazillen und Bifidobakterien), aber Frauen, die während Schwangerschaft oder Stillzeit antibiotisch behandelt wurden, bilden weniger davon in ihrer Milch.[84]

Selbst wenn Sie keine Antibiotika einnehmen mussten, sind Probiotika so etwas wie eine Lebensversicherung. In einer Studie konnte man feststellen, dass Frauen, die in den letzten vier Wochen ihrer Schwangerschaft und der Stillzeit probiotische Supplemente (*Lactobacillus rhamnosus* mit 20 Milliarden KBE täglich) einnahmen, doppelt so viele immunschützende Verbindungen in der Muttermilch hatten. Außerdem konnte man den Vorteil der probiotischen Supplementation daran erkennen, dass die Kinder dieser Frauen in den ersten beiden Lebensjahren deutlich seltener an Ekzemen erkrankten: nur 15 % der Kinder aus der Probiotika-Gruppe entwickelte ein Ekzem im Vergleich zu 47 % der Kinder, deren Mütter keine Probiotika einnahmen.[85] Eine andere Studie fand heraus, dass die Einnahme eines hochdosierten Probiotikums mit mehreren Bakterienstämmen (900 Milliarden KBE täglich, das ist ungeheuer viel!) in den letzten vier Wochen der Schwangerschaft und anschließend in der Stillzeit den Säugling gegen Koliken, Erbrechen (Speien) und Verdauungsstörungen allgemein schützte.[86] Auch wurden in der Muttermilch der stillenden Frauen weniger Entzündungsmarker gefunden, was auch langfristig noch andere

Vorteile für die Kinder haben könnte. Weitere Tipps zur Auswahl eines geeigneten probiotischen Nahrungsergänzungsmittels und Informationen zu Nahrungsmitteln mit probiotischer Wirkung finden Sie in Kapitel 6.

Gelatine und Kollagen

Wenn man weiß, welche Rolle Gelatine und Kollagen bei der Erneuerung von Bindegewebe und Haut spielen, kann man gut nachvollziehen, warum in China den Frauen nach der Entbindung eine traditionelle Schweinsfußsuppe gereicht wird. Auch eine zusätzliche Supplementation mit entweder Gelatine oder Kollagen-Proteinen kann hilfreich sein, wenn Sie nicht regelmäßig Knochenbrühe, lange geschmortes Fleisch, Eintöpfe, Hühnerhaut oder Schweineschwarte essen. *Selbst wenn Sie es tun*, eine kleine Portion zusätzliche Unterstützung schadet nicht und wird Ihrem Bauch wieder mehr Spannkraft verleihen, den Beckenboden schneller heilen lassen und auch die Rückbildung der Gebärmutter fördern. Im Wochenbett machte ich es mir zur Gewohnheit, in jede Tasse Kräutertee, die ich trank, einen Teelöffel Kollagenpulver einzurühren, um sicher zu gehen, dass ich genug davon einnehme. Außerdem hatte ich immer ein paar saure Drops zur Hand, wenn ich zwischendurch etwas Gesundes naschen wollte. (Siehe Rezepte im Anhang).

Weitere Supplemente

Die obige Liste ist keineswegs vollständig. Abhängig von Ihrer Entbindung und Ihrer persönlichen Krankengeschichte können noch andere Nahrungsergänzungsmittel für Sie in Frage kommen. Ich empfehle Ihnen, mit Ihrem Arzt oder Ihrer Hebamme zu sprechen, wenn Sie eine individuelle Supplementation wünschen, die auf Ihre persönlichen Bedürfnisse zugeschnitten ist.

Wenn Sie zum Beispiel während der Entbindung viel Blut verloren haben oder schon in der Schwangerschaft einen Eisenmangel hatten, könnte Ihnen ein Eisenpräparat, Spirulina und/oder getrocknete Leber guttun. Nach einem Dammschnitt oder einer Schnittwunde, die heilen muss, rate ich zu extra Vitamin C, Zink und Vitamin A (zusammen mit Kollagen/Gelatine), die alle die Wundheilung unterstützen. Wenn Sie sich wie geschlagen oder wund fühlen und Schwellungen haben, kann Ihnen das homöopathische Arzneimittel *Arnica montana* helfen, weil es wundheilend und entzündungshemmend wirkt.

Sollten Sie im Anschluss an die Entbindung an Verstopfung leiden – was in den ersten beiden Wochen nach der Geburt nicht selten ist – möchten Sie vielleicht zusätzlich Magnesium nehmen oder ein mildes pflanzliches Abführmittel. (Normalerweise halte ich nicht viel von Abführmitteln, aber bei den ersten Darmbewegungen nach der Entbindung ist es anders. Manche Frauen haben Angst, zur Toilette zu gehen, weil das Gewebe, das sowieso schon sehr strapaziert wurde – und vielleicht sogar gerissen ist – jetzt wieder gedehnt wird. Es macht die Sache deutlich einfacher, wenn der Stuhl weich und leicht abzusetzen ist.)

Es gibt auch Frauen, die nach der Entbindung ihre Plazenta verzehren, weil diese sehr viele Nährstoffe enthält (sie ist in vielen Dingen der Leber sehr ähnlich). Befürworter dieses Brauchs sagen, dass er hilft, die hormonelle Umstellung nach der Geburt besser zu bewältigen, er Wochenbettdepressionen vorbeugen kann und die Milchbildung anregt. Es ist eine sehr persönliche Entscheidung und obwohl es in der konventionellen Medizin eher kontrovers diskutiert wird, ist es bei den meisten Säugetieren ein natürlicher Teil der Geburt. Insgesamt gibt es zu der „Plazentophagie" bislang nur wenige Studien und viele Frauen entscheiden sich dafür, nachdem sie von anderen Müttern erfahren haben, dass es gut sein soll. Es gibt aber tatsächlich eine sehr kleine, gut konzipierte Studie, die ich hier erwähnen möchte. Es handelt sich um eine randomisierte, Plazebo-kontrollierte Doppelblindstudie mit 27 Frauen. Die Probandinnen nahmen entweder ein aus ihrer eigenen, getrockneten Plazenta hergestelltes Supplement ein oder ein ähnlich zubereitetes Placebo aus getrocknetem Rindfleisch. Ziel der Studie war, herauszufinden, ob sich die Einnahme der Plazenta-Kapseln auf die Stimmungslage im Wochenbett und den Heilungsprozess auswirkte.[87] Die Plazenta-Proben wurden auch auf ihren Nährstoffgehalt hin untersucht. Im Großen und Ganzen waren bei den Frauen, die Kapseln mit Plazenta eingenommen hatten, „deutlich weniger depressive Symptome und Müdigkeit zu verzeichnen, was bei der Kontrollgruppe nicht der Fall war". Eine ernährungswissenschaftliche Analyse der Plazenta-Kapseln stellte „mäßige Konzentrationen einiger Mikronährstoffe und Hormone" fest.

Eine andere Analyse wies nach, dass Plazenta-Kapseln 24 % des täglichen Bedarfs an Eisen liefern können (bei einer Einnahme von 3.200 mg getrockneter Plazenta pro Tag).[88] Wenn Sie daran interessiert sind, auch ihre Plazenta nach der Entbindung zu essen, sollten Sie darauf achten, dass diese nach strengen hygienischen Richtlinien verarbeitet wird. Es gibt Berichte, denen zufolge die Plazenta während der Verarbeitung mit schädlichen Bakterien verunreinigt werden kann.

Auch Heilpflanzen werden traditionell nach der Entbindung verabreicht, insbesondere Milchbildungs-Tees, um den Milchfluss in Gang zu bringen. Im Allgemeinen werden diese Galaktagoga gut vertragen, aber trotzdem möchte ich darauf hinweisen, dass sie eine gesunde Ernährung nicht ersetzen können. Anders ausgedrückt: Der wichtigste Faktor für die Milchbildung ist die Ernährung mit ausreichend Kalorien und eine adäquate Flüssigkeitsaufnahme. Die milchbildenden Kräuter kommen erst an zweiter Stelle. Zu den bekanntesten Galaktagoga gehören Kamille, Fenchel, Brennnessel, Bockshornklee, Geißraute, Mariendistel, Hafer und viele andere.[89] Die Kamille hat außer milchbildenden Eigenschaften auch eine beruhigende Wirkung, wirkt schlaffördernd und kann Wochenbettdepressionen lindern.[90,91] Auch Lecithin wird von vielen stillenden Müttern eingenommen, um einem Milchstau vorzubeugen. Lecithin enthält von Natur aus viel Cholin und es gibt keine Kontraindikationen, deswegen kann ich es als Nahrungsergänzungsmittel nur empfehlen. Es lohnt sich, diesen wertvollen Nährstoff für Notfälle griffbereit zu haben. Ich bevorzuge Sonnenblumenlecithin, weil es nicht aus Sojabohnen gewonnen wird.

Neben den Galaktagoga findet man in vielen Kulturkreisen Heilpflanzen, die den Frauen im Wochenbett gegeben werden, um den Hormonhaushalt zu regulieren, die Nebennieren zu stärken und psychische Unterstützung zu geben. Hier haben sich die adaptogenen Pflanzen besonders bewährt und gelten auch in der Stillzeit als unbedenklich. Wie der Name „adaptogen“ schon sagt, handelt es sich hier um Pflanzen, die den Körper dabei unterstützen, sich an die körperlichen, geistigen und emotionalen Herausforderungen des Mutter-Seins anzupassen. *Rhodolia rosea* ist eines der bekanntesten Adaptogene, aber jede Region hat natürlich eigene Heilpflanzen, die zum dortigen Klima und den lokalen Brauchtümern passen (dazu gehören – aber nicht ausschließlich – Ashwagandha, Heiliges Basilikum, Reishi, Maca und Sibirischer Ginseng).

Gegen Wochenbettdepressionen wird oft Johanniskraut eingenommen. Eine Analyse der Muttermilch einer stillenden Frau, die Johanniskraut einnahm, stellte fest, dass sehr geringe Mengen des Extrakts über die Muttermilch an den Säugling weitergegeben wurden. Es konnten keine unerwünschten Nebenwirkungen festgestellt werden, die Forscher rieten dennoch zur Vorsicht, weil es keine Langzeitstudien gibt.[92]

Das obige Beispiel zeigt, dass pflanzliche Extrakte in die Muttermilch gelangen können und es ist ratsam mit einen professionellen Phytotherapeuten zu sprechen, wenn Sie sich nicht sicher sind. Obwohl sehr viele Heilkräuter die Milchbildung anregen, gibt es natürlich auch solche, bei denen das Gegenteil der Fall ist. Salbei und Minze, beispielsweise, können die Milchbildung hemmen, wenn sie in ausreichenden Mengen eingenommen werden. Leider gibt es auch hier nur wenig verlässliches Datenmaterial (ähnlich wie bei Heilkräutern und Schwangerschaft) und ich kann Ihnen so gut wie keine evidenzbasierten Informationen geben. Bitte wenden Sie sich an Ihre Hebamme, Ihren Arzt oder einen ausgebildeten Phytotherapeuten, der Sie zu diesem Thema beraten kann.

Laboruntersuchungen

Im Zuge des Fortschritts, den die funktionelle Medizin gemacht hat, gibt es eine schier endlose Anzahl an Laboruntersuchungen, die man heutzutage in Auftrag geben kann. Für unsere Zwecke hier möchte ich mich auf einige wenige Untersuchungen beschränken, die Sie schnell und einfach über Ihren Arzt oder Ihre Hebamme anfordern können und die Ihnen einen Überblick über die wichtigsten Werte geben. Die meisten Ärzte oder Hebammen bestellen Sie sechs Wochen nach der Entbindung für eine Nachuntersuchung wieder ein. Dieser Termin bietet sich auch für eine Laborkontrolle an (auch wenn es nicht zu den Routineuntersuchungen gehört).

Vitamin D

Ich habe bereits geschrieben, dass Vitamin D in viele Körperfunktionen eingebunden ist und im Organismus eine wichtige Rolle spielt. Ein Vitamin-D-Mangel ist bei Schwangeren und Frauen, die gerade entbunden haben, weit verbreitet. Um Ihnen einige Beispiele zu nennen: Ganze 69 % aller Amerikanerinnen, 65 % aller Kanadierinnen, 77 % aller Deutschen, 91 % aller Chinesinnen und 96 % aller Inderinnen haben einen Vitamin-D-Mangel. Unter den Iranerinnen sind es 67 %.[93] Neben den bereits erwähnten Folgen für den gestillten Säugling gibt es zusätzliche Hinweise, dass ein niedriger Vitamin-D-Spiegel die Wochenbettdepression begünstigt.[94] Die Bestimmung des Vitamin-D-Spiegels ist Voraussetzung für eine exakte Berechnung Ihrer Supplementation. Bitten Sie Ihren Arzt, das „25 Hydroxy-Vitamin-D" zu bestimmen. Als Referenzwert gelten bei den meisten Laboren 30 ng/ml, aber viele Experten auf diesem Gebiet sind der Meinung, dass ein optimaler Wert bei 50 ng/ml beginnt.[95] Bitte bedenken Sie, dass es bei Vitamin D unterschiedliche Maßeinheiten gibt, meist entweder ng/ml oder nmol/l. Das sollten Sie wissen, wenn Sie Ihre Laborwerte lesen. Am besten lassen Sie sich die Werte ausdrucken, um sicher zu sein, dass Sie alles richtig verstanden haben (30 ng/ml entsprechen 75 nmol/l und 50 ng/ml entsprechen 125 nmol/l).

Eisen/Anämie

Nach einer Entbindung kommt es relativ häufig zu Eisenmangel und Anämie. Die ständige Versorgung des Kindes in der Schwangerschaft und der Blutverlust während der Geburt leeren die mütterlichen Eisenspeicher. Eisen ist für den Sauerstofftransport im Blut zuständig und beliefert jede einzelne Körperzelle mit Energie. Es ist also kein Zufall, dass ein Eisenmangel zu Müdigkeit führt. Viele Frauen können Ihre Eisenzufuhr über die Ernährung optimieren, indem sie viele eisenhaltige Nahrungsmittel verzehren. Wenn Sie aber zu den Frauen gehören, die folgende und weit verbreitete Symptome haben, sollten Sie sich testen lassen: Müdigkeit, blasse Haut (besonders im Gesicht), Kurzatmigkeit, Schwindel oder diffuses Gefühl im Kopf, Schwäche- und Ohnmachtsgefühl und Herzrasen. Als absolutes Minimum sollten Hämoglobin, Hämatokrit und Serum-Ferritin-Werte gemessen werden. Eine Diskussion zu eisenhaltigen Nahrungsmitteln und den verschiedenen Arten mit der besten Bioverfügbarkeit finden Sie in Kapitel 6.

Schilddrüse

Ihr Körper muss sich nach der Entbindung an eine völlig neue Situation anpassen. Es kann eine gewisse Zeit dauern, bis das hormonelle Gleichgewicht wiederhergestellt ist. Meist denkt man hier in erster Linie an die weiblichen Geschlechtshormone, aber auch Ihre Schilddrüse – und die Hormone, die sie reguliert – muss sich wieder einspielen. Manchmal geht das recht unspektakulär über die Bühne, aber unter Umständen kann die Schilddrüse auch Probleme machen. Schilddrüsenstörungen, die in den ersten zwölf Monaten nach der Entbindung auftreten, werden auch „postpartale Thyreoiditis" genannt und kommen überraschend häufig vor. In der Tat sind „bis zu 23 % aller Mütter postpartum von einer Schilddrüsenstörung betroffen, im Vergleich zu 3-4 % in der allgemeinen Bevölkerung".[96] Das sind ungefähr ein *Viertel* aller jungen Mütter!

Wenn Sie also schon vor oder während Ihrer Schwangerschaft anormale Befunde hatten, sollten bei Ihnen alle Alarmglocken läuten. Wissenschaftler haben festgestellt, dass „ein Großteil der Frauen, die postpartum eine Thyreoiditis entwickeln, schon vor der Schwangerschaft Antikörper hatten".[97] Das soll heißen, dass bei diesen Frauen bereits vor der Schwangerschaft Anzeichen für eine autoimmune Schilddrüsenerkrankung bestanden haben müssen und die zusätzliche Belastung während und nach der Schwangerschaft die eigentliche klinische Störung auslöste. Man schätzt, dass 10 bis 17 % aller Schwangeren eigentlich eine autoimmune Schilddrüsenerkrankung haben (will heißen, dass sie positiv auf Antikörper testen, aber ansonsten normale

Schilddrüsenwerte haben).[98] Ein *Drittel* der betroffenen Frauen wird in den ersten zwölf Monaten nach der Entbindung Schilddrüsenprobleme bekommen.[99]

Eine gut funktionierende Schilddrüse ist jedoch für den ganzen Energiehaushalt unerlässlich (das braucht man auch, wenn man sich den ganzen Tag um ein Baby oder ein Kleinkind kümmern muss). Auch für Fruchtbarkeit (für die weitere Familienplanung wichtig), Gewichtsregulierung und mentale Gesundheit ist eine gesunde Schilddrüse von großer Bedeutung.

Die postpartale Thyreoiditis ist ein bekannter Risikofaktor für Depressionen.[100] Wenn ich es in einfachen Worten ausdrücken wollte, würde ich sagen, bei der Schilddrüsenfunktion geht es schlicht und einfach um ein Stück Lebensqualität.

Zu den häufigen Anzeichen einer postpartalen Thyreoiditis gehören:

- Reizbarkeit, Nervosität und Depressionen
- Herzrasen oder schneller Puls
- Probleme bei der Gewichtsregulierung, man kann entweder nur schwer abnehmen (Schilddrüsenunterfunktion) oder verliert unerwartet an Gewicht (Schilddrüsenüberfunktion)
- Verändertes Temperaturempfinden gegenüber heiß oder kalt
- Müdigkeit
- Zittern
- Schlafstörungen
- Verstopfung
- Trockene Haut
- Konzentrationsschwierigkeiten

Überraschend wenige Ärzte lassen während der regulären Nachsorgeuntersuchung auch die Schilddrüsenbefunde abfragen. Und wenn sie es tun, dann nicht die ganze diagnostische Bandbreite. Warum das so ist, entzieht sich voll und ganz meinem Verständnis. Bitten Sie im Rahmen Ihrer Nachsorgeuntersuchung(en) Ihren Arzt darum, alle Schilddrüsenwerte zu untersuchen, einschließlich Antikörper. Zu einem vollständigen Befund gehören:

- Thyroidea-stimulierendes Hormon (TSH)
- Freies T4
- Freies T3
- Reverses T3
- Schilddrüsenantikörper: Thyreoperoxidase-Antikörper (TPOAb) und Thyreoglobulin-Antikörper (TgAb).

Sie müssen wissen, dass es bei einer postpartalen Thyreoiditis drei Phasen geben kann und dass die Laborbefunde niedrig, erhöht oder normal sein können, abhängig in welcher Phase die Laborwerte erhoben werden.[101] Wenn die Befunde in Ordnung sind und Sie immer noch müde und abgespannt sind, lohnt sich ein zweiter Test ca. vier bis acht Wochen später. Die Therapie ist abhängig von den Befunden und den vorliegenden Symptomen, Nahrungsergänzungsmittel und/oder Medikamente (Schilddrüsenhormone) gehören jedoch meist zum Protokoll. Lesen Sie in Kapitel 9 alles, was Sie über die Schilddrüsendiagnostik und Supplementation wissen müssen. Viele Nährstoffe sind an der gesunden Schilddrüsenfunktion beteiligt, aber Vitamin D scheint eine besonders wichtige Rolle zu spielen. Viele Frauen mit postpartalen Schilddrüsenstörungen haben auch einen Vitamin-D-Mangel. Eine Supplementation mit Vitamin D kann die Schilddrüsenfunktion nachweislich verbessern.[102]

Weitere Laboruntersuchungen

Wenn Sie schon vor der Schwangerschaft gesundheitliche Beschwerden hatten oder in der Schwangerschaft neue hinzugekommen sind (zum Beispiel Bluthochdruck oder Diabetes), können Sie Ihren Arzt bitten, weitere Tests durchzuführen. Bei Frauen mit Gestationsdiabetes bleibt lebenslang ein erhöhtes Risiko für Prädiabetes oder Diabetes Typ 2 bestehen. Bei Ihrem Nachsorgetermin (zwischen den Wochen 6 und 12) sollte auch der Blutzucker kontrolliert werden. In einer idealen Welt würde man auch einen umfassenden Status zu den Mikronährstoffen erheben. So könnte man gezielt supplementieren (oder die Ernährung umstellen). Da wir aber nicht in einer idealen Welt leben, werden Sie diese Untersuchungen über einen Therapeuten für funktionelle Medizin/Ernährungsberater veranlassen müssen.

Bewegung und die körperliche Erholung

Sie haben monatelang zusätzliches Gewicht mit sich herumtragen müssen und waren durch den dicken Bauch körperlich beeinträchtigt. Viele Frauen können es nach dieser beschwerlichen Zeit kaum erwarten, wieder beweglicher zu werden und zu ihrer alten Form zurückzufinden. Vielleicht wollen Sie die extra Pfunde los sein, ihre Muskeln trainieren oder einfach nur wieder „Sie selbst“ sein. Welche Beweggründe es auch immer sein mögen – sie sind berechtigt. Ein kleines Wort der Vorsicht möchte ich Ihnen dennoch mit auf den Weg geben. Die physiologischen Veränderungen, die in Ihrem Körper während Schwangerschaft und Entbindung stattgefunden haben, sind beträchtlich, und Bindegewebe, Bauchmuskulatur und Beckenboden brauchen Zeit zu heilen – wahrscheinlich mehr als Sie denken. Es ist keine gute Idee, nur wenige Wochen nach der Geburt wieder voll in die Pedale zu treten, Joggen zu gehen oder im Fitnessstudio Gewichte zu stemmen. Die meisten Physiotherapeuten raten zu einer sechswöchigen Ruhepause nach der Entbindung – mindestens. Und auch dann sollten Sie mit sanftem Rehasport beginnen (zum Beispiel Beckenbodengymnastik oder leichtes Bauchmuskeltraining).[103] Mit anderen Worten: In der frühen Nachgeburtsphase ist weniger definitiv mehr. Diese wichtige Zeit zu ignorieren, kann Verletzungen, einen Gebärmuttervorfall, Inkontinenz oder eine Rektusdiastase (Spalt in der Bauchmuskulatur, auch Diastasis recti genannt) nach sich ziehen.

Lassen Sie es langsam angehen

Es gibt Hinweise darauf, dass es ein ganzes Jahr dauert, bis Ihr Beckenboden im Anschluss an eine Geburt wieder normal funktioniert.[104] Intensives Training oder Übungen, die viel Druck auf den Beckenboden ausüben, sind perfekte Voraussetzungen für Inkontinenz oder Gebärmuttervorfall. Inkontinenz bedeutet, dass bei Ihnen unfreiwillig Harn oder Stuhl abgeht. Von einem Prolaps – in diesem Fall ein Prolaps eines der Beckenorgane – spricht man, wenn eines oder mehrere Ihrer Beckenorgane nach unten wandern und sogar aus der Scheide austreten können. Zu den Symptomen eines Prolapses gehören Empfindungen, als würde etwas nach unten drücken oder das Gefühl, „auf einem Ball zu sitzen".

Wenn eines der oben genannten Symptome – oder deren Verschlimmerung – wenige Tage nach einer sportlichen Betätigung auftritt, bedeutet das, dass Ihr Körper diese Bewegung in dieser Intensität und in diesem Zeitumfang noch nicht aushalten kann. Sie müssen Ihren Beckenboden noch ein wenig „verwöhnen", damit er seine normale Spannkraft und Funktion wiederaufbauen kann. Diejenigen von Ihnen, die vaginal entbunden haben, wissen bestimmt noch, dass sich diese Muskeln zwei- bis dreimal so weit dehnen mussten, wie sie das normalerweise tun. Das reguliert sich nicht einfach über Nacht.

Auch die Bänder, die Ihre Bauchorgane halten, wurden von der Gebärmutter arg beansprucht, und können sich nicht sofort auf die normale Länge zusammenziehen. Das gilt übrigens für alle Mütter, unabhängig davon, ob sie vaginal oder per Kaiserschnitt entbunden haben. Diese Muskeln und Sehnen können in den ersten Monaten nach der Entbindung noch nicht das gleiche Gewicht tragen und den gleichen Druck aushalten, wie Sie es vielleicht aus der Zeit vor der Schwangerschaft gewöhnt sind.

Auch Ihre Bauchmuskeln wurden ähnlich stark beansprucht und haben durch die Schwangerschaft an Kraft verloren. Für die meisten Frauen ist eine Rektusdiastase in der Schwangerschaft normal, d. h. sie haben eine vertikale Spalte zwischen den Bauchmuskeln (insbesondere der Rectus abdominis). Bei einigen von Ihnen heilt die Spalte von allein wieder zusammen, aber viele Frauen müssen nachhelfen und mit Rehasport lernen, die „Lücke zu schließen" und die normale Funktion der Bauchmuskeln wiederherzustellen. Manche Frauen tragen eine Zeitlang einen speziellen Gurt, der den Rumpf stützt und zusätzlich Sicherheit gibt. In Mexiko und Teilen Asiens gehört das Einbinden des Rumpfes zur Wochenbetttradition.[105]

Im Großen und Ganzen ist es ratsam, in der ersten Zeit auf alle Bauchmuskelübungen zu verzichten, bei denen man sich zusammenkrümmen muss (zum Beispiel die Rumpfbeuge) oder die zu viel Druck auf diese Region ausüben (zum Beispiel Unterarmstützen/Plank). Sie müssen erst Kraft aufbauen, *bevor* Sie wieder mit diesen Übungen beginnen. Rollen Sie sich beim Aufstehen aus dem Bett auf die Seite anstatt sich gerade aufzusitzen. So werden Bauchmuskeln und Beckenboden auch wirklich geschont. Wenn Sie per Kaiserschnitt entbunden haben, muss Ihr Körper zusätzlich alle Schichten des Bauchgewebes heilen, die durch den Schnitt durchtrennt wurden – das braucht Zeit.

Marika Hart ist Physiotherapeutin und Expertin für pränatale und postnatalen Sport und rät dazu, auf die eigene Belastbarkeitsgrenze zu achten. Sie empfiehlt den Sport nach der Entbindung genauso vorsichtig anzugehen, wie den Rehasport nach einer Operation (wenn Sie einen Kaiserschnitt hatten, dann trifft dieser Vergleich *umso mehr zu*!). Für Sie bedeutet das, mit sanften Übungen zu beginnen und sich langsam und *in Ihrem eigenen Tempo* nach oben zu trainieren. Wie schnell das geht, hängt davon ab, wie gut sie sich von der Entbindung erholen.

Holen Sie sich professionelle Unterstützung

Es ist gar nicht so einfach, den eigenen Genesungsprozess im Blick zu haben, Beckenboden und Bauchmuskeln vorsichtig zu trainieren und zu entscheiden, wann welche Übungen am besten begonnen werden können. Obwohl der Nachsorgetermin beim Arzt oder der Hebamme sechs Wochen nach der Entbindung allgemein den Startschuss für sportliche Betätigung gibt, sollten Sie wissen, dass nicht jeder Arzt oder jede Hebamme den Zustand Ihrer Beckenbodenmuskeln kompetent beurteilen kann. Dafür sind diese Berufsgruppen nicht ausgebildet. Suchen Sie sich am besten eine Physiotherapeutin oder Hebamme mit Zusatzausbildung, die Ihnen beim Beckenbodentraining verlässliche Hilfestellung geben können.

Im Übrigen würde ich Ihnen sehr empfehlen, sich in jedem Fall die Meinung eines Spezialisten einzuholen *bevor* Sie wieder mit Ihrer gewohnten Sportroutine beginnen. Selbst wenn Sie der Ansicht sind, dass Ihr Bauch- und Genitalbereich absolut „in Ordnung" sei oder Sie nicht davon ausgehen, eine Rektusdiastase zu haben, sollten Sie Ihren körperlichen Zustand beurteilen lassen. Zumindest haben Sie die Option, sich gründlich durchchecken zu lassen. Zu hören, dass alles in Ordnung ist, kann auch sehr beruhigend sein. Seien Sie in den ersten Monaten besonders vorsichtig und vorausschauend und lassen Sie Ihrem Körper genug Zeit, um sich zu erholen. So vermeiden Sie jetzt schon Probleme, die vielleicht erst Jahrzehnte später auftreten würden.

Ein Prolaps und dessen Folgen zeigen sich unter Umständen erst sehr spät. Weltweit leiden bis zu *50 %* aller Mütter unter der ein oder anderen Form von Prolaps und man geht davon aus, dass sich bis zu 20 % dieser Frauen für einen chirurgischen Eingriff entscheiden, bevor sie das 80. Lebensalter erreichen.[106,107] Die Zahlen sind so hoch, dass es absolut unverständlich ist, warum darüber nicht offen gesprochen wird.

Wie bereits in Kapitel 8 erwähnt, gehört die Rückbildungsgymnastik in manchen Ländern zum regulären Nachsorgeprogramm, unabhängig davon, ob eine Frau Beschwerden hat oder nicht. In diesen Ländern hat man schon verstanden, welche Belastung Schwangerschaft und Entbindung für den Bewegungsapparat bedeuten und warum es wichtig ist, sich davon zu erholen und den Körper mithilfe von Gymnastik dabei zu unterstützen. Leider ist das in den USA noch nicht der Fall.

Schmerzen beim Sex, Inkontinenz, Prolaps und Anzeichen einer Bauchmuskelschwäche oder -spalte sollten unbedingt ernst genommen werden. Lassen Sie sich von einer Hebamme oder einem Gynäkologen untersuchen. Belegen Sie einen Kurs für Rückbildungsgymnastik. Nicht jede Frau schafft es, die Übungen (zum Beispiel Kegel-Übungen) ohne professionelle Anleitung richtig durchzuführen. Ungefähr 25 % aller Frauen machen die Übungen falsch, auch wenn sie eine Einführung dazu hatten.[108] Ein Rückbildungskurs hilft Ihnen dabei, das Beste aus den Übungen herauszuholen. Studien haben gezeigt, dass sich die Symptome einer Stressinkontinenz (unfreiwilliger Harnabgang beim Niesen, Husten oder Lachen) um bis zu 70 % besserten, wenn die Frauen ihre Beckenbodenübungen unter der Aufsicht einer speziell ausgebildeten Körpertherapeutin durchführten.[109] Es ist natürlich sehr verführerisch, einfach nur sehr viele Kegel-Übungen zu machen, bei denen man den Beckenboden zusammenkneift und anhebt. Aber Sie sollten wissen, dass dies in vielen Fällen nicht ausreicht. Ich würde Ihnen auch gar nicht dazu raten. Richtige Beckenbodentherapie besteht darin, das optimale Gleichgewicht zwischen Anspannung und Entspannung dieser Muskeln zu lernen. Das hängt unter anderem auch von Ihrer Körperhaltung ab. Wenn Sie zum Beispiel im Stehen das Steißbein nach hinten schieben, verkürzen sich Ihre Beckenbodenmuskeln mit der Zeit und werden schwächer. Oder wenn Sie Ihre Beckenbodenmuskeln ständig anspannen, ohne sie zwischendurch zu entspannen, damit sie ihre normale Länge einnehmen können (wie es passieren kann, wenn Sie 100 Kegel-Übungen am Tag machen), verlernen die Muskeln nachzugeben und können das Körpergewicht nicht mehr so gut tragen, vor allem nicht unter Druck. Das kann Schmerzen im Beckenbodenbereich, Krämpfe, Prolaps oder Inkontinenz zur Folge haben. Denken Sie kurz darüber nach. Wenn Sie einen starken Bizeps haben wollen, strecken und beugen Sie den Arm im Wechsel, sie lassen ihn auch nicht den lieben langen Tag in gebeugter Stellung.

Aus diesem Grund nehmen die meisten Physiotherapeuten im Anschluss an die ersten Trainingseinheiten auch funktionelle Übungen für den ganzen Körper in ihr Programm auf. Übungen wie Kniebeugen, Kräftigung der Gesäßmuskulatur und allgemeine Gleichgewichtsübungen fördern auch die unwillkürliche Kontraktion der Beckenbodenmuskeln. Und genau das wollen Sie erreichen – dass sich Ihre Beckenbodenmuskeln der Situation anpassen, ohne dass Sie bewusst daran denken müssen. Der Beckenboden wird fest, wenn es sein muss (wie zum Beispiel beim Niesen oder Heben eines schweren Gegenstandes), und entspannt sich, wenn er gerade nicht gebraucht wird (wenn Sie auf dem Sofa sitzen oder im Bett liegen). Bitte denken Sie aber daran, dass es mehrere Monate dauern kann, bis das Ziel erreicht ist.

Realitätscheck

Für mich als ehemalige Pilates-Trainerin waren die ersten Wochen nach der Entbindung eine sehr ernüchternde Zeit. Während der Schwangerschaft war ich durchweg aktiv gewesen und hatte viel Erfahrung im Umgang mit Wochenbettgymnastik. Ich wusste, dass auch ich Zeit brauchen würde, um mich zu erholen, ging aber davon aus, dass mein Beckenboden innerhalb kürzester Zeit wieder so sein würde wie vorher. Eine Rektusdiastase kam natürlich überhaupt nicht in Frage. Ich bildete mir ein, dass alles ganz schnell wieder so sein würde wie vor der Geburt meines Kindes. Nachdem mein Damm verheilt war und meine Nachblutungen aufgehört hatten, fühlte ich mich fit und dachte, nun könne ich wieder alles machen. Eine kleine Wanderung hatte ich schon hinter mir und mich dabei wohl gefühlt. Ungefähr acht Wochen nach der Entbindung brach ich erneut zu einer kleinen Wanderung auf und musste nach einem Kilometer umkehren, weil sich mein Beckenboden irgendwie unangenehm anfühlte. Ich musste mich erst einmal ein wenig zurücknehmen und in den nächsten vier Wochen auf kürzere Spaziergänge beschränken, bevor ich wieder aktiver sein konnte. Es war niederschmetternd für mich, weil ich nach den vielen Wochen des Dauerstillens einfach wieder raus und in die Berge wollte!

Ich war auch sehr enttäuscht darüber, dass ich eine Rektusdiastase hatte, obwohl ich in der Schwangerschaft eigentlich alles richtig gemacht hatte (mir war nicht bewusst, wie weit verbreitet es ist). Ich vereinbarte einen Termin bei einer Physiotherapeutin mit Schwerpunkt Frauengesundheit und ließ mich gründlich durchchecken. Sie versicherte mir, dass alles wunderbar verheilte, es aber bis zu einem Jahr dauern könnte, bis meine Bauch- und Beckenbodenmuskeln vollständig geheilt ein würden. Es dauerte also eine ganze Weile, bis ich wieder „die Alte" war – obwohl mein Beckenboden gut verheilte, ich nicht inkontinent war, meine Bauchspalte sich langsam schloss und ich gewissenhaft Beckenbodengymnastik machte. Wenn ich jetzt darüber nachdenke, weiß ich, dass meine Physiotherapeutin recht hatte. Ungefähr zehn Monate nach der Entbindung konnte ich fast wieder genauso trainieren wie vor der Schwangerschaft, aber immerhin dauerte es fast ein ganzes Jahr. Ich glaube, dass mir Inkontinenz, Prolaps und eine schlimme Rektusdiastase erspart blieben, weil ich auf meinen Körper hörte und langsamer trat. Statt Intensivtraining waren kleine Wanderungen und gemütliche Spaziergänge angesagt, in meinem eigenem Tempo und mit Kind im Tragetuch (entweder bei mir oder bei meinem Mann). Statt Ausdauertraining machte ich Pilates-Übungen, die zu mir passten, oder Yoga auf dem Wohnzimmerboden, während mein Baby schlief oder durch das Zimmer rollte. Ich verzichtete auf Gewichtheben, weil „Babyheben" angesagt war. Außerdem konnte ich feststellen, dass ich mein Baby am liebsten auf dem Arm trug und nicht im Tragetuch. So konnte ich meinen Beckenboden und Rücken besser entlasten und hatte als Bonus noch super starke Arme.

Vielleicht sieht Ihre erste Zeit nach der Entbindung ganz anders aus. Es kann sein, dass Sie früher wieder fit sind und mehr trainieren können als ich. Oder Sie müssen sich deutlich länger Zeit für diese abenteuerliche Reise nehmen. Es lässt sich schwer einschätzen, wie schnell sich Muskeln und Bindegewebe erholen werden, aber mit ungefähr einem Jahr sollten Sie rechnen. Wenn Sie nur einen Rat aus dieser Diskussion mitnehmen, dann hoffe ich, dass Sie sich Folgendes merken: Achten Sie darauf, wie sich Ihr Körper während und nach dem Training anfühlt. Wenn es Ihnen schlecht geht, ist das ein klares Signal dafür, dass Ihr Körper noch nicht bereit ist. Nehmen Sie es nicht persönlich und denken Sie nicht, Sie hätten etwas falsch gemacht. Geben Sie Ihrem Körper einfach mehr Zeit und versuchen Sie es in ein paar Wochen oder Monaten noch einmal.

Gewichtsabnahme – lieben Sie Ihren Körper

Viele Frauen stehen nach der Entbindung nicht nur unter Druck, so schnell wie möglich wieder Sport zu treiben, sondern auch das extra Gewicht bald wieder los zu werden. Sie sollten nicht vergessen, dass es ganze neun Monate dauerte, um Ihr Baby wachsen zu lassen und Ihren Körper in die Lage zu bringen, das überhaupt tun zu können. Warum sollten die Pfunde nun einfach so „purzeln"? Verstehen Sie mich bitte nicht falsch – es gibt Frauen, die bald nach der Geburt ihre alte Figur wiederhaben. Aber viele stellen fest, dass es länger dauert als erwartet, und bei jeder Frau ist es anders. Das Mantra „neun Monate zunehmen und neun Monate abnehmen" können Sie sich jedes Mal ins Gedächtnis rufen, wenn der Frust sie packt.

Direkt nach der Entbindung fallen allein durch das Gewicht des Kindes, des Fruchtwassers und der Plazenta ungefähr 5 Kilogramm weg. Das restliche Gewicht, dass sich während der Schwangerschaft angesammelt hat, wird sich schneller oder langsamer verflüchtigen. Wie schnell das geht, hängt von vielen Faktoren ab, auch, wie viel Sie vor der Schwangerschaft gewogen haben und ob Sie Ihr Baby stillen oder nicht. Bitte denken Sie daran, dass Sie Ihren Gewichtsverlust nicht zu 100 % unter Kontrolle haben. Hormonelle Veränderungen, Heißhunger beim Stillen, weniger körperliche Bewegung, Schlafmangel, Probleme mit der Schilddrüse oder den Nebennieren, nicht genügend Zeit zum Kochen und postpartale Stimmungsschwankungen spielen alle eine Rolle.

Selbst bei Frauen, die relativ schnell abnehmen, kann es länger dauern, bis der Körper wieder fit ist und alles gut funktioniert. Vielleicht haben Sie Schwangerschaftsstreifen, Ihr Nabel hat sich verändert, die Haut ist noch nicht straff und die Gelenke fühlen sich anders an. Davon wird sich manches mit der Zeit verändern und manches wird bleiben. Meiner Meinung nach müssten wir Frauen viel mehr Zeit damit verbringen dürfen, den Verlust unseres früheren „Selbst" und unseres Körpers zu betrauern. Wir haben zwanzig oder dreißig Jahre lang ein Leben ohne Kinder geführt, dann kommt plötzlich ein Baby und alles ist anders.

Es gibt eine wissenschaftliche Veröffentlichung aus dem Jahr 1985, die die postpartale Körperwahrnehmung sehr treffend beschreibt:

> *Der idealisierte weibliche Körper hat in unserer Gesellschaft einen hohen Stellenwert. Jedoch spiegeln die Veränderungen, die in der Schwangerschaft stattfinden, wider, dass die Frau in dieser Zeit vielleicht von diesem Idealbild weiter entfernt ist als je zuvor. Auch nach der Entbindung sieht der Körper einer Frau noch schwanger aus, eine unangenehme Erfahrung für viele Frauen. Diese Unzufriedenheit mit dem eigenen Körper konnte als einer der Faktoren identifiziert werden, die diese kritische Phase nach der Entbindung entscheidend prägen.*[110]

Obgleich sich seit den 80er -Jahren viel verändert hat, sind diese Worte noch genauso relevant wie vor vierzig Jahren. Wenn Sie sich selbst annehmen und lieben wollen, so wie Sie sind, ist es wichtig zu wissen, dass diese Gefühle normal sind und zu Ihrer Situation dazugehören. Beginnen Sie damit, Dinge über Ihren Körper herauszufinden, die Ihnen gefallen und die Sie mögen. Schon allein die Tatsache, dass Ihr Körper ein neues Leben aus dem Nichts erschaffen hat, ist absolut wunderbar oder nicht?

Was die Gewichtsabnahme betrifft, möchte ich Sie dazu ermutigen, in den ersten drei bis sechs Monaten auf die innere Heilung zu fokussieren, bevor Sie überhaupt daran denken, aktiv abzunehmen. Besonders für stillende Mütter ist das wichtig, weil die Milch ja fließen und möglichst nahrhaft sein soll. Bitte vergessen Sie nicht: Je weniger Sie essen, desto weniger *Nährstoffe* nehmen Sie auf.

Wenn Sie dennoch *so schnell wie möglich* abnehmen möchten, achten Sie bitte als erstes auf Ihre Ernährung. Anstatt Kalorien zu zählen, sollten Sie gut, gesund und nährstoffreich essen. Für viele Frauen bedeutet die erste chaotische und anstrengende Zeit nach der Entbindung hastig verzehrte Mahlzeiten, Fast Food, schnell einen Snack zwischendurch und das eine oder andere Dessert mehr. Schnelle Muntermacher wie koffeinhaltige Getränke werden schneller zur Regel, als Ihnen lieb sein kann. Essen Sie bewusst öfter mal etwas Gesundes, vielleicht ist dieser erste Schritt der Impuls, den Sie brauchen, und alles andere passiert wie von selbst. Tauschen Sie Ihre Müsliriegel und andere Snacks gegen sättigende, nährstoffreiche Zwischenmahlzeiten aus, wie zum Beispiel Nüsse oder getrocknetes Rindfleisch. Versuchen Sie, besonders reichhaltig zu frühstücken. Viele Proteine am Morgen wirken ausgleichend auf Blutzucker und Appetit und sind ein guter Start in den Tag, denn sie hemmen den Heißhunger auf Süßes. Eine kohlenhydratreduzierte Ernährung hilft beim Abnehmen, stillende Mütter müssen aber etwas vorsichtiger sein. Bitte lesen Sie unter dem obigen Abschnitt „Ein Wort über Kohlenhydrate" noch einmal zu diesem Thema nach.

Auch Achtsamkeit beim Essen kann Ihnen hier helfen. Es passiert in den ersten Monaten sehr schnell, dass man aus Versehen zu viel – also *achtlos* – isst, für den Fall, dass man die nächsten drei Stunden mit einem hungrigen Baby auf dem Sofa verbringen muss. Solange Ihr Baby noch sehr klein ist, ist das natürlich keine schlechte Sache, weil das Stillen sehr viel Energie verbraucht. Sobald das Baby aber älter ist, steckt Ihr Körper nicht mehr so viel Energie in die Milchbildung und die Abstände zwischen den Stillzeiten werden länger. Neun Monate nach der Geburt *müssen* Sie normalerweise nicht mehr so viel oder so oft essen wie in den ersten vier Wochen (oder vielleicht doch; jede Frau ist anders). Bewusstes Essen kann Ihnen helfen, Ihr Hunger- und Sättigungsgefühl wieder besser wahrzunehmen und nur dann zu essen, wenn Sie wirklich hungrig sind.

Es mag vielleicht zu schön klingen, um wahr zu sein, aber man hat nachweisen können, dass das achtsame Essen eine effektivere – und weniger anstrengende – Methode des postpartalen Abnehmens ist. Besser als Diätprogramme, bei denen Sie jedes Gramm gewissenhaft wiegen, messen und dokumentieren müssen.[111] Achtsames Essen ist langfristig betrachtet die realistischere Variante und auch nachhaltiger. Wenn Sie so weit sind, können Sie in Kapitel 2 noch einmal nachlesen und Ihr Wissen auffrischen. Für welches Programm Sie sich auch immer entscheiden mögen, es ist weise, nicht mehr als ein Kilogramm pro Woche abzunehmen.

Mentale und emotionale Gesundheit

Es erschließt sich mir nicht ganz, warum es immer noch einem Tabubruch gleichkommt, wenn Frauen nach der Entbindung über ihre wahren Gefühle sprechen. Neue Mutter zu sein bedeutet nicht nur Sonnenschein und wolkenloser Himmel, aber in der Regel sieht man aus dieser Zeit nur süße Babyfotos und friedlich schlummernde Wonneproppen (wahrscheinlich haben wir das den sozialen Medien zu verdanken). Ich bin überzeugt davon, wenn wir noch in den sprichwörtlichen Dörfern lebten und mehr Zeit mit frischgebackenen Müttern verbrächten (und nicht nur ein bis zwei Stunden nach dem Mittagessen, sondern rund um die Uhr), wären unsere Erwartungen an diese Zeit nicht mehr so unrealistisch. Wir würden das vierte Trimester aus erster Hand miterleben und verstehen, dass neugeborene Säuglinge ständig an der Mutter hängen (oder in ihrer Nähe sein wollen). Wir würden wissen, dass es lange dauert, bis kleine Kinder wirklich durchschlafen. Wir würden erkennen, wie anstrengend das Stillen wirklich ist. Wir würden mit eigenen Augen sehen, dass es Zeit braucht, um sich vollständig von einer Geburt zu erholen. Und es würde uns klar werden, dass es anstrengend, aufwühlend und absolut wunderbar ist, sich um ein Baby zu kümmern – alles gleichzeitig. Außerdem hätten wir viel mehr Unterstützung, um mit den alltäglichen Herausforderungen des Mutterseins umgehen zu können. Es ist schwer, in dieser Zeit mit den eigenen Gefühlen umzugehen, aber trotzdem wichtig. Die Höhen und Tiefen, die für gewöhnlich als „Baby Blues" bezeichnet werden, sind vor allem während der ersten Monate normal. Die ungeheuren hormonellen Veränderungen in dieser Zeit, gepaart mit einem ordentlichen Mangel an Schlaf, können Sie durchaus emotional aus dem Gleichgewicht bringen. Wo Ihnen gerade noch beim Anblick Ihres Babys Freudentränen kamen, weinen Sie sich wenige Momente später vor lauter Frust und Erschöpfung die Augen aus. Ich kann Ihnen versichern, dass diese Gefühle nach der Entbindung vollkommen in Ordnung sind.

Wenn Ängste und depressive Verstimmungen aber anhalten, sich auf Ihren Alltag auswirken und Sie sich deshalb nicht um Ihr Baby kümmern können, sollten Sie Hilfe in Anspruch nehmen. Schätzungen zufolge erleben ungefähr 30 % aller Frauen im ersten Jahr nach der Entbindung postpartale Depressionen (PPD).[112] Diese Zahl ist sehr wahrscheinlich zu niedrig angesetzt, wenn man bedenkt, wie viele Frauen nicht über ihre Gefühle sprechen können oder unbewusst wissen, dass die PPD ein großes Tabuthema ist. Wenn Sie denken, das könnte auch auf Sie zutreffen, sollten Sie nicht zögern, professionelle Hilfe in Anspruch zu nehmen. Halten Sie sich alle Wege offen und experimentieren Sie, um herauszufinden, was Ihnen guttut – von der Ernährung über Selbstfürsorge, Veränderungen im Lebensstil bis hin zum formalen therapeutischen Rahmen oder Psychopharmaka. In Kapitel 11 können Sie nachlesen, was Sie tun können. Besonders, wenn Sie eine traumatische Entbindung hinter sich haben, kann eine Therapie oder professionelle Hilfe für PTBS sinnvoll sein.

Es gibt Hinweise dafür, dass „eine Erschöpfung der Nährstoffspeicher während der Schwangerschaft und eine unzureichende Erholung postpartum das Risiko für eine Depression seitens der Mutter erhöhen".[113] In dieser Zeit sind die Nährstoffe Cholin, Vitamin B12, Eisen, Vitamin D und DHA für Ihre mentale Gesundheit besonders wichtig. Auch viele andere Gründe habe ich in diesem Kapitel erörtert. In einer wissenschaftlichen Publikation heißt es: „In den letzten drei Schwangerschaftsmonaten nimmt der Fötus über die Plazenta durchschnittlich 67 mg DHA täglich auf. Nach der Geburt geschieht dies über die Muttermilch. In dieser Situation kann es zu Mangelerscheinungen kommen und das Risiko postpartaler Depressionen erhöhen."[114] Auch Schilddrüsenbeschwerden werden mit postpartalen Stimmungsschwankungen in Verbindung gebracht. Wenn Ihre Schilddrüse noch nicht untersucht wurde, ist jetzt die beste Zeit, mit Ihrem Arzt darüber zu sprechen.[115]

Die meisten Mütter, denen ich begegnet bin, klagen darüber, dass sie so wenig Zeit für sich selbst haben. Wenn das Baby volle Aufmerksamkeit braucht, kann man sich noch nicht einmal kurz duschen und schon weint das Kleine, weil es getragen, gefüttert oder gewickelt werden muss. Es braucht ein wenig Kreativität, um Zeit zu finden für die Dinge, die einen erden – sei es ein warmes Bad, ein Spaziergang an der frischen Luft, eine Meditation usw. Mir hat besonders geholfen, wenn ich das Baby kurz abgeben konnte (ich gebe zu, dass ich monatelang nur dann richtig duschen konnte) oder beim Stillen eine Achtsamkeitsmeditation abspielte. Auch kurze Spaziergänge mit dem Baby im Tragetuch gaben mir die Möglichkeit, etwas Zeit für *mich* zu haben und meine Gefühle verarbeiten zu können. Fragen Sie sich, was Ihnen etwas mehr Luft verschaffen würde.

Ein weiterer Punkt, der in Bezug auf die psychische Gesundheit nach der Entbindung oft vernachlässigt wird, ist die Tatsache, dass Mutter-Sein einsam machen kann. Sie kommen vielleicht nur selten aus dem Haus, weil Ihr Baby nicht gern Auto fährt. Oder es ist für Sie unmöglich, mit Ihrem Partner zum Abendessen auszugehen, obwohl Sie das früher oft und gern getan haben. Möglicherweise haben Sie keine Familie oder Freunde in der Nähe, die nachvollziehen können, wie es Ihnen gerade geht. Ich kenne all diese Gefühle und Situationen nur zu gut. Mir hat es sehr geholfen, andere Mütter zu treffen und mich mit ihnen auszutauschen. Meinen Gefühlen endlich Luft zu verschaffen. Online-Foren sind ein guter Anfang, dort trifft man auf Mütter, denen es genauso geht. Eventuell gibt es in Ihrer Nähe auch ein Familienzentrum oder Müttertreffpunkt, in denen regelmäßig Gruppentreffen stattfinden. Informieren Sie sich in Ihrer Lokalbücherei, im Gemeindezentrum oder an der Pinnwand Ihres Kinderarztes. Vielleicht haben Sie auch Interesse an einer Yogagruppe für Mütter oder einer Gruppe, die sich regelmäßig zum Spaziergang trifft. Manche Frauen lernen sich auch im Geburtsvorbereitungskurs kennen und treffen sich auch nach der Entbindung regelmäßig. Es kann sein, dass es etwas Zeit und Mühe braucht, bis Sie gleichgesinnte Mütter gefunden haben, aber es bringt ein wenig Normalität in die Höhen und insbesondere in die Tiefen des Mutterseins. Es kann sehr hilfreich sein zu lernen, dass es sich hier um einen Lebensabschnitt handelt, den Sie Schritt für Schritt und Monat für Monat nehmen müssen, bis Sie letztendlich wieder ganz Sie selbst sein werden.

Familienplanung nach der Geburt

Ich habe lange gezögert, dieses Thema in mein Buch aufzunehmen. Warum sollte eine Ernährungsberaterin Ihnen Ratschläge zur Familienplanung geben? Aber dann dachte ich, wie könnte ich nicht über Familienplanung schreiben in Hinblick auf den ernährungsbedingten Tribut, den Schwangerschaft und Stillen von Ihrem Körper fordern? Immer mehr Frauen warten mit der Familienplanung, bis sie älter sind, und oft ist die einzige Möglichkeit, eine größere Familie zu haben, die Abstände zwischen den Kindern zu verkürzen. Über diesen Aspekt der Familienplanung wird meist nicht gesprochen, aber darüber wird jede Frau, die mehr als ein Kind haben möchte, früher oder später nachdenken müssen. Außerdem gibt es eine Reihe von Studien, die untersucht haben, wie sich die Abstände zwischen den Schwangerschaften auf die Gesundheit von Mutter und Kind auswirken. Es handelt sich also nicht nur um eine persönliche Entscheidung, sondern eine, die gesundheitliche Folgen für Sie und Ihre Kinder haben kann.

Schon seit Jahrzehnten wissen die Mediziner, dass Frauen, die bald nach einer Entbindung wieder schwanger werden (in medizinischen Fachkreisen kurze

Schwangerschaftsintervalle genannt), ein höheres Risiko für Schwangerschaftskomplikationen haben, wie zum Beispiel Wachstumsstörungen beim Fötus, Frühgeburt, Neuralrohrdefekt beim Baby, Entwicklungsstörungen, infantile Zerebralparese oder Autismus.[116,117] Darüber hinaus leiden diese Frauen häufiger an Anämie und Blutungen im dritten Trimester. Außerdem ist die Müttersterblichkeit höher.[118] Die Frage stellt sich, warum das so ist. Niemand kann es sicher sagen, aber in einer Analyse von 58 Studien zu diesem Thema sind die Forscher auf Beweise gestoßen, dass verschiedene Faktoren eine Rolle spielen können, darunter Nährstoffmangel bei der Mutter (insbesondere Folat), Zervixinsuffizienz, Wundheilungsstörungen nach einem Kaiserschnitt, Infektionen, anormale Heilungsprozesse in den Blutgefäßen des Endometriums und kurze Stillzeiten, weil sich die Schwangerschaften überlappen.[119] Kurz gesagt, eine Schwangerschaft verlangt Ihrem Körper viel ab und sie müssen danach erst heilen und sich erholen – eine große Herausforderung, wenn Sie als Mutter wenig Zeit und/ oder Motivation haben, sich gesund zu ernähren.

Wie lange sollten Sie also mit der nächsten Schwangerschaft warten, damit die Aussichten auf eine gesunde Schwangerschaft und ein gesundes Baby möglichst gut sind? Und was ist eigentlich ein kurzes Schwangerschaftsintervall?

Der aktuelle Wissensstand empfiehlt eine Wartezeit von mindestens 18 Monaten, d. h. Sie sollten warten, bis Ihr Kind 18 Monate alt ist, bevor Sie wieder schwanger werden.[120] Nicht jede Frau möchte so lange warten, vor allem ältere Mütter, die eine große Familie planen, wollen nicht so lange warten. Wenn die 18 Monate für Sie nicht in Frage kommen, sollten Sie wissen, dass auch ein Intervall von 12 Monaten laut wissenschaftlichen Erkenntnissen zu einem besseren Schwangerschaftsverlauf führt und besonders das Risiko für Entwicklungsstörungen und Autismus beim Kind senkt.[121] Eine andere Analyse kam zu dem Ergebnis, dass ein Abstand von 15 Monaten zwischen Entbindung und Empfängnis das niedrigste Risiko für Früh- und Fehlgeburten mit sich bringt.[122] Das ist besonders wichtig, wenn Sie bereits eine oder mehrere Fehlgeburten hatten.

Interessanterweise praktizierten auch traditionell lebende Kulturen eine aktive Familienplanung. Wie Dr. Weston Price in seinem Buch *Nutrition and Physical Degeneration* anmerkt, war es bei vielen indigenen Völkern üblich, Schwangerschaften bewusst in einem Abstand von mindestens 2,5 bis 3 Jahren zu planen. Dazu gehören die Ibos in Nigeria, die indigene Bevölkerung Perus und des nordwestlichen Amazonasgebiets und die Ureinwohner der Solomonischen Inseln.[123] Der Grund dafür war, dass der längere Zyklus es der Mutter ermöglichte „ihre Kräfte wieder vollständig wiederherzustellen“ und „in bester körperlicher Verfassung für das nächste Kind zu sein“. Man glaubte, dass so die Gesundheit und das Überleben des Kindes gewährleistet werden konnte.

Es mag Zufall sein, dass dieser Abstand mit den von der modernen wissenschaftlichen Literatur präferierten Schwangerschaftsintervallen übereinstimmt.

Wenn es Ihre persönlichen Umstände zulassen, lege ich ihnen ans Herz, mit einer neuen Schwangerschaft zu warten, bis Ihr Baby ungefähr 18 Monate alt ist. Wenn ich ehrlich sein soll, ernähren sich die wenigsten Menschen so konsequent gesund, dass Ihre Nährstoffreserven jederzeit gut gefüllt sind. Wenn Sie länger als ein Jahr stillen wollen, müssen Sie wissen, dass eine neue Schwangerschaft die Milchbildung beeinträchtigen kann (viele Frauen praktizieren Tandemstillen, aber es passt nicht zu allen Frauen und manchmal leidet auch die Milchbildung darunter). Das Bindegewebe braucht viel Zeit, um sich zu erholen und Ihre Lebensqualität wird darunter leiden, wenn Sie sich nicht genug Zeit dafür lassen. Das trifft vor allem auf Frauen zu, die Beschwerden mit dem Beckenboden, einen Prolaps oder eine Rektusdiastase haben. Letztendlich stellt eine rasche Geschwisterfolge Sie auch allgemein vor große Herausforderungen (und große Erschöpfung), die eine große Familie mit mehreren Kleinkindern mit sich bringt. Wenn Sie sich für ein kurzes Intervall entscheiden, sollten Sie viel Wert auf eine gesunde Ernährung, gute Nahrungsergänzungsmittel und ausreichende Unterstützung legen!

Zusammenfassung

Mutterschaft ist eine der wunderbarsten Erfahrungen Ihres Lebens, die Sie aber gleichzeitig vor große Herausforderungen stellt. Wenn Ihr Baby auf die Welt kommt, kann es sich anfühlen, als würde das Leben plötzlich stillstehen. Dinge, die vorher wichtig waren, zählen plötzlich nicht mehr (oder rücken aus Zeitmangel in den Hintergrund). Die Emotionen wogen hoch, die Zeit ist knapp und das Gefühl der Überforderung gehört zur Tagesordnung. Es hört sich vielleicht kitschig an, aber ich möchte Sie noch einmal daran erinnern, dass es sich hier um eine sehr intensive Lebensphase handelt, eine Phase, die aber auch bald wieder vorbei sein wird. Ihr Baby wird nicht immer so viel Aufmerksamkeit benötigen oder von Ihnen abhängig sein. Es wird sich eine neue Normalität finden und Sie werden wahrscheinlich feststellen, dass sich der Begriff „Normalität“ mit Ihrem heranwachsenden Kind verändern wird. Lassen Sie Ihre Gefühle zu, ob Sie nun einen guten oder schlechten Tag haben. Achten Sie auf sich selbst, indem Sie Unterstützung für sich organisieren (Kinderbetreuung, Kochen, Haushaltshilfe usw.) und bleiben Sie gesund (gesundes Essen, achtsame Bewegung, emotionale Unterstützung usw.). Dann können Sie diese Lebensphase auch ohne Burnout überstehen. Hier möchte ich die wichtigsten Aspekte zur Erholung nach der Entbindung und dem vierten Trimester zusammenfassen:

Tipps für das vierte Trimester (Kurzversion)

- Nehmen Sie Hilfe an, damit Sie sich erholen, ausruhen und an die neue Situation als Mutter gewöhnen können. Besonders in den ersten vier bis sechs Wochen nach der Entbindung benötigen Sie viel Unterstützung.
- Legen Sie wieder besonderen Wert auf gutes und gesundes Essen. Betrachten Sie gesunde Ernährung als einen Akt der Selbstfürsorge und nicht nur einen Weg, um so bald wie möglich eine „gute Figur" zu haben. Nahrungsmittel, die viele gute Nährstoffe enthalten, helfen Ihnen, wieder zu Kräften zu kommen und machen auch Ihre Muttermilch besonders reichhaltig.
- Wenn Sie stillen oder stillen möchten, lohnt es sich, eine Stillgruppe oder eine Stillberaterin zu suchen.
- Nehmen Sie Ihr pränatales Nahrungsergänzungsmittel mindestens noch weitere sechs Monate ein, damit Ihre Nährstoffreserven wieder aufgestockt werden. Sprechen Sie mit Ihrem Arzt oder Ihrer Hebamme über eine zusätzliche Supplementation.
- Falls Sie Beschwerden haben: Sprechen Sie Ihren Arzt auf spezifische Laboruntersuchungen an, die zu Ihren Symptomen passen.
- Lassen Sie sich Zeit mit dem Sport und beginnen Sie mit sanften, achtsamen Übungen. Suchen Sie sich einen Kurs für Rückbildungsgymnastik und lassen Sie Ihren Beckenboden von einer Hebamme/einem Arzt untersuchen, auch wenn Sie keine Beschwerden haben.
- Nehmen Sie Rücksicht auf sich selbst und übertreiben Sie es nicht mit dem Abnehmen. Denken Sie an den Spruch „neun Monate zunehmen, neun Monate abnehmen". Es ist völlig in Ordnung, dass Ihr Körper nach der Entbindung anders aussieht als vorher.
- Überlegen Sie, was Sie tun können, um emotional und mental gesund zu bleiben. Suchen Sie sich gleichgesinnte Mütter (entweder online oder im persönlichen Kontakt). Wenn Sie den Verdacht haben, unter Ängsten oder Wochenbettdepressionen zu leiden, sollten Sie sich so bald wie möglich professionelle Unterstützung holen. Schieben Sie es nicht auf.
- Wenn Sie mehr als ein Kind haben möchten, sollten Sie die Familienplanung aktiv in die Hand nehmen und überlegen, wann der beste Zeitpunkt für ein weiteres Kind sein könnte.

Nun, selbst die Kurzversion dieses Kapitels müssen Sie erst einmal verdauen. Wenn Sie dies lesen und zurzeit schwanger sind, möchte ich Sie bitten, die Planung Ihrer

Traumgeburt kurz auszusetzen und auch dem vierten Trimester etwas Aufmerksamkeit zu schenken. Der erste der oben genannten Punkte ist hier mit Abstand der wichtigste.

Wenn Sie beim Lesen dieses Kapitels bereits ein Baby im Arm halten, möchte ich Sie ermutigen, jeden Tag so zu nehmen, wie er kommt. Lesen Sie sich die Liste noch einmal in Ruhe durch und überlegen Sie, was Sie in den nächsten Tagen oder Wochen davon umsetzen können. Mit einem kleinen Baby im Haus bleibt nur wenig Zeit für andere Dinge und es wird unmöglich sein, diese Liste abzuarbeiten. Nehmen Sie sie eher als Denkanstoß.

Ich möchte keinesfalls den Eindruck erwecken, dass man alle Punkte mit Leichtigkeit und wie nebenbei erledigen kann, wenn ein kleines Baby alle Aufmerksamkeit fordert. Nach ein paar Monaten werden Sie aber wieder mehr Zeit für sich haben. Vergessen Sie bitte nicht, dass eine gut genährte und gesunde Mutter genauso wichtig ist wie ein gesundes Kind. Sie schaffen das!

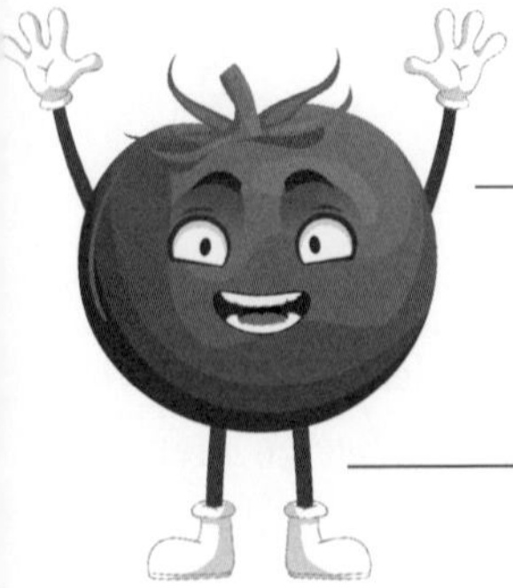

Rezepte

FRÜHSTÜCK

Spinatquiche ohne Teig

Getreidefreies Knuspermüsli

HAUPTMAHLZEITEN

Lachstörtchen

Gegrillter Lachs mit Zitrone und Pfeffer

Rinder-Chili ohne Bohnen

Knochenbrühe

Hühnersuppe mit Gemüseeinlage

Hackbraten mit Rindfleisch aus Weidehaltung

Low-Carb Shepherd's Pie

Zweifach gebackener Spaghetti-Kürbis mit Hackfleischbällchen

Hühnchen-Curry mit Kokos

Langsam gekochte Carnitas

GEMÜSE

Blumenkohlreis

Gebackener Rosenkohl

Sautierter Grünkohl

Gebackener Brokkoli mit Zitrone

Gebackene Süßkartoffel-Fritten

Gebackener Blumenkohl mit Curry-Gewürz

Gebackener Butternut-Kürbis

SNACKS, DESSERTS UND VIELES MEHR

Spinat-Dip

Nussiger „Müsli"-Riegel

Leberpastete mit Leber aus Weidehaltung

Selbstgemachtes Beerensorbet

Kokosmakronen

Pots de Crème (gebackener Pudding) mit Ahorn

Saure Drops

Lilys Erfrischungsdrink mit Elektrolyten

Spinatquiche ohne Teig

Ergibt 4-6 Portionen

Diese Quiche ist ein echter Superstar für Mutter und Baby: Die Eier liefern Cholin und Protein, der Käse Calcium und der Spinat ganz viel Folat. Am besten machen Sie gleich zwei davon und gefrieren eine Quiche für später ein.

Zutaten

- 1 Esslöffel Kokosöl oder Butter
- 1 Zwiebel, fein gehackt
- 285 g gefrorener, gehackter Spinat (vor dem Kochen auftauen und abtropfen lassen)
- 6 Eier, idealerweise von Hühnern aus Weidehaltung
- 3 Tassen geriebener Käse (Münster, Cheddar oder Monterrey Jack)
- ½ Teelöffel Salz
- ⅛ Teelöffel schwarzer Pfeffer

Zubereitung

1. Kokosöl oder Butter in eine Bratpfanne geben und die Zwiebeln darin andünsten, bis sie weich sind.
2. Den Spinat zugeben und so lange köcheln, bis alle Flüssigkeit verdampft ist.
3. Eier, Käse, Salz und Pfeffer in einer großen Schüssel verrühren.
4. Die Spinat-Zwiebel-Mischung zugeben und gut verrühren.
5. Eine Quiche-Form mit 23 cm einfetten und die Mischung in die Form gießen.
6. Bei 170 °C im Ofen backen, bis die Eier stocken, das sollte ungefähr 30 Minuten dauern. 15 Minuten abkühlen lassen und servieren.

HINWEIS: Dieses Gericht können Sie sehr schnell zubereiten, wenn Sie vorausplanen und den Spinat über Nacht im Kühlschrank auftauen. Ritzen Sie die Verpackung einfach mit einem kleinen Küchenmesser an und lassen Sie die Flüssigkeit abtropfen. Den Spinat dann aufgetaut in die Pfanne geben. Den Spinat können Sie auch durch frisches grünes Blattgemüse wie Grünkohl oder Mangold ersetzen.

Getreidefreies Knuspermüsli

Ergibt ca. 10 Portionen (zu je einer halben Tasse)

Eine der Fragen, die mir am häufigsten gestellt wird, ist: „Was kann ich anstelle von Müsli essen?“ Es stimmt, wenn Sie meinem Ernährungsplan folgen, wird es für Sie kein herkömmliches Frühstück mehr geben. Aber mein Rezept für getreidefreies Knuspermüsli ist genauso sättigend, knusprig und leicht wie konventionelles Getreide. Auch der Hauch von natürlicher Süße fehlt nicht.

Zutaten

- ¼ Tasse Kokosöl oder Butter, geschmolzen
- 3 Tassen ungesüßte Kokoschips
- 1 Tasse Mandelblättchen
- 1 Tasse gehackte Walnüsse, Paranüsse, Haselnüsse, Macadamianüsse (oder eine Kombination von allen)
- 2 Esslöffel ganze Chiasamen
- 2 Esslöffel reiner Ahornsirup
- 2 Teelöffel gemahlener Zimt
- ¼ Teelöffel gemahlene Muskatnuss
- ½ Teelöffel Salz

Zubereitung

1. Kokosöl oder Butter in einem kleinen Topf schmelzen lassen.
2. Die restlichen Zutaten unterheben.
3. Auf einem mit Backpapier ausgelegten Backblech gleichmäßig ausstreichen. Bei 175 °C etwa 25 Minuten lang backen, bis die Masse eine goldbraune Farbe annimmt und angenehm duftet. Lassen Sie die Masse nicht zu lange im Backofen, weil sie schnell zu trocken wird. Das Knuspermüsli wird erst beim Abkühlen knusprig.
4. Das Müsli bleibt bei Raumtemperatur in einem luftdicht verschlossenen Behälter bis zu einem Monat lang frisch.

HINWEIS: Sie können das Knuspermüsli zusätzlich mit Stevia süßen, wenn Sie gerne süß frühstücken.

Lachstörtchen

Ergibt 12-14 kleine Lachstörtchen, je nach Größe

Wenn Sie kein großer Fan von Fisch sind oder Sie Lachs etwas zu „fischig" finden, empfehle ich Ihnen diese Lachstörtchen. Anders als in den herkömmlichen Rezepten verwende ich keine Semmelbrösel, sondern Kartoffeln. Die Lachstörtchen sind ideal für alle, die kein Gluten und kein Getreide essen. Außerdem kann man mit diesem Rezept Fischreste ganz unkompliziert verarbeiten.

Zutaten

- 1 große Kartoffel, geschält und gewürfelt
- 900 g Alaska-Lachs, gekocht (Lachs aus der Dose funktioniert auch gut)
- 1 Teelöffel Salz
- ½ Teelöffel schwarzer Pfeffer
- ½ Teelöffel Knoblauchpulver
- Saft einer halben Zitrone
- 1 Gemüsepaprika, fein gewürfelt (rote, orangene und gelbe Paprikaschoten geben die schönsten Farben)
- 3 Frühlingszwiebeln, fein gewürfelt (weiße und grüne Teile werden verwendet)
- 3-4 dicke Scheiben Speck, gekocht und gewürfelt
- 2 Eier (idealerweise von Hühnern aus Weidehaltung)
- Kokosöl zum Braten

Zubereitung

1. Die Kartoffeln in einem kleinen Topf mit gesalzenem Wasser weichkochen (Gabelprobe machen). Das Wasser abseihen und die gekochte Kartoffel stampfen, bis ein Püree entsteht. Abkühlen lassen.
2. Das kalte Kartoffelpüree zusammen mit den restlichen Zutaten in eine große Schüssel geben. (Wenn Sie frischen Lachs verwenden, achten Sie bitte darauf, dass alle Gräten entfernt wurden. Bei Lachs aus der Konserve ist das nicht notwendig, denn die Gräten werden während des Konservierungsprozesses weich – und enthalten nebenbei noch viel Calcium.)
3. Kneten Sie die Masse mit sehr sauberen Händen gründlich durch. Formen Sie kleine Törtchen und stellen Sie diese beiseite (bitte im Kühlschrank aufbewahren, wenn Sie die Törtchen nicht sofort verarbeiten).
4. 2-3 Esslöffel Kokosöl in einer gusseisernen Pfanne erhitzen.

5. Die Törtchen bei mittlerer Hitze auf jeder Seite 1-2 Minuten anbraten, bis sie eine goldbraune Farbe haben. Eventuell müssen Sie noch mehr Kokosöl zugeben.

HINWEIS: Obwohl Lachs ein ausgezeichnetes Nahrungsmittel ist, können Sie für die Törtchen auch anderen Fisch verwenden. Bei uns zu Hause gehören Kabeljau und Heilbutt zu den Favoriten.

Gegrillter Lachs mit Zitrone und Pfeffer

Ergibt 2 Portionen

Eine der besten Quellen für Omega-3-Fettsäuren ist Lachs aus Wildfang. Viele Menschen kochen nicht gerne Fisch, weil sie denken, es sei zu kompliziert. Dabei ist Fisch eine sehr dankbare Zutat und sehr einfach zuzubereiten. Ich lege Wert auf hochwertigen Lachs. Dafür kaufe ich gefrorenen Lachs und taue ihn über Nacht im Kühlschrank auf (auch „frischer" Lachs wird in der Regel nach dem Fang innerhalb von 24 Stunden tiefgekühlt und zum Verkauf aufgetaut). Ein guter Fisch riecht nicht nach Fisch, sondern erinnert an frische Meeresluft.

Zutaten

- Zwei Alaska-Lachsfilets (zu je 85-115 g) aus Wildfang, mit Haut
- Saft einer halben Zitrone
- ¾ Teelöffel Zitronenpfeffer (nach Geschmack auch weniger)
- 1 Prise Meersalz
- 1 Spritzer Olivenöl

Zubereitung

1. Den Lachs mit Gewürzen und Öl einreiben.
2. Den Grill im Ofen auf mittlere Hitze vorheizen. Die Filets mit der Haut nach oben unter den Grill legen. (Alternativ können Sie den Fisch auch auf dem Herd in einer großen, schweren Pfanne anbraten.) Zwischen 3-5 Minuten grillen oder bis die Filets am Rand nicht mehr durchsichtig sind. Dann wenden und weitere 1-2 Minuten oder bis zur gewünschten Konsistenz grillen.

HINWEIS: Vor dem Servieren können Sie die Haut entfernen. Die Haut enthält aber viel Glycin und Omega-3-Fette und darf gern verzehrt werden. Wenn Sie für dieses Rezept die doppelte oder dreifache Menge Fisch kochen, können Sie aus den Resten Lachstörtchen herstellen.

Rinder-Chili ohne Bohnen

Ergibt 6 Portionen

In diesem Rezept sind keine Bohnen enthalten, weil viele das Chili lieber „ohne“ essen, diese nicht vertragen oder auf möglichst wenige Kohlenhydrate achten. Wenn Sie gerne Bohnen essen, können Sie das Chili auch „mit“ kochen oder die Bohnen als Beilage servieren.

Zutaten

- 1 getrocknete Chipotle (geräucherte Jalapeño) ohne Stiel
- 1 Tasse kochendes Wasser
- 1,5 Teelöffel Kokosöl
- 1 Tasse gelbe Zwiebel, gehackt
- 1 Tasse grüne Paprikaschote, gehackt
- 1 Tasse rote Paprikaschote, gehackt
- 4 Knoblauchzehen, zerdrückt
- 450 g Hackfleisch (aus Weidehaltung)
- 225 g würzige Schweinebratwurst ohne Pelle
- 85 g Rinderleber, durch den Fleischwolf gedreht oder fein gehackt (optional)
- 1 Esslöffel Chilipulver
- 1 Esslöffel gemahlener Kreuzkümmel
- 1 Teelöffel getrockneter Oregano
- 1 Teelöffel Kakaopulver, ungesüßt
- 1 Teelöffel Worcestershire Sauce
- 1 Dose (800 g) stückige Tomaten
- 1,5 Teelöffel Meersalz
- ½ Teelöffel schwarzer Pfeffer, gemahlen

Zubereitung

1. Die Chipotle-Schote ungefähr 10 Minuten lang in dem kochenden Wasser einweichen. Die Schote aus dem Wasser nehmen und fein hacken.
2. Das Kokosöl in einem großen Topf über mittlerer Hitze erhitzen.
3. Zwiebeln und Gemüsepaprika zugeben. Ca. 5-10 Minuten andünsten, bis sie weich sind.
4. Knoblauch und gehackte Chipotle-Schote in die Zwiebelmasse einrühren und etwa eine Minute lang dünsten, bis es duftet.

5. Rinderhack und Schweinefleisch in die Pfanne geben. Unter ständigem Rühren anbraten, bis das Hackfleisch angebräunt ist und zerfällt. Das dauert etwa 10-12 Minuten.
6. Die restlichen Zutaten in die Masse einrühren. Das Ganze zum Kochen bringen, die Hitze reduzieren und ca. 10 Minuten lang köcheln, bis sich das Aroma entfaltet hat.
7. Mit Schmand, Avocado, eingelegten roten Zwiebeln und anderen Low-Carb-Toppings servieren.

HINWEIS: Chili schmeckt am nächsten Tag meist besser. Kochen Sie die doppelte Menge und gefrieren Sie die extra Portionen für später ein.

Knochenbrühe

Ergibt ca. 4 Liter, je nach Größe Ihres Topfes/Schongarers

In diesem Rezept verwende ich Hühner- oder Putenteile, Sie können aber auch Rinder- oder Schweineknochen nehmen. Ich persönlich verarbeite für meine Brühe am liebsten Knochen, die bereits gekocht wurden. Meistens gefriere ich die Reste eines Backofenhähnchens oder von Hühnerflügeln (Knochen, Haut, Knorpel) ein, damit ich später daraus eine Brühe kochen kann. Im besten Fall ist mein Kochtopf dann bis zur Hälfte mit Knochen gefüllt. Das gibt einen besseren, reichhaltigeren Geschmack. Sie können die Brühe im Schongarer, im Dampfkochtopf oder in einem gewöhnlichen Topf zubereiten. Die Brühe muss nach dem Abseihen noch gewürzt werden (sparen Sie bitte nicht am Salz!).

Zutaten

- 900 bis 1500 g Knochen, zum Beispiel Hals, Rücken, Brustbein, Flügel und Füße (am besten von Hühnern oder Puten aus Weidehaltung)
- 1 Esslöffel Essig oder Zitronensaft
- 1 große Zwiebel mit Schale, geviertelt
- 2 ganze Möhren
- 2 Stangen Sellerie, wenn möglich mit Blättern
- 1 Lorbeerblatt
- 1 Esslöffel Kombu-Flocken (optional, aber eine ausgezeichnete Jod-Quelle)
- ½ Teelöffel schwarze Pfefferkörner (optional)
- Gemüsereste – (optional können Sie Mangoldstiele, Petersilie, Knoblauchschale, Ingwer und vieles mehr zugeben)
- Gefiltertes Wasser zum Bedecken

Zubereitung

1. Geben Sie alle Zutaten in einen großen Topf, Schongarer oder Dampfkochtopf. Wasser dazugeben, die Zutaten sollten mit ca. zwei Zentimeter Wasser bedeckt sein. Den Topfdeckel auflegen.
2. Zubereitung auf dem Herd oder im Schongarer: Das Wasser zum Kochen bringen und bei niedriger Hitze 12-24 Stunden köcheln lassen.
   Zubereitung im Dampfkochtopf: Bei hohen Temperaturen 60-90 Minuten garen.

3. Die Brühe ist fertig, wenn die Knochen weichgekocht sind. Die Hühner- oder Putenknochen zerfallen dann an den Enden buchstäblich. Ist das nicht der Fall, können Sie die Brühe noch weiter köcheln lassen, um den Mineralgehalt zu erhöhen. (Sie können die Brühe anschließend für eine zweite Runde mit Rinder- oder Schweineknochen aufsetzen. Hachsen und Markknochen eignen sich besonders gut.)
4. Die Brühe sollte zum Schluss eine schöne goldene Farbe haben (Hühner- und Putenbrühe sind blasser in der Farbe).
5. Zum Abseihen der Brühe legen Sie ein Sieb über eine große Schüssel oder einen Topf. Gießen Sie die Brühe in das Sieb und halten Sie die festen Zutaten mit einem Rührlöffel zurück. Sie werden anschließend entsorgt. Lassen Sie die Brühe etwas abkühlen, bevor Sie sie in den Kühlschrank stellen. Das sollte nicht länger als zwei Stunden dauern, denn Brühe ist ein idealer Nährboden für Keime.
6. Die Brühe können Sie maximal 3 Tage im Kühlschrank aufbewahren, im Tiefkühlfach sehr viel länger.

HINWEIS: In der Regel koche ich größere Mengen Knochenbrühe und friere die Reste für später ein. Wenn Sie nicht regelmäßig für viele Menschen kochen müssen, können Sie die Brühe auch portionsweise in Eiswürfelbehältern einfrieren und später in kleinen Mengen wieder auftauen. Bitte denken Sie daran, rechtzeitig für die Zeit nach der Entbindung vorzukochen.

Hühnersuppe mit Gemüseeinlage

Ergibt 4 Portionen

Wenn man Trost und Wärme braucht, gibt es einfach nichts Besseres als Großmutters Hühnersuppe. Die stärkende Wirkung kommt von der Knochenbrühe, die jeder guten Hühnersuppe als Grundlage dienen sollte. Das Rezept ist variabel und hängt davon ab, welches Gemüse Sie gerade zur Hand haben. Experimentieren Sie auch mit Grün- und Weißkohl, Zucchini und Gemüsepaprika.

Zutaten

- 1 große Zwiebel, gehackt
- 3 große Möhren, geschält und in Würfel geschnitten
- 4 Selleriestangen, in dünne Scheiben geschnitten
- 2 Esslöffel Butter
- 1 Teelöffel Meersalz oder nach Geschmack
- ½ Teelöffel schwarzer Pfeffer
- ½ Teelöffel getrockneter Thymian
- 6 Tassen Hühnerknochenbrühe
- 450 g Hühnerfleisch, aus einem Brathühnchen gezupft (oder vorgekochtes Hühnerfleisch aus der Keule, in kleine Stücke gezupft)
- ½ Tasse Crème double
- 1 Esslöffel Zitronensaft
- 2 Esslöffel frische Petersilie zum Garnieren (optional)

Zubereitung

1. In einem großen Topf und über großer Hitze das Gemüse mit Salz, Pfeffer und Thymian in der Butter andünsten, bis es schön braun ist und duftet.
2. Die Knochenbrühe zugeben und zum Kochen bringen.
3. Das Hühnerfleisch, die Crème double und den Zitronensaft zugeben. Die Hitze reduzieren und 5 Minuten köcheln lassen. Anschließend abschmecken und mit frischer Petersilie garnieren.

HINWEIS: Die Suppe enthält viel Gelatine und ist reich an Mineralen. Sie ist ein wichtiges Grundnahrungsmittel in der Zeit nach der Entbindung.

Hackbraten mit Rindfleisch aus Weidehaltung

Ergibt 8 Portionen

Herzhaft, bodenständig und vollgepackt mit wertvollen Nährstoffen. Dieser Hackbraten ist eine ausgezeichnete Quelle für Cholin, Vitamin B12, Eisen, Vitamin A, Folat, Zink und vielen anderen Nährstoffen, die wichtig sind für die Gesundheit von Mutter und Kind. Viele Rezepte für Hackbraten verlangen nach Semmelbrösel oder Haferflocken, aber ich bevorzuge die saftigere Variante mit nur wenig Mandel- oder Kokosmehl.

Zutaten
Für den Hackbraten:

- 1 kleine Zwiebel, fein gehackt
- 225 g Pilze, fein gewürfelt
- 2 Knoblauchzehen, zerdrückt
- 2 Esslöffel Kokosöl
- 1 kleine Zucchini, geraspelt
- 900 g Rinderhack aus Weidehaltung
- 170 g Rinderleber aus Weidehaltung, fein geschnitten oder durch den Fleischwolf gedreht (als Ersatz können Sie auch selbstgemachte Leberpastete nehmen)
- 2 Eier, am besten von Hühnern aus Weidehaltung
- ¼ Tasse Mandel- oder Kokosmehl
- 2 Teelöffel Meersalz
- ½ Teelöffel schwarzer Pfeffer
- 1 Teelöffel getrockneter Oregano
- 1 Teelöffel getrockneter Thymian

Zum Bestreichen:

- 170 g Tomatenmark (1 kleine Dose)
- 1 Esslöffel Ahornsirup oder Honig
- 1 kleine Portion Stevia (wenn Sie Ihren Hackbraten lieber mit Ketchup-Geschmack mögen)
- 1 Teelöffel Sojasoße

Zubereitung

1. In einer großen Pfanne das Kokosöl erhitzen. Zwiebel, Pilze und Knoblauch anbraten, bis sie leicht gebräunt und der Saft des Gemüses verdunstet ist. Beiseitestellen und abkühlen lassen.
2. Alle restlichen Zutaten, das gekochte Gemüse und das Fleisch in einer großen Schüssel gründlich miteinander vermischen.
3. In einer gläsernen Auflaufform (33 x 20 cm) zu einem Braten formen.
4. Die Zutaten zum Bestreichen mischen, abschmecken und über den Hackbraten geben.
5. Den Hackbraten bei 180 °C im Ofen 45-60 Minuten braten. Stäbchenprobe machen, bei Bedarf noch etwas länger im Ofen lassen.

HINWEIS: Mit diesem Rezept können Sie nährstoffreiche Leber sehr einfach in Ihren Speiseplan einbauen. Das kommt all denjenigen entgegen, die den Geschmack von Leber nicht mögen.

Low-Carb Shepherd's Pie

Ergibt 6-8 Portionen

Dank des Blumenkohls anstelle von Kartoffeln ist dieses Gericht sehr sättigend, ohne Sie mit Kohlenhydraten zu bombardieren.

Zutaten
Für die Füllung

- 450 g Rinderhack aus Weidehaltung
- 85 g Rinderleber aus Weidehaltung, fein gehackt (optional)
- 1 kleine Zwiebel, fein gehackt
- 3 Möhren, geschält und fein gewürfelt
- 2 Selleriestangen, fein gewürfelt
- 2 Knoblauchzehen, zerdrückt
- 1 Esslöffel Butter
- 1 Teelöffel Salz
- ½ Teelöffel schwarzer Pfeffer
- 2 Teelöffel getrockneter Thymian

Für den Blumenkohl-Belag

- 1 großer Blumenkohl, gehackt
- 4 Esslöffel Butter
- 1 Teelöffel Meersalz oder nach Geschmack
- ½ Teelöffel schwarzer Pfeffer

Zubereitung

1. Den Blumenkohl im Dampfbad dünsten, während Sie die Füllung vorbereiten. Je nach Größe der Blumenkohlröschen dauert das 10-15 Minuten.
2. Eine große Pfanne mit Butter oder Kokosöl einfetten (Rinderhack aus Weidehaltung ist meist sehr mager) und das Hackfleisch über mittlerer Hitze darin anbraten.
3. Zerlegen Sie das Hackfleisch mit einer Spatel in mundgerechte Stücke. Sobald das Hackfleisch braun ist, die Leber zugeben und weitere 1-2 Minuten kochen.
4. Von der Hitze nehmen und die Masse in eine etwa 30 x 20 cm große Auflaufform geben. Das in der Pfanne verbleibende Fett *nicht entsorgen.*

5. Die Butter in die Pfanne mit dem Fett geben und Zwiebeln, Möhren, Sellerie, Knoblauch, Salz, Pfeffer und Thymian andünsten.
6. 10 Minuten lang dünsten und immer wieder vom Boden der Pfanne schaben.
7. Den gedämpften Blumenkohl mit Butter, Salz und Pfeffer stampfen und auf der Fleisch-Gemüse-Masse verteilen.
8. Im Backofen bei 200 °C für 20 Minuten backen, bis der Blumenkohl leicht angebräunt ist.

HINWEIS: Mit diesem Rezept können Sie nährstoffreiche Leber sehr einfach in Ihren Speiseplan einbauen. Das kommt all denjenigen entgegen, die den Geschmack von Leber nicht mögen.

Zweifach gebackener Spaghetti-Kürbis mit Hackfleischbällchen

Ergibt 6 Portionen

Geschmacklich profitiert der Spaghetti-Kürbis enorm von dieser Art der Zubereitung. Auch, wenn Sie diesen sonst nicht mögen, sollten Sie das Rezept auf jeden Fall probieren.

Zutaten

Für den Spaghetti-Kürbis

- 1 großer Spaghetti-Kürbis
- 2 Esslöffel extra natives Olivenöl
- 1 Teelöffel Salz
- 1 Glas hochwertige Marinara-Soße (oder 3-4 Tassen selbstgemachte Marinara-Soße)
- 170 g Mozzarella, in Stücke gezupft (von Kühen aus Weidehaltung, wenn möglich)
- 170 g Parmesan, gerieben (von Kühen aus Weidehaltung, wenn möglich)

Für die Hackfleischbällchen

- 2 Esslöffel Kokosöl
- 1 kleine Zwiebel, fein gehackt
- 225 g Pilze, fein gewürfelt
- 2 Knoblauchzehen, zerdrückt
- 450 g Rinderhack aus Weidehaltung
- 85 g Rinderleber aus Weidehaltung, fein gehackt oder durch den Fleischwolf gedreht (optional)
- 1 Ei, idealerweise von einem Huhn aus Weidehaltung
- 1 Teelöffel Salz
- ¼ Teelöffel schwarzer Pfeffer
- ½ Teelöffel getrockneter Oregano
- ⅛ Teelöffel rote Chiliflocken

Zubereitung

1. Den Backofen auf 200 °C vorheizen.
2. Den Spaghetti-Kürbis der Länge nach mit einem großen, scharfen Messer halbieren. Die Samen entfernen (diese können Sie aufheben und wie andere Kürbiskerne auch rösten).
3. Die Innenseite der Kürbishälften mit Olivenöl einreiben und salzen. Beide Hälften mit der Schnittseite nach unten in eine große Auflaufform oder ein Backpapier mit Rand legen. Eine halbe Tasse Wasser zugeben und 30-45 Minuten lang backen, bis der Kürbis weich ist. (Der Kürbis ist gar, wenn er bei leichtem Druck von außen nachgibt.)
4. Während der Kürbis im Ofen ist, können Sie die Fleischbällchen zubereiten. Dafür das Kokosöl in einer großen Pfanne erhitzen und Zwiebel, Pilze und Knoblauch bei mittlerer Hitze darin andünsten, bis das Gemüse leicht braun ist. Das Wasser aus dem Gemüse sollte vollständig verdunstet sein. Beiseitestellen und abkühlen lassen. Die restlichen Zutaten mit dem gedünsteten Gemüse und dem Fleisch in einer großen Schüssel gründlich vermischen. In 12-15 Fleischbällchen rollen. Die Hackfleischbällchen in eine gefettete Auflaufform geben, dazwischen sollte mindestens 2 cm Abstand sein. Mindestens 15 Minuten backen, bis das Fleisch durch ist.
5. Den weichen Spaghetti-Kürbis aus dem Ofen nehmen und mit der Marinara-Soße füllen. Anschließend mit Käse bestreuen. Im Ofen auf oberster Schiene für weitere 20 Minuten backen oder bis der Käse die gewünschte Bräune und Konsistenz angenommen hat. 10 Minuten ruhen lassen, damit sich die Säfte verteilen können – vorausgesetzt, Sie halten es so lange aus!
6. Zum Servieren das Kürbis-Fleisch mit einem großen Löffel aus der Schale heben. Der Spaghetti-Kürbis zerfällt beim Servieren in lange Fäden, daher auch der Name. Mit den Hackfleischbällchen genießen.

Hühnchen-Curry mit Kokos

Ergibt 8 Portionen

Das exotische Curry hat etwas sehr Befriedigendes. Die Gewürzmischung und cremige Kokosmilch machen aus diesem Gericht einen kulinarischen Hochgenuss.

Zutaten

- 1 Esslöffel Kokosöl
- 1 mittelgroße Zwiebel, fein gehackt
- 1 Tasse frische grüne Bohnen, geputzt und in 5 cm lange Stücke geschnitten
- 1 grüne und 1 rote Gemüsepaprika, in dünne Ringe geschnitten
- 2 Knoblauchzehen, zerdrückt
- 2 Esslöffel frisch geriebener Ingwer
- 2 Esslöffel mildes Currypulver (zum Beispiel Garam Masala)
- 1 Teelöffel Meersalz
- 1.400 ml Dose Kokosmilch (die Milch sollte einen hohen Fettanteil haben; achten Sie bei der Zutatenliste darauf, dass sie keine Konservierungsstoffe oder andere Zusatzstoffe enthält)
- 500 ml Hühnerknochenbrühe (am besten selbstgemacht)
- 450 g gekochtes und gezupftes Hühnerfleisch
- 3-4 Tassen frischer Spinat
- Saft zweier Limetten
- Ein Spritzer Sojasoße oder Tamari, nach Geschmack
- Chiliflocken oder frische Chilischeiben (optional)

Zubereitung

1. Das Kokosöl in einem mittelgroßen Topf erhitzen und die Zwiebel bei mittlerer Hitze andünsten, bis sie leicht gebräunt sind.
2. Restliches Gemüse, Knoblauch, Ingwer, Currypulver und Meersalz zugeben. 5 Minuten lang köcheln lassen.
3. Kokosmilch, Knochenbrühe und Hühnerfleisch zugeben.
4. 10 Minuten lang köcheln lassen.
5. Mit Limettensaft und Tamari abschmecken.
6. Den Spinat kurz vor dem Servieren in das Curry einrühren, bis er zusammenfällt.

HINWEIS: Dieses Gericht lässt sich sehr gut einfrieren. Kochen Sie die doppelte Menge und frieren Sie den Rest für die Zeit nach der Entbindung ein.

Langsam gekochte Carnitas

Ergibt 16 Portionen

Pulled Pork aus zartem Schweinebraten ist mit Abstand die beste Mahlzeit, die es gibt. Mit der richtigen Gewürzmischung und Zubereitung in der Pfanne werden aus dem zarten Fleisch köstlich knusprige Carnitas. Schweineschulter enthält sehr viel Glycin, Eisen, Zink, Vitamin B6 und viele andere Nährstoffe. Obwohl dieses Fleisch allgemein als ungesund gilt, behaupte ich das Gegenteil.

Zutaten

- 1.800-2.200 g Schulter vom Schwein, idealerweise von einem Schwein aus Weidehaltung
- 1 Zwiebel, in feine Scheiben geschnitten
- 2 Teelöffel Meersalz
- 1 Teelöffel Knoblauchpulver
- 1 Teelöffel Chilipulver
- 1 Teelöffel Kreuzkümmel
- 1 Teelöffel Oregano
- Saft zweier Limetten (oder 2 Esslöffel Apfelessig)
- 2 Esslöffel Kokosblütenzucker oder Ahornsirup (optional)

Zubereitung

1. Die Zwiebel in einen Schongarer geben und auf dem Boden des Topfes verteilen.
2. Gewürze und Salz mischen. Die Schweineschulter damit einreiben und in den Schongarer geben.
3. Limettensaft oder Essig zugeben.
4. Auf höchster Stufe 6-8 Stunden schmoren lassen.
5. Wenn das Fleisch durch ist, kann man es mühelos mit einer Gabel in feine Fäden zupfen. Passen Sie die Garzeit dementsprechend an.
6. Nehmen Sie das Fleisch heraus und verzehren es so, wie es ist. Oder Sie braten es mit etwas Fett (in Ihrem Schongarer wird sich eine Fettschicht oben auf dem Fleisch gebildet haben) in einer gusseisernen Pfanne über großer Hitze an, bis das Fleisch knusprig ist.
7. Servieren und auf der Zunge zergehen lassen!

HINWEIS: Dieses Gericht lässt sich sehr gut einfrieren. Wenn ich nicht gerade für viele hungrige Mäuler kochen muss, friere ich das Fleisch portionsweise ein.

Blumenkohlreis

Ergibt ca. 4 Portionen

Der Blumenkohl ist ein ungeheuer vielseitiges Gemüse. Der „Blumenkohlreis“ gehört zu meinen Lieblingsspeisen. Der Reis enthält nicht mehr als ganze 3 g Kohlenhydrate pro Tasse (im Vergleich zu den üblichen 45 g+ bei gewöhnlichem Reis) und ist damit in Sachen Ernährung ein absoluter Volltreffer.

Zutaten

- 1 großer Blumenkohl
- 1-2 Esslöffel Butter oder Schmalz
- Meersalz zum Abschmecken

Zubereitung

1. Den Blumenkohl in 4 große Teile zerlegen.
2. Mit einer Küchenreibe über mittelgroße bis große Löcher reiben. Alternativ können Sie den Blumenkohl auch mit dem Reibe-Aufsatz der Küchenmaschine zerkleinern.
3. Den Blumenkohl auf einem sauberen Küchenhandtuch oder -papier auslegen, damit überschüssige Feuchtigkeit aufgesogen werden kann.
4. 1-2 Esslöffel Fett (ich nehme am liebsten Butter oder Schmalz) in einer Pfanne erhitzen und den Blumenkohl bei mittlerer Hitze mit einer Prise Salz anbraten. Insgesamt nicht länger als 5-8 Minuten erhitzen. Wenn der Blumenkohl für Ihren Geschmack noch zu fest ist, können Sie einen Deckel auf die Pfanne setzen, damit der Blumenkohl noch dämpfen kann und weicher wird.
5. Ersetzen Sie gewöhnlichen Reis durch Blumenkohlreis und machen Sie aus Ihren Lieblingsrezepten etwas Besonderes.

HINWEIS: Obwohl selbst gekochter Blumenkohlreis unschlagbar ist, können Sie eventuell auch eine tiefgefrorene Variante in Ihrem Supermarkt vor Ort kaufen. Viele Händler haben ihn inzwischen im Angebot, weil Paleo-Produkte und Low-Carb sehr beliebt sind. Sie können den gefrorenen Reis direkt in der Pfanne anbraten und haben in weniger als fünf Minuten eine hochwertige Mahlzeit. Und das ganz ohne große Vorbereitungszeit und mit sehr wenig Abwasch danach.

Gebackener Rosenkohl

Ergibt 6 Portionen

Rosenkohl schmeckt nicht in jedem Rezept gut, aber im Ofen gebacken ist er ein Gedicht! Das Geheimnis besteht darin, die Röschen mit der Schnittseite nach unten auf der untersten Schiene des Ofens zu backen. So garen sie langsam und gleichmäßig und bilden noch dazu eine köstlich knusprige Karamellschicht.

Zutaten

- 900 g Rosenkohl
- 1 Zwiebel, in Scheiben geschnitten
- Ein paar Esslöffel Ghee, Schmalz oder Kokosöl
- 1 Teelöffel Salz
- ½ Teelöffel schwarzer Pfeffer
- 1 Teelöffel getrockneter Thymian
- 1 Teelöffel Knoblauchpulver

Zubereitung

1. Den Backofen auf 200 °C vorheizen.
2. Den Rosenkohl putzen (Stiele und verfärbte äußere Blätter entfernen). Die Röschen der Länge nach halbieren. Sehr kleine Röschen können Sie ganz lassen.
3. Rosenkohl und Zwiebel auf einem mit Backpapier ausgelegten Backblech verteilen. Öl und Gewürze zugeben und die Röschen darin wenden. Die Röschen sollten nicht übereinander oder zu eng liegen. (Tipp: Wenn Sie die Röschen mit der Schnittseite nach unten legen, garen sie gleichmäßiger und karamellisieren dabei).
4. 25-35 Minuten auf der untersten Schiene backen, bis sie eine schöne braune Farbe haben. Bei der Gabelprobe sollten die Röschen weich sein und nachgeben. Kontrollieren Sie den Rosenkohl nach der Hälfte der Backzeit. Sollten die Röschen zu braun werden, können Sie das Blech für die restliche Backzeit in die unterste Schiene schieben.

Sautierter Grünkohl

Ergibt 2 Portionen

Vollgepackt mit Folat, Antioxidantien und Mineralen, ist Grünkohl ein echtes Superfood. Die richtige Zubereitung ist jedoch eine Kunst, die es zu erlernen gilt. Gutes, schmackhaftes Fett wie Butter oder Speck, eine ordentliche Prise Salz und etwas Säure holen das Beste aus diesem Gemüse heraus. Wem das nicht genügt, der kann noch mit etwas Parmesan nachhelfen.

Zutaten

- 1 Bund frischer Grünkohl, die Stiele entfernen und Blätter klein hacken
- 1 Esslöffel Speck oder Butter
- 1 Knoblauchzehe, in Scheiben geschnitten
- ¼ Teelöffel Salz
- Etwas frischen Zitronensaft

Zubereitung

1. Nehmen Sie eine große Pfanne mit einem Deckel, der gut schließt. Die Pfanne bei mittlerer Hitze erwärmen. Das Bratfett und den Knoblauch unter häufigem Rühren darin andünsten, bis sich das Knoblaucharoma entfaltet.
2. Grünkohl, Salz, 1 Esslöffel Wasser zugeben und die Pfanne sofort zudecken. Den Grünkohl 1-2 Minuten garen lassen.
3. Dann den Deckel abnehmen und umrühren. Ein Stück Grünkohl kosten. Wenn er zu fest ist, können Sie ihn noch 1-2 Minuten weiterkochen lassen.
4. Zum Schluss mit etwas frischem Zitronensaft abschmecken, umrühren und servieren.

HINWEIS: Es gibt viele unterschiedliche Sorten Grünkohl. Meine Lieblingssorte ist Palm- oder Schwarzkohl, weil er einen leicht süßlichen Geschmack hat und weicher ist. Für dieses Rezept können Sie jedoch alle Grünkohl-Sorten verwenden. Das Wichtigste bei der Zubereitung von Grünkohl ist, dass man den Kohl bei geschlossenem Topfdeckel und bei relativ großer Hitze nur für kurze Zeit andünstet. So bleibt die leuchtend grüne Farbe erhalten und der Kohl wird trotzdem weich. Je nach Jahreszeit müssen Sie eventuell die Garzeit anpassen. Im Frühling ist Grünkohl noch jung und zart und in Windeseile durchgegart. Im Spätsommer muss das Gemüse meist länger gekocht werden.

Gebackener Brokkoli mit Zitrone

Ergibt 4 Portionen

Wenn Sie zu den Menschen gehören, die bei dem Geruch von gekochtem Brokkoli erschaudern oder sich im Namen der Gesundheit genötigt fühlen, überkochten, leblosen Brokkoli hinunterzuwürgen, sollten Sie dieses Rezept ausprobieren.

Zutaten

- 450 g Brokkoli
- 1 Teelöffel Salz
- Saft einer Zitrone
- 1-3 Knoblauchzehen, zerdrückt (die Menge ist abhängig von den persönlichen Vorlieben des Kochs oder der Köchin!)
- 1 kleine Zwiebel, in dünne Scheiben geschnitten
- 2 Esslöffel Olivenöl, Kokosöl oder Ghee (geklärte Butter)

Zubereitung

1. Den Brokkoli in kleine Röschen brechen. Achten Sie darauf, dass alle möglichst gleich groß sind, damit sie gleichmäßig durchkochen können. (In diesem Rezept kann auch der Stiel klein geschnitten und verwendet werden.)
2. Den Brokkoli salzen, auf ein Backblech geben und gut mit der Hälfte des Zitronensafts (den Rest benötigen Sie später noch), dem Knoblauch, der Zwiebel und dem Öl vermischen. Den Brokkoli locker auf dem Blech verteilen und nicht übereinanderlegen.
3. Bei 220 °C 25-35 Minuten backen oder bis der Brokkoli weich ist, wenn man die Gabelprobe macht. Die Röschen nach der Hälfte der Backzeit wenden.
4. Aus dem Ofen nehmen, mit dem restlichen Zitronensaft beträufeln und servieren.

HINWEIS: Meyer-Zitronen sind im Aroma süßer und saftiger als herkömmliche Zitronen. Wenn diese Sorte Saison hat, sollten Sie bei diesem Rezept unbedingt zugreifen.

Gebackene Süßkartoffel-Fritten

Ergibt 4-6 Portionen

Selbstgemachte Süßkartoffel-Fritten sind mein absolutes Wohlfühlessen. Sie enthalten sehr viele Kohlenhydrate und sollten als Beilage immer mit einer eiweißreichen Mahlzeit oder Snack kombiniert werden. Der hohe Vitamin-B6- und Kalium-Gehalt macht sie bei Schwangerschaftsübelkeit besonders gut verträglich.

Zutaten

- 2 große Süßkartoffeln
- 3 Esslöffel Schmalz, Ghee oder Kokosöl
- 1 Teelöffel Salz
- ½ Teelöffel Knoblauchpulver
- ½ Teelöffel frisch gemahlener Pfeffer

Zubereitung

1. Den Backofen auf 200 °C vorheizen. Die Süßkartoffeln waschen und trocknen (sie werden nicht geschält).
2. Die Kartoffeln in ca. 1 cm dicke Stäbchen schneiden.
3. Auf ein mit Backpapier ausgelegtes Blech legen und mit den restlichen Zutaten vermischen.
4. Auf der untersten Schiene 25 Minuten backen. Anschließend wenden und weitere 10-15 Minuten backen. Die Fritten sollten leicht gebräunt und bei der Gabelprobe weich sein.

Gebackener Blumenkohl mit Curry-Gewürz

Ergibt 6 Portionen

Lassen Sie sich bitte nicht von der langen Zutatenliste irritieren. In meiner Familie ist dieses Gericht ein absoluter Dauerbrenner. Die Kokosmilch und Gewürze ergeben in Kombination eine außerordentlich aromatische und reichhaltige Soße. (Wenn Sie vor Begeisterung den Teller ablecken, kann ich Sie gut verstehen).

Zutaten

- 1 großer Blumenkohl (ca. 900 g), in kleine Röschen geschnitten
- 1 Zwiebel, in Scheiben geschnitten
- 1 Gemüsepaprika, in Scheiben geschnitten
- Ein ca. 5 cm großes Stück frischen Ingwer, fein gerieben ODER 1 TL Ingwerpulver
- 2-3 gehäufte Esslöffel mildes Currypulver
- 2 zerdrückte Knoblauchzehen ODER 1 Teelöffel Knoblauchpulver
- 2 Teelöffel Salz
- ½ Teelöffel frisch gemahlener schwarzer Pfeffer
- 500 ml Kokosmilch aus der Dose (mit hohem Fettanteil)
- 1-2 Esslöffel Kokosöl oder Ghee
- 1 Esslöffel Balsamico-Essig oder Granatapfelmelasse

Zubereitung

1. Das Gemüse klein schneiden (die Stück sollten ungefähr gleich groß sein) und in eine Backform, zum Beispiel eine Auflaufform für Lasagne, geben. Die Gemüsestücke dürfen nicht aufeinander liegen. Bei Bedarf verteilen Sie die Stücke einfach auf zwei Formen. Je kleiner das Gemüse geschnitten ist, desto schneller ist es gar.
2. Die restlichen Zutaten zugeben und alles gut miteinander vermischen.
3. Im vorgeheizten Backofen bei 220 °C ca. 30 Minuten lang backen. Der Blumenkohl ist fertig, wenn er leicht angebräunt und bei der Gabelprobe weich ist. Man kann ihn heiß oder kalt servieren.

HINWEIS: Die Zugabe von Balsamico-Essig oder Granatapfelmelasse erscheint Ihnen vielleicht etwas ungewöhnlich, aber der Blumenkohl gewinnt dadurch deutlich an Geschmack. Granatapfelmelasse finden Sie in persischen oder arabischen Märkten. Viele andere Gemüsesorten lassen sich in dieses Gericht integrieren, für eine extra Portion Protein können Sie das Rezept auch mit Kichererbsen, Hühnchen oder gerösteten Cashewnüssen erweitern.

Gebackener Butternuss-Kürbis

Ergibt 6-8 Portionen

Butternuss-Kürbis ist nicht nur geschmacklich eine fantastische Beilage, sondern enthält auch viel Magnesium und Vitamin B6. Deshalb ist dieses Gericht besonders in der frühen Schwangerschaft angesagt, wenn Sie unter morgendlicher Übelkeit leiden. Trotz seiner natürlichen Süße enthält der Butternut-Kürbis nur halb so viele Kohlenhydrate wie Süßkartoffeln.

Zutaten

- 1 großer Butternuss-Kürbis
- 2 Esslöffel weiche Butter
- 1 Teelöffel Meersalz (oder ½ Teelöffel pro 500 g Kürbis)
- ½ Teelöffel Pfeffer

Zubereitung

1. Den Backofen auf 220 °C vorheizen.
2. Den Butternuss-Kürbis vorsichtig der Länge nach halbieren.
3. Die Innenseite mit der weichen Butter einfetten und mit Salz und Pfeffer bestreuen.
4. Mit der Schnittfläche nach unten in einer großen Auflaufform 35 Minuten backen oder bis der Kürbis bei der Gabelprobe weich ist.
5. Zum Servieren das Kürbisfleisch mit einem großen Löffel herausheben und mit etwas Butter garnieren.

Spinat-Dip

Ergibt 6 Portionen

Mit diesem Spinat-Dip können Sie noch eine extra Portion Grün in Ihren Ernährungsplan schmuggeln. Das Rezept habe ich mir im Winter ausgedacht, als es kein frisches grünes Gemüse gab, deswegen der tiefgekühlte Spinat. Ich serviere den Dip gern mit frischem, geschnittenem Gemüse. Sie wissen ja – Fett verbessert die Aufnahme der Nährstoffe und Antioxidantien im Gemüse, Sie müssen wegen des Frischkäses also kein schlechtes Gewissen haben.

Zutaten

- 225 g Frischkäse aus Vollmilch
- 285 g tiefgefrorener Spinat, aufgetaut
- 1 Knoblauchzehe, zerdrückt
- 1 Teelöffel Olivenöl
- ½ Tasse geriebener Parmesan
- Meersalz und Pfeffer nach Geschmack

Zubereitung

1. Kleine Löcher in die Verpackung des Spinats stechen und über der Spüle ausdrücken, bis alle Flüssigkeit abgetropft ist.
2. Den Knoblauch in einem kleinen Topf bei mittlerer Hitze im Olivenöl schwenken bis dieser weich ist und sein Aroma entfaltet.
3. Spinat und Frischkäse zugeben, ab und zu mit einem hölzernen Kochlöffel umrühren, bis der Käse weich geworden ist.
4. Sobald die Masse erhitzt und gut vermischt ist, den Parmesan unterrühren.
5. Abschmecken und bei Bedarf noch ein wenig Salz und Pfeffer zugeben.
6. Kann warm oder kalt serviert werden und passt gut zu gestiftelten Möhren, Sellerie, Gemüsepaprika und anderem frischen Gemüse.

HINWEIS: Der Spinat-Dip bleibt im Kühlschrank bis zu einer Woche lang frisch.

Nussiger „Müsli"-Riegel

Ergibt ca. 24 Riegel

Die meisten Müsli-Riegel enthalten viel Zucker und wenig Protein. Diese hier sind dank der Nüsse, Samen, Ei und dem optionalen Kollagen vollgepackt mit Protein und Mikronährstoffen.

Zutaten

- 4 Esslöffel gemahlene Lein- oder Chiasamen
- ½ Tasse rohen Honig
- 2 gehäufte Esslöffel Kollagenprotein (optional)
- 1 Ei, idealerweise von einem Huhn aus Weidehaltung
- 1 Teelöffel Meersalz
- 1 Tasse rohe, gehackte Mandeln
- 1 Tasse roher Walnussbruch (oder andere gehackte Nüsse)
- 1 Tasse Kokoschips, ungesüßt
- 1 Tasse Kokosraspeln, ungesüßt

Zubereitung

1. Lein- oder Chiasamen, Honig und Kollagenprotein (optional) in einer großen Schüssel miteinander vermischen. Die restlichen Zutaten zugeben und gründlich durchmischen, bis eine Masse entsteht.
2. Ein Backblech mit Backpapier auslegen und die Masse in der Mitte platzieren.
3. Die Masse mit einem zweiten Backpapier bedecken und gleichmäßig mit den Händen glattstreichen, bis sie über das ganze Blech verteilt ist.
4. Die Masse mit einem flachen Gegenstand (zum Beispiel die Unterseite eines kleinen Topfes) festdrücken.
5. Das obere Backpapier entfernen und bei 180 °C 24 Minuten lang backen.
6. Nach 12 Minuten das Backblech einmal umdrehen.
7. Abkühlen lassen und in 24 Riegel schneiden.

HINWEIS: Die Riegel halten lange frisch, wenn man sie einzeln in Pergament- oder Wachspapier einwickelt und in einem luftdichten Behälter im Kühlschrank aufbewahrt.

Leberpastete mit Leber aus Weidehaltung

Ergibt 8 Portionen

Ich bin mal ehrlich und gebe zu, dass Leber rein geschmacklich betrachtet nicht zu meinen Lieblingslebensmitteln gehört. Aber auf einer Nährwertskala von 1-10 hat sie eine 11 verdient. Ernährungstechnisch gibt es nichts Vergleichbares, deswegen habe ich Wege gefunden, Leber in meine Ernährung zu integrieren – ich glaube, Sie sollten es mir gleichtun.

Zutaten

- 450 g Rinderleber aus Weidehaltung (oder Hühnerleber, ebenfalls aus Weidehaltung).
- 1 Esslöffel Pfeilwurzelmehl (oder Maisstärke aus biologischem Anbau)
- ½ Teelöffel Salz
- ½ Teelöffel getrockneter Thymian
- 1 Prise schwarzer Pfeffer
- 4 Esslöffel Weidebutter
- 1 mittelgroße Zwiebel, in Scheiben geschnitten
- ½ Tasse Schlagsahne (idealerweise von Kühen aus Weidehaltung)

Zubereitung

1. Die Leber mit Küchenpapier abtupfen, bis sie trocken ist. Mit Salz, Thymian, Pfeffer und Pfeilwurzelmehl bestäuben (Pfeilwurzelmehl ist eine glutenfreie Alternative zu Mehl).
2. Eine gusseiserne Pfanne bei mittlerer Hitze erwärmen. Die Butter in die Pfanne geben.
3. Die Leber anbraten, bis sie auf beiden Seiten angebräunt ist, anschließend in den Mixer geben.
4. Inzwischen die Zwiebel in der Pfanne anbraten, bis sie glasig und weich ist.
5. Die Sahne zugeben, mit einem Pfannenheber aus Metall den Boden der Pfanne abschaben, bis die karamellisierten Bratreste von der Sahne aufgenommen werden.
6. Den Inhalt der Pfanne in den Mixer geben.
7. Mixen/pulsieren, bis eine schöne glatte Pastete entstanden ist. Abschmecken und bei Bedarf noch etwas Salz zugeben.

8. Bis zum Rand in kleine Schraubgläser abfüllen, es darf keine Luftschicht zwischen Pastete und Deckel entstehen. Innerhalb einer Woche aufbrauchen oder einfrieren.

HINWEIS: Wenn Sie die Pastete nicht mit Crackern oder Gemüse essen möchten, können Sie in jedem Rezept, das nach Hackfleisch verlangt, auch diese Pastete verwenden. Ich koche oft größere Mengen und friere kleine Portionen (in 100 oder 200 g-Gläsern oder sogar Eiswürfelbehältern) für diesen Zweck ein. Wenn ich dann später Hackbraten, Fleischklößchen, Chili oder Shepherd's Pie mache, taue ich einfach eine kleine Menge auf und arbeite die Pastete ein.

Selbstgemachtes Beerensorbet

Ergibt 2 Portionen

Die Zubereitung des Sorbets dauert nur wenige Minuten. Es ist ein absolutes Schlemmer-Dessert, das Ihnen immer und immer wieder großen Genuss bereiten wird.

Zutaten

- 1 Tasse tiefgekühlte Beeren (Blaubeeren, Himbeeren, Kirschen oder Brombeeren)
- ½ Tasse Schlagsahne, idealerweise von Kühen aus Weidehaltung
- 1 Esslöffel Kollagenprotein (optional)
- 1 Packung Stevia-Pulver oder 5-10 Tropfen Stevia-Extrakt (optional)

Zubereitung

1. Alle Zutaten mit einem Mixer, einer Küchenmaschine oder einem Zauberstab vermischen.
2. Sofort servieren.

HINWEIS: Es gibt unterschiedliche Sorten Kollagen und Rindergelatine (aus Weidehaltung). Ich bin ein großer Fan von Kollagenprotein, weil es sich selbst in kalter Flüssigkeit vollständig auflöst. Das zusätzliche Protein und das Glycin geben dem Dessert eine gewisse Tiefe, sind aber optional. Auch Stevia können Sie je nach Vorliebe zugeben oder weglassen.

Kokosmakronen

Ergibt 36 Makronen

Diese Makronen sind vollgepackt mit gesundem Fett und Ballaststoffen aus der Kokosnuss. Die Eiweiße liefern Protein und machen das Dessert besonders nahrhaft. Wenn Sie sich wirklich etwas ganz Besonderes gönnen wollen, können Sie die fertig gebackenen Makronen noch in ein Bad geschmolzener Zartbitterschokolade tauchen.

Zutaten

- 5 Eiweiß*
- ¼ Teelöffel Meersalz
- ⅓ Tasse Honig
- 1 Esslöffel Vanille- oder Mandelextrakt
- 3 Tassen Kokosraspeln, ungesüßt

Zubereitung

1. Das Eiweiß zusammen mit dem Salz in einer großen Schüssel steif schlagen.
2. Die restlichen Zutaten vorsichtig unterheben.
3. Ein Backblech mit Backpapier auslegen und mit einem Esslöffel kleine Makronen darauf formen.
4. Bei 170 °C 10-15 Minuten backen, bis die Makronen hellbraun sind.

*Das Eigelb können Sie für Pots de Crème, Rührei oder Hackbraten/Fleischbällchen verwenden oder in viele andere Rezepte einbauen. Bitte das Eigelb nicht wegwerfen, dafür ist es viel zu schade!

Pots de Crème (gebackener Pudding) mit Ahorn

Ergibt 4 Portionen

Pots de Crème ist wie Crème brûlée – köstliche kleine Puddings nur ohne die Kruste obendrauf. Diese „Sahne- oder Puddingtöpfchen" stammen ursprünglich aus Frankreich. Als Dessert sind sie absolut dekadent, enthalten aber wenig Zucker. Sie geben Ihrem Baby viele wichtige Nährstoffe (Cholin, Vitamin B12, Vitamin A, DHA, um nur einige wenige zu nennen). Eine Portion liefert über 60 % Ihres Tagesbedarfs an Cholin.

Zutaten

- 1,5 Tassen Schlagsahne, idealerweise von Kühen aus Weidehaltung
- ¼ Tasse Ahornsirup
- ¼ Teelöffel Meersalz
- 4 Eigelb, am besten von Hühnern aus Weidehaltung*
- ½ Teelöffel Vanilleextrakt
- ¼ Teelöffel Ahornextrakt (optional)

Zubereitung

1. Den Backofen auf 150 °C vorheizen. 4 kleine Auflaufförmchen auf ein tiefes Backblech oder in eine Auflaufform stellen.
2. Sahne, Ahornsirup und Salz in einen kleinen Topf geben. Langsam zum Kochen bringen und sofort von der Kochplatte nehmen.
3. Das Eigelb und den Vanilleextrakt in einer mittleren Schüssel aufschlagen (wenn Sie Ahornextrakt verwenden, diesen auch zugeben).
4. Das Eigelb temperieren – unter ständigem Rühren geben Sie die heiße Sahne esslöffelweise zum Eigelb (damit das Eigelb nicht gerinnt). Sobald Sie ungefähr 1 Tasse Sahne untergerührt haben, können Sie den Rest in einem Stück kräftig einrühren.
5. Die Mischung durch ein feines Sieb geben.
6. Mit einer Kelle die Flüssigkeit in die 4 Förmchen geben (wenn Sie keine Förmchen haben, können Sie auch kleine Einweckgläser (Fassungsvermögen ca. 250 ml) nehmen.
7. Vorsichtig heißes Wasser in das Blech oder die Auflaufform gießen, die Flüssigkeit sollte ca. bis zur Hälfte der Förmchen oder der Einweckgläser reichen.
8. Die Crème backen, bis sie am Rand fest, in der Mitte aber noch weich ist. Das dauert zwischen 45-50 Minuten.

9. Die Auflaufförmchen/Weckgläser aus dem Wasserbad nehmen und auf Raumtemperatur abkühlen lassen.
10. Sie können die Crème entweder so genießen oder im Kühlschrank weiter abkühlen lassen (ich esse sie am liebsten gekühlt).

*Heben Sie das Eiweiß für andere Rezepte wie Frittata, Rührei oder Kokosmakronen auf.

HINWEIS: Etwaige Reste bleiben im Kühlschrank bis zu einer Woche lang frisch

Saure Drops

Ergibt ca. 20 Drops

Wenn Sie sich noch an die Gummibärchen erinnern können, die Sie als Kind gegessen haben – das hier ist meine gesunde Variante. Reguläre Gummibärchen sind alles andere als gesund und enthalten hauptsächlich raffinierten Zucker und Farbstoffe. Für die selbstgemachten Drops nehme ich nur hochwertige Gelatine und Fruchtsäfte. Das bringt zusätzlich Gelatine und die Aminosäure Glycin auf den Speiseplan. Saure Drops mit Sauerkirschsaft machen sich den natürlich sauren Geschmack der Kirschen zunutze. Sie sind eine tolle Alternative, wenn Sie unter Übelkeit leiden oder einfach nur Lust auf Süßes haben. Es gibt Hinweise, dass Sauerkirschen auch leicht beruhigend wirken, was Ihnen in der späten Schwangerschaft und nach der Entbindung möglicherweise zu mehr Schlaf verhelfen könnte.

Zutaten

- 1,5 Tassen Sauerkirschsaft aus biologischem Anbau*
- 4 Esslöffel Gelatine, idealerweise von Kühen aus Weidehaltung
- Ein paar Tropfen Stevia-Extrakt oder 1 Esslöffel Honig (optional für alle, die einen süßen Zahn haben)

Zubereitung

1. Alle Zutaten in einem kleinen Topf verrühren. Einige Minuten stehen lassen, damit sich die Gelatine vollständig auflösen kann.
2. Den Topf über mittlerer Hitze erwärmen.
3. Die Mischung dabei ständig mit einem Metalllöffel umrühren, damit sich die Gelatine vollständig auflösen kann.
4. Wenn keine Gelatine mehr zu sehen ist, den Topf von der Kochplatte nehmen und in einen Glasbehälter gießen (zum Beispiel in eine flache Kuchenform).
5. Im Kühlschrank kaltstellen, bis die Gelatine fest geworden ist. Das dauert ca. 30 Minuten.
6. Mit einem Messer in mundgerechte Stücke schneiden (Sie können auch kreativ werden und Ausstechförmchen nehmen). In einem luftdichten Behälter im Kühlschrank aufbewahren.

HINWEIS: *Für manche ist Sauerkirschsaft nicht süß genug. Wenn es Ihnen auch so geht, können Sie einen anderen Fruchtsaft nehmen, mit Stevia süßen oder mit ein wenig Honig nachhelfen. Sie können jeden Fruchtsaft mit der Ausnahme von Ananassaft nehmen. Ananas enthält das Verdauungsenzym Bromelain, das dafür sorgt, dass die Gelatine nicht festwerden kann!

Lilys Erfrischungsdrink mit Elektrolyten

Ergibt 4 Gläser

Dieses Getränk wirkt Wunder, wenn Sie dehydriert sind oder sich übergeben müssen (die erfrischende Wirkung kann auch während der Geburt helfen). Es führt dem Körper Flüssigkeit zu und ersetzt verlorengegangene Elektrolyte. Das ist in der Schwangerschaft besonders wichtig. Viele Menschen trinken gerne Sport-Getränke, die aber wegen der vielen Farb-, Geschmacks- und Zusatzstoffe alles andere als ideal sind. Versuchen Sie es mal mit dieser hausgemachten Variante.

Zutaten

- 950 ml Kokoswasser (ungesüßt)
- ¼ Teelöffel Salz (zum Beispiel Himalaya-Salz)
- ½ Tasse Fruchtsaft (zum Beispiel 100 % Ananas, Orange, Kirsch oder Apfel)
- Saft einer Zitrone
- 10 Tropfen konzentrierte Spurenelemente (optional)

Zubereitung

1. Alle Zutaten in einem Becher vermischen, schütteln und pur genießen. Reste können im Kühlschrank aufbewahrt werden.

HINWEIS: Die konzentrierten Spurenelemente peppen das Erfrischungsgetränk auf, indem sie wichtige Mikronährstoffe zuführen, sind aber nicht essenziell.

Referenzen

Einleitung

1 Holder, Tara, et al. A low disposition index in adolescent offspring of mothers with gestational diabetes: a risk marker for the development of impaired glucose tolerance in youth. *Diabetologia* 57(2014)11: 2413-2420. doi: 10.1007/s00125-014-3345-2 URL https://link.springer.com/content/pdf/10.1007 %2Fs00125-014-3345-2.pdf [29.11.2019]

2 Dabelea, Dana, et al. Prevalence of type 1 and type 2 diabetes among children and adolescents from 2001 to 2009. JAMA 311(2014)17: 1778-1786. doi: 10.1001/jama.2014.3201 URL https://www.ncbi.nlm.nih.gov/pmc/articles/PMC4368900/pdf/nihms629981.pdf [29.11.2019]

Kapitel 1

1 Godfrey, Keith M., and David JP Barker. Fetal programming and adult health. *Public Health Nutrition* 4(2001)2b: 611-624. doi: 10.1079/PHN2001145 URL https://www.cambridge.org/core/services/aop-cambridge-core/content/view/3BB0394BBC80F4DC3B348ECD8EBC460D/S1368980001001513a.pdf/fetal_programming_and_adult_health.pdf [29.11.2019]

2 Ladipo, Oladapo A. Nutrition in pregnancy: mineral and vitamin supplements. *The American Journal of Clinical Nutrition* 72(2000)1: 280-290. doi: 10.1093/ajcn/72.1.280S URL https://watermark.silverchair.com/280s.pdf?token=AQECAHi208BE49Ooan9kkhW_Ercy7Dm3ZL_9Cf3qfKAc485ysgAAAlswggJXBgk-qhkiG9w0BBwagggJIMIICRAIBADCCAj0GCSqGSIb3DQEHATAeBglghkgBZQMEAS4wEQQ-MiMzX82kh5myl2wPuAgEQgIICDvUkBONK3QBuFu2cwPAW-tN796oQJIQWhgmQ-U21NO-gU-hpN7JrM3yiwJMwbGtygU_PF0hd-sWNzHfDCvpD6Dkt1BOC9Mn0NQTQXkuJIt_TT7SiZ-2CRMxypNwmNmmqkwCHyMjkkvhBoDl1oCgASae63ykIgM6PBkdlos_nAIanSq8c5zhaKvSk-f2rnkdFuHcVZPt7hpPJws0Z11uuemdGu2Nk0yr6xbvZrA5L84Yi_k1X3pqVxori2trinm3UOW-37qSszab1_Cau7N1D59RgAxSgtPtCd7rr4nrScZIfEdYWGIIhO30lhTnKQ-xczrfsAbrsIFNrBO qlwO03cKdpVFR-eCj3X0JswhL59zYN_FT43Oq-fEgx9_mVCR17NgYlg--pGrUEgGI-awnR6ya-C5UPSEfPBDo0t5C7F4MGbxyBPDLFOjEnF_f0mfyVb1u30Cez-3Yk5dMn0_Gdm_lBKqJ2G2Rx_r9e4PvH4F83Plw-ADib5MYnTF3s74Dj-FKyP2xLj86Gzgk20Lk6foczVUzw1bJSXLombf8Wd1VBk-jouzwPOSGQGuCZGSBh6VL1fQfCUYm8YdHZIWNQcIK-O844akl1qFaIYksxQhvAQGza8Duqe 7SKFgUbYWZGJ42seBS5htO_4b7dsDJNY6M8RiKNBgPLF8UPEheIwTR0SFJzP6_yhds6l0kD2N-jxBkzUw [29.11.2019]

3 Price, Weston A. Nutrition and Physical Degeneration. A Comparison of Primitive and Modern Diets and Their Effects. New York: Hoeber. 1939. Print. URL https://www.vyzivujicitradice.cz/wp-content/uploads/2010/11/Weston_Price_-_Nutrition_and_P.pdf [29.11.2019]

4 Loche, Elena, and Susan E. Ozanne. Early nutrition, epigenetics, and cardiovascular disease. *Current Opinion in Lipidology* 27(2016)5: 449-458. doi: 10.1097/ MOL.0000000000000338 URL https://pdfs.semanticscholar.org/ff58/1e2c43599cd431f01823771336ae5711d5b1.pdf?_ga=2.33455287.809880695.1575111013-111406198.1539847965 [30.11.2019]

5 Denham, Joshua. Exercise and epigenetic inheritance of disease risk. *Acta Physiologica* 222(2017)1. doi: 10.1111/apha.12881

6 Hoffman, Jessie B., Michael C. Petriello, and Bernhard Hennig. Impact of nutrition on pollutant toxicity: an update with new insights into epigenetic regulation. *Reviews on Environmental Health* 32(2017)1-2: 65-72. doi: 10.1515/reveh-2016-0041 URL https://www.ncbi.nlm.nih.gov/pmc/articles/PMC5489226/pdf/nihms868839.pdf [30.11.2019]

7 Denhardt, David. Effect of Stress on Human Biology: Epigenetics, Adaptation, Inheritance and Social Significance. *Journal of Cellular Physiology 233*(2017)3. doi: 10.1002/jcp.25837

8 D'Vaz, Nina, and Rae-Chi Huang. Nutrition, Epigenetics and the Early Life Origins of Disease: Evidence from Human Studies. *Nutrition, Epigenetics and Health*. 2017. 25-40. doi: 10.1142/9789813143319_0002

9 Geraghty, Aisling A., et al. Nutrition during pregnancy impacts offspring's epigenetic status Evidence from human and animal studies. *Nutrition and Metabolic Insights* 8(2015)1: 41. doi: 10.4137/NMI.S29527 URL https://www.ncbi.nlm.nih.gov/pmc/articles/PMC4758803/pdf/nmi-suppl.1-2015-041.pdf [30.11.2019]

Kapitel 2

1 Adams, Kelly M., Martin Kohlmeier, and Steven H. Zeisel. Nutrition education in US medical schools: latest update of a national survey. *Academic Medicine: Journal of the Association of American Medical Colleges* 85(2010)9: 1537. doi: 10.1097/ACM.0b013e3181eab71b URL https://www.ncbi.nlm.nih.gov/pmc/articles/PMC4042309/pdf/nihms585473.pdf [30.11.2019]

2 Dufour, Darna L., and Michelle L. Sauther. Comparative and evolutionary dimensions of the energetics of human pregnancy and lactation. *American Journal of Human Biology* 14(2002)5: 584-602. doi: 10.1002/ajhb.10071

3 Dufour, Darna L., and Michelle L. Sauther. Comparative and evolutionary dimensions of the energetics of human pregnancy and lactation. *American Journal of Human Biology* 14(2002)5: 584-602 doi: 10.1002/ajhb.10071

4 Ladipo, Oladapo A. Nutrition in pregnancy: mineral and vitamin supplements. *The American Journal of Clinical Nutrition* 72(2000)1: 280-290. doi: 10.1093/ ajcn/72.1.280S URL https://watermark.silverchair.com/280s.pdf?token= AQECAHi208BE49Ooan9kkhW_Ercy7Dm3ZL_9Cf3qfKAc485ysgAAAlswg gJXBgkqhkiG9w0BBwagggJIMIICRAIBADCCAj0GCSqGSIb3DQEHATAeB glghkgBZQMEAS4wEQQMlMzX82kh5myl2wPuAgEQgIICDvUkBONK3QBu Fu2cwPAW-tN796oQJIQWhgmQ-U21NOgU-hpN7JrM3yiwJMwbGtygU_PF0hd-sWNzHfDCvpD6Dkt1BOC9Mn0NQTQXkuJIt_TT7SiZ2CRMxypNwmNmm qkwCHyMjkkvhBoD-l1oCgASae63ykIgM6PBkdlos nAIanSq8c5zhaKvSkf2rnkdFuHcVZPt7hpPJws0Z11uuemdGu2Nk0yr6xbvZ-rA5L84Yi_k1X3pqVxori2trin m3UOW37qSszab1_Cau7N1D59RgAxSgtPtCd7rr4nrScZIfEdYWGIIhO30lhTnKQ-xczrfsAbrsIFNrBOqlwO03cKdpVFR-eCj3X0JswhL59zYN_FT43Oq-fEgx9_ mVCR17NgYlg--pGrUEgGI-awnR6yaC5UPSEfPBDo0t5C7F4MGbxyBPDLFOjEnF_f0mfyVb1u30Cez-3Yk5dMn0_Gdm_lBKqJ2G2Rx_r9e4PvH4F83Plw-ADib5MYnTF3s74Dj-FKyP2xLj86Gzgk20Lk6foczVUzw1bJSXLombf8Wd1 VBkjouzwPOSGQGuCZGSBh6VL1fQfCUYm8YdHZIWNQcIK-O844akl1qFaIY ksxQhvAQGza8Duqe7SKFgUbYWZGJ42seBS5htO_4b7dsDJNY6M8RiKNBgPLF8UPEheIwTR0SFJzP6_yhds6l0kD2NjxBkzUw [29.11.2019]

5 Priest, James R, et al. Maternal Mid-Pregnancy Glucose Levels and Risk of Congenital Heart Disease in Offspring. *JAMA pediatrics* 169(2015)12: 1112–1116. doi: 10.1001/jamapediatrics.2015.2831. URL https://www.ncbi.nlm.nih.gov/pmc/articles/PMC4996656/pdf/nihms810959.pdf [30.11.2019]

6 Hendricks, Kate A., et al. Effects of hyperinsulinemia and obesity on risk of neural tube defects among Mexican Americans. *Epidemiology* 12(2001)6: 630-635. doi: 10.1097/00001648-200111000-00009

7 Menke, Andy, et al. Prevalence of and trends in diabetes among adults in the United States, 1988-2012. *JAMA* 314(2015)10: 1021-1029. doi: 10.1001/jama.2015.10029 URL https://preview.thenewsmarket.com/Previews/JOUR/DocumentAssets/398188.pdf [30.11.2019]

8 Clapp JF: Maternal carbohydrate intake and pregnancy outcome. *Proceedings of the Nutrition Society* 61(2002)1: 45-50. doi: 10.1079/pns2001129 URL https://www.cambridge.org/core/services/aop-cambridge-core/content/view/28F8E1C5E1460E67F2F1CE0C1D06EE81/S0029665102000095a.pdf/maternal_carbohydrate_intake_and_pregnancy_outcome.pdf [30.11.2019]

9 Moses RG, Luebcke M, Davis WS, Coleman KJ, Tapsell LC, Petocz P, Brand-Miller JC: Effect of a low-glycemic-index diet during pregnancy on obstetric outcomes. *The American Journal of Clinical Nutrition* 84(2006)4: 807-12. doi: 10.1093/ajcn/84.4.807 URL https://watermark.silverchair.com/znu01006000807.pdf?token=AQECAHi208BE49Ooan9kkhW_Ercy7Dm3ZL_9Cf3qfKAc485ysgAAAmMwggJfBgkqhkiG-9w0BBwagggJQMIICTAIBADCCAkUGCSqGSIb3DQEHATAeBglghkgBZQMEAS4wEQQMG-nR4o-t7Koyy-jCOAgEQgIICFlr9sPTZKROG-qvsrCmrmzOd-AHTH3Tj3HNhhnrs4U3xa61exKkx6PwStFFCRRud5IK-0DAMmKh2rfYiI_FMP_UbslqBdiUwrqoMgBBJvnagJwzhf84-Q3P-bh_AxlBm3k4xlUljZCr2TWsyltWtbhMqdll-q4RrNlriutKd33cyhdNldUVwHimJDql3uJ3rsBbTIET2KvqDpLg521kRer5MN32pUnqBf7iprXdNinngWP1CZE-zbkrWLcvuVFdrPTMuFFbCwyfdRiD2bdC_PMfOtPlBOXnmOfUAIseeF-h857rTd_97PUcz80wS4rMoq_l30Ug-kMBgI6cidRFrxEo0itF6so1mk_OtUR_I22dULpO8F_TQcCqIYnweYcd0cbO4JXwi7MBWY1a-7KakH3JQFMG-fs6nRidgswBLjfZnJZ6HtBNv4KDUEngDnsNvUNnjtivEtRuN6Cs_wp4b6X8yQ9Wjvuj6pA_Vyjh1bTEOtUeHD-zuDynfEww0gmwB9QGeLyaf0CgE45mQjFaCwuijtNV4m7pt82lunXu0ngU6O8PT_knJWWZVYPi2bCjghPm-

QUKdqpTU1SQ4Qlbw-LIHFqxjm-aLfHmPwfuVE4FT0kYROnQSJbv5bNOCE2vJ3suV3xYYbt1wWDFDFZnD-CB1TaLEqxL0TIOoqoKrS-pyJW02xUJdecykydVMBm5SCUh28oAS0U-4c5C8XQ [30.11.2019]

10 Clapp J.F: Maternal carbohydrate intake and pregnancy outcome. *Proceedings of the Nutrition Society* 61(2002)1: 45-50. doi: 10.1079/pns2001129 URL https://www.cambridge.org/core/services/aop-cambridge-core/content/view/28F8E1C5E1460E67F2F1CE0C1D06EE81/S0029665102000095a.pdf/maternal_carbohydrate_intake_and_pregnancy_outcome.pdf [30.11.2019]

11 Chen, Ling-Wei, et al. Associations of maternal macronutrient intake during pregnancy with infant BMI peak characteristics and childhood BMI. *The American Journal of Clinical Nutrition* 105(2017)3: 705-713. doi: 10.3945/ajcn.116.148270 URL https://watermark.silverchair.com/ajcn148270.pdf?token=AQECAHi208BE49Ooan9k-khW_Ercy7Dm3ZL_9Cf3qfKAc485ysgAAAmMwggJfBgkqhkiG9w0BBwagggJQMIICTAIBADCCAkUGC-SqGSIb3DQEHATAeBglghkgBZQMEAS4wEQQMAy_1fhTVq5I-ys9VAgEQgIICFpqKpnxAjCE1ylAvF64G-jC6R8N0zcDGSNhtsMG_FMLxPGBa778gq0CaRfEb9B2q5jap0bFm60gWf_KWAFxOeWL7stUJdfaqVHqQ-moNg6SYA6tcRU5TxCSa3J9ex55U1Pk50_yKa2prqZhpKC1Jf5ijj_tfWisDcNON0O1jgqIvgBY44RVscJytfbCWs-hb8KYraEdh3kh65Ghn2n6QxXlhI150dkh7ad8AvQK_8NPzpiDEwB4aAbUt2DNMRe_sKDdIIPw2Gz8pZJk9Q-SCjwiPitbFzFi9I3QCLkvZu32Vvvl-5diIbdY6iTXWTxGscEvULtMCzUaxMz8fI0T9KrMNLaqfUCmlKpk_wU-7U5H4KDDCFsqI1eplYM4CHDrKBh4IXFvF0PHZt-5OfN2ABV9glFf9j97vgaV1C7Ic6j68w7ftscxbsC2zf-h21D7NZh5uE7qzfn2elxoh4AE8RXDEYeLW2GN8KXmj-G-dTFeMVjS7wCvYsd63qbjEYpOkoEuF41iUwjX-qZoFBYLxZXvNa6tQbQhLKYw9se8HJcrukwp2rsgi83J_4Cxjilq_PKMfcL2OTYjXziShh1hN6u80ac36hR-Fcn-rhN5AJP2NTHnKBUt6b56-7pSyD4boTS11hySpWrgEXG2Fye5tFHEk7JzMU3kprmNoRLRmAbx44Onmb3J-JPxkiBPgjEJLx6FwqrtEMRbW1Y6qRkw [30.11.2019]

12 Chen, Ling-Wei, et al. Associations of maternal macronutrient intake during pregnancy with infant BMI peak characteristics and childhood BMI. *The American Journal of Clinical Nutrition* 105(2017)3: 705-713. doi: 10.3945/ajcn.116.148270 URL https://watermark.silverchair.com/ajcn148270.pdf?token=AQECAHi208BE49Ooan9k-khW_Ercy7Dm3ZL_9Cf3qfKAc485ysgAAAmMwggJfBgkqhkiG9w0BBwagggJQMIICTAIBADCCAkUGC-SqGSIb3DQEHATAeBglghkgBZQMEAS4wEQQMAy_1fhTVq5I-ys9VAgEQgIICFpqKpnxAjCE1ylAvF64G-jC6R8N0zcDGSNhtsMG_FMLxPGBa778gq0CaRfEb9B2q5jap0bFm60gWf_KWAFxOeWL7stUJdfaqVHqQ-moNg6SYA6tcRU5TxCSa3J9ex55U1Pk50_yKa2prqZhpKC1Jf5ijj_tfWisDcNON0O1jgqIvgBY44RVscJytfbCWs-hb8KYraEdh3kh65Ghn2n6QxXlhI150dkh7ad8AvQK_8NPzpiDEwB4aAbUt2DNMRe_sKDdIIPw2Gz8pZJk9Q-SCjwiPitbFzFi9I3QCLkvZu32Vvvl-5diIbdY6iTXWTxGscEvULtMCzUaxMz8fI0T9KrMNLaqfUCmlKpk_wU-7U5H4KDDCFsqI1eplYM4CHDrKBh4IXFvF0PHZt-5OfN2ABV9glFf9j97vgaV1C7Ic6j68w7ftscxbsC2zf-h21D7NZh5uE7qzfn2elxoh4AE8RXDEYeLW2GN8KXmj-G-dTFeMVjS7wCvYsd63qbjEYpOkoEuF41iUwjX-qZoFBYLxZXvNa6tQbQhLKYw9se8HJcrukwp2rsgi83J_4Cxjilq_PKMfcL2OTYjXziShh1hN6u80ac36hR-Fcn-rhN5AJP2NTHnKBUt6b56-7pSyD4boTS11hySpWrgEXG2Fye5tFHEk7JzMU3kprmNoRLRmAbx44Onmb3J-JPxkiBPgjEJLx6FwqrtEMRbW1Y6qRkw [30.11.2019]

13 Wong, Alan C., and Cynthia W. Ko. Carbohydrate Intake as a Risk Factor for Biliary Sludge and Stones during Pregnancy. *Journal of clinical gastroenterology* 47(2013)8: 700–705. doi: 10.1097/MCG.0b013e318286fdb0 URL https://www.ncbi.nlm.nih.gov/pmc/articles/PMC3681860/pdf/nihms-444378.pdf [30.11.2019]

14 Regnault, T. R., Gentili, S., Sarr, O., Toop, C. R. and Sloboda, D. M. Fructose, pregnancy and later life impacts. *Clinical and Experimental Pharmacology and Physiology* 40(2013)11: 824–837. doi: 10.1111/1440-1681.12162 URL https://www.researchgate.net/publication/263114583_Fructose_pregnancy_and_later_life_impacts/link/5a3f392c458515f6b0457228/download [30.11.2019]

15 Clausen, Torun, et al. High intake of energy, sucrose, and polyunsaturated fatty acids is associated with increased risk of preeclampsia. *American Journal of Obstetrics & Gynecology* 185(2001)2, 451-458. doi: 10.1067/mob.2001.116687

16 Ferolla FM1, Hijano DR, Acosta PL, et al. Macronutrients during pregnancy and life-threatening respiratory syncytial virus infections in children. *American Journal of Respiratory and Critical Care Medicine* 187(2013)9: 983-90. doi: 10.1164/rccm.201301-0016OC URL https://www.atsjournals.org/doi/full/10.1164/rccm.201301-0016OC?url_ver=Z39.88-2003&rfr_id=ori%3Arid%3Acrossref.org&rfr_dat=cr_pub%3Dpubmed#readcube-epdf [30.11.2019]

17 Goletzke, Janina, et al. Dietary micronutrient intake during pregnancy is a function of carbohydrate quality. *The American Journal of Clinical Nutrition* 102(2015)3: 626-632. doi: 10.3945/ajcn.114.104836 URL https://watermark.silverchair.com/ajcn104836.pdf?token=AQECAHi208BE49Ooan9kkhW_Ercy7Dm3ZL_9Cf3qf-KAc485ysgAAAmQwggJgBgkqhkiG9w0BBwagggJRMIICTQIBADCCAkYGCSqGSIb3DQEHATAeBglgh-kgBZQMEAS4wEQQMCA4Bt00GaVcs3RwNAgEQgIICF9-6jRL3IrWiqJZC-yaTRZQHiLRgHEng6P6SIlat-LZxxXjiCl01szlf9arNEVndmYoZTA19PqsBfTs67bhE6P6OoprBCzD_dOWdmPBsYMCK8WTowcN4FlqgNhJ-JojK_wNNBbxKB4_xeVVE3Wj7aZU2Z19hy0K9eu-ZykaQfeUybC65d2Y_PDKcLIcTl5jXhBYondL1HswbPP-

NxQaJGpmnWDuMDoZdxiTis6-hy4uPa4QD4w88y-qEYF1g2eSt0sjz05C-BRYYTlTbcBQH8GmAkQsvJ_xQ-DyK_sEhJru5Z5wqjIXZZ07Nbsey9khJY05bQSM1y-sXacej9QWiYGxrZlc0WIQuWH8elKRZf-EUf7LziM5y-44Qx46nKGNlrJ1G1VmUOkAZUl1A-T0UD7RCvbgCgHcDd6N_B193l52PZloZ427lcgwsPHIrcdE4ENqaL-SO4uI6eUZm3dKD8VJ6oNBsvxiPO67hPAcw3NW78yVu1kUvuTzYQXdPeAt5oP_7cUDLfGXLSciLg4r3xCI-4bARjZLaW5v5ADTKDO5WaiilhgZRJVwiMzw1K63Uytb_68fegSR36pTi3R7cq5ypRDz3ZGfKBjq9pjwChR-kR_7Ow7hssMAtadgRS2LzVHMDeOTkRtdgnR1xTNNzQgSIcmRTfV3YD-479M0W_qJd5jSUw1t4YDIT7KA-QY5t2yWvu6j2kGBEL8AGtIz8 [30.11.2019]

18 Procter, Sandra B., and Christina G. Campbell. Position of the Academy of Nutrition and Dietetics: nutrition and lifestyle for a healthy pregnancy outcome. *Journal of the Academy of Nutrition and Dietetics* 114(2014)7: 1099-1103. doi: 10.1016/j.jand.2014.05.005 URL https://krex.k-state.edu/dspace/bitstream/handle/2097/18239/ProcterJAND2014.pdf?sequence=1&isAllowed=y [30.11.2019]

19 Chen, Ling-Wei, et al. Associations of maternal macronutrient intake during pregnancy with infant BMI peak characteristics and childhood BMI. *The American Journal of Clinical Nutrition* 105(2017)3: 705-713. doi: 10.3945/ajcn.116.148270 URL https://watermark.silverchair.com/ajcn148270.pdf?token=AQECAHi208BE49Ooan9k-khW_Ercy7Dm3ZL_9Cf3qfKAc485ysgAAAmMwggJfBgkqhkiG9w0BBwagggJQMIICTAIBADCCAkUGC-SqGSIb3DQEHATAeBglghkgBZQMEAS4wEQQMAy_1fhTVq5I-ys9VAgEQgIICFpqKpnxAjCE1ylAvF64G-jC6R8N0zcDGSNhtsMG_FMLxPGBa778gq0CaRfEb9B2q5jap0bFm60gWf_KWAFxOeWL7stUJdfaqVHqQ-moNg6SYA6tcRU5TxCSa3J9ex55U1Pk50_yKa2prqZhpKC1Jf5ijj_tfWisDcNON0O1jgqIvgBY44RVscJytfbCWs-hb8KYraEdh3kh65Ghn2n6QxXlhI150dkh7ad8AvQK_8NPzpiDEwB4aAbUt2DNMRe_sKDdIIPw2Gz8pZJk9Q-SCjwiPitbFzFi9I3QCLkvZu32Vvvl-5diIbdY6iTXWTxGscEvULtMCzUaxMz8fI0T9KrMNLaqfUCmlKpk_wU-7U5H4KDDCFsqI1eplYM4CHDrKBh4IXFvF0PHZt-5OfN2ABV9glFf9j97vgaV1C7Ic6j68w7ftscxbsC2zf-h21D7NZh5uE7qzfn2elxoh4AE8RXDEYeLW2GN8KXmj-G-dTFeMVjS7wCvYsd63qbjEYpOkoEuF41iUwjX-qZoFBYLxZXvNa6tQbQhLKYw9se8HJcrukwp2rsgi83J_4Cxjilq_PKMfcL2OTYjXziShh1hN6u80ac36hR-Fcn-rhN5AJP2NTHnKBUt6b56-7pSyD4boTS11hySpWrgEXG2Fye5tFHEk7JzMU3kprmNoRLRmAbx44Onmb3J-JPxkiBPgjEJLx6FwqrtEMRbW1Y6qRkw [30.11.2019]

20 Ströhle, Alexander, and Andreas Hahn. Diets of modern hunter-gatherers vary substantially in their carbohydrate content depending on ecoenvironments: results from an ethnographic analysis. *Nutrition Research* 31(2011)6: 429-435. doi: 10.1016/j.nutres.2011.05.003 URL https://www.academia.edu/6015900/Diets_of_modern_hunter-gatherers_vary_substantially_in_their_carbohydrate_content_depending_on_ecoenvironments_results_from_an_ethnographic_analysis [30.11.2019]

21 Ströhle, Alexander, and Andreas Hahn. Diets of modern hunter-gatherers vary substantially in their carbohydrate content depending on ecoenvironments: results from an ethnographic analysis. *Nutrition Research* 31(2011)6: 429-435. doi: 10.1016/j.nutres.2011.05.003 URL https://www.academia.edu/6015900/Diets_of_modern_hunter-gatherers_vary_substantially_in_their_carbohydrate_content_depending_on_ecoenvironments_results_from_an_ethnographic_analysis [30.11.2019]

22 Spreadbury, Ian. Comparison with ancestral diets suggests dense acellular carbohydrates promote an inflammatory microbiota, and may be the primary dietary cause of leptin resistance and obesity. *Diabetes, metabolic syndrome and obesity: targets and therapy* 5(2012): 175. doi: 10.2147/DMSO.S33473 URL https://www.ncbi.nlm.nih.gov/pmc/articles/PMC3402009/pdf/dmso-5-175.pdf [30.11.2019]

23 Brawley, L., et al. Glycine rectifies vascular dysfunction induced by dietary protein imbalance during pregnancy. *The Journal of physiology* 554(2004)2: 497-504. doi: 10.1113/jphysiol.2003.052068 URL https://www.ncbi.nlm.nih.gov/pmc/articles/PMC1664758/pdf/tjp0554-0497.pdf [30.11.2019]

24 Brawley, Lee, et al. Dietary protein restriction in pregnancy induces hypertension and vascular defects in rat male offspring. *Pediatric Research* 54(2003)1: 83-90. doi: 10.1203/01.PDR.0000065731.00639.02 URL https://www.nature.com/articles/pr2003367.pdf [30.11.2019]

25 Kalhan, Satish C. One-carbon metabolism, fetal growth and long-term consequences. *Maternal and Child Nutrition: The First 1,000 Days.* Nestlé Nutrition Institute Workshop Series Home 74(2013). 127-138. doi: 10.1159/000348459 URL https://pdfs.semanticscholar.org/0a31/7deb796ceb6be9c84e44bbb84b 0f5b158c44.pdf?_ga=2.132208008.709427826.1578512408-410694596. 1543765676.pdf [30.11.2019]

26 Cuco, G., et al. Association of maternal protein intake before conception and throughout pregnancy with birth weight. *Acta obstetricia et gynecologica Scandinavica* 85(2006)4: 413-421. doi: 10.1080/00016340600572228 URL https://obgyn.onlinelibrary.wiley.com/doi/pdf/10.1080/00016340600572228 [30.11.2019]

27 Moore, Vivienne M., and Michael J. Davies. Diet during pregnancy, neonatal outcomes and later health. *Reproduction, Fertility and Development* 17(2005)3: 341-348. doi: 10.1071/rd04094

28 Godfrey, Keith, et al. Maternal nutrition in early and late pregnancy in relation to placental and fetal growth. *British Medical Journal* 312(1996)7028: 410. doi: 10.1136/bmj.312.7028.410 URL https://www.ncbi.nlm.nih.gov/pmc/articles/PMC2350090/pdf/bmj00529-0026.pdf [30.11.2019]

29 Moore, Vivienne M., and Michael J. Davies. Diet during pregnancy, neonatal outcomes and later health. *Reproduction, Fertility and Development* 17(2005)3: 341-348. doi: 10.1071/rd04094

30 Thone-Reineke, Christa, et al. High-protein nutrition during pregnancy and lactation programs blood pressure, food efficiency, and body weight of the offspring in a sex-dependent manner. *American Journal of Physiology-Regulatory, Integrative and Comparative Physiology* 291(2006)4: 1025-1030. doi: 10.1152/ajpregu. 00898.2005 URL https://www.physiology.org/doi/pdf/10.1152/ajpregu. 00898.2005 [30.11.2019]

31 Institute of Medicine Food and Nutrition Board. Dietary reference intakes: energy, carbohydrates, fiber, fat, fatty acids, cholesterol, protein, and amino acids. Washington, DC: The National Academy Press; 2005.

32 Stephens, Trina V., et al. Protein requirements of healthy pregnant women during early and late gestation are higher than current recommendations. *The Journal of Nutrition* 145(2015)1: 73-78. doi: 10.3945/jn.114.198622 URL https://watermark.silverchair.com/73.pdf?token=AQECAHi208BE49Ooan9kkhW_Ercy7Dm3ZL_9Cf-3qfKAc485ysgAAAlQwggJQBgkqhkiG9w0BBwagggJBMIICPQIBADCCAjYGCSqGSIb3DQEHATAeBglgh-kgBZQMEAS4wEQQM3tS1lG05URi67_JcAgEQgIICB-0jXJRriYL76KEZ1f2Qh1DYbeBJZbe1kfZz3HezUrj-JexGefJthY9_6Xphxut0jGTI5etxaWeNSAWeZkUxwcg8blCYWNeHSIgRjhZ9yAOD8D47QtrXaS40eUze-rdBK-0PBpElXnV1NJU-bJ2GgBGy6m1o3g4IJK6ySl8pMNMCX2yb1e_8eVXgx_DYi7ltK2FM4lMwmOGv532FMAk-wa2iaObH_sUNt1mr8o26RhIXhAef5sKkDVDe7cErLUe9yNjKnJXbQ-Ui7XyCTczEtFy0eMxrhBV-1rvSyChB-cli--FFx7JeRe45jt-XRYG-NMHfwXRoEh7CJTpy3-CHuZZyMsqWH1E1UsNvSj2d8SJLpM_DTCqQ1EKAXT-goAA5CyjHoHrSa3GbUnWmvltRwT_zdwcVSWisAUbD-Uiy8ML5tmzCKDU7UKpOc577dMJxr9di-f5gIsw-JSO_6r_Gz5iP9SytISsI6M-xfOT9gsqWJqCNSXgyQkT7Vni2-Be0--NNikpZFEWP2tUPwEMshDUcTIm25KE-seHo2Iqa9V3lyyDZCYS0Lm4ILrRTcy7kqoK5_mKEqlIdQyFY1TlToipN8zo0-j65pQ-iV8mlTzE7nSIBZm_ix-j26tuL86px_54-ZH22DyQotguYupT1FlTx9AUWkDlPjQCDexhe963IPSRER69Z8WeV24z0VA [30.11.2019]

33 Stephens, Trina V., et al. Healthy pregnant women in Canada are consuming more dietary protein at 16-and 36-week gestation than currently recommended by the Dietary Reference Intakes, primarily from dairy food sources. *Nutrition Research* 34(2014)7: 569-576. doi: 10.1016/j.nutres.2014.07.001

34 Daley, C. A., et al. A review of fatty acid profiles and antioxidant content in grass-fed and grain-fed beef. *Nutrition Journal* 9(2010): 10. doi: 10.1186/1475-2891-9-10 URL https://www.ncbi.nlm.nih.gov/pmc/articles/PMC2846864/pdf/1475-2891-9-10.pdf [30.11.2019]

35 Mathews Jr, Kenneth H., and Rachel J. Johnson. Alternative beef production systems: issues and implications. *US Department of Agriculture, Economic Research Service, LDPM-218-01* (2013). URL http://www.clientadvisoryservices.com/Downloads/Alt_Beef_Prod_Systems_April_2013_ERS.pdf [30.11.2019]

36 Wallace, Taylor C., and Victor L. Fulgoni III. Assessment of total choline intakes in the United States. *Journal of the American College of Nutrition* 35(2016)2: 108-112. doi: 10.1080/07315724.2015.1080127 URL http://www.azingro.be/wp-content/uploads/2018/06/2016-Assessment-of-the-total-choline-intake-in-the-US.pdf [30.11.2019]

37 Strobel, Manuela, Jana Tinz, and Hans-Konrad Biesalski. The importance of β-carotene as a source of vitamin A with special regard to pregnant and breastfeeding women. *European Journal of Nutrition* 46(2007)1: 1-20. doi: 10.1007/s00394-007-1001-z

38 Van den Berg, H., K. F. A. M. Hulshof, and J. P. Deslypere. Evaluation of the effect of the use of vitamin supplements on vitamin A intake among (potentially) pregnant women in relation to the consumption of liver and liver products. *European Journal of Obstetrics & Gynecology and Reproductive Biology* 66(1996)1: 17-21.doi: 10.1016/0301-2115(95)02375-5

39 Zeisel, Steven H. The fetal origins of memory: the role of dietary choline in optimal brain development. *The Journal of Pediatrics* 149(2006)5: 131-136. doi: 10.1016/j.jpeds.2006.06.065 URL https://www.ncbi.nlm.nih.gov/pmc/articles/PMC2430654/pdf/nihms-53402.pdf [30.11.2019]

40 Shaw, Gary M., et al. Choline and risk of neural tube defects in a folate-fortified population. *Epidemiology* 20(2009)5: 714-719. doi: 10.1097/EDE.0b013e3181ac9fe7 URL https://pdfs.semanticscholar.org/3459/17a19513b-2954d7053ae5cf91e720f1269dd.pdf?_ga=2.126841988.809880695.1575111013-111406198.1539847965 [30.11.2019]

41 Strobel, Manuela, Jana Tinz, and Hans-Konrad Biesalski. The importance of β-carotene as a source of vitamin A with special regard to pregnant and breastfeeding women. *European Journal of Nutrition* 46(2007)1: 1-20. doi: 10.1007/s00394-007-1001-z

42 DeLany JP, Windhauser MM, Champagne CM, Bray GA. Differential oxidation of individual dietary fatty acids in human. *The American Journal of Clinical Nutrition* 72(2000)4: 905–911. doi: 10.1093/ajcn/72.4.905 URL https://

watermark.silverchair.com/905.pdf?token=AQECAHi208BE49Ooan9kkhW_Ercy7Dm3ZL_9Cf3qfKAc485ys-gAAAlgwggJUBgkqhkiG9w0BBwagggJFMIICQQIBADCCAjoGCSqGSIb3DQEHATAeBglghkgBZQMEAS-4wEQQMGXfgm_-YUOklukOSAgEQgIICC0QC2emPEenR4OYVNy242KOOUCXfZQ38VsJRCAQFjHbd-6MDC8EEynqQRAbTUPqDoKnJo-MquYtAFdQQTThhKMl6nCM6bYv7lxk06t6zPGPyHzHEmslFqklvB8eJ9p-nEvvD3YAX1u4ySfRqKPaBSHbLXXPa1zAUlBdVUJKYEwvI0XIVnBrx9uGF_QMWrUAeR17CgArus-pH_WH-vD-97iYlPKV17WYqCRpB1xzyHUvOYYNYdaW6ooaFR80U_191w8n7rnluJ1P42QI7_wOvQb1bLS8Fr_TBb-Cn1n7GbMPd2YCmzf6IqYO9lPMPoEW0vLPTwhL9aOVh1OGuEu22GGXBuDzMGDrIdzHduILnTYP0Me-JoKTxfgOTVfQO_Y-tW4YnMVYF0wtL0a0NC8vgrW3VUUbK6IPTOjJCoeD-DCdQQDuMCIMNqM3LuY-bqrwO242OG1muac_TRYH6lg_jsDObrztvFhEjvqfO_XOyraZ1NrcQsjSx6ZO_FBhltXRAgJO7BxPlE1fbS1U-T5rfA_4frtb3Y3U0li9CGZBjPzGEOj4j9_-csf1dBidRXkV1ao43iXJ1aTCmfZaeNnwoNfWq1XSwipJmuYZmu-vZc_fxReTRp7gTrsrS3dOdvOPiD2MbXABIctXgVQVoBMgYohQChBEM48juZvkDdf1J-krqpE0J0y0xNvjK-Q8cEPQXrqAA [30.11.2019]

43 Gimpfl, Martina, et al. Modification of the fatty acid composition of an obesogenic diet improves the maternal and placental metabolic environment in obese pregnant mice. *Biochimica et Biophysica Acta (BBA)-Molecular Basis of Disease* 1863(2017)6: 1605-1614. doi: 10.1016/j.bbadis.2017.02.021 URL https://push-zb.helmholtz-muenchen.de/frontdoor.php?source_opus=50560&la=de [30.11.2019]

44 Chang, Chia-Yu, Der-Shin Ke, and Jen-Yin Chen. Essential fatty acids and human brain. *Acta Neurol Taiwan* 18(2009)4: 231-41. URL https://www.researchgate.net/profile/Chia_Yu_Chang3/publication/42438067_Essential_fatty_acids_and_human_brain/links/550048aa0cf204d683b3473a.pdf [30.11.2019]

45 Chang, Chia-Yu, Der-Shin Ke, and Jen-Yin Chen. Essential fatty acids and human brain. *Acta Neurol Taiwan* 18(2009)4: 231-41. URL https://www.researchgate.net/profile/Chia_Yu_Chang3/publication/42438067_Essential_fatty_acids_and_human_brain/links/550048aa0cf204d683b3473a.pdf [30.11.2019]

46 Herrera, Emilio. Lipid metabolism in pregnancy and its consequences in the fetus and newborn. *Endocrine* 19(2002)1: 43-55. doi: 10.1385/ENDO:19:1:43

47 Al, M. D., et al. Fat intake of women during normal pregnancy: relationship with maternal and neonatal essential fatty acid status. *Journal of the American College of Nutrition* 15(1996)1: 49-55. doi: 10.1080/07315724.1996.10718564

48 Sakayori, Nobuyuki, et al. Maternal dietary imbalance between omega-6 and omega-3 polyunsaturated fatty acids impairs neocortical development via epoxy metabolites. *Stem Cells* 34(2016)2: 470-482. doi: 10.1002/stem.2246 URL https://stemcellsjournals.onlinelibrary.wiley.com/doi/pdf/10.1002/stem.2246 [30.11.2019]

49 Herrera, Emilio. Lipid metabolism in pregnancy and its consequences in the fetus and newborn. *Endocrine* 19(2002)1: 43-55. doi: 10.1385/ENDO:19:1:43

50 Kim, Hyejin, et al. Association between maternal intake of n-6 to n-3 fatty acid ratio during pregnancy and infant neurodevelopment at 6 months of age: results of the MOCEH cohort study. *Nutrition Journal* 16(2017)1: 23. doi: 10.1186/s12937-017-0242-9 URL https://www.ncbi.nlm.nih.gov/pmc/articles/PMC5395920/pdf/12937_2017_Article_242.pdf [30.11.2019]

51 Candela, C. Gómez, L. Ma Bermejo López, and V. Loria Kohen. Importance of a balanced omega 6/omega 3 ratio for the maintenance of health. Nutritional recommendations. *Nutrición Hospitalaria* 26(2011)2: 323-329. doi: 10.1590/ S0212-16112011000200013 URL https://pdfs.semanticscholar.org/1dac/ bb498d0f4daf2bcab2ec24b1e-d598ea262b5.pdf?_ga=2.25804724. 809880695.1575111013-111406198.1539847965 [30.11.2019]

52 Price, Weston A. *Nutrition and Physical Degeneration A Comparison of Primitive and Modern Diets and Their Effects.* New York: Hoeber. 1939. Print. URL https://www.vyzivujicitradice.cz/wp-content/uploads/2010/11/Weston_Price_-_Nutrition_and_P.pdf [29.11.2019]

53 Daley, C. A., et al. A review of fatty acid profiles and antioxidant content in grass-fed and grain-fed beef. *Nutrition Journal* 9(2010): 10. doi: 10.1186/1475-2891-9-10 URL https://www.ncbi.nlm.nih.gov/pmc/articles/PMC2846864/pdf/1475-2891-9-10.pdf [30.11.2019]

54 Chavarro, J. E., et al. A prospective study of dairy foods intake and anovulatory infertility. *Human Reproduction* 22(2007)5: 1340-1347. doi: 10.1093/humrep/dem019

55 Afeiche M. C.,et al.Dairy intake in relation to invitro fertilization outcomes among women from a fertility clinic.*HumanReproduction*31(2016)3:563-571.doi:URLhttps://watermark.silverchair.com/dem019.pdf?token=A-QECAHi208BE49Ooan9kkhW_Ercy7Dm3ZL_9Cf3qfKAc485ysgAAAmAwggJcBgkqhkiG9w0BBwagggJN-MIICSQIBADCCAkIGCSqGSIb3DQEHATAeBglghkgBZQMEAS4wEQQMTDbVwYBCXbmNlvpBAgEQgI-ICE62M0JgnFZXpku2-R7OAOB2-4trtzm5uHm1Dd0pxUGd-tsUFSwx0Zp7eCxaZdmAir6Dlttd1VPR2d-UD-mdlP6rBy9GRYuUhCrFhZ5sjExzC2a8RQul3z4s7Ch9aHY-LmMZnQdJ2DybyBx3ATxChkW0hruIuIftl1ipyJb-J9kSeD1nQtfnNgNOCSUTuZqTlE3ONtJ4AkrFQSHj8xdyOXY8lMSlyh62-Q-FUsJAc0nOQo5UNHFVDS-

3650N2TS8_6No2qyDKh-a8qAOzcbMNKRQaFuLMAtaoOTCo0iLNG_4bu51dE-pOZ22Cs9HDz-YvrZhg-
qMlARyC2Oi4EfF3dp3v11TNZ0PlN3jNz9yZ82TS0JLzkgD0wGnCJUTah6H-gNdRAi87CCKO7UZ8C9sk-
23fLVduuonf1mJp_791Qtyp94lXidbbHTYGTzMvSA7mGgKXrxlBAwfcCq_XUHCfDUami25qB0eimL97f-
j1E8DpQfC-NH7ESBk8O4Qv1g2wsibiTiD9Wm8s8PYPy0SNerAm1LGxf5ZHmzAUV2ZxoDhkCQoqwTM-
wG9tjC-hE46vjcpb2Y81lO0tahbzQZXDXHGFIJpI54Hyq65r5l8kdCpJ6ebUIugkXm4z2cREiYDUw7O9tkWo-
yCFvnED0wFRZt34a_RfnhH7y59Zp84Kh8sjR09J1b5N-zPEB7jE9b1wfN7mNl5NTY6saQ[30.11.2019]

56 Siri-Tarino, Patty W., et al. Meta-analysis of prospective cohort studies evaluating the association of saturated fat with cardiovascular disease. *The American Journal of Clinical Nutrition* 91(2010)3: 535 546. doi: 10.3945/ajcn.2009.27725 URL https://watermark.silverchair.com/535.pdf?token=AQECAHi208BE49Oo-
an9kkhW_Ercy7Dm3ZL_9Cf3qfKAc485ysgAAAlowggJWBgkqhkiG9w0BBwagggJHMIICQwIBADCCA-
jwGCSqGSIb3DQEHATAeBglghkgBZQMEAS4wEQQMYS-eHXS8C8jMgX66AgEQgIICDa--eY8NCo-
SisDngMEGDcOldS9la9BC7WkLCuvwvLMYYbxbiIzAh7NQrXIkYmG_XsBCwjsm9LtSHbrVWYuk9pPm-
fHob-3tn8ikxq6YhbNPiBvcDNnGEdajvu0UZFpcT1RnpVv3vOcYyFsJmzh-OE5SO2yqBuRdJ3BvaQ8IRaxt-
dY3gCe98llcqL89UU51nTH4irAYwgecK6TXVGLxhDvOF-4D41WRpWiRpZcPCEFEII9hD97jNAP2DKlxD-
wYYM19EYaA74sHuIBUH6MSGA9b_4uFuuOLcrbhgPdo8alRXGAUy4OlT5Y9zILQoFicbqEHyreyzDAr-
XHXghA-NTNbZVr8k-I73t9n64W-Zb9nQRscwsE1OyQj7A4WD3h6NUUUQ34AqIfL05jQlmNsBNtD6Q-
gELJ7G_uT843kHbFgoh4BwKqUObT19jmRj-PCkObdL_lXXBWjjeZb9aqKjHMjAvGbIrIvgNptssHeedPnZ-
9N6rfmAp4b4ekEDcGQZ3zXl-HzltXta4Jxjzt4g5QswrrpXs7P2gYnHpH3Bv5zqWlXDO6qzHVGCQ7ZY_EXO_
Xw_GRXbj8FBIvSKDRR_DkbalER7fLLTE2nfrsTpOoa1UcPBQgwu9jxDB1UH5bys5W_J_QoE5Jojm2oJFQN-
qRHQjh4l6b9pJukbzcXb2oQ2Mk9CzNUvqg4Py6em6uxzZEnCA [30.11.2019]

57 Malhotra, Aseem, Rita F. Redberg, and Pascal Meier. Saturated fat does not clog the arteries: coronary heart disease is a chronic inflammatory condition, the risk of which can be effectively reduced from healthy lifestyle interventions. *British Journal of Sports Medicine* 51(2017)15: 1111-1112. doi: 10.1136/bjsports-2016-097285 URL https://bjsm.bmj.com/content/bjsports/51/15/1111.full.pdf [30.11.2019]

58 Veerman, J. Lennert. Dietary fats: a new look at old data challenges established wisdom. *The British Medical Journal* 353(2016)1-2. doi: 10.1136/bmj.i1512 URL https://www.bmj.com/content/bmj/353/bmj.i1512.full.pdf [30.11.2019]

59 Hamley, Steven. The effect of replacing saturated fat with mostly n-6 polyunsaturated fat on coronary heart disease: a meta-analysis of randomised controlled trials. *Nutrition Journal* 16(2017)1: 30. doi: 10.1186/s12937-017-0254-5 URL https://www.ncbi.nlm.nih.gov/pmc/articles/PMC5437600/pdf/12937_2017_Article_254.pdf [30.11.2019]

60 Brown, Melody J., et al. Carotenoid bioavailability is higher from salads ingested with full-fat than with fat-reduced salad dressings as measured with electrochemical detection. *The American Journal of Clinical Nutrition* 80(2004)2: 396-403. doi: 10.1093/ajcn/80.2.396 URL https://watermark.silverchair.com/396.pdf?token=AQECAHi208BE-
49Ooan9kkhW_Ercy7Dm3ZL_9Cf3qfKAc485ysgAAAlgwggJUBgkqhkiG9w0BBwagggJFMIICQQIBADCCA-
joGCSqGSIb3DQEHATAeBglghkgBZQMEAS4wEQQMGDlbzonlsxQFaW11AgEQgIICC-JQWpwJPxQTg-
wOxz-YFSxGcWHBdSapxvdPYDxjZOziGM7pEUVsPXChGV1yd-d0bZdrag0uAqMlUaD7amET40Cem-
nyNZA-5DzdFvBko-8qebKpC7XUxAJkbrHl--vjYCdLbWsx6xkGRmIyWcgUYzudO31E5sSY0aaF_VgM-
w7Zi6zIM9oJbGRxA93w8CmAA1GyD6BT7IdMVpnIUVKvUmGXB9a1Ymg26kXIsaP2obS1JqhFddi4nIf-
wz4WQqXUq6PY-frNAjcmGD6MWFL4Vp5CoQ4mJ5uHyq5A8mafyTpmLaPswVAYwuykbgNTgkKNlND-
5zHvHU4qbxgrDUgRCpkzzjdyEIWf3Xkne7SGCQx-26ZBDsfqXymT_2gMTg--Vuz-yu9lcX0wq_5qG589pD-
7FSXCL4pUFy3NdzG6OnT_xmavGwcTUEO3Mz18zz7f3KAwQhwmOPaNnsXLCryswWzTLeInU91fSF-
MZJGSXlucPcAg091U_C3Srsy7ib0QpGBY1cwwfM7b-RhKBnncFjVlibIt-rHNGTRdEVZzKv-Mnz-ePW-
bYXHk-u1y0e4vfCUiaqvn9BddRAXmuokUxkDgLrmK0amZj2Q-dO8Dn3u1buVbUlW75e0vl1AhtFXtI6_GW-
V4Yxs7FZs8ypNHqs6FxHn0o-2Djd0roB_aWM7yU5ZhXZ2Hn0mw1z2jTEGYAxk8 [30.11.2019]

61 Cooke, L., and A. Fildes. The impact of flavour exposure in utero and during milk feeding on food acceptance at weaning and beyond. *Appetite* 57(2011)3: 808-811. doi: 10.1016/j.appet.2011.05.317

62 Montgomery, Kristen S. Nutrition column an update on water needs during pregnancy and beyond. *The Journal of Perinatal Education* 11(2002)3: 40. doi: 10.1624/105812402X88830 URL https://www.ncbi.nlm.nih.gov/pmc/articles/PMC1595116/pdf/JPE110040.pdf [30.11.2019]

63 Popkin, Barry M., Kristen E. D'anci, and Irwin H. Rosenberg. Water, hydration, and health. *Nutrition Reviews* 68(2010)8: 439-458. doi: 10.1111/j.1753-4887.2010.00304.x URL https://www.ncbi.nlm.nih.gov/pmc/articles/PMC2908954/pdf/nihms210404__1.pdf [30.11.2019]

64 Scaife, Paula Juliet, and Markus Georg Mohaupt. Salt, aldosterone and extrarenal Na+-sensitive responses in pregnancy. *Placenta* 56(2017):53-58. doi: 10.1016/j.placenta.2017.01.100 URL https://www.ncbi.nlm.nih.gov/pmc/articles/PMC5526786/pdf/main.pdf [30.11.2019]

65 Ingram, M, and AG Kitchell. Salt as a preservative for foods. *International Journal of Food Science & Technology* 2(1967)1: 1-15. doi: 10.1111/j.1365-2621.1976.tb00769.x-i1

66 Gildea, John J, et al. A linear relationship between the ex-vivo sodium mediated expression of two sodium regulatory pathways as a surrogate marker of salt sensitivity of blood pressure in exfoliated human renal proximal tubule cells: the virtual renal biopsy. *Clinica Chimica Acta* 421(2013): 236-242. doi: 10.1016/j.cca.2013.02.021 URL https://www.ncbi.nlm.nih.gov/pmc/articles/PMC3724455/pdf/nihms471508.pdf [30.11.2019]

67 Schoenaker, Danielle AJM, Sabita S. Soedamah-Muthu, and Gita D. Mishra. The association between dietary factors and gestational hypertension and preeclampsia: a systematic review and meta-analysis of observational studies. *BMC medicine* 12(2014)1: 157. doi: 10.1186/s12916-014-0157-7 URL https://www.ncbi.nlm.nih.gov/pmc/articles/PMC4192458/pdf/12916_2014_Article_157.pdf [30.11.2019]

68 Sakuyama, Hiroe, et al. Influence of gestational salt restriction in fetal growth and in development of diseases in adulthood. *Journal of Biomedical Science* 23(2016)1: 12. doi: 10.1186/s12929-016-0233-8 URL https://www.ncbi.nlm.nih.gov/pmc/articles/PMC4719732/pdf/12929_2016_Article_233.pdf [30.11.2019]

69 Guan J, Mao C, Feng X, Zhang H, Xu F, Geng C, et al. Fetal development of regulatory mechanisms for body fluid homeostasis. *Brazilian Journal of Medical and Biological Research* 41(2008)6: 446–54. doi: 10.1590/s0100-879x2008005000025 URL https://pdfs.semanticscholar.org/4d18/c44d0b36ee54e120a6e8dd5b37c95b3f70b2.pdf?_ga=2.260020099.809880695.1575111013-111406198.1539847965 [30.11.2019]

70 Iwaoka, T., et al. The effect of low and high NaCl diets on oral glucose tolerance. *Klinische Wochenschrift* 66(1988)16: 724-728. doi: 10.1007/bf01726415

71 Klein, Alice Victoria, and Hosen Kiat. The mechanisms underlying fructose-induced hypertension: a review. *Journal of Hypertension* 33(2015)5: 912-920. doi: 10.1097/HJH.0000000000000551 URL https://www.ncbi.nlm.nih.gov/pmc/articles/PMC4947541/pdf/jhype-33-912.pdf [30.11.2019]

72 Liebman, Michael. When and why carbohydrate restriction can be a viable option. *Nutrition* 30(2014)7-8: 748-754. doi: 10.1016/j.nut.2013.11.021

73 Hutchinson, A. D., et al. Understanding maternal dietary choices during pregnancy: The role of social norms and mindful eating. *Appetite* 112(2017): 227-234. doi: 10.1016/j.appet.2017.02.004

Kapitel 3

1 Shaw, Gary M, et al. Periconceptional dietary intake of choline and betaine and neural tube defects in offspring. *American Journal of Epidemiology* 160(2004)2: 102-109. doi: 10.1093/aje/kwh187 URL https://watermark.silverchair.com/kwh187.pdf?token=AQECAHi208BE49Ooan9kkhW_Ercy7Dm3ZL_9Cf3qfKAc485ysgAAAlYwggJSBgk-qhkiG9w0BBwagggJDMIICPwIBADCCAjgGCSqGSIb3DQEHATAeBglghkgBZQMEAS4wEQQM8bfhEtsuX-KwmRww7AgEQgIICCRJltBEo46DrbVRjpEVavaOshoZKkJYmUMemKhtDpFrB6UfBuxIVTpbvTz1SGnEQL-RFFPy1u779j0WmwTu2uCFAoamCNt3kDYbYB4moIQbdPVkvH2ejyRn1ozRYX1Bg9r0ibaAc42fkarmgon4Dv_DFUladBpF9fZaoVDfvb3DI4MZUkvf6MKZ3_S17ZZniitc7XS7Dg0KD4jylNQZjsaDZwnQ7jIG_2LcIE1Kny-tAq_Bpu2mlPra_HmNstTLUbBj7SLOfHb19VZFTP6gSv2teDNTsk9AVoMYSbGMV1zJPz895xikvR2FiWb1e3l-W6gBS0XErR7y8lr9cG_B_3ECkZ9WtOilwjL5LpXIFUhwYztmCb1e0uCR13s9loUChFoFs6OKzwdu7OELK-znXTbiMzvur1q5BIZCX1h4FYc2nA3rMhGulbjCbP_DS-pRh2kTiCu2ttrYnxdBfiezJnc04maGhLWaTcY3ld-Dj0EHwG6-E82TlGzw7qvTHn_OyPF5PeEkOkrx8GzBad8yNfwVxo2pTxydqbmBU5jpDWafwaw8pDNm-0fieku7QGM5Bv20AZUlUKlyGejcUSS9msDa2yzFDW1ZXWtwtw2_nVojpZIHAivo9cCDWVmM62xw7fB_L7TO7UBmsckicbOo6iMm1UqHKzMHZ68h6OpcdAoa8kNzOPMYNIxEyjMCxMO [30.11.2019]

2 Jiang, Xinyin, et al. Maternal choline intake alters the epigenetic state of fetal cortisol-regulating genes in humans. *The FASEB Journal* 26(2012)8: 3563-3574. doi: 10.1096/fj.12-207894 URL https://pdfs.semanticscholar.org/fc81/725f236211c70397fda7c36133405286bbec.pdf?_ga=2.65123239.809880695.1575111013-111406198.1539847965 [30.11.2019]

3 Zeisel, Steven H. Nutritional importance of choline for brain development. *Journal of the American College of Nutrition* 23(2004)6: 621-626. doi: 10.1080/07315724.2004.10719433 URL https://pdfs.semanticscholar.org/0a75/edbc70e41406c27bca09e24002ddb20e9107.pdf [30.11.2019]

4 Wallace, Taylor C., and Victor L. Fulgoni III. Assessment of total choline intakes in the United States. *Journal of the American College of Nutrition* 35(2016)2: 108-112. doi: 10.1080/07315724.2015.1080127 URL http://www.azingro.be/wp-content/uploads/2018/06/2016-Assessment-of-the-total-choline-intake-in-the-US.pdf [30.11.2019].

5 Cohen, Joshua T., et al. A quantitative analysis of prenatal intake of n-3 polyunsaturated fatty acids and cognitive development. *American Journal of Preventive Medicine* 29(2005)4: 366-366. doi: 10.1016/j.amepre.2005.06.008 URL http://www.sdp.univ.fvg.it/sites/default/files/Cohen_AmJPrev2005.pdf [30.11.2019]

6 West, Allyson A, et al. Choline intake influences phosphatidylcholine DHA enrichment in nonpregnant women but not in pregnant women in the third trimester. *The American Journal of Clinical Nutrition* 97(2013)4: 718-727. doi: 10.3945/ajcn.112.050211 URL https://watermark.silverchair.com/718.pdf?token=AQECAHi208BE49Ooan9kkhW_Ercy7Dm3ZL_9Cf3qfKAc485ysgAAAlowggJWBgkqhkiG9w0BB-wagggJHMIICQwIBADCCAjwGCSqGSIb3DQEHATAeBglghkgBZQMEAS4wEQQMdUQv1WyavXNoyZ-NVAgEQgIICDS58eb1DE4tNKtJuQSIprtn3lVGHaeQABMXZTwmb7c2Ql3u2JJqVYT7Xzf5Pm3ym8HL-0rCNzh3WuTN2OiAKg-LcyEuXoZko9VWS-eOljd7kWc0Dt3unu_SHCzyltnsi8CKJJ8OEM6kOj9f0ZW7HqlO-E98tvBqulDJmS-MtwiNvidl9XRAqvuwqh8yiPfNOyIlzrp2mq7yotKDI_9M9Bdvz0SFUbodr64dbiJtDrIky7taR-Cx20K60Uqs0EQU5XJdNAnObu1dVKfCN4VG_SlsqfExbPQ-tuEx8YY2JmOsGpKQ_nvrVEgC1Vk3UBq9d-8ZOM14gEuPYzZDWsMtZPndG7VaxnvpvDk0VS04JfeTYDq0LoRzRRKj4azBGoeKzYBKb0TsTEHYm0JUKT-ZiMhDdekhm_i5Mfu_0f7X17YPL6c-E1fkUvXVUiAD3gP6SyjQoY-WNNKyt9RtFwAJ7LOJGjk-9uGULurI-W92Rbwk6yJaBY7iIbqB9F-Fsq9TgZSrpO9EcqMfjgD30hcW1CiQMqIac5icMj85lJQyrJFpQliZL4gsBVU2AeXX-kYeCVmp7XeixEWBvwoAOM36NUx_oUDHCL9jtwOWTCBlgDn2x3lcdF4lCk6UicLk7DtZC9akRZyaBFeY-RjS1Pwd7SuZC1Qztx5rnaNQGnvoNZCHCZr_N_K2AZBjJ34CAFqr0pp-Wjw[30.11.2019]

7 Rajarethnem TH, et al. Combined Supplementation of Choline and Docosahexaenoic Acid during Pregnancy Enhances Neurodevelopment of Fetal Hippocampus. *Neurology Research International* (2017). doi: 10.1155/2017/8748706 URL https://www.ncbi.nlm.nih.gov/pmc/articles/PMC5292192/pdf/NRI2017-8748706.pdf [30.11.2019]

8 Karsten, HD, et al. Vitamins A, E and fatty acid composition of the eggs of caged hens and pastured hens. *Renewable Agriculture and Food Systems* 25(2010)1: 45-54. doi: 10.1017/S1742170509990214 URL https://naldc.nal.usda.gov/download/41808/PDF [30.11.2019]

9 Ratliff, Joseph, et al. Consuming eggs for breakfast influences plasma glucose and ghrelin, while reducing energy intake during the next 24 hours in adult men. *Nutrition Research* 30(2010)2: 96-103. doi: 10.1016/j.nutres.2010.01.002

10 Lemos, Bruno S., et al. Consumption of up to Three Eggs per Day Increases Dietary Cholesterol and Choline while Plasma LDL Cholesterol and Trimethylamine N-oxide Concentrations Are Not Increased in a Young, Healthy Population. *The FASEB Journal* 31(2017)1: 447-3.

11 Geiker, Nina Rica Wium, et al. Egg consumption, cardiovascular diseases and type 2 diabetes. *European Journal of Clinical Nutrition* 72(2017)1: 44–56. doi: 10.1038/ejcn.2017.153

12 Kishimoto, Yoshimi, et al. Additional consumption of one egg per day increases serum lutein plus zeaxanthin concentration and lowers oxidized low-density lipoprotein in moderately hypercholesterolemic males. *Food Research International* (2017). doi: 10.1016/j.foodres.2017.03.003

13 Fernandez, Maria Luz, and Mariana Calle. Revisiting dietary cholesterol recommendations: does the evidence support a limit of 300 mg/d? *Current Atherosclerosis Reports* 12(2010)6: 377-383. doi: 10.1007/s11883-010-0130-7

14 Volek, Jeff S., et al. Carbohydrate restriction has a more favorable impact on the metabolic syndrome than a low fat diet. *Lipids* 44(2009)4: 297-309. doi: 10.1007/s11745-008-3274-2

15 Centers for Disease Control and Prevention (CDC). Surveillance for Foodborne Disease Outbreaks, United States, 2012, Annual Report. Atlanta, Georgia: US Department of Health and Human Services, CDC, 2014. URL https://www.cdc.gov/ foodsafety/pdfs/foodborne-disease-outbreaks-annual-report-2012-508c.pdf [30.11.2019]

16 Painter, John A., et al. Attribution of foodborne illnesses, hospitalizations, and deaths to food commodities by using outbreak data, United States, 1998–2008. *Emerging Infectious Diseases* 19(2013)3: 407-415. doi: 10.3201/eid1903.111866 URL https://www.ncbi.nlm.nih.gov/pmc/articles/PMC3647642/pdf/11-1866.pdf [30.11.2019]

17 Alali, Walid Q, et al. Prevalence and distribution of Salmonella in organic and conventional broiler poultry farms. *Foodborne Pathogens and Disease* 7(2010)11: 1363-1371. doi: 10.1089/fpd.2010.0566 URL https://www.tmelab.org/pdf/13.pdf [30.11.2019]

18 Ebel, Eric, and Wayne Schlosser. Estimating the annual fraction of eggs contaminated with Salmonella enteritidis in the United States. *International Journal of Food Microbiology* 61(2000)1: 51-62. doi: 10.1016/s0168-1605(00)00375-5

19 Wallace, Taylor C., and Victor L. Fulgoni. Usual Choline Intakes Are Associated with Egg and Protein Food Consumption in the United States. *Nutrients* 9(2017)8: 839. doi: 10.3390/nu9080839 URL https://www.ncbi.nlm.nih.gov/pmc/articles/PMC5579632/pdf/nutrients-09-00839.pdf [30.11.2019]

20 Breymann, Christian. Iron deficiency anemia in pregnancy. *Seminars in Hematology*. 52(2015)4: 339-47. doi: 10.1053/j.seminhematol.2015.07.003

21 Perez, Eva M., et al. Mother-infant interactions and infant development are altered by maternal iron deficiency anemia. *The Journal of Nutrition* 135(2005)4: 850-855. doi: 10.1093/jn/135.4.850 URL https://watermark.silverchair.com/z4w00405000850.pdf?token=AQECAHi208BE49Ooan9kkhW_Ercy7Dm3ZL_9Cf3qfKAc485ysgAAA-mAwggJcBgkqhkiG9w0BBwagggJNMIICSQIBADCCAkIGCSqGSIb3DQEHATAeBglghkgBZQMEAS4wEQ-QMmhhcxiG6thPnKYRwAgEQgIICExXKU6PKrBYWGniDW6SzJiSE7Eav_3gFLZf12KmoO0f0pcu62Te1O-VLw1W1fjC5X3xJY38x9g_PiSurvfqyIMuwaU5Fser01eWwaX8at8fCioM4fKs_HsHzaBEEG2oaIOZNbMiuh-VaM9HWR6uozPPjlhGGAspEOWlLKyR6cifOqCT1BRIpJKGU0ynoflU0FZL_J58Rc4lgjy0s1Mg0_0aSStbrtVd-v8inNFov_HC-m7RnKCadBom7q2CPnaD5qi2naa6zl4aIl6xT8x5C7BFICQN8-fYQi2PRfSIPaiCbw6ZkNXGxu-dH-8CTHrZr00wX_5LL6mWBY4M8KsEI2MSMZYEtEniO10YELRin4r5_nrsROiFXl02z1WdyfA6CBLvLBP-djznwEi71edZg0KJk2JApml9WhiGXjP7M9SLBtNVVxZGk4B91wxZhIQfQPOD3vKR-Q8cCXNZXvQxoMB-NmK1sfr8UOO8xhHhYB7EA0T62LEIVyzSHrnG1_xsvHIFS6nD_7SXO77fickID506qQA5FIeBP_4BLASI-Qt955Sv2RHZmIH6IQ0veKeFfUObKiGJvAuHRpwgM3msS_jcxM7xAVMXdLS0TsrdYCKHZZrlk_BuCSg-VmxYMOGP2wlYxNPWfwufsSUO4WPUv1UfwhsdqLveAt-mq8q6GEjNBwBpBpvcEftRY0n4zioDtj_iF01IRNn-LMWQ[30.11.2019]

22 Greenberg, James A., and Stacey J. Bell. Multivitamin supplementation during pregnancy: emphasis on folic acid and l-methylfolate. *Reviews in Obstetrics and Gynecology* 4(2011)3-4: 126–127. doi: 10.3909/riog0165 URL https://www.ncbi.nlm.nih.gov/pmc/articles/PMC3250974/pdf/RIOG0043004_0126.pdf [30.11.2019]

23 Molloy, Anne M, et al. Effects of folate and vitamin B12 deficiencies during pregnancy on fetal, infant, and child development. *Food & Nutrition Bulletin* 29(2008)1: 101-111. doi: 10.1177/15648265080292S114 URL https://journals.sagepub.com/doi/pdf/10.1177/15648265080292S114 [30.11.2019]

24 Rogne, Tormod, et al. Associations of Maternal Vitamin B12 Concentration in Pregnancy With the Risks of Preterm Birth and Low Birth Weight: A Systematic Review and Meta-Analysis of Individual Participant Data. *American Journal of Epidemiology* 185(2017)3: 212-223. doi: 10.1093/aje/kww212 URL https://watermark.silverchair.com/kww212.pdf?token=AQECAHi208BE49Ooan9kkhW_Ercy7Dm3ZL_9Cf3qfKAc485ysgAAAlg-wggJUBgkqhkiG9w0BBwagggJFMIICQQIBADCCAjoGCSqGSIb3DQEHATAeBglghkgBZQMEAS4wEQQM-PaetcVSGpqbQcvzsAgEQgIICCyhl3ArKwi2uxYtiQaGAVOP5pzRwDCz4i01x7nUKSjygHECYg7m0iCLbm-wndoSiPSX3ty9AqaAeuGiMatDWOWw_dNfHpk4sqHhW88Wfd_gHxHB9Yq0IxpWe7aqEg7qQimb8elnIFb-JI6ilP74ktmFP8dMyOlUjPmo8mM_S3Gzkp0Ayxq6x59puPyilTMHvV05WpjmzT8IC5KPz0o47miTsXiULQ-92botFe-EUPtFpGDcp4i2VMhT4lgmUZyh_l1kx9Sgy6060tFYwh-041eS5u0h0r7tv5HwgQHemapmWNmA9xh_GMMaJyiggYBSsJU-Ln8gNFxtBd0Ecw0463VVLhm24qFliMnm0m8FB_v0Q7o-0OHOaF2f-5SHHvi0TJDXJ-qUZLEWxpx9g8yxtenEjp-7hXu7gaZRMbrhei6lWewphwQOKwMf8X2yoGO73zC_b4bqiBkAMpDAFYHrw-S95Ev_PiiSErYGcgf_te77ew4fw1ORLwzUrn3WOloX5wsdTBW7u9YT-9umLNqNReVh_PMWfiVdXtAP1nOF-RoAv5f1fK0I_i5UR7SD8fxAAFRTcjhQfMKK0BXnczY40NPe2EYloeZEChBqgRbwGGcplhuYPWqLLUium3Ps-B1193DcoL6vzJw5CyqnEwICeavYScSCAjLSyuC1SmvpvvSGYCrMYuFDN9DHHA1YJB-z8RU [30.11.2019]

25 Bae, Sajin, et al. Vitamin B-12 status differs among pregnant, lactating, and control women with equivalent nutrient intakes. *The Journal of Nutrition* 145(2015)7: 1507-1514. doi: 10.3945/jn.115.210757 URL https://watermark.silverchair.com/jn210757.pdf?token=AQECAHi208BE49Ooan9kkhW_Ercy7Dm3ZL_9Cf3qf-KAc485ysgAAAlwwggJYBgkqhkiG9w0BBwagggJJMIICRQIBADCCAj4GCSqGSIb3DQEHATAeBglghkgB-ZQMEAS4wEQQMqemW1uv5XRbHFRqhAgEQgIICD7-XZVZzpiZMAyIG6b_uVauXhMsXosreXpCE_MM-ZCRXpB1MmP3g9Mhc7as7JERP6XjFzNoHs3A4CifmxDgcc9fbqEqaoSe20pnxeuOFCCHPWlsK0Gy4shrB-F8RPYJUSa1G5k-Vo42D7W-b0THbe6Pyu-72KapfzHnFkFBm6ZYfEo6N8I_Gcz6EeQkFKSsMhjNRmzGO-3faFRmFNvknV8Q5NXnG_VHKFrNIzAexCiAhBdOToC1MQ06DFjc1_6KZay67vwWt9WzzeAnGhO25h5u-PlUcg0vz1Dbs9_6qJ679T0CuzrvTCXE_XaiZVrq5q0RzRb-B-NvEE9BZlTL21Ka_DvDDAAGzTxGEgtNeo9H-GhWBOkvZqE9Nv_N1HJr5kR7-_-siN6ZcYPOihRg7O0YzA7do-qGJhQDgDZllIsuwWH1YChnRytK3HLK-GiHYLdhc55u5sYPcYtuD8QyXRPWn5AshdSLeV-r5p-ygnNA0ddrpCh5aUgrQX0jnktmroO0S2TnR7FhQ-q-czoj7RE9Hdd-2vhrV9M_D7vYCcUYeedBVLKCx2C8wHIJK9ekD2D3molO-AFl6b3943PuibSo-ehSH-QvWvsdNa55Lynle9pryT9LYTNqMn1OTVzTWiwbo1tMBtMUKs9mbT8VP6LnRTNgeMnZoRdYwvQgZPK-MHIAuUiPx9w7pw30YoKwqs3se6nyqa [01.12.2019]

26 Masterjohn, Christopher. Vitamin D toxicity redefined: vitamin K and the molecular mechanism. *Medical Hypotheses* 68(2007)5: 1026-1034. doi: 10.1016/j.mehy.2006.09.051 URL https://www.easy-immune-health.com/support-files/vitamin_d_toxicity_vitamin_k_masterjohn.pdf [01.12.2019]

27 Buss, NE, et al. The teratogenic metabolites of vitamin A in women following supplements and liver. *Human & Experimental Toxicology* 13(1994): 33-43. doi: 10.1177/096032719401300106 URL https://journals.sagepub.com/doi/pdf/10.1177/096032719401300106 [06.01.2020]

28 Strobel, Manuela, Jana Tinz, and Hans-Konrad Biesalski. The importance of β-carotene as a source of vitamin A with special regard to pregnant and breastfeeding women. *European Journal of Nutrition* 46(2007)1: 1-20. doi: 10.1007/s00394-007-1001-z

29 National Institutes of Health. Vitamin A – Health Professional Fact Sheet. (2016) URL https://ods.od.nih.gov/factsheets/VitaminA-HealthProfessional/ [01.12.2019]

30 Van den Berg, H., K. F. A. M. Hulshof, and J. P. Deslypere. Evaluation of the effect of the use of vitamin supplements on vitamin A intake among (potentially) pregnant women in relation to the consumption of liver and liver products. *European Journal of Obstetrics & Gynecology and Reproductive Biology* 66(1996)1: 17-21.doi: 10.1016/0301-2115(95)02375-5

31 Strobel, Manuela, Jana Tinz, and Hans-Konrad Biesalski. The importance of β-carotene as a source of vitamin A with special regard to pregnant and breastfeeding women. *European Journal of Nutrition* 46(2007)1: 1-20. doi: 10.1007/s00394-007-1001-z

32 Harrison, Earl H. Mechanisms involved in the intestinal absorption of dietary vitamin A and provitamin A carotenoids. *Biochimica et Biophysica Acta (BBA)-Molecular and Cell Biology of Lipids* 1821(2012)1: 70-77. doi: 10.1016/j.bbalip.2011.06.002 URL https://www.ncbi.nlm.nih.gov/pmc/articles/PMC3525326/pdf/nihms427465.pdf [01.12.2019]

33 Tang, Guangwen. Bioconversion of dietary provitamin A carotenoids to vitamin A in humans. *The American Journal of Clinical Nutrition* 91(2010)5: 1468-1473. doi: 10.3945/ajcn.2010.28674G URL https://www.ncbi.nlm.nih.gov/pmc/articles/PMC2854912/pdf/ajcn9151468S.pdf [01.12.2019]

34 Novotny, Janet A, et al. β-Carotene conversion to vitamin A decreases as the dietary dose increases in humans. *The Journal of Nutrition* 140(2010)5: 915-918. doi: 10.3945/jn.109.116947 URL https://www.ncbi.nlm.nih.gov/pmc/articles/PMC2855261/pdf/nut1400915.pdf [01.12.2019]

35 van Stuijvenberg, Martha E., et al. Serum retinol in 1–6-year-old children from a low socio-economic South African community with a high intake of liver: implications for blanket vitamin A supplementation. *Public health nutrition* 15(2012)4: 716-724. doi: 10.1017/S1368980011002126 URL https://www.cambridge.org/core/services/aop-cambridge-core/content/view/D43C81FC4CCF374D1347DAFAF5E94B91/S1368980011002126a.pdf/serum_retinol_in_16yearold_children_from_a_low_socioeconomic_south_african_community_with_a_high_intake_of_liver_implications_for_blanket_vitamin_a_supplementation.pdf [30.11.2019]

36 Rodahl, K., and T. Moore. The vitamin A content and toxicity of bear and seal liver. *Biochemical Journal* 37(1943)2: 166. doi: 10.1042/bj0370166 URL https://www.ncbi.nlm.nih.gov/pmc/articles/PMC1257872/pdf/biochemj00974-0009.pdf [30.11.2019]

37 Hoffman, Jay R., and Michael J. Falvo. Protein-Which is best. *Journal of Sports Science and Medicine* 3(2004)3: 118-130. URL https://www.ncbi.nlm.nih.gov/pmc/articles/PMC3905294/pdf/jssm-03-118.pdf [30.11.2019]

38 Foster, Meika, et al. Zinc status of vegetarians during pregnancy: a systematic review of observational studies and meta-analysis of zinc intake. *Nutrients* 7(2015)6: 4512-4525. doi: 10.3390/nu7064512 URL https://www.ncbi.nlm.nih.gov/pmc/articles/PMC4488799/pdf/nutrients-07-04512.pdf [30.11.2019]

39 Hunt, Janet R. Bioavailability of iron, zinc, and other trace minerals from vegetarian diets. *The American Journal of Clinical Nutrition* 78(2003)3: 633-639. doi: 10.1093/ajcn/78.3.633S URL https://watermark.silverchair.com/633.pdf?token=AQECAHi208BE49Ooan9kkhW_Ercy7Dm3ZL_9Cf3qf-KAc485ysgAAAlowggJWBgkqhkiG9w0BBwagggJHMIICQwIBADCCAjwGCSqGSIb3DQEHATAeBglgh-kgBZQMEAS4wEQQM0v3itCSBcjsN67FnAgEQgIICDa0LjbN-5nt7z7XtpZvnhXNz9rs_tqMQFHAun willK6xPcoK4690vvijoqtVm9fCevo06gvkfJNHkRMkhtaQMb7gYkiv6VT_1YNwBeu SEF4Vxykoy1XzEpiz-h24EwvqrfxhFtYd0kPseO4SC3nWUE57hDkcSLv1HYAo9HyZrL7EjWzeHi58CEfLWwqA6fCWd5WznkRdIikA-jbib8XppdOVsAfnp94Dc2cZPdTUZ50PzmfUFzA5PKuXLGNOrOeCOLuEyQt5uXa2AiqbT8dJqO-zE4NDd_Nhp5-DfjUnQLeoouSK_jVO-8D1IH6hvA7jJURmp_xIBDvmSykQVZS37cCGQPIP04duAPSy4WjbRJFLKfoM-gZ3pFx6UIi1U2yRhpViB2GDYR_iyA8lTHZY8vDS7zIS4WK8QEBMYNfsa12BfeEDR8pGAVrFADicuXxaL-C55W5nYubC-qUuyhujK4NcGVrArHwiwrcmtmevBUrlRXR_ypU_rumYVWOKQD8zaJsLU_9grc2PD-7MHZms-WsIXmnVy3TyAg4XNkaOanxgCWpGx25eW5Mk2raK_SPRp_8SMGjTVTkSY7TU7w0j9K5af-R0iC-1b22MIUyST0yUIlDN4qvMLgcbw0cqbi4O80gYA8fW2llR0IQ52WFxa4t-I0Duc8ekvs2vXCINL8Xp-8cD8DNyE4GthKfmlUP31JrNw [30.11.2019]

40 Wang, Hua, et al. Maternal zinc deficiency during pregnancy elevates the risks of fetal growth restriction: a population-based birth cohort study. *Scientific Reports* 5(2015). doi: 10.1038/srep11262 URL https://www.ncbi.nlm.nih.gov/pmc/articles/PMC4459238/pdf/srep11262.pdf [30.11.2019]

41 Morris, M. S.; Picciano, M. F.; Jacques, P. F.; Selhub, J. Plasma pyridoxal 5'-phosphate in the US population: The National Health and Nutrition Examination Survey, 2003–2004. *The American Journal of Clinical Nutrition* 87(2008)5: 1446–1454. doi: 10.1093/ajcn/87.5.1446 URL https://watermark.silverchair.com/znu00508001446.

pdf?token=AQECAHi208BE49Ooan9kkhW_Ercy7Dm3ZL_9Cf3qfKAc485ysgAAAmUwggJhBgkqhkiG-9w0BBwagggJSMIICTgIBADCCAkcGCSqGSIb3DQEHATAeBglghkgBZQMEAS4wEQQMryhai9Pmeh-POBqEwAgEQgIICGPNQ6HqFc9OA5e5HIsqiSBCQRT0iU2mtTFITCbCU7AURcahKrHusuaSCpS3oK-73LXl53-bOF3XO1fRKR1Gr8Kgi7ws1-hxGt7dNOpxYiuM2HWgUGkiUawxXgmijb1wxhkYwE3LUKqrb-m1EuLBNZbMBqocIs-1BuKPp8xN2AQB5QYX1oREQostjKMC_pZDxx4iTbuBg75H8gA8zy8iMCws7fY-C2Ejgh4mvTb0YvBFitgyi4PTEeoKn6dcUJNGu6T6quVtv4m_wkNEWU2c2MDB26KxIGypYMzWBKjReERT-Pnnc_S0qLi4J9X1D59i-LQ0iaaSKWSiuKJAjmrT48MjQzpFJz6Y9la68uzpLWE-iIOD_CS4vqo0YaqPXD1S-JEKXtV20MRdhEDeFrkJJkJIZyo1tA2SbIeSEYSpdZZ_qseTWrc7BkzG82kzBXVZZFf2UCNpQ8SOZ02M1XY-RUVBXlOrG_rTQppBExpmFa3QoiTUuh1hSc8k4YfMcxIDr2OXPXqEQCHEnTyQLtGGFVwG-HTz4CGDok-dA6ZiFfU7rVSAygoRz9xE56oPynq1vHehwse6VzN9FR5NG74Wp0Av4F-3VF9alHKQubVMObuiA2YapL6n-Id3cVMTQEJVrWzBO1gOpXUm-VRt2pZF-1pjs-_i8vS7Ffy49qIma23FtSOq1gvP2_FSb5X1RlbqYy_RtUJz1sfb-5KBA0-z0s[30.11.2019]

42 Ho, Chia-ling, et al. Prevalence and Predictors of Low Vitamin B6 Status in Healthy Young Adult Women in Metro Vancouver. *Nutrients* 8(2016)9: 538. doi: 10.3390/nu8090538 URL https://www.ncbi.nlm.nih.gov/pmc/articles/PMC5037525/pdf/nutrients-08-00538.pdf [30.11.2019]

43 Godfrey, Keith, et al. Maternal nutrition in early and late pregnancy in relation to placental and fetal growth. *British Medical Journal* 312(1996)7028: 410. doi: 10.1136/bmj.312.7028.410 URL https://www.ncbi.nlm.nih.gov/pmc/articles/PMC2350090/pdf/bmj00529-0026.pdf [30.11.2019]

44 Rees, William D, Fiona A Wilson, and Christopher A Maloney. Sulfur amino acid metabolism in pregnancy: the impact of methionine in the maternal diet. *The Journal of Nutrition* 136(2006)6: 1701- 1705. doi: 10.1093/jn/136.6.1701S URL https://watermark.silverchair.com/1701s.pdf?token=AQECAHi208BE49Ooan9kkhW_Ercy7Dm3ZL_9Cf3qfKAc485ysgAAAlswggJXBgkqhkiG9w0BBwagggJIMIICRAIBADCCAj0GCSqGSIb3DQE-HATAeBglghkgBZQMEAS4wEQQMv-p1ZDKVDINK-pR_AgEQgIICDl6WZdC9wvupJ4fldX7r-cCty8GM-kJkRPXXcZ7auUvtjQgxrkKEpHRUEbpdi77IMtaIMqUEs1DV-1m3NyAu10w0HcD7FuSDhRRwifRy-kipy1i-Jo5gh1eGJ1qXRw3mo9X0KSYpotFYcddOyTFKKG4Mjvan5BnvZXrDpTRdJP8ajbTPgBzLHlJTui5a_4-Vra-si43vpRVmrzqyk1cmONivVP58fOGj2TRVrLK9brWpMDUbCupVxx_hHMYze5oflQZwVJAP-Bo_5lwe9eUg-VeB690vm8ojwqhy1eA7WzHTVzSqXM_1p9Y7kTusrKAMe6c9wZdUMzhCSDtCdq_NXpUgKlAk9F49bRi-1WDQR4WccU_JsHxcw-LG9xkoGv8hFlAlltzM0V_qDCuYftk0JVKclHdcc_TI2P4igmkLOw45kSQekZy40En-935WoU4-Mfnj3w7BmO7luCZiq-SRh0-1s0hhKLHS2D9hyln3FWB2DYYTKl7BgUjpqz_2B36Q9_HD7N3z-ryTPeuJN-XGsk8lryn_fy4zwhtxyALL3-PAt90bRaduvKq_EweqviHOhTHIHO7U5SMqQsKgWKuUo-BvsyX-zPiMSKxCNLBmOCdkbeE8vD_H3SfFKx3CDn1-mqd92YXRdIaMnNjpasoO3a447JLBl-0ssZLxhoNckhZr-Gvqe8c9GJ6mL4uEiZWVm41tICpg[30.11.2019]

45 Persaud, Chandarika, et al. The excretion of 5-oxoproline in urine, as an index of glycine status, during normal pregnancy. *BJOG: An International Journal of Obstetrics & Gynaecology* 96(1989)4: 440-444. doi: 10.1111/j.1471-0528.1989.tb02420.x

46 Morrione, Thomas G, and Sam Seifter. Alteration in the collagen content of the human uterus during pregnancy and postpartum involution. *The Journal of Experimental Medicine* 115(1962)2: 357-365. doi: 10.1084/jem.115.2.357 URL https://www.ncbi.nlm.nih.gov/pmc/articles/PMC2137490/pdf/357.pdf [30.11.2019]

47 Aziz, Jazli, et al. Molecular mechanisms of stress-responsive changes in collagen and elastin networks in skin. *Skin Pharmacology and Physiology* 29(2016)4: 190-203. doi: 10.1159/000447017 URL https://www.karger.com/Article/Pdf/447017 [30.11.2019]

48 Dasarathy, Jaividhya, et al. Methionine metabolism in human pregnancy. *The American Journal of Clinical Nutrition* 91(2010)2: 357-365. doi: 10.3945/ajcn.2009.28457 URL https://www.ncbi.nlm.nih.gov/pmc/articles/PMC2806892/pdf/ajcn9110357.pdf [30.11.2019]

49 Rees, William D, Fiona A Wilson, and Christopher A Maloney. Sulfur amino acid metabolism in pregnancy: the impact of methionine in the maternal diet. *The Journal of Nutrition* 136(2006)6: 1701- 1705. doi: 10.1093/jn/136.6.1701S URL https://watermark.silverchair.com/1701s.pdf?token=AQECAHi208BE49Ooan9kkhW_Ercy7Dm3ZL_9Cf3qfKAc485ysgAAAlswggJXBgkqhkiG9w0BBwagggJIMIICRAIBADCCAj0GCSqGSIb3DQE-HATAeBglghkgBZQMEAS4wEQQMv-p1ZDKVDINK-pR_AgEQgIICDl6WZdC9wvupJ4fldX7r-cCty8GM-kJkRPXXcZ7auUvtjQgxrkKEpHRUEbpdi77IMtaIMqUEs1DV-1m3NyAu10w0HcD7FuSDhRRwifRy-kipy1i-Jo5gh1eGJ1qXRw3mo9X0KSYpotFYcddOyTFKKG4Mjvan5BnvZXrDpTRdJP8ajbTPgBzLHlJTui5a_4-Vra-si43vpRVmrzqyk1cmONivVP58fOGj2TRVrLK9brWpMDUbCupVxx_hHMYze5oflQZwVJAP-Bo_5lwe9eUg-VeB690vm8ojwqhy1eA7WzHTVzSqXM_1p9Y7kTusrKAMe6c9wZdUMzhCSDtCdq_NXpUgKlAk9F49bRi-1WDQR4WccU_JsHxcw-LG9xkoGv8hFlAlltzM0V_qDCuYftk0JVKclHdcc_TI2P4igmkLOw45kSQekZy40En-935WoU4-Mfnj3w7BmO7luCZiq-SRh0-1s0hhKLHS2D9hyln3FWB2DYYTKl7BgUjpqz_2B36Q9_HD7N3z-ryTPeuJN-XGsk8lryn_fy4zwhtxyALL3-PAt90bRaduvKq_EweqviHOhTHIHO7U5SMqQsKgWKuUo-BvsyX-

zPiMSKxCNLBmOCdkbeE8vD_H3SfFKx3CDn1-mqd92YXRdIaMnNjpasoO3a447JLBl-0ssZLxhoNckhZr-Gvqe8c9GJ6mL4uEiZWVm41tICpg [30.11.2019]

50 Jackson, Alan A., Michael C. Marchand, and Simon C. Langley-Evans. Increased systolic blood pressure in rats induced by a maternal low-protein diet is reversed by dietary supplementation with glycine. *Clinical Science* 103(2002)6: 633-639. doi: 10.1042/cs1030633 URL https://pdfs.semanticscholar.org/0c3f/c387383a14482c-996cab681903235106821e.pdf [01.12.2019]

51 Rees, William D. Manipulating the sulfur amino acid content of the early diet and its implications for long-term health. *Proceedings of the Nutrition Society* 61(2002)1: 71-77. doi: 10.1079/PNS2001137 URL https://www.cambridge.org/core/services/aop-cambridge-core/content/view/0CFCA27E38D2CB57330687C60A4BDA44/S0029665102000125a.pdf/manipulating_the_sulfur_amino_acid_content_of_the_early_diet_and_its_implications_for_longterm_health.pdf [01.12.2019]

52 El Hafidi, Mohammed, Israel Perez, and Guadalupe Banos. Is glycine effective against elevated blood pressure? *Current Opinion in Clinical Nutrition and Metabolic Care* 9(2006)1: 26-31. doi: 10.1097/01.mco.0000196143.72985.9a

53 Austdal, Marie, et al. Metabolomic biomarkers in serum and urine in women with preeclampsia. *PloS one* 9(2014)3: e91923. doi: 10.1371/journal.pone.0091923 URL https://www.ncbi.nlm.nih.gov/pmc/articles/PMC3956817/pdf/pone.0091923.pdf [01.12.2019]

54 Friesen, Russell W, et al. Relationship of dimethylglycine, choline, and betaine with oxoproline in plasma of pregnant women and their newborn infants. *The Journal of Nutrition* 137(2007)12: 2641-2646. doi: 10.1093/jn/137.12.2641 URL https://watermark.silverchair.com/2641.pdf?token=AQECAHi208BE49Ooan9kkhW_Ercy-7Dm3ZL_9Cf3qfKAc485ysgAAAlswggJXBgkqhkiG9w0BBwagggJIMIICRAIBADCCAj0GCSqGSIb3DQEHATAeBglghkgBZQMEAS4wEQQM8nK4gjfaZqScwDrPAgEQgIICDn0iDdDrw6SClteRXUetDgoNVVy-RRwf-WooumUhfeVY7YkKTIWjqIJvQKBXQj6c5aQOGB8wkhNlmzbg5W4XHaZoUEKNd-taTnjdR47X9ov2bY-dkcDaJl_o7mAj68jZLzQSHQCvmpYCKDIbsWQDnvg_7LvHsFFoc-rPttIluiIlZ-WxXeRsg_v8eyoZNN3B6t-HJyNpqap5Fw-_ePKCDzZWCQRujC1L10GwtOpqBzqtyltTcTU1eE5yCiyNGkhMtUbBmNqRoWH_9IZ9V-8mEIxoH95ytQ8Dx3W0FLevwhRS-UNtxK5MeXEVMojzu-jo9mxqDLsT_MjPq-A8JaGWZowswdJe2z03BF-Kn2g10ppj6Yz8C8P-eilvJiPHw-YlsLxEodiXxRBOzSwt1Wfm3y7wKQFJbFU6yqwzRL_ToTUB-YbSaLm62yp-0N1g99vxRdmai900LdcXHa-DVpaGKxlT5RhPBl4vVwhHzcatTbcvfvMsyg4pAvGFGYn9-A3USdUyISpBvWX-knwyrjpsTjKlxuCv3y_yKj_cFvBOJrwKQSvwWsZ6NH_Wo4Mqg85FO7FqwcXk88GbteGvfcbqN8D90EOqe-QYQ9kClus_SosdD3aYeDovRyhe1kFOYh-hEoK9b7-4fKFIHAOg-u3UWbK4As_PZ43OLEpA1QC8UBClN-VxSQ0XfFWkzKwRSnakdyYPkg2k[01.12.2019]

55 Kalhan, Satish C. One-carbon metabolism, fetal growth and long-term consequences. *Maternal and Child Nutrition: The First 1,000 Days*. Vol. 74. Karger Publishers, 2013. 127-138. doi: 10.1159/000348459 URL https://www.ncbi.nlm.nih.gov/pmc/articles/PMC4118836/pdf/nihms-615967.pdf [30.11.2019]

56 Leite, Isabel Cristina Gonçalves, Francisco José Roma Paumgartten, and Sérgio Koifman. Chemical exposure during pregnancy and oral clefts in newborns. *Cadernos de Saúde Pública* 18(2002)1: 17-31. doi: 10.1590/s0102-311x2002000100003 URL http://www.scielo.br/pdf/csp/v18n1/8139.pdf [01.12.2019]

57 Brown, Melody J., et al. Carotenoid bioavailability is higher from salads ingested with full-fat than with fat-reduced salad dressings as measured with electrochemical detection. *The American Journal of Clinical Nutrition* 80(2004)2: 396-403. doi: 10.1093/ajcn/80.2.396 URL https://watermark.silverchair.com/396.pdf?token=AQECAHi208BE-49Ooan9kkhW_Ercy7Dm3ZL_9Cf3qfKAc485ysgAAAlgwggJUBgkqhkiG9w0BBwagggJFMIICQQIBADCCA-joGCSqGSIb3DQEHATAeBglghkgBZQMEAS4wEQQMGDlbzonlsxQFaW11AgEQgIICC-JQWpwJPxQTg-wOxz-YFSxGcWHBdSapxvdPYDxjZOziGM7pEUVsPXChGV1yd-d0bZdrag0uAqMlUaD7amET40Cem-nyNZA-5DzdFvBko-8qebKpC7XUxAJkbrHl--vjYCdLbWsx6xkGRmIyWcgUYzudO31E5sSY0aaF_VgM-w7Zi6zIM9oJbGRxA93w8CmAA1GyD6BT7IdMVpnIUVKvUmGXB9a1Ymg26kXIsaP2obS1JqhFddi4nIf-wz4WQqXUq6PY-frNAjcmGD6MWFL4Vp5CoQ4mJ5uHyq5A8mafyTpmLaPswVAYwuykbgNTgkKNlND-5zHvHU4qbxgrDUgRCpkzzjdyEIWf3Xkne7SGCQx-26ZBDsfqXymT_2gMTg--Vuz-yu9lcX0wq_5qG589pD-7FSXCL4pUFy3NdzG6OnT_xmavGwcTUEO3Mz18zz7f3KAwQhwmOPaNnsXLCryswWzTLeInU91fSF-MZJGSXlucPcAg091U_C3Srsy7ib0QpGBY1cwwfM7b-RhKBnncFjVlibIt-rHNGTRdEVZzKv-Mnz-ePW-bYXHk-u1y0e4vfCUiaqvn9BddRAXmuokUxkDgLrmK0amZj2Q-dO8Dn3u1buVbUlW75e0vl1AhtFXtI6_GW-V4Yxs7FZs8ypNHqs6FxHn0o-2Djd0roB_aWM7yU5ZhXZ2Hn0mw1z2jTEGYAxk8[30.11.2019]

58 Fabbri, Adriana DT, and Guy A. Crosby. A review of the impact of preparation and cooking on the nutritional quality of vegetables and legumes. *International Journal of Gastronomy and Food Science* 3(2016): 2-11. doi: 10.1016/j.ijgfs.2015.11.001

59 Baker, Brian P., et al. Pesticide residues in conventional, integrated pest management (IPM)-grown and organic foods: insights from three US data sets. *Food Additives & Contaminants* 19(2002)5: 427- 446. doi: 10.1080/02652030110113799 URL https://www.organic-center.org/reportfiles/bakerbenbrook.pdf [01.12.2019]

60 Ralston, Nicholas VC, and Laura J Raymond. Dietary selenium's protective effects against methylmercury toxicity. *Toxicology* 278(2010)1: 112-123. doi: 10.1016/j.tox.2010.06.004

61 Hibbeln, Joseph R., et al. Maternal seafood consumption in pregnancy and neurodevelopmental outcomes in childhood (ALSPAC study): an observational cohort study. *The Lancet* 369(2007)9561: 578-585. doi: 10.1016/ S0140-6736(07)60277-3

62 Burger, Joanna, and Michael Gochfeld. Mercury and selenium levels in 19 species of saltwater fish from New Jersey as a function of species, size, and season. *Science of the Total Environment* 409(2011)8: 1418-1429. doi: 10.1016/j.scitotenv.2010.12.034 URL https://www.ncbi.nlm.nih.gov/pmc/articles/PMC4300121/pdf/ nihms577574.pdf [01.12.2019]

63 Bodnar, Lisa M, et al. High prevalence of vitamin D insufficiency in black and white pregnant women residing in the northern United States and their neonates. *The Journal of Nutrition* 137(2007)2: 447-452. doi: 10.1093/ jn/137.2.447 URL https://www.ncbi.nlm.nih.gov/pmc/articles/PMC4288960/pdf/nihms652741.pdf [01.12.2019]

64 Zimmermann, Michael B. The effects of iodine deficiency in pregnancy and infancy. *Paediatric and Perinatal Epidemiology* 26(2012)1: 108-117. doi: 10.1111/j.1365-3016.2012.01275.x URL https://onlinelibrary.wiley.com/ doi/epdf/10.1111/j.1365-3016.2012.01275.x [01.12.2019]

65 Stagnaro-Green, Alex, Scott Sullivan, and Elizabeth N Pearce. Iodine supplementation during pregnancy and lactation. *JAMA* 308(2012)23: 2463-2464. doi: 10.1001/jama.2012.45423

66 Mozaffarian, Dariush, and Eric B Rimm. Fish intake, contaminants, and human health: evaluating the risks and the benefits. *JAMA* 296(2006)15: 1885-1899. doi: 10.1001/jama.296.15.1885

67 Cabello, Felipe C., et al. Aquaculture as yet another environmental gateway to the development and globalisation of antimicrobial resistance. *The Lancet Infectious Diseases* 16(2016)7: 127-133. doi: 10.1016/ S1473-3099(16)00100-6

68 Conti, Gea Oliveri, et al. Determination of illegal antimicrobials in aquaculture feed and fish: an ELISA study. *Food Control* 50(2015): 937-941. doi: 10.1016/ j.foodcont.2014.10.050

69 Hossain, M. A. Fish as source of n-3 polyunsaturated fatty acids (PUFAs), which one is better-farmed or wild? *Advance Journal of Food Science and Technology* 3(2011)6: 455-466. URL https://pdfs.semanticscholar.org/dc09/ ab65f2b0e580c56a2b019226467771701aeb.pdf?_ga=2.84898960. 809880695.1575111013-111406198.1539847965 [01.12.2019]

70 Tsuchie, Hiroyuki, et al. Amelioration of pregnancy-associated osteoporosis after treatment with vitamin K2: a report of four patients. *Upsala Journal of Medical Sciences* 117(2012)3: 336-341. doi: 10.3109/03009734.2012.676573 URL https://www.ncbi.nlm.nih.gov/pmc/articles/PMC3410294/pdf/UPS-0300-9734-117-336.pdf [01.12.2019]

71 Choi, Hyung Jin, et al. Vitamin K2 supplementation improves insulin sensitivity via osteocalcin metabolism: a placebo-controlled trial. *Diabetes Care* 34(2011)9: 147. doi: 10.2337/dc11-0551 URL https://www.ncbi.nlm. nih.gov/pmc/articles/PMC3161300/pdf/e147.pdf [01.12.2019]

72 Iodine – Health Professional Fact Sheet – Office of Dietary Supplements. National Institutes of Health. URL https://ods.od.nih.gov/factsheets/Iodine-HealthProfessional/ [01.12.2019]

73 Bertelsen, Randi J, et al. Probiotic milk consumption in pregnancy and infancy and subsequent childhood allergic diseases. *Journal of Allergy and Clinical Immunology* 133(2014)1: 165-171. e8. doi: 10.1016/j.jaci.2013.07.032 URL https://www.ncbi.nlm.nih.gov/pmc/articles/PMC3912862/pdf/nihms-524449.pdf [01.12.2019]

74 Myhre, Ronny, et al. Intake of probiotic food and risk of spontaneous preterm delivery. *The American Journal of Clinical Nutrition* 93(2011)1: 151-157. doi: 10.3945/ajcn.110.004085 URL https://www.ncbi.nlm.nih.gov/ pmc/articles/PMC3001603/pdf/ajcn9310151.pdf [01.12.2019]

75 Cordain, Loren, et al. Plant-animal subsistence ratios and macronutrient energy estimations in worldwide hunter-gatherer diets. *The American Journal of Clinical Nutrition* 7(2000)3: 682-692. doi: 10.1093/ajcn/71.3.682 URL https://watermark.silverchair.com/682-692(10965)cordain.pdf?token=AQECAHi208BE49Ooan9kkhW_Ercy-7Dm3ZL_9Cf3qfKAc485ysgAAAmowggJmBgkqhkiG9w0BBwagggJXMIICUwIBADCCAkwGCSqGSIb3DQE-HATAeBglghkgBZQMEAS4wEQQMoDoXXnTySpZJyo9ZAgEQgIICHSIwZwqTqe9xC97bxAuLVNUFEvwVL-QN0NrjT1yIO8uW_YhZ0BsjA_LSnX78uWjlf_Y891fqieTXYjqz_qMA34trvLTjM-0STwY_UoaVG6rftjMxt_EH-By22gCBAf0Ldek4LSiEKnrTmoKjZLfuS7KGm3OL1no7YL_8MCxf7PxsK0XSPhhCdz2FupuXRBz2Bx3Jtpr-7XZwa5HfTFC1WFr6cq-jWGLMutYdjYiKWmEK5pswuEApLM-kaparVKv8bheG-rlQTdYzT5_ME7yo1H-v2u0V7WlXciS08bo1qAbpiqakfyFLzypqr2SFqrgNtMsDbTsM1S4gGnsHBV87VQ7aOjSvl06NqLOAIJY_AQl-RqrY9ybtUBNsjGSmqqKgDL6T0ySU20J2EPOVRJZI2JwbWppEg-NEimriKahhdH6wlhCrrqBCcBqeoLfpjX-MSGrvXJUjomdXvE4fn_TvHToANyIRLRHOEx-3-Hq7VEs59vL9v_7osxD56lUGI96NY_2lh90PUt0fO_u8S-2lJRQg90OOoMI7w1m2Mt-AaYaRCj2zo00a-hZTtEM9bR6IKCeQxgQGkMseor4b3TAB9NJXg1vmBmQDS-jdH650Sxgj_37Hrg2V1k1YTVlH_h9spSP0hFTJnhGK3DglW0i6MZs0_fPNeBGSldNt3do6Q_kvEWsvuHa2A-qeLghJRI-16UkHx0PbY-s6mnAZ7Mb9tZkDtjEU [01.12.2019]

76 Price, Weston A. *Nutrition and Physical Degeneration A Comparison of Primitive and Modern Diets and Their Effects.* New York: Hoeber. 1939. Print. URL https://www.vyzivujicitradice.cz/wp-content/uploads/2010/11/Weston_Price_-_Nutrition_and_P.pdf [29.11.2019]

77 Chmurzynska, Agata. Fetal programming: link between early nutrition, DNA methylation, and complex diseases. *Nutrition Reviews* 68(2010)2: 87-98. doi: 10.1111/j.1753-4887.2009.00265.x URL https://watermark.silverchair.com/nutritionreviews68-0087.pdf?token=AQECAHi208BE49Ooan9kkhW_Ercy7Dm3ZL_9Cf3qfKAc485ys-gAAAo4wggKKBgkqhkiG9w0BBwagggJ7MIICdwIBADCCAnAGCSqGSIb3DQEHATAeBglghkgBZQMEAS-4wEQQMrlVu_1Qj0VMgtIfyAgEQgIICQeG1CxiDri2Uxx1TBCXObVAuU75xJj-Rqa8yjEb58b-vEbM5Iephs-znsGu0492KF3nec6i_2jtd33th9GUuyeTTD-27wDYbfWPkIEDIKJS0GUXqrXxWz43mcSWP6eFF9sDQIuoJD-fVtvW9RjgnJXQBgjcU1RP-3kKt0Ip1_K25BpORDJAJDrZQELpV8Pg2OF0KHF1uc2o3SjMSOPDSzddgOD-VgZNXMrU63hBcbB4zAcK2Jd5wIBQHf6ELh0VplWpNKjFLRmbTBDOZC5XD9pQ8qjYea0YDCvWO-hAuusM1h4uvZ43VbrDdn0q1ujMQtjnTT4qrDZNFDr4g7ltXIRJq42ScVvJJ4NzytxD3LFWFip8kOS6FYz-CRHR2hiN9LkahJPjzSaDKW_791FVqgjF6WEDp8CW8EeAAMjZM8-Q_QvcWi4achNXZof78AuEvvgRGOx-p9F0vyIY5yTRriLYy0YAW3ojIUJ2h2-SxKMPAdHqrdavqqtjosWy0nWYSdEOvgEuJ-JmWHgr_6_vSx48zWxH-kEv_fjgGPrXbPtYuTn8NCgRZax0gfW_J4lQzvzrurkFkV5pKbDJvlPMK8MpGV2CFdF9F-K3eOKG-8If5qG-wk42LXkNgWT_KPCekb8MoswB1W5EAFCV0IBfkWRCBf7ad1VC8txkbSXqJiKltlmv8R8Uuuvyj2b9x0o1-1Tj-kOva8stKTMXNqWv7MXsXNn01jdIHL-V9paKf8zqEnNTYtZwco1PK-IF8WXZ668TDytpcZlqs [01.12.2019]

78 Molloy, Anne M, et al. Effects of folate and vitamin B12 deficiencies during pregnancy on fetal, infant, and child development. *Food & Nutrition Bulletin* 29(2008)1: 101-111. doi: 10.1177/15648265080292S114 URL https://journals.sagepub.com/doi/pdf/10.1177/15648265080292S114 [30.11.2019]

79 Rogne, Tormod, et al. Associations of Maternal Vitamin B12 Concentration in Pregnancy With the Risks of Preterm Birth and Low Birth Weight: A Systematic Review and Meta-Analysis of Individual Participant Data. *American Journal of Epidemiology* 185(2017)3: 212-223. doi: 10.1093/aje/kww212 URL https://watermark.silverchair.com/kww212.pdf?token=AQECAHi208BE49Ooan9kkhW_Ercy7Dm3ZL_9Cf3qfKAc485ysgAAAlg-wggJUBgkqhkiG9w0BBwagggJFMIICQQIBADCCAjoGCSqGSIb3DQEHATAeBglghkgBZQMEAS4wEQQM-PaetcVSGpqbQcvzsAgEQgIICCyhl3ArKwi2uxYtiQaGAVOP5pzRwDCz4i01x7nUKSjygHECYg7m0iCLbm-wndoSiPSX3ty9AqaAeuGiMatDWOWw_dNfHpk4sqHhW88Wfd_gHxHB9Yq0IxpWe7aqEg7qQimb8elnIFb-JI6ilP74ktmFP8dMyOlUjPmo8mM_S3Gzkp0Ayxq6x59puPyilTMHvV05WpjmzT8IC5KPz0o47miTsXiULQ-92botFe-EUPtFpGDcp4i2VMhT4lgmUZyh_l1kx9Sgy6060tFYwh-041eS5u0h0r7tv5HwgQHemapmWNmA9xh_GMMaJyiggYBSsJU-Ln8gNFxtBd0Ecw0463VVLhm24qFliMnm0m8FB_v0Q7o-0OHOaF2f-5SHHvi0TJDXJ-qUZLEWxpx9g8yxtenEjp-7hXu7gaZRMbrhei6lWewphwQOKwMf8X2yoGO73zC_b4bqiBkAMpDAFYHrw-S95Ev_PiiSErYGcgf_te77ew4fw1ORLwzUrn3WOloX5wsdTBW7u9YT-9umLNqNReVh_PMWfiVdXtAP1nOF-RoAv5f1fK0I_i5UR7SD8fxAAFRTcjhQfMKK0BXnczY40NPe2EYloeZEChBqgRbwGGcplhuYPWqLLUium3Ps-B1193DcoL6vzJw5CyqnEwICeavYScSCAjLSyuC1SmvpvvSGYCrMYuFDN9DHHA1YJB-z8RU [30.11.2019]

80 Pawlak, Roman, et al. How prevalent is vitamin B12 deficiency among vegetarians? *Nutrition Reviews* 71(2013)2: 110-117. doi: 10.1111/nure.12001 URL https://watermark.silverchair.com/nutritionreviews71-0110.pdf?token=AQECAHi208BE49Ooan9kkhW_Ercy7Dm3ZL_9Cf3qfKAc485ys-gAAAoEwggJ9BgkqhkiG9w0BBwagggJuMIICagIBADCCAmMGCSqGSIb3DQEHATAeBglghkgBZQMEAS-4wEQQMyxSapMYgvjSFi-uNAgEQgIICNPOUsT1UYKtFMh7JSaEFK0fUNZi_dpCzEM3zOlBAncYxV7rAS-2JM6vXzkmv2ETc_B2AEj-1CgGFOIAK1c5_FeMB6WAXu0OKxQuOjr6Pb6qLfHnX8cGTVcKhXUoeSlcx-4Kijc5jkNjPN1Rp5UrAZqzSuH3cFQozXS9BM-K4yS2Zo8AJQEJgumYHA0uaWyEhH3OswI692upd29K-vYEJwCqYxpjdSv5H2TRxlYT2hfyWu8ranzgLVykKBrUVwZDFyKJDCmBqw4jRnWoISX5q_c29Y_4hvkG-WCbua7R6zgHXyJDUBkD334iegsFd8C7F2LXkDFhq1609zT-zLMKfK49RgKsq1IyRlO5vKsqdJ-xBsRUMy-gd7TDLA6GvXjohpODCnKbloP2Bhyh9jmy0iSYI2TbCmnPIpdkcnYBc2VizDaQgGxcT8K1K6A2jsP-imSvS-qEth-0JMNiFC92Eby0K1Xnfq4wGjtOcmsY232cG_7-j-5AbD31v4BuY1W9XQgP4VQFFITbRZjGUdvO2VSu-JFhbWvv57pYAOG71GdCCjGY1isJPCM8btiynxtq7PxkLREphpyd2K_KuzVafdb9-OyNsueY1OWNAlFiTXG-5qZIS4Hg-tsEOY8XnVBPhhgnavBpUcmv5WYFlC5jyxXqG2BR92hiliodwvr45nb-4jVczzlmk8QnCguNH5y-8CCnc87v0Q_Qxg_nW7vchpNOlIFqCgzHFcr3nGlOzNS58sbSpe8pQlkWOUZA [01.12.2019]

81 Koebnick, Corinna, et al. Long-term ovo-lacto vegetarian diet impairs vitamin B-12 status in pregnant women. *The Journal of Nutrition* 134(2004)12: 3319-3326. doi: 10.1093/jn/134.12.3319 URL https://watermark.silverchair.com/z4w01204003319.pdf?token=AQECAHi208BE49Ooan9kkhW_Ercy7Dm3ZL_9Cf3qfKAc485ysgAAA-mUwggJhBgkqhkiG9w0BBwagggJSMIICTgIBADCCAkcGCSqGSIb3DQEHATAeBglghkgBZQMEAS4wE-QQM7RSRLWC4v9rrMGSVAgEQgIICGMb0c1mZOFnVIUIafwMNJXYTxuu8CqW5jhOSpsikXdXqx-Vcw6gQtrtVCDzUpP867VmGwolcIh1Ng_sZCjgprQd_6eF5tjGckrGlbqje5lW8TQNbZQQxUSGlzBTudA-tYipy9obmIbWQt73GauIv8hFYeFHBQkuP2znLuegYPEK5P1QSo4vJ4wTv6nGycPniotEOkeCfULOx9TxWQaf-0Kw4BrNRnVrv7kdTt5FjNg8YTSU2qt-U7qaJ12N6ZAFbj3SwVirCnNjSxWqGR1Hh7XG9Nss-

qfHrYaFhQh8mJCpdSfBPXwRmsJwLwbu9T2eRSmfuB9BB2T6cJ5YxqraSzmYlTt8AxJM_Wx0ZwPc8r7N5d-NGHocFoN1M2fgogIq8ayulQFvIbz-pQDFeOqECw415Ox6tBtr9C9reSW5v3h1bUuAHz8LdGi0rbJwkbCLX-dyX_zr4lLH5H6ANNs5RJsiUkzpetLwKu6HIMFCNdlnFUHp-TzxFoopSRGZXHb6QIYz9KaTW3yo8s3itN-L9LXT_C8Ri5V3IiiVoXOVQ_3EZ7d7fLDlcgnUhR_Jla-xLHoLcaGAQnUMtpSWAA1Mcy-77nJ6DyzxDWMX-Jxf7uIwyLFGmsGIP0ApMSryCxXk3-TpTBsqukyXHWEu5P-4S-K_X2DJrFxKlDN5pVNa8pgd03E7bAGt7oG-ma-5vf4h2bIeMGvcKUd4kjcNdl0SNA [01.12.2019]

82 Smulders, Y. M., et al. Cellular folate vitamer distribution during and after correction of vitamin B12 deficiency: a case for the methylfolate trap. *British Journal of Haematology* 132(2006)5: 623-629. doi: 10.1111/j.1365-2141.2005.05913.x

83 Bae, Sajin, et al. Vitamin B-12 status differs among pregnant, lactating, and control women with equivalent nutrient intakes. *The Journal of Nutrition* 145(2015)7: 1507-1514. doi: 10.3945/jn.115.210757 URL https://watermark.silverchair.com/jn210757.pdf?token=AQECAHi208BE49Ooan9kkhW_Ercy7Dm3ZL_9Cf3qf-KAc485ysgAAAlwwggJYBgkqhkiG9w0BBwagggJJMIICRQIBADCCAj4GCSqGSIb3DQEHATAeBglghkgB-ZQMEAS4wEQQMqemW1uv5XRbHFRqhAgEQgIICD7-XZVZzpiZMAyIG6b_uVauXhMsXosreXpCE_MM-ZCRXpB1MmP3g9Mhc7as7JERP6XjFzNoHs3A4CifmxDgcc9fbqEqaoSe20pnxeuOFCCHPWlsK0Gy4shrB-F8RPYJUSa1G5k-Vo42D7W-b0THbe6Pyu-72KapfzHnFkFBm6ZYfEo6N8I_Gcz6EeQkFKSsMhjNRmzGO-3faFRmFNvknV8Q5NXnG_VHKFrNIzAexCiAhBdOToC1MQ06DFjc1_6KZay67vwWt9WzzeAnGhO25h5u-PlUcg0vz1Dbs9_6qJ679T0CuzrvTCXE_XaiZVrq5q0RzRb-B-NvEE9BZlTL21Ka_DvDDAAGzTxGEgtNeo9H-GhWBOkvZqE9Nv_N1HJr5kR7-_-siN6ZcYPOihRg7O0YzA7do-qGJhQDgDZllIsuwWH1YChnRytK3HLK-GiHYLdhc55u5sYPcYtuD8QyXRPWn5AshdSLeV-r5p-ygnNA0ddrpCh5aUgrQX0jnktmroO0S2TnR7FhQ-q-czoj7RE9Hdd-2vhrV9M_D7vYCcUYeedBVLKCx2C8wHIJK9ekD2D3molO-AFl6b3943PuibSo-ehSH-QvWvsdNa55Lynlc9pryT9LYTNqMn1OTVzTWiwbo1tMBtMUKs9mbT8VP6LnRTNgeMnZoRdYwvQgZPK-MHIAuUiPx9w7pw30YoKwqs3se6nyqa [01.12.2019]

84 Black, Maureen M. Effects of vitamin B12 and folate deficiency on brain development in children. *Food and nutrition bulletin* 29(2008)2: 126-131. doi: 10.1177/15648265080292S117 URL https://www.ncbi.nlm.nih.gov/pmc/articles/PMC3137939/pdf/nihms307261.pdf [01.12.2019]

85 Fleischman, Diana: The ethical case for eating oysters and mussels. Gepostet am 20. Mai 2013 URL https://sentientist.org/2013/05/20/the-ethical-case-for-eating-oysters-and-mussels/ [01.12.2019]

86 Zeisel Steven H. Nutrition in pregnancy: the argument for including a source of choline. *International Journal of Women's Health* 5(2013): 193-199. doi: 10.2147/IJWH.S36610 URL https://www.ncbi.nlm.nih.gov/pmc/articles/PMC3639110/pdf/ijwh-5-193.pdf [01.12.2019]

87 Wallace, Taylor C., and Victor L. Fulgoni. Usual Choline Intakes Are Associated with Egg and Protein Food Consumption in the United States. *Nutrients* 9(2017):8 839. doi: 10.3390/nu9080839 URL https://www.ncbi.nlm.nih.gov/pmc/articles/PMC5579632/pdf/nutrients-09-00839.pdf [30.11.2019]

88 Davenport, Crystal, et al. Choline intakes exceeding recommendations during human lactation improve breast milk choline content by increasing PEMT pathway metabolites. *The Journal of Nutritional Biochemistry* 26(2015)9: 903-911. doi: 10.1016/j.jnutbio.2015.03.004

89 Jiang, Xinyin, et al. Maternal choline intake alters the epigenetic state of fetal cortisol-regulating genes in humans. *The FASEB Journal* 26(2012)8: 3563-3574. doi: 10.1096/fj.12-207894 URL https://pdfs.semanticscholar.org/fc81/725f236211c70397fda7c36133405286bbec.pdf?_ga=2.65123239.809880695.1575111013-111406198.1539847965 [30.11.2019]

90 Jiang, Xinyin, et al. A higher maternal choline intake among third-trimester pregnant women lowers placental and circulating concentrations of the antiangiogenic factor fms-like tyrosine kinase-1 (sFLT1). *The FASEB Journal* 27(2013)3: 1245-1253. doi: 10.1096/fj.12-221648

91 Caudill, Marie A., et al. Maternal choline supplementation during the third trimester of pregnancy improves infant information processing speed: a randomized, double-blind, controlled feeding study. *The FASEB Journal* 42(2018)4: 2172-2180. doi: 10.1096/fj.201700692RR

92 Ganz, Ariel B., et al. Genetic impairments in folate enzymes increase dependence on dietary choline for phosphatidylcholine production at the expense of betaine synthesis. *The FASEB Journal* 30(2016)10: 3321-3333. doi: 10.1096/fj.201500138RR URL https://www.ncbi.nlm.nih.gov/pmc/articles/PMC5024689/?report=reader [01.12.2019]

93 Meléndez-Hevia, Enrique, et al. A weak link in metabolism: the metabolic capacity for glycine biosynthesis does not satisfy the need for collagen synthesis. *Journal of Biosciences* 34(2009)6: 853- 872. doi: 10.1007/s12038-009-0100-9 URL https://www.ias.ac.in/article/fulltext/jbsc/034/06/0853-0872 [01.12.2019]

94 Lewis, Rohan M., et al. Low serine hydroxymethyltransferase activity in the human placenta has important implications for fetal glycine supply. *The Journal of Clinical Endocrinology & Metabolism* 90(2005)3: 1594-1598. doi:

10.1210/jc.2004-0317 URL https://watermark.silverchair.com/jcem1594.pdf?token=AQECAHi208BE49Ooan9k-khW_Ercy7Dm3ZL_9Cf3qfKAc485ysgAAAl0wggJZBgkqhkiG9w0BBwagggJKMIICRgIBADCCAj8GCSqGS-Ib3DQEHATAeBglghkgBZQMEAS4wEQQMgHjdE6TKq-T8Q-i9AgEQgIICEDvhcFkxa8_U7jyunt5ebxZekzN-W5ecyclwZ5ICkTZLLioCvIycliTZEptxWrpmmu4jj60ouusfi2Jac4BKSNghXOlblJvCLBn0DNt8TSjKRdmTE2du-ERfw2ObKvew07lf5vGp3IzOCl2Lumq7y37-aXFKy290_ZQ5872iwVB3-s7Z8VRiHicVXd9jvyX-DhXNIcY4e8s-FFmjCAKAq_E_Jn-YLFaUchYilGZ2Y--YJzmgqUMhEVx7DRbxDNOnhBHFff-HwTik7Jswn390dGYxY5WsD-s79E1onIyf0-oZQC3PAjDJedE8qMup0iCKi9mtGenepstnB6JtgxRS1ZlkU1Sz2wywwXEhvuWdqt-aTksl4Wb-P2JL9Msv1Xydq1e7PT1gZtK6HCO5gcoHntNrDQp-tehWXBgsrk_3OMVTRxqCT_JmU3bTFQ4gVNZRx-FAQ2aE2TMmzf-PUud-lyBVyCOaWot9bkm_-4jcBRTJ4CrguIdUF2xN2tXvbX6_wpAwJ8oyqJudnsg0-AKL-Vc7z6cE_dDxBbeFQMjGELbi9X0BoFB25OWxtcS9TAETIt9kCWk1gNmeJXBenvg8su3SDI7lGldVdtmOfs-0HdzD2OTNIc6FJR65n7iEnxDFwFvcFflB9vgpqclBjiR_oMx8EbOZOllbxp-i8cY6t3H7J-NdD3ElOz1tqjWm-rx6xfy9JpEIIzg [01.12.2019]

95 Lewis, Rohan M., et al. Low serine hydroxymethyltransferase activity in the human placenta has important implications for fetal glycine supply. *The Journal of Clinical Endocrinology & Metabolism* 90(2005)3: 1594-1598. doi: 10.1210/jc.2004-0317 URL https://watermark.silverchair.com/jcem1594.pdf?token=A-QECAHi208BE49Ooan9kkhW_Ercy7Dm3ZL_9Cf3qfKAc485ysgAAAl0wggJZBgkqhkiG9w0BBwagggJKMI-ICRgIBADCCAj8GCSqGSIb3DQEHATAeBglghkgBZQMEAS4wEQQMgHjdE6TKq-T8Q-i9AgEQgIICED-vhcFkxa8_U7jyunt5ebxZekzNW5ecyclwZ5ICkTZLLioCvIycliTZEptxWrpmmu4jj60ouusfi2Jac4BKSNghXOlb-lJvCLBn0DNt8TSjKRdmTE2duERfw2ObKvew07lf5vGp3IzOCl2Lumq7y37-aXFKy290_ZQ5872iwVB3-s7Z 8VRiHicVXd9jvyX-DhXNIcY4e8sFFmjCAKAq_E_Jn-YLFaUchYilGZ2Y--YJzmgqUMhEVx7DRbxD-NOnhBHFff-HwTik7Jswn390dGYxY5WsDs79E1onIyf0-oZQC3PAjDJedE8qMup0iCKi9mtGenepstnB6Jt-gxRS1ZlkU1Sz2wywwXEhvuWdqt-aTksl4WbP2JL9Msv1Xydq1e7PT1gZtK6HCO5gcoHntNrDQp-tehW-XBgsrk_3OMVTRxqCT_JmU3bTFQ4gVNZRxFAQ2aE2TMmzf-PUud-lyBVyCOaWot9bkm_-4jcBRT-J4CrguIdUF2xN2tXvbX6_wpAwJ8oyqJudnsg0-AKLVc7z6cE_dDxBbeFQMjGELbi9X0BoFB25OWxtcS9TAETI-t9kCWk1gNmeJXBenvg8su3SDI7lGldVdtmOfs0HdzD2OTNIc6FJR65n7iEnxDFwFvcFflB9vgpqclBjiR_oMx8E-bOZOllbxp-i8cY6t3H7J-NdD3ElOz1tqjWmrx6xfy9JpEIIzg [01.12.2019]

96 Meléndez-Hevia, Enrique, et al. A weak link in metabolism: the metabolic capacity for glycine biosynthesis does not satisfy the need for collagen synthesis. *Journal of Biosciences* 34(2009)6: 853- 872. doi: 10.1007/s12038-009-0100-9 URL https://www.ias.ac.in/article/fulltext/jbsc/034/06/0853-0872 [01.12.2019]

97 Meléndez-Hevia, Enrique, et al. A weak link in metabolism: the metabolic capacity for glycine biosynthesis does not satisfy the need for collagen synthesis. *Journal of Biosciences* 34(2009)6: 853- 872. doi: 10.1007/s12038-009-0100-9 URL https://www.ias.ac.in/article/fulltext/jbsc/034/06/0853-0872 [01.12.2019]

98 Solomons NW. Vitamin A and carotenoids. In: Bowman BA, Russell RM (Hrsg). *Present Knowledge in Nutrition.* Washington: ILSI Press; 2001:127-145.

99 Ross AC. Vitamin A and retinoids. In: Shils ME, Olson JA, Shike M, Ross AC (Hrsg.) *Modern Nutrition in Health and Disease.* Baltimore: Lippincott Williams & Wilkins; 1999: 305-327.

100 Novotny, Janet A, et al. β-Carotene conversion to vitamin A decreases as the dietary dose increases in humans. *The Journal of Nutrition* 140(2010)5: 915-918. doi: 10.3945/jn.109.116947 URL https://www.ncbi.nlm.nih.gov/pmc/articles/PMC2855261/pdf/nut1400915.pdf [01.12.2019]

101 Elder, Sonya J., et al. Vitamin K contents of meat, dairy, and fast food in the US diet. *Journal of Agricultural and Food Chemistry* 54(2006)2: 463-467. doi: 10.1021/jf052400 h

102 Maresz, Katarzyna. Proper calcium use: vitamin K2 as a promoter of bone and cardiovascular health. *Integrative Medicine: A Clinician's Journal* 14(2015)1: 34. URL https://www.ncbi.nlm.nih.gov/pmc/articles/PMC4566462/ [01.12.2019]

103 Innis, Sheila M. Dietary (n-3) fatty acids and brain development. *The Journal of Nutrition* 137(2007)4: 855-859. doi: 10.1093/jn/137.4.855 URL https://watermark.silverchair.com/855.pdf?token=AQECAHi208BE49Ooan9k-khW_Ercy7Dm3ZL_9Cf3qfKAc485ysgAAAlUwggJRBgkqhkiG9w0BBwagggJCMIICPgIBADCCAjcGCS-qGSIb3DQEHATAeBglghkgBZQMEAS4wEQQMGH8UlQB1rIMeliqTAgEQgIICCD3ubHt66kVVhIsIYz-3gEfqaNtHtRqZ7pNAQLfcsvB0gZb1BiQjFF_emIOeh-9qTP7edmyy1vImRzWyJCWZjKB4w9aSbbz5O6N-8rvsd0KL_ipilJ9LNI1iSLVA_iJpsIDodev57h37_D4HI4vN5Ze6x6gbcPJXwuv0scxRKs83IgQQXog4kfVScP-QPpWRl1muOOXRbIoETCYwNSXDyeYp3FrOggocGMaHCcuIEnYhDElphX6RhO56IXGN6Hv9ZHDVz-QzPqNjVgw7bG0nbUN1ihoSGIRsABopDxfL3Q2ZXp4Rx0vx5lpPgMtEXEMMyF03cuHL30t-9jBKooqPD-Hib-t5_2IpsmJ0MjkCJoYiJigcPtNKEoKAMlXfurRDj1yVp11N5WTgJZl5M4Ghzl7xQX6LaT6ljeD6TeAPY-zKS-M84qrVhekly2X9lX56cXeQ5U5knwabTkou4uZY3KB9AZPCxP4vr2EJdEzOundReCX7wzk1GDGA7-fr4rwc_mFyVNenPsOVW0nbJsjXWv1q9CKz2uO0OHQgG76kSl59GvPvFmjRZZ18Qhh8hY6cxCTBUeMkFb32h-

DUGnR4amii00NTUA66Z9V1KyZ6iL8cZW5CKmPhGfsz_VQMaV_LenMzxosBAO3Q329kq4OBxjLgMfo-nIFV2_rdJGKkhG7uAeoTQrzdxKFRtbPVSzI [01.12.2019]

104 Singh, Meharban. Essential fatty acids, DHA and human brain. *The Indian Journal of Pediatrics* 72(2005)3: 239-242. doi: 10.1007/BF02859265 URL http://medind.nic.in/icb/t05/i3/icbt05i3p239.pdf [01.12.2019]

105 Gerster, H. Can adults adequately convert alpha-linolenic acid (18: 3n-3) to eicosapentaenoic acid (20: 5n-3) and docosahexaenoic acid (22: 6n-3)? *International Journal for Vitamin and Nutrition Research.* 68(1997)3: 159-173. URL https://www.researchgate.net/publication/13646587_Can_adults_adequately_convert_-linolenic_acid_183n-3_to_eicosapentaenoic_acid_205n-3_and_docosahexaenoic_acid_226n-3 [08.01.2020]

106 Creighton, C. Vegetarian diets in pregnancy: RD resources for consumers. *Vegetarian Nutrition DPG of the Academy of Nutrition and Dietetics* (2010). URL https://vegetariannutrition.net/docs/Pregnancy-Vegetarian-Nutrition.pdf

107 Kim, Hyejin, et al. Association between maternal intake of n-6 to n-3 fatty acid ratio during pregnancy and infant neurodevelopment at 6 months of age: results of the MOCEH cohort study. *Nutrition Journal* 16(2017)1: 23. doi: 10.1186/s12937-017-0242-9 URL https://www.ncbi.nlm.nih.gov/pmc/articles/PMC5395920/pdf/12937_2017_Article_242.pdf [30.11.2019]

108 Sakayori, Nobuyuki, et al. Maternal dietary imbalance between omega-6 and omega-3 polyunsaturated fatty acids impairs neocortical development via epoxy metabolites. *Stem Cells* 34(2016)2: 470-482. doi: 10.1002/stem.2246 URL https://stemcellsjournals.onlinelibrary.wiley.com/doi/pdf/10.1002/stem.2246 [30.11.2019]

109 Sanders, T. A., Frey R. Ellis, and J. W. Dickerson. Studies of vegans: the fatty acid composition of plasma choline phosphoglycerides, erythrocytes, adipose tissue, and breast milk, and some indicators of susceptibility to ischemic heart disease in vegans and omnivore controls. *The American Journal of Clinical Nutrition* 31(1978)5: 805-813. doi: 10.1093/ajcn/31.5.805 URL https://pdfs.semanticscholar.org/7cef/1e071c2a6505622eeb-07c6a461560170eac6.pdf [01.12.2019]

110 Sanders, Thomas AB. DHA status of vegetarians. *Prostaglandins, Leukotrienes and Essential Fatty Acids* 81(2009)2-3: 137-141. doi: 10.1016/j.plefa.2009.05.013

111 dos Santos Vaz, Juliana, et al. Dietary patterns, n-3 fatty acids intake from seafood and high levels of anxiety symptoms during pregnancy: findings from the Avon Longitudinal Study of Parents and Children. *PLoS One* 8(2013)7: e67671. doi: 10.1371/journal.pone.0067671 URL https://www.ncbi.nlm.nih.gov/pmc/articles/PMC3710017/ [01.12.2019]

112 da Rocha, Camilla MM, and Gilberto Kac. High dietary ratio of omega-6 to omega-3 polyunsaturated acids during pregnancy and prevalence of postpartum depression. *Maternal and Child Nutrition* 8(2012)1: 36-48. doi: 10.1111/j.1740-8709.2010.00256.x

113 Marangoni, Franca, et al. Maternal Diet and Nutrient Requirements in Pregnancy and Breastfeeding. An Italian Consensus Document. *Nutrients* 8(2016)10: 629. doi: 10.3390/nu8100629 URL https://www.ncbi.nlm.nih.gov/pmc/articles/PMC5084016/ [01.12.2019]

114 Hurrell, Richard F., et al. Degradation of phytic acid in cereal porridges improves iron absorption by human subjects. *The American Journal of Clinical Nutrition* 77(2003)5: 1213-1219. doi: 10.1093/ajcn/77.5.1213 URL https://watermark.silverchair.com/1213.pdf?token=AQECAHi208BE49Ooan9kkhW_Ercy7Dm3ZL_9Cf3qf-KAc485ysgAAAlswggJXBgkqhkiG9w0BBwagggJIMIICRAIBADCCAj0GCSqGSIb3DQEHATAeBglghkgB-ZQMEAS4wEQQMlM1kgbksmwhRnK8QAgEQgIICDtHPG7JQ0oLGFDzuke_wEnyGQXLfatjPaZJFRrr-NUaSBxeOAeRcmYbKaoSNJ25x87iuXsHasO7PwpooR6DZNSZxfRTcbd0k9Y7B6VHv8D9POoTNnUxZ-2nfoe4GW7YQDsrbN2IY6xQGZwpRX6qfMV4hsWF4VCRmp8y_kxosBJ8cFZriOiiFJ28khhbkl92va7gRy-QZv4335zNkipooMv7wGZnFVeRxzUEAzIw3OVMnDnbP-xbMT8wldclAyt_eSZUfCK8HxbAkV5-_1hrI-va2j_dFMcdMEJXceLhh0s56wIEJL42UYCFMGT0iBg613HY8_q3_AnR620zSR5ZumKdjIZw8AynBB8Blsl-RJBxaWL7rESyn3tGFKe5EctQWbGWk-zlUdvloC_WA4rH5aaSp16TfxxEfePm_8aD2pNHEKOILear1LNyL-p0ic8Mkf8h57h84Ta8N7MdK_mCEMYuGJ0kaeeE_zO1gklgOb2i0MWY0JDaWbaaHxC02UYMKXtwgWFf-ZvzISo1LLd0G25a6b6hyp7FNVZfok14UjJUxtf3GxPy9NGpTTvKUFM2CHx7bUzT3PfKbnGrHR5HAPK-Wuyats51TTYG-l8Pu1fTAAD-o2VlE3yBUl14bq2BmMcRdi1wH7LbpALpQVe1t6pmirTR7khEOEk1IU6VJ-FEIlDgtrXLDEqkaZIyRcVMg_7nK2dbA [01.12.2019]

115 Haddad, Ella H., et al. Dietary intake and biochemical, hematologic, and immune status of vegans compared with nonvegetarians. *The American Journal of Clinical Nutrition* 70(1999)3: 586-593. doi: 10.1093/ajcn/70.3.586s URL https://watermark.silverchair.com/586s.pdf?token=AQECAHi208BE49Ooan9kkhW_Ercy7Dm3ZL_9Cf3qf-KAc485ysgAAAlswggJXBgkqhkiG9w0BBwagggJIMIICRAIBADCCAj0GCSqGSIb3DQEHATAeBglghkgBZQ-MEAS4wEQQMNUVq3ZD-geMPGBZeAgEQgIICDpWe8FGjZp5Bm6LEk4RrmQlW17Mn82G-yIMzc63PtG_rQr3vx0HFFVP8EJAti7etUXbC772UOm1FzU0oN_BSUfOt04OCOaOCvZYqHQ1lx2vC8nx4ZS8hJLI1NOsSG-PXVCMUVm1whPp_OZOlS_O4o_70BIyYbXNGZZry6sLGlgWQ1QZZhFbn8CHBmUnuPwiLj8dOMSXx-

DkHupKFPfRnaKeucOuYDRhomEk0Loa8FAOjqC8e7AhuY-Skx2MC4HgaJbtKV-ZqWY-yQLILVX7pFH-jDO6hgXPiPkNLO3_p_2EFZLkxKyvwi5WFu_Bw1WBnieK6f7nJvuRKrYA4w9EavQsm75Vr2o-xmoRCY-8gaTlMjT2RMnzQTM3aCuMdlp0ZIpr0kuFmYePv9SKFuaM1j4C1C4ZFJBNT2dWuQ3KwchYtbLwzIhqO-ilwjXc26YdsGmKqtDpPDieNyML1ZnpTUQrUG9zx3o078uLqmJ5TOxtCLyH4hqxlCvOHTKD_nQs2yAK-Huk-Yd97KCuju-vk42Ouuamq_VSB5SV4ExAXi8XAjr_hQtUAcm7Yv4URaWzA6VZQ7_OErVo0-Sfh8j8m-jGGaqEIqxYdQHsqivF_SyH23B_W8BySbgawll7QE3BwkBn8T6G_64nrhZul8tvLKfI9P5MMUD0IoJG4Xl0L-dUECBI8YZIlwN5fZgZyM0tyh8TIy-E [01.12.2019]

116 Hunt, Janct R. Bioavailability of iron, zinc, and other trace minerals from vegetarian diets. *The American Journal of Clinical Nutrition* 78(2003)3: 633-639. doi: 10.1093/ajcn/78.3.633S URL https://watermark.silverchair.com/633.pdf?token=AQECAHi208BE49Ooan9kkhW_Ercy7Dm3ZL_9Cf3qfKAc485ysgAAA-lowggJWBgkqhkiG9w0BBwagggJHMIICQwIBADCCAjwGCSqGSIb3DQEHATAeBglghkgBZQMEAS4wE-QQM0v3itCSBcjsN67FnAgEQgIICDa0LjbN-5nt7z7XtpZvnhXNz9rs_tqMQFHAunwillK6xPcoK4690vvijo-qtVm9fCevo06gvkfJNHkRMkhtaQMb7gYkiv6VT_1YNwBeuSEF4Vxykoy1XzEpizh24EwvqrfxhFtYd0kPse-O4SC3nWUE57hDkcSLv1HYAo9HyZrL7EjWzeHi58CEfLWwqA6fCWd5WznkRdIikAjbib8XppdOVsAfn-p94Dc2cZPdTUZ50PzmfUFzA5PKuXLGNOrOeCOLuEyQt5uXa2AiqbT8dJqO-zE4NDd_Nhp5-DfjUnQLe-oouSK_jVO-8D1IH6hvA7jJURmp_xIBDvmSykQVZS37cCGQPIP04duAPSy4WjbRJFLKfoMgZ3pFx6UIi1U2y-RhpViB2GDYR_iyA8lTHZY8vDS7zIS4WK8QEBMYNfsa12BfeEDR8pGAVrFADicuXxaLC55W5nYubC-qUuy-hujK4NcGVrArHwiwrcmtmevBUrlRXR_ypU_rumYVWOKQD8zaJsLU_9grc2PD7MHZms-WsIXmnVy-3TyAg4XNkaOanxgCWpGx25eW5Mk2raK_SPRp_8SMGjTVTkSY7TU7w0j9K5afR0iC-1b22MIUyST0yUIlD-N4qvMLgcbw0cqbi4O80gYA8fW2llR0IQ52WFxa4t-I0Duc8ekvs2vXCINL8Xp8cD8DNyE4GthKfmlUP31JrNw [30.11.2019]

117 Breymann, Christian. Iron deficiency anemia in pregnancy. *Seminars in Hematology*. 52(2015)4: 339-47. doi: 10.1053/j.seminhematol.2015.07.003

118 Breymann, Christian. Iron deficiency anemia in pregnancy. *Seminars in Hematology*. 52(2015)4: 339-47. doi: 10.1053/j.seminhematol.2015.07.003

119 Hunt, Janet R. Bioavailability of iron, zinc, and other trace minerals from vegetarian diets. *The American Journal of Clinical Nutrition* 78(2003)3: 633-639. doi: 10.1093/ajcn/78.3.633S URL https://watermark.silverchair.com/633.pdf?token=AQECAHi208BE49Ooan9kkhW_Ercy7Dm3ZL_9Cf3qfKAc485ysgAAA-lowggJWBgkqhkiG9w0BBwagggJHMIICQwIBADCCAjwGCSqGSIb3DQEHATAeBglghkgBZQMEAS4wE-QQM0v3itCSBcjsN67FnAgEQgIICDa0LjbN-5nt7z7XtpZvnhXNz9rs_tqMQFHAunwillK6xPcoK4690vvijo-qtVm9fCevo06gvkfJNHkRMkhtaQMb7gYkiv6VT_1YNwBeuSEF4Vxykoy1XzEpizh24EwvqrfxhFtYd0kPse-O4SC3nWUE57hDkcSLv1HYAo9HyZrL7EjWzeHi58CEfLWwqA6fCWd5WznkRdIikAjbib8XppdOVsAfn-p94Dc2cZPdTUZ50PzmfUFzA5PKuXLGNOrOeCOLuEyQt5uXa2AiqbT8dJqO-zE4NDd_Nhp5-DfjUnQLe-oouSK_jVO-8D1IH6hvA7jJURmp_xIBDvmSykQVZS37cCGQPIP04duAPSy4WjbRJFLKfoMgZ3pFx6UIi1U2y-RhpViB2GDYR_iyA8lTHZY8vDS7zIS4WK8QEBMYNfsa12BfeEDR8pGAVrFADicuXxaLC55W5nYubC-qUuy-hujK4NcGVrArHwiwrcmtmevBUrlRXR_ypU_rumYVWOKQD8zaJsLU_9grc2PD7MHZms-WsIXmnVy-3TyAg4XNkaOanxgCWpGx25eW5Mk2raK_SPRp_8SMGjTVTkSY7TU7w0j9K5afR0iC-1b22MIUyST0yUIlD-N4qvMLgcbw0cqbi4O80gYA8fW2llR0IQ52WFxa4t-I0Duc8ekvs2vXCINL8Xp8cD8DNyE4GthKfmlUP31JrNw [30.11.2019]

120 Schüpbach, R., et al. Micronutrient status and intake in omnivores, vegetarians and vegans in Switzerland. *European Journal of Nutrition* 56(2017)1: 283-293. doi: 10.1007/s00394-015-1079-7 URL https://www.swissvitamin.ch/wp-content/uploads/Micronutrient-status-and-intake-in-omnivores-vegetarians-and-vegans-in-Switzerland.pdf [01.12.2019]

121 Wang, Hua, et al. Maternal zinc deficiency during pregnancy elevates the risks of fetal growth restriction: a population-based birth cohort study. *Scientific Reports* 5(2015). doi: 10.1038/srep11262 URL https://www.ncbi.nlm.nih.gov/pmc/articles/PMC4459238/pdf/srep11262.pdf [30.11.2019]

122 Uriu-Adams, Janet Y., and Carl L. Keen. Zinc and reproduction: effects of zinc deficiency on prenatal and early postnatal development. *Birth Defects Research Part B: Developmental and Reproductive Toxicology* 89(2010)4: 313-325. doi: 10.1002/bdrb.20264 URL https://onlinelibrary.wiley.com/doi/epdf/10.1002/bdrb.20264 [01.12.2019]

123 Hunt, Janet R. Bioavailability of iron, zinc, and other trace minerals from vegetarian diets. *The American Journal of Clinical Nutrition* 78(2003)3: 633-639. doi: 10.1093/ajcn/78.3.633S URL https://watermark.silverchair.com/633.pdf?token=AQECAHi208BE49Ooan9kkhW_Ercy7Dm3ZL_9Cf3qfKAc485ysgAAA-lowggJWBgkqhkiG9w0BBwagggJHMIICQwIBADCCAjwGCSqGSIb3DQEHATAeBglghkgBZQMEAS4wE-QQM0v3itCSBcjsN67FnAgEQgIICDa0LjbN-5nt7z7XtpZvnhXNz9rs_tqMQFHAunwillK6xPcoK4690vvijo-qtVm9fCevo06gvkfJNHkRMkhtaQMb7gYkiv6VT_1YNwBeuSEF4Vxykoy1XzEpizh24EwvqrfxhFtYd0kPse-

O4SC3nWUE57hDkcSLv1HYAo9HyZrL7EjWzeHi58CEfLWwqA6fCWd5WznkRdIikAjbib8XppdOVsAfn-p94Dc2cZPdTUZ50PzmfUFzA5PKuXLGNOrOeCOLuEyQt5uXa2AiqbT8dJqO-zE4NDd_Nhp5-DfjUnQLe-oouSK_jVO-8D1IH6hvA7jJURmp_xIBDvmSykQVZS37cCGQPIP04duAPSy4WjbRJFLKfoMgZ3pFx6UIi1U2y-RhpViB2GDYR_iyA8lTHZY8vDS7zIS4WK8QEBMYNfsa12BfeEDR8pGAVrFADicuXxaLC55W5nYubC-qUuy-hujK4NcGVrArHwiwrcmtmevBUrlRXR_ypU_rumYVWOKQD8zaJsLU_9grc2PD7MHZms-WsIXmnVy-3TyAg4XNkaOanxgCWpGx25eW5Mk2raK_SPRp_8SMGjTVTkSY7TU7w0j9K5afR0iC-1b22MIUySTOyUIlD-N4qvMLgcbw0cqbi4O80gYA8fW2llR0IQ52WFxa4t-I0Duc8ekvs2vXCINL8Xp8cD8DNyE4GthKfmlUP31JrNw [30.11.2019]

124 Gibson, Rosalind S., Leah Perlas, and Christine Hotz. Improving the bioavailability of nutrients in plant foods at the household level. *Proceedings of the Nutrition Society* 65(2006)2: 160-168. doi: 10.1079/pns2006489 URL https://www.cambridge.org/core/services/aop-cambridge-core/content/view/D1CC8CA0E-2F3990871A5C7912619B8D7/S0029665106000218a.pdf/improving_the_bioavailability_of_nutrients_in_plant_foods_at_the_household_level.pdf [01.12.2019]

125 Gilani, G. Sarwar, Kevin A. Cockell, and Estatira Sepehr. Effects of antinutritional factors on protein digestibility and amino acid availability in foods. *Journal of AOAC International* 88(2005)3: 967-987.

126 Janelle, K. Christina, and Susan I. Barr. Nutrient intakes and eating behavior see of vegetarian and nonvegetarian women. *Journal of the American Dietetic Association* 95(1995)2: 180-189. doi: 10.1016/s0002-8223(95)00045-3

127 Haddad, Ella H., and Jay S. Tanzman. What do vegetarians in the United States eat? *The American Journal of Clinical Nutrition* 78(2003)3: 626-632. doi: 10.1093/ajcn/78.3.626S. URL https://watermark.silverchair.com/626.pdf?token=AQECAHi208BE49Ooan9kkhW_Ercy7Dm3ZL_9Cf3qfKAc485ysgAAAlowggJWBgkqhkiG9w0BBwagggJHMIICQwIBADCCAjwGCSqGSIb3DQEHATAeBglghkgBZQMEAS4wEQQMPNpzm3PTnf9nt_O8AgEQgIICDZpSw0uEpGNL3X4NOU4v1G_Y5hn9EY9w34vMIO26lnoVcxxNH6PbcZdY75S15qwoHswAw87Jx-ZMydVIyHgSYGZRGoos16_C4C2fJUAwCAq2N3lHzBGL0C7XDcqtrVOmb2PeP1UsBi1k-DG6V6TEdXHJ_hNZSnZGqSObglQNHt4y_ZBhvAH3V2JeX7OBSC7Y4JX-TYmWB40vDohqits1wENfmHg4oV-CSf5WQA-1oU-oCnRSq3-Wfxdll6zRBDP94N5NCW37T-0FJb_cabYbp7R5BqVXwMpYTwVvryWqeefGzz96FXzpUqB-8qtcqFpur t6XyzKZXZ nuTicHn1PBFLjzE8BjcQicb 217qn2_1kstTOUDGwWnWcbg6BQj5lwDoA5_s6ZGmP-TeZY0Smc_GvHEM7Up3YgMtYlRYbIk07SPMh2fpbmxNBYyk_PwA0VHZFq6qFEjeGOMkTIGgv4zv4Lsjj-D1RUKYY10WkKNMvWE0LloZ9nThkfa4FnbxIzViztLtf8mmFh7ASHrew6GaG-cpUiGEn0OkrC55JU7rYR-LQzQ90w7vrfOyhRVTT7bBzNogDybPhpTFh_uHfum0eOi6vDy69PHqQZPqhMTHQM2ghMEgKBVnbb-GL-1pBh1zf0Bl3p8ImVDEg0LyNXQs6tzTBqjMqx3urBYheL41QYQJxij4hSx9K2JS41ZvMDiQQ [01.12.2019]

128 Fleischman, Diana: The ethical case for eating oysters and mussels. Gepostet am 20. Mai 2013 URL https://sentientist.org/2013/05/20/the-ethical-case-for-eating-oysters-and-mussels/ [01.12.2019]

129 Lopez, Hubert W., et al. Making bread with sourdough improves mineral bioavailability from reconstituted whole wheat flour in rats. *Nutrition* 19(2003)6: 524-530. doi: 10.1016/s0899-9007(02)01079-1

130 Hurrell, Richard F., et al. Degradation of phytic acid in cereal porridges improves iron absorption by human subjects. *The American Journal of Clinical Nutrition* 77(2003)5: 1213-1219. doi: 10.1093/ajcn/77.5.1213 URL https://watermark.silverchair.com/1213.pdf?token=AQECAHi208BE49Ooan9kkhW_Ercy7Dm3ZL_9Cf3qf-KAc485ysgAAAlswggJXBgkqhkiG9w0BBwagggJIMIICRAIBADCCAj0GCSqGSIb3DQEHATAeBglghkgB-ZQMEAS4wEQQMlM1kgbksmwhRnK8QAgEQgIICDtHPG7JQ0oLGFDzuke_wEnyGQXLfatjPaZJFRrr-NUaSBxeOAeRcmYbKaoSNJ25x87iuXsHasO7PwpooR6DZNSZxfRTcbd0k9Y7B6VHv8D9POoTNnUxZ-2nfoe4GW7YQDsrbN2IY6xQGZwpRX6qfMV4hsWF4VCRmp8y_kxosBJ8cFZriOiiFJ28khhbkl92va7gRy-QZv4335zNkipooMv7wGZnFVeRxzUEAzIw3OVMnDnbP-xbMT8wldclAyt_eSZUfCK8HxbAkV5-_1hrI-va2j_dFMcdMEJXceLhh0s56wIEJL42UYCFMGT0iBg613HY8_q3_AnR620zSR5ZumKdjIZw8AynBB8Blsl-RJBxaWL7rESyn3tGFKe5EctQWbGWk-zlUdvloC_WA4rH5aaSp16TfxxEfePm_8aD2pNHEKOILear1LNyL-p0ic8Mkf8h57h84Ta8N7MdK_mCEMYuGJ0kaeeE_zO1gklgOb2i0MWY0JDaWbaaHxC02UYMKXtwgWFf-ZvzISo1LLd0G25a6b6hyp7FNVZfok14UjJUxtf3GxPy9NGpTTvKUFM2CHx7bUzT3PfKbnGrHR5HAPK-Wuyats51TTYG-l8Pu1fTAAD-o2VlE3yBUl14bq2BmMcRdi1wH7LbpALpQVe1t6pmirTR7khEOEk1IU6VJ-FEIlDgtrXLDEqkaZIyRcVMg_7nK2dbA [01.12.2019]

Kapitel 4

1 Janakiraman, Vanitha. Listeriosis in pregnancy: diagnosis, treatment, and prevention. *Reviews in obstetrics and gynecology* 1(2008)4: 179-85. URL https://www.ncbi.nlm.nih.gov/pmc/articles/PMC2621056/ [01.12.2019]

2 Pezdirc, Kristine B., et al. Listeria monocytogenes and diet during pregnancy; balancing nutrient intake adequacy v. adverse pregnancy outcomes. *Public Health Nutrition* 15(2012)12: 2202-2209. doi: 10.1017/S1368980012000717 URL https://www.cambridge.org/core/services/aop-cambridge-core/content/

view/239BC290545C4959D93CE20B0DA70CEA/S1368980012000717a.pdf/listeria_monocytogenes_and_diet_during_pregnancy_balancing_nutrient_intake_adequacy_v_adverse_pregnancy_outcomes.pdf [01.12.2019]

3 Tam, Carolyn, Aida Erebara, and Adrienne Einarson. Food-borne illnesses during pregnancy. *Canadian Family Physician* 56(2010)9: 869-870. URL https://www.ncbi.nlm.nih.gov/pmc/articles/PMC2860824/ [01.12.2019]

4 Tam, Carolyn, Aida Erebara, and Adrienne Einarson. Food-borne illnesses during pregnancy. *Canadian Family Physician* 56(2010)9: 869-870. URL https://www.ncbi.nlm.nih.gov/pmc/articles/PMC2860824/ [01.12.2019]

5 Ebel, Eric, and Wayne Schlosser. Estimating the annual fraction of eggs contaminated with Salmonella enteritidis in the United States. *International Journal of Food Microbiology* 61(2000)1: 51-62. doi: 10.1016/s0168 1605(00)00375-5

6 Alali, Walid Q, et al. Prevalence and distribution of Salmonella in organic and conventional broiler poultry farms. *Foodborne Pathogens and Disease* 7(2010)11: 1363-1371. doi: 10.1089/fpd.2010.0566 URL https://www.tmelab.org/pdf/13.pdf [30.11.2019]

7 Bloomingdale, Arienne, et al. A qualitative study of fish consumption during pregnancy. *The American Journal of Clinical Nutrition* 92(2010)5: 1234-1240. doi: 10.3945/ajcn.2010.30070 URL https://www.ncbi.nlm.nih.gov/pmc/articles/PMC3131842/ [01.12.2019]

8 Bloomingdale, Arienne, et al. A qualitative study of fish consumption during pregnancy. *The American Journal of Clinical Nutrition* 92(2010)5: 1234-1240. doi: 10.3945/ajcn.2010.30070 URL https://www.ncbi.nlm.nih.gov/pmc/articles/PMC3131842/ [01.12.2019]

9 Ito, Misae, and Nancy C. Sharts-Hopko. Japanese women's experience of childbirth in the United States. *Health Care for Women International* 23(2002)6-7: 666-677. doi: 10.1080/07399330290107412

10 Is it safe to eat sushi during pregnancy? – Health questions – NHS. 8. Februar 2018 URL https://www.nhs.uk/common-health-questions/pregnancy/is-it-safe-to-eat-sushi-during-pregnancy/ [01.12.2019]

11 Tam, Carolyn, Aida Erebara, and Adrienne Einarson. Food-borne illnesses during pregnancy. *Canadian Family Physician* 56(2010)9: 869-870. URL https://www.ncbi.nlm.nih.gov/pmc/articles/PMC2860824/ [01.12.2019]

12 Laird, Brian D., and Hing Man Chan. Bioaccessibility of metals in fish, shellfish, wild game, and seaweed harvested in British Columbia, Canada. *Food and chemical toxicology: an international journal published for the British Industrial Biological Research Association* 58(2013): 381-387. doi: 10.1016/j.fct.2013.04.033 URL http://www.fnfnes.ca/docs/Laird_and_Chan_2013.pdf [01.12.2019]

13 Costa, Sara, et al. Fatty acids, mercury, and methylmercury bioaccessibility in salmon (Salmo salar) using an in vitro model: effect of culinary treatment. *Food Chemistry* 185(2015): 268-276. doi: 10.1016/j.foodchem.2015.03.141

14 Harrison, Michael, et al. Nature and availability of iodine in fish. *The American Journal of Clinical Nutrition* 17(1965)2: 73-77. doi: 10.1093/ajcn/17.2.73

15 Conti, Gea Oliveri, et al. Determination of illegal antimicrobials in aquaculture feed and fish: an ELISA study. *Food Control* 50(2015): 937-941. doi: 10.1016/j.foodcont.2014.10.050

16 Iwamoto, Martha, et al. Epidemiology of seafood-associated infections in the United States. *Clinical Microbiology Reviews* 23(2010)2: 399-411. doi: 10.1128/CMR.00059-09 URL https://www.ncbi.nlm.nih.gov/pmc/articles/PMC2863362/ [01.12.2019]

17 Centers for Disease Control and Prevention (CDC. Vital signs: Listeria illnesses, deaths, and outbreaks–United States, 2009-2011. *MMWR. Morbidity and mortality weekly report* 62(2013)22: 448. URL https://www.cdc.gov/mmwr/preview/mmwrhtml/mm6222a4.htm [01.12.2019]

18 Centers for Disease Control and Prevention. Reports of Selected Salmonella Outbreak Investigations URL http://www.cdc.gov/salmonella/outbreaks.html. [01.12.2019]

19 D'amico, D. J., and C. W. Donnelly. Microbiological quality of raw milk used for small-scale artisan cheese production in Vermont: effect of farm characteristics and practices. *Journal of Dairy Science* 93(2010)1: 134-147. doi: 10.3168/jds.2009-2426

20 Painter, John A., et al. Attribution of foodborne illnesses, hospitalizations, and deaths to food commodities by using outbreak data, United States, 1998–2008. *Emerging Infectious Diseases* 19(2013)3: 407-415. doi: 10.3201/eid1903.111866 URL https://www.ncbi.nlm.nih.gov/pmc/articles/PMC3647642/pdf/11-1866.pdf [30.11.2019]

21 Painter, John A., et al. Attribution of foodborne illnesses, hospitalizations, and deaths to food commodities by using outbreak data, United States, 1998–2008. *Emerging Infectious Diseases* 19(2013)3: 407-415. doi: 10.3201/eid1903.111866 URL https://www.ncbi.nlm.nih.gov/pmc/articles/PMC3647642/pdf/11-1866.pdf [30.11.2019]

22 Sivapalasingam, Sumathi, et al. Fresh produce: a growing cause of outbreaks of foodborne illness in the United States, 1973 through 1997. *Journal of Food Protection* 67(2004)10: 2342-2353. doi: 10.4315/0362-028x-67.10.2342 URL https://jfoodprotection.org/doi/pdf/10.4315/0362-028X-67.10.2342 [01.12.2019]

23 Tam, Carolyn, Aida Erebara, and Adrienne Einarson. Food-borne illnesses during pregnancy. *Canadian Family Physician* 56(2010)9: 869-870. URL https://www.ncbi.nlm.nih.gov/pmc/articles/PMC2860824/ [01.12.2019]

24 Harris, L. J., et al. Outbreaks associated with fresh produce: incidence, growth, and survival of pathogens in fresh and fresh-cut produce. *Comprehensive Reviews in Food Science and Food Safety* 2.s1(2003): 78-141. doi: 10.1111/j.1541-4337.2003.tb00031.x URL https://onlinelibrary.wiley.com/doi/epdf/10.1111/j.1541-4337.2003.tb00031.x [01.12.2019]

25 Centers for Disease Control and Prevention (CDC). Surveillance for Foodborne Disease Outbreaks, United States, 2012, Annual Report. Atlanta, Georgia: US Department of Health and Human Services, CDC, 2014. URL https://www.cdc.gov/foodsafety/pdfs/foodborne-disease-outbreaks-annual-report-2012-508c.pdf [30.11.2019]

26 Schley, P. D., and C. J. Field. The immune-enhancing effects of dietary fibres and prebiotics. *British Journal of Nutrition* 87(2002)2: 221-230. doi: 10.1079/BJNBJN/2002541 URL https://pdfs.semanticscholar.org/79fe/a677bc994d4f730fa8b32661f273d608ac4e.pdf [01.12.2019]

27 Sanchez, Albert, et al. Role of sugars in human neutrophilic phagocytosis. *The American Journal of Clinical Nutrition* 26(1973)11: 1180-1184. doi: 10.1093/ajcn/26.11.1180 URL https://preventivecare.com/shared/pdf/Sanchez-sugar.pdf [01.12.2019]

28 Alali, Walid Q, et al. Prevalence and distribution of Salmonella in organic and conventional broiler poultry farms. *Foodborne Pathogens and Disease* 7(2010)11: 1363-1371. doi: 10.1089/fpd.2010.0566 URL https://www.tmelab.org/pdf/13.pdf [30.11.2019]

29 Berge, Anna C., et al. Geographic, farm, and animal factors associated with multiple antimicrobial resistance in fecal Escherichia coli isolates from cattle in the western United States. *Journal of the American Veterinary Medical Association* 236(2010)12: 1338-1344. doi: 10.2460/javma.236.12.1338

30 D'amico, D. J., and C. W. Donnelly. Microbiological quality of raw milk used for small-scale artisan cheese production in Vermont: effect of farm characteristics and practices. *Journal of Dairy Science* 93(2010)1: 134-147. doi: 10.3168/jds.2009-2426

31 Wilhoit, Lauren F., David A. Scott, and Brooke A. Simecka. Fetal Alcohol Spectrum Disorders: Characteristics, Complications, and Treatment. *Community Mental Health Journal* 53(2017)6: 711-718. doi: 10.1007/s10597-017-0104-0

32 Sood, Beena, et al. Prenatal alcohol exposure and childhood behavior at age 6 to 7 years. I. dose response effect. *Pediatrics* 108(2001)2: 34-34. doi: 10.1542/peds.108.2.e34 URL https://pdfs.semanticscholar.org/6aab/aa03b6760767e35ed01a5ba064f5d3bb11be.pdf [01.12.2019]

33 Flak, Audrey L., et al. The association of mild, moderate, and binge prenatal alcohol exposure and child neuropsychological outcomes: a meta-analysis. *Alcoholism: Clinical and Experimental Research* 38(2014)1: 214-226. doi: 10.1111/acer.12214 URL https://onlinelibrary.wiley.com/doi/pdf/10.1111/acer.12214 [01.12.2019]

34 Robinson, Marc, et al. Low–moderate prenatal alcohol exposure and risk to child behavioural development: a prospective cohort study. *BJOG: An International Journal of Obstetrics & Gynaecology* 117(2010): 1139-1152. doi: 10.1111/j.1471-0528.2010.02596.x. URL https://obgyn.onlinelibrary.wiley.com/doi/epdf/10.1111/j.1471-0528.2010.02596.x [01.12.2019]

35 O'Callaghan, Frances V., et al. Prenatal alcohol exposure and attention, learning and intellectual ability at 14 years: a prospective longitudinal study. *Early Human Development* 83(2007): 115-123. doi: 10.1016/j.earlhumdev.2006.05.011 URL https://s3.amazonaws.com/academia.edu.documents/45573254/musp_2007_Prenatal_alcohol_exposure_and_attention.pdf?response-content-disposition=inline%3B%20filename%3DPrenatal_alcohol_exposure_and_attention.pdf&X-Amz-Algorithm=AWS4-HMAC-SHA256&X-Amz-Credential=AKIAIWOWYYGZ2Y53UL3A%2F20191201 %2Fus-east-1 %2Fs3 %2Faws4_request&X-Amz-Date=20191201T171826Z&X-Amz-Expires=3600&X-Amz-SignedHeaders=host&X-Amz-Signature=28f2b2f4c586cdf24d8515e0c3d80db64f7cf3ef9bf0f636490c4676b121f005 [01.12.2019]

36 O'Keeffe, Linda M., Richard A. Greene, and Patricia M. Kearney. The effect of moderate gestational alcohol consumption during pregnancy on speech and language outcomes in children: a systematic review. *Systematic reviews* 3(2014)1: 1. doi: 10.1186/2046-4053-3-1 URL https://www.ncbi.nlm.nih.gov/pmc/articles/PMC3892059/ [01.12.2019]

37 O'Keeffe, Linda M., Richard A. Greene, and Patricia M. Kearney. The effect of moderate gestational alcohol consumption during pregnancy on speech and language outcomes in children: a systematic review. *Systematic reviews* 3(2014)1: 1. doi: 10.1186/2046-4053-3-1 URL https://www.ncbi.nlm.nih.gov/pmc/articles/PMC3892059/ [01.12.2019]

38 Uriu-Adams, Janet Y., and Carl L. Keen. Zinc and reproduction: effects of zinc deficiency on prenatal and early postnatal development. *Birth Defects Research Part B: Developmental and Reproductive Toxicology* 89(2010)4: 313-325. doi: 10.1002/bdrb.20264 URL https://onlinelibrary.wiley.com/doi/epdf/10.1002/bdrb.20264 [01.12.2019]

39 Zeisel, Steven H. What choline metabolism can tell us about the underlying mechanisms of fetal alcohol spectrum disorders. *Molecular neurobiology* 44(2011)2: 185-191. doi: 10.1007/s12035-011-8165-5 URL https://www.ncbi.nlm.nih.gov/pmc/articles/PMC3605552/ [01.12.2019]

40 Dudley, Robert. Ethanol, fruit ripening, and the historical origins of human alcoholism in primate frugivory. *Integrative and Comparative Biology* 44(2004)4: 315-323. doi: 10.1093/icb/44.4.315 URL https://watermark.silverchair.
com/i1540-7063-044-04-0315.pdf?token=AQECAHi208BE49Ooan9kkhW_Ercy7Dm3ZL_9Cf3qfKAc485ys-
gAAAmQwggJgBgkqhkiG9w0BBwagggJRMIICTQIBADCCAkYGCSqGSIb3DQEHATAeBglghkgBZQMEAS-
4wEQQMZSzatR0GpNBSTluiAgEQgIICF6HhdugYur3ZneRcV9slx2Dn40Y5g4Lvns-C7gCA7n8Q0_AfNb2H-
5v5QGaPBR445kPD7SvT5VJz28AUcysf6nL98xd7RwH6A5iBvTZ0PpvBog-rBC0Pqv7NtKCxqXastO7C_pVi-
iWqeK7kSr1fYGbGyvODq0RWRThLKSkzwjZCvJb6ou0kJalXMflyJ5kM6ZBH53gswtbKXfg-kdI1mT2LYI-
UvONhKMWQ_W3wF91Jn0S_Yzdt7BGzcAFOQMdTMn0OinExgfhGIIzNgKrdnfzcV3WYLXl3SGPZHb-
C9RsgWvB6caIAoehUGLxB5ycVL3wZ43hXVBTfjb-vxCeQXA4X28QOADw0HMYyEzNFvkIplR0kDXLX-
qAJnrX6-bstvr_g-kLKGODhJ_8VEBEA3YXYGyvpCHytgX9ioZjHINPXjzq1wQpW1h8z9qnhSypefuQR5D-
Di-T0-_RbYpOY4kSHcSSKvG20_SUsZgr1fHIT8KJP6K2Tx49dqMUKUwRcj8XOU_4M9SFJLnB4Fl4pkNB5I-
dilvLzEKA0AqmkWWuDE_2YB1L3TiYPOsTGNqRJgZciVuerBbUl2XMpeDUCm0f6XQHrwL668fVSHfs-
kZ-iw2TmvkyULZYWAgr19s7asp5KSvrlhh5aJLuJtiu6IVEsYUr2SXXHt-TLU_HIhYzmtTxC_7Kgqe5nCQ-6sY-
cVts8GQ7a77HEbi_i_JM4 [01.12.2019]

41 Chen, Ling-Wei, et al. Maternal caffeine intake during pregnancy is associated with risk of low birth weight: a systematic review and dose-response meta-analysis. *BMC medicine* 12(2014)1: 174. doi: 10.1186/s12916-014-0174-6 URL https://www.ncbi.nlm.nih.gov/pmc/articles/PMC4198801/ [01.12.2019]

42 Chen, Ling-Wei, et al. Maternal caffeine intake during pregnancy is associated with risk of low birth weight: a systematic review and dose-response meta-analysis. *BMC medicine* 12(2014)1: 174. doi: 10.1186/s12916-014-0174-6 URL https://www.ncbi.nlm.nih.gov/pmc/articles/PMC4198801/ [01.12.2019]

43 American College of Obstetricians and Gynecologists. Moderate caffeine consumption during pregnancy. ACOG Committee Opinion No. 462. *Obstetrics and Gynecology* 116(2010)2: 467-468. doi: 10.1097/AOG.0b013e3181eeb2a1 URL https://www.acog.org/-/media/Committee-Opinions/Committee-on-Obstetric-Practice/co462.pdf?dmc=1&ts=20191201T1734164073 [01.12.2019]

44 Greenwood, Darren C., et al. Caffeine intake during pregnancy and adverse birth outcomes: a systematic review and dose-response meta-analysis. *European Journal of Epidemiology* 29(2014)10: 725-734. doi: 10.1007/s10654-014-9944-x

45 Chen, Lei, et al. Exploring Maternal Patterns Of Dietary Caffeine Consumption Before Conception And During Pregnancy. *Maternal & Child Health Journal* 18(2014)10: 2446-2455. doi: 10.1007/s10995-014-1483-2 URL https://www.ncbi.nlm.nih.gov/pmc/articles/PMC5901698/ [01.12.2019]

46 Goletzke, Janina, et al. Dietary micronutrient intake during pregnancy is a function of carbohydrate quality. *The American Journal of Clinical Nutrition* 102(2015)3: 626-632. doi: 10.3945/ajcn.114.104836 URL https://
watermark.silverchair.com/ajcn104836.pdf?token=AQECAHi208BE49Ooan9kkhW_Ercy7Dm3ZL_9Cf3qf-
KAc485ysgAAAmQwggJgBgkqhkiG9w0BBwagggJRMIICTQIBADCCAkYGCSqGSIb3DQEHATAeBglgh-
kgBZQMEAS4wEQQMCA4Bt00GaVcs3RwNAgEQgIICF9-6jRL3IrWiqJZC-yaTRZQHiLRgHEng6P6Sllat-
LZxxXjiCl01szlf9arNEVndmYoZTA19PqsBfTs67bhE6P6OoprBCzD_dOWdmPBsYMCK8WTowcN4FlqgNhJ-
JojK_wNNBbxKB4_xeVVE3Wj7aZU2Z19hy0K9eu-ZykaQfeUybC65d2Y_PDKcLIcTl5jXhBYondL1HswbPP-
NxQaJGpmnWDuMDoZdxiTis6-hy4uPa4QD4w88y-qEYF1g2eSt0sjz05C-BRYYTlTbcBQH8GmAkQsvJ_xQ-
DyK_sEhJru5Z5wqjIXZZ07Nbsey9khJY05bQSM1y-sXacej9QWiYGxrZlc0WIQuWH8elKRZf-EUf7LziM5y-
44Qx46nKGNlrJ1G1VmUOkAZUl1A-T0UD7RCvbgCgHcDd6N_B193l52PZloZ427lcgwsPHIrcdE4ENqaL-
SO4uI6eUZm3dKD8VJ6oNBsvxiPO67hPAcw3NW78yVu1kUvuTzYQXdPeAt5oP_7cUDLfGXLSciLg4r3xCI-
4bARjZLaW5v5ADTKDO5WaiilhgZRJVwiMzw1K63Uytb_68fegSR36pTi3R7cq5ypRDz3ZGfKBjq9pjwChR-
kR_7Ow7hssMAtadgRS2LzVHMDeOTkRtdgnR1xTNNzQgSIcmRTfV3YD-479M0W_qJd5jSUw1t4YDIT7KA-
QY5t2yWvu6j2kGBEL8AGtIz8 [30.11.2019]

47 Cordain, Loren, et al. Origins and evolution of the Western diet: health implications for the 21st century. The American Journal of Clinical Nutrition 81(2005)2: 341-354. doi: 10.1093/ajcn.81.2.341 URL https://watermark.
silverchair.com/341.pdf?token=AQECAHi208BE49Ooan9kkhW_Ercy7Dm3ZL_9Cf3qfKAc485ysgAAAlg-
wggJUBgkqhkiG9w0BBwagggJFMIICQQIBADCCAjoGCSqGSIb3DQEHATAeBglghkgBZQMEAS4wEQ-
QMvgTHrYlHYhDnngjGAgEQgIICCzzE_vddySOCyyvyoci1CvVXNC6fEDFvNxSEFmn27Q-KUFlrK-
jV0s0xXcpXM78psHnnoBGIu7TvZWZsNep1ab7MBjrfbBp853rQmtflmPBMB9C8DwFAda2pJivPFeWTm_CZ-
d4K0tj5UKYFwrPoOVO76KowUTj-ZC8FL9-9PS3YEEmn6cOgXAMpTKD7FqdiZuKtdACkbOOpAIeyTUa-
JArI9hzEEU45Giu-67boESxPU2YuzT6AybYh0xiFX_jZukirxeIYwv9ErkMkzb3DiO1yt57B7-q383iugX5fmbT-
MuMuYU3uMm3XeSaFw4VXBWcqUNmdbEEoiCi8q8PHk1RemV_Xlszph-1awyxUur-jljGyaM1WIb4m_

BiX2XGC1Gf3sD5h4rpu-w8iWGjCVPUIswFEo90HRKzAF0I08kaP1cRtRgqPt1qiSUHzLHwVUSrxuR9LJV-23RKCgJcyQtl2qhI6HK6rsQp5BXn39c_UQXDw_uuJm0xzqswksLXpJUzeQ1NJXCmAumJS2kWuSkTdj_6af-RW4a0L-eJvaG_pOVTybrJz8M0EjVVHfAv7f-V3712-qqYIMFG323tfnJcGRXTmwHdONqLsPO3GcoPP16Cf-QARlO85whfsXhDPDUl-7CuyxpiZq-WQfSzBqWeBij8K3qiRi4oG5CrSsSkGq11iScnhMEPY1ykMj9hzRM [01.12.2019]

48 Cordain, Loren, et al. Origins and evolution of the Western diet: health implications for the 21st century. *The American Journal of Clinical Nutrition* 81(2005)2: 341-354. doi: 10.1093/ajcn.81.2.341 URL https://watermark.silverchair.com/341.pdf?token=AQECAHi208BE49Ooan9kkhW_Ercy7Dm3ZL_9Cf3qfKAc485ys-gAAAlgwggJUBgkqhkiG9w0BBwagggJFMIICQQIBADCCAjoGCSqGSIb3DQEHATAeBglghkgB-ZQMEAS4wEQQMvgTHrYlHYhDnngjGAgEQgIICCzzE_vddySOCyyvyoci1CvVXNC6fEDFvNx-SEFmn27Q-KUFlrKjV0s0xXcpXM78psHnnoBGIu7TvZWZsNep1ab7MBjrfbBp853rQmtflmPB-MB9C8DwFAda2pJivPFeWTm_CZd4K0tj5UKYFwrPoOVO76KowUTj-ZC8FL9-9PS3YEEm-n6cOgXAMpTKD7FqdiZuKtdACkbOOpAIeyTUaJArI9hzEEU45Giu-67boESxPU2YuzT6Ay-bYh0xiFX_jZukirxeIYwv9ErkMkzb3DiO1yt57B7-q383iugX5fmbTMuMuYU3uMm3Xe-SaFw4VXBWcqUNmdbEEoiCi8q8PHk1RemV_Xlszph-1awyxUur-jljGyaM1WIb4m_BiX2XGC1G-f3sD5h4rpu-w8iWGjCVPUIswFEo90HRKzAF0I08kaP1cRtRgqPt1qiSUHzLHwVUSrxuR9LJV-23RKCgJcyQtl2qhI6HK6rsQp5BXn39c_UQXDw_uuJm0xzqswksLXpJUzeQ1NJXCmAumJS2k-WuSkTdj_6afRW4a0L-eJvaG_pOVTybrJz8M0EjVVHfAv7f-V3712-qqYIMFG323tfnJcGRXTmwH-dONqLsPO3GcoPP16CfQARlO85whfsXhDPDUl-7CuyxpiZq-WQfSzBqWeBij8K3qiRi4oG5CrS-sSkGq11iScnhMEPY1ykMj9hzRM [01.12.2019]

49 Korem, Tal, et al. Bread Affects Clinical Parameters and Induces Gut Microbiome-Associated Personal Glycemic Responses. *Cell Metabolism* 25(2017)6: 1243-1253. doi: 10.1016/j.cmet.2017.05.002

50 Czaja-Bulsa, Grażyna. Non coeliac gluten sensitivity – A new disease with gluten intolerance. *Clinical Nutrition* 34(2015)2: 189-194. doi: 10.1016/j.clnu.2014.08.012 URL https://www.clinicalnutritionjournal.com/article/S0261-5614(14)00218-0/pdf [01.12.2019]

51 Quero, JC Salazar, et al. Nutritional assessment of gluten-free diet. Is gluten-free diet deficient in some nutrient? *Anales de Pediatría (Artikel in Spanisch)* 83(2015)1: 33-39. doi: 10.1016/j.anpedi.2014.08.011

52 Clapp JF: Maternal carbohydrate intake and pregnancy outcome. *Proceedings of the Nutrition Society* 61(2002)1: 45-50. doi: 10.1079/pns2001129 URL https://www.cambridge.org/core/services/aop-cambridge-core/content/view/28F8E1C5E1460E67F2F1CE0C1D06EE81/S0029665102000095a.pdf/maternal_carbohydrate_intake_and_pregnancy_outcome.pdf [30.11.2019]

53 Zhang, Cuilin, and Yi Ning. Effect of dietary and lifestyle factors on the risk of gestational diabetes: review of epidemiologic evidence. *The American Journal of Clinical Nutrition* 94(2011)6: 1975-1979. doi: 10.3945/ajcn.110.001032 URL https://watermark.silverchair.com/1975s.pdf?token=AQECAHi208BE49Ooan9k-khW_Ercy7Dm3ZL_9Cf3qfKAc485ysgAAAmowggJmBgkqhkiG9w0BBwagggJXMIICUwIBADCCAkwGC-SqGSIb3DQEHATAeBglghkgBZQMEAS4wEQQMeRLcrjYCK8We66noAgEQgIICHZbAgITvw6mGTGI-xiVoSkBu1S2H-dKhrThH3MmC2DC3s7k1gtSqQw5rFXtR0glgV6q1SvjEVD6TFAxS4gA1AWphBypnf66y-L8Oz_HUci3BDVicn7MBQjLh_bF7UbMNh7oQDlJkYHiEe5FH_tDYeKuwnhcC2VspO04PYA3WzsPnt-c4IGHhZ5aBWLqY3FTI-3pbfGX-n2hDjgatqDqJeYd-nvzbDA0pQg2sW36RUpvVy0-O6R0OBxbzrq4gVKv-K2SJuO0MxcdPcDlplWIbbMYl2iXYTib6Uy7JeFSF4yZsc_r0YN4KHm9JvCUH6GJaW_ajPT8Yu_ItmJJQQp-tyYPbBK0sRCz9LzoOGkf0VdBqIvjJ7MlTgqSRq8dDaNOviX3HGEdgw0XI2J9NVg_nZzNg4EFphkAReerEn-bBxf7tJYrzpGjpo2V3h6tahik2-yHH03xsk_RgWUiadnIIp1nS4uzsAT2IR38svctwdzqm7gTifeyySgHs5zviCmfr-9SUhq3snCrqhRkx9Dns9ZLQ0ID9ugbuF-Raz_ppYEqBWZ7BPbrJJxqC85GqMbCISac3oKKMNlk8fpfgfqn-m1hkEUKSisqcaaJfXYLFoxvumhzIRoiCmxq-nYNQK8yjiT7Af-HMS4rGbkffZn8Pdgj6hDurtOOhPL2wbcr-WRyUYNdWejYkzxYqOFgwRfgZeLxZvMaQM4gYPcEHXZX3g7DOgZpg [01.12.2019]

54 Bédard, Annabelle, et al. Maternal intake of sugar during pregnancy and childhood respiratory and atopic outcomes. *European Respiratory Journal* 50(2017)1: 1700073. doi: 10.1183/13993003.00073-2017 URL https://www.ncbi.nlm.nih.gov/pmc/articles/PMC5540678/ [01.12.2019]

55 Wiss, David A., et al. Preclinical evidence for the addiction potential of highly palatable foods: Current developments related to maternal influence. *Appetite* 115(2017): 19-27. doi: 10.1016/j.appet.2016.12.019

56 Choi, Chang Soon, et al. High sucrose consumption during pregnancy induced ADHD-like behavioral phenotypes in mice offspring. *The Journal of Nutritional Biochemistry* 26(2015)12: 1520-1526. doi: 10.1016/j.jnutbio.2015.07.018

57 Yang, Qing. Gain weight by "going diet?" Artificial sweeteners and the neurobiology of sugar cravings: Neuroscience 2010. *The Yale Journal of Biology and Medicine* 83(2010)2: 101. URL https://www.ncbi.nlm.nih.gov/pmc/articles/PMC2892765/ [01.12.2019]

58 Suez, Jotham, et al. Artificial sweeteners induce glucose intolerance by altering the gut microbiota. *Nature* 514(2014)7521: 181-186. doi: 10.1038/nature13793 URL https://www.diabetes.org.br/publico/images/pdf/artificial-sweeteners-induce-glucose- intolerance-by-altering-the-gut-microbiota.pdf [01.12.2019]

59 Abou-Donia, Mohamed B, et al. Splenda alters gut microflora and increases intestinal p-glycoprotein and cytochrome p-450 in male rats. *Journal of Toxicology and Environmental Health, Part A* 71(2008)21: 1415-1429. doi: 10.1080/ 15287390802328630

60 Pałkowska-Goździk, Ewelina, Anna Bigos, and Danuta Rosołowska-Huszcz. Type of sweet flavour carrier affects thyroid axis activity in male rats. *European Journal of Nutrition 57*(2018)2: 773-782. doi: 10.1007/s00394-016-1367-x URL https://www.ncbi.nlm.nih.gov/pmc/articles/PMC5845588/ [01.12.2019]

61 Zhu, Yeyi, et al. Maternal consumption of artificially sweetened beverages during pregnancy, and offspring growth through 7 years of age: a prospective cohort study. *International Journal of Epidemiology* 46(2017)5: 1499-1508. doi: 10.1093/ije/dyx095 URL https://watermark.silverchair.com/dyx095.pdf?token=AQECAHi208BE49Ooan9kkhW_Ercy7Dm3ZL_9Cf3qfKAc485ysgAAAlcwggJTBgkqhkiG-9w0BBwagggJEMIICQAIBADCCAjkGCSqGSIb3DQEHATAeBglghkgBZQMEAS4wEQQMzvxZ2UJhmR-QBJ5LoAgEQgIICCu3jRc-JIBHhQsKnkmBAtHXeUdxXoCxozPFPjtfg37Iqz6YuqSLTgyGvvuU6RD-ndXbZ-s7oAsfBT-Xu9a7qV5pkjZPEMGcNVZN3jHRGVKEMv8-9lpTwP2024H92T0kCegcJ6tZ7kQyixNerYRZ5cyV-Jz9C5GjvBjtmyaIK7SbmYnZYp7eK07r9ukSo5EBAIqnD4fGw0_xBR-vFuDpfuK2ubq47l91_iXMS61WLSqPm-P9IE7rDRy7i_ookv0Q1ddN97hRwPh7dqn_IBkInLkF7Um4DnSLjZ2KjPLCXSrpTynN83KfBHUTM49sA8H_q0InOOW8om11NKmQ038TDdJd0UNJ1dQHVcNZ-HcljOZGwV85t-XPtYRfKq4muTo_iAhyKpNXWczOs-wJVA_YtBNdv5SSva6OpdCmheGosnZuDXU5o2WyFuPtO2h1xmClc2DKBlRhmV0i-l8MwnlFxBwPFm4S-6memO-HH_2N5x0HwsFQTvjDy7kvcTVIbAk-t_j0vkzCkEOscIf0nYwrkgP_M3xppOBWQjA-WfkebdI0ax-J9dRhJu7hcSSEevYsRWYJEM9SW2MwQrMWBeQcxalZ_AxDgg1ePsprqb-dztCNmlvqXpvKxur_b-9sn9Ru-vC6dUBkYrejsxy7c6R5HxkwDtp_kaDy_uXsiGDjEkAL38x7npFqDAc3ZAMlcrcH1 g [01.12.2019]

62 Zhu, Yeyi, et al. Maternal consumption of artificially sweetened beverages during pregnancy, and offspring growth through 7 years of age: a prospective cohort study. *International Journal of Epidemiology* 46(2017)5: 1499-1508. doi: 10.1093/ije/dyx095 URL https://watermark.silverchair.com/dyx095.pdf?token=AQECAHi208BE49Ooan9kkhW_Ercy7Dm3ZL_9Cf3qfKAc485ysgAAAlcwggJTBgkqhkiG-9w0BBwagggJEMIICQAIBADCCAjkGCSqGSIb3DQEHATAeBglghkgBZQMEAS4wEQQMzvxZ2UJhmR-QBJ5LoAgEQgIICCu3jRc-JIBHhQsKnkmBAtHXeUdxXoCxozPFPjtfg37Iqz6YuqSLTgyGvvuU6RD-ndXbZ-s7oAsfBT-Xu9a7qV5pkjZPEMGcNVZN3jHRGVKEMv8-9lpTwP2024H92T0kCegcJ6tZ7kQyixNerYRZ5cyV-Jz9C5GjvBjtmyaIK7SbmYnZYp7eK07r9ukSo5EBAIqnD4fGw0_xBR-vFuDpfuK2ubq47l91_iXMS61WLSqPm-P9IE7rDRy7i_ookv0Q1ddN97hRwPh7dqn_IBkInLkF7Um4DnSLjZ2KjPLCXSrpTynN83KfBHUTM49sA8H_q0InOOW8om11NKmQ038TDdJd0UNJ1dQHVcNZ-HcljOZGwV85t-XPtYRfKq4muTo_iAhyKpNXWczOs-wJVA_YtBNdv5SSva6OpdCmheGosnZuDXU5o2WyFuPtO2h1xmClc2DKBlRhmV0i-l8MwnlFxBwPFm4S-6memO-HH_2N5x0HwsFQTvjDy7kvcTVIbAk-t_j0vkzCkEOscIf0nYwrkgP_M3xppOBWQjA-WfkebdI0ax-J9dRhJu7hcSSEevYsRWYJEM9SW2MwQrMWBeQcxalZ_AxDgg1ePsprqb-dztCNmlvqXpvKxur_b-9sn9Ru-vC6dUBkYrejsxy7c6R5HxkwDtp_kaDy_uXsiGDjEkAL38x7npFqDAc3ZAMlcrcH1 g [01.12.2019]

63 Mohd-Radzman, Nabilatul Hani, et al. Potential roles of Stevia rebaudiana Bertoni in abrogating insulin resistance and diabetes: a review. *Evidence-Based Complementary and Alternative Medicine* 2013 (2013). doi: 10.1155/2013/718049 URL http://downloads.hindawi.com/journals/ecam/2013/718049.pdf [01.12.2019]

64 Simopoulos, A. P., and J. J. DiNicolantonio. The importance of a balanced ω-6 to ω-3 ratio in the prevention and management of obesity. *Open Heart* 3(2016)2: e000385. doi: 10.1136/openhrt-2015-000385 URL https://www.ncbi.nlm.nih.gov/pmc/articles/PMC5093368/ [01.12.2019]

65 Al-Gubory, K. H., P. A. Fowler, and C. Garrel. The roles of cellular reactive oxygen species, oxidative stress and antioxidants in pregnancy outcomes. *The International Journal of Biochemistry & Cell Biology* 42(2010)10: 1634-1650. doi: 10.1016/j.biocel.2010.06.001

66 Donahue, S. M. A., et al. Associations of maternal prenatal dietary intake of n-3 and n-6 fatty acids with maternal and umbilical cord blood levels. *Prostaglandins, Leukotrienes and Essential Fatty Acids* 80(2009)5: 289-296. doi: 10.1016/j.plefa.2009.02.007 URL https://www.ncbi.nlm.nih.gov/pmc/articles/PMC3939614/ [01.12.2019]

67 Candela, C. Gómez, LMa Bermejo López, and V. Loria Kohen. Importance of a balanced omega 6/omega 3 ratio for the maintenance of health. Nutritional recommendations. *Nutrición Hospitalaria* 26(2011)2: 323-329. doi: 10.1590/S0212-16112011000200013 URL https://pdfs.semanticscholar.org/1dac/bb498d0f4daf2bcab2ec24b1ed598ea262b5.pdf?_ga=2.25804724.809880695.1575111013-111406198.1539847965 [30.11.2019]

68 Simopoulos, A. P. Evolutionary aspects of diet, the omega-6/omega-3 ratio and genetic variation: nutritional implications for chronic diseases. *Biomedicine & Pharmacotherapy* 60(2006)9: 502-507. doi: 10.1016/j.biopha.2006.07.080 URL http://citeseerx.ist.psu.edu/viewdoc/download?doi=10.1.1.454.6201&rep=rep1&type=pdf [01.12.2019]

69 Coletta, Jaclyn M., Stacey J. Bell, and Ashley S. Roman. Omega-3 fatty acids and pregnancy. *Reviews in Obstetrics and Gynecology* 3(2010)4: 163. URL https://www.ncbi.nlm.nih.gov/pmc/articles/PMC3046737/ [01.12.2019]

70 Strain, J. J., et al. Associations of maternal long-chain polyunsaturated fatty acids, methyl mercury, and infant development in the Seychelles Child Development Nutrition Study. *Neurotoxicology* 29(2008)5: 776-782. doi: 10.1016/j.neuro.2008.06.002 URL https://www.ncbi.nlm.nih.gov/pmc/articles/PMC2574624/ [01.12.2019]

71 Kim, Hyejin, et al. Association between maternal intake of n-6 to n-3 fatty acid ratio during pregnancy and infant neurodevelopment at 6 months of age: results of the MOCEH cohort study. *Nutrition Journal* 16(2017)1: 23. doi: 10.1186/s12937-017-0242-9 URL https://www.ncbi.nlm.nih.gov/pmc/articles/PMC5395920/pdf/12937_2017_Article_242.pdf [30.11.2019]

72 Moon, R. J., et al. Maternal plasma polyunsaturated fatty acid status in late pregnancy is associated with offspring body composition in childhood. *The Journal of Clinical Endocrinology & Metabolism* 98(2012)1: 299-307. doi: 10.1210/jc.2012-2482 URL https://www.ncbi.nlm.nih.gov/pmc/articles/PMC3604685/pdf/emss-52230.pdf [01.12.2019]

73 Muhlhausler, Beverly S., and Gérard P. Ailhaud. Omega-6 polyunsaturated fatty acids and the early origins of obesity. *Current Opinion in Endocrinology, Diabetes and Obesity* 20(2013)1: 56-61. doi: 10.1097/MED.0b013e32835c1ba7

74 Innis, Sheila M. Trans fatty intakes during pregnancy, infancy and early childhood. *Atherosclerosis Supplements* 7(2006)2: 17-20. doi: 10.1016/j.atherosclerosissup.2006.04.005

75 Micha, Renata, and Dariush Mozaffarian. Trans fatty acids: effects on metabolic syndrome, heart disease and diabetes. *Nature Reviews Endocrinology* 5(2009)6: 335-344. doi: 10.1038/nrendo.2009.79

76 Grootendorst-van Mil, Nina H., et al. Maternal Midpregnancy Plasma trans 18: 1 Fatty Acid Concentrations Are Positively Associated with Risk of Maternal Vascular Complications and Child Low Birth Weight. *The Journal of Nutrition* 147(2017)3: 398-403. doi: 10.3945/jn.116.239335 URL https://watermark.silverchair.com/jn239335.pdf?token=AQECAHi208BE49Ooan9kkhW_Ercy7Dm3ZL_9Cf3qfKAc485ysgAAAlswggJ-XBgkqhkiG9w0BBwagggJIMIICRAIBADCCAj0GCSqGSIb3DQEHATAeBglghkgBZQMEAS4wEQQMe9_Bwt_0O78kT_kCAgEQgIICDjStC827vFDzBBNsqDrGH8e1wREGWNQ535JPsaPJjaUmR-1synPuLMu9gY-cps60CaN4DGbX6o2w7iz9Zq67rZbnGr1JG1y8ur4dHfdAw2XWQ5ByT2qQSw37mKn8whnRmB8CB3Om-x1TWabNjRu5ONVECrnqClRiJqTbwrsgugWjFluvjVpLwmZzqMfm-fWvpwaBcPe5j7uuFldAe8dMkhIIr7Asn_vQ_o1eJgpJ7ie66hrRWTzPIo8qrXgbV49XLtvcPrd8uize762aW8o0AXsLRuxVVK5WUryeXup-U3R4IRiz8qk-hJ-TwH1kEhYRV_hXH_8ho51T9JRXxMVfZyIIcolklIuJao2ICRLgHCQo5WZ-65JZ6em-SNt9h-43h_akPy-Z4wmp35KnQEXM0A_3buxIPsVNYoBIrE9MrIMtUdax8_yg8N0g2yXUfkNfcX8nlNl0pq7-Kv0DneK0qo-lA4gJnhS3UDBU2ZO62GIc4Z_tt62txl87E4tYEE71-9YImssCw8seUWjEUKWZrNtDyb-t0hEuRUlkFYiuHf-N_9qsbnpN8O4_F-GRrwNKbegA3-3Fh8C-n63tauxn9FYKYrubrYyXApZZeSepb0djjsCEW-iJSPN6Sc_fzm-HcWLXwqBikHl9H5_lN0J58wQC5bNZcLweBxHcsirb1q89ioa31uOlMNQrC83UhvtWq9tceI [01.12.2019]

77 Morrison, John A, Charles J Glueck, and Ping Wang. Dietary trans fatty acid intake is associated with increased fetal loss. *Fertility and Sterility* 90(2008)2: 385-390. doi: 10.1016/j.fertnstert.2007.06.037 URL https://www.fertstert.org/article/S0015-0282(07)01380-5/pdf [01.12.2019]

78 Carlson, Susan E., et al. trans Fatty acids: infant and fetal development. *The American Journal of Clinical Nutrition* 66(1997)3: 717-736. doi: 10.1093/ajcn/66.3.715S URL https://watermark.silverchair.com/715s.pdf?token=AQECAHi208BE49Ooan9kkhW_Ercy7Dm3ZL_9Cf3qfKAc485ysgAAAlswggJXBgkqhkiG9w0BB-wagggJIMIICRAIBADCCAj0GCSqGSIb3DQEHATAeBglghkgBZQMEAS4wEQQMYYe6B4Agh89-t4a6A-gEQgIICDlGyjw9a_hmNQoKybXxGHHhxW0KPIuyU1C7r3Meudh1MYaocx6_O4hfcKAiAIzLMaJFIh-j7YSSl0y4_sx07n4z4PxQV4NSvPdDe0CVSUwPR0eM7BDGos0JabC6gPZjiMF1_QLZkDmxUE64CwTkf-clvIHC80Hv_zAX-lMWYN2F0pTBZl4GHXnNCcTZr_mHsPjwkJ95p4cwfmiBQ9E5sgteg5PtvJdAPiL7ktT-g5DS0ilsXy60pdlw5G-AZPfB8FKeAOuDkbYOk9RoUasNyiX2NbMpLw9Bq1YSEgxXWkoxAVSb0AA8plC2F-Fa8Yep9TjrgwW8XBeVvwL0wUxKXGMoCU1Go9DAszyptSe2BH1rXPUI4auaEOFRaZ193ucVwKD4s4am-FNrfbR1OtW2Yx-a4Zc_pLN5YgluuVRH3cqgZC6fDYmWpqRqN2iZDHg3OHcJ1O3fUy4totHmeapUf-Gorqn99FHecCzQ3-v6AeRIrxA-QlLHNMwjSzLqjI5YQk04zlwnRPvHQa4_rEEVjG_aeaU1MWfSEBaZfwiCna-zHlVNI3tpphjA4FASVUgsfgS67vLTT_ckNMFNM6fs9NJr0etQg2ibliJs68I9Dc7ZU6rQzLIm2Tp2RVgK1I89F-Rpg3OndZ0EoqF8r3FWGCQtq7LHqR3N8gH22yt8XMy-NYWQFE7tkw1lhBuoJGLuKTSilt-g [01.12.2019]

79 Ferlay, Anne, et al. Production of trans and conjugated fatty acids in dairy ruminants and their putative effects on human health: A review. *Biochimie* 141(2017). doi: 10.1016/j.biochi.2017.08.006

80 Daley, C. A. et al. A review of fatty acid profiles and antioxidant content in grass-fed and grain-fed beef. *Nutrition Journal* 9(2010): 10. doi: 10.1186/1475-2891-9-10 URL https://www.ncbi.nlm.nih.gov/pmc/articles/PMC2846864/pdf/1475-2891-9-10.pdf [30.11.2019]

81 Lopez, H. Walter, et al. Minerals and phytic acid interactions: is it a real problem for human nutrition? *International Journal of Food Science & Technology* 37(2002)7: 727-739. doi: 10.1046/j.1365-2621.2002.00618.x

82 Egounlety, M., and O. C. Aworh. Effect of soaking, dehulling, cooking and fermentation with Rhizopus oligosporus on the oligosaccharides, trypsin inhibitor, phytic acid and tannins of soybean (Glycine max Merr.), cowpea (Vigna unguiculata L. Walp) and groundbean (Macrotyloma geocarpa Harms). *Journal of Food Engineering* 56(2003)2: 249-254. doi: /10.1016/S0260-8774(02)00262-5

83 Anderson, Robert L., and Walter J. Wolf. Compositional changes in trypsin inhibitors, phytic acid, sa. *The Journal of Nutrition* 125(1995)3: 581. doi: 10.1093/jn/125.3_Suppl.581S URL https://pubag.nal.usda.gov/pubag/downloadPDF.xhtml?id=25115&content=PDF [01.12.2019]

84 Pearce, Elizabeth N. Iodine in Pregnancy: Is Salt Iodization Enough? *Journal of Clinical Endocrinology & Metabolism* 93(2008)7: 2466-2468. doi: 10.1210/jc.2008-1009 URL https://www.ncbi.nlm.nih.gov/pmc/articles/PMC2453047/ [01.12.2019]

85 Korevaar, Tim IM, et al. Association of maternal thyroid function during early pregnancy with offspring IQ and brain morphology in childhood: a population-based prospective cohort study. *The Lancet Diabetes & Endocrinology* 4(2016)1: 35-43. doi: 10.1016/S2213-8587(15)00327-7

86 Pearce, Elizabeth N. Iodine in Pregnancy: Is Salt Iodization Enough? *Journal of Clinical Endocrinology & Metabolism* 93(2008)7: 2466-2468. doi: 10.1210/jc.2008-1009 URL https://www.ncbi.nlm.nih.gov/pmc/articles/PMC2453047/ [01.12.2019]

87 Caldwell KL, Makhmudov A, Ely E, Jones RL, Wang RY. Iodine status of the U. S. population, National Health and Nutrition Examination Survey, 2005-2006 and 2007-2008. *Thyroid* 21(2011)4: 419–427. doi: 10.1089/thy.2010.0077 URL https://www.ign.org/cm_data/2011_Caldwell_Iodine_status_of_the_US_population_NHNES_2005_06_and_07_08_Thyroid.pdf [01.12.2019]

88 Pearce, Elizabeth N. Iodine in Pregnancy: Is Salt Iodization Enough? *Journal of Clinical Endocrinology & Metabolism* 93(2008)7: 2466-2468. doi: 10.1210/jc.2008-1009 URL https://www.ncbi.nlm.nih.gov/pmc/articles/PMC2453047/ [01.12.2019]

89 Korevaar, Tim IM, et al. Association of maternal thyroid function during early pregnancy with offspring IQ and brain morphology in childhood: a population-based prospective cohort study. *The Lancet Diabetes & Endocrinology* 4(2016)1: 35-43. doi: 10.1016/S2213-8587(15)00327-7

90 Cederroth, Christopher Robin, Céline Zimmermann, and Serge Nef. Soy, phytoestrogens and their impact on reproductive health. *Molecular and Cellular Endocrinology* 355(2012)2: 192-200. doi: 10.1016/j.mce.2011.05.049

91 Jacobsen, Bjarne K., et al. Soy isoflavone intake and the likelihood of ever becoming a mother: the Adventist Health Study-2. *International Journal of Women's Health* 6(2014): 377. doi: 10.2147/IJWH.S57137 URL https://www.ncbi.nlm.nih.gov/pmc/articles/PMC3982974/ [01.12.2019]

92 eCFR – Code of Federal Regulations – acamedia.info. 9. Februar 2016. URL http://www.acamedia.info/sciences/sciliterature/globalw/reference/glyphosate/US_eCFR.pdf [01.12.2019]

93 Bøhn, Thomas, et al. Compositional differences in soybeans on the market: glyphosate accumulates in Roundup Ready GM soybeans. *Food Chemistry* 153(2014): 207-215. doi: 10.1016/j.foodchem.2013.12.054

94 Benachour, Nora, et al. Time-and dose-dependent effects of roundup on human embryonic and placental cells. *Archives of Environmental Contamination and Toxicology* 53(2007)1: 126-133. doi: 10.1007/s00244-006-0154-8 URL https://www.researchgate.net/profile/Safa_Moslemi/publication/6345689_Time-_and_Dose-Dependent_Effects_of_Roundup_on_Human_Embryonic_and_Placental_Cells/links/0fcfd50b869727148a000000/Time-and-Dose-Dependent-Effects-of-Roundup-on-Human-Embryonic-and-Placental-Cells.pdf [01.12.2019]

95 Paganelli, Alejandra, et al. Glyphosate-based herbicides produce teratogenic effects on vertebrates by impairing retinoic acid signaling. *Chemical Research in Toxicology* 23(2010)10: 1586-1595. doi: 10.1021/tx1001749 URL http://pesticidetruths.com/ wp-content/uploads/2011/11/Reference-glyphosate-2010-05-20-Alleged-Teratogenic-Effects-Paganelli.pdf [01.12.2019]

96 Romano, Marco Aurelio, et al. Glyphosate impairs male offspring reproductive development by disrupting gonadotropin expression. *Archives of Toxicology* 86(2012)4: 663-673. doi: 10.1007/s00204-011-0788-9 URL http://www.ask-force.org/web/HerbizideTol/Romano-Glyphosate-Impairs-Male-Offspring-2012.pdf [01.12.2019]

97 Saldana, Tina M., et al. Pesticide exposure and self-reported gestational diabetes mellitus in the Agricultural Health Study. *Diabetes Care* 30(2007)3: 529-534. doi: 10.2337/dc06-1832 URL https://care.diabetesjournals.org/content/diacare/30/3/529.full.pdf [01.12.2019]

98 Krüger, Monika, et al. Detection of glyphosate in malformed piglets. *Environmental & Analytical Toxicology* 4(2014)230: 2161-0525. doi: 10.4172/2161-0525.1000230 URL https://pdfs.semanticscholar.org/7641/babf-39d9834adc80d35d59697444c09cb784.pdf [01.12.2019]

99 Richard, Sophie, et al. Differential effects of glyphosate and roundup on human placental cells and aromatase. *Environmental Health Perspectives* 113(2005)6: 716-720. doi: 10.1289/ehp.7728 URL https://www.ncbi.nlm.nih.gov/pmc/articles/PMC1257596/ [01.12.2019]

100 Nayak, Prasunpriya. Aluminum: impacts and disease. *Environmental Research* 89(2002)2: 101-115. doi: 10.1006/enrs.2002.4352

101 Agostoni, Carlo, et al. Soy protein infant formulae and follow-on formulae: a commentary by the ESPGHAN Committee on Nutrition. *Journal of Pediatric Gastroenterology and Nutrition* 42(2006)4: 352-361. doi: 10.1097/01.mpg.0000189358.38427.cd URL https://s3.amazonaws.com/academia.edu.documents/46082165/Soy_Protein_Infant_Formulae_and_Follow-O20160530-16711-1ka12el.pdf?response-content-disposition=inline%3B%20filename%3DSoy_Protein_Infant_Formulae_and_Follow-O.pdf&X-Amz-Algorithm=AWS4-HMAC-SHA256&X-Amz-Credential=AKIAIWOWYYGZ2Y53UL3A%2F20191201 %2Fus-east-1 %2Fs3 %2Faws4_request&X-Amz-Date=20191201T202741Z&X-Amz-Expires=3600&X-Amz-SignedHeaders=host&X-Amz-Signature=93a19494f64a3de9751ecc4cec534d0d1d92540b308bdf0778f91bf5adaaf0ab [01.12.2019]

102 Karimour, A., et al. Toxicity Effects of Aluminum Chloride on Uterus and Placenta of Pregnant Mice. *JBUMS*, 7(2005)1: 22-27.

103 Abu-Taweel, Gasem M., Jamaan S. Ajarem, and Mohammad Ahmad. Neurobehavioral toxic effects of perinatal oral exposure to aluminum on the developmental motor reflexes, learning, memory and brain neurotransmitters of mice offspring. *Pharmacology Biochemistry and Behavior* 101(2012): 49-56. doi: 10.1016/j.pbb.2011.11.003

104 Fanni, Daniela, et al. Aluminum exposure and toxicity in neonates: a practical guide to halt aluminum overload in the prenatal and perinatal periods. *World Journal of Pediatrics* 10(2014)2: 101-107. doi: 10.1007/s12519-014-0477-x

105 Seneff, Stephanie, Nancy Swanson, and Chen Li. Aluminum and glyphosate can synergistically induce pineal gland pathology: connection to gut dysbiosis and neurological disease. *Agricultural Sciences* 6(2015)1: 42. doi: 10.4236/as.2015.61005 URL https://pdfs.semanticscholar.org/c99a/53f391bacd453a6887ae2687a06fb3caf26f.pdf [01.12.2019]

Kapitel 6

1 Giddens, Jacqueline Borah, et al. Pregnant adolescent and adult women have similarly low intakes of selected nutrients. *Journal of the American Dietetic Association* 100(2000)11: 1334-1340. doi: 10.1016/S0002-8223(00)00377-1

2 Ladipo, Oladapo A. Nutrition in pregnancy: mineral and vitamin supplements. *The American Journal of Clinical Nutrition* 72(2000)1: 280-290. doi: 10.1093/ajcn/72.1.280S URL https://watermark.silverchair.com/280s.pdf?token=AQECAHi208BE49Ooan9kkhW_Ercy7Dm3ZL_9Cf3qfKAc485ysgAAAlswggJXBgkqhkiG9w0BBwagggJIMIICRAIBADCCAj0GCSqGSIb3DQEHATAeBglghkgBZQMEAS4wEQQMiMzX82kh5myl2wPuAgEQgIICDvUkBONK3QBuFu2cwPAW-tN796oQJIQWhgmQ-U21NOgU-hpN7JrM3yiwJMwbGtygU_PF0hd-sWNzHfDCvpD6Dkt1BOC9Mn0NQTQXkuJIt_TT7SiZ2CRMxypNwmNmmqkwCHyMjkkvhBoDl1oCgASae63ykIgM6PBkdlos_nAIanSq8c5zhaKvSkf2rnkdFuHcVZPt7hpPJws0Z11uuemdGu2Nk0yr6xbvZrA5L84Yi_k1X3pqVxori2trinm3UOW37qSszab1_Cau7N1D59RgAxSgtPtCd7rr4nrScZIfEdYWGIIhO30lhTnKQ-xczrfsAbrsIFNrBOqlwO03cKdpVFR-eCj3X0JswhL59zYN_FT43Oq-fEgx9_mVCR17NgYlg--pGrUEgGI-awnR6yaC5UPSEfPBDo0t5C7F4MGbxyBPDLFOjEnF_f0mfyVb1u30Cez-3Yk5dMn0_Gdm_lBKqJ2G2Rx_r9e4PvH4F83Plw-ADib5MYnTF3s74Dj-FKyP2xLj86Gzgk20Lk6foczVUzw1bJSXLombf8Wd1VBkjouzwPOSGQGuCZGSBh6VL1fQfCUYm8YdHZIWNQcIK-O844akl1qFaIYksxQhvAQGza8Duqe7SKFgUbYWZGJ-42seBS5htO_4b7dsDJNY6M8RiKNBgPLF8UPEheIwTR0SFJzP6_yhds6l0kD2NjxBkzUw [29.11.2019]

3 Bae, Sajin, et al. Vitamin B-12 status differs among pregnant, lactating, and control women with equivalent nutrient intakes. *The Journal of Nutrition* 145(2015)7: 1507-1514. doi: 10.3945/jn.115.210757 URL https://watermark.silverchair.com/jn210757.pdf?token=AQECAHi208BE49Ooan9kkhW_Ercy7Dm3ZL_9Cf3qfKAc485ysgAAAlwwggJYBgkqhkiG9w0BBwagggJJMIICRQIBADCCAj4GCSqGSIb3DQEHATAeBglghkgBZQMEAS4wEQQMqemW1uv5XRbHFRqhAgEQgIICD7-XZVZzpiZMAyIG6b_uVauXhMsXosreXpCE_MMZCRXpB1MmP3g9Mhc7as7JERP6XjFzNoHs3A4CifmxDgcc9fbqEqaoSe20pnxeuOFCCHPWlsK0Gy4shrBF8RPYJUSa1G5k-Vo42D7W-b0THbe6Pyu-72KapfzHnFkFBm6ZYfEo6N8I_Gcz6EeQkFKSsMhjNRmzGO-

3faFRmFNvknV8Q5NXnG_VHKFrNIzAexCiAhBdOToC1MQ06DFjc1_6KZay67vwWt9WzzeAnGhO25h5u-
PlUcg0vz1Dbs9_6qJ679T0CuzrvTCXE_XaiZVrq5q0RzRb-B-NvEE9BZlTL21Ka_DvDDAAGzTxGEgtNeo9H-
GhWBOkvZqE9Nv_N1HJr5kR7-_-siN6ZcYPOihRg7O0YzA7do-qGJhQDgDZllIsuwWH1YChnRytK3HLK-
GiHYLdhc55u5sYPcYtuD8QyXRPWn5AshdSLeV-r5p-ygnNA0ddrpCh5aUgrQX0jnktmroO0S2TnR7FhQ-
q-czoj7RE9Hdd-2vhrV9M_D7vYCcUYeedBVLKCx2C8wHIJK9ekD2D3molO-AFl6b3943PuibSo-ehSH-
QvWvsdNa55Lynle9pryT9LYTNqMn1OTVzTWiwbo1tMBtMUKs9mbT8VP6LnRTNgeMnZoRdYwvQgZPK-
MHIAuUiPx9w7pw30YoKwqs3se6nyqa [01.12.2019]

4 Kim, Denise, et al. Maternal intake of vitamin B6 and maternal and cord plasma levels of pyridoxal 5' phosphate in a cohort of Canadian pregnant women and newborn infants. *The FASEB Journal* 29(2015)1: 919-4.

5 Greenberg, James A., and Stacey J. Bell. Multivitamin supplementation during pregnancy: emphasis on folic acid and l-methylfolate. *Reviews in Obstetrics and Gynecology* 4(2011)3-4: 126–127. doi: 10.3909/riog0165 URL https://www.ncbi.nlm.nih.gov/pmc/articles/PMC3250974/pdf/RIOG0043004_0126.pdf [30.11.2019]

6 Schmid, Alexandra, and Barbara Walther. Natural vitamin D content in animal products. *Advances in Nutrition: An International Review Journal* 4(2013)4: 453-462. doi: 10.3945/an.113.003780 URL https://www.ncbi.nlm.nih.gov/pmc/articles/PMC3941824/ [01.12.2019]

7 Bodnar, Lisa M, et al. High prevalence of vitamin D insufficiency in black and white pregnant women residing in the northern United States and their neonates. *The Journal of Nutrition* 137(2007)2: 447-452. doi: 10.1093/jn/137.2.447 URL https://www.ncbi.nlm.nih.gov/pmc/articles/PMC4288960/pdf/nihms652741.pdf [01.12.2019]

8 Dawodu, Adekunle, and Reginald C Tsang. Maternal vitamin D status: effect on milk vitamin D content and vitamin D status of breastfeeding infants. *Advances in Nutrition: An International Review Journal* 3(2012)3: 353-361. doi: 10.3945/an.111.000950 URL https://www.ncbi.nlm.nih.gov/pmc/articles/PMC3649470/ [02.12.2019]

9 Lee, Joyce M, et al. Vitamin D deficiency in a healthy group of mothers and newborn infants. *Clinical Pediatrics* 46(2007)1: 42-44. doi: 10.1177/0009922806289311

10 Viljakainen, HT, et al. Maternal vitamin D status determines bone variables in the newborn. *The Journal of Clinical Endocrinology & Metabolism* 95(2010)4: 1749-1757. doi: 10.1210/jc.2009-1391 URL https://watermark.silverchair.com/jcem1749.pdf?token=AQECAHi208BE49Ooan9kkhW_Ercy7Dm3ZL_9Cf3qfKAc485ysgAAAl-
0wggJZBgkqhkiG9w0BBwagggJKMIICRgIBADCCAj8GCSqGSIb3DQEHATAeBglghkgBZQMEAS4wEQ-
QMEMT3wTE5n08dbk3OAgEQgIICEJ2WiaZ4CAnwXCi0oEuXbFsa00wz1Yvc2uCCEgCCrSSTz_n-sJx-
SUO84T-mj-sFEqC1f3CJBWjwMYQrwc0WID3e5pvU0g7UZ9mi-HkXWL7PxvAtxhnz7ZHEgt0b8S5U3b-
QEZZevO3nV4K0TNtBjpy27qs89RMyvtmxLyWJJJjgHYFYKdNmb1OaqkO07E2W9u4uiObWihZnmnuC-
f3oDGxA2Dlu3yvQ6V0ASA8HYHhpUskrfJ4wHktl_4oLbHfCb4WiKjqbEovWYmLXOjOMsi_-Op6Br-
2w1ZBiFuvG9TK05SorTidQaBMV6ytH_dyBWKFrgua_moqFBol_8GtYIQkeJ3Ft5L4kUKcW67fMC6cLcG-
SUbjlh-OOUvBAumUybHgMeJtcMRExq3bGtyENr-v9TkA8RJNjVJvOHok_xYwikafQV4nkWmNgB5HrI-
9Qhy7m5TGnUU2W_IqfpM8A4ZSnDklNLwXjA5me2i9iVA3AwDbnnDTZDSC1hc3vmV21VKVytqG-
qfDfF6qKNE5FiXsQp_INHbtEpg95qLjLMD3T02xxABUZcVUk03P4G6k_CjoMZ38LLoUZoGpYF52DPoK-
WOPVp4yl5tb4o-wZe7x070_bw4-0x5Z8JhDhBjAL_deejQVPivkLnwl4O6l8HNpc17dYsmTvgqHmA53fDkjo-
ved0DmH3BVLBUuDsmZg51XQA9mac7 g [02.12.2019]

11 Wei, Shu-Qin, et al. Maternal vitamin D status and adverse pregnancy outcomes: a systematic review and meta-analysis. *The Journal of Maternal-Fetal & Neonatal Medicine* 26(2013)9: 889-899. doi: 10.3109/14767058.2013.765849

12 Aghajafari, Fariba, et al. Association between maternal serum 25-hydroxyvitamin D level and pregnancy and neonatal outcomes: systematic review and meta-analysis of observational studies. *BMJ: British Medical Journal* 346(2013). doi: 10.1136/bmj.f1169 URL https://www.bmj.com/content/bmj/346/bmj.f1169.full.pdf [02.12.2019]

13 Nozza, Josephine M, and Christine P Rodda. Vitamin D deficiency in mothers of infants with rickets. *The Medical Journal of Australia* 175(2001)5: 253-255. doi: 10.5694/j.1326-5377.2001.tb143559.x

14 Javaid, MK, et al. Maternal vitamin D status during pregnancy and childhood bone mass at age 9 years: a longitudinal study. *The Lancet* 367(2006)9504: 36-43. doi: 10.1016/S0140-6736(06)67922-1

15 Litonjua, Augusto A. Childhood asthma may be a consequence of vitamin D deficiency. *Current Opinion in Allergy and Clinical Immunology* 9(2009)3: 202. doi: 10.1097/ACI.0b013e32832b36cd URL https://www.ncbi.nlm.nih.gov/pmc/articles/PMC2897155/pdf/nihms202753.pdf [02.12.2019]

16 Brehm, John M, et al. Serum vitamin D levels and markers of severity of childhood asthma in Costa Rica. *American Journal of Respiratory and Critical Care Medicine* 179(2009)9: 765-771. doi: 10.1164/rccm.200808-1361OC URL https://www.ncbi.nlm.nih.gov/pmc/articles/PMC2675563/pdf/AJRCCM1799765.pdf [02.12.2019]

17 Whitehouse, Andrew Jo et al. Maternal serum vitamin D levels during pregnancy and offspring neurocognitive development. *Pediatrics* 129(2012)3: 485-493. doi: 10.1542/peds.2011-2644

18 Kinney, Dennis K, et al. Relation of schizophrenia prevalence to latitude, climate, fish consumption, infant mortality, and skin color: a role for prenatal vitamin d deficiency and infections? *Schizophrenia Bulletin* 35(2009)3:

582–595. doi: 10.1093/schbul/sbp023 URL https://www.ncbi.nlm.nih.gov/pmc/articles/PMC2669590/pdf/sbp023.pdf [02.12.2019]

19 Stene, LC, et al. Use of cod liver oil during pregnancy associated with lower risk of Type I diabetes in the offspring. *Diabetologia* 43(2000)9: 1093-1098. doi: 10.1007/s001250051499 URL https://pdfs.semanticscholar.org/e74a/f579bf7e4a602bc9b33ee110d58f805b836d.pdf?_ga=2.96949398.809880695.1575111013-111406198.1539847965 [02.12.2019]

20 Salzer, Jonatan, Anders Svenningsson, and Peter Sundström. Season of birth and multiple sclerosis in Sweden. *Acta Neurologica Scandinavica* 121(2010)1: 20-23. doi: 10.1111/j.1600-0404.2010.01396.x

21 Hollis, Bruce W, et al. Vitamin D supplementation during pregnancy: Double-blind, randomized clinical trial of safety and effectiveness. *Journal of Bone and Mineral Research* 26(2011)10: 2341-2357. doi: 10.1002/jbmr.463 URL https://www.ncbi.nlm.nih.gov/pmc/articles/PMC3183324/pdf/nihms306620.pdf [02.12.2019]

22 ACOG Committee on Obstetric Practice. ACOG Committee Opinion No. 495: Vitamin D: Screening and supplementation during pregnancy. *Obstetrics and Gynecology* 118(2011)1: 197. doi: 10.1097/AOG.0b013e318227f06b URL https://www.acog.org/-/media/Committee-Opinions/Committee-on-Obstetric-Practice/co495.pdf?dmc=1&ts=20191202T1810053930 [02.12.2019]

23 Veugelers, Paul J., and John Paul Ekwaru. A statistical error in the estimation of the recommended dietary allowance for vitamin D. *Nutrients* 6(2014)10: 4472-4475. doi: 10.3390/nu6104472 URL https://www.ncbi.nlm.nih.gov/pmc/articles/PMC4210929/pdf/nutrients-06-04472.pdf [02.12.2019]

24 Papadimitriou, Dimitrios T. The big Vitamin D mistake. *Journal of Preventive Medicine and Public Health 50*(2017). doi: 10.3961/jpmph.16.111 URL https://www.ncbi.nlm.nih.gov/pmc/articles/PMC5541280/pdf/jpmph-50-4-278.pdf [02.12.2019]

25 Heaney, Robert P., et al. Vitamin D3 is more potent than vitamin D2 in humans. *The Journal of Clinical Endocrinology & Metabolism* 96(2011)3: 447-452. doi: 10.1210/jc.2010-2230 URL https://watermark.silverchair.com/jcemE447.pdf?token=AQECAHi208BE49Ooan9kkhW_Ercy7Dm3ZL_9Cf3qfKAc485ysgAAAl0wg-gJZBgkqhkiG9w0BBwagggJKMIICRgIBADCCAj8GCSqGSIb3DQEHATAeBglghkgBZQMEAS4wEQQ-MiH-YtM-HvcwI6cLGAgEQgIICENwlrRzmXm8ryP_WdsloAgHm6Kipem5OLsbHvu6ce6-6mJ7A5LfmHv9eY-c_1iZBamJTNE88tLVcnqmjZGRpV--pxcx1Ygas359zh1Q1MwgUvUGAucZsERl5o2RVMGBAm_2d3eKQT_nXA3MYTUgqg1CCiZAIpnEIP9Irs6hCfeuo031cK2fgchXtPr_6_n_8F_ol2S1ePdwYR9YgzaKSBvZf3TQQB-5gDI_5oOjAzdvG0G4bvjiOd-4sSLgi77gdBJ-5apLMvsTP0AuZeLmJ449zQL3osQjQ7wtemq_FbG_co7bIU7N-2sORtkQ6jU9Cv5_QiYzc_BJLU_6izl0IeFsxRpXQdc2dEVimBEJcLf49Hz0WiA_hAgjzUK6Exp1BC9FHOJ-cuG-2TSKyfnT_RuNtJbG7QXfEMErzj1a5-tO0RxHVIe1aIWG8d5sfFA2I_xIPlVdYIhUn3XhOempHap2aGk-hF9Zl4_fs9xsv40oYsMxuUdRBjNr_9kPGWWg5aV_X5p8z35UwCeTnNYDaeL4GJNe72NaCDAeUTD_eT-wpd5sb45r0YKZgx18muoYIS3azKTarkGt_I0B0JO8XgDeXx7ThFVupnQj0hWvXYHl4AGkMAzW_LUx5I-QpINGIOsb1x9CU4IJ6FYgDwrCQ5W1o0-iJIUagiZzrl6mY1HTkdCT7yh39f0SZDUOOMd4tzYa_35kaQ [02.12.2019]

26 Masterjohn, Christopher. Vitamin D toxicity redefined: vitamin K and the molecular mechanism. *Medical Hypotheses* 68(2007)5: 1026-1034. doi: 10.1016/j.mehy.2006.09.051 URL https://www.easy-immune-health.com/support-files/vitamin_d_toxicity_vitamin_k_masterjohn.pdf [01.12.2019]

27 Innis, Sheila M. Dietary (n-3) fatty acids and brain development. *The Journal of Nutrition* 137(2007)4: 855-859. doi: 10.1093/jn/137.4.855 URL https://watermark.silverchair.com/855.pdf?token=AQECAHi208BE49Oo-an9kkhW_Ercy7Dm3ZL_9Cf3qfKAc485ysgAAAlUwggJRBgkqhkiG9w0BBwagggJCMIICPgIBADCCAjcGC-SqGSIb3DQEHATAeBglghkgBZQMEAS4wEQQMGH8UlQB1rIMeliqTAgEQgIICCD3ubHt66kVVhIsIYz-3gEfqaNtHtRqZ7pNAQLfcsvB0gZb1BiQjFF_emIOeh-9qTP7edmyy1vImRzWyJCWZjKB4w9aSbbz5O6N-8rvsd0KL_ipilJ9LNI1iSLVA_iJpsIDodev57h37_D4HI4vN5Ze6x6gbcPJXwuv0scxRKs83IgQQXog4kfVScP-QPpWRl1muOOXRbIoETCYwNSXDyeYp3FrOggocGMaHCcuIEnYhDElphX6RhO56IXGN6Hv9ZHDVz-QzPqNjVgw7bG0nbUN1ihoSGIRsABopDxfL3Q2ZXp4Rx0vx5lpPgMtEXEMMyF03cuHL30t-9jBKooqPD-Hib-t5_2IpsmJ0MjkCJoYiJigcPtNKEoKAMlXfurRDj1yVp11N5WTgJZl5M4Ghzl7xQX6LaT6ljeD6TeAPY-zKS-M84qrVhekly2X9lX56cXeQ5U5knwabTkou4uZY3KB9AZPCxP4vr2EJdEzOundReCX7wzk1GDGA7-fr4rwc_mFyVNenPsOVW0nbJsjXWv1q9CKz2uO0OHQgG76kSl59GvPvFmjRZZ18Qhh8hY6cxCTBUeMkFb32h-DUGnR4amii00NTUA66Z9V1KyZ6iL8cZW5CKmPhGfsz_VQMaV_LenMzxosBAO3Q329kq4OBxjLgMfo-nIFV2_rdJGKkhG7uAeoTQrzdxKFRtbPVSzI [01.12.2019]

28 Candela, C. Gómez, LMa Bermejo López, and V. Loria Kohen. Importance of a balanced omega 6/omega 3 ratio for the maintenance of health. Nutritional recommendations. *Nutrición Hospitalaria* 26(2011)2: 323-329. doi: 10.1590/ S0212-16112011000200013 URL https://pdfs.semanticscholar.org/1dac/bb49 8d0f4daf2bcab2ec24b1ed598ea262b5.pdf?_ga=2.25804724.809880695.1575111013-111406198.1539847965 [30.11.2019]

29 Dunstan, J. A., et al. Cognitive assessment of children at age 2½ years after maternal fish oil supplementation in pregnancy: a randomised controlled trial. *Archives of Disease in Childhood-Fetal and Neonatal Edition* 93(2008)1: 45-50. doi: 10.1136/adc.2006.099085

30 Helland, Ingrid B., et al. Maternal supplementation with very-long-chain n-3 fatty acids during pregnancy and lactation augments children's IQ at 4 years of age. *Pediatrics* 111(2003)1: 39-44. doi: 10.1542/peds.111.1.e39 URL https://pediatrics.aappublications.org/content/pediatrics/111/1/e39.full.pdf [02.12.2019]

31 Greenberg, James A., Stacey J. Bell, and Wendy Van Ausdal. Omega-3 fatty acid supplementation during pregnancy. *Reviews in obstetrics and Gynecology* 1(2008)4: 162. URL https://www.ncbi.nlm.nih.gov/pmc/articles/PMC2621042/pdf/RIOG001004_0162.pdf [02.12.2019]

32 Dunlop, Anne L., et al. The maternal microbiome and pregnancy outcomes that impact infant health: A review. *Advances in neonatal care: official journal of the National Association of Neonatal Nurses* 15(2015)6: 377. doi: 10.1097/ANC.0000000000000218 URL https://www.ncbi.nlm.nih.gov/pmc/articles/PMC4658310/pdf/nihms675900.pdf [02.12.2019]

33 Brantsæter, Anne Lise, et al. Intake of probiotic food and risk of preeclampsia in primiparous women: the Norwegian Mother and Child Cohort Study. *American Journal of Epidemiology* 174(2011)7: 807-815. doi: 10.1093/aje/kwr168 URL https://www.ncbi.nlm.nih.gov/pmc/articles/PMC3203379/pdf/kwr168.pdf [02.12.2019]

34 Luoto, Raakel, et al. Impact of maternal probiotic-supplemented dietary counselling on pregnancy outcome and prenatal and postnatal growth: a double-blind, placebo-controlled study. *British Journal of Nutrition* 103(2010)12: 1792-1799. doi: 10.1017/S0007114509993898 URL https://www.cambridge.org/core/services/aop-cambridge-core/content/view/A140C20FBCA539E6996A6C0F4562DD8E/S0007114509993898a.pdf/impact_of_maternal_probioticsupplemented_dietary_counselling_on_pregnancy_outcome_and_prenatal_and_postnatal_growth_a_double blind_placebocontrolled_study.pdf [02.12.2019]

35 Luoto, Raakel, et al. Impact of maternal probiotic-supplemented dietary counselling on pregnancy outcome and prenatal and postnatal growth: a double-blind, placebo- controlled study. *British Journal of Nutrition* 103(2010)12: 1792-1799. doi: 10.1017/S0007114509993898 URL https://www.cambridge.org/core/services/aop-cambridge-core/content/view/A140C20FBCA539E6996A6C0F4562DD8E/S0007114509993898a.pdf/impact_of_maternal_probioticsupplemented_dietary_counselling_on_pregnancy_outcome_and_prenatal_and_postnatal_growth_a_doubleblind_placebocontrolled_study.pdf [02.12.2019]

36 Aagaard, Kjersti, et al. The placenta harbors a unique microbiome. *Science Translational Medicine* 6(2014)237: 237ra65-237ra65. doi: 10.1126/scitranslmed.3008599 URL https://www.ncbi.nlm.nih.gov/pmc/articles/PMC4929217/pdf/nihms796070.pdf [02.12.2019]

37 Mueller, Noel T, et al. Prenatal exposure to antibiotics, cesarean section and risk of childhood obesity. *International Journal of Obesity* 39(2014)4: 665-670. doi: 10.1038/ijo.2014.180 URL https://www.ncbi.nlm.nih.gov/pmc/articles/PMC4390478/pdf/nihms-660692.pdf [02.12.2019]

38 Jędrychowski, Wiesław, et al. The prenatal use of antibiotics and the development of allergic disease in one year old infants. A preliminary study. *International journal of occupational medicine and environmental health* 19(2006)1: 70-76. doi: 10.2478/v10001-006-0010-0

39 Timm, Signe, et al. Prenatal antibiotics and atopic dermatitis among 18-month-old children in the Danish National Birth Cohort. *Clinical & Experimental Allergy* 47(2017)7: 929-936. doi: 10.1111/cea.12916

40 Gray, Lawrence EK, et al. The Maternal Diet, Gut Bacteria, and Bacterial Metabolites during Pregnancy influence Offspring Asthma. *Frontiers in Immunology* 8(2017). doi: 10.3389/fimmu.2017.00365 URL https://www.ncbi.nlm.nih.gov/pmc/articles/PMC5374203/pdf/fimmu-08-00365.pdf [02.12.2019]

41 Rautava, Samuli, Marko Kalliomäki, and Erika Isolauri. Probiotics during pregnancy and breast-feeding might confer immunomodulatory protection against atopic disease in the infant. *Journal of Allergy and Clinical Immunology* 109(2002)1: 119-121. doi: 10.1067/mai.2002.120273 URL https://www.jacionline.org/article/S0091-6749(02)25194-5/pdf [02.12.2019]

42 Baldassarre, Maria Elisabetta, et al. Administration of a multi-strain probiotic product to women in the perinatal period differentially affects the breast milk cytokine profile and may have beneficial effects on neonatal gastrointestinal functional symptoms. A randomized clinical trial. *Nutrients* 8(2016)11: 677. doi: 10.3390/nu8110677 URL https://www.ncbi.nlm.nih.gov/pmc/articles/PMC5133065/pdf/nutrients-08-00677.pdf [02.12.2019]

43 Yoon, Kyung Young, Edward E. Woodams, and Yong D. Hang. Production of probiotic cabbage juice by lactic acid bacteria. *Bioresource technology* 97(2006)12: 1427-1430. doi: 10.1016/j.biortech.2005.06.01 URL https://www.researchgate.net/profile/Kyung_Yoon4/publication/7636151_Production_of_probiotic_cabbage_juice_by_lactic_acid_bacteria/links/5c75dbd1299bf1268d283bc6/Production-of-probiotic-cabbage-juice-by-lactic-acid-bacteria.pdf [02.12.2019]

44 Timar, A. V. Comparative study of kefir lactic microflora. *Analele Universității din Oradea, Fascicula: Ecotoxicologie, Zootehnie și Tehnologii de Industrie Alimentară* (2010): 847-858. URL https://pdfs.semanticscholar.org/80b9/3352b1163cf1428c57ff21bab2555102bce8.pdf [04.12.2019]

45 Bird, A., et al. Resistant starch, large bowel fermentation and a broader perspective of prebiotics and probiotics. *Beneficial Microbes* 1(2010)4: 423-431. doi: 10.3920/BM2010.0041

46 Thoma, Marie E, et al. Bacterial vaginosis is associated with variation in dietary indices. *The Journal of Nutrition* 141(2011)9: 1698-1704. doi: 10.3945/jn.111.140541URL https://watermark.silverchair.com/1698.
pdf?token=AQECAHi208BE49Ooan9kkhW_Ercy7Dm3ZL_9Cf3qfKAc485ysgAAAlgwggJUBgkqhkiG-
9w0BBwagggJFMIICQQIBADCCAjoGCSqGSIb3DQEHATAeBglghkgBZQMEAS4wEQQM2ToeL7QZ4sA-
ZikI3AgEQgIICC_2Me7tXrvMG90cDtaj2F2WaNL0kkYltzAXvY90PxwzrKGHJ0cOPwBw0TdifD9DaebNry-
c2NOFxthE6_rdEupBgWOZMRtO5iEWGSeATbE4x67PI44Y7qgXRvMsjpxwRnv0J7mKgkz9Y5QRl84Cz-pP-
xESlj8TkAvMHrqJWtx0e76HPZbsYNDorFfxdQI1k3DaJBC-D4pY4Nh2gojXCv0ry3_lIZ7qQqLcTXU-
GYO-i3Wn0Q68ndYTl5oOojYy-mw-Q7gv31yfBzxsFTOlyj1BdERXb_Ct-D3yjPWwVgE4IvZyscj9OHT-
FOcaVTkcFSpaVegdbqttwo9spZuezWhZ7sDu4Y84TAVWPu-xbowmr-lLxleQ8TUESvf1qfbdt7cnVr5aDQa-
Z8SshWKgqYlHNgiUb9VFE4jdlXX-Ns1oalpWglisTu4IOd640DHaEFWLUhpYF24gJ83-ayM2E4BhGpK6xk2X-
JBIbOCydFuChF2C6QH1QXKaKO2rMez_Wd2bveRcLXkKvNC69L1MC_K72ibHcXc-d143TDkJ3G2Ib_060_
NZOJj4-S8-tc2enwE0TMrWlM69g8nAbdwHd1_17RICvJnx6iVvXlq2TfvKwmjgOjXkLviTz3MyZh02F3unTB-
MvVfqK_7JgrAV0B6lyl8zxwvGHWIMgSZHrCafaSb9JUQ7P7eBy-KRR3pFHO8[04.12.2019]

47 De Gregorio, P. R., et al. Preventive effect of Lactobacillus reuteri CRL1324 on Group B Streptococcus vaginal colonization in an experimental mouse model. *Journal of Applied Microbiology* 118(2015)4: 1034-1047. doi: 10.1111/jam.12739 URL https://sfamjournals.onlinelibrary.wiley.com/doi/epdf/10.1111/jam.12739 [04.12.2019]

48 Martinez, Rafael CR, et al. Improved cure of bacterial vaginosis with single dose of tinidazole (2 g), Lactobacillus rhamnosus GR-1, and Lactobacillus reuteri RC-14: a randomized, double-blind, placebo-controlled trial. *Canadian Journal of Microbiology* 55(2009)2: 133-138. doi: 10.1139/w08-102

49 Ho, Ming, et al. Oral Lactobacillus rhamnosus GR-1 and Lactobacillus reuteri RC-14 to reduce Group B Streptococcus colonization in pregnant women: a randomized controlled trial. *Taiwanese Journal of Obstetrics and Gynecology* 55(2016)4: 515-518. doi: 10.1016/j.tjog.2016.06.003

50 Bailey, Regan L, et al. Estimation of total usual calcium and vitamin D intakes in the United States. *The Journal of Nutrition* 140(2010)4: 817-822. doi: 10.3945/jn.109.118539 URL https://www.ncbi.nlm.nih.gov/pmc/articles/PMC2838624/pdf/nut1400817.pdf [03.12.2019]

51 Kovacs, Christopher S. Maternal mineral and bone metabolism during pregnancy, lactation, and post-weaning recovery. *Physiological reviews* 96(2016)2: 449-547. doi: 10.1152/physrev.00027.2015 URL https://pdfs.semanticscholar.org/ 5668/bee1b8e2da4441ba120eaa06594d9206e9da.pdf?_ga=2.181479911.13855776.1575489577-111406198.1539847965 [03.12.2019]

52 Rosanoff, Andrea, Connie M Weaver, and Robert K Rude. Suboptimal magnesium status in the United States: are the health consequences underestimated? *Nutrition Reviews* 70(2012)3: 153-164. doi: 10.1111/j.1753-4887.2011.00465.x URL https://watermark.silverchair.com/nutritionreviews70-0153.
pdf?token=AQECAHi208BE49Ooan9kkhW_Ercy7Dm3ZL_9Cf3qfKAc485ysgAAAo8wggKLBgkqh-
kiG9w0BBwagggJ8MIICeAIBADCCAnEGCSqGSIb3DQEHATAeBglghkgBZQMEAS4wEQQMxyoy4pQm-
kxNenJ_aAgEQgIICQrgYQ46im2qBaAR2n1iAz29QrH-LwDgT4wwXUTg_mtoPMd4SeZXEPBDrIxZozMnw-
xUuiPxVJ5o2Yq1BsoGfV9E4kTk--3_0UNGWNfA-lGsigamHG1_xjs11zKWYOBATl45BW81ZAj_NRUpsy4Yp-
NENrt5tefarTJUmynHn4MEwbGmPgIgW1q6-my9bYkfsMRNlFhq5MTyNaKlMPL1aXwrQdH8prwwParfHF-
HN1BNltk8g3joPVDm9NuXLPi_-zoThpIUqYloIuu1qpGOunsbGriAl4SfiPrxridm60fBeZjQcmKlrSw4Cb8kL-
Jv6fcI3dD8uHtyFOuxY2Wi5wdrmobnTJXg0tlSO5JTpzyclmLGhA8P8V-X8g_Ido6_vPhCTXrm2vyG_n7ftEm-
fOhkkVJG28xzqIy5InaGoUBt6mTEL36cSo_kXZjiaQZwG-dpVU02r_pgGlH3cwWECEVdu4L72qFrHi1rydY-
Vg3l2_lA2_fRKHaKteDy3meCZ0nTXb7WO654qSoGj49iiwWkYNKP-tc-944XV4KYCQ_wnqwgiVS8yKQB-
4ZNVS9Cojliwj7kqu9ljrSNu5FlbXbYk2QB2zlPd9Ya0FLDBZWSkMwldyg9KZnllURZLWmAHtiiY34VNG2n-
rgSRQIy6nFAvIaJY48ZZNng677vEj9D2LokUroK5NGIh6sglKTGSujYIJTO2zJvANb-Cq1XKckj0sV6wnJoOM-
c1YkGNad8gaUfgG8vPkUldpdaRC_ixRqOAUIyYlMRri [04.12.2019]

53 Bardicef, Mordechai, et al. Extracellular and intracellular magnesium depletion in pregnancy and gestational diabetes. *American Journal of Obstetrics and Gynecology* 172(1995)3: 1009-1013. doi: 10.1016/0002-9378(95)90035-7

54 Dahle, Lars O., et al. The effect of oral magnesium substitution on pregnancy-induced leg cramps. *American Journal of Obstetrics and Gynecology* 173(1995)1: 175-180. doi: 10.1016/0002-9378(95)90186-8 URL http://www.md300.ru/1.pdf [04.12.2019]

55 Rylander, Ragnar, and Maria Bullarbo. [304-POS]: Use of oral magnesium to prevent gestational hypertension. *Pregnancy Hypertension: An International Journal of Women's Cardiovascular Health* 5(2015)1: 150. doi: 10.1016/j.preghy.2014.10.310

56 Guo, Wanli, et al. Magnesium deficiency in plants: An urgent problem. *The Crop Journal* 4(2016)2: 83-91. doi: 10.1016/j.cj.2015.11.003

57 Mäder, Paul, et al. Soil fertility and biodiversity in organic farming. *Science* 296(2002)5573: 1694-1697. doi: 10.1126/science.1071148 URL https://pdfs.semanticscholar.org/431c/360e9b14162b40ea39afd634144465635bbe.pdf?_ga–2.186148585.13855776.1575489577-111406198.1539847965 [04.12.2019]

58 Chandrasekaran, Navin Chandrakanth, et al. Permeation of topically applied Magnesium ions through human skin is facilitated by hair follicles. *Magnesium Research* 29(2016)2: 35-42. doi: 10.1684/mrh.2016.0402 URL https://www.permsal.nl/media/Magnesium_Onderzoek_eng.pdf [03.12.2019]

59 Edwards, Marshall J. Hyperthermia and fever during pregnancy. *Birth Defects Research Part A: Clinical and Molecular Teratology* 76(2006)7: 507-516. doi: 10.1002/bdra.20277

60 Aggett PJ. Iron. In: Erdman JW, Macdonald IA, Zeisel SH, eds. Present Knowledge in Nutrition. 10th ed. Washington, DC: Wiley-Blackwell; 2012: 506-20.

61 Breymann, Christian. Iron deficiency anemia in pregnancy. *Seminars in Hematology*. 52(2015)4: 339-47. doi: 10.1053/j.seminhematol.2015.07.003

62 Zimmermann, Michael B., Hans Burgi, and Richard F. Hurrell. Iron deficiency predicts poor maternal thyroid status during pregnancy. *The Journal of Clinical Endocrinology & Metabolism* 92(2007)9: 3436- 3440. doi: 10.1210/jc.2007-1082 URL https://watermark.silverchair.com/jcem3436.pdf?token=AQECAHi208BE49Oo-an9kkhW_Ercy7Dm3ZL_9Cf3qfKAc485ysgAAAl0wggJZBgkqhkiG9w0BBwagggJKMIICRgIBADCCAj8GC-SqGSIb3DQEHATAeBglghkgBZQMEAS4wEQQMu2Yg1lKWApixTCARAgEQgIICEGbx9buzhXRCB_S0zXS73bV8rYjowTpElDA70G1u8bp7JtfkOHkD1L8NN5F02sL90BrqoyY2SfnFM7DDHMQlEmgd68ivS-Fz7l1bEs2PvInD7kpLi3n6uYThNbUKY-OvoNVuYUX-b_9v99o88SMMMwubyVv0IDlLUyqEVSqsU_MY-13vZqoENYx2pKSE2oYvQt9hRCb_3kTLOeGXPdUsKkW_YfADrcDqmLfpUyGJ3yUorqp4RlDaMqS4ppZ-fFUt3LKn-dBQ-xn6eTcYoe6g8wzHAz3Jn5WKu3KYtH8EcS-OAU9Fvr6Rtg5ddboTc8pjWbmCZUcBv-uHB-mMfO39mlerrmJXLdyAJi6Vo4e6V8_bXrUOqCDser5KDy9YahyyLi9oJvSevU-nMC1SJ3gyQJFgu7tVjGqM-wyalVBUFHSAscXqOuB2Go8-OwANvjSz8ARir8bUKFxUIwlzFD4NFCXah5mnA46y2UHUP6_l6LCLkkVi-K04oJ6JU46KCjCgdxefmKBihRZgBorbn1zY9AbbsiqJ6hh_SqvcXuc7FyBFyaBO7IQ_rg88xxdA_upei1T2v0S-vCi098VHsW7ZfcXeY6qsK1Bd3r-otyp6Dm9NsuDzN5w9PIejGs6iCFlhndRqZ_VGyvMPmHLbXknMqmdbzKuSKkMJAAsU3A64SCxxWY6iJPo5RSvO0YFQdv8HTM6RIJGeQ [04.12.2019]

63 Hyder, SM Ziauddin, et al. Do side-effects reduce compliance to iron supplementation? A study of daily- and weekly-dose regimens in pregnancy. *Journal of Health, Population and Nutrition* 20(2002)2: 175-179. URL https://pdfs.semanticscholar.org/2f86/653d2caf88e88f0acc9fcff9c4de3de8b5d4.pdf?_ga=2.246023748.13855776.1575489577-111406198.1539847965 [04.12.2019]

64 Melamed, Nir, et al. Iron supplementation in pregnancy–does the preparation matter? *Archives of Gynecology and Obstetrics* 276(2007)6: 601-604. doi: 10.1007/s00404-007-0388-3

65 Hurrell R, Egli I. Iron bioavailability and dietary reference values. *American Journal of Clinical Nutrition* 91(2010)5:1461-7. doi: 10.3945/ajcn.2010.28674F URL https://watermark.silverchair.com/1461s.pdf?token=AQECAHi208BE49Ooan9kkhW_Ercy7Dm3ZL_9Cf3qfKAc485ysgAAAl4wggJaBgkqhkiG9w0BB-wagggJLMIICRwIBADCCAkAGCSqGSIb3DQEHATAeBglghkgBZQMEAS4wEQQMs7Zq5Pj5PS6df1rfA-gEQgIICETsEEQGUgpmzO1iyBPeKmokjzqTy6vVii3iN33eBBRRsQ1arnNGYb9_S57o5E3AkfyL36gqaMMk-cUJh7hWO35-SJJIETN79n7LDZYiyX52ynG4_mzc5mo_okZmBJA2mhcQJ9Qd_nRzpEbun4fEle1iV19qwf69_JexGpWPCTvzaLh7jK7Eb4R5CWygr14hCZYbcXt7uOgOh0Dycmw_7jR5WmWkwa3n7swVHxxuj0v8BH-4vPaULMRzkz6DkjJTpAgHqC4AQHaXhgKgp2QDdXBoEgHAmjmZPv8ews9CecUmB1xSDDOpwS43JUe-8v6jvfQw7-DEN8fnM8uqk_ZwfQ2gpSci1GvErYEXeykQPw_P5vWF1JYyvhTkVklJlbTzmIp8V4F-oD46uU-w1US0CKifLUIpSZUI3FAxJq9Q2xsNkRQP0QsMCZ8aB3jdi5uryoAykDzm7PHuTyhXjhBOIxiR6CFu0WDQf-cqUmgt8bdO8-nMLaS86Q0F19KR4y_YVmGktLZeGezAjp88uQj1nJv6pZQrZbWddeVEul8X1PmPvduUM2b-pECsB2zY1SXi0MQG1-WUxdclve9cQFNx4zN83PSeg1SjeDWJe-wt2ayHgzxHl49GdaLSmTMXIFozEjIN7S-f6Gp3Q7INTzgoC8DLkKR_XgliEX2UvlPYe6-xfZhg5IXLpiHWxOgyUTw_SP-B0qo4q-o [05.12.2019]

66 Moore CV. Iron nutrition and requirements. In Iron Metabolism and Anemia. Proceedings of a symposium held during the Eighth Meeting of the PAHO Advisory Committee on Medical Research 9 June 1969 PAN AMERICAN HEALTH ORGANIZATION, Washington: 184(1969): S. 50-55 URL https://pdfs.semanticscholar.org/1b82/a8a8f2a7ff5e17d95eb62393b86c598228a2.pdf [03.12.2019]

67 Melamed, Nir, et al. Iron supplementation in pregnancy – does the preparation matter? *Archives of Gynecology and Obstetrics* 276(2007)6: 601-604. doi: 10.1007/s00404-007-0388-3

68 Tompkins, Winslow T. The clinical significance of nutritional deficiencies in pregnancy. *Bulletin of the New York Academy of Medicine* 24(1948)6: 376-388. URL https://www.ncbi.nlm.nih.gov/pmc/articles/PMC1871473/pdf/bullnyacadmed00483-0043.pdf [05.12.2019]

69 Niang, Khadim, et al. Spirulina Supplementation in Pregnant Women in the Dakar Region (Senegal). *Open Journal of Obstetrics and Gynecology* 7(2016)01: 147-154. doi: 10.4236/ojog.2017.71016 URL https://pdfs.semanticscholar.org/61be/6f93244d89f9955ecea276f09082b81f5279.pdf?_ga=2.183059046.13855776.1575489577-111406198.1539847965 [05.12.2019]

70 Rees, William D, Fiona A Wilson, and Christopher A Maloney. Sulfur amino acid metabolism in pregnancy: the impact of methionine in the maternal diet. *The Journal of Nutrition* 136(2006)6: 1701- 1705. doi: 10.1093/jn/136.6.1701S URL https://watermark.silverchair.com/1701s.pdf?token=AQECAHi208BE49Ooan9kkhW_Ercy-7Dm3ZL_9Cf3qfKAc485ysgAAAlswggJXBgkqhkiG9w0BBwagggJIMIICRAIBADCCAj0GCSqGSIb3DQE-HATAeBglghkgBZQMEAS4wEQQMv-p1ZDKVDINK-pR_AgEQgIICDl6WZdC9wvupJ4fldX7r-cCty8GM-kJkRPXXcZ7auUvtjQgxrkKEpHRUEbpdi77IMtaIMqUEs1DV-1m3NyAu10w0HcD7FuSDhRRwifRy-kipy1i-Jo5gh1eGJ1qXRw3mo9X0KSYpotFYcddOyTFKKG4Mjvan5BnvZXrDpTRdJP8ajbTPgBzLHlJTui5a_4-Vra-si43vpRVmrzqyk1cmONivVP58fOGj2TRVrLK9brWpMDUbCupVxx_hHMYze5oflQZwVJAP-Bo_5lwe9eUg-VeB690vm8ojwqhy1eA7WzHTVzSqXM_1p9Y7kTusrKAMe6c9wZdUMzhCSDtCdq_NXpUgKlAk9F49bRi-1WDQR4WccU_JsHxcw-LG9xkoGv8hFlAlltzM0V_qDCuYftk0JVKclHdcc_TI2P4igmkLOw45kSQekZy40En-935WoU4-Mfnj3w7BmO7luCZiq-SRh0-1s0hhKLHS2D9hyln3FWB2DYYTKl7BgUjpqz_2B36Q9_HD7N3z-ryTPeuJN-XGsk8lryn_fy4zwhtxyALL3-PAt90bRaduvKq_EweqviHOhTHIHO7U5SMqQsKgWKuUo-BvsyX-zPiMSKxCNLBmOCdkbeE8vD_H3SfFKx3CDn1-mqd92YXRdIaMnNjpasoO3a447JLBl-0ssZLxhoNckhZrG-vqe8c9GJ6mL4uEiZWVm41tICpg [30.11.2019]

71 Dante, Giulia, et al. Herbal therapies in pregnancy: what works? *Current Opinion in Obstetrics and Gynecology* 26(2014)2: 83-91. doi: 10.1097/GCO.0000000000000052 URL https://iris.unimore.it/retrieve/handle/11380/1025714/88754/herbal%20theraphies.pdf [05.12.2019]

72 Holst, Lone, Svein Haavik, and Hedvig Nordeng. Raspberry leaf – Should it be recommended to pregnant women? *Complementary therapies in clinical practice* 15(2009)4: 204-208. doi: 10.1016/j.ctcp.2009.05.003

73 Burn JH, Withell ER. A principle in raspberry leaves which relaxes uterine muscle. *Lancet* 238(1941)6149: 6149–6151. doi: 10.1016/S0140-6736(00)71348-1

74 Pavlović, Aleksandra V., et al. Phenolics composition of leaf extracts of raspberry and blackberry cultivars grown in Serbia. *Industrial Crops and Products* 87(2016): 304-314. doi: 10.1016/j.indcrop.2016.04.052

75 Holst, Lone, Svein Haavik, and Hedvig Nordeng. Raspberry leaf – Should it be recommended to pregnant women? *Complementary therapies in clinical practice* 15(2009)4: 204-208. doi: 10.1016/j.ctcp.2009.05.003

76 Holst, Lone, Svein Haavik, and Hedvig Nordeng. Raspberry leaf – Should it be recommended to pregnant women? *Complementary therapies in clinical practice* 15(2009)4: 204-208. doi: 10.1016/j.ctcp.2009.05.003

77 Dante, G., et al. Herb remedies during pregnancy: a systematic review of controlled clinical trials. *The Journal of Maternal-Fetal & Neonatal Medicine* 26(2013)3: 306-312. doi: 10.3109/14767058.2012.722732

78 Vutyavanich, Teraporn, Theerajana Kraisarin, and Rung-aroon Ruangsri. Ginger for nausea and vomiting in pregnancy: randomized, double-masked, placebo-controlled trial. *Obstetrics & Gynecology* 97(2001)4: 577-582. doi: 10.1016/s0029-7844(00)01228-x

79 Niebyl, Jennifer R. Nausea and vomiting in pregnancy. *New England Journal of Medicine* 363(2010)16: 1544-1550. doi: 10.1056/NEJMcp1003896

80 Anderson, F. W. J., and C. T. Johnson. Complementary and alternative medicine in obstetrics. *International Journal of Gynecology & Obstetrics* 91(2005)2: 116-124. doi: 10.1016/j.ijgo.2005.07.009

81 Gholami, Fereshte, et al. Onset of Labor in Post-Term Pregnancy by Chamomile. *Iranian Red Crescent Medical Journal* 18(2016)11. doi: 10.5812/ircmj.19871 URL https://www.ncbi.nlm.nih.gov/pmc/articles/PMC5301993/pdf/ircmj-18-11-19871.pdf [05.12.2019]

82 Srivastava, Janmejai K., Eswar Shankar, and Sanjay Gupta. Chamomile: a herbal medicine of the past with a bright future. *Molecular medicine reports* 3(2010)6: 895-901. doi: 10.3892/mmr.2010.377 URL https://www.ncbi.nlm.nih.gov/pmc/articles/PMC2995283/pdf/nihms250193.pdf [05.12.2019]

83 Silva, Fernando V., et al. Chamomile reveals to be a potent galactogogue: the unexpected effect. *The Journal of Maternal-Fetal & Neonatal Medicine* 31(2018)1: 116-118. doi: 10.1080/14767058.2016.1274300

84 Chang, Shao-Min, and Chung-Hey Chen. Effects of an intervention with drinking chamomile tea on sleep quality and depression in sleep disturbed postnatal women: a randomized controlled trial. *Journal of Advanced Nursing* 72(2016)2: 306-315. doi: 10.1111/jan.12836

85 Dante, Giulia, et al. Herbal therapies in pregnancy: what works? *Current Opinion in Obstetrics and Gynecology* 26(2014)2: 83-91. doi: 10.1097/GCO.000000 0000000052 URL https://iris.unimore.it/retrieve/handle/11380/1025714/88754/herbal%20theraphies.pdf [05.12.2019]

86 Prabu, P.C., and S. Panchapakesan. Prenatal developmental toxicity evaluation of Withania somnifera root extract in Wistar rats. *Drug and Chemical Toxicology* 38(2015)1: 50-56. doi: 10.3109/01480545.2014.900073

87 Dar, Nawab John, Abid Hamid, and Muzamil Ahmad. Pharmacologic overview of Withania somnifera, the Indian Ginseng. *Cellular and Molecular Life Sciences* 72(2015)23: 4445-4460. doi: 10.1007/s00018-015-2012-1

88 Jafarzadeh, Lobat, et al. Antioxidant activity and teratogenicity evaluation of Lawsonia Inermis in BALB/c mice. *Journal of Clinical and Diagnostic Research: JCDR* 9(2015)5: FF01. doi: 10.7860/JCDR/2015/12290.5911 URL https://www.ncbi.nlm.nih.gov/pmc/articles/PMC4484084/pdf/jcdr-9-FF01.pdf [06.12.2019]

89 Domaracký, M., et al. Effects of selected plant essential oils on the growth and development of mouse preimplantation embryos in vivo. *Physiological Research* 56(2007)1: 97. URL https://www.researchgate.net/profile/Stefan_Juhas/publication/7280531_Effects_of_selected_plant_essential_oils_on_the_growth_and_development_of_mouse_preimplantation_embryos_in_vivo/links/54b648f20cf2318f0f9a2db5.pdf [06.12.2019]

90 Marcus, Donald M., and Arthur P. Grollman. Botanical medicines–the need for new regulations. *The New England Journal of Medicine* 347(2002)25: 2073. doi: 10.1056/NEJMsb022858 URL https://oregonstate.edu/instruct/bi430-fs430/Documents-2004/5B-NAT%20SYNTH%20CHEM/NEJMDietarySupplements-Sudakin-2003.pdf [06.12.2019]

91 American Herbal Products Association's Botanical Safety Handbook, 2nd ed. (CRC Press, 2013).

Kapitel 7

1 Niebyl, Jennifer R. Nausea and vomiting in pregnancy. *New England Journal of Medicine* 363(2010)16: 1544-1550. doi: 10.1056/NEJMcp1003896

2 Ghani, Rania Mahmoud Abdel, and Adlia Tawfik Ahmed Ibrahim. The effect of aromatherapy inhalation on nausea and vomiting in early pregnancy: a pilot randomized controlled trial. *Journal of Natural Sciences Research* 3(2013)6: 10-22. URL https://s3.amazonaws.com/academia.edu.documents/31378902/The_Effect_of_Aromatherapy_Inhalation_on_Nausea_and_Vomiting_in_Early_Pregnancy.pdf?response-content-disposition=inline%3B%20filename%3DIISTE_journals_publication_nearest_editi.pdf&X-Amz-Algorithm=AWS4-HMAC-SHA256&X-Amz-Credential=AKIAIWOWYYGZ2Y53UL3A%2F20191206 %2Fus-east-1 %2Fs3 %2Faws4_request &X-Amz-Date=20191206T182335Z&X-Amz-Expires=3600&X-Amz-Signed Headers=host&X-Amz-Signature=039b1c6c0f3c3206da169bd606ca429ef4c3 f8b2294212daaf8308d4c40b61b4 [06.12.2019]

3 Niebyl, Jennifer R. Nausea and vomiting in pregnancy. *New England Journal of Medicine* 363(2010)16: 1544-1550. doi: 10.1056/NEJMcp1003896

4 Vutyavanich, Teraporn, Theerajana Kraisarin, and Rung-aroon Ruangsri. Ginger for nausea and vomiting in pregnancy: randomized, double-masked, placebo-controlled trial. *Obstetrics & Gynecology* 97(2001)4: 577-582. doi: 10.1016/ s0029-7844(00)01228-x

5 Niebyl, Jennifer R. Nausea and vomiting in pregnancy. *New England Journal of Medicine* 363(2010)16: 1544-1550. doi: 10.1056/NEJMcp1003896

6 O'brien, Beverley, M. Joyce Relyea, and Terry Taerum. Efficacy of P6 acupressure in the treatment of nausea and vomiting during pregnancy. *American Journal of Obstetrics and Gynecology* 174(1996)2: 708-715. doi: 10.1016/s0002-9378(96)70454-4

7 Forbes, Scott. Pregnancy sickness and parent-offspring conflict over thyroid function. *Journal of Theoretical Biology* 355(2014): 61-67. doi: 10.1016/j.jtbi.2014.03.041

8 Forbes, Scott. Pregnancy sickness and embryo quality. *Trends in Ecology & Evolution* 17(2002)3: 115-120. doi: 10.1016/S0169-5347(01)02428-4 URL http://www.sfu.ca/biology/courses/bisc441/Course_Materials/Readings/21-(Lect11)Forbes2002.pdf [06.12.2019]

9 Orloff, Natalia C., and Julia M. Hormes. Pickles and ice cream! Food cravings in pregnancy: hypotheses, preliminary evidence, and directions for future research. *Frontiers in Psychology* 5(2014): 1076. doi: 10.3389/fpsyg.2014.01076 URL https://www.ncbi.nlm.nih.gov/pmc/articles/PMC4172095/pdf/fpsyg-05-01076.pdf [06.12.2019]

10 Sorenson, R.L., and T.C. Brelje. Adaptation of islets of Langerhans to pregnancy: β-cell growth, enhanced insulin secretion and the role of lactogenic hormones. *Hormone and Metabolic Research* 29(1997)06: 301-307. doi: 10.1055/s-2007-979040

11 Barbour, Linda A., et al. Cellular mechanisms for insulin resistance in normal pregnancy and gestational diabetes. *Diabetes care* 30(2007)2: 112-119. doi: 10.2337/dc07-s202 URL http://citeseerx.ist.psu.edu/viewdoc/download?doi=10.1.1.315.952&rep=rep1&type=pdf [06.12.2019]

12 Young, Sera L. Pica in pregnancy: new ideas about an old condition. *Annual Review of Nutrition* 30(2010): 403-422. doi: 10.1146/annurev.nutr.012809.104713

13 Costa, Sara, et al. Fatty acids, mercury, and methylmercury bioaccessibility in salmon (Salmo salar) using an in vitro model: effect of culinary treatment. *Food Chemistry* 185(2015): 268-276. doi: 10.1016/j.foodchem.2015.03.141

14 Harrison, Michael, et al. Nature and availability of iodine in fish. *The American Journal of Clinical Nutrition* 17(1965)2: 73-77. doi: 10.1093/ajcn/17.2.73

15 Laird, Brian D., and Hing Man Chan. Bioaccessibility of metals in fish, shellfish, wild game, and seaweed harvested in British Columbia, Canada. *Food and chemical toxicology: an international journal published for the British Industrial Biological Research Association* 58(2013): 381-387. doi: 10.1016/j.fct.2013.04.033 URL http://www.fnfnes.ca/docs/Laird_and_Chan_2013.pdf [01.12.2019]

16 Pearce, Elizabeth N., et al. Sources of dietary iodine: bread, cows' milk, and infant formula in the Boston area. *The Journal of Clinical Endocrinology & Metabolism* 89(2004)7: 3421-3424. doi: 10.1210/jc.2003-032002 URL https://watermark.silverchair.com/jcem3421.pdf?token=AQECAHi208BE49Ooan9kkhW_Ercy7Dm3ZL_9Cf-3qfKAc485ysgAAAl8wggJbBgkqhkiG9w0BBwagggJMMIICSAIBADCCAkEGCSqGSIb3DQEHATAeBglgh-kgBZQMEAS4wEQQMCnkOLmhQQntEt6SuAgEQgIICEk3Ii97-3hY0mQzcscM0gkBAy_opC8ZxmnLvE_dPWo9viE6XkPHduVhvP8Uwh3-0jZJKeI3kdZF2QOssyyD_Db55Khy6xI0CJrPTzrvzBmdL_rsO4V1JtQusz-PApfD835lCvGSOEpMSrQ-w0CcXPT4X9wr0z_2r_fgR38MO5iQlnRQoHma5U-943Zv2ano_K96GrP4968e-wU-Q9lVPPPvrRFcmFKg7b9a-XReI751XfTERJTmNiYcTG_xf2gxPd7EC409db9BFSc343IeW00H2x-rwHIX6j-qBKh7nl9BH7lDuIjBptXgoZmooZ8dlStchGV55Ts9AjexKUjnhWh26npz7sPHclvLxEVx4g0qInVOA76XyZKR-rAjgZVZYrxVvRQvJoeQmd7yv_ckUzFp0FSqzgA3dsprCSkbFEetMm6yKLMFewnH3IdsjHtXOGts0p0a0aLd_I3ZKQSEKfVSpF4s5tSRGkBhWWDk_LbnHQ86JNIqB688OoniuvYq8rHKKr2H2jue94JwQ5C3lInfOhSO-gdfPcpL18Qy9ZbCd7HPPpXzz2Rdki6p4wDY9xrDG5iQi7s0eTbOqEmszzuNFkOrCC-Ed-Bb_dwJdQxPH-Qg0bfGWPVGguREbUl6J64s3q8BetLcqNPeg78agcLnBWNYvITOC6K0jNsqQ0cAUc6xDQ_qS0zcO-cC0c-ZiONT0OEc6Hmk [06.12.2019]

17 Scaife, Paula Juliet, and Markus Georg Mohaupt. Salt, aldosterone and extrarenal Na+-sensitive responses in pregnancy. *Placenta* 56(2017):53-58. doi: 10.1016/j.placenta.2017.01.100 URL https://www.ncbi.nlm.nih.gov/pmc/articles/PMC5526786/pdf/main.pdf [30.11.2019]

18 Flaxman, S.M., and Sherman, P.W. (2000). Morning sickness: a mechanism for protecting mother and embryo. *The Quarterly Review of Biology* 75(2000)2, 113–148. doi: 10.1086/393377 URLhttps://pdfs.semanticscholar.org/e289/e676e163acbd56d1943a848f1a4ee45d1b45.pdf?_ga=2.105521540.622319115.1575657417-111406198.1539847965 [06.12.2019]

19 Orloff, Natalia C., and Julia M. Hormes. Pickles and ice cream! Food cravings in pregnancy: hypotheses, preliminary evidence, and directions for future research. *Frontiers in Psychology* 5(2014): 1076. doi: 10.3389/fpsyg.2014.01076 URL https://www.ncbi.nlm.nih.gov/pmc/articles/PMC4172095/pdf/fpsyg-05-01076.pdf [06.12.2019]

20 Leonti, Marco. The co-evolutionary perspective of the food-medicine continuum and wild gathered and cultivated vegetables. *Genetic Resources and Crop Evolution* 59(2012)7: 1295-1302. doi: 10.1007/s10722-012-9894-7 URL https://s3.amazonaws.com/academia.edu.documents/58526478/The_Co-evolutionary_perspective_of_the_food-medicine_continuum__Gen_Res._Crop_Evol._2012.pdf?response-content-disposition=inline%3B%20filename%3DThe_co-evolutionary_perspective_of_the_f.pdf&X-Amz-Algorithm=AWS4-HMAC-SHA256&X-Amz-Credential=AKIAIWOWYYGZ2Y53UL3A%2F20191206 %2Fus-east-1 %2Fs3 %2Faws4_request&X-Amz-Date=20191206T194508Z&X-Amz-Expires=3600&X-Amz-SignedHeaders=host&X-Amz-Signature=b4f21f3c57aa5fe2bb311df5d4cb111b7acf302cf64b38e0dce738065345588a [06.12.2019]

21 Fessler, D. M. T. Reproductive immunosuppression and diet: an evolutionary perspective on pregnancy sickness and meat consumption. *Current Anthropol.* 43(2002)1, 19–61. doi: 10.1086/324128 URL http://www.sscnet.ucla.edu/anthro/faculty/fessler/pubs/FesslerCAPregSickness.pdf [06.12.2019]

22 Fessler, D. M. T. Reproductive immunosuppression and diet: an evolutionary perspective on pregnancy sickness and meat consumption. *Current Anthropol.* 43(2002)1, 19–61. doi: 10.1086/324128 URL http://www.sscnet.ucla.edu/anthro/faculty/fessler/pubs/FesslerCAPregSickness.pdf [06.12.2019]

23 Rasmussen, K. M., and Yaktine, A. L. (eds). *Weight Gain During Pregnancy: Reexamining the Guidelines.* Washington, DC: The National Academies Press. 2009. URL https://www.cbsnews.com/htdocs/pdf/052809_pregnancy.pdf [06.12.2019]

24 Nordin, S., Broman, D. A., Olofsson, J. K., and Wulff, M. A longitudinal descriptive study of self-reported abnormal smell and taste perception in pregnant women. *Chemical Senses* 29(2004)5, 391–402. doi: 10.1093/chemse/bjh040 URL https://watermark.silverchair.com/bjh040.pdf?token=AQECAHi208BE49Ooan9kkhW_Ercy7Dm3ZL_9Cf3qfKAc485ysgAAAl4wggJaBgkqhkiG9w0BBwagggJLMIICRwIBADCCAkAGCSqGSIb-3DQEHATAeBglghkgBZQMEAS4wEQQMkKfxpsAdY_Tzj7w2AgEQgIICEYeZYYl9-OTLQcj2w9Q-Z1EM-FxL0Dbh4_ghZAtd4jJO8tx79eboK9R6l2hRxVBwLsxBGrKG16PTpSaTHB39lm82uVgjDskNbd8l_FdVKM-27rrV3mZPw8YVskObT5tndstlyIn8hgNuZbMqtIqfeaUHt6KiRjsD_45Z9wNRULtt17vfswDFf3MgleS1Thz-mgooDtfPESSyFY_AQyeQgV1MhYbxgklc1F3DGOpgR2rgWI28bCwXUnxBs6eBvsOV3r9LmNVa4N4pD-ScSDAi_YnFBKUkN0dzu5S39P_F9WfM1T34nZe0ncfbLI2ywRpXWbB8ENtQNDYmeiAXZxkoh300jY5X-0pMby7abYV1ai3Z2XmtMBkrQrkcReNc7myl5qSNMRf_1jtzCnS6PWesAVdWRDiNB5ho-M2_Rn-jiSe1hO-QACE0Fk4o9O5UqONbFZeGvd32-DD05FhxT9LJGRyOFv-KIT-TLZNdNVmRXSc6Armtlehciq1ayuo34UH-kWfHOrlDIDSRJ0MmTVzLvYdU6H5rNkdDoEaWkWB8g9mnNqn3cCWBqV2X8w8anV3pGF50DnP-XO3G-7dYeyPRiLNpB3C_rg3cnQ03FiZoxe5Bu9qQJHTjQm_xNma0XOFsGc1ZQI3k0zfRBX_EcXMDrlO_oVfvZkf-pJlrV6WNljeQR5JgZSUv1yNg735mBG1ePJDafVOKwnro [06.12.2019]

25 Nordin, S., Broman, D. A., Olofsson, J. K., and Wulff, M. A longitudinal descriptive study of self-reported abnormal smell and taste perception in pregnant women. *Chemical Senses* 29(2004)5, 391–402. doi: 10.1093/chemse/bjh040 URL https://watermark.silverchair.com/bjh040.pdf?token=AQECAHi208BE49Ooan9kkhW_Ercy7Dm3ZL_9Cf3qfKAc485ysgAAAl4wggJaBgkqhkiG9w0BBwagggJLMIICRwIBADCCAkAGCSqGSIb-3DQEHATAeBglghkgBZQMEAS4wEQQMkKfxpsAdY_Tzj7w2AgEQgIICEYeZYYl9-OTLQcj2w9Q-Z1EM-FxL0Dbh4_ghZAtd4jJO8tx79eboK9R6l2hRxVBwLsxBGrKG16PTpSaTHB39lm82uVgjDskNbd8l_FdVKM-27rrV3mZPw8YVskObT5tndstlyIn8hgNuZbMqtIqfeaUHt6KiRjsD_45Z9wNRULtt17vfswDFf3MgleS1Thz-mgooDtfPESSyFY_AQyeQgV1MhYbxgklc1F3DGOpgR2rgWI28bCwXUnxBs6eBvsOV3r9LmNVa4N4pD-ScSDAi_YnFBKUkN0dzu5S39P_F9WfM1T34nZe0ncfbLI2ywRpXWbB8ENtQNDYmeiAXZxkoh300jY5X-0pMby7abYV1ai3Z2XmtMBkrQrkcReNc7myl5qSNMRf_1jtzCnS6PWesAVdWRDiNB5ho-M2_Rn-jiSe1hO-QACE0Fk4o9O5UqONbFZeGvd32-DD05FhxT9LJGRyOFv-KIT-TLZNdNVmRXSc6Armtlehciq1ayuo34UH-kWfHOrlDIDSRJ0MmTVzLvYdU6H5rNkdDoEaWkWB8g9mnNqn3cCWBqV2X8w8anV3pGF50DnP-XO3G-7dYeyPRiLNpB3C_rg3cnQ03FiZoxe5Bu9qQJHTjQm_xNma0XOFsGc1ZQI3k0zfRBX_EcXMDrlO_oVfvZkf-pJlrV6WNljeQR5JgZSUv1yNg735mBG1ePJDafVOKwnro [06.12.2019]

26 Orloff, Natalia C., and Julia M. Hormes. Pickles and ice cream! Food cravings in pregnancy: hypotheses, preliminary evidence, and directions for future research. *Frontiers in Psychology* 5(2014): 1076. doi: 10.3389/fpsyg.2014.01076 URL https://www.ncbi.nlm.nih.gov/pmc/articles/PMC4172095/pdf/fpsyg-05-01076.pdf [06.12.2019]

27 Wideman, C. H., G. R. Nadzam, and H. M. Murphy. Implications of an animal model of sugar addiction, withdrawal and relapse for human health. *Nutritional Neuroscience* 8(2005)5-6: 269-276. doi: 10.1080/10284150500485221

28 Avena, Nicole M., Pedro Rada, and Bartley G. Hoebel. Evidence for sugar addiction: behavioral and neurochemical effects of intermittent, excessive sugar intake. *Neuroscience & Biobehavioral Reviews* 32(2008)1: 20-39. doi: 10.1016/j.neubiorev.2007.04.019 URL https://www.ncbi.nlm.nih.gov/pmc/articles/PMC2235907/pdf/nihms36189.pdf [06.12.2019]

29 Fuhrman, Joel, et al. Changing perceptions of hunger on a high nutrient density diet. *Nutrition Journal* 9(2010)1: 51. doi: 10.1186/1475-2891-9-51 URL https://www.ncbi.nlm.nih.gov/pmc/articles/PMC2988700/pdf/1475-2891-9-51.pdf [06.12.2019]

30 Chang, Kevin T., et al. Low glycemic load experimental diet more satiating than high glycemic load diet. *Nutrition and cancer* 64(2012)5: 666-673. doi: 0.1080/01635581.2012.676143 URL https://www.ncbi.nlm.nih.gov/pmc/articles/PMC3762696/pdf/nihms-507858.pdf [06.12.2019]

31 Chandler-Laney, Paula C., et al. Return of hunger following a relatively high carbohydrate breakfast is associated with earlier recorded glucose peak and nadir. *Appetite* 80(2014): 236-241. doi: 10.1016/j.appet.2014.04.031 URL https://www.ncbi.nlm.nih.gov/pmc/articles/PMC4204795/pdf/nihms628935.pdf [06.12.2019]

32 Fallaize, Rosalind, et al. Variation in the effects of three different breakfast meals on subjective satiety and subsequent intake of energy at lunch and evening meal. *European Journal of Nutrition* 52(2013)4: 1353-1359. doi: 10.1007/s00394-012-0444-z

33 Orloff, Natalia C., and Julia M. Hormes. Pickles and ice cream! Food cravings in pregnancy: hypotheses, preliminary evidence, and directions for future research. *Frontiers in Psychology* 5(2014): 1076. doi: 10.3389/fpsyg.2014.01076 URL https://www.ncbi.nlm.nih.gov/pmc/articles/PMC4172095/pdf/fpsyg-05-01076.pdf [06.12.2019]

34 Bailey, L. Gender shows: first-time mothers and embodied selves. *Gender & Society* 15(2001)1: 110–129. doi: 10.1177/089124301015001006

35 Orloff, Natalia C., and Julia M. Hormes. Pickles and ice cream! Food cravings in pregnancy: hypotheses, preliminary evidence, and directions for future research. *Frontiers in Psychology* 5(2014): 1076. doi: 10.3389/fpsyg.2014.01076 URL https://www.ncbi.nlm.nih.gov/pmc/articles/PMC4172095/pdf/fpsyg-05-01076.pdf [06.12.2019]

36 Katterman, Shawn N., et al. Mindfulness meditation as an intervention for binge eating, emotional eating, and weight loss: a systematic review. *Eating behaviors* 15(2014)2: 197-204. doi: 10.1016/j.eatbeh.2014.01.005

37 Phupong, Vorapong, and Tharangrut Hanprasertpong. Interventions for heartburn in pregnancy. *Cochrane Database of Systematic Reviews* (2015)4. doi: 10.1002/14651858.CD007065.pub2 URL https://www.ncbi.nlm.nih.gov/pmc/articles/PMC4071443/pdf/emss-57816.pdf [06.12.2019]

38 Tan, Eng Kien, and Eng Loy Tan. Alterations in physiology and anatomy during pregnancy. *Best Practice & Research Clinical Obstetrics & Gynaecology* 27(2013)6: 791-802. doi: 10.1016/j.bpobgyn.2013.08.001

39 Reinke, Claudia M., Jörg Breitkreutz, and Hans Leuenberger. Aluminium in over-the-counter drugs. *Drug Safety* 26(2003)14: 1011-1025. doi: 10.2165/00002018-200326140-00003

40 Wu, Keng-Liang, et al. Effect of liquid meals with different volumes on gastroesophageal reflux disease. *Journal of Gastroenterology and Hepatology* 29(2014)3: 469-473. doi: 10.1111/jgh.12457

41 Zhang, Qing, et al. Effect of hyperglycemia on triggering of transient lower esophageal sphincter relaxations. *American Journal of Physiology-Gastrointestinal and Liver Physiology* 286(2004)5: 797- 803. doi: 10.1152/ajpgi.00383.2003 URL https://pdfs.semanticscholar.org/a458/6e6035377221a36f5b14ab78d8946de63d85.pdf [06.12.2019]

42 Austin, Gregory L., et al. A very low-carbohydrate diet improves gastroesophageal reflux and its symptoms. *Digestive Diseases and Sciences* 51(2006)8: 1307-1312. doi: 10.1007/s10620-005-9027-7

43 Altomare, Annamaria, et al. Gastroesophageal reflux disease: Update on inflammation and symptom perception. *World Journal of Gastroenterology* 19(2013)39: 6523-8. doi: 10.3748/wjg.v19.i39.6523 URL https://www.ncbi.nlm.nih.gov/pmc/articles/PMC3801363/pdf/WJG-19-6523.pdf [06.12.2019]

44 Zou, Duowu, et al. Inhibition of transient lower esophageal sphincter relaxations by electrical acupoint stimulation. *American Journal of Physiology-Gastrointestinal and Liver Physiology* 289(2005)2: 197- 201. doi: 10.1152/ajpgi.00023.2005 URL https://s3.amazonaws.com/academia.edu.documents/42348448/00023.2005v1.pdf?response-content-disposition=inline%3B%20filename%3DInhibition_of_transient_lower_esophageal.pdf&X-Amz-Algorithm=AWS4-HMAC-SHA256&X-Amz-Credential=AKIAIWOWYYGZ2Y53UL3A%2F20191207 %2Fus-east-1 %2Fs3 %2Faws4_request&X-Amz-Date=20191207T071239Z&X-Amz-Expires=3600&X-Amz-SignedHeaders=host&X-Amz-Signature=d23c3a9e989a2825fc5de13fd1f8a37c77ca23d8a7d13bdd545c8a2fea52e89d [07.12.2019]

45 Longo, Sherri A., et al. Gastrointestinal conditions during pregnancy. *Clinics in Colon and Rectal Surgery* 23(2010)2: 080-089. doi: 10.1055/s-0030-1254294 URL https://www.ncbi.nlm.nih.gov/pmc/articles/PMC2967327/pdf/ccrs23080.pdf [06.12.2019]

46 Longo, Sherri A., et al. Gastrointestinal conditions during pregnancy. *Clinics in Colon and Rectal Surgery* 23(2010)2: 080-089. doi: 10.1055/s-0030-1254294 URL https://www.ncbi.nlm.nih.gov/pmc/articles/PMC2967327/pdf/ccrs23080.pdf [06.12.2019]

47 Avsar, A. F., and H. L. Keskin. Haemorrhoids during pregnancy. *Journal of Obstetrics and Gynaecology* 30(2010)3: 231-237. doi: 10.3109/01443610903439242

48 Wong, Banny S., et al. Effects of A3309, an ileal bile acid transporter inhibitor, on colonic transit and symptoms in females with functional constipation. *The American Journal of Gastroenterology* 106(2011)12: 2154. doi: 10.1038/ajg.2011.285 URL https://www.gastrojournal.org/article/S0016-5085(11)60595-7/pdf [06.12.2019]

49 Sikirov, Dov. Comparison of straining during defecation in three positions: results and implications for human health. *Digestive diseases and sciences* 48(2003)7: 1201-1205. doi: 10.1023/a:1024180319005 URL https://stokrle.cz/resources/vyzkum/Sikorov_Israel_2003.pdf [06.12.2019]

50 Dimmer, Christine, et al. Squatting for the Prevention of Haemorrhoids? *Townsend Letter for Doctors and Patients* 159(1996): 66-71. URL https://www.bmartin.cc/pubs/96tldp.html [06.12.2019]

51 de Milliano, Inge, et al. Is a multispecies probiotic mixture effective in constipation during pregnancy?'A pilot study'. *Nutrition Journal* 11(2012)1: 80. doi: 10.1186/1475-2891-11-80 URL https://www.ncbi.nlm.nih.gov/pmc/articles/PMC3502183/pdf/1475-2891-11-80.pdf [06.12.2019]

52 Bradley, Catherine S., et al. Constipation in pregnancy: prevalence, symptoms, and risk factors. *Obstetrics & Gynecology* 110(2007)6: 1351-1357. doi: 10.1097/01.AOG.0000295723.94624.b1

53 Talley, Nicholas J., et al. Risk factors for chronic constipation based on a general practice sample. *The American Journal of Gastroenterology* 98(2003)5: 1107. doi: 10.1111/j.1572-0241.2003.07465.x

54 Shulman, Rachel, and Melissa Kottke. Impact of maternal knowledge of recommended weight gain in pregnancy on gestational weight gain. *American Journal of Obstetrics and Gynecology* 214(2016):6 754-1. doi: 10.1016/j.ajog.2016.03.021

55 Siega-Riz, Anna Maria, et al. A systematic review of outcomes of maternal weight gain according to the Institute of Medicine recommendations: birthweight, fetal growth, and postpartum weight retention. *AJOG.* 201(2009)4: 339-e1. doi: 10.1016/j.ajog.2009.07.002

56 National Research Council and Institute of Medicine. (2007). *Influence of Pregnancy Weight on Maternal and Child Health (Workshop Report).* Washington, DC: The National Academics Press.

57 Shapiro, A. L. B., et al. Maternal diet quality in pregnancy and neonatal adiposity: The healthy start study. *International Journal of Obesity* 40(2016)7: 1056-1062. doi: 10.1038/ijo.2016.79 URL https://www.ncbi.nlm.nih.gov/pmc/articles/PMC5356926/pdf/nihms848747.pdf [06.12.2019]

58 Centers for Disease Control and Prevention (CDC). Trends in intake of energy and macronutrients-- United States, 1971-2000. *MMWR. Morbidity and mortality weekly report* 53(2004)4: 80. doi: 10.1001/jama.291.10.1193

59 Clapp JF: Maternal carbohydrate intake and pregnancy outcome. *Proceedings of the Nutrition Society* 61(2002)1: 45-50. doi: 10.1079/pns2001129 URL https://www.cambridge.org/core/services/aop-cambridge-core/content/view/28F8E1C5E1460E67F2F1CE0C1D06EE81/S0029665102000095a.pdf/maternal_carbohydrate_intake_and_pregnancy_outcome.pdf [30.11.2019]

60 Bello, Jennifer K., et al. Pregnancy Weight Gain, Postpartum Weight Retention, and Obesity. *Current Cardiovascular Risk Reports* 10(2016)1: 1-12. doi: 10.1007/s12170-016-0483-8

61 Alavi, N., et al. Comparison of national gestational weight gain guidelines and energy intake recommendations. *Obesity Reviews* 14(2013)1: 68-85. doi: 10.1111/j.1467-789X.2012.01059.x

62 Lain, Kristine Y., and Patrick M. Catalano. Metabolic changes in pregnancy. *Clinical Obstetrics and Gynecology* 50(2007)4: 938-948. doi: 10.1097/GRF.0b013e31815a5494

63 Flegal KM, Carroll MD, Ogden CL, Curtin LR. Prevalence and trends in obesity among US adults, 1999- 2008. *JAMA* 303(2010)3: 235–241. doi: 10.1001/jama.2009.2014

64 Kiel, Deborah W., et al. Gestational weight gain and pregnancy outcomes in obese women: how much is enough? *Obstetrics & Gynecology* 110(2007)4: 752-758. doi: 10.1097/01.AOG.0000278819.17190.87 URL https://www.ajog.org/article/S0002-9378(05)02257-X/pdf [06.12.2019]

65 Shapiro, A. L. B., et al. Maternal diet quality in pregnancy and neonatal adiposity: The healthy start study. *International Journal of Obesity* 40(2016)7: 1056-1062. doi: 10.1038/ijo.2016.79 URL https://www.ncbi.nlm.nih.gov/pmc/articles/PMC5356926/pdf/nihms848747.pdf [06.12.2019]

66 Report of the American College of Obstetricians and Gynecologists' Task Force on Hypertension in Pregnancy. *Obstetrics & Gynecology* 122(2013)5: 1122-1131. doi: 10.1097/01.AOG.0000437382.03963.88

67 Villar J, Repke J, Markush L, Calvert W, Rhoads G. The measuring of blood pressure during pregnancy. *American Journal of Obstetrics and Gynecology* 161(1989)4: 1019-24. doi: 10.1016/0002-9378(89)90777-1

68 Aune, Dagfinn, et al. Physical activity and the risk of preeclampsia: a systematic review and meta-analysis. *Epidemiology* 25(2014)3: 331-343. doi: 10.1097/EDE.0000000000000036 URL https://docksci.com/physical-activity-and-the-risk-of-preeclampsia-a-systematic-review-and-meta-anal_5aecd3f8d64ab283dabedec2.html [06.12.2019]

69 Gildea, John J, et al. A linear relationship between the ex-vivo sodium mediated expression of two sodium regulatory pathways as a surrogate marker of salt sensitivity of blood pressure in exfoliated human renal proximal tubule cells: the virtual renal biopsy. *Clinica Chimica Acta* 421(2013): 236-242. doi: 10.1016/j.cca.2013.02.021 URL https://www.ncbi.nlm.nih.gov/pmc/articles/PMC3724455/pdf/nihms471508.pdf [30.11.2019]

70 Schoenaker, Danielle AJM, Sabita S. Soedamah-Muthu, and Gita D. Mishra. The association between dietary factors and gestational hypertension and preeclampsia: a systematic review and meta-analysis of observational studies. *BMC medicine* 12(2014)1: 157. doi: 10.1186/s12916-014-0157-7 URL https://www.ncbi.nlm.nih.gov/pmc/articles/PMC4192458/pdf/12916_2014_Article_157.pdf [30.11.2019]

71 Nabeshima, K. Effect of salt restriction on preeclampsia. *Nihon Jinzo Gakkai* Shi 36(1994)3: 227- 232. doi: 10.14842/jpnjnephrol1959.36.227

72 Iwaoka, Taisuke, et al. Dietary NaCl restriction deteriorates oral glucose tolerance in hypertensive patients with impairment of glucose tolerance. *American Journal of Hypertension* 7(1994)5: 460-463. doi: 10.1093/ajh/7.5.460

73 Sakuyama, Hiroe, et al. Influence of gestational salt restriction in fetal growth and in development of diseases in adulthood. *Journal of Biomedical Science* 23(2016)1: 12. doi: 10.1186/s12929-016-0233-8 URL https://www.ncbi.nlm.nih.gov/pmc/articles/PMC4719732/pdf/12929_2016_Article_233.pdf [30.11.2019]

74 Guan J, Mao C, Feng X, Zhang H, Xu F, Geng C, et al. Fetal development of regulatory mechanisms for body fluid homeostasis. *Brazilian Journal of Medical and Biological Research* 41(2008)6: 446–54. doi: 10.1590/

s0100-879x2008005000025 URL https://pdfs.semanticscholar.org/4d18/c44d0b36ee54e120a6e8dd5b-37c95b3f70b2.pdf?_ga=2.260020099.809880695.1575111013-111406198.1539847965 [30.11.2019]

75 Duley, L., and D. Henderson-Smart. Reduced salt intake compared to normal dietary salt, or high intake, in pregnancy. *The Cochrane database of systematic reviews* 2(2000)2: CD001687. doi: 10.1002/14651858.CD001687

76 Robinson, Margaret. Salt in pregnancy. *The Lancet* 271(1958)7013: 178-181. doi: 10.1016/S0140-6736(58)90665-2

77 Gennari, Carine, et al. Normotensive blood pressure in pregnancy – the role of salt and aldosterone. *Hypertension* 63(2014)2: 362-368. doi: 10.1161/ HYPERTENSIONAHA.113.02320 URL http://citeseerx.ist.psu.edu/viewdoc/ download?doi=10.1.1.939.1495&rep=rep1&type=pdf [06.12.2019]

78 Scaife, Paula Juliet, and Markus Georg Mohaupt. Salt, aldosterone and extrarenal Na+-sensitive responses in pregnancy. *Placenta* 56(2017):53-58. doi: 10.1016/j.placenta.2017.01.100 URL https://www.ncbi.nlm.nih.gov/pmc/articles/PMC5526786/pdf/main.pdf [30.11.2019]

79 Rakova, Natalia, et al. Novel ideas about salt, blood pressure, and pregnancy. *Journal of Reproductive Immunology* 101(2014): 135-139. doi: 10.1016/j.jri.2013.04.001

80 Klein, Alice Victoria, and Hosen Kiat. The mechanisms underlying fructose-induced hypertension: a review. *Journal of Hypertension* 33(2015)5: 912-920. doi: 10.1097/HJH.0000000000000551 URL https://www.ncbi.nlm.nih.gov/pmc/articles/PMC4947541/pdf/jhype-33-912.pdf [30.11.2019]

81 Borgen, I., et al. Maternal sugar consumption and risk of preeclampsia in nulliparous Norwegian women. *European Journal of Clinical Nutrition* 66(2012)8: 920-925. doi: 10.1038/ejcn.2012.61 URL https://www.nature.com/articles/ejcn201261.pdf [07.12.2019]

82 Bodnar, Lisa M., et al. Inflammation and triglycerides partially mediate the effect of prepregnancy body mass index on the risk of preeclampsia. *American Journal of Epidemiology* 162(2005)12: 1198-1206. doi: 10.1093/aje/kwi334 URL https://watermark.silverchair.com/kwi334.pdf?token=AQECAHi208BE49Ooan9kkhW_Ercy-7Dm3ZL_9Cf3qfKAc485ysgAAAlowggJWBgkqhkiG9w0BBwagggJHMIICQwIBADCCAjwGCSqGSIb3DQE-HATAeBglghkgBZQMEAS4wEQQMVeDZQbcyqONhiUPNAgEQgIICDbRcNPWVBAObZLduHizok5rCoH-cvhPUVBa38bNcCdh4muKeU5Qgs-5hLGL8Bg6K2lAp1BdT9uRvAP2-HO9OMtk9RlTdBBUE_NaU91QiY-jVHFK3_DVcKOJmrcTdvabmxE 9L0pTmxuPnKQPxamaF26XUcX5p3nQdkgRc7iZZh9gKkw8KOVIW ab LZ7G8ZD0a9uUUSthZ54LteoPBpp8XwkaQ_6_Bd0huAdWpDnpSUWDz9yoYJaeNvRQvYG3Jz_JItqzL345f-7sck-gXpRWpAIA9D-zNqdpUYULT3jEpuWGt8BjORlN8U2NHTyqZplbBPa2lm-MrJwbqUPP2y7gWgk8lS-MjAV4YSm1NVIQxKvvysjhtzm3EAHbLkx_cqsrt5kujGBk25ZZrw_8OAK9VUAG93NF9fhrHDgsfqDtjH-qcnj6t1cXUQpD-UmD00JWEJEy6YvNUk2B4gumgFM998A8CxLcRuyu0vndLIY0uM5MNrN4wXnSkx6C-D7ux7j8x0Ql9MhIWMiVUHZ9vsV_dUzvBmXlXX_3FMgpqQiVFUn2d-QuffHmvjH1h6i5gfOKPakY_HDB-bRSd8t0F0IDOFx4zcRUyF8jQapQM7ua9ox-cv1W-zhT3RpdUgs4x9gzVVdgtoQ7CV8j6XSSYfN54zc-qeaMavJAGkvhJnT4GnQs81wiEbefIqWOPeBRqtPVbX5tQ [06.12.2019]

83 Bahado-Singh, Ray O., et al. Metabolomic determination of pathogenesis of late-onset preeclampsia. *The Journal of Maternal-Fetal & Neonatal Medicine* 30(2017)6: 658-664. doi: 10.1080/14767058

84 Bryson, Chris L., et al. Association between gestational diabetes and pregnancy-induced hypertension. *American Journal of Epidemiology* 158(2003)12: 1148-1153. doi: 10.1093/aje/kwg273 URL https://watermark.silverchair.com/kwg273.pdf?token=AQECAHi208BE49Ooan9kkhW_Ercy7Dm3ZL_9Cf3qfKAc485ysgAAAlkwggJVBgk-qhkiG9w0BBwagggJGMIICQgIBADCCAjsGCSqGSIb3DQEHATAeBglghkgBZQMEAS4wEQQMB1_ko8gi5lF_y67jAgEQgIICDMMdUjF3ef32n-KNN1t4owiYhBdtlTD6lLYOGZ5vzXAfFdbNACVfJofwbHoJw4jXFhZcjwsB-PdZ_oCzNo4y0uYAYcvhNWcQA2NJIEMHNiPXNmnb7DmilUz-ajmVC3WzHTF1-WaCleL4Ov5aI5dMND-nPnEV7x1Z6DQUwpGlRfmmWSbt00BZdWZm-Svzc5wgvE15uculWfjiv8BwS3tWmQiPetidS1zEWKuULHf-QMCfPeE5ZHYITvDDt8tO8G-PW9trG2Oygly4zW6xHl6ihuKM42XO2Scya2Zj0Aous21q4J-Oc0jXIU4cdb-FUa30Iuvki8THhvoYSv9xdaQoa_RqLz5lUz-iyzktXbZyCieW8Umg2LNxOBNUsa810iHyFzuEnnD4Q8RdTgBR-gxflBDgOF74t0rXMNfQO2B9v0TeWzcd95JeEg8AqzCsZc0bBvvmsnyteTO90r5YrjSxTGA2L9gU3JvqSSY9hI5o-4HGI4caIWA_aljx-NVKAiFGj0hf7p6IEsq0NsE9LNLlLIWPMK32QweylcwhnSqPFy-qkBQK5ndwWjvk-D_BCutAd9ft4W0Y0Ri3uT15Pn1V4lsMvJYIX3MCAKASU5wGgI6HfWyLmD4oMFOy--F5IzigLKbR-XKSKs-5sCnJMBl3EwQ5SUIdVhpsoX_YwL--HVamWJjBeMtU5pcxAtaYdaexEEC [07.12.2019]

85 Liebman, Michael. When and why carbohydrate restriction can be a viable option. *Nutrition* 30(2014)7-8: 748-754. doi: 10.1016/j.nut.2013.11.021

86 Mehendale, Savita, et al. Fatty acids, antioxidants, and oxidative stress in pre-eclampsia. *International Journal of Gynecology & Obstetrics* 100(2008)3: 234-238. doi: 10.1016/j.ijgo.2007.08.011

87 Grootendorst-van Mil, Nina H., et al. Maternal Midpregnancy Plasma trans 18: 1 Fatty Acid Concentrations Are Positively Associated with Risk of Maternal Vascular Complications and Child Low Birth Weight. *The Journal of Nutrition* 147(2017)3: 398-403. doi: 10.3945/jn.116.239335 URL https://watermark.silverchair.com/jn239335.pdf?token=AQECAHi208BE49Ooan9kkhW_Ercy7Dm3ZL_9Cf3qfKAc485ysgAAAlswggJ-

XBgkqhkiG9w0BBwagggJIMIICRAIBADCCAj0GCSqGSIb3DQEHATAeBglghkgBZQMEAS4wEQQMe9_Bwt_0O78kT_kCAgEQgIICDjStC827vFDzBBNsqDrGH8e1wREGWNQ535JPsaPJjaUmR-1synPuLMu9gY-cps60CaN4DGbX6o2w7iz9Zq67rZbnGr1JG1y8ur4dHfdAw2XWQ5ByT2qQSw37mKn8whnRmB8CB3Omx1T-WabNjRu5ONVECrnqClRiJqTbwrsgugWjFluvjVpLwmZzqMfm-fWvpwaBcPe5j7uuFldAe8dMkhIIr7Asn_vQ_o1eJgpJ7ie66hrRWTzPIo8qrXgbV49XLtvcPrd8uize762aW8o0AXsLRuxVVK5WUryeXup-U3R4IRiz-8qkhJ-TwH1kEhYRV_hXH_8ho51T9JRXxMVfZyIIcolklIuJao2ICRLgHCQo5WZ-65JZ6em-SNt9 h-43h_ak-PyZ4wmp35KnQEXM0A_3buxIPsVNYoBIrE9MrIMtUdax8_yg8N0g2yXUfkNfcX8nlNl0pq7-Kv0DneK0qo-lA4gJnhS3UDBU2ZO62GIc4Z tt62txl87E4tYEE7 l-9YImssCw8seUWjEUKWZrNtDyb-t0hEuRUlkFYiuHf-N_9qsbnpN8O4_F-GRrwNKbegA3-3Fh8C-n63tauxn9FYKYrubrYyXApZZeSepb0djjsCEW-iJSPN6Sc_fzm-HcWLXwqBikHl9H5_lN0J58wQC5bNZcLweBxHcsirb1q89ioa31uOlMNQrC83UhvtWq9tceI [01.12.2019]

88 Bej, Punyatoya, et al. Role of nutrition in pre-eclampsia and eclampsia cases, a case control study. *Indian Journal of Community Health* 26(2014)6: 233-236. URL https://www.iapsmupuk.org/journal/index.php/IJCH/article/view/500/500 [07.12.2019]

89 El Hafidi, Mohammed, Israel Perez, and Guadalupe Banos. Is glycine effective against elevated blood pressure? *Current Opinion in Clinical Nutrition and Metabolic Care* 9(2006)1: 26-31. doi: 10.1097/01.mco.0000196143.72985.9a

90 Austdal, Marie, et al. Metabolomic biomarkers in serum and urine in women with preeclampsia. *PloS one* 9(2014)3: e91923. doi: 10.1371/journal.pone.0091923 URL https://www.ncbi.nlm.nih.gov/pmc/articles/PMC3956817/pdf/pone.0091923.pdf [01.12.2019]

91 Kwan, Sze Ting Cecilia, et al. Maternal choline supplementation during pregnancy improves placental vascularization and modulates placental nutrient supply in a sexually dimorphic manner. *Placenta* 45(2016): 130.

92 Zhang, Min, et al. 77 Choline supplementation during pregnancy protects against lipopolysaccharide-induced preeclampsia symptoms: Immune and inflammatory mechanisms. *Pregnancy Hypertension: An International Journal of Women's Cardiovascular Health* 6(2016)3: 175. doi: 10.1177/1933719117702247 URL https://journals.sagepub.com/doi/pdf/10.1177/1933719117702247 [07.12.2019]

93 Kwan, Sze Ting Cecilia, et al. Maternal choline supplementation during murine pregnancy modulates placental markers of inflammation, apoptosis and vascularization in a fetal sex-dependent manner. *Placenta* (2017). doi: 10.1016/j.placenta. 2017.03.019

94 Jiang, Xinyin, et al. Choline inadequacy impairs trophoblast function and vascularization in cultured human placental trophoblasts. *Journal of Cellular Physiology* 229(2014)8: 1016-1027. doi: 10.1002/jcp.24526 URL https://s3.amazonaws.com/academia.edu.documents/40104255/Choline_Inadequacy_Impairs_Trophoblast_F20151117-19479-44ewy2.pdf?response-content-disposition=inline%3B%20filename%3DCholine_Inadequacy_Impairs_Trophoblast_F.pdf&X-Amz-Algorithm=AWS4-HMAC-SHA256&X-Amz-Credential=AKIAIWOWYYGZ2Y53UL3A%2F20191207 %2Fus-east-1 %2Fs3 %2Faws4_request&X-Amz-Date=20191207T191143Z&X-Amz-Expires=3600&X-Amz-SignedHeaders=host&X-Amz-Signature=2c5d193c8d90170bd400bd1bc534f631cc7cfb60d1419e56720e8c896c63c9d2 [07.12.2019]

95 Jiang, Xinyin, et al. A higher maternal choline intake among third-trimester pregnant women lowers placental and circulating concentrations of the antiangiogenic factor fms-like tyrosine kinase-1 (sFLT1). *The FASEB Journal* 27(2013)3: 1245-1253. doi: 10.1096/fj.12-221648

96 Galleano, Monica, Olga Pechanova, and Cesar G Fraga. Hypertension, nitric oxide, oxidants, and dietary plant polyphenols. *Current pharmaceutical biotechnology* 11(2010)8: 837-848. doi: 10.2174/138920110793262114

97 Rumbold, Alice R., et al. Vitamins C and E and the risks of preeclampsia and perinatal complications. *New England Journal of Medicine* 354(2006)17: 1796-1806. doi: 10.1056/NEJMoa054186 URL https://pdfs.semanticscholar.org/9b3b/722ed668d101f77f7bd6758fd35f1952ab8d.pdf?_ga=2.45321507.622319115.1575657417-111406198.1539847965 [07.12.2019]

98 Bodnar, Lisa M., et al. Maternal vitamin D deficiency increases the risk of preeclampsia. *The Journal of Clinical Endocrinology & Metabolism* 92(2007)9: 3517-3522. doi: 10.1210/jc.2007-0718 URL https://www.ncbi.nlm.nih.gov/pmc/articles/PMC4288954/pdf/nihms652740.pdf [07.12.2019]

99 Hyppönen, Elina, et al. Vitamin D and pre-eclampsia: original data, systematic review and meta-analysis. *Annals of Nutrition and Metabolism* 63(2013)4: 331-340. doi: 10.1159/000358338 URL https://www.karger.com/Article/PDF/358338 [07.12.2019]

100 Schoenaker, Danielle AJM, Sabita S. Soedamah-Muthu, and Gita D. Mishra. The association between dietary factors and gestational hypertension and preeclampsia: a systematic review and meta-analysis of observational studies. *BMC medicine* 12(2014)1: 157. doi: 10.1186/s12916-014-0157-7 URL https://www.ncbi.nlm.nih.gov/pmc/articles/PMC4192458/pdf/12916_2014_Article_157.pdf [30.11.2019]

101 Rylander, Ragnar, and Maria Bullarbo. [304-POS]: Use of oral magnesium to prevent gestational hypertension. *Pregnancy Hypertension: An International Journal of Women's Cardiovascular Health* 5(2015)1: 150. doi: 10.1016/j.preghy.2014.10.310

102 Hofmeyr, G. J. Prevention of pre-eclampsia: calcium supplementation and other strategies: review. *Obstetrics and Gynaecology Forum*. 26(2016)3: 11-15.

103 Asemi, Zatollah, and Ahmad Esmaillzadeh. The effect of multi mineral-vitamin D supplementation on pregnancy outcomes in pregnant women at risk for pre-eclampsia. *International Journal of Preventive Medicine* 6(2015)62. doi: 10.4103/2008-7802.160975

104 Gulaboglu, Mine, Bunyamin Borekci, and Ilhan Delibas. Urine iodine levels in preeclamptic and normal pregnant women. *Biological Trace Element Research* 136(2010)3: 249-257. doi: 10.1007/s12011-009-8539-y

105 Borekci, Bunyamin, Mine Gulaboglu, and Mustafa Gul. Iodine and magnesium levels in maternal and umbilical cord blood of preeclamptic and normal pregnant women. *Biological Trace Element Research* 129(2009)1-3: 1. doi: 10.1007/s12011-008-8278-5

106 Dempsey, F. C., F. L. Butler, and F. A. Williams. No need for a pregnant pause: physical activity may reduce the occurrence of gestational diabetes mellitus and preeclampsia. *Exercise and Sport Sciences Reviews* 33(2005)3: 141-149. doi: 10.1097/00003677-200507000-00007

107 Barakat, Ruben, et al. Exercise during pregnancy protects against hypertension and macrosomia: randomized clinical trial. *Obstetrical and Gynecological Survey* 71(2016)9: 505-506 doi: 10.1097/01.ogx.0000491259.34327.2c URL https://www.researchgate.net/profile/Mireia_Pelaez/publication/307951762_Exercise_During_Pregnancy_Protects_Against_Hypertension_and_Macrosomia_Randomized_Clinical_Trial/links/5a3a444e0f7e9baa5018d8d9/Exercise-During-Pregnancy-Protects-Against-Hypertension-and-Macrosomia-Randomized-Clinical-Trial.pdf [07.12.2019]

108 Vianna, Priscila, et al. Distress conditions during pregnancy may lead to pre-eclampsia by increasing cortisol levels and altering lymphocyte sensitivity to glucocorticoids. *Medical Hypotheses* 77(2011)2: 188-191. doi: 10.1016/j.mehy.2011.04.007

109 Shirazi, Marzieh Amohammadi. Investigating the effectiveness of mindfulness training in the first trimester of pregnancy on improvement of pregnancy outcomes and stress reduction in pregnant women referred to Moheb Yas General Women Hospital. *International Journal of Humanities and Cultural Studies (IJHCS)* (2016): 2291-2301. URL https://www.ijhcs.com/index.php/ijhcs/article/view/2715 [07.12.2019]

110 Barbour, Linda A., et al. Cellular mechanisms for insulin resistance in normal pregnancy and gestational diabetes. *Diabetes Care* 30(2007)2: 112-119. doi: 10.2337/dc07-s202 URL http://citeseerx.ist.psu.edu/viewdoc/download?doi=10.1.1.315.952&rep=rep1&type=pdf [06.12.2019]

111 Hernandez, Teri L., et al. Patterns of glycemia in normal pregnancy. *Diabetes Care* 34(2011)7: 1660- 1668. doi: 10.2337/dc11-0241 URL https://www.ncbi.nlm.nih.gov/pmc/articles/PMC3120213/pdf/1660.pdf [07.12.2019]

112 Hughes, Ruth CE, et al. An early pregnancy HbA1c≥ 5.9 % (41 mmol/mol) is optimal for detecting diabetes and identifies women at increased risk of adverse pregnancy outcomes. *Diabetes Care* 37(2014)11: 2953-2959. doi: 10.2337/dc14-1312 URL https://pdfs.semanticscholar.org/e26c/25c7133626a6738bf44facf3871a65ef432f.pdf?_ga=2.116491649.622319115.1575657417-111406198.1539847965 [07.12.2019]

113 Coustan, Donald R., et al. The Hyperglycemia and Adverse Pregnancy Outcome (HAPO) study: paving the way for new diagnostic criteria for gestational diabetes mellitus. *American Journal of Obstetrics and Gynecology* 202(2010)6: 654-e1. doi: 10.1016/j.ajog.2010.04.006 URL https://www.ncbi.nlm.nih.gov/pmc/articles/PMC2897007/pdf/nihms-199576.pdf [07.12.2019]

114 Ma, Ronald CW, et al. Maternal diabetes, gestational diabetes and the role of epigenetics in their long term effects on offspring. *Progress in Biophysics and Molecular Biology* 118(2015)1: 55-68. doi: 10.1016/j.pbiomolbio.2015.02.010 URL https://relaped.com/wp-content/uploads/2018/08/Maternal-diabetes-gestational- diabetes-and-the-role-of-epigenetics-in-their-long-effects-on-offspring.pdf [08.12.2019]

115 Holder, Tara, et al. A low disposition index in adolescent offspring of mothers with gestational diabetes: a risk marker for the development of impaired glucose tolerance in youth. *Diabetologia* 57(2014)11: 2413-2420. doi: 10.1007/s00125-014-3345-2 URL https://link.springer.com/content/pdf/10.1007 %2Fs00125-014-3345-2.pdf [29.11.2019]

116 Oken, Emily, and Matthew W. Gillman. Fetal origins of obesity. *Obesity* 11(2003)4: 496-506. doi: 10.1038/oby.2003.69 URL https://sochob.cl/pdf/obesidad_infantil/Fetal%20Origins%20of%20Obesity.pdf [08.12.2019]

117 HAPO Study Cooperative Research Group, Metzger BE, Lowe LP, et al Hyperglycemia and adverse pregnancy outcomes. *New England Journal of Medicine* 358(2008)19: 1991–2002. doi: 10.1056/NEJMoa0707943

118 Priest, James R, et al. Maternal Mid-Pregnancy Glucose Levels and Risk of Congenital Heart Disease in Offspring. *JAMA pediatrics* 169(2015)12: 1112–1116. doi: 10.1001/jamapediatrics.2015.2831. URL https://www.ncbi.nlm.nih.gov/pmc/articles/PMC4996656/pdf/nihms810959.pdf [30.11.2019]

119 Kremer, Carrie J., and Patrick Duff. Glyburide for the treatment of gestational diabetes. *American Journal of Obstetrics and Gynecology* 190(2004)5: 1438-1439. doi: 10.1016/j.ajog.2004.02.032

120 Moses, Robert G., et al. Can a low-glycemic index diet reduce the need for insulin in gestational diabetes mellitus? A randomized trial. *Diabetes Care* 32(2009)6: 996-1000. doi: 10.2337/dc09-0007 URL https://www.ncbi.nlm.nih.gov/pmc/articles/PMC2681032/pdf/zdc996.pdf [08.12.2019]

121 Kizirian, Nathalie V., et al. Lower glycemic load meals reduce diurnal glycemic oscillations in women with risk factors for gestational diabetes. *BMJ Open Diabetes Research and Care* 5(2017)1: e000351. doi: 10.1136/bmjdrc-2016-000351 URL 10.1136/bmjdrc-2016-000351 [08.12.2019]

122 Kokic SI, Ivanisevic M, Biolo G, Simunic B, Kokic T, Pisot R. P-68 The impact of structured aerobic and resistance exercise on the course and outcomes of gestational diabetes mellitus: a randomised controlled trial. Poster Presentations. *Journal of Sports Medicine 50(*2016): A69 doi: 10.1136/bjsports-2016-097120.121

123 Kim, Hail, et al. Serotonin regulates pancreatic beta cell mass during pregnancy. *Nature Medicine* 16(2010)7: 804-808. doi: 10.1038/nm.2173 URL https://www.ncbi.nlm.nih.gov/pmc/articles/PMC2921604/pdf/nihms210087.pdf [08.12.2019]

124 Ruiz-Gracia, Teresa, et al. Lifestyle patterns in early pregnancy linked to gestational diabetes mellitus diagnoses when using IADPSG criteria. The St Carlos gestational study. *Clinical Nutrition* 35(2016)3: 699-705. doi: 10.1016/j.clnu.2015.04.017

125 Huang, Wu-Qing, et al. Excessive fruit consumption during the second trimester is associated with increased likelihood of gestational diabetes mellitus: a prospective study. *Scientific Reports* 7(2017). doi: 10.1038/srep43620 URL https://www.nature.com/articles/srep43620.pdf [08.12.2019]

126 Clapp JF: Maternal carbohydrate intake and pregnancy outcome. *Proceedings of the Nutrition Society* 61(2002)1: 45-50. doi: 10.1079/pns2001129 URL https://www.cambridge.org/core/services/aop-cambridge-core/content/view/28F8E1C5E1460E67F2F1CE0C1D06EE81/S0029665102000095a.pdf/maternal_carbohydrate_intake_and_pregnancy_outcome.pdf [30.11.2019]

127 Dempsey, Jennifer C., et al. A case-control study of maternal recreational physical activity and risk of gestational diabetes mellitus. *Diabetes Research and Clinical practice* 66(2004)2: 203-215. doi: 10.1016/j.diabres.2004.03.010

128 Wei, Shu-Qin et al. Maternal vitamin D status and adverse pregnancy outcomes: a systematic review and meta-analysis. *The Journal of Maternal-Fetal & Neonatal Medicine* 26(2013)9: 889-899. doi: 10.3109/14767058.2013.765849

129 Mostafavi, Ebrahim, et al. Abdominal obesity and gestational diabetes: the interactive role of magnesium. *Magnesium Research* 28(2015)4: 116-125. doi: 10.1684/mrh.2015.0392 URL https://www.researchgate.net/profile/Arash_Aghajani_Nargesi/publication/287197893_Abdominal_obesity_and_gestational_diabetes_The_interactive_role_of_magnesium/links/5717a85d08ae30c3f9f1703e/Abdominal-obesity-and-gestational-diabetes-The-interactive-role-of-magnesium.pdf [08.12.2019]

130 Asemi, Zatollah, et al. Magnesium supplementation affects metabolic status and pregnancy outcomes in gestational diabetes: a randomized, double-blind, placebo-controlled trial. *The American Journal of Clinical Nutrition* 102(2015)1: 222-229. doi: 10.3945/ajcn.114.098616 URL https://watermark.silverchair.com/ajcn098616.pdf?token=AQECAHi208BE49Ooan9kkhW_Ercy7Dm3ZL_9Cf3qfKAc485ysgAAAmMwggJfBgk-qhkiG9w0BBwagggJQMIICTAIBADCCAkUGCSqGSIb3DQEHATAeBglghkgBZQMEAS4wEQQMNGo9cJO-JNxmZeLm3AgEQgIICFkQgPPow-EDLOdrd5bCHCIO1HUqybejk-hj4LaFcso_OG-j2ct1zdVgWwsQEn9_T2l-pnjTO3gyDwYJOJY_hV2H7qTV4HxY39tUJWJpRnkEgCveKzPycK-8gxk3sg2lcc9KRsYE0x7iXaFxi4vfLqgp-nRiny8JM58L_f8Z9Ub3hAOdTQFJqPmcDP3haCMO3Lmtwm2mRds852Ep9jqFl9EAufK7p-L464nxmFT3tZ-qnwtf_eT-gRq1cIYqUaL5BkOYNlCBZrFriYDMB99QplNJO-kU4VPPeIvnVGn1JPr_fE6AqqwhH7EuWbIOeV-KANq4xlYjvqNhW8YV7K4CpGT57RC07Tz3tOgA1igRKbH6DrEUFm-pGWvsdEUbVedETGUqypJePjxNe-soDwc9Xes1j6wZ7ZfG4tsOFZfL3qgEvDyYj2PxIpIR35HPdD3UGpKd2gvB2qNPtajJ9QTYHXyT9Xi3qEjzcXT-30bISZSmxYuEVsahlV5U51wyJ9CbKTDQFyCGRD6SuHbi_RUMqDNppaUTP2y2fPB3pYAqLIWkyvEBG-klDVxxS1z3erFRtIpwTWAnkpS9_z6ScVqjL8tIPmZuMgnvAyD3lXD6x_YoTebW-7wW3wy6W12JXzYktG-BhZDLVKJ8Uz30uR5ti3UQ7OUbAWvCckovSGf_oum3OWyW4NcQcg7o_YgzEeWhSZzI-6eoggVq01vdDRg [08.12.2019]

Kapitel 8

1 Downs, Danielle Symons, and Jan S Ulbrecht. Understanding exercise beliefs and behaviors in women with gestational diabetes mellitus. *Diabetes Care* 29 (2006)2: 236-240. doi: 10.2337/diacare.29.02.06.dc05-1262 URL https://pdfs.semanticscholar.org/41e2/0aca8fa8e8faecc8080fbf43df8bba96ab49.pdf [08.12.2019]

2 Evenson, Kelly R, A Savitz, and Sara L Huston. Leisure-time physical activity among pregnant women in the US. *Paediatric and Perinatal Epidemiology* 18(2004)6: 400-407. doi: 10.1111/j.1365-3016.2004.00595.x

3 Garland, Meghan. Physical Activity During Pregnancy: A Prescription for Improved Perinatal Outcomes. *The Journal for Nurse Practitioners* 13(2017)1: 54-58. doi: 10.1016/j.nurpra.2016.07.005

4 Artal, Raul. Exercise in Pregnancy: Guidelines. *Clinical Obstetrics and Gynecology* 59(2016)3: 639- 644. doi: 10.1097/GRF.0000000000000223 URL http://fysiologische-zwangerschap.thomasmore.be/uploads/8/7/9/5/87956824/exercise_in_pregnancy.pdf [08.12.2019]

5 Jovanovic-Peterson, Lois, Eric P Durak, and Charles M Peterson. Randomized trial of diet versus diet plus cardiovascular conditioning on glucose levels in gestational diabetes. *American Journal of Obstetrics and Gynecology* 161(1989)2: 415-419. doi: 10.1016/0002-9378(89)90534-6

6 Brzęk, Anna, et al. Physical activity in pregnancy and its impact on duration of labor and postpartum period. *Annales Academiae Medicae Silesiensis.* 70(2016): 256–264. doi: 10.18794/aams/66867 URL https://pdfs.semanticscholar.org/364f/e9b20269b4aad1274048122f6d622b5699cb.pdf?_ga=2.41544741.622319115.1575657417-111406198.1539847965 [08.12.2019]

7 Zhang, Cuilin, et al. A prospective study of pregravid physical activity and sedentary behaviors in relation to the risk for gestational diabetes mellitus. *Archives of Internal Medicine* 166(2006)5: 543-548. doi: 10.1001/archinte.166.5.543

8 Barakat, Ruben, et al. Exercise during pregnancy protects against hypertension and macrosomia: randomized clinical trial. *Obstetrical and Gynecological Survey* 71(2016)9: 505-506 doi: 10.1097/01.ogx.0000491259.34327.2c URL https://www.researchgate.net/profile/Mireia_Pelaez/publication/307951762_Exercise_During_Pregnancy_Protects_Against_Hypertension_and_Macrosomia_Randomized_Clinical_Trial/links/5a3a444e0f7e9baa5018d8d9/Exercise-During-Pregnancy-Protects-Against-Hypertension-and-Macrosomia-Randomized-Clinical-Trial.pdf [07.12.2019]

9 Collings, CA, LB Curet, and JP Mullin. Maternal and fetal responses to a maternal aerobic exercise program. *American Journal of Obstetrics and Gynecology* 145(1983)6: 702-707. doi: 10.1016/0002-9378(83)90576-8

10 Lassen, Kait, Does Aerobic Exercise During Pregnancy Prevent Cesarean Sections? *PCOM Physician Assistant Studies Student Scholarship.* 276(2016). URL https://pdfs.semanticscholar.org/530d/7fc2d9cd5582302f04b-76890b9df99302b8c.pdf [08.12.2019]

11 Babbar, Shilpa, and Jaye Shyken. Yoga in Pregnancy. *Obstetrics & Gynecology* 59(2016)3: 600-612. doi: 10.1097/GRF.0000000000000210

12 Lotgering, Frederik K. 30+ Years of Exercise in Pregnancy. *Advances in Fetal and Neonatal Physiology*. Springer New York, 2014. 109-116.

13 May LE, Glaros A, Yeh HW, Clapp JF 3rd, Gustafson KM. Aerobic exercise during pregnancy influences fetal cardiac autonomic control of heart rate and heart rate variability. *Early Human Development* 86(2010)4: 213–217. doi: 10.1016/j.earlhumdev.2010.03.002

14 Labonte-Lemoyne, Elise, Daniel Curnier, and Dave Ellemberg. Exercise during pregnancy enhances cerebral maturation in the newborn: A randomized controlled trial. *Journal of Clinical and Experimental Neuropsychology* 39(2017)4: 347-354. doi: 10.1080/13803395.2016.1227427

15 Hillman, Charles H, Kirk I Erickson, and Arthur F Kramer. Be smart, exercise your heart: exercise effects on brain and cognition. *Nature Reviews Neuroscience* 9(2008)1: 58-65. doi: 10.1038/nrn2298

16 Dempsey, Jennifer C., et al. A case-control study of maternal recreational physical activity and risk of gestational diabetes mellitus. *Diabetes research and clinical practice* 66(2004)2: 203-215. doi: 10.1016/j.diabres.2004.03.010

17 Moyer, Carmen, Olga Roldan Reoyo, and Linda May. The Influence of Prenatal Exercise on Offspring Health: A Review. *Clinical Medicine Insights: Women's Health* 9(2016): 37. doi: 10.4137/CMWh.s34670 URL https://journals.sagepub.com/doi/pdf/10.4137/CMWH.S34670 [08.12.2019]

18 Perales, Maria, et al. Benefits of aerobic or resistance training during pregnancy on maternal health and perinatal outcomes: A systematic review. *Early Human Developmen* 94(2016): 43-48. doi: 10.1016/j.earlhumdev.2016.01.004

19 Hammer, Roger L, Jan Perkins, and Richard Parr. Exercise during the childbearing year. *The Journal of Perinatal Education* 9(2000)1: 1-14. doi: 10.1624/105812400X87455 URL https://www.ncbi.nlm.nih.gov/pmc/articles/PMC1595006/pdf/JPE090001.pdf [08.12.2019]

20 Brenner, IK, et al. Physical conditioning effects on fetal heart rate responses to graded maternal exercise. *Medicine and Science in Sports and Exercise* 31(1999)6: 792-799. doi: 10.1097/00005768-199906000-00006
21 Zumwalt, Mimi. Prevention and management of common musculoskeletal injuries incurred through exercise during pregnancy. *The Active Female*. Humana Press, 2008. 183-197.
22 Belogolovsky, Inna, et al. The Effectiveness of Exercise in Treatment of Pregnancy-Related Lumbar and Pelvic Girdle Pain: A Meta-Analysis and Evidence-Based Review. *Journal of Women's Health Physical Therapy* 39(2015)2: 53-64. doi: 10.1097/JWH.0000000000000032
23 Sangsawang, Bussara, and Nucharee Sangsawang. Is a 6-week supervised pelvic floor muscle exercise program effective in preventing stress urinary incontinence in late pregnancy in primigravid women?: a randomized controlled trial. *European Journal of Obstetrics & Gynecology and Reproductive Biology* 197(2016): 103-110. doi: 10.1016/j.ejogrb.2015.11.039
24 Elenskaia, Ksena, et al. The effect of pregnancy and childbirth on pelvic floor muscle function. *International Urogynecology Journal* 22(2011)11: 1421. doi: 10.1007/s00192-011-1501-5 URL https://www.researchgate.net/profile/Andrew_Beggs/publication/51521685_The_effect_of_pregnancy_and_childbirth_on_pelvic_floor_muscle_function/links/0912f50a0de86154ae000000/The-effect-of-pregnancy-and-childbirth-on-pelvic-floor-muscle-function.pdf [08.12.2019]
25 Benjamin, D. R., A. T. M. Van de Water, and C. L. Peiris. Effects of exercise on diastasis of the rectus abdominis muscle in the antenatal and postnatal periods: a systematic review. *Physiotherapy* 100(2014)1: 1-8. doi: 10.1016/j.physio.2013.08.005 URL https://esferadosaber.com.br/wp-content/uploads/2018/07/1-s2.0-S0031940613000837-main.pdf [08.12.2019]
26 Candido, G., T. Lo, and P. A. Janssen. Risk factors for diastasis of the recti abdominis. *Journal – Association of Chartered Physiotherapists in Women's Health.* (2005): 49.
27 Chiarello, Cynthia M., et al. The effects of an exercise program on diastasis recti abdominis in pregnant women. *Journal of Women's Health Physical Therapy* 29(2005)1: 11-16. doi: 10.1097/01274882-200529010-00003
28 Benjamin, D. R., A. T. M. Van de Water, and C. L. Peiris. Effects of exercise on diastasis of the rectus abdominis muscle in the antenatal and postnatal periods: a systematic review. *Physiotherapy* 100(2014)1: 1-8. doi: 10.1016/j.physio.2013.08.005 URL https://esferadosaber.com.br/wp-content/uploads/2018/07/1-s2.0-S0031940613000837-main.pdf [08.12.2019]
29 Kluge, Judith, et al. Specific exercises to treat pregnancy-related low back pain in a South African population. *International Journal of Gynecology & Obstetrics* 113(2011)3: 187-191. doi: 10.1016/j.ijgo.2010.10.030
30 Richardson, Carolyn A., et al. The relation between the transversus abdominis muscles, sacroiliac joint mechanics, and low back pain. *Spine* 27(2002)4: 399-405. doi: 10.1097/00007632-200202150-00015
31 Chan, Justin, Aniket Natekar, and Gideon Koren. Hot yoga and pregnancy. *Canadian Family Physician* 60(2014)1: 41-42. URL https://www.cfp.ca/content/cfp/60/1/41.full.pdf [08.12.2019]
32 Bacchi, Elisabetta, et al. Physical Activity Patterns in Normal-Weight and Overweight/Obese Pregnant Women. *PloS One* 11(2016)11: e0166254. doi: 10.1371/journal.pone.0166254 URL https://www.ncbi.nlm.nih.gov/pmc/articles/PMC5102361/pdf/pone.0166254.pdf [08.12.2019]
33 Ward-Ritacco, Christie, Mélanie S. Poudevigne, and Patrick J. O'Connor. Muscle strengthening exercises during pregnancy are associated with increased energy and reduced fatigue. *Journal of Psychosomatic Obstetrics & Gynecology* 37(2016)2: 68-72. doi: 10.3109/0167482X.2016.1155552 URL https://www.ncbi.nlm.nih.gov/pmc/articles/PMC4978349/pdf/nihms803280.pdf [08.12.2019]

Kapitel 9

1 Bodnar, Lisa M, et al. High prevalence of vitamin D insufficiency in black and white pregnant women residing in the northern United States and their neonates. *The Journal of Nutrition* 137(2007)2: 447-452. doi: 10.1093/jn/137.2.447 URL https://www.ncbi.nlm.nih.gov/pmc/articles/PMC4288960/pdf/nihms652741.pdf [01.12.2019]
2 Wei, Shu-Qin, et al. Maternal vitamin D status and adverse pregnancy outcomes: a systematic review and meta-analysis. *The Journal of Maternal-Fetal & Neonatal Medicine* 26(2013)9: 889-899. doi: 10.3109/14767058.2013.765849
3 Aghajafari, Fariba, et al. Association between maternal serum 25-hydroxyvitamin D level and pregnancy and neonatal outcomes: systematic review and meta-analysis of observational studies. *BMJ: British Medical Journal* 346(2013). doi: 10.1136/bmj.f1169 URL https://www.bmj.com/content/bmj/346/bmj.f1169.full.pdf [02.12.2019]
4 Javaid, MK, et al. Maternal vitamin D status during pregnancy and childhood bone mass at age 9 years: a longitudinal study. *The Lancet* 367(2006)9504: 36-43. doi: 10.1016/S0140-6736(06)67922-1

5 Elsori, Deena H., and Majeda S. Hammoud. Vitamin D deficiency in mothers, neonates and children. *The Journal of Steroid Biochemistry and Molecular Biology* 175(2017): 195-199. doi: 10.1016/j.jsbmb.2017.01.023

6 Hollis, Bruce W, et al. Vitamin D supplementation during pregnancy: Double-blind, randomized clinical trial of safety and effectiveness. Journal of Bone and Mineral Research 26(2011)10: 2341-2357. doi: 10.1002/jbmr.463 URL https://www.ncbi.nlm.nih.gov/pmc/articles/PMC3183324/pdf/nihms306620.pdf [02.12.2019]

7 Vitamin D Council | Testing for vitamin D. https://www.vitamindcouncil.org/about-vitamin-d/testing-for-vitamin-d/ (Diese Seite ist derzeit offline.)

8 Luxwolda, Martine F., et al. Traditionally living populations in East Africa have a mean serum 25-hydroxyvitamin D concentration of 115 nmol/l. *British Journal of Nutrition* 108(2012)9: 1557-1561. doi: 10.1017/S0007114511007161 URL https://www.cambridge.org/core/services/aop-cambridge-core/content/view/6188564A01361C5CF5F196229430E475/S0007114511007161a.pdf/traditionally_living_populations_in_east_africa_have_a_mean_serum_25hydroxyvitamin_d_concentration_of_115_nmoll.pdf [08.12.2019]

9 Dawodu, Adekunle, and Reginald C Tsang. Maternal vitamin D status: effect on milk vitamin D content and vitamin D status of breastfeeding infants. *Advances in Nutrition: An International Review Journal* 3(2012)3: 353-361. doi: 10.3945/an.111.000950 URL https://www.ncbi.nlm.nih.gov/pmc/articles/PMC3649470/ [02.12.2019]

10 Brunner C, Wuillemin WA. Eisenmangel und Eisenmangelanämie – Klinik und Therapie. *Therapeutische Umschau* 67(2010)5: 219–23. doi: 10.1024/0040-5930/a000040

11 Scholl TO, Hediger ML, Fischer RL, et al. Anemia vs iron deficiency — Increased risk of preterm delivery in a prospective study. *The American Journal of Clinical Nutrition* 55(1992)5: 985-988. doi: 10.1093/ajcn/55.5.985

12 Zimmermann, Michael B., Hans Burgi, and Richard F. Hurrell. Iron deficiency predicts poor maternal thyroid status during pregnancy. *The Journal of Clinical Endocrinology & Metabolism* 92(2007)9: 3436- 3440. doi: Iron deficiency predicts poor maternal thyroid status during pregnancy. URL https://watermark.silverchair.com/jcem3436.pdf?token=AQECAHi208BE49Ooan9kkhW_Ercy7Dm3ZL_9Cf3qfKAc485ysgAAAl0wgg-
JZBgkqhkiG9w0BBwagggJKMIICRgIBADCCAj8GCSqGSIb3DQEHATAeBglghkgBZQMEAS4wEQQMjn-
HhH1_qsf0n_Al8AgEQgIICEHjS8hyrNBrriFtB5E_m1fGOiXz5ConAsebKBanDl1iOTMbnhUOKmtnRvrTXC-
Qw4Hw8abeYaS1mSftSr4K4ma_Nw6qmm8i4SgQ6cSEZZ2jbD15zdwKmLE1PtEVSjkZ1ihmJ9CcBrV1tejiY-
3HcOuFtPUQO6pavztthljnnEJtA91HuXKuJfmFos9QZw7VXdIBpTMJD-W-cmRI9rn7WQYkLvHYqOzXst-
JYZAJDC2ybbUPH90-znai21WnOPiskSV7UaTyT6sxg3Nro_SPVtDznczPKRzAKPQPsp4qAMTkryio4IADU-
mEE8B2453ttLP0_o-TlCqu_4ltuPDadU_c32uD4Cpih8keI3eHUIoF2dvBngQ6FFbKP6lXhLdQ37j4T3nxIWYp-
5DPy4hD9KLHv9sQNNhZHw0kj7PcOjjrIxYqR-3gKEt1Q84kqITX0oq_CJAeu0eQwLvtrJtXAgP_mtb1gKBPeG-
9ZGM98_o_fiIZ3uvVtfgiBqKcGmM60BOogkd6lgcjpMumz4zhGjSQqNDvRn_D7GtOokHtsB2VCO-Mo0KD-
fWZZVQNgtSnoxJQ9UhL5cgGNbdie6YcgXyM7e7qL28YhXEnaYcAfr4g5uKM8tmqFki2uQYZxbTakk_j8kzE-
kreELyMJZrvU6xV3FNuDc_wCGCmAfESlq53ljrv5uEpbRGutUJZ-hmqbFtftVGgYNg [08.12.2019]

13 Walsh, Thomas, et al. Laboratory assessment of iron status in pregnancy. *Clinical chemistry and laboratory medicine* 49(2011)7: 1225-1230. doi: 10.1515/CCLM.2011.187

14 Vandevijvere, Stefanie, et al. Iron status and its determinants in a nationally representative sample of pregnant women. *Journal of the Academy of Nutrition and Dietetics* 113(2013)5: 659-666. doi: 10.1016/j.jand.2012.10.021 URLhttps://s3.amazonaws.com/academia.edu.documents/45848346/Iron_Status_and_Its_Determinants_in_a_Na20160522-31283-okx8a8.pdf?response-content-disposition=inline%3B%20filename%3DIron_Status_and_Its_Determinants_in_a_Na.pdf&X-Amz-Algorithm=AWS4-HMAC-SHA256&X-Amz-Credential=AKIAIWOWYYGZ2Y53UL3A%2F20191216 %2Fus-east-1 %2Fs3 %2Faws4_request&X-Amz-Date=20191216T162139Z&X-Amz-Expires=3600&X-Amz-SignedHeaders=host&X-Amz-Signature=e87b102c-fe32aa4232686d38e7fda7da2b9d2fc13b151a28bc5109476387c795[16.12.2019]

15 Moog, Nora K., et al. Influence of maternal thyroid hormones during gestation on fetal brain development. *Neuroscience* 342(2017): 68-100. doi: 10.1016/j.neuroscience.2015.09.070 URL https://www.ncbi.nlm.nih.gov/pmc/articles/PMC4819012/pdf/nihms-731226.pdf [16.12.2019]

16 Moog, Nora K., et al. Influence of maternal thyroid hormones during gestation on fetal brain development. *Neuroscience* 342(2017): 68-100. doi: 10.1016/j.neuroscience.2015.09.070 URL https://www.ncbi.nlm.nih.gov/pmc/articles/PMC4819012/pdf/nihms-731226.pdf [16.12.2019]

17 Johns, Lauren E., et al. Longitudinal Profiles of Thyroid Hormone Parameters in Pregnancy and Associations with Preterm Birth. *PloS one* 12(2017)1: e0169542. doi: 10.1371/journal.pone.0169542 URL https://journals.plos.org/plosone/article/file?id=10.1371/journal.pone.0169542&type=printable [16.12.2019]

18 Almomin AM, Mansour AA, Sharief M. Trimester-Specific Reference Intervals of Thyroid Function Testing in Pregnant Women from Basrah, Iraq Using Electrochemiluminescent Immunoassay. *Diseases* 4(2016)2: 20. doi: 10.3390/diseases4020020 URL https://www.ncbi.nlm.nih.gov/pmc/articles/PMC5456279/pdf/diseases-04-00020.pdf [16.12.2019]

19 Abalovich, M., et al. Overt and subclinical hypothyroidism complicating pregnancy. *Thyroid* 12(2002)1: 63-68. doi: 10.1089/105072502753451986 URL https://www.researchgate.net/profile/Oscar_Levalle/publication/11521681_Overt_and_Subclinical_Hypothyroidism_Complicating_Pregnancy/links/54dd35240cf282895a3b47ac/Overt-and-Subclinical-Hypothyroidism-Complicating-Pregnancy.pdf [16.12.2019]

20 Moog, Nora K., et al. Influence of maternal thyroid hormones during gestation on fetal brain development. *Neuroscience* 342(2017): 68-100. doi: 10.1016/j.neuroscience.2015.09.070 URL https://www.ncbi.nlm.nih.gov/pmc/articles/PMC4819012/pdf/nihms-731226.pdf [16.12.2019]

21 Alexander, Erik K., et al. 2017 Guidelines of the American Thyroid Association for the diagnosis and management of thyroid disease during pregnancy and the postpartum. *Thyroid* 27(2017)3: 315-389. doi: 10.1089/thy.2016.0457 URL https://www.liebertpub.com/doi/pdf/10.1089/thy.2016.0457 [16.12.2019]

22 Stricker, R. T., et al. Evaluation of maternal thyroid function during pregnancy: the importance of using gestational age-specific reference intervals. *European Journal of Endocrinology* 157(2007)4: 509-514. doi: 10.1530/EJE-07-0249 URL https://eje.bioscientifica.com/view/journals/eje/157/4/1570509.xml [16.12.2019]

23 Alexander, Erik K., et al. 2017 Guidelines of the American Thyroid Association for the diagnosis and management of thyroid disease during pregnancy and the postpartum. *Thyroid* 27(2017)3: 315-389. doi: 10.1089/thy.2016.0457 URL https://www.liebertpub.com/doi/pdf/10.1089/thy.2016.0457 [16.12.2019]

24 Alexander, Erik K., et al. 2017 Guidelines of the American Thyroid Association for the diagnosis and management of thyroid disease during pregnancy and the postpartum. *Thyroid* 27(2017)3: 315-389. doi: 10.1089/thy.2016.0457 URL https://www.liebertpub.com/doi/pdf/10.1089/thy.2016.0457 [16.12.2019]

25 Practice Committee of the American Society for Reproductive Medicine. Subclinical hypothyroidism in the infertile female population: a guideline. *Fertility and sterility* 104(2015)3: 545-553. doi: 10.1016/j.fertnstert.2015.05.028 URL https://www.asrm.org/globalassets/asrm/asrm-content/news-and-publications/practice-guidelines/for-non-members/subclinical_hypothyroidism_in_the_infertile_female_population_a_guideline-noprint.pdf [16.12.2019]

26 Forbes, Scott. Pregnancy sickness and parent-offspring conflict over thyroid function. *Journal of Theoretical Biology* 355(2014): 61-67. doi: 10.1016/j.jtbi.2014.03.041

27 Caldwell KL, Makhmudov A, Ely E, Jones RL, Wang RY. Iodine status of the U. S. population, National Health and Nutrition Examination Survey, 2005-2006 and 2007-2008. *Thyroid* 21(2011)4: 419–427. doi: 10.1089/thy.2010.0077 URL https://www.ign.org/cm_data/2011_Caldwell_Iodine_status_of_the_US_population_NHNES_2005_06_and_07_08_Thyroid.pdf [01.12.2019]

28 Dunn, John T. Iodine should be routinely added to complementary foods. *The Journal of Nutrition* 133(2003)9: 3008-3010. doi: 10.1093/jn/133.9.3008S URL https://watermark.silverchair.com/4w09030s3008.pdf?token=AQECAHi208BE49Ooan9kkhW_Ercy7Dm3ZL_9Cf3qfKAc485ysgAAAmIwggJeBgkqhkiG9w0BBwagggJPMIICSwIBADCCAkQGCSqGSIb3DQEHATAeBglghkgBZQMEAS4wEQQM21ugOAVew7CDQRKxAgEQgIICFXipahXtn80ClzN3W3uJcPOaFmbiRr4FBStwZvWNnpdfHoySmgl8TsaVpEAM1JJDLp0m7Nh4iWQ788mgO0tVLWXKEk1DPGgeRTxgWnVdxrdquxzjprnpWKSlt7Ryz4rNznkghD1oEyYtxrU37OUUUblyWpDCnsVBNN100efc0T42uoeJTxkCJ6SRaFoMY5wfWCnvVMmbKW8zV9TY3E9CEr70sIJkxjg4dhOBzaOlhu3hBJDgvXdiRS531x4XxLKN7WIgfoQNcJ6rfeZUoMg7YZ3qLOMOhS5nfgwl3VQEYMpQ_Ww5EjC588CCF3d7qlXynNg9sj7C4JxbIa-xc_Et-8xNWVBZ3DB00cLuqU-72B0rvknCCMG4bPLDJzL2Tm0EHSlBKfj0vdJTXjDsybX2OHWfoNVuI3OvY81QOQ5PG487XFEgeu0vwnQYsQhekdMnuZwzg7JhxfPfbU1p39520JOt5wiFR0GYBdmUO7tEtUVpQVRV4LSvJjYmQosMeh2B-RL06t0W7KOYtl-Yxl-360GF45wCOGlLVFAngf-XPNsezHaldyxc0ciAGP3BUt2Ue7statM0JEGnHWWp_j6HKRgJnYXzkmVbIJ1HaJoZx0HiFUYCuKDdgZ2EyGyRQHFhZwzFg5qWMjsK0DS49FrY5d1jU0xcPLX3UhvnCq3JBDQS2bNQXg8KQguDY0pkUlu1_1n2_oY2 [16.12.2019]

29 Zava, Theodore T., and David T. Zava. Assessment of Japanese iodine intake based on seaweed consumption in Japan: A literature-based analysis. *Thyroid Research* 4(2011)1: 14. doi: 10.1186/1756-6614-4-14 URL https://www.ncbi.nlm.nih.gov/pmc/articles/PMC3204293/pdf/1756-6614-4-14.pdf [16.12.2019]

30 Fuse, Yozen, et al. Iodine status of pregnant and postpartum Japanese women: effect of iodine intake on maternal and neonatal thyroid function in an iodine-sufficient area. *The Journal of Clinical Endocrinology & Metabolism* 96(2011)12: 3846-3854. doi: 10.1210/jc.2011-2180 URL https://watermark.silverchair.com/jcem3846.pdf?token=AQECAHi208BE49Ooan9kkhW_Ercy7Dm3ZL_9Cf3qfKAc485ysgAAAl8wggJbBgkqhkiG9w0BBwagggJMMIICSAIBADCCAkEGCSqGSIb3DQEHATAeBglghkgBZQMEAS4wEQQMU-jo8Qrgdg3mFu1hAgEQgIICEufr1NbW-FuApNORvMHrbdPw9rYhKQe7pYXlosXOr-midYgvh0nIFUtcd7RrHbSuVQ2x6Fy2BicuZSz7YH29CXaATaNFvPnA4XlmGAOxBRr58gY1vszS9lfUqOef_YbuPNE4MWra3kV6kzn6yW0k_bogJO8-lS66Q5fuX1yzyI4zTQiNpmR3Y3Qa0JuEfgiCY1x09fzkTWp8nz3DQOOCgLMzpcNWf878V9o4CQZB5zp1vouD1HglNESvmYJ7Snyn_e4XWOewz5PhPLYgXp8sSj8wqJg85eL_ORgK6330VlOWX5HSg3BFkdR3vAM89_fsIWjx0d49cPJpKen62M_s8W9A7YJLBWwUUAmrKh4kCB-3P_luc94zDQRdP7vrW3HKDIAt-6lBWZGZ-

pc-VQFJjQPtZ2FX0NGF92mym7IDF4a-WVVFd7isZNiKDHPsa5neXFs_ShZwNji1Gq870C30ifDFifFZqc-VLKQtx_42DX1tCiz0BgB_KJxW62iy765FFRi63zIRDFx1jjAH5hYshM9oMmod7nBO4oFqxQ_bDavndkE-A6Mf_Bh3UtDJiz3eAELpXwYxsCGACFa--J43ljq6dOOZ0fAUjRF4fX_WYlvYL2jVRuOvux4ZSEpAvt59LBp-56NTkHE2MPQBhTK5kCw2oweCAPGeqCXMn20clqBMXegPF8SywnC772AzA6FxBZ7v9BYB [16.12.2019]

31 Leung, Angela M., Elizabeth N. Pearce, and Lewis E. Braverman. Iodine content of prenatal multivitamins in the United States. *New England Journal of Medicine* 360(2009)9: 939-940. doi: 10.1056/NEJMc0807851 URL https://www.ign.org/cm_data/2009_Leung_Iodine_content_of_prenatal_multivitamin_tablets_NEJM.pdf [16.12.2019]

32 Iodine — Health Professional Fact Sheet – Office of Dietary Supplements. 24. Juni 2011. URL https://ods.od.nih.gov/factsheets/Iodine-HealthProfessional/ [16.12.2019]

33 Fordyce, F. M. Database of the iodine content of food and diets populated with data from published literature. Nottingham, UK, British Geological Survey, (2003). URL http://nora.nerc.ac.uk/id/eprint/8354/1/CR03084N.pdf [16.12.2019]

34 Diosady, L. L., et al. Stability of iodine in iodized salt used for correction of iodine-deficiency disorders. II. *Food and Nutrition Bulletin* 19(1998)3: 240-250. doi: 10.1177/156482659801900306 URL https://journals.sagepub.com/doi/pdf/10.1177/156482659801900306 [16.12.2019]

35 Bajaj, Jagminder K., Poonam Salwan, and Shalini Salwan. Various possible toxicants involved in thyroid dysfunction: A Review. *Journal of clinical and diagnostic research: Journal of Clinical and Diagnostic Research* 10(2016)1: FE01. doi: 10.7860/JCDR/2016/15195.7092 URL https://www.ncbi.nlm.nih.gov/pmc/articles/PMC4740614/pdf/jcdr-10-FE01.pdf [16.12.2019]

36 Veltri, Flora, et al. Prevalence of thyroid autoimmunity and dysfunction in women with iron deficiency during early pregnancy: is it altered? *European Journal of Endocrinology* 175(2016)3: 191-199. doi: 10.1530/EJE-16-0288 URL https://pdfs.semanticscholar.org/4e22/bfefe20efd1ddee36cfeed940459f287a197.pdf?_ga=2.170746532.52069253.1576517505-410694596.1543765676 [16.12.2019]

37 Mahmoodianfard, Salma, et al. Effects of zinc and selenium supplementation on thyroid function in overweight and obese hypothyroid female patients: a randomized double-blind controlled trial. *Journal of the American College of Nutrition* 34(2015)5: 391-399. doi: 10.1080/07315724.2014.926161

38 Negro, Roberto, et al. The influence of selenium supplementation on postpartum thyroid status in pregnant women with thyroid peroxidase autoantibodies. *The Journal of Clinical Endocrinology & Metabolism* 92(2007)4: 1263-1268. doi: 10.1210/jc.2006-1821 URL https://watermark.silverchair.com/jcem1263.pdf?token=AQECAHi208BE49Ooan9kkhW_Ercy7Dm3ZL_9Cf3qfKAc485ysgAAAl0wggJZBgkqhkiG-9w0BBwagggJKMIICRgIBADCCAj8GCSqGSIb3DQEHATAeBglghkgBZQMEAS4wEQQM_XF5hj6au10_k2f-pAgEQgIICEDTvRHSkEO5gHhnnIyq-EaZKe6L-0pE1UMbBQwzk1DrtULHMQAgIWcfUZM3kdmHU-qZB-BhxqxHsYvOLqagxL_ebhGSj6-N1-3VNo2aGfjhVzzpHG55APNZkB0hsPC8w54B8ZCQuUtPgsVJy_ZKbzWX-2mVEbE8geWRvMfJE4_qZVKfduTsHP-OrFpLhI0BfBXjOx44xhWNJO9ii44JsfdEx7MxThqiywf7P-kj19bL-wHPafExIZ2tKbV26NhTcEnrgkSwnCBHF9h2D9H38MgqDoJYvLxnO6e0tZD13MBPtUVDHGb56e-scl-rR0_0wCoog2dcEmn4Y5JrDkR-qUF6mt7Ms29U_aAFM-wek2S0J9ylKt8Tt12xeTEuf3EPEqSjmheH-rjpt-20WD-Wet6ylvLEDa8VO0jfan6eOIQ7zII5KwSRLguoG2YgRcFN8-W7qrnONOpj4wl_IB9VfX-JEiGHlJc-TGHv-ngTHj891aBWioiLlE2JtkDJPpVNVEupHGvrTcpwo6Fqw3rjVz0lv123YSku4Qi4pkAFSSIczxg37yD-PURF_b6pYo3soylgRGZjBk5tP2qGJnuA3wEwMq0MIgmxFHc2yegBj6pJpeS0arkRHbyeoYkCoxSfUHZC8O-jd-EAxHjvNa8WO9GQP9gx0stMEuWrNXHo-6IUwksfQSZPR9oEnr1r5YeEKtqpL0Vucag [16.12.2019]

39 Wang, Jiying, et al. Meta-analysis of the association between vitamin D and autoimmune thyroid disease. *Nutrients* 7(2015)4: 2485-2498. doi: 10.3390/nu7042485 URL https://www.ncbi.nlm.nih.gov/pmc/articles/PMC4425156/pdf/nutrients-07-02485.pdf [16.12.2019]

40 Lundin, Knut EA, and Cisca Wijmenga. Coeliac disease and autoimmune disease [mdash] genetic overlap and screening. *Nature Reviews Gastroenterology & Hepatology* 12(2015)9: 507-515. doi: 10.1038/nrgastro.2015.136

41 Leung, Angela M., et al. Exposure to thyroid-disrupting chemicals: a transatlantic call for action. *Thyroid* 26(2016)4: 479-480. doi: 10.1089/thy.2016.0077 URL https://www.ncbi.nlm.nih.gov/pmc/articles/PMC4827314/pdf/thy.2016.0077.pdf [16.12.2019]

45 Fong, Alex, et al. Use of hemoglobin A1c as an early predictor of gestational diabetes mellitus. *American Journal of Obstetrics and Gynecology* 211(2014)6: 641-e1. doi: 10.1016/j.ajog.2014.06.016 URL https://pdfs.semanticscholar.org/2891/2b89cdec6fb5377b82821a340c04e10f3da0.pdf [16.12.2019]

43 Hughes, Ruth CE, et al. An early pregnancy HbA1c≥ 5.9 % (41 mmol/mol) is optimal for detecting diabetes and identifies women at increased risk of adverse pregnancy outcomes. *Diabetes Care* 37(2014)11: 2953-2959. doi: 10.2337/dc14-1312 URL https://pdfs.semanticscholar.org/e26c/25c7133626a6738bf44facf3871a65ef432f.pdf?_ga=2.116491649.622319115.1575657417-111406198.1539847965 [07.12.2019]

44 Ahmeda, Sheikh Salahuddin, and Tarafdar Runa Lailaa. Hemoglobin A1c and Fructosamine in Diabetes: Clinical Use and Limitations. *Mitteilungen Klosterneuburg* 65(2015)3: 307-320. URL https://www.academia.edu/23108027/Hemoglobin_A1c_and_Fructosamine_in_Diabetes_Clinical_Use_and_Limitations [16.12.2019]

45 Shang, M., and L. Lin. IADPSG criteria for diagnosing gestational diabetes mellitus and predicting adverse pregnancy outcomes. *Journal of Perinatology* 34(2014)2: 100-104. doi: 10.1038/jp.2013.143 URL https://www.nature.com/articles/jp2013143.pdf [16.12.2019]

46 Lamar, Michael E., et al. Jelly beans as an alternative to a fifty-gram glucose beverage for gestational diabetes screening. *American Journal of Obstetrics and Gynecology* 181(1999)5: 1154-1157. doi: 10.1016/s0002-9378(99)70099-2

47 Damayanti, Sophi, Benny Permana, and Choong Chie Weng. Determination of Sugar Content in Fruit Juices Using High Performance Liquid Chromatography. *Acta Pharmaceutica Indonesia* 37(2017)4: 131-139. doi: 10.4314/jpb.v12i2.9 URL https://pdfs.semanticscholar.org/f778/f68701060d2101050cd667dc91ee5abbd36e.pdf [16.12.2019]

48 Kuwa, Katsuhiko, et al. Relationships of glucose concentrations in capillary whole blood, venous whole blood and venous plasma. *Clinica Chimica Acta* 307(2001)1: 187-192. doi: 10.1016/S0009-8981(01)00426-0

49 Hoffman, R. M., et al. Glucose clearance in grazing mares is affected by diet, pregnancy, and lactation. *Journal of Animal Science* 81(2003)7: 1764-1771. doi: 10.2527/2003.8171764x

50 Wilkerson, Hugh LC, et al. Diagnostic evaluation of oral glucose tolerance tests in nondiabetic subjects after various levels of carbohydrate intake. *New England Journal of Medicine* 262(1960)21: 1047-1053. doi: 10.1056/NEJM196005262622101

51 Tajima, Ryoko, et al. Carbohydrate intake during early pregnancy is inversely associated with abnormal glucose challenge test results in Japanese pregnant women. *Diabetes/Metabolism Research and Reviews* 33(2017)6. doi: 10.1002/dmrr.2898

52 Agarwal, Mukesh M. Gestational diabetes mellitus: Screening with fasting plasma glucose. *World Journal of Diabetes* 7(2016)14: 279. doi: 10.4239/wjd.v7.i14.279 URL https://www.ncbi.nlm.nih.gov/pmc/articles/PMC4958688/pdf/WJD-7-279.pdf [16.12.2019]

53 Agarwal, Mukesh M. Gestational diabetes mellitus: Screening with fasting plasma glucose. *World Journal of Diabetes* 7(2016)14: 279. doi: 10.4239/wjd.v7.i14.279 URL https://www.ncbi.nlm.nih.gov/pmc/articles/PMC4958688/pdf/WJD-7-279.pdf [16.12.2019]

54 Rudland, Victoria L., et al. Gestational Diabetes: Seeing Both the Forest and the Trees. *Current Obstetrics and Gynecology Reports* 1(2012)4: 198-206. doi: 10.1007/s13669-012-0020-9 URL https://www.researchgate.net/publication/257806191_Gestational_Diabetes_Seeing_Both_the_Forest_and_the_Trees [16.12.2019]

55 Hernandez, Teri L., et al. Patterns of glycemia in normal pregnancy. *Diabetes Care* 34(2011)7: 1660- 1668. doi: 10.2337/dc11-0241 URL https://www.ncbi.nlm.nih.gov/pmc/articles/PMC3120213/pdf/1660.pdf [07.12.2019]

56 Greenberg, James A., and Stacey J. Bell. Multivitamin supplementation during pregnancy: emphasis on folic acid and l-methylfolate. *Reviews in Obstetrics and Gynecology* 4(2011)3-4: 126–127. doi: 10.3909/riog0165 URL https://www.ncbi.nlm.nih.gov/pmc/articles/PMC3250974/pdf/RIOG0043004_0126.pdf [30.11.2019]

57 Liu, Laura X., and Zolt Arany. Maternal cardiac metabolism in pregnancy. *Cardiovascular Research* 101(2014)4: 545-553 doi: 10.1093/cvr/cvu009 URL https://watermark.silverchair.com/cvu009.pdf?token=AQECAHi208BE49Ooan9kkhW_Ercy7Dm3ZL_9Cf3qfKAc485ysgAAAmwwggJoBgkqhkiG9w0BBwagggJZMIICVQIBADCCAk4GCSqGSIb3DQEHATAeBglghkgBZQMEAS4wEQQM0PLUoa99ODiQyUTcAgEQgIICH0rxjmLE8rSrWdwXwidCH5X53JJVgNL8xtWIEmP-8f_Qx-Dm8QBYXItjxx3Zw1MbDcb_sbigUHx80omSNZS6tK_itYoPGcvJOmgUvMHtzK5L2YXRZmqaYf44cruTHelre5tyewPSSONCNk3R9iXgeYkbNdeaX__B4Zr6GjJ4TUia9ufWOqaa__AJtK44XQ6mqaKmt2QSJcRpo-Sl5eDfF5ZqkTA0E66cfazoa4FdgskwR1zUXqs3JKDFmG3iIOzYZUV8_wM58hdQuXxhRPKh7xuSyDTSNPD1VQcwA1O9WJ2D95Kpw6cNX_FOIf1-px0GzqkzCtJ8N5xAIfLyKvX4YxLfbRmt_a3qmhyzMrb1wXMi0QNGKg9lbCPfYW0IDHkZoeMtrNMF-odt-GFYQMUQa0a7pTI-Ipz3Y17ct9W5SE7aIt0EXM2mcZOCRAhuSF6LmCtIfz6i5gvCOCaGYkohZRuJq22ripmHP2wV0o5-Uss3EtDeCX-6Lcai0DPwRiq-y6n4jzxiGPwgh4YbuY7i_2KBhDceW-zRNirWueTEd9nz_tIlysfIzfvjKubNPJucRNvTujiN5_6Hn1iV6WO5SO--8ojM8fFsx4W3MCEhahoJIg4JpVTnQYXhrrIsiiJRAqmWCf7H39bqfrDrgCXVBx9lzJd132zZdpCJSAVJsD65ObXUf2kt-i1yR1uNhS4YxVEMOkkd_GsAwqGqzn5zlQ [16.12.2019]

58 Rizzo, Thomas A, et al. Prenatal and perinatal influences on long-term psychomotor development in offspring of diabetic mothers. *American Journal of Obstetrics and Gynecology* 173(1995)6: 1753-1758. doi: 10.1016/0002-9378(95)90422-0

59 Liu, Laura X., and Zolt Arany. Maternal cardiac metabolism in pregnancy. *Cardiovascular Research* 101(2014)4: 545-553 doi: 10.1093/cvr/cvu009 URL https://watermark.silverchair.com/cvu009.

pdf?token=AQECAHi208BE49Ooan9kkhW_Ercy7Dm3ZL_9Cf3qfKAc485ysgAAAmwwggJoBgkqhkiG-9w0BBwagggJZMIICVQIBADCCAk4GCSqGSIb3DQEHATAeBglghkgBZQMEAS4wEQQM0PLUoa99O-DiQyUTcAgEQgIICH0rxjmLE8rSrWdwXwidCH5X53JJVgNL8xtWIEmP-8f_Qx-Dm8QBYXItjxx3Zw1M-bDcb_sbigUHx80omSNZS6tK_itYoPGcvJOmgUvMHtzK5L2YXRZmqaYf44cruTHelre5tyewPSSONCN-k3R9iXgeYkbNdeaX__B4Zr6GjJ4TUia9ufWOqaa__AJtK44XQ6mqaKmt2QSJcRpo-Sl5eDfF5ZqkTA0E66c-fazoa4FdgskwR1zUXqs3JKDFmG3iIOzYZUV8_wM58hdQuXxhRPKh7xuSyDTSNPD1VQcwA1O9WJ2D-95Kpw6cNX_FOIf1-px0GzqkzCtJ8N5xAIfLyKvX4YxLfbRmt_a3qmhyzMrb1wXMi0QNGKg9lbCPfYW0ID-HkZoeMtrNMF-odt-GFYQMUQa0a7pTI-Ipz3Y17ct9W5SE7aIt0EXM2mcZOCRAhuSF6LmCtIfz6i5gvCOCa-GYkohZRuJq22ripmHP2wV0o5-Uss3EtDeCX-6Lcai0DPwRiq-y6n4jzxiGPwgh4YbuY7i_2KBhDceW-zRNir-WueTEd9nz_tIlysfIzfvjKubNPJucRNvTujiN5_6Hn1iV6WO5SO--8ojM8fFsx4W3MCEhahoJIg4JpVTnQYXhr-rIsiiJRAqmWCf7H39bqfrDrgCXVBx9lzJd132zZdpCJSAVJsD65ObXUf2kt-i1yR1uNhS4YxVEMOkkd_GsAw-qGqzn5zlQ [16.12.2019]

60 Felig, Philip, and Vincent Lynch. Starvation in human pregnancy: hypoglycemia, hypoinsulinemia, and hyperketonemia. *Science* 170(1970)3961: 990-992. doi: 10.1126/science.170.3961.990

61 Institute of Medicine (US). Panel on Macronutrients, and Institute of Medicine (US). Standing Committee on the Scientific Evaluation of Dietary Reference Intakes. Dietary Reference Intakes for energy, carbohydrate, fiber, fat, fatty acids, cholesterol, protein, and amino acids. Washington: National Academy Press, (2005): 275- 277. URL https://www.nal.usda.gov/sites/default/files/fnic_uploads/energy_full_report.pdf [16.12.2019]

62 Coetzee, EJ, WPU Jackson, and PA Berman. Ketonuria in pregnancy – with special reference to calorie-restricted food intake in obese diabetics. *Diabetes* 29(1980)3: 177-181. doi: 10.2337/diab.29.3.177

63 Institute of Medicine (US). Panel on Macronutrients, and Institute of Medicine (US). Standing Committee on the Scientific Evaluation of Dietary Reference Intakes. Dietary Reference Intakes for energy, carbohydrate, fiber, fat, fatty acids, cholesterol, protein, and amino acids. Washington: National Academy Press, (2005): 275- 277. URL https://www.nal.usda.gov/sites/default/files/fnic_uploads/energy_full_report.pdf [16.12.2019]

64 Bon, C, et al. Métabolisme fœto-maternel au cours de grossesses humaines normales: étude de 73 cas. *Annales de Biologie Clinique* 65(2006)6: 609-619. doi: 10.1684/abc.2007.0168

65 Muneta, Tetsuo, et al. Ketone body elevation in placenta, umbilical cord, newborn and mother in normal delivery. *Glycative Stress Research* 3(2016)3: 133-140. doi: 10.24659/gsr.3.3_133 URL http://www.toukastress.jp/webj/article/2016/GS16-10.pdf [16.12.2019]

Kapitel 10

1 Sultan, Charles, et al. Environmental xenoestrogens, antiandrogens and disorders of male sexual differentiation. *Molecular and Cellular Endocrinology* 178(2001)1: 99-105. doi: 10.1016/s0303-7207(01)00430-0 URL http://citeseerx.ist.psu.edu/viewdoc/download?doi=10.1.1.320.1194&rep=rep1&type=pdf [16.12.2019]

2 Nagel, S. C., vom Saal, F. S., Thayer, K. A., Dhar, M. G., Boechler, M., & Welshons, W. V. Relative binding affinity-serum modified access (RBA-SMA) assay predicts the relative in vivo bioactivity of the xenoestrogens bisphenol A and octylphenol. *Environmental Health Perspectives* 105(1997)1: 70. doi: 10.1289/ehp.9710570 URL https://www.ncbi.nlm.nih.gov/pmc/articles/PMC1469837/pdf/envhper00314-0070.pdf [16.12.2019]

3 Kass, Laura, et al. Perinatal exposure to xenoestrogens impairs mammary gland differentiation and modifies milk composition in Wistar rats. *Reproductive Toxicology* 33(2012)3: 390-400. doi: 10.1016/j.reprotox.2012.02.002 URL https://s3.amazonaws.com/academia.edu.documents/42702980/Perinatal_exposure_to_xenoestrogens_impa20160215-5206-15c9sqg.pdf?response-content-disposition=inline%3B%20filename%3DPerinatal_exposure_to_xenoestrogens_impa.pdf&X-Amz-Algorithm=AWS4-HMAC-SHA256&X-Amz-Credential=AKIAIWOWYYGZ2Y53UL3A%2F20191216 %2Fus-east-1 %2Fs3 %2Faws4_request&X-Amz- Date=20191216T190728Z&X-Amz-Expires=3600&X-Amz-SignedHeaders= host&X-Amz-Signature=3d317cbd9f81c056b275409d71323e9d244ffbdf89adf92a70fbb9731afe92db [16.12.2019]

4 Nadal, Angel, et al. The pancreatic β-cell as a target of estrogens and xenoestrogens: Implications for blood glucose homeostasis and diabetes. *Molecular and Cellular Endocrinology* 304(2009)1: 63-68. doi: 10.1016/j.mce.2009.02.016 URL https://hal.archives-ouvertes.fr/hal-00499122/document [16.12.2019]

5 Alonso-Magdalena, Paloma, et al. Bisphenol A exposure during pregnancy disrupts glucose homeostasis in mothers and adult male offspring. *Environmental Health Perspectives* 118(2010)9: 1243. doi: 10.1289/ehp.1001993 URL https://www.ncbi.nlm.nih.gov/pmc/articles/PMC2944084/pdf/ehp-118-1243.pdf [16.12.2019]

6 Rochester, Johanna R. Bisphenol A and human health: a review of the literature. *Reproductive Toxicology* 42(2013): 132-155. doi: 10.1016/j.reprotox.2013.08.008 URL https://www.healthandenvironment.org/docs/RochesterBPAstudy2013.pdf [16.12.2019]

7 Evans, Sarah F., et al. Prenatal bisphenol A exposure and maternally reported behavior in boys and girls. *Neurotoxicology* 45(2014): 91-99. doi: 10.1016/j.neuro.2014.10.003 URL https://www.ncbi.nlm.nih.gov/pmc/articles/PMC4362616/pdf/nihms-639682.pdf [16.12.2019]

8 Harley Kim G, et al. Prenatal and early childhood bisphenol A concentrations and behavior in school-aged children. *Environmental Research* 126(2013): 43–50 doi: 10.1016/j.envres.2013.06.004 URL https://www.ncbi.nlm.nih.gov/pmc/articles/PMC3805756/pdf/nihms506827.pdf [16.12.2019]

9 Kinch, Cassandra D., et al. Low-exposure to bisphenol A and replacement bisphenol S induces precocious hypothalamic neurogenesis in embryonic zebrafish. *Proceedings of the National Academy of Sciences* 112(2015)5: 1475-1480. doi: 10.1073/pnas.1417731112 URL https://www.ncbi.nlm.nih.gov/pmc/articles/PMC4321238/pdf/pnas.201417731.pdf [16.12.2019]

10 Vandenberg, Laura N., et al. Human exposure to bisphenol A (BPA). *Reproductive Toxicology* 24(2007)2: 139-177. doi: 10.1016/j.reprotox.2007.07.010 URL https://s3.amazonaws.com/academia.edu.documents/42479320/Human_exposure_to_bisphenol_A_BPA20160209-25129-6b8m32.pdf?response-content-disposition=inline%3B%20filename%3DHuman_exposure_to_bisphenol_A_BPA.pdf&X-Amz-Algorithm=AWS4-HMAC-SHA256&X-Amz-Credential=AKIAIWOWYY GZ2Y53U-L3A%2F20191216 %2Fus-east-1 %2Fs3 %2Faws4_request&X-Amz- Date=20191216T193223Z&X-Amz-Expires=3600&X-Amz-SignedHeaders=host&X-Amz-Signature=2631335283d6ebd7b07a8afea5dc75c0e7d95d0ebc7b67ae6414e5b4a5d5509f [16.12.2019]

11 Ikezuki, Yumiko, et al. Determination of bisphenol A concentrations in human biological fluids reveals significant early prenatal exposure. *Human Reproduction* 17(2002)11: 2839-2841. doi: 10.1093/humrep/17.11.2839 URL https://watermark.silverchair.com/0172839.pdf?token=AQECAHi208BE49Ooan9k-
khW_Ercy7Dm3ZL_9Cf3qfKAc485ysgAAAmYwggJiBgkqhkiG9w0BBwagggJTMIICTwIBADCCAkgGCSqGS
Ib3DQEHATAeBglghkgBZQMEAS4wEQQM_yZIWubVGAbLzRIHAgEQgIICGV8rr3JXACr8H1x40HS_
O7Ew3Yigox8ZKl_oHr6gTehPHLpMxfOR3SKuLCUuk1Uw3f1bjwHp_YDSa55BpT9o9YR-U7wWRTL0jZp8_
Nug5lVzDJGXsIjs2VBk8F4I2Nq_qhCa4KI3KmfNXl3Oq1Kv30gtCXsTLGfo3Uj6fAOvyePGhLFOsXJeDcsz3z-
vJwK4FMGG_Op2GHh1EuUJRPZx3EuEyjrlm8VcxySPWWwgQ_yo2Jp6gqd6cuqehmXqzriJ2q5c7ydmvws-
q6z3Tc3QJ4fiC2RJb8ra9mm2E0axaV25alxIybaDsg4d0MblmM3Z_EOiSzhw8GUGq5kF5tRBFbz6r2_t9ayzuZ-
q3LbEKakab6rVfdNDRqStqEkuLD8dLjAcadaspFNs__IcptKNiWeuAB0FPiFJyJFwIV4rAqR422RhFdM8y-Pe-
6DUbIsO6__nbA8ln20FYmogIoCKpEaspOsJVYEb-4pXdAMOgeey2Bbt-D85 m-3kPt53bCSPTegFIiOeo_zqBE-
p2Albc4Lc3uhlQCzUcV_TaUNHdMBPZHSodQ5kiB14wOXDCNoAqOxA3QLMXzWRMSlryASGFWDKX-
PNeRO2Bxda2ivB_cRkUjgGz8A8Y1v8SPagSGhsUMxpYDK8o_LY4LG63GUatTqvEPI_YF8P4YQWQpM8G-
den2prp0JPeP8aS7 m-IKqxRUvSsuKGUT1zIc3BBeQoQ [16.12.2019]

12 Rudel RA, Gray JM, Engel CL, et al. Food packaging and bisphenol A and bis(2-ethyhexyl) phthalate exposure: findings from a dietary intervention. *Environmental Health Perspectives* 119(2011)7: 914–920. doi: 10.1289/ehp.1003170 URL https://www.researchgate.net/publication/50936091_Food_Packaging_and_Bisphenol_A_and_Bis2-Ethyhexyl_Phthalate_Exposure_Findings_from_a_Dietary_Intervention [16.12.2019]

13 Vandenberg, Laura N., et al. Human exposure to bisphenol A (BPA). *Reproductive Toxicology* 24(2007)2: 139-177. doi: 10.1016/j.reprotox.2007.07.010 URL https://s3.amazonaws.com/academia.edu.documents/42479320/Human_exposure_to_bisphenol_A_BPA20160209-25129-6b8m32.pdf?response-content-disposition=inline%3B%20filename%3DHuman_exposure_to_bisphenol_A_BPA.pdf&X-Amz-Algorithm=AWS4-HMAC-SHA256&X-Amz-Credential=AKIAIWOWYYGZ2Y53UL3A%2F20191216 %2Fus-east-1 %2Fs3 %2Faws4_request&X-Amz-Date=20191216T193223Z&X-Amz-Expires=3600&X-Amz-SignedHeaders=host&X-Amz-Signature=-2631335283d6ebd7b07a8afea5dc75c0e7d95d0ebc7b67ae6414e5b4a5d5509f [16.12.2019]

14 Qiu, Wenhui, et al. Actions of bisphenol A and bisphenol S on the reproductive neuroendocrine system during early development in zebrafish. *Endocrinology* 157(2016)2: 636-647. doi: 10.1210/en.2015-1785 URL https://watermark.silverchair.com/endo0636.pdf?token=AQECAHi208BE49Ooan9kkhW_Ercy7Dm3ZL_9Cf3qfKAc485ysgAAAl0wgg-
JZBgkqhkiG9w0BBwagggJKMIICRgIBADCCAj8GCSqGSIb3DQEHATAeBglghkgBZQMEAS4wEQQMeHzv43b-
FZCLc4TY7AgEQgIICEEfErbLHwVRReEHZFEXfO8sKCfayYWBmlGIvmdIiA6fmabHvSIrH3nbIH3qROEEfIcW-
CiIu27Q8a6NcU0_YgZ-221E3Ld5z2q-hkF8x5qYhEpWvftDEBI0aurBvtu9QnNI4DgWUpe80Vhev_b9b7R9ufyO-
6yES-vPuwW3AEgo6CaC4QR76Tp92ck9N0oQrig5MYKAA-MAQ7_Wg0_gTUay_Kx259CLiG0H21yiYLQf_
VeI5kbOV1aBiVLs9XzxHN8h8OUMpkC8UAx3K5dd34SY9Um8nYtXKkfvQK7WaemiCSQAkYRscUPulePbn0J-
k3aICzXOiKVjBg0pFIK5VsoM38-83NoZbMx_gSTdki6J0GKEip82I7mr1Zj2f8DbRdBf5b8LjeZ7iRRWeeSB-O8Scf-
KgrZMAB5IslpNttiBxziWlGMfyPMB7hkG2k_Ps1RCxMPKPFzK07XGklWJLJLW9CKq0eZigFKys_-SFh_LaxG-

ZRveEIC6_m-2lK8-dsFs7QBmPH6bhdwXTu2v4EfPvQWRz0Th3sPAcYb3Fg3eFO-r0AKmK2QFxjA5kasDLvQn-VaGF9uIVTkUGQRXCr7a0kP-iQTZb6WmsdAimgv1pJ8_YHXp78_tWr738A1dCugvH7rdVDk86X8yU-I1g-10pOPdEDaME0L_wzww3hfEeZzB0yLJXXbDttIhX7QQdte0irudFw [06.01.2020]

15 Kinch, Cassandra D., et al. Low-exposure to bisphenol A and replacement bisphenol S induces precocious hypothalamic neurogenesis in embryonic zebrafish. *Proceedings of the National Academy of Sciences* 112(2015)5: 1475-1480. doi: 10.1073/pnas.1417731112 URL https://www.ncbi.nlm.nih.gov/pmc/articles/PMC4321238/pdf/pnas.201417731.pdf [16.12.2019]

16 Hormann, Annette M., et al. Holding thermal receipt paper and eating food after using hand sanitizer results in high serum bioactive and urine total levels of bisphenol A (BPA). *PloS one* 9(2014)10: e110509. doi: 10.1371/journal.pone.0110509 URL https://www.ncbi.nlm.nih.gov/pmc/articles/PMC4206219/pdf/pone.0110509.pdf [16.12.2019]

17 SCCNFP. 2002. Opinion of the Scientific Committee on Cosmetic Products and Non-Food Products Intended for Consumers. Concerning DiethylPh thalate. URL http://ec.europa.eu/health/archive/ph_risk/committees/sccp/documents/out168_en.pdf [16.12.2019]

18 Adibi, Jennifer J., et al. Prenatal exposures to phthalates among women in New York City and Krakow, Poland. *Environmental Health Perspectives* 111(2003)14: 1719. doi: 10.1289/ehp.6235 URL https://ehp.niehs.nih.gov/doi/pdf/10.1289/ehp.6235 [16.12.2019]

19 Adibi, Jennifer J., et al. Prenatal exposures to phthalates among women in New York City and Krakow, Poland. *Environmental Health Perspectives* 111(2003)14: 1719. doi: 10.1289/ehp.6235 URL https://ehp.niehs.nih.gov/doi/pdf/10.1289/ehp.6235 [16.12.2019]

20 Albert, O.; Jegou, B. A critical assessment of the endocrine susceptibility of the human testis to phthalates from fetal life to adulthood. *Human Reproduction Update.* 20(2013)2: 231–49. doi: i:10.1093/humupd/dmt050 URL https://pdfs.semanticscholar.org/b85d/fbaa18f9fa5ab2271d9598039f66d642eca7.pdf?_ga=2.182961058.52069253.1576517505-410694596.1543765676 [16.12.2019]

21 Barrett, Julia R. Phthalates and baby boys: potential disruption of human genital development. *Environmental Health Perspectives* 113(2005)8: A542. URL https://www.ncbi.nlm.nih.gov/pmc/articles/PMC1280383/pdf/ehp0113-a0542a.pdf [16.12.2019]

22 Tilson Hugh A. EHP Papers of the Year, 2008. *Environmental Health Perspectives* 116(2008)6: A234. doi: 10.1289/ehp.11684 URL https://www.ncbi.nlm.nih.gov/pmc/articles/PMC2430244/pdf/ehp0116-a00234.pdf [16.12.2019]

23 Swan SH; Liu F; Hines M; et al. Prenatal phthalate exposure and reduced masculine play in boys. *International Journal of Andrology.* 33(2010)2: 259–269. doi: 10.1111/j.1365-2605.2009.01019.x URL https://onlinelibrary.wiley.com/doi/pdf/10.1111/j.1365-2605.2009.01019.x [16.12.2019]

24 Factor-Litvak, P; Insel, B; Calafat, A. M.; Liu, X; Perera, F; Rauh, V. A.; Whyatt, R. M. Persistent Associations between Maternal Prenatal Exposure to Phthalates on Child IQ at Age 7 Years. *PLoS ONE.* 9(2014)12: e114003. URL 10.1371/journal.pone.0114003 URL https://pdfs.semanticscholar.org/26e9/732e2e2d6d93573abae82602b7f95621ab4a.pdf?_ga=2.74354454.52069253.1576517505-410694596.1543765676 [16.12.2019]

25 Ferguson, Kelly K.; McElrath, Thomas F.; Meeker, John D. Environmental phthalate exposure and preterm birth. *JAMA Pediatrics.* 168(2014)1: 61–67. doi: 10.1001/jamapediatrics.2013.3699 URL https://www.ncbi.nlm.nih.gov/pmc/articles/PMC4005250/pdf/nihms581701.pdf [16.12.2019]

26 Geer, Laura A., et al. Association of birth outcomes with fetal exposure to parabens, triclosan and triclocarban in an immigrant population in Brooklyn, New York. *Journal of Hazardous Materials* 323(2017): 177-183. doi: 10.1016/j.jhazmat.2016.03.028 URL https://www.ncbi.nlm.nih.gov/pmc/articles/PMC5018415/pdf/nihms783980.pdf [16.12.2019]

27 Vo, Thuy TB, and Eui-Bae Jeung. An evaluation of estrogenic activity of parabens using uterine calbindin-D9k gene in an immature rat model. *Toxicological Sciences* 112(2009)1: 68-77. doi: 10.1093/toxsci/kfp176 URL https://watermark.silverchair.com/kfp176.pdf?token=AQECAHi208BE49Ooan9kkhW_Ercy7Dm3ZL_9Cf3qf-KAc485ysgAAAmAwggJcBgkqhkiG9w0BBwagggJNMIICSQIBADCCAkIGCSqGSIb3DQEHATAeBglghkgBZ-QMEAS4wEQQMzJyyVIETp7L-_dWJAgEQgIICEzT5sbIGECPhEKRsMcLxgzpt7vtO4N9qTSa6-_oaNO-DD2c-vpdJk4RThb_gRvQ1UREJcs2n0C6fkAd-8jKkA20hLyIPtgksalvsZjXbTjGS6qlHVnFxgQ8YzpVpr-oTB5Iy-P80emdlHnQ27_2rnGlFXXDTY6ZSwUcLhUtcw0lEVke8rOr2rfULDULrPmWYxvlxCR-4VX_g2hu3nIp-AwA-zvdSxUnBjau_sfRCYGDrV7O3aPCxdAZC2pz0YlwfQP_VVsZ0otxD6Gw9sVZOFL7edBFEMl--UYwgxxP-VVNk8AEJPKvYg8KzSCQ4VfFiZ_qcpjIRIUmMHnv-JD7UDzLx66vs7Eje1pTnGw3SdqQIhqFAj9uY1k-JWPtXLyBOO33k2IGEv5LgCyyERRMEetSy_TeW68zJNsJEe-UQJTB1MbY27gD5xB4_pK99efvIZg6OdFxlp-2nmln2KBEyYq7-nLxL7PSu2Vx5uv7_fvXWXrRkKFars681S5LDUMKBBAdaVmDkPB1Kk2MCqwbt5oeMdX_rTTUTivKS1S6Zt45O_nCjQcyxrsJdmpgph9cjdLEECnNo1xpokOpAoElJpKnk-5vOXkla4qYYU-gFiNxyfM-

1wcZwoEHUM-Kmax9Nky7iGIq7DC4IHcBjU_uacNxBxah6s70TdcayZLi6qykUCo-vDTwYhzrDUVY4N-FeLVI1paY7EnKCjQ [16.12.2019]

28 European Commission – PRESS RELEASES Brussels, 26. September 2014. Consumers: Commission improves safety of cosmetics, URL http://europa.eu/rapid/press-release_IP-14-1051_en.htm [16.12.2019]

29 Braun, Joe M., et al. Personal care product use and urinary phthalate metabolite and paraben concentrations during pregnancy among women from a fertility clinic. *Journal of Exposure Science and Environmental Epidemiology* 24(2014)5: 459-466. doi: 10.1038/jes.2013.69 URL https://www.ncbi.nlm.nih.gov/pmc/articles/PMC4016195/pdf/nihms571646.pdf [16.12.2019]

30 Fisher, Mandy, et al. Paraben Concentrations in Maternal Urine and Breast Milk and Its Association with Personal Care Product Use. *Environmental Science & Technology* 51(2017)7: 4009-4017. doi: 10.1021/acs.est.6b04302 URL https://www.researchgate.net/profile/Mandy_Fisher/publication/315466359_Paraben_Concentrations_in_Maternal_Urine_and_Breast_Milk_and_Its_Association_with_Personal_Care_Product_Use/links/5ae87f820f7e9b837d39f814/Paraben-Concentrations-in-Maternal-Urine-and-Breast-Milk-and-Its-Association-with-Personal-Care-Product-Use.pdf [21.12.2019]

31 Philippat, Claire, et al. Prenatal exposure to environmental phenols: concentrations in amniotic fluid and variability in urinary concentrations during pregnancy. *Environmental Health Perspectives (Online)* 121(2013)10: 1225. doi: 10.1289/ehp.1206335 URL https://ehp.niehs.nih.gov/doi/pdf/10.1289/ehp.1206335 [21.12.2019]

32 Geer, Laura A., et al. Association of birth outcomes with fetal exposure to parabens, triclosan and triclocarban in an immigrant population in Brooklyn, New York. *Journal of Hazardous Materials* 323(2017): 177-183. doi: 10.1016/j.jhazmat.2016.03.028 URL https://www.ncbi.nlm.nih.gov/pmc/articles/PMC5018415/pdf/nihms783980.pdf [16.12.2019]

33 Aker, Amira M., et al. Phenols and parabens in relation to reproductive and thyroid hormones in pregnant women. *Environmental Research* 151(2016): 30-37. doi: 10.1016/j.envres.2016.07.002 URL https://www.ncbi.nlm.nih.gov/pmc/articles/PMC5071140/pdf/nihms805439.pdf [21.12.2019]

34 Philippat, Claire, et al. Prenatal exposure to phenols and growth in boys. *Epidemiology* 25(2014)5: 625–635. doi: 10.1097/EDE.0000000000000132 URL https://www.ncbi.nlm.nih.gov/pmc/articles/PMC4724208/pdf/nihms742874.pdf [21.12.2019]

35 Harley, Kim G., et al. Reducing phthalate, paraben, and phenol exposure from personal care products in adolescent girls: findings from the HERMOSA Intervention Study. *Environmental Health Perspectives* 124(2016)10: 1600. doi: 10.1289/ehp.1510514 URL https://www.ncbi.nlm.nih.gov/pmc/articles/PMC5047791/pdf/ehp.1510514.pdf [22.12.2019]

36 Rattan, Saniya, et al. Exposure to endocrine disruptors during adulthood: consequences for female fertility. *Journal of Endocrinology* 233(2017)3: R109-R129. doi: 10.1530/JOE-17-0023 URL https://joe.bioscientifica.com/view/journals/joe/233/3/R109.xml [22.12.2019]

37 Frazier, Linda M. Reproductive disorders associated with pesticide exposure. *Journal of Agromedicine* 12(2007)1: 27-37. doi: 10.1300/J096v12n01_04

38 Koifman, Sergio, Rosalina Jorge Koifman, and Armando Meyer. Human reproductive system disturbances and pesticide exposure in Brazil. *Cadernos de Saúde Pública* 18(2002)2: 435-445. doi: 10.1590/S0102-311X2002000200008 URL https://www.scielosp.org/scielo.php?pid=S0102-311X2002000200008&-script=sci_abstract [22.12.2019]

39 Fernández, Mariana F., et al. Human exposure to endocrine-disrupting chemicals and prenatal risk factors for cryptorchidism and hypospadias: a nested case-control study. *Environmental Health Perspectives* 115(2007)1: 8-14. doi: 10.1289/ehp.9351 URL https://www.ncbi.nlm.nih.gov/pmc/articles/PMC2174399/pdf/ehp0115s1-000008.pdf [22.12.2019]

40 Fernández, Mariana F., et al. Human exposure to endocrine-disrupting chemicals and prenatal risk factors for cryptorchidism and hypospadias: a nested case-control study. *Environmental Health Perspectives* 115(2007)1: 8-14. doi: 10.1289/ehp.9351 URL https://www.ncbi.nlm.nih.gov/pmc/articles/PMC2174399/pdf/ehp0115s1-000008.pdf [22.12.2019]

41 Andersen, Helle R., et al. Impaired reproductive development in sons of women occupationally exposed to pesticides during pregnancy. *Environmental Health Perspectives* 116(2008)4: 566-572. doi: 10.1289/ehp.10790 URL https://www.ncbi.nlm.nih.gov/pmc/articles/PMC2290975/pdf/ehp0116-000566.pdf [22.12.2019]

42 Jurewicz, Joanna, and Wojciech Hanke. Prenatal and childhood exposure to pesticides and neurobehavioral development: review of epidemiological studies. *International Journal of Occupational Medicine and Environmental Health* 21(2008)2: 121-132. doi: 10.2478/v10001-008-0014-z URL https://www.degruyter.com/downloadpdf/j/ijmh.2008.21.issue-2/v10001-008-0014-z/v10001-008-0014-z.pdf [22.12.2019]

43 Brucker-Davis, F. Effects of environmental synthetic chemicals on thyroid function. *Thyroid: Official Journal of the American Thyroid Association* 8(1998)9: 827. doi: 10.1089/thy.1998.8.827

44 Colborn, Theo. A case for revisiting the safety of pesticides: a closer look at neurodevelopment. *Environmental Health Perspectives* 114(2006)1: 10-17. doi: 10.1289/ehp.7940 URL https://www.ncbi.nlm.nih.gov/pmc/articles/PMC1332649/pdf/ehp0114-000010.pdf [22.12.2019]

45 Toft, Gunnar, et al. Fetal loss and maternal serum levels of 2,2',4,4',5,5'-hexachlorbiphenyl (CB-153) and 1,1-dichloro-2,2-bis(p-chlorophenyl)ethylene (p,p'-DDE) exposure: a cohort study in Greenland and two European populations. *Environmental Health* 9(2010)1: 22. doi: 10.1186/1476-069X-9-22 URL https://www.ncbi.nlm.nih.gov/pmc/articles/PMC2877014/pdf/1476-069X-9-22.pdf [22.12.2019]

46 Toft, Gunnar, et al. Fetal loss and maternal serum levels of 2,2',4,4',5,5'-hexachlorbiphenyl (CB-153) and 1,1-dichloro-2,2-bis(p-chlorophenyl)ethylene (p,p'-DDE) exposure: a cohort study in Greenland and two European populations. *Environmental Health* 9(2010)1: 22. doi: 10.1186/1476-069X-9-22 URL https://www.ncbi.nlm.nih.gov/pmc/articles/PMC2877014/pdf/1476-069X-9-22.pdf [22.12.2019]

47 Guyton, Kathryn Z., et al. Carcinogenicity of tetrachlorvinphos, parathion, malathion, diazinon, and glyphosate. *Lancet Oncology* 16(2015)5: 490. doi: 10.1016/S1470-2045(15)70134-8 URL http://rusynlab.org/publications/2015/Guyton%20et%20al%202015.pdf [22.12.2019]

48 Vandenberg, Laura N., et al. Is it time to reassess current safety standards for glyphosate-based herbicides? *Journal of Epidemiology & Community Health* 71(2017)6: 613-618. doi: 10.1136/jech-2016-208463 URL https://jech.bmj.com/content/jech/71/6/613.full.pdf [22.12.2019]

49 Cuhra, Marek. Review of GMO safety assessment studies: glyphosate residues in Roundup Ready crops is an ignored issue. *Environmental Sciences Europe* 27(2015)1: 20. doi: 10.1186/s12302-015-0052-7 URL https://core.ac.uk/download/pdf/81769475.pdf [22.12.2019]

50 Samsel, A., and Seneff, S. Glyphosate's suppression of cytochrome P450 enzymes and amino acid biosynthesis by the gut microbiome: pathways to modern diseases. *Entropy* 15(2013)4: 1416-1463. doi: 10.3390/e15041416 URL https://www.mdpi.com/1099-4300/15/4/1416/htm [22.12.2019]

51 Samsel, A., and Seneff, S. Glyphosate's suppression of cytochrome P450 enzymes and amino acid biosynthesis by the gut microbiome: pathways to modern diseases. *Entropy* 15(2013)4: 1416-1463. doi: 10.3390/e15041416 URL https://www.mdpi.com/1099-4300/15/4/1416/htm [22.12.2019]

52 Samsel, A., and Seneff, S. Glyphosate's suppression of cytochrome P450 enzymes and amino acid biosynthesis by the gut microbiome: pathways to modern diseases. *Entropy* 15(2013)4: 1416-1463. doi: 10.3390/e15041416 URL https://www.mdpi.com/1099-4300/15/4/1416/htm [22.12.2019]

53 Schimpf, Marlise Guerrero, et al. Neonatal exposure to a glyphosate based herbicide alters the development of the rat uterus. *Toxicology* 376(2017): 2-14. doi: 10.1016/j.tox.2016.06.004

54 Richard, Sophie, et al. Differential effects of glyphosate and roundup on human placental cells and aromatase. *Environmental Health Perspectives* 113(2005)6: 716-720. doi: 10.1289/ehp.7728 URL https://www.ncbi.nlm.nih.gov/pmc/articles/PMC1257596/ [01.12.2019]

55 Nicolopoulou-Stamati, Polyxeni, et al. Chemical Pesticides and Human Health: The Urgent Need for a New Concept in Agriculture. *Frontiers in Public Health* 4(2016). doi: 10.3389/fpubh.2016.00148 URL http://www.readcube.com/articles/10.3389/fpubh.2016.00148 [22.12.2019]

56 Barański, Marcin, et al. Higher antioxidant and lower cadmium concentrations and lower incidence of pesticide residues in organically grown crops: a systematic literature review and meta-analyses. *British Journal of Nutrition* 112(2014): 794-811. doi: 10.1017/S0007114514001366 URL https://www.cambridge.org/core/services/aop-cambridge-core/content/view/33F09637EAE6C4ED119E0C4BFFE2D5B1/S0007114514001366a.pdf/div-class-title-higher-antioxidant-and-lower-cadmium-concentrations-and-lower-incidence-of-pesticide-residues-in-organically-grown-crops-a-systematic-literature-review-and-meta-analyses-div.pdf [22.12.2019]

57 Oates, Liza, and Marc Cohen. Assessing diet as a modifiable risk factor for pesticide exposure. *International Journal of Environmental Research and Public Health* 8(2011)6: 1792-1804. doi: 10.3390/ijerph8061792 URL https://www.ncbi.nlm.nih.gov/pmc/articles/PMC3137997/pdf/ijerph-08-01792.pdf [22.12.2019]

58 Krüger, Monika, et al. Detection of glyphosate in malformed piglets. *Environmental & Analytical Toxicology* 4(2014)230: 2161-0525. doi: 10.4172/2161-0525.1000230 URL https://pdfs.semanticscholar.org/7641/babf-39d9834adc80d35d59697444c 09cb784.pdf [01.12.2019]

59 Keikotlhaile, Boitshepo Miriam, Pieter Spanoghe, and Walter Steurbaut. Effects of food processing on pesticide residues in fruits and vegetables: a meta-analysis approach. *Food and Chemical Toxicology* 48(2010)1: 1-6. doi: 10.1016/j.fct.2009.10.031 URL https://s3.amazonaws.com/academia.edu.documents/42636333/Effects_of_food_processing_on_pesticide_20160212-3242-11zbksi.pdf?response-content-disposition=inline%3B%20filename%3DEffects_of_food_processing_on_pesticide.pdf&X-Amz-Algorith-

m=AWS4-HMAC-SHA256&X-Amz-Credential=AKIAIWOWYYGZ2Y53UL3A%2F20191222 %2Fus-east-1 %2Fs3 %2Faws4_request&X-Amz-Date=20191222T201206Z&X-Amz-Expires=3600&X-Amz-Signed-Headers=host&X-Amz-Signature=17b0f7944d2a3f7bfaaadaebe8de14953b8a3ada6f5ab901f624a0fab42d56de [16.12.2019]

60 eCFR – Code of Federal Regulations – acamedia.info. 2. September 2016, URL http://www.acamedia.info/sciences/sciliterature/globalw/reference/glyphosate/US_eCFR.pdf [22.12.2019]

61 Canadian Food Inspection Agency: Science Branch Survey Report. *Safeguarding with Science: Glyphosate Testing in 2015-2016.* Ottawa, Ontario Canada. URL https://usrtk.org/wp-content/uploads/2017/04/CFIA_ACIA-9123346-v1-FSSD-FSSS-Glyphosate-Final-Report-15-16_018410-1.pdf [22.12.2019]

62 Krüger, Monika, et al. Detection of glyphosate in malformed piglets. *Environmental & Analytical Toxicology* 4(2014)230: 2161-0525. doi: 10.4172/2161-0525.1000230 URL https://pdfs.semanticscholar.org/7641/babf-39d9834adc80d35d59697444 c09cb784.pdf [01.12.2019]

63 Shopper's Guide to Pesticides in Produce™ Pesticides + Poison Gases = Cheap, Year-Round Strawberries. 20. März 2019 URL https://www.ewg.org/foodnews/strawberries.php [22.12.2019]

64 Colborn, Theo. A case for revisiting the safety of pesticides: a closer look at neurodevelopment. *Environmental Health Perspectives* 114(2006)1: 10-17. doi: 10.1289/ehp.7940 URL https://www.ncbi.nlm.nih.gov/pmc/articles/PMC1332649/pdf/ehp0114-000010.pdf [22.12.2019]

65 Relea, AL, and Oking Tempera. Teflon can't stand the heat. *Environmental Working Group.* 2013.

66 Olsen, Geary W., et al. Half-life of serum elimination of perfluorooctanesulfonate, perfluorohexanesulfonate, and perfluorooctanoate in retired fluorochemical production workers. *Environmental Health Perspectives* 115(2007)9: 1298-1305. doi: 10.1289/ehp.10009 URL https://www.ncbi.nlm.nih.gov/pmc/articles/PMC1964923/pdf/ehp0115-001298.pdf [22.12.2019]

67 Mitro, Susanna D., Tyiesha Johnson, and Ami R. Zota. Cumulative chemical exposures during pregnancy and early development. *Current Environmental Health Reports* 2(2015)4: 367-378. doi: 10.1007/s40572-015-0064-x URL https://link.springer.com/content/pdf/10.1007/s40572-015-0064-x.pdf [22.12.2019]

68 Fei, Chunyuan, et al. Perfluorinated chemicals and fetal growth: a study within the Danish National Birth Cohort. *Environmental Health Perspectives* 115(2007)11: 1677-1682. doi: 10.1289/ehp.10506 URL https://ehp.niehs.nih.gov/doi/pdf/10.1289/ehp.10506 [22.12.2019]

69 Washino, Noriaki, et al. Correlations between prenatal exposure to perfluorinated chemicals and reduced fetal growth. *Environmental Health Perspectives* 117(2009)4: 660. doi: 10.1289/ehp.11681 URL https://ehp.niehs.nih.gov/doi/pdf/10.1289/ehp.11681 [22.12.2019]

70 Fei, Chunyuan, et al. Fetal growth indicators and perfluorinated chemicals: a study in the Danish National Birth Cohort. *American Journal of Epidemiology* 168(2008)1: 66-72. doi: 10.1093/aje/kwn095 URL https://watermark.silverchair.com/kwn095.pdf?token=AQECAHi208BE49Ooan9kkhW_Ercy7Dm3ZL_9Cf3qfKAc485ysgAAA-lYwggJSBgkqhkiG9w0BBwagggJDMIICPwIBADCCAjgGCSqGSIb3DQEHATAeBglghkgBZQMEAS4wEQ-QMQQnobJ7fsrCqataYAgEQgIICCcEyfbIJRTnwYjR2Si-2EbDN49aptgWW3Mh4skSTeCAwjKZ8syzdLTb-9nUFKA_RfjGgNV0-Ir7Ifd5_aqDasu_yGD8-GRGPspR84guF8a4ggDqDzA9z0YRXesg8GINVzzCOvNTa-PU9K2he-HyvrMeJVfQL4NKKLIHMcMh2ig-iyss9rdCQkGsyLU0ObSlsjyGyUi2EOGTHF_2pdDqXlEqoQay-RZ0EarYqEn29H9ubQ9XooCWhz9AIsW8ZZOs143ED10jvyoSmgALJoLL8nH_GzjtLYV7YDRuUG-lutPYMeI-tecwuXHNzLg1xIavUgspXKNYzwzJe3XeF1nze-z-CIXo97hrD-M8XCVAuHf0idBXdVN-_elsPKBE3MJmiJSt-o9bj21GEaZmV7hb510U1lvUTPA6_GC-7mtfZ6PuJ3XQmNcHXuOG9E2Gtf8OvhAQJfbjlCE8vP1Wv_3sYlRu-qhnGNNQZIMB6ckBrR5QLBZDxyKkkyUHaOwwQJyXHqSkenBNIl6SDBwi7X_d5PeVFolR7x2yxTxkvTDF-MY59bChEIY1yEyNbntXFwqfcEzAEU26hd9CCtByMZy8QsCFHnS4GTm-VcmD49mu4R5o5EgS1K02bbGit-MU12HL87djum3DeTp94yJjTI_a7VlPXpk2sLfqRH6fgp3wsw-KauBHllerb4PRp8kk4lUD- [22.12.2019]

71 Savitz, David A., et al. Perfluorooctanoic acid exposure and pregnancy outcome in a highly exposed community. *Epidemiology* 23(2012)3: 386. doi: 10.1097/EDE.0b013e31824cb93b URL https://www.ncbi.nlm.nih.gov/pmc/articles/PMC3321117/pdf/nihms359591.pdf [22.12.2019]

72 Fei, Chunyuan, Clarice R. Weinberg, and Jørn Olsen. Commentary: perfluorinated chemicals and time to pregnancy: a link based on reverse causation. *Epidemiology* 23(2012)2: 264-266. doi: 10.1097/EDE.0b013e3182467608

73 Inoue, Koichi, et al. Perfluorooctane sulfonate (PFOS) and related perfluorinated compounds in human maternal and cord blood samples: assessment of PFOS exposure in a susceptible population during pregnancy. *Environmental Health Perspectives* 112(2004)11: 1204-1207. doi: 10.1289/ehp.6864 URL https://www.ncbi.nlm.nih.gov/pmc/articles/PMC1247483/pdf/ehp0112-001204.pdf [22.12.2019]

74 Melzer, David, et al. Association between serum perfluorooctanoic acid (PFOA) and thyroid disease in the US National Health and Nutrition Examination Survey. Environmental Health Perspectives 118(2010)5: 686-692.

doi: 10.1289/ehp.0901584 URL https://www.ncbi.nlm.nih.gov/pmc/articles/PMC2866686/pdf/ehp-118-686.pdf [22.12.2019]

75 Wang, Yan, et al. Association between maternal serum perfluoroalkyl substances during pregnancy and maternal and cord thyroid hormones: Taiwan maternal and infant cohort study. *Environmental Health Perspectives (Online)* 122(2014)5: 529. doi: 10.1289/ehp.1306925 URL https://www.ncbi.nlm.nih.gov/pmc/articles/PMC4014761/pdf/ehp.1306925.pdf [22.12.2019]

76 Dallaire, Renée, et al. Thyroid hormone levels of pregnant Inuit women and their infants exposed to environmental contaminants. *Environmental Health Perspectives* 117(2009)6: 1014. doi: 10.1289/ehp.0800219 URL https://www.ncbi.nlm.nih.gov/pmc/articles/PMC2702396/pdf/ehp-117-1014.pdf [22.12.2019]

77 Shah-Kulkarni, Surabhi, et al. Prenatal exposure to perfluorinated compounds affects thyroid hormone levels in newborn girls. *Environment International* 94(2016): 607-613. doi: 10.1016/j.envint.2016.06.024

78 Melzer, David, et al. Association between serum perfluorooctanoic acid (PFOA) and thyroid disease in the US National Health and Nutrition Examination Survey. Environmental Health Perspectives 118(2010)5: 686-692. doi: 10.1289/ehp.0901584 URL https://www.ncbi.nlm.nih.gov/pmc/articles/PMC2866686/pdf/ehp-118-686.pdf [22.12.2019]

79 Shopper's Guide to Pesticides in Produce™ Pesticides + Poison Gases = Cheap, Year- Round Strawberries. 20. März 2019 URL https://www.ewg.org/foodnews/strawberries.php [22.12.2019]

80 Iheozor-Ejiofor, Zipporah, et al. Water fluoridation for the prevention of dental caries. *Cochrane Database of Systematic Reviews* 18(2015)6. doi: 10.1002/14651858.CD010856.pub2 URL https://www.cochranelibrary.com/cdsr/doi/10.1002/14651858.CD010856.pub2/epdf/full [22.12.2019]

81 Caldera, R., et al. Maternal-fetal transfer of fluoride in pregnant women. *Neonatology* 54(1988)5: 263-269. doi: 10.1159/000242861

82 Chen, Y. X., et al. Research on the intellectual development of children in high fluoride areas. *Fluoride* 41(2008)2: 120-124. URL http://fluorideresearch.org/412/files/FJ2008_v41_n2_p120-124.pdf [22.12.2019]

83 Zhao, L. B., et al. Effect of a high fluoride water supply on children's intelligence. *Fluoride* 29(1996)4: 190-192. URL http://www.fluorideresearch.org/294/files/FJ1996_v29_n4_p190-192.pdf [22.12.2019]

84 Bashash, Morteza, et al. Prenatal Fluoride Exposure and Cognitive Outcomes in Children at 4 and 6–12 Years of Age in Mexico. *Environmental Health Perspectives* 125(2017)9. doi: 10.1289/EHP655 URL https://www.ncbi.nlm.nih.gov/pmc/articles/PMC5915186/pdf/EHP655.pdf [22.12.2019]

85 Jiménez, L. Valdez, et al. In utero exposure to fluoride and cognitive development delay in infants. *NeuroToxicology* 59(2017): 65-70. doi: 10.1016/j.neuro. 2016.12.011

86 Yanni, Y. U. Effects of fluoride on the ultrastructure of glandular epithelial cells of human fetuses. *Chinese Journal of Endemiology* 19(2000)2: 81-83. URL http://fluoridealert.org/wp-content/uploads/yu-2000.pdf [22.12.2019]

87 Dong, Zhong, et al. Determina on of the Contents of Amino Acid and Monoamine Neurotransmitters in Fetal Brains from a Fluorosis Endemic Area. *Journal of Guiyang Medical College* 18(1997)4: 241-245. URL https://www.fluoridealert.org/wp-content/uploads/dong-1993.pdf [22.12.2019]

88 He, Han, Zaishe Cheng, and WeiQun Liu. Effects of fluorine on the human fetus. *Fluoride* 41(2008)4: 321-326. URL https://pdfs.semanticscholar.org/63c9/286cc36888738b03a7b6355243590a56b664.pdf [22.12.2019]

89 Du, Li, et al. The effect of fluorine on the developing human brain. *Fluoride* 41(2008)4: 327-330. URL http://www.fluorideresearch.org/414/files/FJ2008_v41_n4_p327-330.pdf [22.12.2019]

90 Yu, Yanni, et al. Neurotransmitter and receptor changes in the brains of fetuses from areas of endemic fluorosis. *Fluoride* 41(2008)2: 134-138. URL http://www.dealmortgage.net/fluoride-class-action/chinese-1996-study.pdf [22.12.2019]

91 Yu, Yanni, et al. Neurotransmitter and receptor changes in the brains of fetuses from areas of endemic fluorosis. *Fluoride* 41(2008)2: 134-138. URL http://www.dealmortgage.net/fluoride-class-action/chinese-1996-study.pdf [22.12.2019]

92 Li, Jing, et al. Effects of high fluoride level on neonatal neurobehavioral development. *Fluoride* 41(2008)2: 165-170. URL https://fluoridealert.org/wp-content/uploads/li-2008-1.pdf [22.12.2019]

93 Wang, J. D., et al. Effects of high fluoride and low iodine on oxidative stress and antioxidant defense of the brain in offspring rats. *Fluoride* 37(2004)4: 264-270. URL https://poisonfluoride.com/database/Wang_2004_374_264-270.pdf [22.12.2019]

94 Christie, David P. The spectrum of radiographic bone changes in children with fluorosis. *Radiology* 136(1980)1: 85-90. doi: 10.1148/radiology.136.1.7384528

95 Fluoride Action Network | Dental Products. URL http://fluoridealert.org/issues/sources/f-toothpaste/ [22.12.2019]

96 Lu, Y. I., Wen-Fei Guo, and Xian-Qiang Yang. Fluoride content in tea and its relationship with tea quality. *Journal of Agricultural and Food Chemistry* 52(2004)14: 4472-4476. doi: 10.1021/jf0308354
97 Whyte, Michael P., et al. Skeletal fluorosis from instant tea. *Journal of Bone and Mineral Research* 23(2008)5: 759-769. doi: 10.1359/jbmr.080101 URL https://asbmr.onlinelibrary.wiley.com/doi/epdf/10.1359/jbmr.080101 [23.12.2019]
98 Malinowska, E., et al. Assessment of fluoride concentration and daily intake by human from tea and herbal infusions. *Food and Chemical Toxicology* 46(2008)3: 1055-1061. doi: 10.1016/j.fct.2007.10.039
99 Nayak, Prasunpriya. Aluminum: impacts and disease. *Environmental Research* 89(2002)2: 101-115. doi: 10.1006/enrs.2002.4352
100 Karimour, A., et al. Toxicity Effects of Aluminum Chloride on Uterus and Placenta of Pregnant Mice. *JBUMS*, 7(2005)1: 22-27.
101 Nayak, Prasunpriya. Aluminum: impacts and disease. *Environmental Research* 89(2002)2: 101-115. doi: 10.1006/enrs.2002.4352
102 Reinke, Claudia M., Jörg Breitkreutz, and Hans Leuenberger. Aluminium in over-the-counter drugs. *Drug Safety* 26(2003)14: 1011-1025. doi: 10.2165/00002018-200326140-00003
103 Abu-Taweel, Gasem M., Jamaan S. Ajarem, and Mohammad Ahmad. Neurobehavioral toxic effects of perinatal oral exposure to aluminum on the developmental motor reflexes, learning, memory and brain neurotransmitters of mice offspring. *Pharmacology Biochemistry and Behavior* 101(2012): 49-56. doi: 10.1016/j.pbb.2011.11.003
104 Fanni, Daniela, et al. Aluminum exposure and toxicity in neonates: a practical guide to halt aluminum overload in the prenatal and perinatal periods. *World Journal of Pediatrics* 10(2014)2: 101-107. doi: 10.1007/s12519-014-0477-x
105 Dórea, José G. Exposure to mercury and aluminum in early life: developmental vulnerability as a modifying factor in neurologic and immunologic effects. *International Journal of Environmental Research and Public Health* 12(2015)2: 1295-1313. doi: 10.3390/ijerph120201295 URL https://www.ncbi.nlm.nih.gov/pmc/articles/PMC4344667/pdf/ijerph-12-01295.pdf [23.12.2019]
106 Fanni, Daniela, et al. Aluminum exposure and toxicity in neonates: a practical guide to halt aluminum overload in the prenatal and perinatal periods. *World Journal of Pediatrics* 10(2014)2: 101-107. doi: 10.1007/s12519-014-0477-x
107 Exley, Christopher. Human exposure to aluminium. *Environmental Science: Processes & Impacts* 15(2013)10: 1807-1816. doi: 10.1039/c3em00374d URL https://pubs.rsc.org/en/content/articlepdf/2013/em/c3em00374d [23.12.2019]
108 Reinke, Claudia M., Jörg Breitkreutz, and Hans Leuenberger. Aluminium in over-the-counter drugs. *Drug Safety* 26(2003)14: 1011-1025. doi: 10.2165/00002018-200326140-00003
109 Fanni, Daniela, et al. Aluminum exposure and toxicity in neonates: a practical guide to halt aluminum overload in the prenatal and perinatal periods. *World Journal of Pediatrics* 10(2014)2: 101-107. doi: 10.1007/s12519-014-0477-x
110 Exley, Christopher. Human exposure to aluminium. *Environmental Science: Processes & Impacts* 15(2013)10: 1807-1816. doi: 10.1039/c3em00374d URL https://pubs.rsc.org/en/content/articlepdf/2013/em/c3em00374d [23.12.2019]
111 Dórea, José G. Exposure to mercury and aluminum in early life: developmental vulnerability as a modifying factor in neurologic and immunologic effects. *International Journal of Environmental Research and Public Health* 12(2015)2: 1295-1313. doi: 10.3390/ijerph120201295 URL https://www.ncbi.nlm.nih.gov/pmc/articles/PMC4344667/pdf/ijerph-12-01295.pdf [23.12.2019]
112 Shaw, C. A., and L. Tomljenovic. Aluminum in the central nervous system (CNS): toxicity in humans and animals, vaccine adjuvants, and autoimmunity. *Immunologic Research* 56(2013)2-3: 304. doi: 10.1007/s12026-013-8403-1
113 Crépeaux, Guillemette, et al. Non-linear dose-response of aluminium hydroxide adjuvant particles: Selective low dose neurotoxicity. *Toxicology* 375(2017): 48-57. doi: 10.1016/j.tox.2016.11.018 URL http://eprints.keele.ac.uk/2553/1/exley_1-s2.0-S0300483X16303043-main.pdf [23.12.2019]
114 Crépeaux, Guillemette, et al. Non-linear dose-response of aluminium hydroxide adjuvant particles: Selective low dose neurotoxicity. *Toxicology* 375(2017): 48-57. doi: 10.1016/j.tox.2016.11.018 URL http://eprints.keele.ac.uk/2553/1/exley_1-s2.0-S0300483X16303043-main.pdf [23.12.2019]
115 Inbar, Rotem, et al. Behavioral abnormalities in female mice following administration of aluminum adjuvants and the human papillomavirus (HPV) vaccine Gardasil. *Immunologic Research* 65(2017)1: 136-149. doi: 10.1007/s12026-016-8826-6

116 Ranau, R., J. Oehlenschläger, and H. Steinhart. Aluminium levels of fish fillets baked and grilled in aluminium foil. *Food Chemistry* 73(2001)1: 1-6. doi: 10.1016/S0308-8146(00)00318-6

117 Bassioni, Ghada, et al. Risk assessment of using aluminum foil in food preparation. *International Journal of Electrochemical Science* 7(2012)5: 4498-4509. URL http://www.electrochemsci.org/papers/vol7/7054498.pdf [23.12.2019]

118 Cardenas, Andres, et al. Persistent DNA methylation changes associated with prenatal mercury exposure and cognitive performance during childhood. *Scientific Reports* 7(2017)1. doi: 10.1038/s41598-017-00384-5 URL https://www.nature.com/articles/s41598-017-00384-5.pdf [23.12.2019]

119 Cardenas, Andres, et al. Persistent DNA methylation changes associated with prenatal mercury exposure and cognitive performance during childhood. *Scientific Reports* 7(2017)1. doi: 10.1038/s41598-017-00384-5 URL https://www.nature.com/articles/s41598-017-00384-5.pdf [23.12.2019]

120 Oken, Emily, et al. Maternal fish intake during pregnancy, blood mercury levels, and child cognition at age 3 years in a US cohort. *American Journal of Epidemiology* 167(2008)10: 1171-1181. doi: 10.1093/aje/kwn034 URL https://www.ncbi.nlm.nih.gov/pmc/articles/PMC2590872/pdf/nihms74985.pdf [23.12.2019]

121 Hibbeln, Joseph R., et al. Maternal seafood consumption in pregnancy and neurodevelopmental outcomes in childhood (ALSPAC study): an observational cohort study. *The Lancet* 369(2007)9561: 578-585. doi: 10.1016/S0140-6736(07)60277-3

122 Björnberg, K. Ask, et al. Methyl mercury and inorganic mercury in Swedish pregnant women and in cord blood: influence of fish consumption. *Environmental Health Perspectives* 111(2003)4: 637. doi: 10.1289/ehp.111-1241457 URL https://www.ncbi.nlm.nih.gov/pmc/articles/PMC1241457/pdf/ehp0111-000637.pdf [23.12.2019]

123 Palkovicova, Lubica, et al. Maternal amalgam dental fillings as the source of mercury exposure in developing fetus and newborn. *Journal of Exposure Science and Environmental Epidemiology* 18(2008)3: 326-331. doi: 10.1038/sj.jes.7500606

124 Anderson BA, Arenholt-Bindslev D, Cooper IR, et al. Dental amalgam – a report with reference to the medical devices directive 93/42/EEC from an Ad Hoc Working Group mandated by DGIII of the European Commission. Angelholm, Sweden: Nordiska Dental AB, 1998.

125 Mahboubi, Arash, et al. Evaluation of thimerosal removal on immunogenicity of aluminum salts adjuvanted recombinant hepatitis B vaccine. *Iranian Journal of Pharmaceutical Research: IJPR* 11(2012)1: 39. URL https://www.ncbi.nlm.nih.gov/pmc/articles/PMC3876573/pdf/IJPR-011-039.pdf [01.01.2020]

126 Pletz, Julia, Francisco Sánchez-Bayo, and Henk A. Tennekes. Dose-response analysis indicating time-dependent neurotoxicity caused by organic and inorganic mercury—Implications for toxic effects in the developing brain. *Toxicology* 347(2016): 1-5. doi: 10.1016/j.tox.2016.02.006 URL https://www.boerenlandvogels.nl/sites/default/files/Julia%20Pletz%20et%20al%20TOXICOLOGY%202016.pdf [01.01.2020]

127 Rattan, Saniya, et al. Exposure to endocrine disruptors during adulthood: consequences for female fertility. *Journal of Endocrinology* 233(2017)3: R109-R129. doi: 10.1530/JOE-17-0023 URL https://www.ncbi.nlm.nih.gov/pmc/articles/PMC5479690/pdf/nihms866842.pdf [01.01.2020]

128 Mitro, Susanna D., Tyiesha Johnson, and Ami R. Zota. Cumulative chemical exposures during pregnancy and early development. *Current Environmental Health Reports* 2(2015)4: 367-378. doi: 10.1007/s40572-015-0064-x URL https://link.springer.com/content/pdf/10.1007/s40572-015-0064-x.pdf [22.12.2019]

129 Hu, Jianzhong, et al. Effect of postnatal low-dose exposure to environmental chemicals on the gut microbiome in a rodent model. *Microbiome* 4(2016)1: 26. doi: 10.1186/s40168-016-0173-2 URL https://www.ncbi.nlm.nih.gov/pmc/articles/PMC4906585/pdf/40168_2016_Article_173.pdf [01.01.2020]

130 Philippat, Claire, et al. Prenatal exposure to phenols and growth in boys. *Epidemiology* 25(2014)5: 625–635. doi: 10.1097/EDE.0000000000000132 URL https://www.ncbi.nlm.nih.gov/pmc/articles/PMC4724208/pdf/nihms742874.pdf [21.12.2019]

131 Hu, Jianzhong, et al. Effect of postnatal low-dose exposure to environmental chemicals on the gut microbiome in a rodent model. *Microbiome* 4(2016)1: 26. doi: 10.1186/s40168-016-0173-2 URL https://www.ncbi.nlm.nih.gov/pmc/articles/PMC4906585/pdf/40168_2016_Article_173.pdf [01.01.2020]

132 Geer, Laura A., et al. Association of birth outcomes with fetal exposure to parabens, triclosan and triclocarban in an immigrant population in Brooklyn, New York. *Journal of Hazardous Materials* 323(2017): 177-183. doi: 10.1016/j.jhazmat.2016.03.028 URL https://www.ncbi.nlm.nih.gov/pmc/articles/PMC5018415/pdf/nihms783980.pdf [16.12.2019]

133 Marcus, Donald M., and Arthur P. Grollman. Botanical medicines–the need for new regulations. *The New England Journal of Medicine* 347(2002)25: 2073. doi: 10.1056/NEJMsb022858 URL https://oregonstate.edu/instruct/bi430-fs430/Documents-2004/5B-NAT%20SYNTH%20CHEM/NEJMDietarySupplements-Sudakin-2003.pdf [06.12.2019]

134 U. S. Food & Drug Administration. Questions and Answers on Lead-Glazed Traditional Pottery. November 2010. URL https://www.fda.gov/food/metals/questions-and-answers-lead-glazed-traditional-pottery [23.12.2019]

135 Morita, K., T. Matsueda, and T. Iida. Effect of green vegetable on digestive tract absorption of polychlorinated dibenzo-p-dioxins and polychlorinated dibenzofurans in rats. *Fukuoka igaku zasshi = Hukuoka acta medica* 90(1999)5: 171-183 [Artikel in Japanisch].

136 Navarro, Sandi L., et al. Modulation of human serum glutathione S-transferase A1/2 concentration by cruciferous vegetables in a controlled feeding study is influenced by GSTM1 and GSTT1 genotypes. *Cancer Epidemiology and Prevention Biomarkers* 18(2009)11: 2974-2978. doi: 10.1158/1055-9965.EPI-09-0701 URL https://www.ncbi.nlm.nih.gov/pmc/articles/PMC2777676/pdf/nihms-153072.pdf [01.01.2020]

137 Sears, Margaret E. Chelation: harnessing and enhancing heavy metal detoxification—a review. *The Scientific World Journal* 2013(2013). doi: 10.1155/ 2013/219840 URL https://www.ncbi.nlm.nih.gov/pmc/articles/PMC3654245/pdf/TSWJ2013-219840.pdf [23.12.2019]

138 Morita, Kunimasa, Masahiro Ogata, and Takashi Hasegawa. Chlorophyll derived from Chlorella inhibits dioxin absorption from the gastrointestinal tract and accelerates dioxin excretion in rats. *Environmental Health Perspectives* 109(2001)3: 289. doi: 10.1289/ehp.01109289 URL https://www.ncbi.nlm.nih.gov/pmc/articles/PMC1240248/pdf/ehp0109-000289.pdf [23.12.2019]

139 Nakano, Shiro, Hideo Takekoshi, and Masuo Nakano. Chlorella (Chlorella pyrenoidosa) supplementation decreases dioxin and increases immunoglobulin a concentrations in breast milk. *Journal of Medicinal Food* 10(2007)1: 134-142. doi: 10.1089/jmf.2006.023 URL http://citeseerx.ist.psu.edu/viewdoc/download?doi=10.1.1.557.3814&rep=rep1&type=pdf [23.12.2019]

140 Uchikawa, Takuya, et al. The enhanced elimination of tissue methylmercury in Parachlorella beijerinckii-fed mice. *The Journal of Toxicological Sciences* 36(2011)1: 121-126. doi: 10.2131/jts.36.121 URL https://www.jstage.jst.go.jp/article/jts/36/1/36_1_121/_pdf [01.01.2020]

141 Banji, David, et al. Investigation on the role of Spirulina platensis in ameliorating behavioural changes, thyroid dysfunction and oxidative stress in offspring of pregnant rats exposed to fluoride. *Food Chemistry* 140(2013)1: 321-331. doi: 10.1016/j.foodchem.2013.02.076

142 Gargouri, M., et al. Toxicity of Lead on Femoral Bone in Suckling Rats: Alleviation by Spirulina. *Research & Reviews in BioSciences* 11(2016)3. URL https://www.tsijournals.com/articles/toxicity-of-lead-on-femoral-bone-in-suckling-rats-alleviation-by-spirulina.pdf [01.01.2020]

143 Niang, Khadim, et al. Spirulina Supplementation in Pregnant Women in the Dakar Region (Senegal). *Open Journal of Obstetrics and Gynecology* 7(2016)01: 147-154. doi: 10.4236/ojog.2017.71016 URL https://pdfs.semanticscholar.org/61be/ 6f93244d89f9955ecea276f09082b81f5279.pdf?_ga=2.183059046.13855776. 1575489577-111406198.1539847965 [05.12.2019]

144 Whanger, P. D. Selenium in the treatment of heavy metal poisoning and chemical carcinogenesis. *Journal of Trace Elements and Electrolytes in Health and Disease* 6(1992)4: 209-221.

145 Lundebye, Anne-Katrine, et al. Lower levels of persistent organic pollutants, metals and the marine omega 3-fatty acid DHA in farmed compared to wild Atlantic salmon (Salmo salar). *Environmental Research* 155(2017): 49-59. doi: 10.1016/j.envres.2017.01.026

146 Verma, R. J., and DM Guna Sherlin. Vitamin C ameliorates fluoride-induced embryotoxicity in pregnant rats. *Human & Experimental Toxicology* 20(2001)12: 619-623. doi: 10.1191/096032701718890559 URL https://journals.sagepub.com/doi/pdf/10.1191/096032701718890559 [01.01.2020]

147 Karthikeyan, Subramanian, et al. Polychlorinated biphenyl (PCBs)-induced oxidative stress plays a role on vertebral antioxidant system: Ameliorative role of vitamin C and E in male Wistar rats. *Biomedicine & Preventive Nutrition* 4(2014)3: 411-416. doi: 10.1016/j.bionut.2014.04.004

148 Lee, Jun-Ho, et al. Dietary vitamin C reduced mercury contents in the tissues of juvenile olive flounder (Paralichthys olivaceus) exposed with and without mercury. *Environmental Toxicology and Pharmacology* 45(2016): 8-14. doi: 10.1016/j.etap.2016. 05.009

Kapitel 11

1 Shahhosseini, Zohreh, et al. A Review of the Effects of Anxiety During Pregnancy on Children's Health. *Materia socio-medica* 27(2015)3: 200. doi: 10.5455/msm.2015.27.200-202 URL https://www.ncbi.nlm.nih.gov/pmc/articles/PMC4499279/pdf/MSM-27-200.pdf [01.01.2020]

2 Field, Tiffany, Miguel Diego, and Maria Hernandez-Reif. Prenatal depression effects on the fetus and newborn: a review. *Infant Behavior and Development* 29(2006)3: 445-455. doi: 10.1016/j.infbeh.2006.03.003 URL https://library.allanschore.com/docs/FieldPrenatalFetus06.pdf [01.01.2020]

3 Wadhwa, Pathik D., et al. The contribution of maternal stress to preterm birth: issues and considerations. *Clinics in Perinatology* 38(2011)3: 351-384. doi: 10.1016/j.clp.2011.06.007 URL https://www.ncbi.nlm.nih.gov/pmc/articles/PMC3179976/pdf/nihms318210.pdf [02.01.2020]

4 Vianna, Priscila, et al. Distress conditions during pregnancy may lead to pre-eclampsia by increasing cortisol levels and altering lymphocyte sensitivity to glucocorticoids. *Medical Hypotheses* 77(2011)2: 188-191. doi: 10.1016/j.mehy.2011.04.007

5 Shahhosseini, Zohreh, et al. A Review of the Effects of Anxiety During Pregnancy on Children's Health. *Materia socio-medica* 27(2015)3: 200. doi: 10.5455/msm.2015.27.200-202 URL https://www.ncbi.nlm.nih.gov/pmc/articles/PMC4499279/pdf/MSM-27-200.pdf [01.01.2020]

6 Fowden AL, Forhead AJ, Coan PM, Burton GJ. The placenta and intrauterine programming. *Journal of Neuroendocrinology* 20(2008)4: 439-450. doi: 10.1111/j.1365-2826.2008.01663.x URL https://onlinelibrary.wiley.com/doi/pdf/10.1111/j.1365-2826.2008.01663.x [02.01.2020]

7 Scheinost, Dustin, et al. Does prenatal stress alter the developing connectome? *Pediatric Research* 81(2017)1-2: 214-226. doi: 10.1038/pr.2016.197 URL https://www.nature.com/articles/pr2016197.pdf [02.01.2020]

8 Baibazarova, Eugenia, et al. Influence of prenatal maternal stress, maternal plasma cortisol and cortisol in the amniotic fluid on birth outcomes and child temperament at 3 months. *Psychoneuroendocrinology* 38(2013)6: 907-915. doi: 10.1016/j.psyneuen.2012.09.015 URLhttps://pdf.sciencedirectassets.com/271135/1-s2.0-
S0306453013X00058/1-s2.0-S0306453012003319/main.pdf?X-Amz-Date=20200102T153925Z&X-Amz-Al-
gorithm=AWS4-HMAC-SHA256&X-Amz-Signature=b6f7c38702f0c0429f72b92ba825d014c2d0b790d
6001bcac46b81486d9c3a86&X-Amz-Credential=ASIAQ3PHCVTY7LVYP6QN%2F20200102 %2Fus-
east-1 %2Fs3 %2Faws4_request&type=client&tid=prr-b6feac2a-300d-4370-936a-9927c1aa8174&-
sid=532349257086d1481d693fa6645b69322446gxrqb&pii=S0306453012003319&X-Amz-Sig
nedHeaders=host&X-Amz-Security-Token=IQoJb3JpZ2luX2VjELf%2F%2F%2F%2F%2F%2F%2F%2F
%2F%2FwEaCXVzLWVhc3QtMSJHMEUCIE7el3B0zjRn1kBFyFfa2jOlr52XRHbMrb1yGk1eTCzZAiEA-
vJe4r6Q3EwdpCND302wZixPmpVueEVBo1rSTGdzxuhkqtAMIMBACGgwwNTkwMDM1NDY4NjUi-
DErcGbaPUgqgT1TDCiqRAwhg69Y3DPmgs0ShgDRA3W5kDrXRdCL5ivUMYEzhkuzPgwziguT9Q1-
nmOg69oqX6qYfko06LOrpXs2VK7aSRFk6m64Ajxzz33OaLn1UmKFGybTbvpjUMB5n6 %2FXm8fZt-
ZecO383Lj0qqHVcuB%2B1UNs0hdi0gmQHqbZDMmL5bE5iynZHjUHqltGLTS2ZpDvDe%2BT1AI6czT-
w%2FwaDCGPO1jXZm309Of%2Bx0qF6aji3PMLPfb2zilgs55w1 g%2BVOZc%2FWuWwKoLTBLLFr0Y2d-
8RH626muzBsC0sLCiGyUkwdOCBn97yfe4JVa8qHeoK52h7KWcPOhVfirfjy7awfFWFOY6iy7Cw8UYV-
5jH5JvdDK5HniCabH%2FvRg3vMF9kSeYwnNjwWMItP8fafY2kV14p8RZ7rQaZyvTwv%2Bxx3VuNdHs-
vYOHkZvdq928PH3pxF7ZFmjGW19xr0ubxe2Q4VaTO7dxBXpdvnxYyLuCtvNJaIyhNtfBzPzGbIJgVGSM-
Fp%2FFK5qzs6Fl9M%2BeRViXwxpnW%2FnwdKeI4nyMKL5t%2FAFOusBqbwnfayoqEwERFN6fOyUUzi-
AnNjeB1vYcv3R%2BVJViska%2FnmZ36CVHZiJ9KFb6SRuEYkEDxA51ctDGuvPp7uEiJ4QmBw3l18gJD-
P3o7meHzhK7wrdv0XGj4EEF%2FaXVrBuqbclSV1cTfPwYGSTPzWH3PMwxTEgv82Nf%2BRZ7QAxU-
C0ZdMusO5RIw%2F%2FSE5SrBsQO5fE5FvEvPPiUxE2a2GX0g1dc%2F8WCooQvW%2Bt9HSdYvSdTzH-
P0gWIKPmnaVLaNDapa%2Bn7EC7ShtE0rZ%2BuBpBl6CpNHFEYKhF%2F38JL73yAoiNHGgYcj0U9cg-
7Ph2A%3D%3D&host=68042c943591013ac2b2430a89b270f6af2c76d8dfd086a07176afe7c76c2c61&X-Amz-Ex-
pires=300&hash=11a73cef83ed10c5afac49225bf1d7f4fe1d944555a752d4ce6e9a244fa47ed8 [02.01.2020]

9 Qiu, A., et al. Maternal anxiety and infants' hippocampal development: timing matters. *Translational Psychiatry* 3(2013)9: e306. doi: 10.1038/tp.2013.79 URL https://www.nature.com/articles/tp201379.pdf [02.01.2020]

10 Field, Tiffany, Miguel Diego, and Maria Hernandez-Reif. Prenatal depression effects on the fetus and newborn: a review. *Infant Behavior and Development* 29(2006)3: 445-455. doi: 10.1016/j.infbeh.2006.03.003 URL https://library.allanschore.com/docs/FieldPrenatalFetus06.pdf [01.01.2020]

11 Urizar, Guido G., et al. Impact of stress reduction instructions on stress and cortisol levels during pregnancy. *Biological Psychology* 67(2004)3: 275-282. doi: 10.1016/j.biopsycho.2003.11.001 URL http://citeseerx.ist.psu.edu/viewdoc/download?doi=10.1.1.564.7898&rep=rep1&type=pdf [02.01.2020]

12 Goodman, Janice H., et al. CALM Pregnancy: results of a pilot study of mindfulness-based cognitive therapy for perinatal anxiety. *Archives of Women's Mental Health* 17(2014)5: 373-387. doi: 10.1007/s00737-013-0402-7 URL https://www.ncbi.nlm.nih.gov/pmc/articles/PMC4107206/pdf/nihms558662.pdf [02.01.2020]

13 Ahmadi, Zohre, et al. Effect of breathing technique of blowing on the extent of damage to the perineum at the moment of delivery: A randomized clinical trial. *Iranian Journal of Nursing and Midwifery Research* 22(2017)1:

62. doi: 10.4103/1735-9066.202071. URL https://www.ncbi.nlm.nih.gov/pmc/articles/PMC5364755/?report=reader [02.01.2020]

14 Haseeb, Yasmeen A., et al. The impact of valsalva's versus spontaneous pushing techniques during second stage of labor on postpartum maternal fatigue and neonatal outcome. *Saudi Journal of Medicine and Medical Sciences* 2(2014)2: 101. doi: 10.4103/1658-631X.137000 URL http://www.sjmms.net/article.asp?issn=1658-631X;year=2014;volume=2;issue=2;spage=101;epage=105;aulast=Haseeb [02.01.2020]

15 Church, Dawson, Garret Yount, and Audrey J. Brooks. The effect of emotional freedom techniques on stress biochemistry: a randomized controlled trial. *The Journal of Nervous and Mental Disease* 200(2012)10: 891-896. doi: 10.1097/NMD.0b013e31826b9fc1 URL https://pdfs.semanticscholar.org/3fb3/2d854bc90edcdc9f2da3dec-3b7ab5a968c04.pdf?_ga=2.1703220.487380360.1577900235-111406198.1539847965 [02.01.2020]

16 Field, Tiffany, Miguel Diego, and Maria Hernandez-Reif. Prenatal depression effects on the fetus and newborn: a review. *Infant Behavior and Development* 29(2006)3: 445-455. doi: 10.1016/j.infbeh.2006.03.003 URL https://library.allanschore.com/docs/FieldPrenatalFetus06.pdf [01.01.2020]

17 Errington-Evans, Nick. Acupuncture for anxiety. *CNS Neuroscience & Therapeutics* 18(2012)4: 277-284. doi: 10.1111/j.1755-5949.2011.00254.x URL https://onlinelibrary.wiley.com/doi/epdf/10.1111/j.1755-5949.2011.00254.x [02.01.2020]

18 Manber, Rachel, et al. Acupuncture: a promising treatment for depression during pregnancy. *Journal of Affective Disorders* 83(2004)1: 89-95. doi: 10.1016/j.jad.2004.05.009 URL http://128.196.99.80/JJBAReprints/Manber_Schnyer_Allen_Rush_Blasey_J_Aff_Dis_2004.pdf [02.01.2020]

19 Leung, Brenda MY, and Bonnie J. Kaplan. Perinatal depression: prevalence, risks, and the nutrition link—a review of the literature. *Journal of the American Dietetic Association* 109(2009)9: 1566-1575. doi: 10.1016/j.jada.2009.06.368 URL https://www.researchgate.net/profile/Bonnie_Kaplan/publication/26760216_Perinatal_Depression_Prevalence_Risks_and_the_Nutrition_Link-A_Review_of_the_Literature/links/5a1c7099a6fd-cc0af3264fde/Perinatal-Depression-Prevalence-Risks-and-the-Nutrition-Link-A-Review-of-the-Literature.pdf [02.01.2020]

20 DiGirolamo, Ann M., and Manuel Ramirez-Zea. Role of zinc in maternal and child mental health. *The American Journal of Clinical Nutrition* 89(2009)3: 940-945. doi: 10.3945/ajcn.2008.2669 URL https://watermark.silverchair.com/940s.pdf?token=AQECAHi208BE49Ooan9kkhW_Ercy7Dm3ZL_9Cf3qfKAc485ysgAAAlwwg-gJYBgkqhkiG9w0BBwagggJJMIICRQIBADCCAj4GCSqGSIb3DQEHATAeBglghkgBZQMEAS4wEQQMF-qt3JpR1Z8-aVHJIAgEQgIICD49KCpSTuwEo1egQfR_ej6oAeKHZ2zQWWsWKcHHl4MdjFfddb_zFN21T-D2zVtB4j7gMbEfR6QQvaEq-0HH5BYJRJjqXlg0CnnwSwzQ_G3K_R0xTvk38zrPjrQf1U1ppI8zZNZNairKs-H3Uv2Tc9OH9Sow4GhDu8frnbI90lQPBI94PJrhrhiZlDXBxe04pDsGWJoWNHNFhCX4fhhNTdBv9G3clkA-83INQZiU6JmDr3IvhviJeiFd3IfQW4X84XkaDMuHSndQ6XnWT6G3u2BaldKVdBhDdmfW5-v-qyVPZ0Xcr-L6e0ISJHGb_hVo0CSxIJFDeIjfPhAXciCEvYSsZlE72kYZ6naNEYP-MVWM4e1dkHpKEPrhdEUIF4bJon19aL-CIGICBeDNVL2WkdKzby1t2qBfW8gjuu2pgDY6K44S7Fto5756zxQVG8N778a-oJKIZgNWXQ9IZhChz4yp-jk6xtVItZln5Uf_Yw2-A7DlYqdunFOpMB640JpRf-a0-ZNSoxGaS_rCcuX3Zgq8-bWL7IhlJDOF7gU2OlhCJEP-X5USW3tCDL8R7rnmXqJkIauCgKapBVBPX-blYZn2Gk-LHBJKsBCV7DPFPecS1-kENbYApJmpobMpPkv-RcHalg9p28vj3_XfNZN0Zf65XZxB_FEi2NqNshddEb6z9jtiYyCf1H4q2PBfPA32OmSiXdu4a [02.01.2020]

21 Ramakrishnan, Usha. Fatty acid status and maternal mental health. *Maternal & Child Nutrition* 7(2011)s2: 99-111. doi: 10.1111/j.1740-8709.2011.00312.x URL https://onlinelibrary.wiley.com/doi/pdf/10.1111/j.1740-8709.2011.00312.x [02.01.2020]

22 Beard, John L., et al. Maternal iron deficiency anemia affects postpartum emotions and cognition. *The Journal of Nutrition* 135(2005)2: 267-272. doi: 10.1093/jn/135.2.267 URL https://watermark.silverchair.com/z4w00205000267.pdf?token=AQECAHi208BE49Ooan9kkhW_Ercy7Dm3ZL_9Cf3qfKAc485ysgAAAl8wg-gJbBgkqhkiG9w0BBwagggJMMIICSAIBADCCAkEGCSqGSIb3DQEHATAeBglghkgBZQMEAS4wEQQM-h4xHKdDWhF--ljNbAgEQgIICEmOkt6kH05f8PLeqpDX8m8UWNIN6xdRMEBwzPN6jIvrwSVvnodRE-rUakRWw8PTnuTyTOD08Nl7zh7YPGmtaIQsSsYcfJ4RPsJO4V0JOvCxyQhhKxBLmC2pybDNdZLb9b4M-f34XC1HrNLZkjuiZGAyyFH1Bfw36nE4YUZEbLiawEPdtFLkYxxFPzi_3oIIqIDbWOoZsGicpZ6PIth270h-jt-kh-_oOTBAucpQyuZJ2ylhZwqJkAtteUNCvDth48FnjVYwk1tlsT4yZ8pCtEfLT8mECDoB39R-FW5KTlewk-bOSbnmZMfihO5T8XwPbArKynO6Xkp0alF41YFD3vwGmaRuNPKUlDGSKCPMy8lDYF7D2kXA3CGS6yU-uykOZpkal9tzKflxHaq4HOrWOFba5jrvyrOZq-VvfBnD-a5rkG439JLNvYt0nqTtsMDTZsbDCiiBwSbGzn-WAAJjR6BEqn9eOKHz_hCypykZ8NaXeEuUI-xvug1-WEKSRqADqlbis3iS6fcocqV_XCHh5PgYup9c41ZAIx-MuwjagzoZ7aPLGpnumbt1eTjaJ4pFF6TfE50_dI1jwBfbOqvDT43sgHsL4R9NXeZjydQUhuaTjv_-J5CRQr-qCr5-XngiYHFKgwgjNqs5rlixrjUTfmncln-OfyIs-kv6unt9y9Am4RghL_RLR1hO2uHGDsoGwPnFzgpHlOTvR [02.01.2020]

23 Lin, Pao-Yen, et al. Polyunsaturated Fatty Acids in Perinatal Depression: A Systematic Review and Meta-analysis. *Biological Psychiatry 82*(2017)8: 560-569. doi: 10.1016/j.biopsych.2017.02 URL https://www.researchgate.net/profile/Pao-Yen_Lin/publication/314492669_Polyunsaturated_Fatty_Acids_in_Perinatal_Depression_A_Systematic_Review_and_Meta-Analysis/links/59d5ce76458515140ee75e5a/Polyunsaturated-Fatty-Acids-in-Perinatal-Depression-A-Systematic-Review-and-Meta-Analysis.pdf [02.01.2020]

24 Rios, Adiel C., et al. Microbiota abnormalities and the therapeutic potential of probiotics in the treatment of mood disorders. *Reviews in the Neurosciences* 28(2017)7: 739-749. doi: 10.1515/revneuro-2017-0001 URL http://repositorio.pucrs.br/dspace/bitstream/10923/15668/2/Microbiota_abnormalities_and_the_therapeutic_potential_of_probiotics_in_the_treatment_of_mood_disorders.pdf [02.01.2020]

25 Foster, Jane A., and Karen-Anne McVey Neufeld. Gut–brain axis: how the microbiome influences anxiety and depression. *Trends in Neurosciences* 36(2013)5: 305-312. doi: 10.1016/j.tins.2013.01.005

Kapitel 12

1 Campbell, Olivia. Unprepared and unsupported, I fell through the cracks as a new mom. Quartz. 15 Mai 2017. URL https://qz.com/959420/unprepared-and-unsupported-i-fell-through-the-cracks-as-a-new-mom/ [02.01.2020]

2 Kim-Godwin, Yeoun Soo. Postpartum beliefs and practices among non-Western cultures. *MCN: The American Journal of Maternal/Child Nursing* 28(2003)2: 74-78. doi: 10.1097/00005721-200303000-00006

3 Piperata, Barbara Ann. Forty days and forty nights: a biocultural perspective on postpartum practices in the Amazon. *Social Science & Medicine* 67(2008)7: 1094-1103. doi: 10.1016/j.socscimed.2008.05.031

4 Dennis, Cindy-Lee, et al. Traditional postpartum practices and rituals: a qualitative systematic review. *Women's Health* 3(2007)4: 487-502. doi: 10.2217/17455057.3.4.487 URL https://journals.sagepub.com/doi/pdf/10.2217/17455057.3.4.487 [02.01.2020]

5 Kim-Godwin, Yeoun Soo. Postpartum beliefs and practices among non-Western cultures. *MCN: The American Journal of Maternal/Child Nursing* 28(2003)2: 74-78. doi: 10.1097/00005721-200303000-00006

6 Secrets Of Breast-Feeding From Global Moms In The Know – NPR. 26 Jun. 2017. URL http://www.npr.org/sections/goatsandsoda/2017/06/26/534021439/secrets-of-breast-feeding-from-global- moms-in-the-know [02.01.2020]

7 Dennis, Cindy-Lee, et al. Traditional postpartum practices and rituals: a qualitative systematic review. *Women's Health* 3(2007)4: 487-502. doi: 10.2217/17455057. 3.4.487 URL https://journals.sagepub.com/doi/pdf/10.2217/17455057.3.4.487 [02.01.2020]

8 White, Patrice. Heat, balance, humors, and ghosts: postpartum in Cambodia. *Health Care For Women International* 25(2004)2: 179-194. doi: 10.1080/ 07399330490267477

9 Waugh, Lisa Johnson. Beliefs associated with Mexican immigrant families' practice of la cuarentena during postpartum recovery. *Journal of Obstetric, Gynecologic, & Neonatal Nursing* 40(2011)6: 732-741. doi: 10.1111/j.1552-6909.2011.01298.x

10 Freeman, Marci. Postpartum care from ancient India. *Midwifery Today* 61(2002): 23-4. URL https://midwiferytoday.com/mt-articles/postpartum-care-from-ancient-india/ [02.01.2020]

11 Lennox, Jessica, Pammla Petrucka, and Sandra Bassendowski. Eating practices during pregnancy: perceptions of select Maasai women in Northern Tanzania. *Global Health Research and Policy* 2(2017)1: 9. doi: 10.1186/s41256-017-0028-9 URL https://www.ncbi.nlm.nih.gov/pmc/articles/PMC5683358/pdf/41256_2017_Article_28.pdf [02.01.2020]

12 Piperata, Barbara Ann. Forty days and forty nights: a biocultural perspective on postpartum practices in the Amazon. *Social Science & Medicine* 67(2008)7: 1094-1103. doi: 10.1016/j.socscimed.2008.05.031

13 Dennis, Cindy-Lee, et al. Traditional postpartum practices and rituals: a qualitative systematic review. *Women's Health* 3(2007)4: 487-502. doi: 10.2217/17455057.3.4.487 URL https://journals.sagepub.com/doi/pdf/10.2217/17455057.3.4.487 [02.01.2020]

14 Kim-Godwin, Yeoun Soo. Postpartum beliefs and practices among non-Western cultures. *MCN: The American Journal of Maternal/Child Nursing* 28(2003)2: 74-78. doi: 10.1097/00005721-200303000-00006

15 Dennis, Cindy-Lee, et al. Traditional postpartum practices and rituals: a qualitative systematic review. *Women's Health* 3(2007)4: 487-502. doi: 10.2217/ 17455057.3.4.487 URL https://journals.sagepub.com/doi/pdf/10.2217/17455057.3.4.487 [02.01.2020]

16 Poh, Bee Koon, Yuen Peng Wong, and Norimah A. Karim. Postpartum dietary intakes and food taboos among Chinese women attending maternal and child health clinics and maternity hospital, Kuala Lumpur. *Malaysian*

Journal of Nutrition 11(2005)1: 1-21. URL https://pdfs.semanticscholar.org/31c4/02312bb7d09290ce9e-b31a8115e42670053f.pdf [02.01.2020]

17 Poh, Bee Koon, Yuen Peng Wong, and Norimah A. Karim. Postpartum dietary intakes and food taboos among Chinese women attending maternal and child health clinics and maternity hospital, Kuala Lumpur. *Malaysian Journal of Nutrition* 11(2005)1: 1-21. URL https://pdfs.semanticscholar.org/31c4/02312bb7d09290ce9e-b31a8115e42670053f.pdf [02.01.2020]

18 Ou, Heng, et al. *Die ersten vierzig Tage: Was junge Mütter nach der Geburt wärmt und stärkt.* Kunstmann: München 2017.

19 Poh, Bee Koon, Yuen Peng Wong, and Norimah A. Karim. Postpartum dietary intakes and food taboos among Chinese women attending maternal and child health clinics and maternity hospital, Kuala Lumpur. *Malaysian Journal of Nutrition* 11(2005)1: 1-21. URL https://pdfs.semanticscholar.org/31c4/02312bb7d09290ce9e-b31a8115e42670053f.pdf [02.01.2020]

20 Dennis, Cindy-Lee, et al. Traditional postpartum practices and rituals: a qualitative systematic review. *Women's Health* 3(2007)4: 487-502. doi: 10.2217/17455057.3.4.487 URL https://journals.sagepub.com/doi/pdf/10.2217/17455057.3.4.487 [02.01.2020]

21 Poh, Bee Koon, Yuen Peng Wong, and Norimah A. Karim. Postpartum dietary intakes and food taboos among Chinese women attending maternal and child health clinics and maternity hospital, Kuala Lumpur. *Malaysian Journal of Nutrition* 11(2005)1: 1-21. URL https://pdfs.semanticscholar.org/31c4/02312bb7d09290ce9e-b31a8115e42670053f.pdf [02.01.2020]

22 Waugh, Lisa Johnson. Beliefs associated with Mexican immigrant families' practice of la cuarentena during postpartum recovery. *Journal of Obstetric, Gynecologic, & Neonatal Nursing* 40(2011)6: 732-741. doi: 10.1111/j.1552-6909.2011.01298.x

23 Piperata, Barbara Ann. Forty days and forty nights: a biocultural perspective on postpartum practices in the Amazon. *Social Science & Medicine* 67(2008)7: 1094-1103. doi: 10.1016/j.socscimed.2008.05.031

24 Kim-Godwin, Yeoun Soo. Postpartum beliefs and practices among non-Western cultures. *MCN: The American Journal of Maternal/Child Nursing* 28(2003)2: 74-78. doi: 10.1097/00005721-200303000-00006

25 White, Patrice. Heat, balance, humors, and ghosts: postpartum in Cambodia. *Health Care For Women International* 25(2004)2: 179-194. doi: 10.1080/07399330490267477

26 Iliyasu, Z., et al. Postpartum beliefs and practices in Danbare village, Northern Nigeria. *Journal of Obstetrics and Gynaecology* 26(2006)3: 211-215. doi: 10.1080/01443610500508345

27 Ngunyulu, Roinah N., Fhumulani M. Mulaudzi, and Mmapheko D. Peu. Comparison between indigenous and Western postnatal care practices in Mopani District, Limpopo Province, South Africa. *Curationis* 38(2015)1: 1-9. doi: 10.4102/curationis.v38i1.1252 URL https://www.ncbi.nlm.nih.gov/pmc/articles/PMC6091653/pdf/CUR-38-1252.pdf [02.01.2020]

28 Duffield, Todd. Subclinical ketosis in lactating dairy cattle. *Veterinary Clinics of North America: Food Animal Practice: Food Animal Practice* 16(2000)2: 231-253. doi: 10.1016/S0749-0720(15)30103-1

29 Feldman, Anna Z., and Florence M. Brown. Management of type 1 diabetes in pregnancy. *Current Diabetes Reports* 16(2016)8: 1-13. doi: 10.1007/s11892-016-0765-z URL https://www.ncbi.nlm.nih.gov/pmc/articles/PMC4919374/pdf/11892_2016_Article_765.pdf [02.01.2020]

30 Mohammad, Mahmoud A., Agneta L. Sunehag, and Morey W. Haymond. Effect of dietary macronutrient composition under moderate hypocaloric intake on maternal adaptation during lactation. *The American Journal of Clinical Nutrition* 89(2009)6: 1821-1827. doi: 10.3945/ajcn.2008.2687 URL https://watermark.silverchair.com/1821.pdf?token=AQECAHi208BE49Ooan9kkhW_Ercy7Dm3ZL_9Cf3qfKAc485ysgAAAlswggJXBgkqh-kiG9w0BBwagggJIMIICRAIBADCCAj0GCSqGSIb3DQEHATAeBglghkgBZQMEAS4wEQQMJvekyH_duXP-t5opiAgEQgIICDrtqk5DlSu917Exlt_u1WjBuZfF1qgq_7KM8zwC8eyXo4B62q1AbhruT_krCAmFSp0pRO1L-qgggBL0OjOydh2nO-FtaVGWnG6StfSQXOBg-lf2H6AOK0wTslJxYx9ZO_Iw1M-JLBfqJJ3n67MF4bpCSSWS-0VLw5AI44SoAcw8B9mAXjEGYiUvNtWLljMVckM3B9IDdDEGee5APEjQskYgP8uUb1yCWkJzBV2fYr-ls_-B8HAfHstcsMHhC2ID6UP1LhOiRFz9hLfPULRzXXm13mldZMz_CFGTRSGg055gCYVYrd2VPj_iGdGL-tii6B5wbHTVXd7I-yGjYR6BpOPit5LH6IuGjkQTGvP3vPH0mWouF9sKmuzjewgJFueoKqTXESA5s4Jpt9fro-gJ-EIMtyEzsFH8bgVsJRb6Ng1_4TYJsxQN9dVzxH9ZMGPMqdO6ZPWCt-b9VQfPedhqZTNRLMqbAgdQRh-z9UqvzYX7e0IXO3ZmSE6MkpRz0n1-oBYWqwEsX57ZzdMJmYVtJuQBxkIxG0k3oFp0djL0w-DNS9L7WUD-gEmkWnSzbkckN6yAeijFNd1PWvidtE7m_5Cyoj1SaAbINu1aCjiUCshZZKSfjcfFVFKw7pv0QwILzrW8-Jr-wFBkXOD97hlz3wqk2nUtdoQgD1eA44pyImzianNhotqxtqF_5e8nT-AG38ybT1Uo [02.01.2020]

31 Allen, Lindsay H. B vitamins in breast milk: relative importance of maternal status and intake, and effects on infant status and function. *Advances in Nutrition: An International Review Journal* 3(2012)3: 362-369. doi: 10.3945/an.111.001172 URL https://www.ncbi.nlm.nih.gov/pmc/articles/PMC3649471/pdf/362.pdf [02.01.2020]

32 Valentine, Christina J., and Carol L. Wagner. Nutritional management of the breastfeeding dyad. *Pediatric Clinics of North America* 60(2013)1: 261-274. doi: 10.1016/j.pcl.2012.10.008

33 Emmett, Pauline M., and Imogen S. Rogers. Properties of human milk and their relationship with maternal nutrition. *Early Human Development* 49(1997): 7-28. doi: 10.1016/s0378-3782(97)00051-0 URL https://s3.amazonaws.com/academia.edu.documents/45404344/Properties_of_human_milk_and_their_relat20160506-527-1h751hw.pdf?response-content-disposition=inline%3B%20filename%3DProperties_of_human_milk_and_their_relat.pdf&X-Amz-Algorithm=AWS4-HMAC-SHA256&X-Amz-Credential=AKIAIWOWYYGZ2Y53U-L3A%2F20200102 %2Fus-east-1 %2Fs3 %2Faws4_request&X-Amz-Date=20200102T182903Z&X-Amz-Expires=3600&X-Amz-SignedHeaders=host&X-Amz-Signature=544ebcac8fb89e0945ab4a228446905981505877dc-0f69a3020da81cfd1db6a9 [02.01.2020]

34 Allen, Lindsay H. B vitamins in breast milk: relative importance of maternal status and intake, and effects on infant status and function. *Advances in Nutrition: An International Review Journal* 3(2012)3: 362-369. doi: 10.3945/an.111.001172 URL https://www.ncbi.nlm.nih.gov/pmc/articles/PMC3649471/pdf/362.pdf [02.01.2020]

35 Greer, Frank R., et al. Improving the vitamin K status of breastfeeding infants with maternal vitamin K supplements. *Pediatrics* 99(1997)1: 88-92. doi: 10.1542/peds.99.1.88

36 Gilmore JH, Lin W, Prasatwa MW, et al. Regional gray matter growth, sexual dimorphism, and cerebral asymmetry in the neonatal brain. *Journal of Neuroscience* 27(2007)6: 1255-1260. doi: 10.1523/JNEUROSCI.3339-06.2007 URL https://www.ncbi.nlm.nih.gov/pmc/articles/PMC2886661/pdf/nzns1255.pdf [02.01.2020]

37 Allen, Lindsay H. B vitamins in breast milk: relative importance of maternal status and intake, and effects on infant status and function. *Advances in Nutrition: An International Review Journal* 3(2012)3: 362-369. doi: 10.3945/an.111.001172 URL https://www.ncbi.nlm.nih.gov/pmc/articles/PMC3649471/pdf/362.pdf [02.01.2020]

38 Valentine, Christina J., and Carol L. Wagner. Nutritional management of the breastfeeding dyad. *Pediatric Clinics of North America* 60(2013)1: 261-274. doi: 10.1016/j.pcl.2012.10.008

39 Graham, Stephen M., Otto M. Arvela, and Graham A. Wise. Long-term neurologic consequences of nutritional vitamin B 12 deficiency in infants. *The Journal of Pediatrics* 121(1992)5: 710-714. doi: 10.1016/S0022-3476(05)81897-9

40 Kühne, T., R. Bubl, and R. Baumgartner. Maternal vegan diet causing a serious infantile neurological disorder due to vitamin B 12 deficiency. *European Journal of Pediatrics* 150(1991)3: 205-208. doi: 10.1007/bf01963568

41 Weiss, Rachel, Yacov Fogelman, and Michael Bennett. Severe vitamin B12 deficiency in an infant associated with a maternal deficiency and a strict vegetarian diet. *Journal of Pediatric Hematology/Oncology* 26(2004)4: 270-271. doi: 10.1097/00043426-200404000-00013

42 Sklar, Ronald. Nutritional vitamin B12 deficiency in a breast-fed infant of a vegan-diet mother. *Clinical Pediatrics* 25(1986)4: 219-221. doi: 10.1177/ 000992288602500409 URL https://journals.sagepub.com/doi/pdf/10.1177/000992288602500409 [02.01.2020]

43 Allen, Lindsay H. B vitamins in breast milk: relative importance of maternal status and intake, and effects on infant status and function. *Advances in Nutrition: An International Review Journal* 3(2012)3: 362-369. doi: 10.3945/an.111.001172 URL https://www.ncbi.nlm.nih.gov/pmc/articles/PMC3649471/pdf/362.pdf [02.01.2020]

44 Kühne, T., R. Bubl, and R. Baumgartner. Maternal vegan diet causing a serious infantile neurological disorder due to vitamin B 12 deficiency. *European Journal of Pediatrics* 150(1991)3: 205-208. doi: 10.1007/bf01963568

45 Herrmann, Wolfgang, et al. Vitamin B-12 status, particularly holotranscobalamin II and methylmalonic acid concentrations, and hyperhomocysteinemia in vegetarians. *The American Journal of Clinical Nutrition* 78(2003)1: 131-136. doi: 10.1093/ajcn/78.1.131 URL https://watermark.silverchair.com/131.pdf?token=AQECAHi208BE49Ooan9kkhW_Ercy7Dm3ZL_9Cf3qfKAc485ysgAAAlcwggJTBgkqhkiG-9w0BBwagggJEMIICQAIBADCCAjkGCSqGSIb3DQEHATAeBglghkgBZQMEAS4wEQQMy8ZI-B2kh_GGb-WnqAgEQgIICCpqs_-APKmhd33RtlfvwFc22b9PqpJ0v2sl8ih0W78MVYb-sDk6X5Bz1YHWztw695P1Lr-sp6Ed-PoRZ9YIjzmXvMcmyradDxRc8ZXQzbQbOg8zF0FoJ1D-_dUNgR6oGUpXi0RXNZ_IZ75x7ugtvQZvS-w2mhu2qHaDttUpwocgD969tZ1aLH-sB80_UgdBzt82jWBG4OnPPOL_8sAWqAbywon5BgVVkk6Whkju8gl-jKT0eHmfDKk1Kf1Z_UDW-qWZ3ppO9cGxRVudjAoKYJMEFZP72wXnJtPJoi6OXSkpeePttQDKX_lZn91n-GLLBpyqs_enf88KVNgwSZOlaoDVdB0D7_RXxcHpzAm2wVkZofRAg1wC_gp7wBfUKQSSrr39MW5ZBb-p7dwyljpT1s7lXymhsivwdBS3X_DND-7o72Ti0EZtWK-yIDUApWr5nHpsSm-PEx-e13u7mQOGuxQt1Os-WYQeDDlmJOh2FrqrHJK93NTkLbklwToaL7HDebaINR_Auhs8zCEAR9QA_CR6vgD_MsQdIl_sO9aKsZ-F2lY3-TojFP8uyTiO8U5ozBBNDqsAvGYTUeu4MAX_pnXSHTnyTMqEftYZqdAnqMWCXq9gWpubBY4Kct-C36yKuR76p82Qu9d0P1GOTO0smX1io_266Rn2xXoXWzRI8c1wo5t6yt1rPWA23bp0kwVPAkQ [02.01.2020]

46 Davenport, Crystal, et al. Choline intakes exceeding recommendations during human lactation improve breast milk choline content by increasing PEMT pathway metabolites. *The Journal of Nutritional Biochemistry* 26(2015)9: 903-911. doi: 10.1016/j.jnutbio.2015.03.004

47 Meck, Warren H., and Christina L. Williams. Metabolic imprinting of choline by its availability during gestation: implications for memory and attentional processing across the lifespan. *Neuroscience & Biobehavioral Reviews* 27(2003)4: 385-399. doi: 10.1016/s0149-7634(03)00069-1

48 U.S. National Library of Medicine. *LACTMED: Lecithin* TOXNET. URL https://toxnet.nlm.nih.gov/ [02.01.2020]

49 Kim, Hyesook, et al. Breast milk fatty acid composition and fatty acid intake of lactating mothers in South Korea. *British Journal of Nutrition* 117(2017)4: 556-561. doi: 10.1017/S0007114517000253 URL https://pdfs.semanticscholar.org/6145/01ac4bb804274f0fcdd85971dd374d7d8335.pdf [02.01.2020]

50 Ratnayake, WM Nimal, et al. Mandatory trans fat labeling regulations and nationwide product reformulations to reduce trans fatty acid content in foods contributed to lowered concentrations of trans fat in Canadian women's breast milk samples collected in 2009–2011. *The American Journal of Clinical Nutrition* 100(2014)4: 1036-1040. doi: 10.3945/ajcn.113.078352 URL https://watermark.silverchair.com/1036.pdf?token=AQECAHi208BE49Ooan9kkhW_Ercy7Dm3ZL_9Cf3qfKAc485ysgAAAl0wggJZBgkqhkiG-9w0BBwagggJKMIICRgIBADCCAj8GCSqGSIb3DQEHATAeBglghkgBZQMEAS4wEQQMLLNUGI1dddhTA-M67AgEQgIICEJfjjUyLcPcfU-1o_zVI8nZTonkIL-B8UPwE2yxMvOz6biiEksRzZLMDxaAlyJE4_cpmo9BT-PD-n3Bcpm5uJhXGQJL9J4o3rkuZTwTQPcLFPwCIGGmS7mLk72s7fOsqi_ZAlbOaeJYX8MjOoK7vm64uIP-2dY3Sdx35MEOWdj_k2tCgWU_boGAj5BfD4RVuqtr0-st4mRkmQBZS5ZqjSQTM7Oe6aAPK4kjMkwRBxL-Wvl76fNrFuX_RNDNueEo6wLz6yZbbLG2RwxfZliTlfub_sxFhDf36eoZWCDdEbTgbUw6MfMXcegMZV-w53lmJovgoEkOh5KU2S1ABeWx6N4ygnfMsraEApCSLDAceBmDy4zgdddMbUauFXUox-rPyz67JmTtNp-TItzXTzzb9ySAgO8cTdEf1uLF1QJKsFnQYZLnRB7C-y2F_bJXQGIr1zaCLAKRreFIQlNuvR0G6_EOTH0s-gaXLEySlf7jSTKx2_v_VfsoAGqo-fIE149buS2_RqIbhRxYJDQ4dJH1dvOUWs_BUtBnECF9q_eM7Z7SKhIb-CtVzbofEkF3055RforEhMqBfLJv2cgNd1CfPVU6Lq9Y-ZoRosHytxeK9Bp1_s57_UENy5E1Ds8RAjyLvZefuC-lIG78seOnC87-KO2taMc7NJA0lFeRkNXl3K8Isbg4CdTd8Gv6zcF9-RmxwEBr-Q6sVcw [02.01.2020]

51 Mohammad, Mahmoud A., Agneta L. Sunehag, and Morey W. Haymond. Effect of dietary macronutrient composition under moderate hypocaloric intake on maternal adaptation during lactation. *The American Journal of Clinical Nutrition* 89(2009)6: 1821-1827. doi: 10.3945/ajcn.2008.2687 URL https://watermark.silverchair.com/1821.pdf?token=AQECAHi208BE49Ooan9kkhW_Ercy7Dm3ZL_9Cf3qfKAc485ysgAAAlswggJXBgkqh-kiG9w0BBwagggJIMIICRAIBADCCAj0GCSqGSIb3DQEHATAeBglghkgBZQMEAS4wEQQMJvekyH_duXP-t5opiAgEQgIICDrtqk5DlSu917Exlt_u1WjBuZfF1qgq_7KM8zwC8eyXo4B62q1AbhruT_krCAmFSp0pRO1L-qgggBL0OjOydh2nO-FtaVGWnG6StfSQXOBg-lf2H6AOK0wTslJxYx9ZO_Iw1M-JLBfqJJ3n67MF4bpCSSWS-0VLw5AI44SoAcw8B9mAXjEGYiUvNtWLljMVckM3B9IDdDEGee5APEjQskYgP8uUb1yCWkJzBV2fYr-ls_-B8HAfHstcsMHhC2ID6UP1LhOiRFz9hLfPULRzXXm13mldZMz_CFGTRSGg055gCYVYrd2VPj_iGdGL-tii6B5wbHTVXd7I-yGjYR6BpOPit5LH6IuGjkQTGvP3vPH0mWouF9sKmuzjewgJFueoKqTXESA5s4Jpt9fro-gJ-EIMtyEzsFH8bgVsJRb6Ng1_4TYJsxQN9dVzxH9ZMGPMqdO6ZPWCt-b9VQfPedhqZTNRLMqbAgdQRh-z9UqvzYX7e0IXO3ZmSE6MkpRz0n1-oBYWqwEsX57ZzdMJmYVtJuQBxkIxG0k3oFp0djL0w-DNS9L7WUD-gEmkWnSzbkckN6yAeijFNd1PWvidtE7m_5Cyoj1SaAbINu1aCjiUCshZZKSfjcfFVFKw7pv0QwILzrW8-Jr-wFBkXOD97hlz3wqk2nUtdoQgD1eA44pyImzianNhotqxtqF_5e8nT-AG38ybT1Uo [02.01.2020]

52 Innis, Sheila M., Judith Gilley, and Janet Werker. Are human milk long-chain polyunsaturated fatty acids related to visual and neural development in breast-fed term infants? *The Journal of Pediatrics* 139(2001)4: 532-538. doi: 10.1067/mpd.2001.118429

53 Innis, Sheila M., Judith Gilley, and Janet Werker. Are human milk long-chain polyunsaturated fatty acids related to visual and neural development in breast-fed term infants? *The Journal of Pediatrics* 139(2001)4: 532-538. doi: 10.1067/mpd.2001.118429

54 Carlson, Susan E. Docosahexaenoic acid supplementation in pregnancy and lactation. *The American Journal of Clinical Nutrition* 89(2009)2: 678-684. doi: 10.3945/ajcn.2008.26811E URL https://watermark.silverchair.com/678s.pdf?token=AQECAHi208BE49Ooan9kkhW_Ercy7Dm3ZL_9Cf3qfKAc485ysgAAAlwwggJYBg-kqhkiG9w0BBwagggJJMIICRQIBADCCAj4GCSqGSIb3DQEHATAeBglghkgBZQMEAS4wEQQM9xrkc-VCX_zF7k480AgEQgIICD9wutc7_UCocYNuwzkcv5xWr_phsvTkvlDpEl5Psw75O7GcMlBkrLq-1WiG7ck-ctJNs43u6hM-5Y1VgilpAPhMURPYsP_KAb91lyQ8HbIe9w1X6EgD3euA760ZOvhQRJZBc7mrcUnGas-zuImV6ifyCMY_VYBlTxrITel0khWA20uppnTbUkOmX4stLzs1NYjyoSkgXHmwIHnrdKXf3Lzl6bxUrPjmY-RJHhMfh8CcKDwdv-JDbFHB14aumf3kxZu9TgYzzOMJJW6YCZuRRPzIQD2tymzT5Xykttc2s5VIXYwJRz-kj5_5-AwnLZxp0zzjnVhauP2KqhfO-6wBbBIZrbbzeZJ8TI84L9eH5Jq5syuas555ADvUnvZAl5QzBB4HfRxD-TyWoUlpc-aHY_Jecd76l8KWSc25-VXnMoloerc7hH7h4wuzUNygVm7q8J1jZqaVrh8qIXH1-FkmDU8ANWl-wasVp5o8Azfs2ByezTOi-LuCz70rmnX33Go0aSWbnILI4tgpdl6f5nOErmw51mhH6D8NwAICRh2pOfSCez-L9Ez-plYx_ciXlUZxm1hKqZgwpdhSybQSZsHSFelUv4xEIqSzX1ifugh4ppa1O0BJzhV-Udp1zyaLb2wr_Z7fIb-CYoCo73WeUX8WE74Gi8uOw0wIY1aLGAHDG0TN7Uyhfk__wFINQ_h8MVSfi4q7qCsve [02.01.2020]

55 Francois, Cindy A., et al. Supplementing lactating women with flaxseed oil does not increase docosahexaenoic acid in their milk. *The American Journal of Clinical Nutrition* 77(2003)1: 226-233. doi: 10.1093/ajcn/77.1.226 URL https://watermark.silverchair.com/226.pdf?token=AQECAHi208BE49Ooan9kkhW_Ercy7Dm3ZL_9Cf-3qfKAc485ysgAAAlcwggJTBgkqhkiG9w0BBwagggJEMIICQAIBADCCAjkGCSqGSIb3DQEHATAeBglghkg-BZQMEAS4wEQQMyQ5OupBAhpnLp9_UAgEQgIICCsQPnvkNQ5flhVA1bpshHQp21W6aoixThDlSrA15Jz-L24aW8FjIUcgD3yEQEMPY1srdX_SDi0roPS3zY5vheiLiLfaW9icpSgi8caSwbJT-IsyWx9vg048iUC_veBiQaF-9JJBp1oFstHOuX03bv-LvGuXDyZY2PQLzyYwKAmpnF-jfDTZow8D3E7nIAE1SIwt2ldFvv3rjJdgLeb0qPF-tolLUGfK9ZsuxpkP_FWukW9vV-E3T8zplMFX3kbhXO1ZZ4cq7qbUMh7HytBTELI8mFHNDbyk_5DFaiG-VnV9xG_KR8MKGwOZeVCWzotnNvNfsz9pQqGXpVR2d7iXG7BJErEPeW6dl3gjdmpj-8sLV9HscqWLhrn-WlfKNrR0tVWqNPjBkA7Ae4M9x9LFmWUeBqoL1k12JPHn-ltozHE4PoN9jxMuNgspAiiCbtDp-pWgXUssviY-djxDKIjiaVxF0GPqHtclOhj7fQn8gRd3QE-Q4H8i9txMy8T0rO7K1GWRd-LvByXzkhpgVhe2EeYWiisUuuwf-wXdZWE_N2PSPsp5pVAQ6hV9-Rive6N3udOI1ANRZlrt4NID_62fzScYQbEkIYxiwM2KU2wKrDM2-OMc-VNXHnoEwiI0qd1mxpr5LU90JdaPBnOZPgDV4xClT6g5CyRELl60NtmmX9XU7k0uff_RMIQRI6fq_piTg9A [02.01.2020]

56 Finley, Dorothy Ann, et al. Breast milk composition: fat content and fatty acid composition in vegetarians and non-vegetarians. *The American Journal of Clinical Nutrition* 41(1985)4: 787-800. doi: 10.1093/ajcn/41.4.787

57 Chang, Pishan, et al. Seizure control by ketogenic diet-associated medium chain fatty acids. *Neuropharmacology* 69(2013): 105-114. doi: 10.1016/j.neuropharm.2012.11.004 URL http://jpet.aspetjournals.org/content/jpet/352/1/43.full.pdf [02.01.2020]

58 Muneta, Tetsuo, et al. Ketone body elevation in placenta, umbilical cord, newborn and mother in normal delivery. *Glycative Stress Research* 3(2016)3: 133-140. doi: 10.24659/gsr.3.3_133 URL http://www.toukastress.jp/webj/article/2016/GS16-10.pdf [16.12.2019]

59 Desbois, Andrew P., and Valerie J. Smith. Antibacterial free fatty acids: activities, mechanisms of action and biotechnological potential. *Applied Microbiology and Biotechnology* 85(2010)6: 1629-1642. doi: 10.1007/s00253-009-2355-3 URL https://core.ac.uk/download/pdf/9821228.pdf [02.01.2020]

60 Rist, Lukas, et al. Influence of organic diet on the amount of conjugated linoleic acids in breast milk of lactating women in the Netherlands. *The British Journal of Nutrition* 97(2007)4: 735-743. doi: 10.1017/S0007114507433074 URL https://www.zora.uzh.ch/id/eprint/154033/1/ZORA_NL_154033.pdf [02.01.2020]

61 Thijs, C., et al. Fatty acids in breast milk and development of atopic eczema and allergic sensitisation in infancy. *Allergy* 66(2011)1: 58-67. doi: 10.1111/j.1398-9995.2010.02445.x

62 Helland, Ingrid B., et al. Similar effects on infants of n-3 and n-6 fatty acids supplementation to pregnant and lactating women. *Pediatrics* 108(2001)5: 82-82. doi: 10.1542/peds.108.5.e82 URL https://pediatrics.aappublications.org/content/pediatrics/108/5/e82.full.pdf [02.01.2020]

63 Friesen, Russell, and Sheila M. Innis. Trans fatty acids in human milk in Canada declined with the introduction of trans fat food labeling. *The Journal of Nutrition* 136(2006)10: 2558-2561. doi: 10.1093/jn/136.10.2558 URL https://watermark.silverchair.com/2558.pdf?token=AQECAHi208BE49Ooan9kkhW_Ercy7Dm3ZL_9Cf3qfKAc485ys-gAAAlowggJWBgkqhkiG9w0BBwagggJHMIICQwIBADCCAjwGCSqGSIb3DQEHATAeBglghkgBZQMEAS-4wEQQM2wK2AXC6G2ej2by0AgEQgIICDf30mGVvE1qRb-ct4K4C5nFRONYTGPi5sylEqAvObjGUv3L6WV-BvlejjPiXoQ1wtKXM6eTFZlyHH5AQGJLiQ3taJ6YLXeym1PjVpbUD7tD9XcvKut635LFbaxgCoI8sfXzcYWf-hHp8tw-zYkkledc5tvL1-02osVLafosb0M16vdMHGbFVFnKEUFzSOeQ5TcUivAo3Anp1AhsUHL_NsPjp-k4enFGF9L7bh8EyjXUSfxi6vGiXdI9W3IIHU_5laGoCyfY4HgDqJgbbYuw8xksOqHgQKARIhjDz3iQF5Xt-fE04GTYsOUK3CsZHblj7Lh_vYQX4t2bozc_QmNP7H38nTdxyGxpToOpmWnADFgIywm84UL7GsK_Nvj_ren76I1XvOMWlxfuFDaSmoDdMiLhDVRC61R5hndvrtm9CTo0WUnnsWyFFtMPyrr1LXvu7i3gdWf5OmZ-KDkizhCEcb51n0QfV7csOPHw-n4fFg0VbkEv_covrRLXG2O0qRzJ2eihcJsprbOFKNpfl7lBMyU2KTsJbUXlP-TtaUbx-xZkmMp--VEhD2GWt2FuSYbGEpjv7XzFlm2TuAR81SwTedc9iNFdOnzlcNIKhvw_As2UQZ3fM2y-q8i1sw07gjUlr5NFQprILoAuTXeWqS0jeIEu2UwWiT7lNwm_ULjlmR2Ld7mOY38q7o6PphgDPyKQmaOPww [03.01.2020]

64 Innis, Sheila M. Trans fatty intakes during pregnancy, infancy and early childhood. *Atherosclerosis Supplements* 7(2006)2: 17-20. doi: 10.1016/j.atherosclerosissup.2006.04.005

65 Albuquerque, KT, Sardinha, FL, Telles, MM, Watanabe, RL, Nascimento, CM, Tavares do Carmo, MG et al. Intake of trans fatty acid-rich hydrogenated fat during pregnancy and lactation inhibits the hypophagic effect of central insulin in the adult offspring. *Nutrition.* 22(2006): 820–829. doi: 10.1016/j.nut.2006.04.009

66 Pimentel, GD, Lira, FS, Rosa, JC, Oliveira, JL, Losinskas-Hachul, AC, Souza, GI et al. Intake of trans fatty acids during gestation and lactation leads to hypothalamic inflammation via TLR4/NF-Bp65 signaling in adult offspring. *The Journal of Nutritional Biochemistry* 23(2012)3: 265–271. doi: 10.1016/j.jnutbio.2010.12.003

67 Elias, Sandra L., and Sheila M. Innis. Bakery foods are the major dietary source of trans-fatty acids among pregnant women with diets providing 30 percent energy from fat. *Journal of the American Dietetic Association* 102(2002)1: 46-51. doi: 10.1016/s0002-8223(02)90015-5

68 Valentine, Christina J., and Carol L. Wagner. Nutritional management of the breastfeeding dyad. *Pediatric Clinics of North America* 60(2013)1: 261-274. doi: 10.1016/j.pcl.2012.10.008

69 Bahl, Rajiv, et al. Vitamin A supplementation of women postpartum and of their infants at immunization alters breast milk retinol and infant vitamin A status. *The Journal of Nutrition* 132(2002)11: 3243-3248. doi: 10.1093/
jn/132.11.3243 URL https://watermark.silverchair.com/4w1102003243.pdf?token=AQECAHi208BE49Ooan9k-
khW_Ercy7Dm3ZL_9Cf3qfKAc485ysgAAAmIwggJeBgkqhkiG9w0BBwagggJPMIICSwIBADCCAkQGCS-
qGSIb3DQEHATAeBglghkgBZQMEAS4wEQQMRce7KsnIZExrgpM9AgEQgIICFVXFkiPv-az8Y0AxEN-
POs3ikyIxhygAJjPx_nfmDpNtd9keB_WtVG1y_e9HlDB8iVvjjPwwCk3ESpF8Tb5O3kMu_0TwkOHQUt-
LpSCQdIQ7bxdXxLeOk5D9usYavhyCNkSAmB7hkhl9YZAgM-zHSDFTLNzRjxE8P8M_9SocC-TsPqrZ-
jWhiobGLFN1cb-zaXA81ZnXmcywgUPCzYceP9L1RiIS6HpJoz2pi2oziSMeKTcLDAsQWb9JdjzFwBo2bq-
QH4O3RGghgHqvvpDPTWr051YaM7Bs_1RBzhQWtAqhxIngp611y6trSTqq78OyQZRKIM1XcOoKZ1-s-pW-
dpthHri4nhNGADmoxcOGGI3_1nHuld0nnRN6Bm8xCdtoALYYy5P2fTVCgysFYtux5rq71oXryUxCgoyh-
884KEOPqD-Wu6Z8JzbeS6nWWvlMXC31scPRpkKhGdCyJOQUnbJQ7KaZYPzLtxuja-JrLtJ7V9MdIXbjl-
hln_bA7DqW-gPOn9Z4SCgrPHKvcT-xqcAWddeJwq0-1U93uJ4_Khyw69CX6HkMWgVnc23HxUkKVIntB-
B6iBOVhrXiO4T9VQo12otg2x-lJbRBAOqf9AX4SrSuA6NNu_Nk8wPsSLgByMogWPIIPSPyeCjV6b75E7u-
Jb4XWyj1l0HQRJn-74umvkvton2_PUi4zpU0RfHNvhp_9WOIg1lYjoMxS [03.01.2020]

70 Gurgel, Cristiane Santos Sânzio, et al. Effect of routine prenatal supplementation on vitamin concentrations in maternal serum and breast milk. *Nutrition* 33(2017): 261-265. doi: 10.1016/j.nut.2016.06.015 URL https://www.researchgate.net/publication/305691564_Effect_of_Routine_Prenatal_Supplementation_on_Vitamin_A_Concentrations_in_Maternal_Serum_and_Breast_Milk [03.01.2020]

71 Hollis, Bruce W., et al. Maternal versus infant vitamin D supplementation during lactation: a randomized controlled trial. *Pediatrics* 136(2015)4: 625-634. doi: 10.1542/peds.2015-1669 URL https://www.ncbi.nlm.nih.gov/pmc/articles/PMC4586731/pdf/peds.2015-1669.pdf [03.01.2020]

72 Hollis, Bruce W., et al. Maternal versus infant vitamin D supplementation during lactation: a randomized controlled trial. *Pediatrics* 136(2015)4: 625-634. doi: 10.1542/peds.2015-1669 URL https://www.ncbi.nlm.nih.gov/pmc/articles/PMC4586731/pdf/peds.2015-1669.pdf [03.01.2020]

73 Mulrine, Hannah M., et al. Breast-milk iodine concentration declines over the first 6 mo postpartum in iodine-deficient women. *The American Journal of Clinical Nutrition* 92(2010)4: 849-856. doi: 10.3945/ajcn.2010.29630
URL https://watermark.silverchair.com/849.pdf?token=AQECAHi208BE49Ooan9kkhW_Ercy7Dm3ZL_9Cf-
3qfKAc485ysgAAAlkwggJVBgkqhkiG9w0BBwagggJGMIICQgIBADCCAjsGCSqGSIb3DQEHATAeBglgh-
kgBZQMEAS4wEQQMYs1AkpBbRQSTCiZ-AgEQgIICDLSekCz3CgC-DZ-sRMqsBD4ZVT_4pCXM4Ba-
jtTt9Ar0JW4Jf6Vh6ba14RuFBqIHqMFT7X2wKDtDiu0foiPiykIRtXi4iQtB-EpjvHLmcuO984L4iMpUWS7E-
7qN0gwu6EmENw3pbL53wTw_uidJjpv0o8O3rgYDbidQMihy-qNvO-QS_668P3JKcSnHt2-nnV-q5Jf1EPx-
s6OQD6AEFjXi_nV825IdRaLm6skzBQHfXgVTDg7TAVmV-Dqd53QdVw6bXr8hKHNpMrv4eWmvk_TA-
TYyHFjH50NcS9Gj0Vm-sj1QVIP5ipyEZmGhriLhSvHL69g8hyp_u-Vxx2dwq9EWouNuuoRBIS4rhugX6RB-
wWXwSedkcfujbDsZ0ER54Av1BOVHnt4pWzB8cyO1IC0BBXW1hfJVVB2bwQOfSANSU91BmNcbDcsZUnD-
ntvCyQi06Z7KCYMjQbCDK4augrmc0jUPAkMoVnH6nReIr0hvcSoVA8bvqvIHuR6w5Lx2PyXmzESp6_hz-
32XbeFUPuYNxvQleHIPw8J2rxxubwGI8AjTKI7kf9IjCRJi5RbN1crWetRnr62d_fzY-o4OdVk-njOQDFNk-
568bPPLi6hULzyMU9TDEx5O90qZYvGM_Kq66WZ5hDwAmnx_A18Zogi2Cb_vIUUGZk_MD48wVii1Z-
zOs_WrZV-ijVRmucmQFOx1G [03.01.2020]

74 Azizi, Fereidoun, and Peter Smyth. Breastfeeding and maternal and infant iodine nutrition. *Clinical Endocrinology* 70(2009)5: 803-809. doi: 10.1111/j.1365-2265.2008.03442.x URL https://www.ign.org/cm_data/2009_Azizzi_review_breastfeeding_and_iodine_nutrition.pdf [03.01.2020]

75 Azizi, Fereidoun, and Peter Smyth. Breastfeeding and maternal and infant iodine nutrition. *Clinical Endocrinology* 70(2009)5: 803-809. doi: 10.1111/j.1365-2265.2008.03442.x URL https://www.ign.org/cm_data/2009_Azizzi_review_breastfeeding_and_iodine_nutrition.pdf [03.01.2020]

76 Leung, Angela M., Elizabeth N. Pearce, and Lewis E. Braverman. Iodine nutrition in pregnancy and lactation. *Endocrinology and Metabolism Clinics of North America* 40(2011)4: 765-777. doi: 10.1016/j.ecl.2011.08.001 URL https://www.ncbi.nlm.nih.gov/pmc/articles/PMC3266621/pdf/nihms345651.pdf [03.01.2020]

77 Dasgupta, Purnendu K., et al. Intake of iodine and perchlorate and excretion in human milk. *Environmental Science & Technology* 42(2008)21: 8115-8121. doi: 10.1021/es801549w URL https://pubs.acs.org/doi/pdf/10.1021/es801549w [03.01.2020]

78 Levant, Beth, Jeffery D. Radel, and Susan E. Carlson. Reduced brain DHA content after a single reproductive cycle in female rats fed a diet deficient in N-3 polyunsaturated fatty acids. *Biological Psychiatry* 60(2006)9: 987-990. doi: 10.1016/j.biopsych.2005.12.013

79 Veugelers, Paul J., and John Paul Ekwaru. A statistical error in the estimation of the recommended dietary allowance for vitamin D. *Nutrients* 6(2014)10: 4472-4475. doi: 10.3390/nu6104472 URL https://www.ncbi.nlm.nih.gov/pmc/articles/PMC4210929/pdf/nutrients-06-04472.pdf [02.12.2019]

80 Papadimitriou, Dimitrios T. The big Vitamin D mistake. *Journal of Preventive Medicine and Public Health* 50(2017). doi: 10.3961/jpmph.16.111 URL https://www.ncbi.nlm.nih.gov/pmc/articles/PMC5541280/pdf/jpmph-50-4-278.pdf [02.12.2019]

81 Heaney, Robert P., et al. Vitamin D3 is more potent than vitamin D2 in humans. *The Journal of Clinical Endocrinology & Metabolism* 96(2011)3: 447-452. doi: 10.1210/jc.2010-2230 URL https://watermark.silverchair.com/jcemE447.pdf?token=AQECAHi208BE49Ooan9kkhW_Ercy7Dm3ZL_9Cf3qfKAc485ysgAAAl0wg-gJZBgkqhkiG9w0BBwagggJKMIICRgIBADCCAj8GCSqGSIb3DQEHATAeBglghkgBZQMEAS4wEQQ-MiH-YtM-HvcwI6cLGAgEQgIICENwlrRzmXm8ryP_WdsloAgHm6Kipem5OLsbHvu6ce6-6mJ7A5LfmHv9eY-c_1iZBamJTNE88tLVcnqmjZGRpV--pxcx1Ygas359zh1Q1MwgUvUGAucZsERl5o2RVMGBAm_2d3eKQT_nXA3MYTUgqg1CCiZAIpnEIP9Irs6hCfeuo031cK2fgchXtPr_6_n_8F_ol2S1ePdwYR9YgzaKSBvZf3TQQB-5gDI_5oOjAzdvG0G4bvjiOd-4sSLgi77gdBJ-5apLMvsTP0AuZeLmJ449zQL3osQjQ7wtemq_FbG_co7bIU7N-2sORtkQ6jU9Cv5_QiYzc_BJLU_6izl0leFsxRpXQdc2dEVimBEJcLf49Hz0WiA_hAgjzUK6Exp1BC9FHOJ-cuG-2TSKyfnT_RuNtJbG7QXfEMErzj1a5-tO0RxHVIe1aIWG8d5sfFA2I_xIPlVdYIhUn3XhOempHap2aGk-hF9Zl4_fs9xsv40oYsMxuUdRBjNr_9kPGWWg5aV_X5p8z35UwCeTnNYDaeL4GJNe72NaCDAeUTD_eT-wpd5sb45r0YKZgx18muoYIS3azKTarkGt_I0B0JO8XgDeXx7ThFVupnQj0hWvXYHl4AGkMAzW_LUx5I-QpINGIOsb1x9CU4IJ6FYgDwrCQ5W1o0-iJIUagiZzrl6mY1HTkdCT7yh39f0SZDUOOMd4tzYa_35kaQ [02.12.2019]

82 Alexander, Erik K., et al. 2017 Guidelines of the American Thyroid Association for the diagnosis and management of thyroid disease during pregnancy and the postpartum. *Thyroid* 27(2017)3: 315-389. doi: 10.1089/thy.2016.0457 URL https://www.liebertpub.com/doi/pdf/10.1089/thy.2016.0457 [16.12.2019]

83 Aceves, Carmen, Brenda Anguiano, and Guadalupe Delgado. Is iodine a gatekeeper of the integrity of the mammary gland? *Journal of Mammary Gland Biology and Neoplasia* 10(2005)2: 189-196. doi: 10.1007/s10911-005-5401-5 URL http://www.bbminaqua.com/wp-content/uploads/2015/03/is-iodine-a-gatekeeper-of-the-integrity-of-the-mammary-gland-pdf.pdf [03.01.2020]

84 Soto, Ana, et al. Lactobacilli and bifidobacteria in human breast milk: influence of antibiotherapy and other host and clinical factors. *Journal of Pediatric Gastroenterology and Nutrition* 59(2014)1: 78. doi: 10.1097/MPG.0000000000000347 URL https://www.ncbi.nlm.nih.gov/pmc/articles/PMC4086764/pdf/jpga-59-78.pdf [03.01.2020]

85 Rautava, Samuli, Marko Kalliomäki, and Erika Isolauri. Probiotics during pregnancy and breast-feeding might confer immunomodulatory protection against atopic disease in the infant. *Journal of Allergy and Clinical Immunology* 109(2002)1: 119-121. doi: 10.1067/mai.2002.120273 URL https://www.jacionline.org/article/S0091-6749(02)25194-5/pdf [02.12.2019]

86 Baldassarre, Maria Elisabetta, et al. Administration of a multi-strain probiotic product to women in the perinatal period differentially affects the breast milk cytokine profile and may have beneficial effects on neonatal gastrointestinal functional symptoms. A randomized clinical trial. *Nutrients* 8(2016)11: 677. doi: 10.3390/nu8110677 URL https://www.ncbi.nlm.nih.gov/pmc/articles/PMC5133065/pdf/nutrients-08-00677.pdf [02.12.2019]

87 Young, Sharon Marie, Effects of Human Maternal Placentophagy on Postpartum Maternal Affect, Health, and Recovery (2016). *UNLV Theses, Dissertations, Professional Papers, and Capstones.* 2818. URL https://digitalscholarship.unlv.edu/cgi/viewcontent.cgi?article=3819&context=thesesdissertations [03.01.2020]

88 Young, Sharon M., et al. Human placenta processed for encapsulation contains modest concentrations of fourteen trace minerals and elements. *Nutrition Research* 36(2016)8. doi: 10.1016/j.nutres.2016.04.005 URL https://placentaservices.com.au/wp-content/uploads/2017/07/trace-minerals.pdf [03.01.2020]

89 Abascal, Kathy, and Eric Yarnell. Botanical galactagogues. *Alternative and Complementary Therapies* 14(2008)6: 288-294. doi: 10.1089/act.2008.14602 URL https://www.researchgate.net/publication/244890005_Botanical_Galactagogues [03.01.2020]

90 Silva, Fernando V., et al. Chamomile reveals to be a potent galactogogue: the unexpected effect. *The Journal of Maternal-Fetal & Neonatal Medicine* 31(2018)1: 116-118. doi: 10.1080/14767058.2016.1274300

91 Chang, Shao-Min, and Chung-Hey Chen. Effects of an intervention with drinking chamomile tea on sleep quality and depression in sleep disturbed postnatal women: a randomized controlled trial. *Journal of Advanced Nursing* 72(2016)2: 306-315. doi: 10.1111/jan.12836

92 Klier, C. M., et al. St. John's Wort (Hypericum Perforatum)-Is it Safe during Breastfeeding? *Pharmacopsychiatry* 35(2002)01: 29-30. doi: 10.1055/s-2002-19832

93 Palacios, Cristina, and Lilliana Gonzalez. Is vitamin D deficiency a major global public health problem? *The Journal of Steroid Biochemistry and Molecular Biology* 144(2014): 138-145. doi: 10.1016/j.jsbmb.2013.11.003 URL https://www.ncbi.nlm.nih.gov/pmc/articles/PMC4018438/pdf/nihms541186.pdf [03.01.2020]

94 Murphy, Pamela K., et al. An exploratory study of postpartum depression and vitamin D. *Journal of the American Psychiatric Nurses Association* 16(2010)3: 170-177. doi: 10.1177/1078390310370476 URL https://journals.sagepub.com/doi/pdf/10.1177/1078390310370476 [03.01.2020]

95 Vitamin D Council | Testing for vitamin D. https://www.vitamindcouncil.org/about-vitamin-d/testing-for-vitamin-d/ (Diese Seite ist derzeit offline.)

96 Le Donne, Maria, et al. Postpartum mood disorders and thyroid autoimmunity. *Frontiers in Endocrinology* 8(2017). doi: 10.3389/fendo.2017.00091 URL https://www.ncbi.nlm.nih.gov/pmc/articles/PMC5415609/pdf/fendo-08-00091.pdf [03.01.2020]

97 Stagnaro-Green, Alex. Postpartum management of women begun on levothyroxine during pregnancy. *Frontiers in Endocrinology* 6(2015). doi: 10.3389/fendo.2015.00183 URL https://www.ncbi.nlm.nih.gov/pmc/articles/PMC4663256/pdf/fendo-06-00183.pdf [03.01.2020]

98 Le Donne, Maria, et al. Postpartum mood disorders and thyroid autoimmunity. *Frontiers in Endocrinology* 8(2017). doi: 10.3389/fendo.2017.00091 URL https://www.ncbi.nlm.nih.gov/pmc/articles/PMC5415609/pdf/fendo-08-00091.pdf [03.01.2020]

99 Le Donne, Maria, et al. Postpartum mood disorders and thyroid autoimmunity. *Frontiers in Endocrinology* 8(2017). doi: 10.3389/fendo.2017.00091 URL https://www.ncbi.nlm.nih.gov/pmc/articles/PMC5415609/pdf/fendo-08-00091.pdf [03.01.2020]

100 Le Donne, Maria, et al. Postpartum mood disorders and thyroid autoimmunity. *Frontiers in Endocrinology* 8(2017). doi: 10.3389/fendo.2017.00091 URL https://www.ncbi.nlm.nih.gov/pmc/articles/PMC5415609/pdf/fendo-08-00091.pdf [03.01.2020]

101 Stagnaro-Green, Alex. Postpartum management of women begun on levothyroxine during pregnancy. *Frontiers in Endocrinology* 6(2015). doi: 10.3389/fendo.2015.00183 URL https://www.ncbi.nlm.nih.gov/pmc/articles/PMC4663256/pdf/fendo-06-00183.pdf [03.01.2020]

102 Krysiak, R., K. Kowalcze, and B. Okopien. The effect of vitamin D on thyroid autoimmunity in non- lactating women with postpartum thyroiditis. *European Journal of Clinical Nutrition* 70(2016)5: 637-639. doi: 0.1038/ejcn.2015.214

103 Jeffcoat, Heather. Postpartum Recovery After Vaginal Birth: The First 6 Weeks. *International Journal of Childbirth Education* 24(2009)3: 32. URL https://feminapt.com/resources/published-articles/early-post-partum-recovery [03.01.2020]

104 Reimers, C., et al. Change in pelvic organ support during pregnancy and the first year postpartum: a longitudinal study. *BJOG: An International Journal of Obstetrics & Gynaecology* 123(2016)5: 821-829. doi: 10.1111/1471-0528.13432 URL https://obgyn.onlinelibrary.wiley.com/doi/epdf/10.1111/1471-0528.13432 [03.01.2020]

105 Dennis, Cindy-Lee, et al. Traditional postpartum practices and rituals: a qualitative systematic review. *Women's Health* 3(2007)4: 487-502. doi: 10.2217/17455057.3.4.487 URL https://journals.sagepub.com/doi/pdf/10.2217/17455057.3.4.487 [02.01.2020]

106 Gyhagen, M., et al. Prevalence and risk factors for pelvic organ prolapse 20 years after childbirth: a national cohort study in singleton primiparae after vaginal or caesarean delivery. *BJOG: An International Journal of Obstetrics & Gynaecology* 120(2013)12: 152-160. doi: 10.1111/1471-0528.12020 URL https://obgyn.onlinelibrary.wiley.com/doi/pdf/10.1111/1471-0528.12020 [06.01.2020]

107 Wu, Jennifer M., et al. Lifetime risk of stress incontinence or pelvic organ prolapse surgery. *Obstetrics and Gynecology* 123(2014)6: 1201. doi: 10.1097/AOG.0000000000000286 URL https://www.ncbi.nlm.nih.gov/pmc/articles/PMC4174312/pdf/nihms578326.pdf [06.01.2020]

108 Kandadai, Padma, Katharine O'Dell, and Jyot Saini. Correct performance of pelvic muscle exercises in women reporting prior knowledge. *Journal of Pelvic Medicine and Surger* 21(2015)3: 135- 140. doi: 10.1097/SPV.0000000000000145

109 Price, Natalia, Rehana Dawood, and Simon R. Jackson. Pelvic floor exercise for urinary incontinence: a systematic literature review. *Maturitas* 67(2010)4: 309-315. doi: 10.1016/j.maturitas.2010.08.004 URL https://pdfs.semanticscholar.org/189c/3b354e250e621df819c4dc96ddece0f835ac.pdf [06.01.2020]

110 Strang, Victoria R., and Patricia L. Sullivan. Body image attitudes during pregnancy and the postpartum period. *Journal of Obstetric, Gynecologic, & Neonatal Nursing* 14(1985)4: 332-337. doi: 10.1111/j.1552-6909.1985.tb02251.x

111 Leahy, Katie, et al. The Relationship between Intuitive Eating and Postpartum Weight Loss. *Maternal and Child Health Journal 21*(2017)8: 1591-1597. doi: 10.1007/s10995-017-2281-4

112 Fergerson SS, Jamieson DJ, Lindsay M. Diagnosing postpartum depression: can we do better? *American Journal of Obstetrics and Gynecology 186(*2002)5: 899-902. doi: 10.1067/mob.2002.123404

113 Leung, Brenda MY, and Bonnie J. Kaplan. Perinatal depression: prevalence, risks, and the nutrition link—a review of the literature. *Journal of the American Dietetic Association* 109(2009)9: 1566-1575. doi: 10.1016/j.jada.2009.06.368 URL https://www.researchgate.net/profile/Bonnie_Kaplan/publication/26760216_Perinatal_Depression_Prevalence_Risks_and_the_Nutrition_Link-A_Review_of_the_Literature/links/5a1c7099a6fdcc0af3264fde/Perinatal-Depression-Prevalence-Risks-and-the-Nutrition-Link-A-Review-of-the-Literature.pdf [02.01.2020]

114 Candela, C. Gómez, LMa Bermejo López, and V. Loria Kohen. Importance of a balanced omega 6/omega 3 ratio for the maintenance of health. Nutritional recommendations. *Nutrición Hospitalaria* 26(2011)2: 323-329. doi: 10.1590/S0212-16112011000200013 URL https://pdfs.semanticscholar.org/1dac/bb498d0f4daf2bcab2ec24b1ed598ea262b5.pdf?_ga=2.25804724.809880695.1575111013-111406198.1539847965 [30.11.2019]

115 Le Donne, Maria, et al. Postpartum mood disorders and thyroid autoimmunity. *Frontiers in Endocrinology* 8(2017). doi: 10.3389/fendo.2017.00091 URL https://www.ncbi.nlm.nih.gov/pmc/articles/PMC5415609/pdf/fendo-08-00091.pdf [03.01.2020]

116 Smits, Luc JM, and Gerard GM Essed. Short interpregnancy intervals and unfavourable pregnancy outcome: role of folate depletion. *The Lancet* 358(2001)9298:2074-2 077. doi: 10.1016/S0140-6736(01)07105-7

117 Conde-Agudelo, Agustín, Anyeli Rosas-Bermudez, and Maureen H. Norton. Birth spacing and risk of autism and other neurodevelopmental disabilities: a systematic review. *Pediatrics* 137(2016)5: e20153482. doi: 10.1542/peds.2015-3482 URL https://pediatrics.aappublications.org/content/pediatrics/137/5/e20153482.full.pdf [06.01.2020]

118 DaVanzo, Julie, et al. Effects of interpregnancy interval and outcome of the preceding pregnancy on pregnancy outcomes in Matlab, Bangladesh. *BJOG: An International Journal of Obstetrics & Gynaecology* 114(2007)9: 1079-1087. doi: 10.1111/j.1471 0528.2007.01338.x URL https://obgyn.onlinelibrary.wiley.com/doi/epdf/10.1111/j.1471-0528.2007.01338.x [06.01.2020]

119 Conde-Agudelo, Agustín, et al. Effects of birth spacing on maternal, perinatal, infant, and child health: a systematic review of causal mechanisms. *Studies in Family Planning* 43(2012)2: 93-114. doi: 10.1111/j.1728-4465.2012.00308.x URL https://pdf.usaid.gov/pdf_docs/pnady842.pdf [06.01.2020]

120 Conde-Agudelo, Agustín, et al. Effects of birth spacing on maternal, perinatal, infant, and child health: a systematic review of causal mechanisms. *Studies in Family Planning* 43(2012)2: 93-114. doi: 10.1111/j.1728-4465.2012.00308.x URL https://pdf.usaid.gov/pdf_docs/pnady842.pdf [06.01.2020]

121 Conde-Agudelo, Agustín, Anyeli Rosas-Bermudez, and Maureen H. Norton. Birth spacing and risk of autism and other neurodevelopmental disabilities: a systematic review. *Pediatrics* 137(2016)5: e20153482. doi: 10.1542/peds.2015-3482 URL https://pediatrics.aappublications.org/content/pediatrics/137/5/e20153482.full.pdf [06.01.2020]

122 DaVanzo, Julie, et al. Effects of interpregnancy interval and outcome of the preceding pregnancy on pregnancy outcomes in Matlab, Bangladesh. *BJOG: An International Journal of Obstetrics & Gynaecology* 114(2007)9: 1079-1087. doi: 10.1111/j.1471-0528.2007.01338.x URL https://obgyn.onlinelibrary.wiley.com/doi/epdf/10.1111/j.1471-0528.2007.01338.x [06.01.2020]

123 Price, Weston A. *Nutrition and Physical Degeneration A Comparison of Primitive and Modern Diets and Their Effects.* New York: Hoeber. 1939. Print. URL https://www. vyzivujicitradice.cz/wp-content/uploads/2010/11/Weston_Price_-_Nutrition_ and_P.pdf [29.11.2019]

Über die Autorin

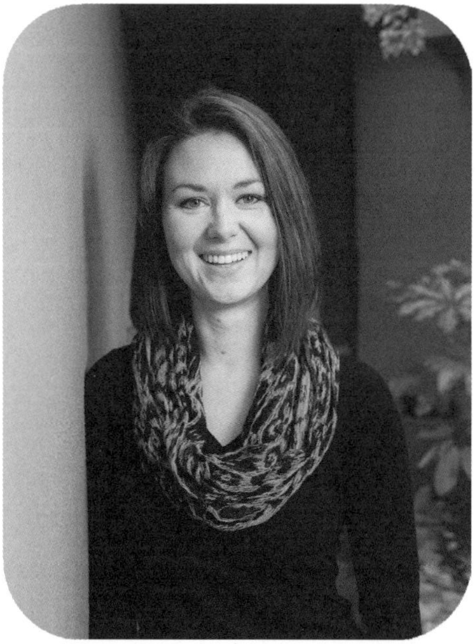

Lily Nichols ist zertifizierte Diätassistentin/Ernährungsberaterin, Expertin für Diabetes und Autorin. Mit viel Leidenschaft forscht sie auf dem Gebiet der evidenzbasierten, pränatalen Ernährung. In ihren Forschungen verbindet sie aktuelle wissenschaftliche Ansätze mit der überlieferten Weisheit traditionell lebender Bevölkerungsgruppen. Sie ist bekannt für Ihre forschungsorientierte, gewissenhafte und sensible Arbeitsweise. Ihr Bestseller *Real Food for Gestational Diabetes* (auch ein Onlinekurs mit dem gleichen Titel ist erhältlich) präsentiert einen revolutionären, nährstoffzentrierten und Low-Carb Ansatz zur Behandlung des Schwangerschaftsdiabetes. Ihr Werk hat nicht nur Zehntausenden von Frauen geholfen, ihren Gestationsdiabetes erfolgreich zu meistern (die meisten davon ohne blutzuckersenkende Medikamente), sondern hat auch die internationalen Ernährungsrichtlinien maßgeblich beeinflusst. Lily ist aufgrund ihrer klinischen Expertise und hervorragenden Erfahrung auf dem Gebiet der pränatalen Ernährung eine viel gefragte Dozentin und internationale Beraterin. Wenn sie nicht gerade forscht oder Bücher schreibt, verbringt Lily am liebsten Zeit mit ihrem Mann und Sohn – beim Wandern, Gärtnern, Kochen und Essen.

Stimmen zum Buch

„*Das richtige Essen in der Schwangerschaft* sollte an jeder medizinischen Hochschule und in allen Kliniken für pränatale Medizin zur Pflichtlektüre gehören. Lily Nichols erstes Buch *Real Food for Gestational Diabetes* ist bereits ein fester Bestandteil meines Lehrplanes an der Universität von West Virginia und hat das Verständnis vieler meiner Kollegen hier über gesunde Ernährung in der Schwangerschaft nachhaltig geprägt. Ihr zweites Buch ist eine wahre Enzyklopädie. Es ist unglaublich gut recherchiert und taucht tiefer in die Thematik ein als die meisten anderen Lehrbücher. Wenn alle Mütter ihren Rat befolgen, wird es in der nächsten Generation hoffentlich weniger Adipositas und Diabetes geben."

— Dr. Mark Cucuzzella, Professor an der West Virginia University School of Medicine

„Endlich ein Buch über Ernährung in der Schwangerschaft, bei dem Sie nicht vor lauter Langeweile einschlafen, sondern Lust - und Appetit - auf mehr bekommen! Keine ‚Schwangerschaftspolizei' weit und breit, denn Lily präsentiert die Fakten, so wie sie sind, ohne sich zum Moralapostel aufzuspielen. Als Hebamme empfehle ich jeder schwangeren Frau, dieses Buch zu lesen."

— Tracy Donegan, Hebamme und Gründerin von GentleBirth

„*Das richtige Essen in der Schwangerschaft* ist absolute Pflichtlektüre für alle Schwangeren und Frauen, die es werden wollen. Niemand anderes hat bisher so umfassend und tiefgreifend über das Thema Ernährung in der Schwangerschaft geschrieben. Was dieses Buch besonders auszeichnet, sind die logischen Argumente, mit denen wissenschaftliche Fakten untermauert und gleichzeitig die moderne Ernährungswissenschaft auf den Kopf gestellt wird. Konventionelle Dogmen werden hier in vollkommen neue Bahnen gelenkt. Lily Nichols Buch macht nicht nur Spaß, sondern ist auch sehr fundiert und enthält viele Quellenangaben für alle, die tiefer in dieses Thema eintauchen wollen. Dieses Buch hat das Zeug, eine Trendwende in Sachen Ernährungswissenschaften und medizinische Versorgung einzuläuten. In meiner gynäkologischen Praxis werde ich es allen Risikopatientinnen wärmstens empfehlen."

— Dr. Amit Bhavsar, Facharzt für Gynäkologie und Geburtshilfe, Texas, USA

„*Das richtige Essen in der Schwangerschaft* wird mein aktuelles Lehrbuch über Ernährung für schwangere Frauen und stillende Mütter ersetzen. Die darin enthaltenen Informationen erfüllen alle Bedürfnisse, die eine schwangere Frau haben kann, und gibt verlässliche, evidenzbasierte Lösungen für ‚echte Ernährung'."

— Rochelle Anzaldo, zertifizierte Ernährungsberaterin an einer Klinik für Geburtshilfe in Bakersfield, Kalifornien

„Lily Nichols ist der Michael Pollan der pränatalen Ernährungswissenschaften. *Das richtige Essen in der Schwangerschaft* bietet aufschlussreiche und informative Lektüre, die sich nicht ausschließlich aufs Kalorienzählen konzentriert, sondern sich mit der Qualität unserer Lebensmittel beschäftigt. Ich kenne Lily und habe mit ihr zusammengearbeitet. Es ist erfrischend, dies alles von einer Ernährungsberaterin zu hören, der ich vertrauen kann und die mit beiden Beinen in der Realität steht. Lily legt viel Wert auf wissenschaftliche Forschung, kennt die Fakten und bietet anwenderfreundliche Erkenntnisse."

— Brittany Maughan, zertifizierte Ernährungsberaterin, Knoxville, Tennessee, USA

„Ich arbeite seit 30 Jahren als Hebamme und freue mich sehr, auf Lilys Bücher und Fachwissen gestoßen zu sein. Wir haben das Buch in unserer Geburtsklinik immer vorrätig und empfehlen es in jedem Geburtsvorbereitungskurs. Mir haben ganz besonders die Beschreibungen der einzelnen Vitamine und Minerale gefallen und wie man diese mit der Nahrung aufnehmen kann. Meiner Erfahrung nach vertrauen viel zu viele Menschen vor allem während der Schwangerschaft auf Nahrungsergänzungsmittel und glauben, so all ihre Probleme lösen und gesunde Babys auf die Welt bringen zu können."

— Cheryl Heitkamp, Vorsitzende von Willow Midwives in Minneapolis, Michigan, USA

„Ich kann Ihnen *Das richtige Essen in der Schwangerschaft* von ganzem Herzen empfehlen. In meiner Praxis für Ernährungsberatung wird es für alle werdenden Mütter Pflichtlektüre sein."

— Diana Rodgers, zertifizierte Ernährungsberaterin, Autorin von *The Homegrown Paleo Cookbook*

Index

Bezugsquellen

Die meisten der im Buch erwähnten Produkte sind in gängigen Naturkostläden erhältlich.

Sie können sie auch direkt über unseren Online-Shop www.unimedica.de erhalten.

Dort finden Sie ein großes Sortiment an ausgewählten Naturkostprodukten, u. a. auch seltene Produkte wie Yacon-Sirup. Auch Nahrungsergänzungsmittel unserer Eigenmarke „Unimedica“ und viele Superfoods sind dort erhältlich.

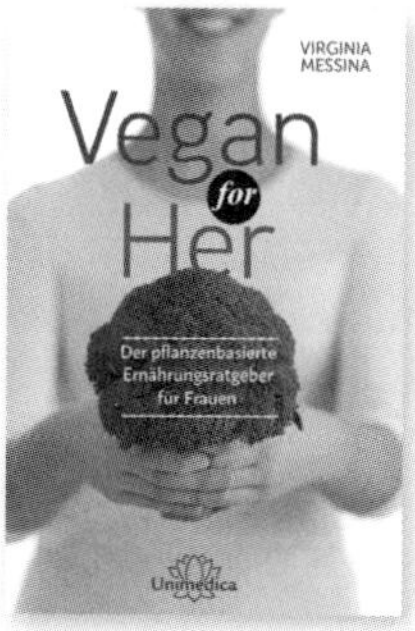

Virginia Messina

Vegan for Her

Der pflanzenbasierte Ernährungsratgeber für Frauen

480 Seiten, geb., € 19,80

VEGAN FOR HER ist ein speziell für Frauen entwickelter Ratgeber der renommierten Gesundheits- und Ernährungsberaterin Virginia Messina, einer Pionierin der veganen Bewegung.

Dieses Buch zeigt Ihnen, wie Sie mit einer pflanzenbasierten Ernährung in jedem Lebensalter eine optimale Gesundheit und ein umfassendes Wohlbefinden erreichen. Messina erläutert auf Grundlage aktueller Forschungsergebnisse, worauf Frauen mit Kinderwunsch, während der Schwangerschaft und Stillzeit, als Sportlerinnen und in fortgeschrittenem Alter achten müssen.

VEGAN FOR HER ist das perfekte Nachschlagewerk für Frauen, die länger, gesünder und nachhaltiger leben möchten.

„Eine fantastische, wissenschaftlich fundierte Quelle von einer wahren Koryphäe auf dem Gebiet der pflanzenbasierten Ernährung." – Dr. Michael Greger, Bestseller-Autor von HOW NOT TO DIE

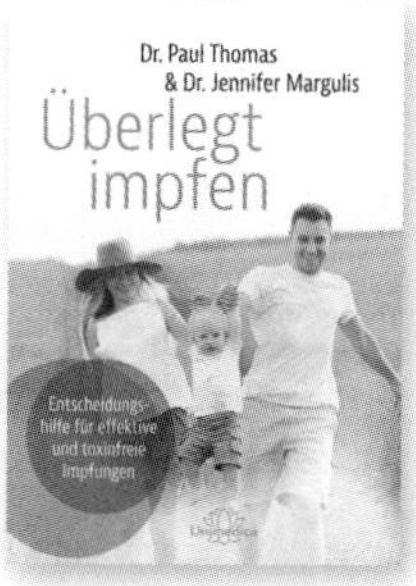

Dr. Paul Thomas / Dr. Jennifer Margulis

Überlegt impfen

Entscheidungshilfe für effektive und toxinfreie Impfungen

480 Seiten, kart., € 26,90

In Überlegt impfen stellt Dr. Paul Thomas seinen bewährten Ansatz zum Aufbau der Immunität vor, bei dem Ihr Kind weniger Aluminium, Quecksilber und anderen Neurotoxinen in Impfstoffen ausgesetzt wird, und gibt Tipps zur Unterstützung der allgemeinen Gesundheit Ihrer Kinder.

Eltern und Interessierte erhalten darin:

- Empfehlungen für eine gesunde Schwangerschaft und Geburt, wichtige Informationen über jede Vorsorgeuntersuchung eines gesunden Kindes von der Geburt bis zur Pubertät
- einen langsameren, evidenzbasierten Impfplan, bei dem jeweils nur ein Impfstoff erforderlich ist
- Antworten auf wichtige Fragen zu den ersten Lebenswochen und -jahren Ihres Kindes und darüber hinaus
- Argumentationshilfen für Gespräche mit Ärzten, wenn Sie Bedenken haben
- Aufklärung über Risiken, wenn Eltern Impfungen ablehnen
- einen praktischen Ansatz für häufige Krankheiten während der Schuljahre
- einfache Tipps und Tricks für eine gesunde Ernährung und ein Leben ohne Toxine in jedem Alter

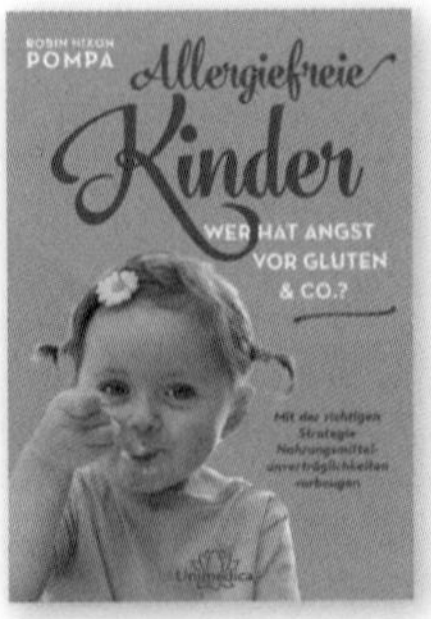

Robin Nixon Pompa

Allergiefreie Kinder

Wer hat Angst vor Gluten & Co.?
Mit der richtigen Strategie Nahrungsmittelunverträglichkeiten vorbeugen

264 Seiten, geb., € 19,80

Robin Nixon Pompas revolutionärer Ratgeber hilft Eltern dabei, Allergien bei Kindern vorzubeugen und diese langfristig zu heilen. Auf Basis neuester wissenschaftlicher Erkenntnisse und mit Unterstützung eines Allergieexperten empfiehlt die Autorin, Kinder sanft und kontrolliert zu desensibilisieren, um sie auf lange Sicht gesund zu halten. Ihre Methode ist ein praxiserprobter und bahnbrechend neuer Ansatz! Deshalb finden Sie neben der persönlichen Geschichte der Autorin auch geprüfte Rezepte mit dosierten Allergenen: Gerichte mit Ei, Erdnüssen, Fisch oder Milchprodukten.

Nixon Pompa zeigt Ihnen auch, wie Sie dafür sorgen, dass Ihre Kinder langfristig allergiefrei bleiben. Fangen Sie am besten bereits während der Schwangerschaft damit an!

Jedes Kapitel enthält eine Zusammenfassung der wichtigsten Erkenntnisse. Und am Ende finden Sie einen ausführlichen Rezeptteil – mit über 70 einfachen, kindgerechten Speisen. Der Titel des Buches ist Programm! Gut geschrieben, kurzweilig und erschreckend revolutionär.

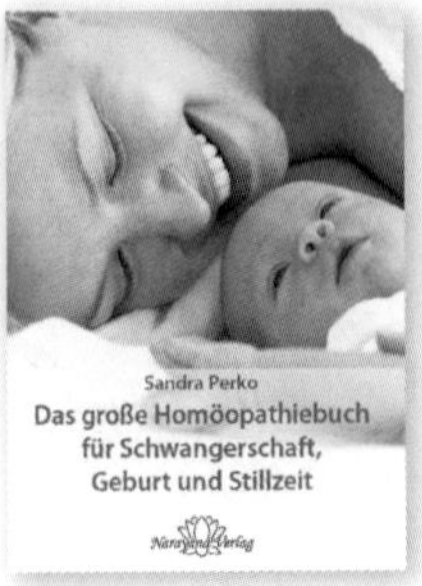

Sandra Perko

Das große Homöopathiebuch für Schwangerschaft, Geburt und Stillzeit

320 Seiten, geb., € 45,-

Das beliebte homöopathische Handbuch für die häufigsten Probleme während Schwangerschaft, Geburt und Stillzeit.

Für werdende Mütter sind viele Medikamente tabu, die Homöopathie kann jedoch Erstaunliches leisten. Die bekannte Homöopathin Sandra Perko beschreibt in ihrem Standardwerk die wichtigsten Beschwerden und deren homöopathische Behandlung – von Schwangerschaftserbrechen, Eklampsie und drohender Fehlgeburt über Blutungen unter der Geburt, vorzeitigen Wehen, Plazentaretention und Dammriss bis zur Asphyxie des Neugeborenen, Neugeborenenkonjunktivitis, Ikterus, Stillproblemen und „Schreibabys".

Sandra Perko vereint in diesem Werk die Erfahrungen der besten Homöopathen auf diesem Gebiet zu einem übersichtlichen und fundierten Kompendium – von Allen, Boericke und Borland über Burnett, Clarke, Jahr und Kent bis zu Lilienthal, Murphy und Yingling.